乳腺诊断病理学丛书

乳腺病理诊断病例精选

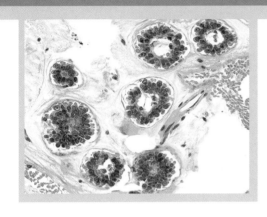

总主编　丁华野

主　审　刘彤华

主　编　张祥盛　步　宏

副主编　杨文涛　李新功　薛德彬

人民卫生出版社

图书在版编目（CIP）数据

乳腺病理诊断病例精选/丁华野主编. —北京：
人民卫生出版社，2015
（乳腺诊断病理学丛书）
ISBN 978-7-117-21020-1

Ⅰ.①乳…　Ⅱ.①丁…　Ⅲ.①乳房疾病-病理学-
诊断学-病案　Ⅳ.①R655.804

中国版本图书馆 CIP 数据核字（2015）第 153825 号

人卫社官网	www.pmph.com	出版物查询，在线购书
人卫医学网	www.ipmph.com	医学考试辅导，医学数据库服务，医学教育资源，大众健康资讯

乳腺诊断病理学丛书
乳腺病理诊断病例精选

总　主　编：丁华野
主　　　编：张祥盛　步宏
出版发行：人民卫生出版社（中继线 010-59780011）
地　　　址：北京市朝阳区潘家园南里 19 号
邮　　　编：100021
E－mail：pmph @ pmph.com
购书热线：010-59787592　010-59787584　010-65264830
印　　　刷：北京汇林印务有限公司
经　　　销：新华书店
开　　　本：889×1194　1/16　印张：35
字　　　数：1159 千字
版　　　次：2015 年 8 月第 1 版　2015 年 8 月第 1 版第 1 次印刷
标准书号：ISBN 978-7-117-21020-1/R·21021
定　　　价：275.00 元

打击盗版举报电话：010-59787491　E-mail：WQ @ pmph.com
（凡属印装质量问题请与本社市场营销中心联系退换）

内容简介

　　乳腺诊断病理学丛书第一册《乳腺病理诊断和鉴别诊断》已于2014年5月出版。《乳腺病理诊断病例精选》为丛书第二册,110余万字,彩图1200余幅,内容包括17章。每章分为两节,第一节是对本章所涉及的乳腺疾病的概念、临床表现、组织学类型、形态学改变、病理诊断思路和临床病理联系做以概括性叙述。第二节为病例精选,参考2012版世界卫生组织分类,结合作者所遇病例和检索文献,几乎囊括了当今文献中报道的肿瘤病例,另增加了炎性病变及杂类病变,以外科病理读片会模式编写,包括病例介绍、病理变化和讨论,在讨论中对选取病例的发生情况、形态学特点、免疫表型、诊断和鉴别诊断及临床病理联系等方面都做了精辟的论述,讨论后有1～3位乳腺病理学专家的点评,阅读一个病例如同参加一个病例讨论会。凸显了乳腺疾病的经典性、不典型性和疑难罕见病变,其内容全面而实用,为一本乳腺病理诊断和鉴别诊断的经典教科书。

　　为了使读者阅读方便,本书插图采用三级编码,第一级为章,第二级为病例,第三级为节内的图号,如第二章病例一内的第三张图标为图2-1-3。

　　本书无论是对有经验的高年资病理医生还是对刚步入病理界的年轻病理医生来说,均是一本实用的工具书,而且对临床乳腺医生、医学生、研究生及相关研究人员也是一本有用的案头参考书。

编委、点评专家和编者名单

编　委（按姓氏笔画排序）

丁华野　教授　北京军区总医院

祁晓莉　主任医师　首都医科大学附属大兴医院

杨文涛　教授　复旦大学肿瘤医院

李新功　主任医师　东营市人民医院

步　宏　教授　四川大学华西医学院

张庆慧　教授　山东大学齐鲁医学院

张祥盛　教授　滨州医学院

薛德彬　副教授　福建莆田学院附属医院

穆殿斌　主任医师　山东省肿瘤医院

点评专家

丁华野　教授　北京军区总医院

牛　昀　主任医师　天津市肿瘤医院

王　曦　副教授　Department of Pathology, University of Rochester, USA

王焕友　教授　Department of Pathology, University of California San Diego Health System and School of Medicine, USA

毛永荣　主任医师　湖北省肿瘤医院

步　宏　教授　四川大学华西医学院

李　昕　副教授　Magee-Womens Hospital, UPMC, Pittsburgh, PA, USA

李新功　主任医师　东营市人民医院

张庆慧　教授　山东大学齐鲁医学院

张祥盛　教授　滨州医学院

杨文涛　教授　复旦大学肿瘤医院

杨　华　教授　吉林大学中日联谊医院

陈定保　主任医师　北京大学人民医院

主审简介

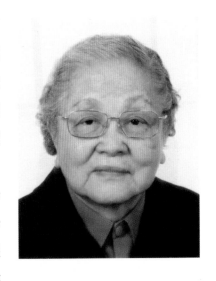

刘彤华　北京协和医院病理科教授,博士生导师,1999 年当选为中国工程院院士。1953 年上海圣约翰大学医学院毕业后即从事病理学的医疗、教学、科研工作。曾任多届《中华病理学杂志》编委、副主编及名誉主编,《诊断病理学杂志》名誉主编,中华病理学会常委,国际病理学会中国地区分会司库,《美国外科病理学杂志》编委,多届《中华医学杂志》中文版及英文版编委。

从事病理诊断工作至今已 60 余年,有极丰富的经验和很高的造诣,诊断正确率高,深得临床医师和患者的信任。主编专著 4 部,由其主编的《诊断病理学》已出版第 3 版,深受中国病理工作者的欢迎。科研工作紧密联系临床实践,发表论文 240 余篇。近 30 年来带领科研组建立了 5 株人胰腺癌细胞系,重点研究胰腺癌的形态、分子诊断、细胞生物学及分子生物学特点,曾获得卫生部科技进步二等奖 2 次(1985 年及 1993 年)以及国家科技进步二等奖 1 次(1995 年)。20 世纪末及 21 世纪初一直进行胰腺癌实验性基因治疗的研究,在细胞体外生长及裸鼠体内生长的水平均获得了明显抑制胰腺癌生长的效果。

始终站在学科发展的前沿,引领病理学科的发展。21 世纪的医学已进入个性化医疗的时代,肿瘤治疗进入靶向治疗的时代,其率先在国内提出了个性化医学时代需要形态病理和分子病理,以及靶向治疗需要靶向诊断等前瞻性观点,在国内首先建立了分子遗传病理实验室,拓展了病理学的发展方向,提升了病理医生在疾病诊治过程中的地位。已培养 40 余名硕士生、博士生和博士后及大量进修生,为中国病理界培养了一大批人才。

1988 年获卫生部有突出贡献的专家称号;1991 年获政府特殊津贴;1993 年被评为中国医学科学院 24 位名医之一;1995 年获国家教委颁发的"全国优秀教师奖章";2003 年获首都劳动奖章;2005 年获中央保健委员会颁发的"特殊贡献奖";2010 年获北京医学大会医学成就奖;2011 年获中央保健委员会颁发的"杰出专家奖";2011 年获中华医学会病理学分会终身成就奖。

7

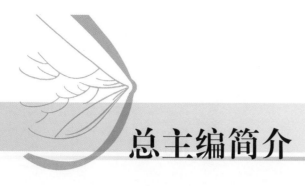

总主编简介

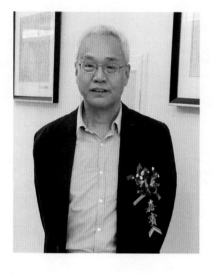

　　丁华野　硕士,主任医师,教授,硕士/博士研究生导师,享受国务院政府特殊津贴。1974年5月毕业于第四军医大学医疗系,任教于第四军医大学病理学教研室,1981年12月病理学硕士研究生(师从刘彦仿教授)毕业。1992年5月始在北京军区总医院病理科工作。担任北京"乳腺疑难病理会诊中心"首席会诊专家。

　　现担任中国医疗保健国际交流促进会常委、病理专业委员会主任委员,卫生部病理质控评价中心专家委员会副主任委员兼常规技术组长;卫生部人才中心全国卫生人才评价、培训、研究、管理领域专家;卫生部病理医师定期考核专家委员会委员;中华医学会北京分会理事,北京市病理学会名誉主任委员;中国病理工作委员会副主任委员;北京医师协会副主任委员,解放军科委会委员,解放军病理学会顾问;北京军区科委会常委,医学领域(基础医学与内科学)委员会副主任委员;《诊断病理学杂志》顾问。

　　曾担任第十届中华医学会病理学分会副主任委员兼秘书长、技术组组长;中华医学会医疗事故技术鉴定专家库成员;中华医学会北京分会病理专业委员会主任委员;解放军病理学会副主任委员;中国病理医师协会理事;中国抗癌协会肿瘤病理学专业委员会委员;北京军区病理学会主任委员;《诊断病理学杂志》总编辑;《中华病理学杂志》编委等。

　　发表学术论文350余篇。主编/副主编/编著及参与翻译病理专著50余部/册,近年的代表著作有《诊断病理学》《乳腺病理学》《乳腺病理诊断和鉴别诊断》《乳腺肿瘤临床病理学》《乳腺病理活检解读》(主审)《乳腺病理诊断难点》(主审)。获科技进步/临床成果奖40多项。荣立三等功3次。从事病理工作40多年,长期在临床病理诊断的第一线工作,积累了丰富的病理诊断经验,尤其是在乳腺疾病的病理诊断方面有深厚的造诣及很好的口碑。近年来,致力于推动中国专科诊断病理、网络病理的发展,及基层病理医生的培训,并率先倡导病理艺术,寓教于乐,在全国各地及华夏病理网讲学100多场,赢得广泛赞誉。

　　张祥盛　男,1949 年 8 月生。1974 年青岛医学院毕业留校任教,1992 年被评为山东省中青年重点培养对象,1996 年破格晋升为教授。滨州医学院病理学教研室原主任、教授、硕士生导师;滨州医学院三级人才工程成员;附院病理科原主任医师、主任;中国病理学工作者委员会原常务委员;山东省医学会病理学专业委员会原副主任委员;现任中国医疗保健对外交流促进委员会病理学专业委员会副主任委员,中华医学会妇产科分会病理学组顾问,中国医师学会山东病理科医师协会名誉主任委员,山东省病理质控中心名誉主任委员;山东省教育厅 2000—2004 年教学改革试点课程(病理学)、精品课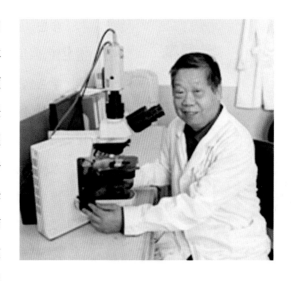程(病理学)课题组负责人;麦克奥迪、丹吉尔病理远程会诊有限责任公司终端专家。

　　主要的研究方向:肿瘤病理,擅长乳腺病理、女性生殖系统病理、甲状腺病理等。在国内外学术期刊上发表论文 200 余篇,外文论文 9 篇,SCI 收录 8 篇,完成院级以上课题 20 余项(含合作性课题),主编、副主编和参编专著、教材 30 余部,其中主编 8 部,主编和制作电子出版物光盘 2 张,获山东教学成果三等奖 3 项,院级以上科研成果、教学优秀、优秀教师,学生最信任的十佳教师等奖励 40 余项。常年从事病理科临床外检工作,负责科内的会诊工作,有较强的临床病理诊断能力;熟悉尸检技术。

主编简介

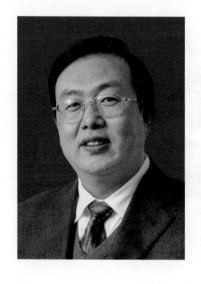

步宏 医学博士,四川大学华西医院病理科教授、博士生导师、病理研究室主任,四川大学副校长。从事病理诊断和教学科研工作三十余年。现任中华医学会病理学分会候任主任委员、中国抗癌协会肿瘤病理专业委员会主任委员、中华医学会医学教育分会常委、教育部医学人文教学指导委员会副主任委员、教育部学科建设及专业设置委员会委员、卫生部全国肿瘤规范化诊疗专家委员会委员、卫生部全国病理质控中心专家委员会副主任委员、全国高等医药教材建设研究会副理事长、全国高等学校临床医学专业第六届教材评审委员会委员、四川省医学会病理学专委会主任委员,《中华病理学杂志》、《临床与实验病理学杂志》、《中国肺癌杂志》、《诊断病理学杂志》等期刊常务编委和编委。国家自然科学基金委员会第四届和第五届专家委员会委员。国务院学位委员会学科评议组成员。

主要从事乳腺病理及分子病理学诊断和研究。作为负责人和主研人员近年获国家973计划项目、国家自然科学基金重大项目、国家自然科学基金面上项目、教育部博士点基金等10余项资助,以第一作者和通讯作者已发表SCI收录论文80余篇。曾获国家教学成果二等奖和四川省科技进步一等奖及二等奖多项。是国家精品教材和"十一五"、"十二五"规划教材主编。获"全国百篇优秀博士论文"指导教师、"四川省学术技术带头人"、"四川省有突出贡献的优秀专家"、"四川省医药卫生学术技术带头人"和"四川省有突出贡献的博士学位获得者"等多项荣誉称号。享受国务院政府特殊津贴。

杨文涛　复旦大学附属肿瘤医院病理科副主任,主任医师,博士生导师。1999年7月获得博士学位,1998年9月至1999年2月获国际抗癌联盟(UICC)资助在德国法兰克福大学医学院病理系担任访问学者。2000年9月至2002年3月在美国M. D. Anderson癌症中心进行博士后研究。长期从事肿瘤病理诊断和研究工作,擅长乳腺和妇科病理诊断。现任中国抗癌协会乳腺癌专业委员会委员、中国抗癌协会肿瘤病理专业委员会青年委员会副主任委员、上海市抗癌协会肿瘤病理专业委员会常委、上海市抗癌协会乳腺癌专业委员会常委、上海市医学会病理专业委员会委员。《中华病理学杂志》《诊断病理学杂志》《临床与实验病理学杂志》编委,发表论文近50篇,参编著作近10部,获得国家级、省部级课题多项。曾获得教育部新世纪优秀人才、上海市优秀医学青年、上海市青年科技启明星、复旦大学十大医务青年等荣誉。

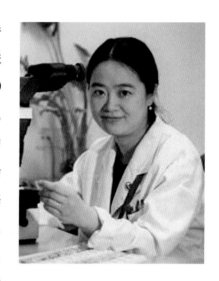

李新功　山东省立医院(集团)东营医院病理科主任,山东省病理质控中心副主任,主任医师。1975年开始从事临床病理诊断和教学工作,得到山东医学院于佩良教授、乔柏生教授的栽培。曾任山东省医学会病理分会第七届委员会委员、山东省抗癌协会第一届病理分会委员、山东省医师协会临床病理医师分会首届委员会常务委员。历年来,在国内外学术期刊发表各类文章150余篇,参编病理学专著9部,曾获《中华病理学杂志》金笔奖。

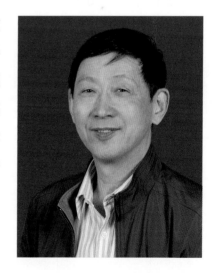

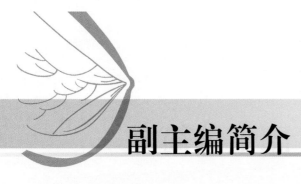

副主编简介

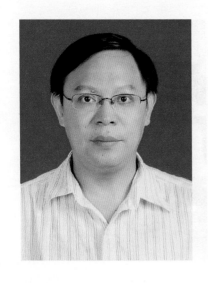

薛德彬　男,1970 年生于江苏省泰县,1992 年毕业于扬州大学医学院并留校任教,2004 年毕业于东南大学医学院并获病理学硕士。2004 年至今从事病理诊断工作,先后就职于宁波市妇女儿童医院病理科、杭州市中医院病理科、福建省莆田学院附属医院病理科、浙江省新华医院病理科,2012 年晋升为副主任医师。主要研究领域为乳腺病理和妇科病理,在国内外发表论文 30 多篇,参与编撰专著 7 部。华夏病理网翻译团队负责人,主持翻译病理学专著 10 部,代表作《乳腺病理活检解读》和《乳腺病理诊断难点》。现任中国医疗保健国际交流促进会病理专业委员会副主任委员、中华医学会妇产科学分会妇科病理组委员、中国阴道镜和宫颈病理学会委员、《诊断病理学杂志》编委以及华夏病理网全国乳腺通信读片会专栏版主和女性生殖病理专栏版主,曾任中国抗癌协会肿瘤病理分会全国青年委员、中华医学会病理学分会福建省委员和中国抗癌协会肿瘤病理分会福建省委员。

序一

　　病理诊断的实践经验是病理医师不断丰富病理诊断阅历、提高专业技能的一个重要方面。阅读大量病例，积累病理诊断经验，首要的是病理医师亲历的直接经验。直接经验（尤其是情节曲折的病理诊断经验）作为前车之鉴，令亲历者印象深刻、长久铭记。然而，即使常年在病例很多的大型综合医院认真工作的病理医师，获得的直接专业经验也是有限的，必须经常由众多同道们基于自身直接经验提供的专业信息中（个例/综合、图像/文字/网络媒体/专业性杂志/会议/著作等），汲取无限的间接经验。他山之石，可以攻玉。阅读个例病理诊断资料是病理医师充实诊断病理学间接经验的有效捷径。

　　丁华野教授、张祥盛教授和步宏教授等将多年诊断病理学实践中悉心积累的大量病例精选、辑成《乳腺病理诊断病例精选》一书。该书编写很有创意，每章分为两节，作者结合自己的经验体会，参阅相关文献资料，第一节对本章所涉及的乳腺疾病的概念、临床表现、组织学类型、形态学改变、病理诊断思路和临床病理联系做了概括性叙述。第二节为案例精选，收集160余例经典、罕见和疑难病例，以临床病理讨论会方式对具体疾病的临床表现、形态学特征、免疫组化表型、鉴别诊断及临床病理联系等方面展开讨论，符合实际诊断中的思维方式，具有很强的逻辑性。每一种疾病后有1~3位国内外知名乳腺病理学专家的点评，图文并茂，阅读一个病例如同参加临床病理讨论会。章后附有参考文献，书后附有检索条目。该书为从事乳腺病理的医生提供了一本很好的参考书，也为病理医师们丰富专业经验提供了生动资料，尤其值得广大中青年病理医师们阅读。

　　衷心祝贺《乳腺病理诊断病例精选》的出版，感谢丁华野教授、张祥盛教授和步宏教授等各位为推动我国乳腺诊断病理学水平提高所做的辛勤努力。

刘彤华

中国工程院院士

北京协和医院教授

2015 年 6 月

序二

今年 3 月份,我曾有幸拜读由刘彤华院士为主审,丁华野教授为总主编,张祥盛教授、步宏教授和赵澄泉教授主编的《乳腺病理诊断和鉴别诊断》一书。当时深为该书两大特色所吸引:一是形式新颖、内容前沿,彰显出乳腺病理学当今研究进展与水平;二是编排醒目、简明实用,理论结合实践、病理结合临床地阐述了乳腺临床病理特征。今又提前拜读乳腺诊断病理学丛书第二册《乳腺病理诊断病例精选》,此书是《乳腺病理诊断和鉴别诊断》姊妹篇,系其内容补充和病例讨论的深入。书中每章分两节,第一节概述了章内涉及的乳腺疾病概念、临床表现、组织学类型、形态学改变、病理诊断思路和临床病理联系;第二节以临床-病理讨论会(CPC)的形式编排了所精选的 160 余例经典、罕见和疑难病例,每个病例讨论后还邀请了 1~3 位国内外知名乳腺病理专家进行点评,图文并茂,阅读一个病例,如同参加一次 CPC。实践证明,案例教学对培养分析问题和解决问题的能力是一种很好的学习方法,尤其是对中青年和刚踏入病理界的病理医生。该书很适合作为诊断病理医师之案前读物,对乳腺外科、肿瘤科医师以及研究生、医学生也有重要的学习和参考价值。在此,我愿意将这本难得的专业性和针对性很强的乳腺病理学专著推荐给从事乳腺病理诊疗及研究的同仁,希望大家能够从中领略专家的指导见解,汲取有益的经验,改进日常的工作,造福于国人的健康事业。

这里,让我们衷心感谢由丁华野教授领衔的编著团队为我国乳腺病理学发展和人才培养所作出的不懈努力和杰出贡献!

谨识

中华医学会病理学分会主任委员
第三军医大学全军临床病理学研究所
2015 年 6 月

序三

　　近几年来,随着学科发展和科技进步,乳腺病理从疾病分类、命名到内涵都发生了很大的变化。乳腺癌的诊断已从病理学为主的形态学诊断,逐渐向免疫学、细胞和分子遗传学的综合诊断方向发展。目前,已形成常规病理、免疫组化和分子遗传学检测相结合的新型诊断模式。乳腺癌的治疗也正朝着规范化、个性化的综合治疗模式方向迅速发展。但是,我国乳腺癌的病理诊断水平发展很不平衡,乳腺癌规范化治疗任重道远,乳腺专科病理医生与非专科病理医生的诊断水平还存在较大差距。因此,病理医生需不断更新知识并继续努力学习;同时也急需更多有实用价值的乳腺病理专科参考书。

　　由刘彤华院士任主审、丁华野教授总主编、张祥盛教授和步宏教授主编的《乳腺病理诊断病例精选》一书,收集160余例经典、罕见和疑难病例,分为17章,以CPC方式进行编排,每个案例包括病例介绍、病理特征、免疫表型和结果讨论,图文并茂,密切联系临床。该书设计新颖,图片精美,实用性强,每个章节前均附有对疾病的概述,并对每种疾病的概念、临床表现、组织学类型、形态学特征、病理诊断思路和临床病理联系做以概括性叙述,具有鲜明的特色。相信这本书对病理诊断医生,特别是对基层和年轻医生以及乳腺亚专科医生是一本很好的参考书。该书将对我国乳腺病理规范化诊断和治疗起到积极的推动作用。

　　丁华野教授的编著团队长期从事乳腺疾病病理诊断工作,在乳腺疾病病理诊断方面积累了丰富的经验,他们是我国乳腺疾病病理专科的优秀学者和先行者,为我国乳腺病理学的发展和人才培养作出了不懈努力和积极贡献!这里,要特别感谢刘彤华院士及丁华野教授的编著团队为我们提供的精品之作和宝贵的学习材料。

丁彦青

中国医师协会病理科医师分会会长

南方医科大学病理学系主任

2015 年 6 月

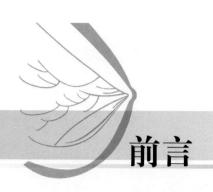

前言

　　时代在发展,科学在进步,目前,国内外乳腺疾病的临床诊治技术及病理分类、命名到内涵都发生了很大的变化。不仅一般的常规病理内容不断增加,针对诊断、内分泌和靶向治疗的免疫组化和分子遗传学检测相结合的诊断模式也已经形成,并迅速发展。此外,影像检出的病变和大体不可见/无法触知肿瘤的病理检查,前驱病变诊断标准的掌控,多灶性病变和病变分布的确定,以毫米为单位定位手术切缘的判断,量化诊断标准的使用以及再切除标本中残存癌的检查等,使传统病理学的诊断观念、诊断思路和技术方法受到了很大挑战,这些都给病理医生提出了更高的要求,也是每一个病理医生必须面对的新课题,因此病理医生需不断更新知识和努力再学习。

　　我们在编写出版了《乳腺病理诊断和鉴别诊断》之后,又编写的《乳腺病理诊断病例精选》,这本书作为前一本书的补充及深入讨论,主要以病例讨论形式进行论述,从外科病理学的角度为切入点。每章分为两节,第一节对本章所涉及的乳腺疾病的概念、临床表现、组织学类型、形态学改变、病理诊断思路和临床病理联系做以概括性叙述。第二节为案例精选,参考 2012 版 WHO 分类,结合作者所遇病例和检索文献,几乎囊括了当今文献中报道的肿瘤病例,另增加了炎性疾病和杂类病变,以案例讨论模式编写,包括病例介绍、病理变化和讨论,在讨论中对选取病例的发生情况、形态学特点、免疫表型、诊断和鉴别诊断及临床病理联系等方面都做了精辟的论述,讨论后有 1~3 位乳腺病理学专家的点评。本书不但收集了乳腺常见多发的经典病例,还囊括了罕见、疑难病例,共 160 余例,每一个疾病相当于一次临床病理讨论会,突出了乳腺疾病的经典性、不典型性和疑难罕见病变的讨论及专家点评,有些病例更是有不同观点的交流,其内容新颖、前沿、全面、实用,而且能引发更深层次的思考。编辑此书,希冀拙著能对中国乳腺病理学的发展和年轻的病理医生学好病理学、提高分析问题和解决问题的能力有所裨益。

　　本书承蒙我国病理学界德高望重的著名学者刘彤华院士的关怀,刘院士不辞辛苦,阅读书稿,担任本书主审,并为本书作序,特表衷心感谢。中华医学会病理学分会主任委员卞修武教授,不但关注本书的编写,还为本书作序,特此致谢。各位编委,在百忙中拨冗编写,付出了辛勤的劳动,在此一并致谢。由于我们的学术水平和编写能力有限,毋庸讳言,难免有纰漏和欠妥当之处,恳请本书读者批评指正。

丁华野　张祥盛　步宏

2015 年 6 月

目录

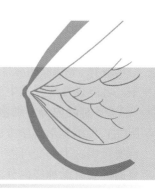

第一章 化生、炎症及反应性病变

第一节 概　述

（一）化生性病变

传统化生（metaplasia）的概念是基于组织细胞水平定义的，是指在疾病条件下同类成熟细胞的转化，如乳腺固有腺上皮转变为鳞状上皮。但是，化生过程并不是由原来的成熟细胞直接转变为另一种成熟细胞，而是为了适应环境变化，由具有分裂能力的多潜能未分化细胞（干细胞）向另一方向分化（异向分化）的结果，就一般情况而言，此种转化是指性质相似细胞的转变。肿瘤化生的概念有更宽泛的含义，如细胞的化学成分发生了转变（如胞质内出现神经内分泌物质等），肿瘤细胞形态学特征发生了跨组织类别的转化（如上皮细胞转变为具有间叶细胞特点的梭形细胞等），都可以包括在化生（异向分化）的范畴。

乳腺疾病中的化生是一种比较常见现象，化生的种类包括上皮性化生、间叶组织化生和髓样化生。常见的上皮性化生有大汗腺化生、柱状细胞化生及鳞状细胞化生，其他如透明细胞化生、泌乳细胞化生、黏液细胞化生、皮脂腺化生均比较少见。间叶组织化生相对比较少见，有平滑肌细胞化生、软骨和骨组织化生等。髓样化生是指在乳腺小叶间脂肪组织内出现活跃的骨髓组织，是一种罕见现象。

1. 病理组织学类型及形态学特征

（1）上皮性化生

1）透明细胞化生（clear cell metaplasia）：发生在终末导管小叶单位腺上皮，病变呈灶状分布，累及1个或多个小叶。受累小叶较周围小叶扩大，腺管稍有增大，腺腔多闭塞，少数可扩大，腔内有分泌物，腺上皮肿胀，具有丰富的透明、淡染或细颗粒状胞质，细胞界限清楚。胞核小、圆形、偏位和深染，核仁核膜不明显。肌上皮常不明显。需与透明细胞性妊娠样改变、透明细胞性大汗腺化生、透明细胞肌上皮腺病、透明细胞型小叶原位癌、透明细胞型小叶浸润癌、转移性透明细胞癌/恶黑等鉴别。

2）泌乳细胞化生（lactational cell metaplasia）：为乳腺非妊娠和哺乳期的局灶性分泌性病变。需和妊娠和哺乳期乳腺、妊娠和哺乳期乳腺癌、囊性高分泌增生和囊性高分泌癌、分泌型癌、乳腺癌伴妊娠样改变、小叶原位癌及大汗腺化生等鉴别。

3）柱状细胞化生（columnar cell metaplasia）：常发生在终末导管小叶单位，腺腔不同程度的扩大，其内常有多少不等的分泌物，通常被覆单层柱状上皮，常有顶浆分泌样胞突。需和不典型导管增生和导管内癌、平坦型导管内癌、囊性高分泌增生/癌、不典型小叶增生、小叶原位癌、小叶癌化（具有顶浆分泌胞突）及假分泌增生伴囊性高分泌增生等鉴别。

4）大汗腺化生（apocrine gland cell metaplasia）：最常出现在乳腺的良性病变中，在导管内增生性病变，如果增生细胞中混有大汗腺化生细胞，这类病变通常为良性病变。不典型大汗腺病变需与低级别大汗腺型导管内癌、起源于乳头状瘤的大汗腺癌及微腺性腺病和浸润性大汗腺癌等鉴别。

5）鳞状细胞化生（squamous cell metaplasia）：见于乳腺各种病变，需和鳞状细胞癌、梭形细胞癌、低度恶性腺鳞癌、乳头的汗腺样肿瘤、乳房区皮肤汗腺肿瘤及其他伴有鳞化的良恶性病变鉴别。

6）黏液细胞化生（mucus cell metaplasia）：良性病变中的黏液细胞化生非常罕见，特别是在导管内增生性病变，如果出现黏液分泌细胞（表现为胞质内空泡，印戒样细胞、胞质空泛内小红球，AB/PAS染色阳性等），就意味着增生上皮细胞有肿瘤性转化(不典型小叶/导管增生或小叶/导管原位癌)。

7) 皮脂腺细胞化生:乳腺病变中的皮脂腺细胞化生(sebaceous gland metaplasia)是指背景病变的基础上出现簇状、巢状皮脂腺样细胞,十分罕见,仅有少数个例报道,可发生于腺样囊性癌、皮脂样癌和浸润性导管癌中。乳腺良性病变发生皮脂腺细胞化生者极为罕见,见于导管内乳头状瘤。

8) 神经内分泌细胞化生:是指细胞在化学成分上具有了神经内分泌分化细胞的特点(CgA、Syn、Leu7等阳性),但细胞形态学方面常无明显改变。特别是在导管内增生性病变,如果出现明显的神经内分泌分化,一定要警惕这个病变可能是恶性。器官样排列、胞质内空泡、梭形细胞的出现,都提示可能有神经内分泌分化。目前证实有无神经内分泌分化的最常使用的方法是神经内分泌标记物免疫组化染色。

(2) 间叶性化生:间叶性化生是指间质中出现了异源性间叶成分,如平滑肌、脂肪、骨和软骨等。乳腺疾病中的间叶性化生和上皮性化生相比十分少见,良性化生主要发生在纤维腺瘤、导管内乳头状瘤、管状腺瘤和肌纤维母细胞瘤和叶状肿瘤等。恶性叶状肿瘤中的肉瘤性异源性成分(如脂肪肉瘤、横纹肌肉瘤、骨软骨肉瘤等)也是化生现象。伴有间叶性化生的肿瘤需与肉瘤、化生性癌鉴别。

(3) 跨胚层化生:跨胚层化生通常是指肿瘤性化生,主要表现在恶性上皮组织肿瘤向恶性间叶成分的异向分化(化生),如乳腺化生性癌中的梭形细胞、恶性纤维组织细胞瘤样、肌源性肉瘤样、骨、软骨肉瘤样等成分,这些间叶样成分和上皮成分有同样的克隆性,而且可具有上皮性免疫表型。在乳腺出现的肉瘤样成分很可能是癌的跨胚层化生的结果,所以在诊断肉瘤前,必须排除化生性癌的可能性。

(4) 髓样化生:在乳腺脂肪组织内含有活跃骨髓成分,非常罕见。

2. 诊断中应注意的问题　化生性病变是继发性病变,为背景病变中混合成分,使原有病变复杂化;也可发生增生、旺炽性增生、不典型增生甚至癌变。多数非乳腺专科病理医生对化生性病变缺乏全面的了解,尤其对透明细胞化生、泌乳细胞化生和柱状细胞化生等了解的更少,因为这些良性病变(特别是不典型病变)需与恶性上皮性病变鉴别,需引起注意。

(二) 炎性病变

急性乳腺炎是乳腺的急性化脓性感染,多发生于产后哺乳的妇女,病变为单发或多发性脓肿,在外科活检中较少遇到。另有一种吮吸性急性乳腺炎,见于吮吸女方乳头造成感染所致。遇到的乳腺炎症多半是病变复杂多样的慢性炎症和相对少见且临床医生怀疑为肿瘤的特殊性炎症。慢性炎症主要由急性炎症转化而来。表现为纤维组织增生,慢性炎细胞浸润,炎症的损伤和纤维组织的压迫和牵拉,使导管节段性狭窄,远端扩张,分泌物和细胞碎片集聚,形成潴留性囊肿。如囊壁破裂,囊内物溢入囊壁外,引起脂肪坏死、炎细胞浸润、纤维组织增生、导管上皮增生和化生、导管扩张等。如浸润的炎细胞以浆细胞为主,常诊断为浆细胞性乳腺炎(实际上是导管扩张症的一种病变成分);如浸润的炎细胞以淋巴细胞为主,诊断为淋巴细胞性乳腺炎;如浸润的炎细胞以组织细胞(泡沫细胞)为主,诊断为组织细胞性乳腺炎;乳腺大导管扩张时,诊断为导管扩张症(不是一种感染性炎症)。慢性炎症的病理学含义是很混乱的,教科书也把乳腺慢性炎症与其他病变归为一章内编写。病理学上的混乱导致治疗措施的不当。炎性病变是抗感染治疗,而浆细胞性乳腺炎(乳管扩张症)单纯抗生素治疗无效,应引起重视。

临床上相对少见且临床医生怀疑为肿瘤的特殊性炎症性病变种类多样,如硬化性淋巴细胞性小叶性乳腺炎、肉芽肿性小叶性乳腺炎、Zuska病、IgG4相关硬化性乳腺炎等,这类炎症性病变多为非感染性疾病,病理诊断及临床治疗中对此类疾病认识尚不足,某些特殊少见的炎症性病变常按照一般的炎症性疾病进行诊断及治疗,如肉芽肿性小叶性乳腺炎常因乳腺红肿、疼痛而行切开引流,切口很难愈合,且常会形成窦道,抗炎药物治疗也很难奏效,因此临床医生转而会考虑乳腺结核,延误甚至导致错误治疗。随着对乳腺炎症性疾病的不断认识,发现某些少见乳腺炎症性疾病,有其独特的临床及病理学特征,不同类型炎症性疾病的治疗方法相差甚远。因此,准确诊断乳腺炎症性疾病对指导临床选择针对性治疗方案、减少误诊误治和提高患者生活质量具有重要意义。

另外,乳腺也可发生结核病(结核性乳腺炎)、结节病、猫抓病和囊虫病。皮肤或全身性病变也可累及乳腺,如皮肌炎患者累及乳腺皮肤、糖尿病继发的糖尿病性乳腺病、隆乳引起的病变、乳腺局限性硬皮病、过敏性紫癜、Wegener肉芽肿、红斑性狼疮(狼疮性乳腺炎)和类风湿结节等。

本章对透明细胞化生、泌乳细胞化生、肉芽肿性小叶性乳腺炎、淋巴细胞性小叶性乳腺炎、糖尿病性乳腺病、输乳管鳞状化生、脂肪坏死、隆乳剂性假瘤、IgG4 相关的硬化性乳腺炎、乳腺肉芽肿性血管脂膜炎和 Erdheim-Chester 病结合病例进行了讨论。

（张祥盛　丁华野）

第二节　病例精选

病例一　透明细胞化生

【病例介绍】

女性,47 岁,"发现双侧乳腺块状增生 5 年余"。无乳头溢液。查体:双侧乳腺外形正常,无橘皮样改变及乳头内陷。左乳腺乳头下触及一肿物,长径约 1.5cm。界限尚清,质地中等硬度,临床不排除癌。有乳腺癌家族史。已行肿块切除术,外院考虑为小叶原位癌,建议会诊。患者在北京、上海、天津、广州等地医疗机构会诊意见不同:有透明细胞小叶原位癌、透明细胞肌上皮增生、分泌小叶复旧不全等诊断。

【病理变化】

1. **巨检**　灰黄灰红色组织一块,大小 1.8cm×1.5cm×1.2cm,切面均质灰黄色,质韧,界清,无包膜。

2. **镜检**　乳腺小叶结构存在,病灶呈灶状分布,腺泡增大密集,无明显膨胀,内衬细胞腺管扩张,腔面粗糙,分泌物含嗜酸性丝网状分泌物,内衬单层细胞,胞质丰富透明、淡染或细颗粒状,界限清楚,核小、圆形和深染,向腺腔侧移位,核仁不明显。其间掺杂类似正常腺腔,少数可扩大,腔内可有分泌物,肌上皮常不明显(图 1-1-1),周边结缔组织稀少,无异型细胞,同时周围可见少量炎细胞浸润。

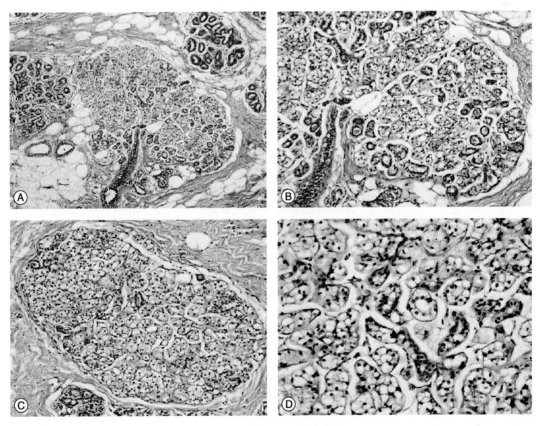

图 1-1-1　乳腺透明细胞化生
A. 病变呈局灶性小叶性分布,小叶扩大融合;B. 腺泡增大,部分腺腔闭锁或狭小,腺上皮细胞胞质透明,核小深染,向腺腔侧移位,部分腺腔内有伊红色分泌物;C. 腺泡增大,部分腺腔闭锁或狭小,腺上皮细胞胞质透明;D. 腺上皮细胞胞质透明,肌上皮不明显

3. **免疫组化**　SMA 和 p63 腺泡周肌上皮细胞阳性,CK5/6 腺上皮阴性,Ki-67 阳性指数 1% ~2%(图 1-1-2)。

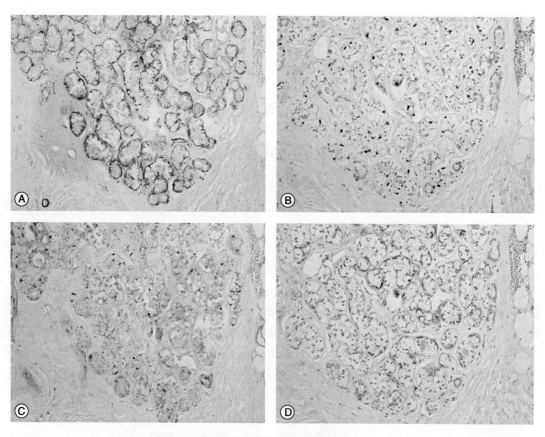

图 1-1-2 乳腺透明细胞化生

A. SMA 腺泡周肌上皮细胞阳性；B. p63 腺泡周肌上皮细胞阳性；C. Ki-67 阳性指数 1%～2%；D. CK5/6 腺上皮阴性

【讨论】

乳腺透明细胞化生(clear cell metaplasia)又称小叶透明细胞变,为乳腺终末小叶单位上皮细胞的一种化生性改变,表现为小叶腺上皮被胞质透明的细胞替代。原因未明。患者通常无特殊临床症状,一般为活检时偶然发现,常发生于绝经前后女性。与妊娠和外源性激素无关。

透明细胞化生多累及 1 个或多个小叶。受累小叶扩大,腺泡增大但无明显膨胀,腺泡和小叶内导管的界限不清,内衬细胞胞质丰富透明、淡染或细颗粒状胞质,细胞界限清楚,核小、圆形和深染,向腺腔侧移位,核仁不明显,缺乏核分裂。腺泡的肌上皮不明显。病变内可见正常腺腔,少数可扩大,腔内可有分泌物。可见肌上皮,但无增生。PAS 阳性(抗或不抗消化),AB 阴性。免疫组化 CK 和 S-100 蛋白阳性,GCDFP-15、Actin 阴性。

从超微结构上讲,透明细胞的细胞核、细胞器与一般腺泡上皮并无明显改变,只是胞质中小囊泡数目增加,囊泡中含有脂质和蛋白颗粒,但无糖原颗粒。

【鉴别诊断】

透明细胞化生是乳腺的一种良性化生增生性改变,病因还不清楚,可与乳腺增生症、妊娠样改变或乳腺癌共存,其本身并不需要特殊治疗。需与下列病变鉴别:

1. **透明细胞性妊娠样改变** 主要见于绝经前期妇女,可见顶浆分泌现象,同时周围可见炎细胞浸润。

2. **透明细胞性大汗腺化生** 可见大汗腺化生的典型特点,有嗜酸性颗粒状胞质,核大,有核仁,GCDFP-15 阳性。

3. **含有透明肌上皮细胞的腺病** 腺病伴有肌上皮细胞明显增生且有胞质透明者易于混淆,腺病时透明肌上皮细胞位于腺上皮和基膜之间,有时腺管狭小闭塞,腺上皮不易辨认,肌上皮 Calponin、Actin 和 SMMHC 阳性。

4. **透明细胞腺泡型小叶原位癌** 腺泡明显增大,界限清楚,无腺腔,核稍大,可有小核仁,AB 染色可阳性,E-cadherin 阴性,p120 胞质阳性。

5. **透明细胞腺泡型浸润性小叶癌** 病变没有小叶结构,腺泡大小不一,核有轻-中度异型性,没有肌上皮。

6. **富于糖原的透明细胞癌** 透明细胞癌胞质透明,但缺乏正常的小叶、导管结构,细胞异型性明显,具有导管内癌与浸润性癌的形态特点。要注意的是小叶癌化与透明细胞化生的鉴别,主要鉴别点亦是细胞异型性。

7. **转移性透明细胞癌** 病变没有小叶结构,异型性较明显,缺乏肌上皮,有原发病灶。免疫组化也有助于鉴别。

8. **转移性透明细胞恶性黑色素瘤** 病变没有小叶结构,缺乏肌上皮,细胞明显异型性,核仁较明显,HMB45、Melan A 阳性。

（张祥盛　丁华野）

★ **专家点评**

张祥盛教授：透明细胞化生(变)是一种少见的良性病变,而透明细胞样改变见于乳腺很多疾病,既有非瘤性病变,如透明细胞性妊娠样改变,透明细胞性大汗腺化生、透明肌上皮细胞增生,也有肿瘤,如透明细胞型小叶原位癌、透明细胞腺泡型 ILC、富有糖原的透明细胞癌,转移性透明细胞癌和转移性透明细胞恶性黑色素瘤等。鉴别诊断很重要,一旦误诊,处理原则完全不同。

鉴别诊断要综合分析,透明细胞化生发生在终末导管小叶单位腺上皮,呈灶状分布,受累腺泡增大但无明显膨胀,界限不清。细胞胞质丰富透明、淡染或细颗粒状,界限清楚,核小、圆形、偏位(腺管中心)和深染,核仁不明显。可见腺腔,少数可扩大,腔内可有分泌物。肌上皮常不明显。组织化学 PAS 阳性(抗或不抗消化),AB 阴性;免疫组化 S100 蛋白阳性,GCDFP-15、Actin 阴性。

病例二　泌乳细胞化生

【病例介绍】

女性,42 岁,"发现右乳房肿块 1 年,无明显不适,偶有月经来潮前乳房胀痛,无乳头溢液"。查体:双侧乳房对称,外形正常,无橘皮样改变,无乳头内陷。肿物位于右乳外上象限,直径约 1.5cm,界限不清,质硬,临床不排除癌。术中冰冻。双侧腋窝无肿大淋巴结。临床诊断乳腺增生症,患者要求活检,行肿块切除术。

【病理变化】

1. **巨检** 灰黄灰红色组织一块,大小 2.2cm×1.5cm×1.2cm,切面均灰白色,质韧,部分区域灰黄,界清,无包膜。

2. **镜检** 乳腺腺泡密集,腺管扩张,腔面粗糙,分泌物含嗜酸性丝网状分泌物,内衬单层细胞,胞质丰富,呈空泡状,核位置不定,有些位于基底部,有的位于中部(图 1-2-1),有些位于腺腔内面,呈明显顶浆分泌现象(图 1-2-2),腺腔周边可见腺上皮和肌上皮两层细胞,周边以少量疏松结缔组织围绕(图 1-2-3,图 1-2-4),未见异型细胞,同时周围可见少量炎细胞浸润。

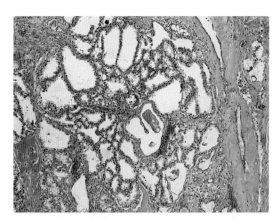

图 1-2-1　病变呈局灶性分布,部分腺泡扩张

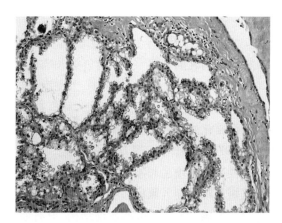

图 1-2-2　图 1-2-1 中倍,部分腺泡扩张,腔内有絮状分泌物,内衬细胞有分泌现象

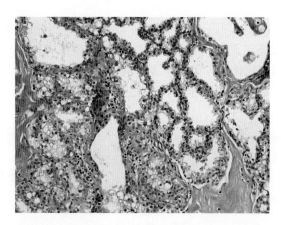 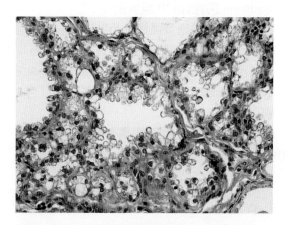

图1-2-3 部分腺泡扩张,部分腺腔不明显,内衬腺上皮呈分泌改变

图1-2-4 腺泡内层细胞胞质透明,有分泌空泡,顶浆分泌明显,部分细胞呈鞋钉状,有细胞核游离在腺腔内

【讨论】

泌乳细胞化生(lactational metaplasia),又称妊娠样变、假泌乳性增生,是指既未妊娠又未哺乳的患者,乳腺组织中出现了泌乳现象,也可为病变组织,如腺病、纤维腺瘤等中出现了分泌型乳腺组织。少数发生在男性。约3%的手术和尸检乳腺标本可见到此种现象。其原因尚不清楚,可能与内、外源激素的作用有一定关系。亦有的学者认为此种改变可能是一种生理现象。

泌乳细胞化生发生于终末导管-小叶单位,通常呈灶状分布,乳腺腺泡密集,腺管扩张,腺腔扩大,腔面粗糙,腺腔内分泌物或多或少或缺乏,亦可发生钙化。内衬腺上皮细胞肿胀,一般为单层,细胞呈立方、鞋钉状或柱状,也可脱落游离在腺腔中。排列不规则,胞质丰富,呈细颗粒状,淡染-透明或空泡状,核圆、深染,可突进管腔和有核内空泡,位置不定,有些位于基底部,有的位于中部,有些位于腺腔面呈鞋钉状或游离在腺腔内,呈明显顶浆分泌现象。PAS(淀粉酶消化前后)染色阳性,α-乳球蛋白和S-100阳性。间质也可见钙化及炎细胞浸润。

泌乳细胞化生细胞增生明显,核有异型性时应诊断为不典型性泌乳细胞化生或不典型性妊娠样增生,腺泡内衬细胞旺炽性增生,呈簇状、乳头状或实性,核有明显的多形性和一定的异型性,核大而不规则,可固缩,模糊不清,可明显突入或游离在腺腔内,核/质比增大,核仁明显,核分裂罕见。常伴有囊性高分泌性增生,腺体呈囊性扩张,囊内含甲状腺胶质样伊红色浓缩的分泌物。极少数情况下与癌伴发。

从电镜上看,妊娠样变细胞类似于活动性泌乳改变,但线粒体皱缩,与泌乳后改变相似,而且缺乏泌乳细胞那样有序排列的细胞器。

【鉴别诊断】

一般妊娠样变诊断并不困难,依靠形态学结合病史均可明确诊断,需要特别提醒的是在冰冻切片时会见到较多印戒样细胞,如果伴发不典型增生就非常容易误诊。需鉴别的病变包括:

1. **妊娠和哺乳期乳腺** 患者有妊娠和哺乳史,病变呈弥漫性分泌性增生改变。

2. **复旧不全** 小叶变形、不规则,上皮扁平或消失,基膜增厚呈锯齿状,周围无乳腺增生症。

3. **泌乳腺瘤** 见于妊娠或哺乳期,肿瘤有界限,周围亦有分泌型乳腺组织,一般无乳腺增生症改变。

4. **大汗腺化生** 大汗腺化生细胞也会胞浆空淡,但总会有嗜酸性颗粒状胞浆的化生细胞。缺乏典型泌乳改变,GCDFP-15阳性,α-乳球蛋白阴性。

5. **囊性高分泌增生和癌** 导管高度扩张,腺腔内充有甲状腺胶质样分泌物。

6. **妊娠和哺乳期乳腺癌** 有妊娠和哺乳史,小叶呈分泌性改变,可见到明确的癌组织。

7. **分泌型癌** 缺乏小叶和腺泡结构,没有肌上皮,黏液染色阳性。乳腺癌伴妊娠样改变:癌组织的细胞和结构异型性明显,为明确的癌组织,容易找见核分裂。

8. **小叶原位癌** 腺泡高度膨胀,呈实性扩大变形,缺乏典型的分泌性改变,黏液染色常阴性。

妊娠样变或妊娠样增生,如果不与其他疾病伴发,一般不需特殊治疗。如果出现不典型增生,则需手术切除。

(张祥盛 丁华野)

病例三 乳腺导管扩张症

【病例介绍】

女性,31 岁,因"发现右乳房肿块 4 年余,近来乳头有暗褐色溢液"就诊。患者 4 年前停止哺乳后发现右侧乳房肿块,约小枣大小,无疼痛,考虑积乳行热敷,肿块变小,其后未做治疗。近年来肿块缓慢增大,挤压乳房见乳头有少量暗褐色浑浊液体溢出。查体:右侧乳房外形正常,乳头稍内陷,皮肤颜色正常,无橘皮样改变。乳头内下方乳晕区外侧触及肿块,3.5cm×2.5cm×2.0cm 大小,活动,轻压痛。腋窝部未触及肿大淋巴结。左乳房未见异常。

【病理变化】

1. **巨检** 不规则乳腺组织,5cm×4cm×4cm 大小,灰红色及灰黄色,质软,无包膜。沿导管走行方向切面呈灰红色及灰黄色,有多数迂曲的导管,似静脉曲张样(图 1-3-1);与导管垂直切面见多数导管扩张,部分导管管壁较厚,灰白色,管腔充满淡黄色、土黄色、棕黄色黏稠膏状物(图 1-3-2),周围组织灰白色及灰黄色,质韧。

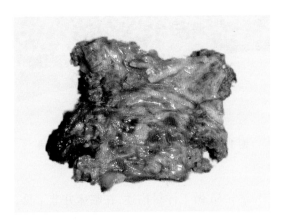

图 1-3-1 乳腺导管扩张迂曲

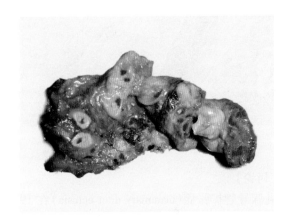

图 1-3-2 乳腺导管扩张
腔内见黄色膏状物

2. **镜检** 乳腺大导管及叶间导管扩张,外形呈圆形或不规则,衬覆上皮无显著增生(图 1-3-3,图 1-3-4),管腔内为红染无定形物质,其中可见散在或聚集的脂质结晶样裂隙(图 1-3-5)。部分管壁周围胶原纤维增生,并有玻璃样变(图 1-3-6)。邻近扩张大导管的小叶导管也见扩张。导管周围见淋巴细胞、浆细胞浸润(图 1-3-7,图 1-3-8)。病变周围组织纤维化,其中夹杂较多小血管。未见肉芽肿结构。

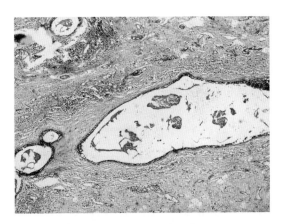

图 1-3-3 乳腺大导管显著扩张

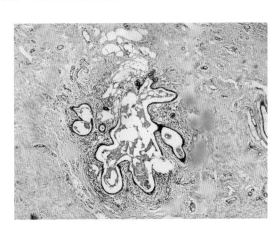

图 1-3-4 乳腺叶间导管扩张

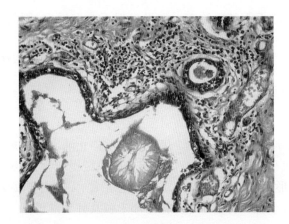

图1-3-5 扩张导管内为红染物质,并见脂质裂隙

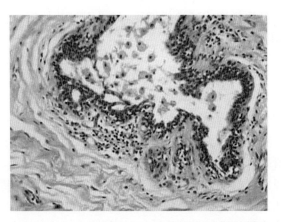

图1-3-6 扩张导管花环状,导管周较多炎细胞浸润,腔内可见泡沫细胞

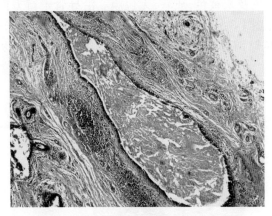

图1-3-7 扩张导管周围见炎细胞浸润

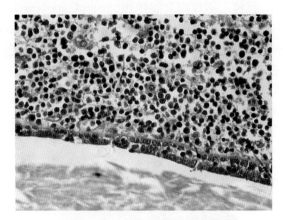

图1-3-8 导管周围淋巴细胞、浆细胞浸润

【讨论】

乳腺导管扩张症(mammary duct ectasia)在1951年就由Haagensen做了详尽描述,在临床并非罕见,肉眼和组织病理学检查具有突出特点,但临床表现有时与癌难以鉴别,治疗方法的选择也颇具挑战性,成为临床的难题。

乳腺导管扩张症的发病原因不明,由于大部分患者,尤其是年轻患者常有患侧或双侧乳头的先天性内陷,被认为可能与先天性乳头畸形或发育不良有关,可能是局部组织对淤滞乳汁不同成分的反应,是非感染性炎症。乳腺导管扩张症曾有许多名称,包括浆细胞性乳腺炎、静脉曲张样瘤、粉刺样乳腺炎、乳汁淤积性乳腺炎、乳腺导管周围炎、化学性乳腺炎、闭塞性乳腺炎、肉芽肿性乳腺炎等,这些名称反映了本病不同发展阶段的临床病理特点。由于最基本的病理变化是乳腺大导管的高度扩张,因此以乳腺导管扩张症命名较为合理和易于理解,现已被广泛接受。

乳腺导管扩张症好发于绝经期前后的经产妇女,以40~60岁的经产未哺乳妇女多见,也可发生在未婚年轻女性,甚至男性和儿童,发病率占乳腺良性病变的4%~5%。病变可累及单侧或双侧乳房,但多见于一侧。患者早期可无症状或仅有乳头浆液性、血性或脓性溢液,病程可持续多年。其病程可按照炎症的一般转归分为急性、亚急性、慢性等阶段。近年乳腺外科临床趋向于依据病理和临床发展过程将其分为导管扩张期、炎块期、脓肿期和瘘管期。

导管扩张期最初的病理改变为乳头和乳晕后方的输乳管扩张,一般3~4条输乳管受累,导管高度扩张,横径可达3~4cm,衬覆单层立方或扁平上皮细胞,上皮细胞也可脱落消失,无上皮增生和顶泌汗腺化生改变,管壁周围增生的纤维组织透明变性,形成厚壁,腔内充满红染颗粒状浓稠物质,并可见菱形的脂肪酸结晶,扩张导管周围可见淋巴细胞和浆细胞浸润,临床常没有明显症状。导管内积聚物逐渐分解,刺激导管壁,引起炎症反应和纤维组织增生,管壁纤维性增厚并可含有多量弹性纤维,临床出现轻微的炎症表现,乳头后方可扪及增粗变硬的乳管,挤压乳管,乳头处可见有黄色、稠厚的"奶酪"样物质被挤出,溢液也可带有血迹。

炎块期又称为"肿块期",导管扩张由乳晕区大导管向中等导管扩展,导管内积聚物增多,导管壁的炎细胞浸润和纤维组织增生加重,导管破坏,进而导管内积聚物漏出管腔进入周围间质,引起组织坏死,发生强烈炎症反应并形成肉芽肿,病变累及周围乳腺组织,形成圆形或不规则肿块。切除标本见乳晕下乳腺组织中有多个扩张的导管或小囊,挤压可有油样、土黄色浓稠糊状物溢出,扩张导管具有灰白色半透明的纤维性厚壁,相邻管壁可互相粘连形成黄白相间、边界不清的肿块。乳腺导管周围出现脂肪坏死和大量浆细胞、嗜酸性粒细胞、淋巴细胞浸润,可见泡沫细胞聚集,并可有多核巨细胞、上皮样细胞构成肉芽肿结构,易误诊为结核,但无干酪样坏死。有些病例表现为以浆细胞浸润为主的炎症,此即所谓"浆细胞性乳腺炎"。浆细胞性乳腺炎仅仅是乳腺导管扩张症病理发展的一个阶段,大量浆细胞的存在并非乳腺导管扩张症的必要特征。乳腺导管纤维化造成收缩可牵拉乳头导致乳晕下疼痛、压痛、乳头回缩等,肿块可与表面皮肤粘连,炎症导致腋下淋巴结反应性肿大,易误诊为乳腺癌。钼靶X线片上常无明显的密度增高阴影,B超检查可见低回声肿块内有小的液性暗区和散在强回声光点或光斑,周围有粗大的扩张导管,这些不同于乳腺癌的表现。细针穿刺细胞学检查,可见多种炎细胞,并有多核巨细胞和上皮样细胞。炎症明显时,肿块表面皮肤出现红肿。

当病变呈急性炎症反应或继发细菌感染形成脓肿时,称为脓肿期。脓肿一般在乳晕区,也可能围绕乳头形成多个脓肿或形成较巨大的炎性肿块。表面皮肤红肿,局部压痛,可有波动感,同侧腋窝可扪及肿大淋巴结。一般少有全身性症状,偶可出现发热。

瘘管期多因乳腺导管扩张症病变切除不彻底而复发,造成近乳头处的切口破溃,形成难以愈合的慢性瘘管,也可因脓肿破溃或切开引流后伤口经久不愈,最终导致乳晕边缘遗留慢性瘘管。多发性脓肿破溃后可在乳晕周围形成多个瘘管。有些病例瘘管期迁延数年。

乳腺导管扩张症的基本病理改变为导管扩张,但继发变化多样,临床表现复杂,不经治疗很少自愈。手术既有利于明确诊断,同时也是重要的治疗手段。但若手术时机把握不恰当,手术方式选择不正确,可能导致手术后局部复发,皮肤瘘道形成,多处切口不愈合,严重者最后不得不行单纯乳房切除。及时对可疑病例进行病理学检查,是患者获得正确治疗的保证。

(李新功 温黎)

★ 专家点评-1

毛永荣教授:乳腺导管扩张症曾经和浆细胞乳腺炎混为一谈。或者认为是一疾病的不同阶段。现在亦有学者认为在不同阶段有不同的临床表现及病理特征,包括阻塞性乳腺炎、化学性乳腺炎、粉刺性乳腺炎、浆细胞性乳腺炎等。但是在多数专著中还是将导管扩张症和浆细胞性乳腺炎单独描述。

乳腺导管性扩张症的发病机制有:①乳腺导管内分泌异常;②导管排泄障碍;③激素分泌等致导管扩张,导管周慢性炎,包括脓肿形成。了解导管扩张症不同时期的不同病理变化,对诊断很有帮助。

★ 专家点评-2

丁华野教授:乳腺导管扩张症与浆细胞乳腺炎是一种疾病的不同阶段,还是两种独立性疾病的问题,临床及病理医生对这一问题均没有形成统一的认识,笔者支持第一种观点,认为其中的原因是人们看问题的角度不同,另外,也没有更多的使人信服的大宗病例研究报道。如果将导管扩张视为基础病变,大量浆细胞出现在病变的过程中,"浆细胞乳腺炎"只能认为是导管扩张症某一阶段的表现;某些融合性病变,扩张的导管淹没在具有大量浆细胞的炎性组织中,从浆细胞浸润这个角度看,这类"浆细胞性乳腺炎"似乎是不同于导管扩张症的病变。乳腺不少慢性炎症疾病的形态学改变有重叠相似之处,都有可能出现大量浆细胞浸润,这种情况下,不要简单称为浆细胞乳腺炎了事,而是应该仔细寻找基础性病变。

乳腺导管扩张症发展的不同时期,病变可有不同的形态变化,特别是在后期,其改变可类似于与其他乳腺慢性炎症性病变和(或)重叠,但其基础具有特征性病变是大导管扩张,管周纤维组弹力织增生(弹力纤维染色阳性),管腔内分泌物淤滞。

鉴别诊断:①50岁以上的妇女,其小叶间的导管可有不同程度的扩张,此种情况不足以诊断为导管扩张症。②囊肿病:发生在终末导管小叶单位,囊肿通常呈圆形,常伴有大汗腺化生,囊壁周围缺乏弹力纤维,常见有不同程度的上皮增生及反应性泡沫状组织细胞,浆细胞浸润不是本病的特点。③乳汁潴留性囊肿:多见于哺乳期或哺乳后期妇女,病变可累及小叶,常有分泌性改变或复旧性改变。④肉芽肿性小叶性乳腺炎:笔者大宗病例的观察发现:本病小叶内导管常有不同程度的扩张,部分病例亦可伴有导管扩张症(见肉芽肿性小叶性乳腺炎图 1-4-12 ～图 1-4-18),其原因可能是小叶性病变累及终末导管,融合性病变可影响到叶间甚至更大的导管,逆行性引起导管扩张。⑤乳腺癌:乳腺导管扩张症临床常选择术中快速冷冻诊断,病变中浸润的浆细胞及泡沫状组织细胞会类似癌细胞,应提高警惕。

病例四 肉芽肿性小叶性乳腺炎

(一) 特发性肉芽肿性乳腺炎

【病例介绍】

女性,31 岁,"因发现右乳肿块 1 个月就诊"。查体合作,心肺无明显异常,双侧乳房对称,右侧乳头轻微内陷,右乳房外上象限可触及 2.5cm×2cm 肿物,质韧,与周围组织界限不清,活动度差,触痛,未累及胸肌筋膜,局部皮肤无橘皮样改变,挤压乳头无溢液。右腋窝淋巴结无肿大。左乳房及腋窝未触及肿物。外院粗针穿刺活检考虑为浆细胞性乳腺炎。手术中快速冷冻病理学检查见病变呈炎症改变,以小叶为中心分布,可见小叶内肉芽肿结构及小脓肿,诊断为乳腺肉芽肿性小叶性乳腺炎,行病灶切除手术。

【病理变化】

1. 巨检 切除乳腺组织,不规则,灰白色及灰黄色,附有脂肪组织,3cm×2.5cm×2cm 大小,切面灰白色,见 2cm×1.7cm 灰白色间灰黄色区域,略呈分叶状,实性,无包膜,界限较清楚,质地韧。未见扩张导管结构,未见明显坏死(图 1-4-1,图 1-4-2)。

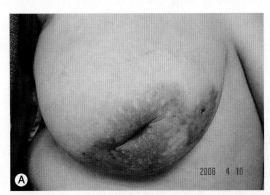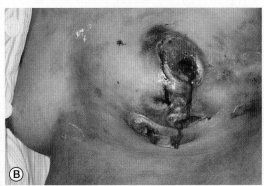

图 1-4-1 肉芽肿性小叶性乳腺炎
A. 乳腺肿大,乳头内陷颜色较深;B. 多发病灶,皮肤多个溃疡和乳头内陷大体形态

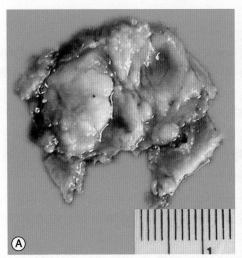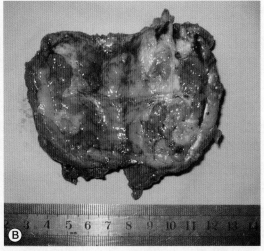

图 1-4-2 肉芽肿性小叶性乳腺炎
A. 病变界限尚清,无包膜,切面呈结节状;B. 病变切面呈结节状,其内可见微脓肿灶

2. **镜检** 乳腺小叶结构依稀可辨,小叶范围内见大量炎细胞浸润,低倍镜下见病变以终末导管小叶单位为中心呈灶状分布(图1-4-3,图1-4-4),浸润细胞包括中性粒细胞、淋巴细胞、单核细胞、浆细胞、肥大细胞,导管及腺泡上皮被炎细胞侵蚀,显示不同程度的破坏,严重者消失(图1-4-5,图1-4-6)。许多病灶中央见类圆形脂质空腔,边缘整齐,周围有上皮样细胞围绕,多数小叶内可见上皮样细胞构成的肉芽肿结构,并见多核巨细胞(图1-4-7,图1-4-8)。部分小叶内形成小脓肿(图1-4-9),在脓肿范围稍大的区域,边缘可见成片分布的胞质泡沫样吞噬细胞。可见叶间导管扩张,周围见炎细胞围绕,形成炎细胞鞘,炎细胞主要为淋巴细胞、浆细胞、肥大细胞等(图1-4-10,图1-4-11)。

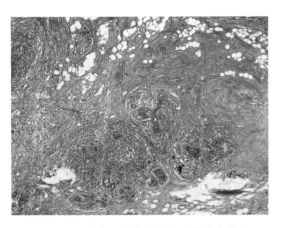

图1-4-3 病变以终末导管小叶单位为中心

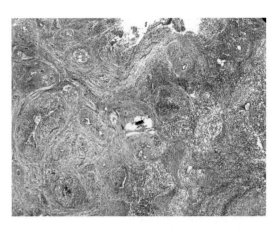

图1-4-4 病灶呈灶状分布

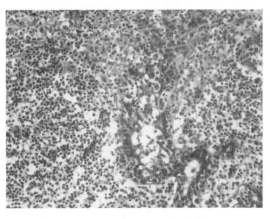

图1-4-5 炎细胞破坏小导管上皮

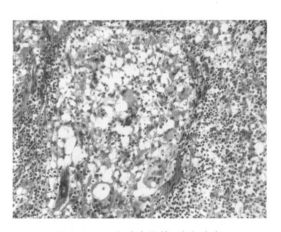

图1-4-6 小叶内导管、腺泡消失

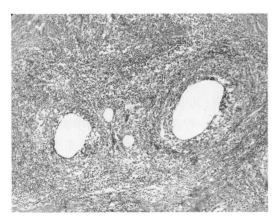

图1-4-7 围绕脂质空腔的肉芽肿

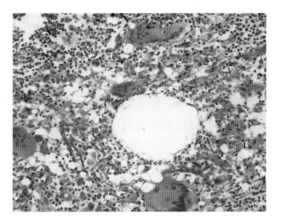

图1-4-8 肉芽肿中的多核巨细胞

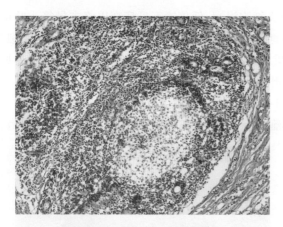

图 1-4-9 小叶内小脓肿形成

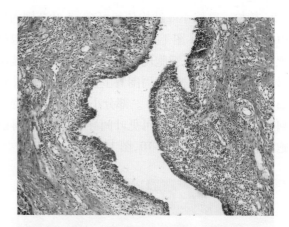

图 1-4-10 叶间导管扩张周围炎细胞浸润

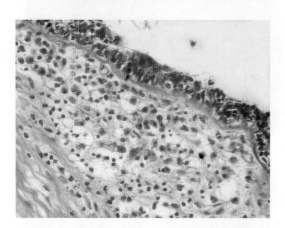

图 1-4-11 导管周围淋巴细胞、浆细胞浸润

【讨论】

乳腺肉芽肿性小叶性乳腺炎(granulomatous lobular mastitis)是一种少见的慢性炎症性疾病,1972 年由 Kesslev 首先报道。以往名称有肉芽肿性乳腺炎、哺乳后瘤样肉芽肿性乳腺炎、乳腺瘤样肉芽肿、特发性肉芽肿性乳腺炎等,临床诊断困难,由于临床表现及影像学与癌类似,易误诊为乳腺癌。

乳腺肉芽肿性小叶性乳腺炎多发生于育龄妇女,文献报道发病年龄为 22～44 岁,中位年龄 33.1 岁,患者绝大多数为经产妇,以口服避孕药的人群较多见。多数患者临床症状为乳腺肿块,部分患者表现为乳房疼痛、水肿和炎症,少数有乳头溢液、乳腺皮肤破溃,28% 的患者可同时出现腋窝淋巴结肿大。本病病因不清,可能与自身免疫性疾病、服用避孕药、乳汁刺激诱发的超敏反应有关。但尚未发现具体的抗原。患者常单侧受累,以乳腺外周部位多见,肿块位于乳腺实质内,界限不甚清,大小约 1～15cm,平均 6cm,切面灰白色,质地较硬韧,可见小脓腔(0.1～0.2cm),呈黄色粟粒样病灶,部分病例挤压可有脓性渗出物溢出。肉芽肿性小叶性乳腺炎的名称反映了本病的镜下主要特点。肉芽肿病灶大小数量不一,以乳腺终末导管为中心。炎症轻者小叶中可见导管和腺泡成分,终末导管扩张,腔内空虚或含有坏死物,导管及腺泡上皮可萎缩,炎症重者上皮成分破坏或消失。部分区域也可有导管上皮增生,常与浆细胞混杂。小叶间导管周围和小叶内见多种炎细胞浸润,以中性粒细胞为主,可有单核细胞、淋巴细胞、上皮样细胞、多核巨细胞。多核巨细胞为朗格汉斯型或杜顿型,极少或无异物型,巨细胞内无 Schaumann 小体。有些病例可有不同程度的嗜酸性粒细胞浸润。大多数病例小叶中央可见小脓肿和脂质空泡。可伴脂肪坏死。炎性病变可融合,无干酪样坏死。病变中和病变周围无血管炎,也不见病原微生物。

乳腺肉芽肿性小叶性乳腺炎的影像学诊断较困难。钼靶摄影显示极致密的实质性肿块,超声检查表现为分叶状不规则肿块,多数见导管扩张。细针穿刺活检仅有 21% 能获得正确诊断,而使用粗针(有芯针)穿刺,96% 的病例能够确诊。

许多疾病可以在乳腺形成肉芽肿性炎症,统称为肉芽肿性乳腺炎,其中包括一些特殊性炎症,例如结核、麻风、布鲁菌病,也包括其他细菌、真菌、寄生虫感染,类风湿结节也是一种肉芽肿。在诊断中需要注意鉴别,必要时应进行微生物培养、组织化学染色和适当的临床检验,以除外抗酸杆菌、其他细菌和真菌感染引起的病变。乳腺癌也可伴有结节病样肉芽肿反应,但一般局限在相邻的外周乳腺实质和腋窝淋巴结。

【鉴别诊断】

1. **乳腺导管扩张症** 又被称为浆细胞性乳腺炎,有大量浆细胞、淋巴细胞浸润,可形成肉芽肿结构,因此可能与肉芽肿性小叶性乳腺炎混淆。临床常有乳头溢液,肉眼检查常见较多扩张导管,并可从管中挤出土黄色膏状物,主要累及大导管,以导管扩张为主要病变,病变沿扩张的大导管分布,而非限于小叶,终末导管小叶单位保存,与肉芽肿性小叶性乳腺炎不同。

2. **结节病** 累及乳腺者少见,可为全身性疾病的局部表现。可沿导管和小叶形成小肉芽肿,一般无坏死和混合性炎细胞浸润,有时肉芽肿中央可见纤维素样坏死,但不形成小脓肿,多核巨细胞内有时见 Schaumann 小体。

3. **结核性乳腺炎** 比较少见,常有其他部位的结核病史,肉芽肿可互相融合,可见特征性的干酪样坏死,无沿小叶分布的特点。结核菌的病原学检查有助于确诊。

4. **脂肪坏死和异物反应** 乳房脂肪坏死和异物反应均可有肉芽肿形成,但不以小叶为中心,也没有以小脓肿为特征的混合性炎细胞浸润。脂肪坏死以 40 岁以上多见,体形肥胖、乳腺下垂者容易发生,病变常为单侧,多见于浅表皮下脂肪组织,较少在乳腺实质内。异物反应性肉芽肿经常可以看到引起病变的异物,如角化物、脂性分泌物、陈旧性手术缝线、结晶样物等。

5. **乳腺脓肿** 常和哺乳有关,且无小叶分布特点,脓肿范围常较大,临床多有较显著的炎症反应,如发热、周围血象变化、局部皮温升高和红肿等。

肉芽肿性小叶性乳腺炎尚无治疗的规范。手术治疗曾经是首选的治疗方法,但现今更主张非手术治疗。根据经验,抗生素治疗效果很小,皮质激素治疗有效的病例可达 77%。一半病例经久不愈或复发。病灶局限者和复发病例应采用手术治疗。部分病例具有自限性。

(李新功 温黎)

★ 专家点评-1

毛永荣教授:乳腺小叶性肉芽肿性炎是一种慢性非细菌性炎症,要与许多其他具有肉芽肿性病变的乳腺病变区别。镜下要掌握的特点是:①病变是以小叶为单位,中央为终末导管,呈多灶性分布,故名为小叶性肉芽肿性炎;②肉芽肿由各种炎症细胞,组织细胞及巨细胞组成,但无干酪样坏死;③可伴微脓肿形成;④病灶中找不到嗜酸杆菌、霉菌等病原菌。

本病诊断对治疗起着关键作用。一般认为该病为自身免疫性疾病。

★ 专家点评-2

丁华野教授:笔者想进一步强调,要重视这类乳腺特殊性慢性炎性疾病的诊断,而目前的情况是,这类疾病(如肉芽肿性小叶性乳腺炎等)常不能获得明确的病理诊断,致使患者得不到正确及时的治疗,病变反复发作,迁延不愈,患者十分痛苦。笔者近些年来有机会诊断了 1000 多例肉芽肿性小叶性乳腺炎,此种疾病有着明显的临床病理特点。临床上常见于 30 岁左右近期有生育史的妇女(导管扩张症患者通常为中、老年妇女,无近期生育史),小孩 3 岁左右,病程在 3 个月内,无生育者常有服用精神药物史。临床常单侧发病(少数双侧),左乳多见,病变多位于乳腺的外周部(导管扩张症及输乳管鳞状化生的病变通常位于乳头乳晕区),可向乳头乳晕区发展,常因乳腺肿块伴疼痛就诊。病情发展可伴有疼痛、皮肤红肿、破溃、窦道形成,亦可出现乳头溢液、乳头内陷及腋窝淋巴结肿大(导管扩张症等少见),可伴发下肢和(或)上肢结节性红斑及膝、踝、肘、腕等多关节肿痛(导管扩张症等缺乏)。掌握准确无误的临床病史,是明确诊断的重要环节。病理改变的显著特征是沿小叶分布的肉芽肿性炎,肉芽肿中心常有多少不等的中性粒细胞,亦可见有混合性炎细胞,病变的不同时期,小叶内的终末导管可有不同程度的扩张(导管扩张症是大-中等导管扩张,一般无小叶内累及),小叶内可主要为淋巴浆细胞浸润或有大量嗜中性粒细胞。部分病例伴有导管扩张症(图 1-4-12 ~ 图 1-4-18)。肢体皮肤结节性红斑的形态改变与乳腺病变类似。另外,由于临床表现及影像学改变与癌类似,临床往往很难明确诊断,且容易误诊为乳腺癌,粗针穿刺活检及术中冷冻切片诊断更需要密切联系临床(详见《乳腺病理诊断和鉴别诊断》一书,第五章乳腺某些少见炎症性病变的诊断及鉴别诊断)。

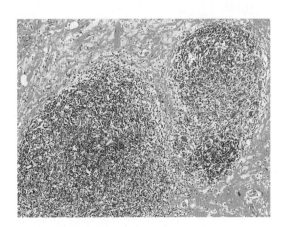

图 1-4-12 病变呈小叶状分布,无明显肉芽肿

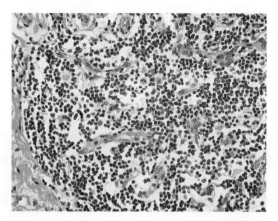

图 1-4-13　图 1-4-12 高倍,病变小叶内有大量淋巴细胞

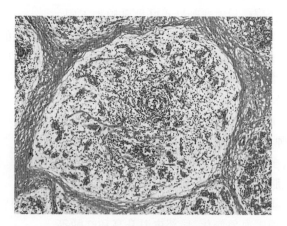

图 1-4-14　病变呈小叶状分布

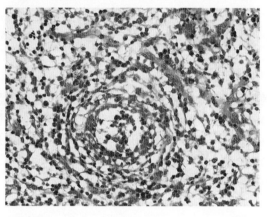

图 1-4-15　图 1-4-14 高倍,病变小叶内有大量嗜中性粒细胞

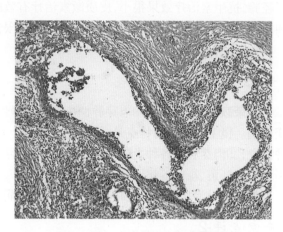

图 1-4-16　小叶内的终末导管扩张

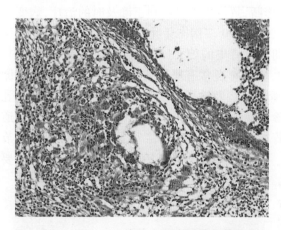

图 1-4-17　图 1-4-16 高倍,扩张的终末导管腔内有嗜中性粒细胞聚积,其旁边见化脓性肉芽肿改变

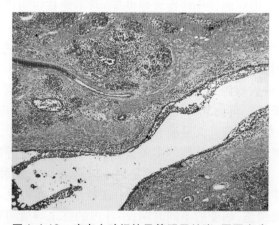

图 1-4-18　病变小叶间的导管明显扩张,周围有炎细胞带

(二) 肉芽肿性小叶性乳腺炎伴下肢结节性红斑

【病例介绍】

女性,30 岁,"发现左乳肿块伴疼痛 2 个月,双侧下肢红斑、膝踝关节痛、跛行 3 周"。查体:双侧乳房对称,肿物位于左乳内下象限,直径约 12cm,界限不清,质偏硬,触痛,左乳头内陷,皮肤红肿、破溃(图 1-4-19),无乳头溢液,无腋下淋巴结肿大。下肢有多个散在红斑(图 1-4-20),膝踝关节痛。生育史:孕 1 产 1,小孩 16 个月。无外伤史、过敏史。曾外院穿刺、切开引流,诊断"浆细胞乳腺炎"。现行乳腺肿物切除术及左下肢红斑活检。

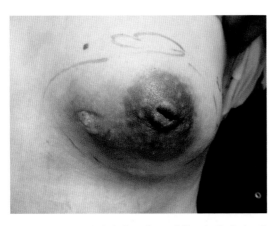

图 1-4-19 左侧乳腺内下象限肿块,皮肤破溃,乳头内陷

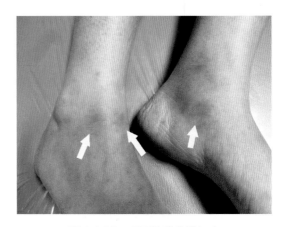

图 1-4-20 双下肢结节性红斑

【病理变化】

1. **巨检** 乳腺组织:灰白灰黄色不规则形组织一堆,大小 12cm×10cm×4cm,无包膜,切面灰白灰黄色,质硬,有黄色粟粒样病灶,梭形皮肤 1 块,大小约 6cm×5cm,有破溃。

左下肢皮肤活检:梭形皮肤 1 块,大小 1.5cm×1.5cm,中央有灰褐色区。

2. **镜检** 病变以终末导管小叶单位为中心的慢性化脓性肉芽肿性炎为特点,小叶内有混合性炎细胞浸润,以中性粒细胞为主,另有单核细胞、淋巴细胞、浆细胞、上皮样细胞和多核巨细胞,肉芽肿中央有小脓肿形成和脂质吸收空泡,病灶区小叶腺泡上皮萎缩、消失或有增生,有些小叶内特化间质疏松水肿,有散在嗜酸性粒细胞和淋巴细胞浸润;病变融合区,小叶结构消失,形成大片状和结节状慢性化脓性肉芽肿性病灶,并形成脓肿;慢性化脓性肉芽肿性炎累及皮肤,并溃破及形成窦道,亦见异物性肉芽肿及鳞状化生;局部区域见有小叶内、小叶间终末导管及较大导管明显扩张,管内有分泌物、炎性渗出物、脱落上皮和泡沫状组织细胞聚集,导管上皮增生、局灶脱落,管周围有淋巴细胞、浆细胞浸润;乳腺间质纤维组织增生、硬化,有小血管炎。PAS、抗酸染色均阴性(图 1-4-21 ~ 图 1-4-26)。

左下肢皮肤组织:皮肤及皮下脂肪组织,可见慢性化脓性肉芽肿性炎,有明显的血管炎、血管周围炎和小脓肿形成(图 1-4-27 ~ 图 1-4-30)。

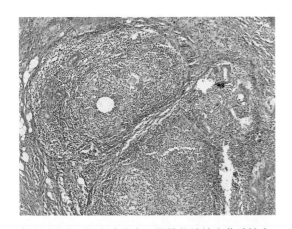

图 1-4-21 以小叶为中心慢性化脓性肉芽肿性炎

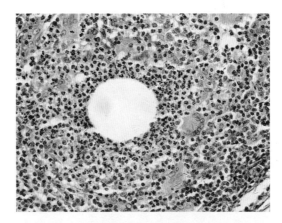

图 1-4-22 肉芽肿内有吸收空泡,周围有嗜中性粒细胞聚集

【讨论】

肉芽肿性小叶性乳腺炎(granulomatous lobular mastitis)又称为特发性肉芽肿性乳腺炎(idiopathic granulomatous mastitis),1972 年由 Kessler 等首先报道,是一种少见的乳腺慢性炎症性疾病,有不同于一般的乳腺炎症性疾病的临床及病理学特征。肉芽肿性小叶性乳腺炎多发生于有生育史的育龄妇女,偶有文献报道发生于哺乳期、孕妇或无生育史的妇女,尚无男性病例报道。发病年龄为 19 ~ 46 岁,中位年龄 32 岁,绝大多数有生

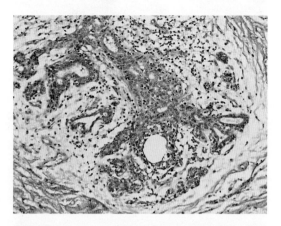

图1-4-23 小叶内腺管上皮增生,间质疏松、水肿样改变,有淋巴细胞及散在嗜酸性粒细胞浸润

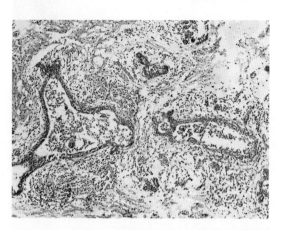

图1-4-24 小叶内终末导管扩张,管内有炎细胞及脱落上皮

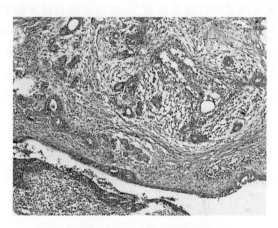

图1-4-25 小叶间导管扩张

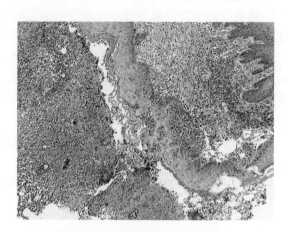

图1-4-26 乳房病变区有窦道形成

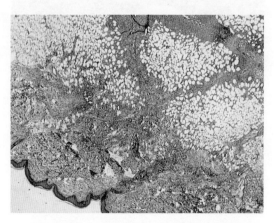

图1-4-27 病变位于真皮及脂肪组织中

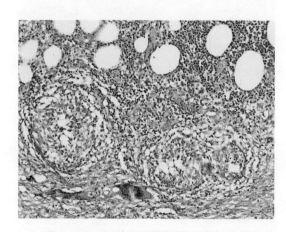

图1-4-28 慢性化脓性炎,有肉芽肿形成

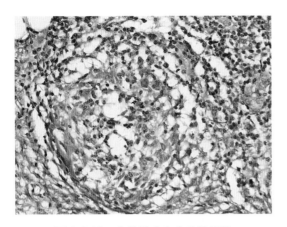

图 1-4-29 肉芽肿内有中性粒细胞

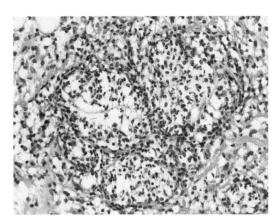

图 1-4-30 小血管炎,血管壁及内外有大量嗜中性粒细胞浸润

育史,小孩1个月~8岁,中位约3岁。临床表现为乳腺肿块,常单侧乳腺受累,也可双侧发生,左乳多见,多发生在乳腺的外周部。可伴疼痛、皮肤红肿、破溃、窦道形成、乳头溢液、乳头变形、内陷,少数患者伴腋窝淋巴结肿大。镜下主要表现为以小叶为中心的慢性化脓性肉芽肿性炎,小叶腺泡萎缩消失,多病灶可融合,累及皮肤,并破溃及形成窦道。

肉芽肿性小叶性乳腺炎伴发结节性红斑(granulomatous lobular mastitis with erythema nodosum)病例由 Adams 于1987年首次报道,此后,陆续有学者报道类似病例。我们收集了500多例肉芽肿性小叶性乳腺炎临床病理资料,结果显示近100例伴发结节性红斑、关节痛。相关文献及我们收集的资料显示本病可伴发下肢和(或)上肢结节性红斑及膝、踝、肘、腕等多关节肿痛,其中以下肢结节性红斑伴膝、踝关节肿痛多见,随着肉芽肿性小叶性乳腺炎的发生而出现症状,随着肉芽肿性小叶性乳腺炎的治疗而缓解或消失。因此,有研究提出,结节性红斑可作为肉芽肿性小叶性乳腺炎的临床鉴别诊断之一,结合我们的研究资料,同意此观点。

肉芽肿性小叶性乳腺炎的发病机制尚不清楚,可能与以下几种因素有关:①自身免疫,多数研究者认为肉芽肿性小叶性乳腺炎是一种自身免疫性疾病,伴发结节性红斑和(或)关节痛的病例支持此观点,但尚无明确证据;②口服避孕药,体内激素失衡;③服用抗精神病药物,有研究显示,抗精神病药物阻断下丘脑多巴胺(DA)受体,抑制泌乳素基因表达,引起高泌乳素血症副作用;④高泌乳素血症;⑤乳汁刺激诱发的超敏反应;⑥垂体腺瘤;⑦外伤;⑧血 IgG4 升高,文献报道2例与 IgG4 相关性乳腺炎并存;⑨可能的潜在感染源,文献中仅见1例患者病变内查见 H cupsulatum 致病菌。

乳腺导管扩张症虽然与肉芽肿性小叶性乳腺炎在临床表现及病理特点上有显著差异,但两者伴发也可见到,Bhaskaran 等报道10例肉芽肿性小叶性乳腺炎与导管扩张并存。笔者曾报道了32例肉芽肿性小叶性乳腺炎伴发导管扩张症。肉芽肿性小叶性乳腺炎伴发乳腺导管扩张症的发病机制可能是在肉芽肿性小叶性乳腺炎病变基础上,由下而上引起小叶内、小叶间导管和(或)更大的导管病变,分泌物潴留及导管周围炎,并引起导管扩张。

肉芽肿性小叶性乳腺炎临床治疗观点不同。有学者主张手术切除为主,激素治疗为辅,也有学者主张激素治疗,但单纯抗感染治疗无效。有学者认为肉芽肿性小叶性乳腺炎伴发结节性红斑时应以激素治疗为主。

我们的资料显示伴发结节性红斑和(或)关节痛较单纯型肉芽肿性小叶性乳腺炎的病例,乳腺病变范围更大、更显著,但预后及复发尚无明确差异。

【鉴别诊断】

肉芽肿性小叶性乳腺炎病理诊断时应排除其他原因引起的乳腺肉芽肿性炎症,例如:结节病、韦格纳肉芽肿、猫抓病等,以及结核、梅毒等病原体感染引起的肉芽肿性炎;并且与其他乳腺炎症性疾病相鉴别,不再赘述。

(程涓 丁华野)

（三）肉芽肿性小叶性乳腺炎伴奥氮平所致高泌乳素血症

【病例介绍】

女性，23岁，"发现左乳肿块伴疼痛1个月"。查体：双侧乳房对称，肿物位于左乳外下象限，直径约6cm，界限不清，质偏硬，触痛，左乳头有溢乳，无内陷，无皮肤红肿、破溃，无腋下淋巴结肿大。生育史：孕0产0。精神分裂病史3年，口服奥氮平、舒必利。无外伤史、过敏史。实验室检查：泌乳素84μg/L（正常值：<25μg/L）。曾在外院穿刺，诊断"浆细胞乳腺炎"。现行乳腺肿物切除术。

【病理变化】

1. 巨检　灰白灰黄色不整形组织一堆，大小6cm×6cm×3cm，无包膜，切面灰白灰黄色，质硬，有黄色粟粒样病灶。

2. 镜检　病变以小叶为中心，小叶内有肉芽肿形成及混合性炎细胞浸润，以中性粒细胞为主，另有单核细胞、淋巴细胞、浆细胞、上皮样细胞和多核巨细胞，肉芽肿中央有小脓肿形成和脂质吸收空泡，病灶区小叶腺泡上皮萎缩、消失或有增生，腺泡上皮内有多少不等的淋巴细胞浸润，呈淋巴上皮病变样改变，部分小叶特化间质疏松，呈水肿样改变；小叶间和病变周围间质有小的肉芽肿形成。PAS、抗酸染色均阴性（图1-4-31～图1-4-36）。

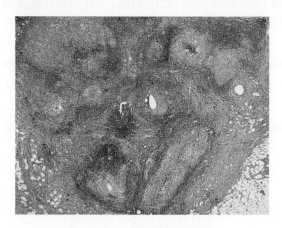

图1-4-31　病变以小叶为中心

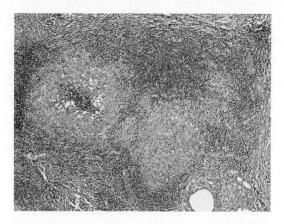

图1-4-32　以小叶为中心的慢性化脓性肉芽肿性炎

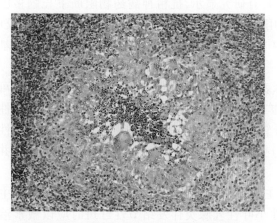

图1-4-33　肉芽肿中央有嗜中性粒细胞聚集

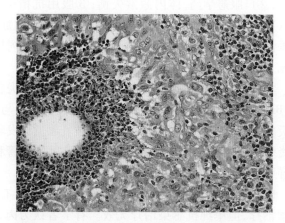

图1-4-34　肉芽肿中央有吸收空泡，周围有嗜中性粒细胞聚集

【讨论】

肉芽肿性小叶性乳腺炎是乳腺的非细菌性炎症，由Kessler和Wolloch于1972年首次报道，是少见的乳腺炎症性疾病。临床及影像学与癌不易区分，明确诊断有赖于组织病理学检查。

肉芽肿性小叶性乳腺炎发病机制不明，可能的病因有自身免疫、口服避孕药、乳汁刺激诱发的超敏反应等，均尚无直接证据。

肉芽肿性小叶性乳腺炎患者大多数是有生育史的育龄期女性，偶有文献报道发生于哺乳期、孕期的妇女，

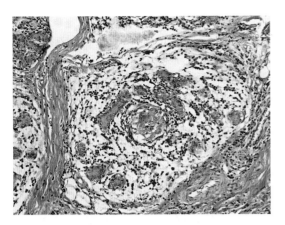

图 1-4-35　早期病变,小叶特化间质疏松,呈水肿样改变,有淋巴细胞、浆细胞浸润

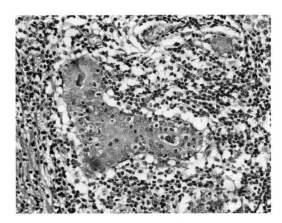

图 1-4-36　小叶内腺泡上皮增生,其内有较多淋巴细胞浸润,呈淋巴上皮病变样改变

尚无男性病例报道。结合我们收集的病例和国内外文献报道,无生育史的肉芽肿性小叶性乳腺炎患者,绝大多数有服用抗精神病药物史,抗精神病药物通过阻滞多巴胺(DA)受体发挥作用,垂体泌乳素分泌增加,引起高泌乳素血症,因此,我们推测服用抗精神病药物致高泌乳素血症(hyperprolactinemia)可能是肉芽肿性小叶性乳腺炎的发病原因之一。国外文献曾报道 1 例 39 岁未生育妇女服用抗精神分裂药物利培酮 3 年发生肉芽肿性小叶性乳腺炎,我们也曾报道过 3 例(表 1-4-1)。

表 1-4-1　3 例肉芽肿性小叶性乳腺炎伴奥氮平所致高泌乳素血症临床病理特征

编号	性别	年龄（岁）	生育史	精神类疾病	服用抗精神病药物种类	服用药物年限	乳腺发病部位	乳头溢乳	血泌乳素（正常值：<25μg/L）
1	女	26	孕 0 产 0	精神分裂症	奥氮平、舒必利	10	左乳外上象限	有	29μg/L
2	女	19	孕 0 产 0	抑郁症	百忧解	2	左乳内上象限	有	34μg/L
3	女	23	孕 0 产 0	精神分裂症	奥氮平、氨磺必利	3	左乳外下象限	有	84μg/L

大体及镜下病理改变与一般的肉芽肿性小叶性乳腺炎无明显差异,病变沿乳腺小叶分布,表现为以终末导管小叶单位为中心的慢性化脓性肉芽肿性炎。

肉芽肿性小叶性乳腺炎临床治疗观点不同。有学者主张手术切除为主,激素治疗为辅,也有学者主张激素治疗,但单纯抗感染治疗无效。有学者认为伴有抗精神病药物致高泌乳素血症的患者,应保守治疗。

【鉴别诊断】

肉芽肿性小叶性乳腺炎病理诊断时应排除其他原因引起的乳腺肉芽肿性炎症,例如:结节病、韦格纳肉芽肿、猫抓病等,以及结核、梅毒等病原体感染引起的肉芽肿性炎;并且与其他乳腺炎症性疾病相鉴别,不再赘述。

（程涓　丁华野）

病例五　淋巴细胞性小叶性乳腺炎

（一）乳腺硬化性淋巴细胞性小叶性乳腺炎

【病例介绍】

女性,32 岁,"右侧乳腺肿块 2 年,无乳头溢液"。否认激素或者其他药物服用史。查体:乳腺肤色正常,无橘皮样外观和乳头内陷,肿块位于外上象限,4.5cm×2.0cm×2.0cm 大小,活动,界限较清,轻压痛。腋窝部未触及肿大淋巴结。全身体格检查、影像和血液常规及生化检查均正常。临床诊断为乳腺肿瘤做了肿块切除术。

【病理变化】

1. **巨检** 灰白间灰黄色组织一块,3cm×3cm×1.5cm 大小,切面灰白间淡黄色,质韧,无包膜,边界欠清。

2. **镜检** 乳腺小叶结构基本存在,腺泡萎缩,腺泡周围基膜较厚,且有玻璃样变性,小叶内大量淋巴细胞、浆细胞浸润,无淋巴滤泡(图 1-5-1)。间质纤维组织增生明显,有些区域明显胶原化,细胞成分减少伴玻璃样变性。硬化的间质内可见小血管炎(图 1-5-2),叶间导管周围也有淋巴细胞浸润。

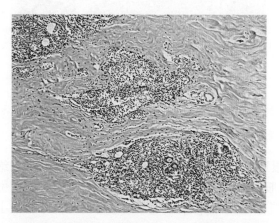

图 1-5-1 乳腺小叶结构存在,小叶导管萎缩,导管间大量淋巴细胞浸润,周围纤维组织增生伴玻璃样变性

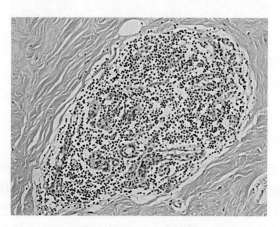

图 1-5-2 图 1-5-1 中倍

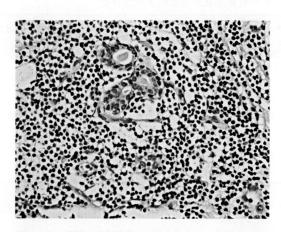

图 1-5-3 淋巴细胞浸润以小叶为中心,小叶内腺泡萎缩,明显减少

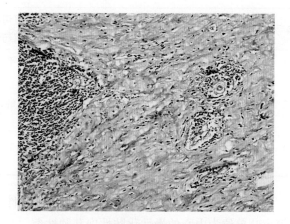

图 1-5-4 硬化的间质内可见小血管炎

3. **免疫组化** 浸润的淋巴细胞 CD20、CD79α、CD3 和 CD45RO 阳性,CK 和 CK7 阴性。

(二) 淋巴组织滤泡性增生(假性淋巴瘤)

【病例介绍】

女性,49 岁,"乳腺轻度胀痛半月余"。B 超显示右乳腺低回声区,考虑囊性增生病灶。查体:双乳腺对称,乳头无内陷,皮肤正常,右乳腺外上象限局限性腺体增厚,范围约 4.5cm×3.0cm,质地稍硬,边界不清,触之尚活动,无触痛。左乳腺未触及明显肿物。双腋下淋巴结无肿大。钼靶显示双乳腺呈混合型弥漫性纤维囊性增生症。患者无糖尿病史。

【病理变化】

1. **巨检** 送检组织大小 8.0cm×6.0cm×3.5cm,切面见一质地略硬病灶区,灰白色,与周围界限不清,无包膜。

2. **镜检** 乳腺组织萎缩,间质纤维组织增生,较多淋巴细胞浸润,散在于小叶间纤维组织内和小叶内腺泡间(图 1-5-5),淋巴滤泡增生,形态不规则,有的单个散在,有的数个融合(图 1-5-6),生发中心大小形状不一(图 1-5-7),其内可见中心细胞、中心母细胞、副免疫母细胞,并见嗜着色体巨噬细胞(图 1-5-8)。

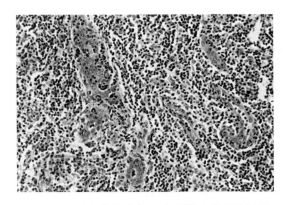

图1-5-5　腺泡萎缩减少,腺泡间较多炎细胞浸润

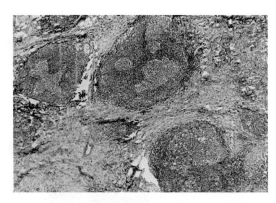

图1-5-6　淋巴滤泡增生,滤泡中心不规则

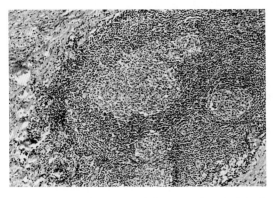

图1-5-7　淋巴滤泡增生,其内可见三个生发中心形态不规则

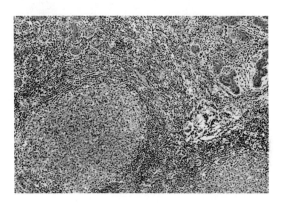

图1-5-8　生发中心扩大,其内可见着色体细胞

3. **免疫组化**　CD20 滤泡中心细胞阳性,CD3 滤泡周围细胞阳性,CD21 滤泡结构存在,滤泡内可见免疫网,CD5 散在阳性,主要位于滤泡周围(图1-5-9),Ki-67 滤泡中心细胞阳性指数 60% ~70% ,BCL-2 滤泡中心细胞阴性,BCL-6 滤泡中心细胞阳性,Cyclin D1 阴性。CD10 滤泡中心细胞阳性,CD43 散在阳性。

【讨论】

乳腺硬化性淋巴细胞性小叶性乳腺炎(scleritic lymphocytic lobulartitis of breast)是以间质纤维化,硬化和淋巴细胞性小叶性乳腺炎及血管炎为特点的乳腺炎性病变,故又称为硬化型淋巴细胞性小叶性乳腺炎(scle-rosising lymphocytic lobulartitis of breast,SLL)。硬化性淋巴细胞性乳腺炎在乳腺良性疾病中占不到1%。主要发生在长期患 1 型糖尿病(胰岛素依赖性)的女性,故又称糖尿病型乳腺病(diabetic mastopathy),或胰岛素依赖性糖尿病性乳腺病。本病由 Soler 和 Khardori 于 1984 年首先报道。主要见于青年及中年妇女,偶有报道男性发病。发病年龄 19 ~63 岁,平均年龄 34 ~47 岁。乳腺发病时间在患糖尿病后 6 ~37 年不等,平均间隔为20 年。多数病例可反复发作,部分病例有自限倾向。

发病机制:发病机制不清楚,可能是一种自身免疫性疾病,主要见于 1 型糖尿病患者,部分发生于其他自身免疫性疾病患者,如桥本甲状腺炎、系统性红斑性狼疮、舍格伦综合征及血清中有各种自身抗体的患者,但也可见于无糖尿病或自身免疫性疾病的患者。

临床主要表现为乳腺肿块,直径 2mm ~6cm 不等,约 50% 为双侧发生。肿块质地较硬,界限不清楚,无完整包膜,一般可活动,有时也会固定,晚期患者乳腺可发生变形。临床上容易误诊为乳腺癌。影像学显示局限性高密度区或不均匀的软组织影。

主要组织学表现为乳腺小叶内、导管及血管周围大量淋巴细胞浸润的淋巴细胞性小叶性乳腺炎、导管炎或血管周围炎。在疾病的不同阶段其病变特征有不同,早期主要表现为乳腺小叶增生,在小叶、导管及血管周围见大量以淋巴细胞为主伴有多少不等的浆细胞、单核细胞浸润的淋巴细胞性小叶性乳腺炎,导管炎或血管周围炎,一般无淋巴滤泡形成。小叶间质中肌纤维母细胞,组织细胞及上皮样纤维母细胞增生,间质中有数量不等的上皮样纤维母细胞浸润,这种细胞多呈圆形,有丰富的胞质和卵圆形的泡状核。晚期乳腺小叶萎缩,甚

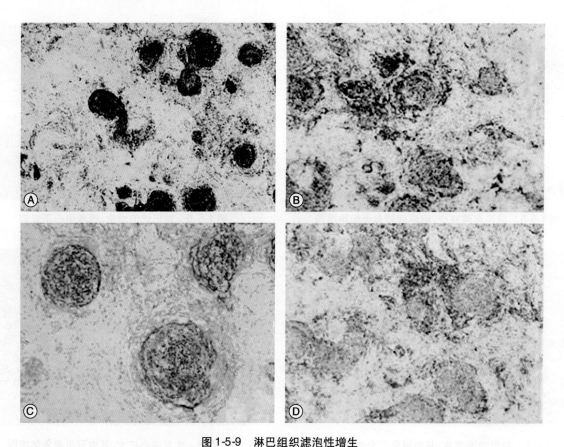

图 1-5-9　淋巴组织滤泡性增生
A. CD20 滤泡中心细胞阳性；B. CD3 滤泡周围细胞阳性；C. CD21 滤泡结构存在,滤泡内可见免疫网存在；D. CD5 散在阳性,主要位于滤泡周围

至消失,大量的淋巴细胞取代乳腺小叶并形成淋巴滤泡,残存小叶导管周围也有大量淋巴细胞浸润,间质纤维结缔组织显著增生,并有玻璃样变性,最后乳腺小叶结构完全消失。有些病例以淋巴滤泡增生为主,滤泡大小及形状不一,单个散在或数个相互融合,生发中心单个或多个。其内可见中心细胞、中心母细胞、副免疫母细胞,并见嗜着色体巨噬细胞,有人称这种病变为假性淋巴瘤,可能是硬化型淋巴细胞性小叶性乳腺炎早期改变。

免疫组化染色浸润的淋巴细胞绝大部分为 B 细胞,CD20 和 CD79α 阳性,少数淋巴细胞 CD2 和 CD3 阳性,组织细胞 CD68 阳性,上皮样纤维母细胞 Actin 阳性。

【鉴别诊断】

1. **淋巴瘤**　主要需与乳腺黏膜相关性淋巴瘤鉴别,淋巴瘤为各种形态的肿瘤性淋巴细胞弥漫性浸润乳腺实质和血管,黏膜相关性淋巴瘤的瘤细胞形态温和,可在腺上皮内浸润,瘤细胞为单克隆性。硬化性淋巴细胞性小叶性乳腺炎为多克隆性 B 淋巴细胞浸润。

2. **浸润性小叶癌**　有时浸润的淋巴细胞成单行排列,在冰冻切片中与浸润性小叶癌的肿瘤细胞很易混淆。淋巴细胞比小叶癌细胞体积小,无明显异型性。而小叶癌细胞异型性较大,并有病理性核分裂象,有时存在小叶原位癌图像。

【预后】

1/3 病例可复发,部分病例有自愈倾向。偶尔,淋巴细胞性小叶性乳腺炎可与乳腺癌或淋巴瘤并存,但并不增加其危险性。

（张庆慧　张祥盛）

★ **专家点评**

郭双平副教授:淋巴细胞性乳腺炎是一种非感染性的慢性乳腺炎,其发生可能与自身免疫反应性疾病有关,部分有糖尿病病史,可为单一病变,亦可为多发性病变。其组织学特点为淋巴细胞性小叶性乳腺炎、导管炎及血管炎,间质瘢痕样纤维组织增生和上皮样的纤维母细胞。淋巴细胞性乳腺炎中浸润的细胞主要为 B 淋巴细胞,部分淋巴细胞性乳腺炎亦可出现淋巴上皮病变,特别需要与黏膜相关 B 细胞淋巴瘤鉴别,但淋巴细胞无异型性,而且免疫球蛋白基因重排无克隆性,可与淋巴瘤鉴别。对淋巴细胞乳腺炎的随访发现,其发生淋巴瘤的危险度并不增高。

病例六 糖尿病性乳腺病

【病例介绍】

女性,55 岁,"因右乳疼痛 10 余天就诊"。既往有 2 型糖尿病病史,自行注射胰岛素 4 年。查体:右乳外上象限扪及一肿块,约 5cm×6cm 大小,界限不清楚,无明显压痛。B 超提示:右乳下方探及 4.2cm×3.6cm 低回声区,周边毛糙,欠清晰,内部光点增密,提示右乳腺实质性病灶。钼靶检查:右乳局限性结构不良,局部扭曲聚集,乳头、乳晕后方或乳晕附近看到大导管的显著扩张,右乳晕后密度增高,未见明显钙化,腋下见多枚淋巴结。诊断考虑良性疾病可能性大,空腹血糖 12.88mmol/L。术中快速冷冻切片报道:考虑为浆细胞性乳腺炎。行肿块完整切除。

【病理变化】

1. **巨检** 不规则灰白色肿块样组织一块,6cm×6cm 大小,无包膜。切面实性,质地较硬且脆,无出血坏死。

2. **镜检** 乳腺组织萎缩,乳腺小叶减少,小叶内腺泡数目减少,有瘢痕样纤维组织增生,较多淋巴细胞浸润,有些散在于增生的纤维组织内,萎缩的小叶内、导管周、血管周较著,有些形成淋巴小结,散在于增生的纤维组织间(图 1-6-1,图 1-6-2)。

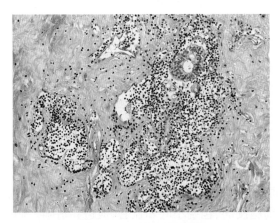

图 1-6-1 小叶结构隐约可见,腺泡萎缩,小叶内较多淋巴细胞浸润,小叶间纤维组织增生,且见纤维化及玻璃样变性

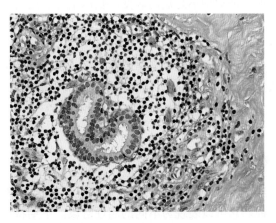

图 1-6-2 图 1-6-1 中倍

3. **免疫组化** CD20 弥漫阳性(图 1-6-3),CD3 和 CD45RO 散在阳性,Ki-67 阳性率 40%。

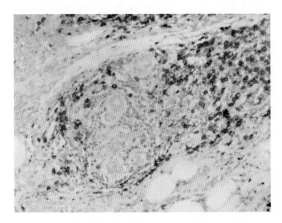

图 1-6-3 CD20 弥漫阳性

【讨论】

糖尿病性乳腺病(diabetic mastopathy,DM)又称为乳腺硬化性淋巴细胞性小叶性乳腺炎(sclerosing lymphocytic lobuartitis of breast,SLL)、淋巴细胞性小叶性乳腺炎、胰岛素依赖性糖尿病性乳腺病、幼年性糖尿病性纤维病,是一罕见的乳腺病变。1984 年 Soler 和 Khardorll 首次发现并提出。Camuto 等回顾性分析了相关文献报道的 109 例,同样发现所有患者都为胰岛素依赖的糖尿病患者,患病时间 4～43 年不等,51 例有其他糖尿病并发症,包括肾脏病变和神经病变,首个乳房肿块出现的中位年龄是 39.6 岁(32.2～60.0 岁),45 例病变是多发的或是双侧的,其中 67% 为多发,同时发现 63%～80% 的患者手术后出现复

发,而且复发更容易出现在相同的部位,该病发病的中位年龄是 38 岁(20 ~ 54 岁)。

DM 的临床特征、病理学特点以及发病机制与一般乳腺疾病不同,临床少见,文献中 DM 多为散在病例报道。一般认为,DM 的确切发病机制目前还不清楚,多数学者认为该病是一种自身免疫性乳腺病。DM 的发生常常与糖尿病的并发症有关,或者说,DM 与糖尿病的视网膜病变、肾病、神经末梢病变等并发症一样,是一种糖尿病的并发症,DM 的临床表现主要为一侧或双侧乳腺内触及局限性不规则的肿块,质硬韧、边界清、活动性差,无触痛,在乳腺的各象限发病率均等,常双侧对称发病,肿块一般为 1 个,也可为多个,大小差异较大,肿块 0.5 ~ 6.0cm 不等,或累及更多的组织。常无腋下淋巴结肿大。

DM 是一种良性病变,病理学特征为复发性致密瘢痕样乳腺肿块,切面灰白色,质地硬韧。镜检病变有不同程度的瘢痕样纤维组织增生、脉管炎、淋巴小结形成和淋巴细胞性小叶性乳腺炎。小叶周围、小叶间及血管周围均见较多淋巴细胞浸润,免疫标记显示主要为 B 细胞(71% ±14%)。有研究发现,在外科手术确诊的良性乳腺病中,69.7% 的乳腺小叶淋巴细胞硬化症患者伴有 1 型糖尿病。Tomaszewski 等观察了 8 名长期接受胰岛素治疗的 DM 患者,对照组为 36 名没有糖尿病或是有短期糖尿病史的慢性乳腺炎患者。长期胰岛素治疗的患者乳腺肿物体积较大,直径在 2 ~ 6cm,其中 6 名已有糖尿病肾病、视网膜病变或神经病变。病理检查显示淋巴细胞浸润的乳腺小叶性乳腺炎、淋巴细胞性脉管炎;8 名患者中 6 名有密度增高的瘢痕疙瘩样纤维化,包含特殊的类上皮细胞植入密集纤维基质中。Tomaszewski 称之为"上皮样成纤维细胞"(EFBs),虽然淋巴细胞小叶性乳腺炎和(或)血管炎偶尔会在非糖尿病者的乳腺活组织检查中发现,EFBs 仍是 DM 特异的病理表现。

DM 尽管是一种良性病变,有研究观察的 19 位患者中有 6 位复发(3 位同侧,2 位对侧,1 位两侧),经过组织病理学证实均不是癌前病变。临床治疗和放射学检查可刺激此病恶化。Valdez 等对 11 名患者进行淋巴细胞的分子遗传学检测,均未发现 B 细胞克隆突变的证据,在 2 ~ 126 个月的随访过程中没有一名患者发展为淋巴瘤,表明 DM 不增加淋巴瘤的风险。Kudva 等通过对 Mayo 组的研究,经过平均每年 232.5 例患者的随访,没有 1 例患者发展为乳腺癌或淋巴瘤。明确诊断可以避免不必要的重复检查及外科治疗。如肿物在乳腺引起感觉不适,可以切除。认识 DM 复发的可能性也很重要,因为这样可以避免患者重复乳腺活检,而反复的刺激可引发恶变。另外,建议患者定期随诊。

(张祥盛)

★ 专家点评-1

吴蕴(Yun Wu)教授:糖尿病性乳腺病是一种纤维炎症性乳腺疾病,属于硬化性淋巴细胞小叶性乳腺炎的一种。它可以表现为不同的病理阶段。早期特征是淋巴细胞浸润、包绕小叶和血管,但边界清晰。病变进展后可引起小叶萎缩和纤维化,炎症反应不明显。此阶段的病变无特殊的组织学特征,因此要作出明确的诊断十分困难。

由于此病变常以肿块的形式出现,临床上需与恶性肿瘤相鉴别。穿刺活检有助于明确诊断。糖尿病性乳腺病还需要与其他纤维炎症性疾病相鉴别,包括特发性肉芽肿性乳腺炎和 Rosai-Dorfman 病。在糖尿病性乳腺病中,淋巴细胞常浸润、围绕小叶和血管,但边界清楚。然而,在特发性肉芽肿性乳腺炎和 Rosai-Dorfman 病中,淋巴细胞的浸润范围更广泛,而且伴有其他组织学特征。例如,特发性肉芽肿性乳腺炎以肉芽肿性病变为主要表现;Rosai-Dorfman 病中见到成片的组织细胞和大量的淋巴细胞浸润。

糖尿病性乳腺病还需与淋巴瘤进行鉴别。常见于 MALT 淋巴瘤中淋巴上皮病变也可见于糖尿病性乳腺病。然而,与淋巴瘤不同的是,糖尿病性乳腺病中淋巴细胞并非单克隆增生,也不增加罹患淋巴瘤的风险。

另外,糖尿病性乳腺病还需要与浸润性小叶癌相鉴别。在浸润性小叶癌中,肿瘤细胞也可围绕导管和血管分布,这种"靶环"样结构分布与糖尿病性乳腺病中淋巴细胞的分布模式十分相似。此时细胞角蛋白染色有助于疾病的鉴别诊断。

★ 专家点评-2

张祥盛教授:糖尿病乳腺病变巨检表现为单侧或双侧乳腺的韧硬性肿块,镜检的主要特征是间质梭形细胞较周边乳腺组织数量增加,呈致密的瘢痕样改变,其内散在一些体积较大,核呈卵圆形,富有胞质的上皮样纤维母细胞。小血管周、小叶内及导管周有较多成熟的淋巴细胞浸润。免疫组化证实,浸润的淋巴细胞以 B 淋巴细胞为主。上述病变主要发生在胰岛素依赖性的 1 型糖尿病,但它并不是一种特异性病变,与硬化性淋巴细胞小叶性乳腺炎有重叠,亦可发生于自身免疫性疾病、绝经前妇女等。糖尿病乳腺病变是一种良性病变,发生机制不清,可能与自身免疫有关,通常是一种自限性病变。

病例七 输乳管鳞状化生

【病例介绍】

女性,63 岁,"无意中发现左乳肿物"。肿物位于乳晕旁,约 3.5cm×2.5cm 大小,肿块质韧,活动度差,界限欠清,表面皮肤红肿,患者无发热,无乳头溢液。乳腺钼靶提示:右乳晕后方偏上毛刺状高密度影,恶性可能。左右腋窝未触及肿大淋巴结,已行肿块象限切除术。

【病理变化】

1. **巨检** 右乳腺象限切除标本,8cm×6cm×2.5cm 大小,切面见一直径 2.5cm 的结节,灰黄暗红色,界限不清。

2. **镜检** 病变位于乳晕下方,输乳管上皮有鳞状化生,并有较多角化物质,大量炎细胞浸润,以淋巴细胞、浆细胞为主,另有嗜中性粒细胞形成脓肿(图 1-7-1 ～ 图 1-7-4)。

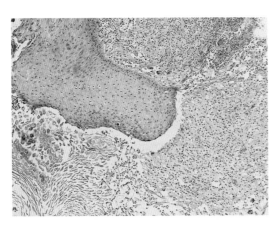

图 1-7-1 输乳管上皮有鳞状化生,并有较多角化物质,大量炎细胞浸润

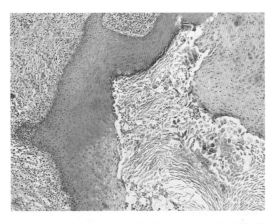

图 1-7-2 输乳管上皮有鳞状化生,并有较多角化物质

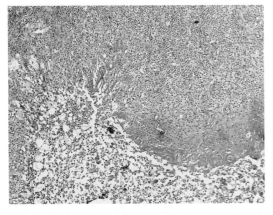

图 1-7-3 病变呈急性化脓性炎改变

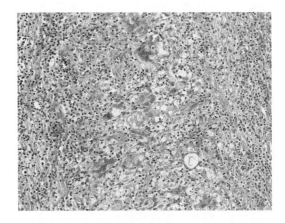

图 1-7-4 病变内可见肉芽组织和异物性巨细胞

【讨论】

输乳管鳞状化生(squamous metaplasia of lactiferous ducts)又名复发性乳晕下脓肿(subareolar abscess)、Zuska 病,导管周乳腺炎等,是一种罕见的炎症性疾病,临床上表现为乳晕下肿物,有疼痛感,红斑,临床常疑为"脓肿",可伴有乳头内陷。反复发作,不易治愈,形成严重的炎症反应。

本病病因不明,常由于乳头破损引起,多有吸烟史,推测可能与吸烟有关。吸烟导致维生素 A 缺乏,易发生异常鳞化。

本病多发生在非泌乳期,男女均可发生,发病年龄 15~60 岁,20 岁以下罕见。镜检主要表现为乳头部大导管扩张,鳞状上皮化生,内充满红染无结构分泌物、脱落的上皮细胞、泡沫细胞和炎细胞,在乳晕下局部间质内形成小的脓肿。脓肿破溃后可形成乳窦部瘘管。因此,有学者认为本病与导管上皮的鳞化有关,输乳管上皮鳞化后影响分泌物排泄,导致导管扩张、破裂、分泌物外渗,引起炎症反应。

【鉴别诊断】

1. **急性炎症伴脓肿** 多发生在哺乳期,易发生在乳汁不通或乳腺受压患者,主要由葡萄球菌引起,也可由链球菌引起,可发生于乳腺的任何部位,乳晕下相对少见。镜检主要为嗜中性粒细胞浸润,并形成脓肿。

2. **导管扩张症** 主要见于围绝经期或绝经后妇女,与吸烟史无关。病变早期导管腔内有富于脂质的分泌物,导管常有显著的浆细胞成分,导管腔内分泌物和导管壁中常见有泡沫样组织细胞,形成肉芽肿或黄色肉芽肿。晚期导管周纤维化,导管腔闭塞或扩张。缺乏鳞化和角化物引起的巨细胞反应。

3. **活检部位反应** 出血性机化、脂肪坏死、急慢性炎症、异物巨细胞反应、肉芽组织、瘢痕输乳管鳞状化生中鳞化常发生于导管,而活检部位常发生于切除部位周边,且鳞化与角化物无关。

4. **特发性肉芽肿性小叶性乳腺炎** 为乳腺的罕见病变,一般发生于生育期的妇女,乳腺内肿块通常不位于乳晕下,镜检为以导管和小叶为中心的经典性肉芽肿性病变,输乳管鳞状化生缺乏经典的肉芽肿结构,巨细胞不是对角化物的反应所致。

5. **乳晕部的皮肤附件起源的肿瘤** 如乳头状汗腺囊腺瘤、表皮囊肿等,显微镜检查容易鉴别。

【预后】

本病由于输乳管上皮的鳞化影响分泌物排泄,病变会反复发作,常伴发输乳管瘘,因此,有必要将病变的导管彻底切除,才能有效地预防复发。

(张祥盛 丁华野)

★ **专家点评-1**

张祥盛教授:乳晕下脓肿是乳头部大导管鳞状化生性病变,急性化脓性炎症是继发性的。多发生在非泌乳期妇女,年龄范围很广,15~60 岁,临床表现为乳晕部疼痛性红斑和(或)包块,单侧或双侧性。病变可反复发作,偶有瘘管形成。临床上经常误诊为其他疾病,病理医生如缺乏此病的概念,往往误诊为急性化脓性炎症,造成治疗上的错误。

病理诊断时注意巨检改变,病变位于乳晕下,界限不清,切面可见大小不一、扩张的管腔,有脓性分泌物。镜检为化脓性炎,并见小脓肿。乳头部大导管扩张,鳞状上皮化生,内充满红染无结构角化物、脱落的上皮细胞以及反应性多核异物巨细胞、泡沫细胞和炎细胞。一旦确诊,抗生素治疗和(或)切开引流通常无效,需手术彻底清除病灶,甚至要楔形切除乳头,方能治愈。

★ **专家点评-2**

丁华野教授:乳晕下脓肿(Zuska 病)有其临床病理特征,是能够病理确诊、临床可以完全治愈的疾病,但是,临床及病理医生均对本病认识不足,致使许多患者得不到确诊及针对性有效的治疗,病程迁延不愈,患者感到十分痛苦。笔者诊断过数十例乳晕下脓肿,现对以下问题进行进一步强调,乳腺其他慢性炎症(如肉芽肿性小叶性乳腺炎、导管扩张症等)患者,临床病变会自然破溃,和(或)按一般炎症进行 1 次多次手术切开引流或病灶清除,鳞状上皮可移位到病变之中,亦可发生明显的鳞状上皮增生和角化,甚至形成角化囊肿;病变亦可破溃形成窦道,其表面可被覆鳞状上皮(鳞化),类似于大导管鳞化(图 1-7-5,图 1-7-6),此时,如果不结合临床病史,不仔细观察获得其他的病理信息,就容易做出错误的诊断(其鉴别诊断要点详见套书《乳腺病理诊断和鉴别诊断》,第五章乳腺某些少见炎症性病变的诊断及鉴别诊断)。

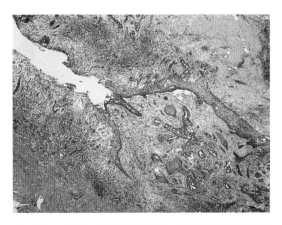

图 1-7-5 病变亦可破出表皮形成窦道，有明显鳞状上皮化生、增生

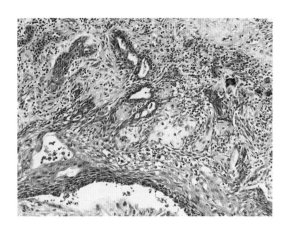

图 1-7-6 窦道，有明显鳞状上皮化生、增生，周围有明显急慢性炎症

病例八 乳腺脂肪坏死

【病例介绍】

女性，33 岁，"因发现左乳肿块 2 天就诊"。患者于 2 天前无意中发现右乳房肿物，杏核大小，无疼痛不适。查体：右乳房内上象限可扪及 2.5cm×2cm×1.5cm 大小肿块，质地硬，边界不清，轻触痛，与胸壁组织无粘连。局部皮肤色黄，略呈橘皮样外观，乳头无内陷。挤压肿块乳头无溢液。右腋窝部可扪及数枚淋巴结，大者约 1cm×0.5cm×0.5cm，质韧，活动度尚可。左侧乳腺及左腋窝未触及异常病灶。B 超检查见乳腺脂肪层内混合性包块，无包膜回声，内部为中等回声，分布不均匀，与周围高回声的乳腺组织分界清楚，病灶中见斑点状钙化。临床诊断乳腺肿瘤，不能除外癌。行肿块切除，手术见肿块边界不清，质地硬，无包膜。

【病理变化】

1. 巨检 不规则组织，4cm×4cm×2.5cm 大小，表面灰黄色，粗糙。切面灰白色及淡黄色，其中见 2.5cm×2cm×1.5cm 质硬区，无包膜，灰白灰黄色，其中见多个大小不一的囊腔，直径 0.1~0.6cm，囊内为淡黄色清亮油样液体，病灶周边有灰白色条索样结构呈放射状伸出。

2. 镜检 乳腺正常结构存在，周边脂肪组织显示坏死改变（图 1-8-1），坏死区界限不清，无包膜。病灶中脂肪细胞核消失，仅见红染细胞框架，细胞间隔增宽（图 1-8-2）。坏死脂肪细胞融合形成大小不一的囊腔，囊壁纤维性，厚薄不一，或无内衬细胞，或衬覆数层吞噬细胞（图 1-8-3）。部分囊腔内衬红染膜状物，膜样结构呈均质性，轻度折光，似角化物质，PAS 染色阳性，有乳头样突起，乳头结构无纤维血管轴心（图 1-8-4）。部分囊腔较大，囊壁纤维组织显著增生。病灶内见大量淋巴细胞、中性粒细胞、吞噬细胞浸润，并见结核样肉芽肿结构（图 1-8-5）。部分区域见不规则钙质沉着（图 1-8-6）。病灶旁乳腺组织导管周围及小叶间见淋巴细胞浸润。

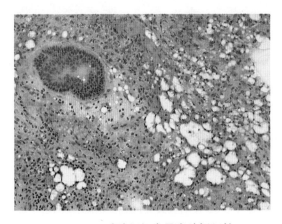

图 1-8-1 乳腺组织旁见脂肪坏死灶

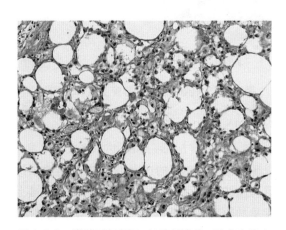

图 1-8-2 脂肪组织坏死，细胞核消失，形成边缘光滑的空泡，间有吞噬脂类的组织细胞

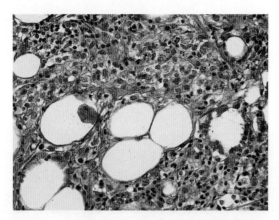

图 1-8-3 脂肪坏死 形成边缘光滑的脂囊间有胞质红染的组织细胞

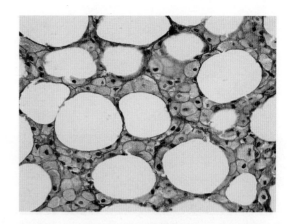

图 1-8-4 脂肪坏死区间内多量泡沫状组织细胞

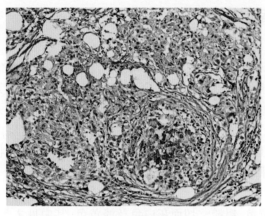

图 1-8-5 脂肪坏死区有结核样肉芽肿形成

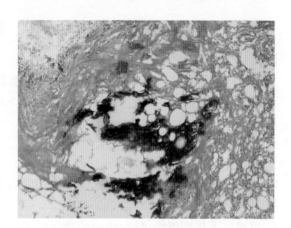

图 1-8-6 脂肪坏死区有钙盐沉积

3. **免疫组化** AE3 乳腺内腺泡和导管上皮阳性,CD68 脂囊间泡沫细胞阳性(图 1-8-7,图 1-8-8)。

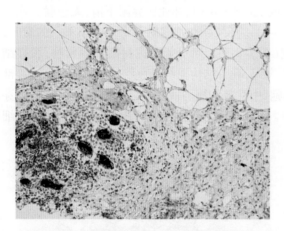

图 1-8-7 乳腺内腺泡和导管上皮 AE3 阳性

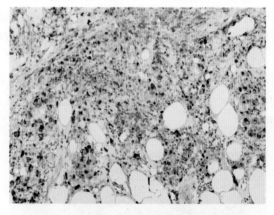

图 1-8-8 脂囊间泡沫细胞 CD68 阳性

【讨论】

乳腺脂肪坏死(fat necrosis)并非临床少见病变,病理组织学诊断多数也不困难,但其临床表现有时可因酷似乳腺癌而引起患者的过度恐慌,甚至造成误诊误治。

乳腺脂肪坏死可能与偶然性乳腺外伤,主要是钝挫伤有关,文献报道 37% ~ 50% 的病例有乳腺外伤史,另外常见的原因是局部的既往手术,包括自体脂肪移植、吸脂等整形手术,穿刺活检和放射治疗,也可为Weber-Christian 病(特发性小叶性脂膜炎)的表现。乳腺导管扩张症、各种乳腺炎症甚至肿瘤也均有可能继发脂肪坏死。

患者多为成年人,以40岁以上为多见。体形肥胖、乳腺下垂者容易发生。病变常为单侧,乳腺任何部位均可受累。多见于浅表皮下脂肪组织,较少在乳腺实质内。病灶常为无痛性包块,大小平均约2cm,范围大者可达5cm左右。病变边界不清,初期局部皮肤可有瘀斑,晚期由于病变大量纤维组织增生而形成质地较硬、边界较清的肿块。病灶常与皮肤粘连,可有局部皮肤下陷、乳头变形,少数患者可有乳头溢液,腋窝淋巴结肿大。病变严重者坏死液化物可沿筋膜间隙流到同侧腹部或腹股沟处,在局部形成肿块,也易被误为肿瘤。脂肪坏死的乳腺影像学常常表现为毛刺状包块,含有斑点状或大的不规则钙化。少数情况下病变形成包裹性充满油脂的囊肿,部分区域可有钙化。两种影像学形态在同一病变中可以并存。

肉眼检查较早期标本大致圆形或不规则,质地较韧,切面均质蜡样,可见大小不等的油囊,囊内充满液化脂肪或陈旧黄褐色液体。晚期病变纤维化,质地硬,灰黄色,界清,切面呈放射状瘢痕样。显微镜检查,脂肪坏死最初的组织学改变是脂肪细胞崩解和出血,脂肪细胞变性坏死崩解融合成大小不一的空腔,继而出现组织细胞,含铁血黄素沉积,不同程度的淋巴细胞、浆细胞浸润,有时见较多嗜酸性粒细胞浸润,常常出现异物巨细胞反应。在坏死周边围绕大量吞噬脂质的泡沫细胞,还可见异物巨细胞围绕脂肪酸结晶及慢性炎细胞浸润。晚期病变纤维化,可见含铁血黄素、胆固醇结晶及钙盐沉着。纤维化发生在病变外周,包绕坏死脂肪细胞碎片和钙化区域。在病变后期,反应性炎症成分被纤维化取代并挛缩呈瘢痕疙瘩样改变。瘢痕中被隔离成小腔的坏死脂肪和钙化可持续数月或数年。脂肪坏死附近的导管和小叶上皮可以发生鳞状化生。脂肪坏死还有一种较特殊的组织学变化,由Poppiti等在1986年描述,形态可以分为非囊性型和囊性型两种类型,前者脂肪细胞被嗜伊红厚膜状物取代,后者有大小不一的脂肪坏死囊腔形成,囊腔约2~15mm大小,囊壁纤维化,囊腔面被覆一层嗜酸性均质膜状物,波浪状或形成假乳头样结构,更为特征性,周围有泡沫细胞、异物巨细胞、混合性炎细胞浸润。这些膜样结构PAS染色阳性,油红O染色阳性,荧光镜下显示黄绿色自发性荧光,超微结构为交替的垂直排列微绒毛和扩张的管状囊泡构成,为光面内质网及相邻的电子致密物质。

临床上,外伤性脂肪坏死并不少见,除乳腺部位外还可见于肥胖者的上肢、躯干、臀部和大腿。其组织学表现基本相同,非特异性,为脂肪坏死伴各种炎细胞浸润。早期损害以中性粒细胞浸润为主,晚期则是淋巴细胞和单核细胞浸润,脂肪吞噬细胞聚集常见,形成肉芽肿样反应。脂肪坏死后形成囊肿也常见,坏死物质吸收后发生纤维化。常见局灶含铁血黄素沉着也是其特征。偶尔见钙化。

与华法林钠(coumadin)抗凝血治疗有关的皮肤、皮下组织以及乳腺实质的出血性坏死是一种不常见的脂肪坏死,在治疗开始1周内乳腺疼痛、肿胀,通常进展成大部分或全部乳腺坏疽。

体表的脂肪坏死还有胰腺炎所致皮下脂肪坏死和新生儿皮下脂肪坏死,但均与外伤性脂肪坏死不同。胰腺炎时的皮下脂肪坏死是由于胰酶、脂酶和磷酸酯酶释放入周围血液循环中所致,酶性脂肪坏死有特征性的"鬼影细胞",无核,有无定形的颗粒状碎片,边缘嗜酸性。常见因钙化而呈点彩的嗜碱细胞。新生儿皮下脂肪坏死原因不清楚,新生儿皮下脂肪的特点是饱和脂肪酸水平高,组织学改变有特征,皮下脂肪弥漫坏死,单个细胞肿胀并含有大量放射状排列的嗜酸性晶状,为脂肪溶解所致,晶体由甘油三酯组成,有炎细胞浸润和巨细胞反应,可有系统累及。膜性脂肪坏死这种组织学改变也并非外伤性脂肪坏死所特有,皮肤病、糖尿病、结缔组织病、分枝杆菌感染等,都可显示膜性脂肪坏死。

因为许多乳腺病变可以伴有脂肪坏死和肉芽肿样改变,所以在诊断乳腺脂肪坏死时需要注意排除这些疾病。乳腺导管扩张症常伴脂肪坏死,但具有显著的大中导管的扩张,临床常有乳头溢液,肉眼检查常见较多扩张导管,并可从管中挤出土黄色膏状物,可表现为以浆细胞为主的炎细胞浸润。肉芽肿性小叶性乳腺炎有时可出现脂肪坏死变化,但炎细胞浸润和肉芽肿病变以乳腺终末导管小叶单位为中心,可有脓肿形成。乳腺结核形成肉芽肿病变,但具有干酪样坏死成为诊断特征。各种乳腺癌也可导致局部脂肪坏死和肉芽肿改变,但病变中明显的癌结构不致误诊。脂肪坏死病灶中的组织细胞发生蜕变时核可能不规则,染色变深,有时需要与富脂质细胞癌、组织细胞样癌鉴别。

临床表现伴有乳房皮肤回缩或内陷、不规则肿块的病例,影像学特征与癌相似的病例,特别是曾实施保乳手术和放疗,需要与癌复发鉴别的病例,多需要活检以排除癌。粗针活检能够确诊为脂肪坏死的病例无需手术切除病灶。

需要注意,手术中快速冷冻病理检查由于液化脂肪可能不易得到满意切片。

(姜辉 李新功)

★ **专家点评-1**

毛永荣教授:乳腺脂肪坏死多为创伤后引起的无菌性炎症,可以分为两类:一类是原发性真性脂肪坏死,病变多见于乳腺的皮下组织,其病程经过及病理形态,文中已描述得很详细;另一类是继发性脂肪坏死,多发在导管扩张症或囊性增生病或乳腺癌等病变中,不是病变的主要成分,故千万不要忽略了主要病变,这对患者的治疗及预后很重要。

在乳腺脂肪坏死病变中,要很好的掌握少见的膜状脂肪坏死的组织学,特别要与寄生虫病鉴别。如形成脂肪坏死肉芽肿需与其他肉芽肿性病变鉴别。

★ **专家点评-2**

丁华野教授:乳腺脂肪坏死的冷冻切片诊断是乳腺病理诊断中的一个难点问题,常成为诊断的陷阱。脂肪坏死临床表现及影像学改变可以酷似乳腺癌,外科医生常会选择术中冷冻切片诊断来决定术式。其送检标本肉眼观常见有收缩状条纹,手感可发硬,类似于癌性标本。脂肪丰富的标本不容易冷冻且常无法切出满意的冷冻切片,坏死组织中的泡沫状组织细胞(胞质可淡染,亦可呈红颗粒状)可呈空泡-印戒样,反应性多核巨细胞,增生的纤维-肌纤维母细胞及血管内皮细胞,化生的鳞状上皮细胞,甚至浸润的浆细胞都有可能在分布及形态上类似于癌细胞。在临床、影像学及标本肉眼观都类似于癌的情况下,如果在观察切片前就主观认为这例可能是癌,再加上镜下存在有不典型细胞,就容易发生诊断错误。冰冻切片质量欠佳是普遍存在的问题(特别是富含脂肪时),此时,采取保守的诊断方式,可能是一种明智的选择。

另外,笔者想对医源性脂肪坏死进行强调,在医源性病变之中,脂肪坏死是最常见的病变之一,而且经常与其他医源性病变(如隆乳性病变、穿刺引起的损伤反应性改变等)伴发,其形态学改变可混淆或掩盖固有病变的特征,反应性肌纤维母细胞亦可 CK 阳性,应该有所警惕。

病例九 隆乳剂性假瘤

【病例介绍】

女性,34 岁,"发现右侧乳腺肿物伴疼痛不适 2 月余就诊"。查体:右侧乳腺外上象限触及 3cm 大小硬结,质地坚硬,不活动,与周围组织边界清晰,压之疼痛。乳头无内陷,皮肤无红肿。亦无橘皮样外观及溃破。腋窝淋巴结无肿大。左侧乳腺未触及明显异常。送检组织内可见嗜碱性半透明状无结构的假体物质,周围组织伴有异物肉芽肿性炎,仔细追问病史,患者因感觉自己胸部不够丰满,追求时尚,于两年前曾在一小诊所行隆胸手术,双侧乳腺均注入一些隆胸材料(隆乳材料名称不详)。

【病理变化】

1. **巨检** 灰白灰黄色组织一块,表面粗糙,5cm×4cm×3cm 大小。切面未见肿物,质地硬韧不等,内见散在的半透明的胶样物质,有黏滑感(图 1-9-1)。

2. **镜检** 病变呈慢性肉芽肿结构,假体物质嗜碱性,呈紫蓝色或淡蓝色,质致密,着色不均,半透明状无结构,聚集成不规则囊腔,周边分界清楚。周围组织可见异物巨细胞、组织细胞及少量炎细胞浸润,纤维组织增生(图 1-9-2)。有些区域胶样物质不规则地分布在乳腺小叶内和小叶间纤维脂肪组织之间,形成大小不一的腔隙,小叶分布零乱(图 1-9-3,图 1-9-4),腺泡上皮可有普通型增生(图 1-9-5)。无假体物质部位乳腺小叶腺泡和导管上皮无增生,小叶间纤维组织增生。

【讨论】

隆乳材料包括自体组织移植和医用硅凝胶乳房假体,前者包括:①真皮脂肪瓣移植;②游离真皮脂肪瓣移植:因其吸收率可高达 30% ~ 50%,且易发生脂肪液化、组织坏死等诸多并发症,近年来很少有人使用。医用硅凝胶乳房假体是一种有机硅

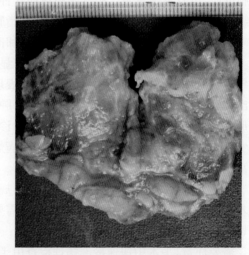

图 1-9-1 多量纤维瘢痕组织中夹杂着半透明状

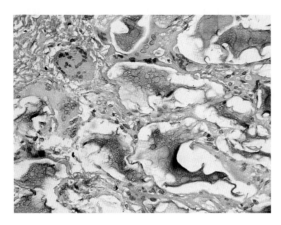

图 1-9-2 嗜碱性无结构的胶样物质位于乳腺小叶间

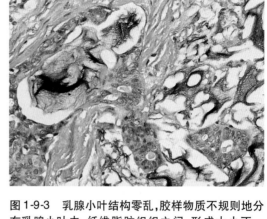

图 1-9-3 乳腺小叶结构零乱,胶样物质不规则地分在乳腺小叶内、纤维脂肪组织之间,形成大小不一的腔隙

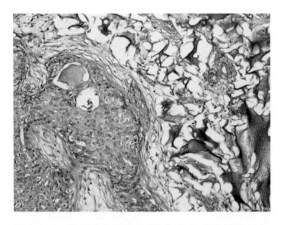

图 1-9-4 胶样物质不规则地分在小叶间纤维组织内,大小不一的腔隙

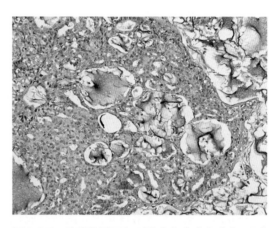

图 1-9-5 胶样物质不规则地分在乳腺小叶内,形成大小不一的腔隙,小叶内上皮增生

化物聚合体,为黏度极高的聚二甲基硅氧烷。它具有以下性质:①不受软组织干扰;②无化学活性;③不产生炎症反应或异物反应;④无致癌性;⑤无变态反应或过敏反应;⑥能形成理想的形状;⑦可消毒,耐高温高压。医用硅凝胶乳房假体的表面为一完整的硅橡胶囊,按其内囊中内容物不同可分为硅凝胶充填型和盐水充填型等;依照使用方法可分为注入用型和植入用型(一般硅凝胶充填型称植入型,盐水充填型称注入型);按照硅凝胶囊表面特性分为:光滑面型、毛面型;按照硅橡胶囊囊腔多少分为:单囊型、双囊型、多囊型。

隆乳术的并发症有以下 6 种:①乳房硬化(包膜挛缩);②乳房假体植入位置异常;③血肿;④感染;⑤假体外露;⑥假体渗漏或破裂。医用硅凝胶乳房假体植入后近期的渗漏或破裂,常常因假体囊有微孔、阀门关闭不严或术中损害假体造成。而远期发生则多由于假体囊表面脱胶长期埋入发生老化,材料变薄变脆,假体放置时未能充分展开,囊壁折叠处与组织长期摩擦破裂,或因外力撞击等所致。渗漏或破裂的隆乳假体引起异物性肉芽肿性炎症,纤维组织增生及包裹性病变,体检可扪及乳腺肿物,此种病变称为隆乳剂性假瘤(augmentation pseudotumor),为一种由隆乳剂(如硅胶、水溶性聚丙烯酰胺凝胶等)的植/注入引起的瘤样病变。在临床实践中所遇到的假体植入而行活检的标本多是此类病变。

国内妇女兴起隆乳(隆胸)已有近 20 年的历史,前些年主要使用硅胶制品,也有用自体颗粒脂肪。近年来时兴医用硅凝胶乳房假体(水溶性聚丙烯酰胺凝胶-如奥美定)植/注入隆乳,其引起的病变国内由皋岚湘及丁华野首先描述,随着生活水平的提高和对美的追求,女性行隆乳术日益增多,医用硅凝胶乳房假体(水溶性聚丙烯酰胺凝胶)隆乳的并发症及继发病变会越来越多的显现出来。

硅胶性假瘤多见于中青年妇女,从隆乳术到发现肿块的间隔时间从 3 个月到 10 年不等。常有乳房不适、疼痛及触之痛。临床上可扪及硬结或肿块,质硬、界限不清、压之疼痛,活动度差。也可引起乳房硬化变形。亦可出现同侧胸壁、上臂或腋下、甚至腹股沟淋巴结肿大。坏死严重者可出现局部疼痛。硅胶囊破裂者可出现全身症状。自体脂肪组织隆乳可引起脂肪组织坏死及伴发病变,坏死液化脂肪除可引流至腋下淋巴结外,还可移行到腹部或腹股沟处形成肿块。临床容易误诊为乳腺癌。

硅胶性假瘤形成的肿物大小不等,2～10cm,界限清楚或不清楚,切面灰白色,质脆,可有砂砾感钙化,纤维瘢痕组织中可夹杂含有半透明有光泽胶样物的间隙,有的可见散在西米样结晶颗粒。

病变组织内除见到隆乳剂异物外,其主要病理改变是组织变性坏死,炎细胞浸润,异物性肉芽肿,纤维组织增生及瘢痕形成,上皮增生及化生性改变等。隆乳剂植入/注入体内的时间及机体反应程度不同,病变的表现也不完全一样。①隆乳剂:隆乳剂在病变组织呈不均匀分布,亦常被组织细胞吞噬出现在组织细胞/多核巨细胞的胞质内,也可以进入导管和小叶腺腔,位于增生上皮之间。国外报道,硅酮在组织和细胞内可呈结晶状,有折光性,亦可在制片过程中丢失,遗留下大小不等的透明腔隙。国内有报道,硅胶也可呈致密、着色不均、分界清楚的蓝色胶样物,部分可呈泡沫网状。水溶性聚丙烯酰胺凝胶在 HE 切片呈均质、有光泽、半透明的蓝色胶样物,可皱折成条枝状,和周围组织界限清楚,在组织细胞/多核巨细胞内呈块状或细颗粒-泡沫状。②组织坏死及急性炎性反应:病变组织内可出现固有乳腺组织、脂肪、肌肉组织的坏死,及其周围有中性粒细胞和嗜酸性粒细胞浸润。在继发感染时有更明显的化脓性炎和炎性坏死。③慢性炎及异物性肉芽肿性炎:组织内常有淋巴浆细胞、泡沫细胞浸润,亦可见反应性异物性巨细胞及异物性肉芽肿。④增生及化生改变:病变内有不同程度的肉芽组织、纤维组织增生,胶原化及瘢痕形成,有的可围绕病变区形成包囊。亦可出现化生性病变:如鳞状上皮或滑膜细胞样化生。少数病例可伴有上皮的明显增生和(或)不典型增生。文献中亦有伴发浸润性癌(如浸润性导管癌、鳞状细胞癌等)和恶性淋巴瘤等的报道,病变中可出现癌或淋巴瘤的各种图像。浸润癌间质内可见片状蓝色胶样隆乳剂,局部癌细胞质内亦可见淡蓝色细颗粒-丝状隆乳剂,导管原位癌内也见有类似异物。自体脂肪组织隆乳者有脂肪坏死的形态学改变。部分病例腋下、胸壁、上臂、腹壁、腹股沟(组织或淋巴结内)和骨髓等处可出现异物肉芽肿或脂肪坏死性病变,有时亦可见到异物。淋巴结呈现窦组织细胞增生,并可见大量泡沫状细胞,可见硅胶结晶或空隙,病变也可累及淋巴结皮髓质。

【鉴别诊断】

1. **黏液癌** 硅胶及水溶性聚丙烯酰胺凝胶镜下类似黏液湖,如同时有上皮增生和(或)不典型增生,没有经验者和在冰冻切片诊断时容易和黏液癌混淆。前者年轻女性多见,有隆乳史,乳房硬化变形,肿块固定,胶样物颜色偏蓝更显致密性,厚薄染色不均,有光泽,黏液染色阴性,其内没有漂浮细胞,周围可见异物性肉芽肿和纤维瘢痕组织。后者多见老年妇女,无隆乳史,肿物界限较清楚,病变内通常有明确的癌组织,黏液稀薄,分布均匀色泽较浅,黏液湖内常见有漂浮细胞,缺乏异物性肉芽肿和纤维瘢痕组织,黏液染色阳性。另外,多核巨细胞、鳞状上皮或滑膜细胞化生、显著增生的肉芽/纤维组织也需要和化生性癌鉴别(见化生性癌)。

2. **黏液表皮样癌** 国内报道的 1 例低级别黏液表皮样癌,病变内有大量细胞外黏液,形成黏液湖,呈明显嗜碱性,其内缺乏漂浮细胞,和硅/凝胶湖形态很类似。

3. **黏液囊肿样病变** 中年妇女多见,无隆乳史,肿物多较小,可见明显扩张充满黏液的腺管和间质黏液湖,黏液性状和隆乳剂不同(见上),黏液湖通常呈推挤性边缘,少和增生上皮混杂,也无明显肉芽/纤维组织增生,虽然黏液囊肿样病变可伴有较多淋巴浆细胞浸润,但缺乏异物性肉芽肿和组织坏死。

4. **其他异物性肉芽肿** 无隆乳史,具有其他异物的形态特点。感染性/其他肉芽肿病变:无隆乳史,病变内没有隆乳制剂性异物,具有感染性/其他肉芽肿病变的形态改变。

5. 少数病例可伴有上皮的异型增生和(或)癌变,需仔细观察鉴别(见导管内增生性病变)。

6. 伴发脂肪坏死时注意和相关病变区别(见脂肪坏死)。

7. **隆乳剂性淋巴结病** 主要是淋巴结反应性窦组织细胞和泡沫状组织细胞需和转移性癌细胞(特别是小叶癌)鉴别,单从形态学上常不好区别两者,前者可询问到隆乳史和发现隆乳性异物,而且 AB/PAS 染色阴性,CK 阴性,CD68 阳性。另外,还需与其他泡沫细胞及多核巨细胞的淋巴结病鉴别(见和乳腺疾病相关的腋下淋巴结病理)。

【预后】

隆乳剂引起的假瘤性病变,通常需手术切除病灶,清除彻底一般不会复发。目前,还没有充分的证据说明硅胶和水溶性聚丙烯酰胺凝胶是否增加了乳腺癌的发生率,但也时有隆乳伴导管上皮不典型增生和癌的报道,所以对此应有所警惕,而且需要进一步研究。

(张祥盛　丁华野)

★ **专家点评**

　　丁华野教授:隆乳性病变是一种医源性病变,近年来有增加趋势。病理医生对此必须有所警惕。患者通常不愿意透露和承认隆乳的经历,临床医生如果不认真询问,一般很难了解到真实的病史,病例中亦无记载。隆乳性医源性病变主要是局部性病变,少数情况可出现引流区(腋窝、上肢等区域)的病变或全身性表现,其局部病变的本质是异物引起的反应性改变,包括异物性肉芽肿、混合性炎细胞浸润、肉芽组织增生、滑膜样化生及假包膜形成等,也可累及周边组织(如脂肪、横纹肌等),特别是吞噬有隆乳剂(如水溶性聚丙烯酰胺凝胶等)的组织细胞,形态上可类似于含有黏液的癌细胞,此类组织细胞也可出现在引流淋巴结中,易与转移癌易发生混淆,AB/PAS 染色亦可出假阳性,免疫组化染色 CK 阴性,CD68 阳性。隆乳剂(如硅胶和水溶性聚丙烯酰胺凝胶等)是否能增加乳腺癌的发生率,是人们关注的问题。在笔者诊断的数十例隆乳性病变中,虽然有些病例伴有不典型导管增生、导管原位癌或浸润性导管癌,但并不足以说明两者的关系。值得注意的是,WHO 乳腺肿瘤分类(2012 年)显示,隆乳可诱发 ALK 阴性的间变性大细胞淋巴瘤。

病例十　IgG4 相关的硬化性乳腺炎

【病例介绍】

　　女性,50 岁,"查体发现右乳包块 1 周"。患者自幼患哮喘,5 年前有右侧颌下腺良性淋巴上皮性病变病史。查体:双侧乳腺对称,乳头无内陷,表面肤色正常,按压乳腺乳头无溢液,右乳腺外上象限触及片状增厚区,面积约 5.0cm×3.0cm,质地稍韧,局部结节感。右乳腺 12 点距乳头 2cm 触及一约 4cm×3cm 大小肿物,质硬,边界不清,活动度差,无压痛。左乳腺正常。右腋窝触及数枚淋巴结,大者 1.5cm×1.5cm,质韧,可活动,无压痛。双侧眼睑水肿。双侧颈部淋巴结肿大。乳腺彩超示右侧乳腺低回声包块,右侧腋窝多发淋巴结肿大。门诊以"右侧乳腺癌"入院。术中快速冰冻报道为"右侧乳腺炎症",遂行肿物单纯切除。

【病理变化】

　　1. 巨检 灰白淡黄色组织一块,大小 12.0cm×5.5cm×2.5cm,切开见一结节,大小 4.0cm×3.0cm×2.0cm,灰白,质硬,界不清。

　　2. 镜检 淋巴样细胞浸润伴硬化性间质形成局限性结节(图 1-10-1),病变界限不清,致密的硬化性间质背景内淋巴细胞特征性的结节状聚集(图 1-10-2),乳腺小叶萎缩甚至消失,部分导管轻度扩张,并内衬上皮增生,可见淋巴滤泡形成(图 1-10-3),小叶内及小叶间大量的淋巴细胞、浆细胞和少许嗜酸性粒细胞浸润(图 1-10-4,图 1-10-5),间质纤维组织增生,并局部胶原化(图 1-10-6),未见静脉炎。

　　3. 免疫组化 乳腺腺泡和导管上皮 CK(+),间质内大量的淋巴细胞中以 CD3、CD4 及 CD8(+)为主(图 1-10-7),CD20 散在(+),MPO(−),IgG(+)的浆细胞 145 个/HPF,IgG4(+)的浆细胞 86 个/HPF,(图 1-10-8)。IgG4(+)/IgG(+)为 59%。对照组中 IgG4 及 IgG 偶见阳性。

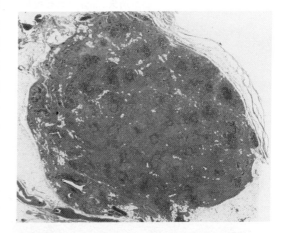

图 1-10-1　淋巴样细胞浸润伴硬化性间质形成局限性结节

【随访】

　　患者术后积极给予糖皮质激素治疗,随访至今 6 个月,无复发。

【讨论】

　　IgG4 有 4 个亚型:IgG1、IgG2、IgG3 和 IgG4。IgG4 是 IgG 中最少见的一个亚型,占血清全部 IgG 的 3% ~ 6%,其对靶抗原亲和力较低,不能激活补体。IgG4 的正常功能仍不清楚,在寄生虫感染中,可以作为一种保

33

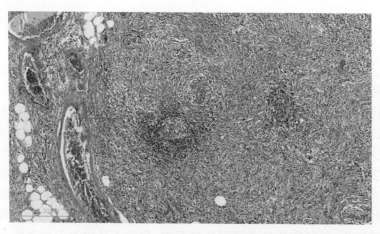

图 1-10-2 小叶内及小叶间大量的淋巴浆细胞浸润,可见淋巴滤泡形成

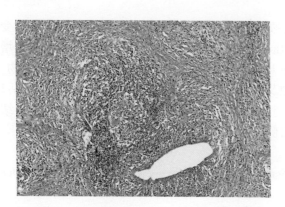

图 1-10-3 小叶萎缩甚至消失,部分导管轻度扩张

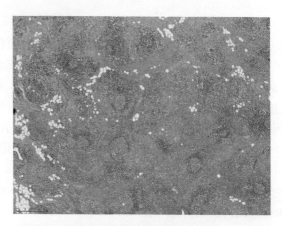

图 1-10-4 病变界限不清,致密的硬化性间质背景内淋巴细胞特征性的结节状聚集

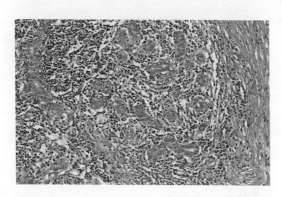

图 1-10-5 小叶内及小叶间大量的淋巴浆细胞和少许嗜酸性粒细胞浸润

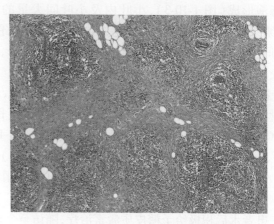

图 1-10-6 间质纤维组织增生,局部胶原化

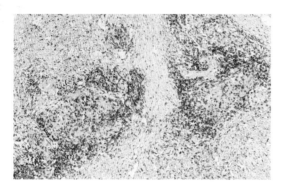

图 1-10-7 CD3 阳性的淋巴细胞

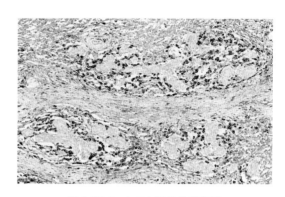

图 1-10-8 IgG4 阳性的浆细胞

护性抗体,在变态反应疾病中,如过敏性湿疹、支气管哮喘及大疱性皮肤病中具有重要作用。IgG4 相关硬化性疾病的认识最初是通过对自身免疫性胰腺炎病变的研究发现的,自身免疫性胰腺炎病变内大量淋巴细胞、浆细胞浸润,间质显著硬化,并见闭塞性静脉炎和腺泡的萎缩及破坏,行 IgG 和 IgG4 免疫组化阳性细胞 50%以上,随着人们对 IgG4 相关硬化性疾病的认识,发现 IgG4 相关性硬化性疾病不止发生在胰腺,亦可在先于胰腺病变,也可同时或在胰腺疾病之后引起胰腺外的病变,如肺门淋巴结、胰腺外胆管、泪腺和涎腺、甲状腺及腹膜后等,IgG4 相关硬化性疾病(IgG4-related sclerosing disease,IgG4-SD)是一种与 IgG4 相关,累及多器官的慢性进行性自身免疫性疾病,为一组异质性疾病,表现为谱系性病变,并非一种独立性疾病。由于其独特的临床与病理学表现,作为一种新的临床疾病实体越来越被广泛接受。在以往的文献中多以"炎性假瘤"、"假性淋巴瘤"、"反应性淋巴细胞浸润性肿瘤样病变"等术语来描述或隐藏在这些文献当中,常根据目前诊断标准重新解释为低级别淋巴瘤。2009 年 Cheuk 首次报道 4 例 IgG4 相关硬化性乳腺炎(IgG4-related sclerosing mastitis),提出 IgG4-SM 是 IgG4-SD 家族的成员。国内尚未见报道。关于 IgG4-SM 病理诊断标准仍较模糊,为系统性受累还是独立性病变仍不统一,临床及病理均极易误诊或漏诊。

IgG4-SM 罕见,文献中仅见 6 例报道,加上本文 1 例,共 7 例,均为女性,年龄 37~54 岁,平均 48.5 岁,7 例患者均为乳腺可触及的无痛性肿块,右侧乳腺 5 例,左侧 1 例,双侧 1 例,单发性肿块 4 例,多发性肿块 3 例,伴发全身淋巴结肿大和特发性眼睑水肿 2 例,伴发哮喘、间质性肺炎 1 例。切除活检诊断 5 例,粗针穿刺活检诊断 2 例,活检后随访 0.5~11 年均未见乳腺病变复发。4 例影像学误诊为癌。2 例应用肾上腺皮质激素后肿块缩小。4 例行血清 IgG4 检测,均升高。本例患者年龄 50 岁,查体中发现乳腺无痛性肿物,追溯病史发现,患者自幼患哮喘,5 年前有右侧颌下腺良性淋巴上皮性病变病史。血 IgG 59.6g/L,IgE 514IU/ml,RF 41.9U/ml,ESR 77mm/L,血糖 4.8mmol/L。超声:双侧颈部、腋下、腹股沟区可见多发肿大淋巴结,双侧腮腺及颌下腺肿大。腹部 CT 提示:胰腺体积增大;腹膜后及肠系膜淋巴结节影,肠系膜密度高。双肺 CT 显示:两下肺磨玻璃影,考虑间质性病变可能;双肺门、纵隔及双侧腋窝淋巴结肿大。Cheuk 的研究结果提示 IgG-SM 为 IgG4-SD 的成员之一。本例支持 IgG-SM 属于 IgG4-SD 谱系。

肉眼可见界限不清的肿物,镜下病变界限不清,淋巴样细胞浸润伴硬化性间质形成局限性结节,病变区乳腺小叶萎缩甚至消失,小叶内及小叶间大量的淋巴细胞、浆细胞和少许嗜酸性粒细胞浸润,并淋巴滤泡形成,一些淋巴滤泡呈退行性改变,类似透明血管型 Castleman 病中所见的滤泡,间质纤维组织增生,并局部胶原化。免疫组化间质内大量的淋巴细胞浸润,其中以 CD3、CD4 及 CD8 阳性淋巴细胞为主,可见大量特异性的 IgG4$^+$的浆细胞(>50/HPF),IgG4$^+$/IgG$^+$细胞比值高(>40%)。

目前还没有国际公认的诊断标准,已有的研究多结合临床表现、影像学、实验室检查及组织病理学等临床病理特点进行综合诊断。文献总结 IgG4-SD 组织学诊断标准(表 1-10-1)。结合本例的临床病理特征和免疫组化结果及复习文献,我们认为 IgG4-SM 的诊断应以病理组织学和免疫组化改变作为诊断基础,密切结合临床表现、影像学、实验室检查进行综合诊断。组织学改变仅是一种诊断提示,血清 IgG4 浓度增加或免疫组化显示大量 IgG4$^+$浆细胞是诊断的主要依据。再结合实验室检查、影像学特点、胰腺外器官受累和类固醇治疗效果都有助于诊断 IgG4-SD。其中血清学检查 IgG4 浓度增加或免疫组化显示大量 IgG4$^+$浆细胞是诊断的主要依据。目前比较多的报道要求 IgG4$^+$浆细胞诊断数值>30 个/HPF 作为判断标准。最近有学者认为>50 个/HPF 的 IgG4$^+$浆细胞更具有特异性。也有作者提出使用 IgG4$^+$/IgG$^+$细胞较单独计数 IgG4$^+$浆细胞数值更有价值,并提出了截断值40%作为诊断标准。近期提出 IgG4$^+$细胞的绝对值和 IgG4$^+$/IgG$^+$细胞共同升高是诊断的必要条件(表 1-10-1)。

表 1-10-1 IgG4-SD 相关硬化性疾病的组织学诊断标准

项 目	内 容
适当的形态	
结外部位[a]	淋巴及浆细胞浸润+/-;淋巴滤泡;纤维化;静脉炎+/-;除了肺部,动脉总是不受累及;没有明显的肌纤维母细胞增生
淋巴结	浆细胞增多;常见反应性淋巴滤泡,或有透明血管型滤泡,或滤泡间区扩张伴活化的淋巴细胞增多
IgG4$^+$细胞绝对值	>50/HPF[b]
IgG4$^+$/IgG$^+$细胞比值	>40%[b]

注:[a]小的活检标本中不一定见到所有特征;[b]对于 IgG4$^+$或 IgG$^+$细胞的计算,要选择阳性细胞高度密集的区域;从 3 个高倍视野(HPF)内阳性细胞的总数,计算出每 HPF 的平均值;1 个 HPF 的面积是 0.196mm^2

【鉴别诊断】

由于 IgG4-SM 肉眼形成界限不清的肿物,背景淋巴及浆细胞比较丰富,临床易误诊为乳腺癌和淋巴瘤等,需要与以下疾病鉴别:

1. **硬化性淋巴细胞性乳腺炎**(sclerotic lymphocytic mastitis) 是以乳腺间质纤维化为主的非化脓性炎症,病因不明,部分患者与糖尿病有关,多见于青年和中年女性,镜下小叶结构基本存在,腺泡萎缩,小叶内大量淋巴细胞、浆细胞浸润,但一般不形成淋巴滤泡,血管及导管周围也有淋巴细胞浸润。间质纤维组织增生。与 IgG4-SM 形态学比较相似,但免疫组化显示前者浸润的淋巴细胞表现为多克隆性,以 B 淋巴细胞为主,未见 IgG4$^+$的浆细胞。

2. **浆细胞性乳腺炎**(plasma cell mastitis) 被认为是导管扩张综合征的不同时期,早期炎细胞浸润比较明显,部分上皮可以脱落到扩张的管腔内,残留上皮被炎细胞围绕,形成假浸润现象,间质脂肪组织内出现小灶性坏死灶,周围有大量浆细胞、嗜酸性粒细胞和淋巴细胞浸润,以浆细胞为著,晚期可以伴纤维组织增生。作者选用 2 例浆细胞性乳腺炎标本进行 IgG4 免疫组化染色,偶见阳性细胞。

3. **淋巴瘤**(lymphoma) Sato 等报道 IgG4-SD 相关的淋巴组织增生可以并发淋巴瘤,类似于胃(幽门螺旋杆菌感染)、涎腺(干燥综合征)和甲状腺(桥本甲状腺炎)的慢性炎性背景中发生结外边缘区淋巴瘤。IgG4-SM 背景淋巴细胞丰富,易误诊为淋巴瘤,尤其是结外边缘区淋巴瘤,但缺乏如下特征:淋巴上皮病变、似单核样 B 细胞的淋巴样细胞、弥漫成片的 CD20 阳性的 B 细胞。

4. **特发性肉芽肿性乳腺炎**(idiopathic granulomatous mastitis,IGM) 是乳腺的一种罕见的慢性炎症性疾病,可形成界限尚清的肿物,镜下以乳腺小叶为中心,叶内为混杂性炎细胞浸润,包括嗜中性粒细胞、淋巴细胞、上皮样组织细胞、朗格汉斯型或杜顿型多核巨细胞及嗜酸性粒细胞等,可见微脓肿,而无明显的结节形成,亦无大量的浆细胞。

5. **Castleman 病** 有些病变内的滤泡可见退行性变或玻璃样变的血管插入,酷似血管玻璃样变的 Castleman 病,但是玻璃样变的血管插入只出现在少数淋巴滤泡,插入生发中心的血管分布与 Castleman 病也不同,并且在浸润的淋巴细胞中混杂有大量成熟的浆细胞,IgG4 阳性的细胞 50% 以上,均不支持玻璃样变的 Castleman 病。

6. **狼疮性乳腺炎和类风湿结节**(lupus mastitis and rheumatoid nodules) 此病很少以乳腺肿块就诊,其病变主要是累及皮肤和皮下组织的炎症性疾病,而乳腺实质不受累。

7. **炎性假瘤**(inflammatory pseudotumor) 病变以纤维母细胞和纤维细胞增生为主,伴有混杂性炎细胞浸润,浆细胞相对较少,缺乏 IgG4 阳性细胞。

与其他部位发生的 IgG4-SD 一样,IgG4-SM 的病因尚不清楚。目前主要有自身免疫性疾病或变态反应性疾病两种学说。IgG4 可能只是一个替代性标志物而不是一个致病因素,这个疾病本质上也可能不是自身免疫性的,而是过敏性反应。IgG4 作为 IgG 的一个亚类,正常情况下血清中 IgG4 仅占总 IgG 的 3% ~6%,

该疾病患者可出现血清 IgG4 水平显著增高现象。文献报道 IgG4-SD 特征性病理改变为胰腺、泪腺和涎腺、腹膜后、纵隔、肺、肾、甲状腺等组织及器官中广泛的 IgG4 阳性浆细胞浸润,进而导致局部组织硬化和纤维化。

　　该病对类固醇激素治疗有效,预后较好。首选药物为泼尼松龙,治疗剂量第 1 周为 30～40mg/d,每隔 2 个月减量 10mg,直至每周 5mg/d。有些研究报道可同时使用免疫抑制剂硫唑嘌呤。新近也有研究提出利妥昔单抗治疗效果良好,推测其原因是抑制 B 淋巴细胞,从而使分泌的浆细胞不能得到补充而逐渐减少。本例患者使用糖皮质激素治疗,临床症状迅速得到改善,经随访 6 个月,未见复发。

(张祥盛　丁华野)

★ 专家点评

　　郭双平副教授: IgG4 相关硬化性乳腺炎属于 IgG4 相关性硬化性疾病(IgG4-related sclerosing disease)谱系,表现为一侧或双侧乳腺单发性或多发性的无痛性肿块,可有系统性 IgG4 相关性硬化性疾病,也可仅局限于乳腺而无系统性病变。组织学上表现为致密的淋巴浆细胞浸润、淋巴滤泡形成,间质纤维化和乳腺小叶结构萎缩,由于大量的淋巴细胞、浆细胞浸润,并且可见淋巴上皮病变,可能误诊为黏膜相关 B 细胞淋巴瘤。IgG4 相关硬化性乳腺炎虽然罕见,应结合临床表现,特别是如有胰腺、胆道等部位的硬化性病变,血清 IgG4 水平增高,且乳腺中大量的淋巴细胞、浆细胞浸润,间质纤维化和乳腺小叶结构的萎缩,应考虑到 IgG4 相关硬化性乳腺炎的可能性,免疫组化染色检测乳腺组织中的 IgG 和 IgG4 细胞的数量有助于确诊。需要指出的是 IgG4 相关性硬化性疾病是最近认识的一类新的疾病,最初在胰腺描述,一部分自身免疫性胰腺炎是 IgG4 相关性硬化性胰腺炎,随后发现肝胆系统、眼眶、腹膜后、涎腺、淋巴结等部位亦是 IgG4 相关性硬化性疾病较常累及的部位,事实上随着人们对这类疾病认识的不断深入,发现几乎任何部位都可被累及。IgG4 相关性硬化性疾病的组织病理学特点是淋巴细胞和浆细胞浸润、硬化、闭塞性静脉炎及实质细胞破坏及萎缩。根据其特点可分为三种组织学模式:假淋巴瘤样型、混合型和硬化型,这三种模式可能是 IgG4 相关性硬化性疾病发展的不同阶段。在疾病的早期及表浅部位的病变主要表现为大量淋巴细胞和浆细胞的浸润,即假淋巴瘤样型;疾病发展到一定阶段时既有淋巴细胞、浆细胞的浸润,又有组织硬化,为混合型;而在深部组织不易早期发现的病变主要表现为实质细胞的破坏和萎缩,间质纤维组织增生、硬化,即硬化型。总之在疾病的不同阶段,其组织学表现不同,临床表现也多样,但 IgG4 相关性硬化性疾病任何发展阶段或无论累及哪个器官,病变组织中 IgG4 细胞数目和 IgG4/IgG 比值增高是其共同特点,也是诊断的重要依据之一。如前所述,IgG4 相关硬化性乳腺炎最重要的鉴别诊断是浆细胞性乳腺炎和黏膜相关 B 细胞淋巴瘤。

病例十一　乳腺肉芽肿性血管脂膜炎

【病例介绍】

　　女性,58 岁,"左侧乳房内肿物 1 月余入院",查体:双侧乳房对称,皮肤颜色正常,无乳头内陷及橘皮样改变。左乳房内下象限可扪及一约 2cm×3cm 大小肿块,活动度尚可,质地稍硬,界限不清,无压痛,挤压乳头无溢液,腋窝部未触及肿大淋巴,无明显疼痛,表面皮肤无红、肿、热表现,边界欠清,表面光滑,与皮肤及胸大肌无明显粘连。B 超检查见乳腺实质性不规则肿块(图 1-11-1),无包膜,界限不清,大小约 2.9cm×2.4cm,左腋下多发淋巴结,较大者 1.6cm×0.7cm,考虑左乳癌可能性大。查体:一般情况良好,无其他阳性体征发现。诊断左乳癌可能性大,待术中冰冻病理。准备行乳腺癌改良根治术。

【病理变化】

　　1. 巨检　灰黄及灰白色不规则组织一块,3cm×3cm×2cm 大小,切面见一不规则结节,2cm×2cm×1.5cm,无包膜,切面灰白灰黄色,质稍硬,边界尚清,周围为灰白色乳腺组织及淡黄色脂肪组织(图 1-11-2)。

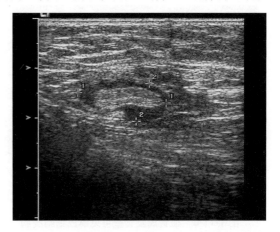

图 1-11-1　乳腺实质内不规则肿块,界限模糊不清

2. **镜检** 多结节,位于皮下深达乳腺组织,边界不规则,由结节样非坏死、非干酪样肉芽肿病变组成,肉芽肿内可见丰富的多核巨细胞(为朗格汉斯型)和淋巴细胞、组织细胞和(或)浆细胞,邻近的脂肪组织内亦可见淋巴细胞和浆细胞浸润。局灶可见泡沫样组织细胞和脂肪坏死。小血管和毛细血管周围有袖套状淋巴细胞浸润。变性坏死脂肪组织中可见肉芽肿和小血管炎(图1-11-3～图1-11-7),但无血管壁纤维素样坏死。乳腺实质一般不受累,病变内没有发现异物、细菌和真菌等病原菌。

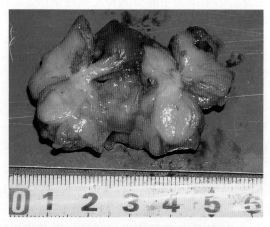

图1-11-2 乳腺肿块界限尚清,切面灰白灰黄

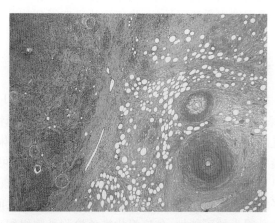

图1-11-3 结节样非坏死、非干酪样肉芽肿病变,内见较多组织细胞、多核巨细胞、淋巴细胞和浆细胞浸润,局灶脂肪坏死内有残存血管

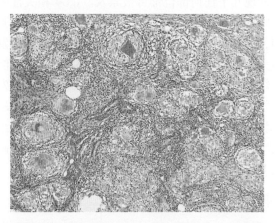

图1-11-4 病变呈结节状,可见非坏死、非干酪样肉芽肿,局灶脂肪坏死内有残存血管

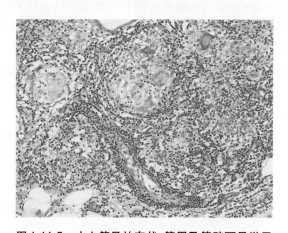

图1-11-5 小血管呈袖套状,管周及管壁可见淋巴细胞浸润

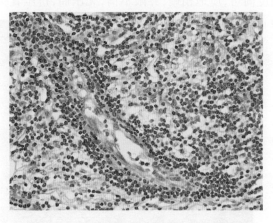

图1-11-6 血管周及管壁可见淋巴细胞浸润

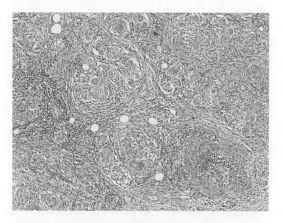

图1-11-7 病变呈多结节非坏死性肉芽肿,变性坏死脂肪组织中可见肉芽肿和小血管炎

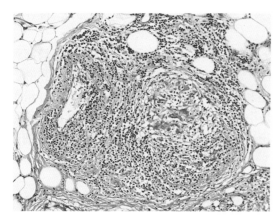

图 1-11-8　变性坏死脂肪组织中可见肉芽肿和小血管炎

3. **免疫组化**　肉芽肿 CK 阴性、CD34（血管+）、F-Ⅷ（血管+）、CD68（+）、SMA（+）。小血管周浸润的淋巴细胞，以 T 淋巴细胞为主 CD3（+），CD20（少数散在+），第八因子和 Actin 标记对诊断血管炎成分、肉芽肿的周围血管分布有用，并可鉴别无血管区域的脂肪坏死（图 1-11-9）。

4. **组织化学染色**　抗酸染色、分枝杆菌及真菌染色均不能找到病原体。

【讨论】

乳腺肉芽肿性血管脂膜炎（granulomatous angiopanniculitis, GAP），是 1989 年由 Wargotz 等首次描述的一种发生在乳房及皮下脂肪组织内的良性病变。不经治疗也可自行消退，与感染性肉芽肿性乳腺炎相比，GAP 不累及小叶及导管。大多数在绝经后出现乳腺包块，男性少见，临床和影像酷似乳腺癌。确诊主要靠病理诊断。目前国内尚未见报道，国外有 7 例报道。Wargotz 等报道的 6 位患者年龄 36～64 岁，5 位女性中只有一位是绝经前妇女，5 位白人，1 位黑人，一位男性患者是 58 岁白人。本例为 58 岁绝经后女性，与文献报道一致。所有患者乳腺均可触及界限不清、质硬的肿物，位于皮下，表面可见

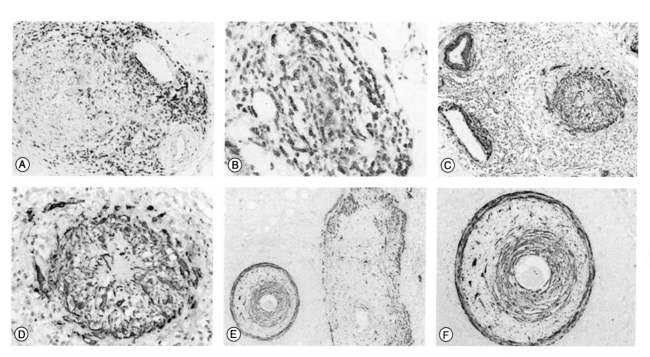

图 1-11-9　小血管炎周浸润的淋巴细胞

A. 以 T 淋巴细胞为主，CD3 阳性；B. 为 A 的放大；C、D. 血管壁淋巴细胞浸润，残存平滑肌 SMA 阳性；E、F. 脂肪坏死组织内残存血管 SMA 阳性，F 为 E 的放大

粉红、黄斑样的皮肤硬结，没有皮肤或乳头溃疡、乳头塌陷及分泌物，病变不痒，有触痛。病史 1 周到 1 个月，一位女患者称乳腺外伤后致肿物发生，两位女患者和一位男患者病史中有身体其他部位的多发结节，并可自发消退。另一位女患者 2 年前臀部有一类似病变并行活检，结果提示肉芽肿性炎和血管炎，感染因素和自身免疫性因素除外，还有一位女患者右臂有一类似病变，但被临床称为皮疹，与乳腺肿物同时行穿刺活检。没有患者确诊有自身免疫性疾病，如结节病、外周性结节性动脉炎、巨细胞动脉炎、系统性红斑狼疮或 Wegener 肉芽肿。6 位患者以前未诊断过结节性或多形红斑、白细胞或非白细胞性血管炎或 Weber-Christian 病。GAP 的组织学特点被认为是一种延迟的高敏反应或自身免疫性疾病，我们的患者缺乏自身免疫性疾病的相关病史，临床表现不支持 Weber-Christian 病的全身性症状，缺乏发热和关节痛。文献报道一例 63 岁女性患者左乳腺肿物，超声和钼靶提示乳腺癌，六个姐妹中有三个患乳腺癌，行乳腺细针穿刺细胞学检查把非典型上皮样细胞

误诊可疑癌细胞,手术切除标本病理特点为非坏死性肉芽肿性炎伴脂肪组织坏死及血管性脂膜炎,符合 GAP 诊断。

　　病变主要位于皮下脂肪,也可累及乳腺组织。病变区一般 1.5～3.5cm 大小,质硬,界限不清,局部可有坏死。镜检病变由结节状非坏死性肉芽肿组成,肉芽肿内可见丰富的多核巨细胞(为朗格汉斯型)和淋巴细胞、组织细胞和(或)浆细胞,邻近的脂肪组织内亦可见淋巴细胞和浆细胞浸润。还可见局灶性泡沫样组织细胞和脂肪坏死。偶见有嗜酸性粒细胞浸润。另一个显著改变是小血管和毛细血管周围有袖套状淋巴细胞浸润。乳腺实质一般不受累,少数情况在小叶周边部出现淋巴细胞,但无巨细胞。病变内没有发现异物、细菌和真菌等病原菌。

【鉴别诊断】

　　1. **乳腺结节病**　界限清楚的上皮样肉芽肿,大小较一致并有纤维化,慢性炎症病变轻,缺乏脂肪坏死和血管炎。大体上表面皮肤正常,血清中血管紧张素抑制酶和溶菌酶水平升高,肺 X 线检查显示纵隔和肺门淋巴结受累等。

　　2. **猫抓病累及乳腺**　病变局限于乳腺内的淋巴结,中性粒细胞增多,CK 标记肉芽肿可在塌陷的包含囊肿或胆固醇结晶基质中标记阳性,通过基质或巨细胞内的吞噬物与裂隙状空间,从而容易与 GAP 区别。

　　3. **乳腺巨细胞动脉炎**　常累及大及小动脉伴有坏死和血栓形成,而 GAP 缺乏这个特点。GAP 也不表现为广泛播散的血管炎,不累及呼吸道也不伴有肾小球肾炎。

　　4. **Weber-Christian 病(反复发热性结节性脂膜炎)**　GAP 的临床表现和复发倾向类似于 Weber-Christian 病。但是临床上 GAP 患者无发热、关节痛、下凹的瘢痕形成及 Weber-Christian 病其他临床体征和表现。组织学上区别为 GAP 没有急性期炎细胞浸润,但有突出的伴有多核巨细胞的肉芽肿形成,GAP 和中度 Weber-Christian 病组织学特点类似,例如泡沫细胞浸润,慢性炎细胞浸润,伴有单核细胞的袖套状小静脉和毛细血管,有巨细胞反应。临床与组织学相似性提示 GAP 可能为有关 Weber-Christian 病这一类疾病谱中的一部分;伴有肉芽肿性炎的浸润性癌,在肿瘤周围或与肿瘤混杂存在,肿瘤细胞免疫组化 CK 阳性有助于诊断;脂肪坏死,缺乏典型的非坏死性肉芽肿和血管炎。

　　5. **乳腺结核**　乳腺组织中有典型结核结节,有些结节可见干酪样坏死,常累及和破坏终末导管小叶单位,抗酸染色查见结核分枝杆菌,没有脂肪坏死和血管炎,临床可有潮热、盗汗、消瘦等表现,且多见于中青年已婚体弱妇女,实验室检查可出现血沉增快等。

　　本病临床少见,局部表现酷似乳腺癌,B 超缺少与普通乳腺炎症及乳癌区别的特征性表现。临床极易产生漏诊和误诊。肉芽肿病变中周围的小叶导管细胞具有炎性非典型上皮样细胞特点,但是本例患者未累及小叶、导管单位,缺乏上皮样细胞非典型性。血管周淋巴细胞免疫组化染色 T 细胞占多数,因此认为与局部免疫异常有关。该病病因不清,可能与自身免疫反应或超敏反应有关。临床表现不能完全与乳腺癌鉴别,诊断以病理检查为准,但在病理检查中除乳腺癌外也要注意和乳腺的其他疾病相鉴别,本病误诊率高的主要原因是临床表现缺乏特征性,酷似乳腺癌,多数影像学检查无特异性。GAP 一定要和乳腺其他由自身免疫或感染引起的肉芽肿性炎相区别,这些疾病都有特异性的医学治疗。病理医生对这类病变要有所了解,而且要注意病史的收集,在诊断和鉴别诊断时,才不至于误诊或漏诊。

【治疗和预后】

　　本病为良性疾病,无致死性病例的报道。常在 3 年内出现局部复发和在乳腺外形成新的病变。文献报道 6 例随诊时间 10～97 个月,平均 4 年。5 例患者乳腺外其他位置复发,一位没有复发患者死于随诊 97 个月的心梗,此患者术后半年在随访中,没有复发,在其他部位也没发现。本文作者认为,在抗菌治疗无效,又未查出结核细菌感染等情况下,又难以完全排除乳腺癌时,应积极行乳房肿块扩大切除,这样既可以明确诊断,又可以取得良好的治疗效果,使用免疫抑制剂和激素治疗是否可防止复发和免于乳腺手术,尚待进一步研究。

(祁晓莉　王春艳)

病例十二　Erdheim-Chester 病

【病例介绍】

　　女性,61 岁,于 2012 年因"腹部包块"在外院行手术治疗,术后病理:腹壁纤维组织细胞及脂肪组织瘤样增生。查体:全身皮下多处可触及大小不一结节,如左侧锁骨上窝、前胸、剑突下、肚脐周围、双侧乳腺内前胸,结节无压痛。

影像学检查:全身 PET-CT 显示双侧腋窝、双侧乳腺内前胸、腹壁等部位多个疏松片状软组织病变;双侧下颌骨、双侧锁骨胸骨段、胸骨、脊柱多个椎体及其附件、骨盆、双侧股骨头等多部位弥漫性成骨性病变,均呈葡萄糖代谢异常增高。头颅 CT 显示双侧大脑半球脑外间隙及大脑镰旁散在结节状强化灶。乳腺 B 超显示右侧乳腺近腋窝处实性包块(图 1-12-1),无包膜、界限不清,大小约 3cm×2cm。

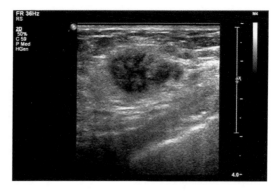

图 1-12-1　右侧乳腺近腋窝处实性包块,界限不清

【病理变化】

1. **巨检**　灰黄色组织一块,体积 3cm×3cm×2cm,切面可见灰白质硬区,面积 3cm×2cm。

2. **镜检**　病变呈结节状,与周围组织界限不清;低倍镜下可见梭形细胞增生,其间散在分布淡染的细胞,高倍镜下可见增生的梭形细胞为纤维细胞和纤维母细胞,淡染的细胞为泡沫细胞、组织细胞;在增生的纤维细胞背景中泡沫细胞呈大小不一的巢状、片状分布或单个浸润,并可见 Touton 型巨细胞和淋巴细胞、浆细胞弥漫浸润(图 1-12-2 ~ 图 1-12-5)。

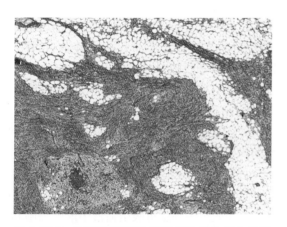

图 1-12-2　病变界限不清,纤维细胞增生侵入脂肪组织

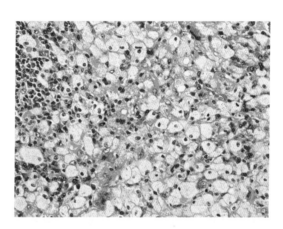

图 1-12-3　病变内较多泡沫细胞、淋巴细胞、浆细胞浸润

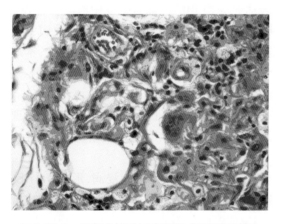

图 1-12-4　局部多核巨细胞浸润;纤维组织增生

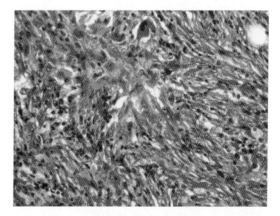

图 1-12-5　纤维细胞、纤维母细胞增生伴淋巴细胞、浆细胞浸润

3. **免疫组化**　泡沫细胞 CD68、CD163、p16 均阳性,S-100、CD1a 均阴性;梭形细胞 ALK、34βE12、AE1/AE3、CK14、p63 均阴性,SMA 和 Actin 均阳性,Ki-67(<1%)(图 1-12-6,图 1-12-7)。

4. **基因测序**　检测到 BRAF V600E 点突变。

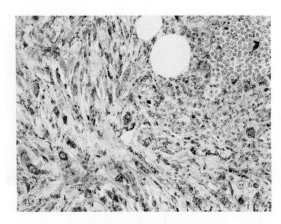

图 1-12-6 泡沫细胞 CD68 阳性

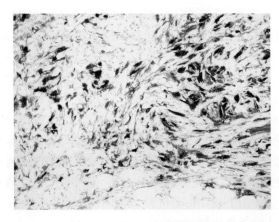

图 1-12-7 p16 弥漫强阳性

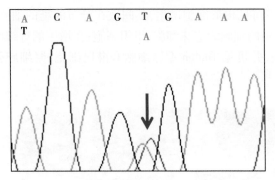

图 1-12-8 基因测序检测到 BRAF V600E 突变

【讨论】

Erdheim-Chester 病(Erdheim-Chester disease,ECD)是一种非朗格汉斯组织细胞增多症,首次由 Chester 和 Erdheim 于 1930 年描述,属于罕见病,易误诊。好发于中老年人,平均发病年龄 54 岁。ECD 常是多发性系统病变,累及范围广泛,最常见的是长骨受累(32%),50% 的患者有其他组织浸润,包括皮肤、眶后及眶周组织、下丘脑-垂体轴、心脏、肾脏、神经系统、后腹膜腔、肝、脾、骨骼肌、肾上腺,累及乳腺的病例罕见。组织学显示大量泡沫细胞、淋巴细胞、浆细胞和 Duton 型巨细胞浸润,致密纤维组织增生。免疫组化显示泡沫细胞表达 CD68、CD4、CD163,不表达 CD1a。ECD 病因尚不明确,是单克隆增生性疾病还是多克隆反应性疾病目前仍无定论。有趣的是最近 Cangi 等在 18 例 ECD 患者病变组织和外周血单核细胞中都检测到 BRAF V600E 突变,提示 BRAF 基因突变在 Erdheim-Chester 病的发生过程中起重要作用,因为 BRAF 基因编码一种丝氨酸/苏氨酸蛋白激酶,是 RAS-RAF-MEK-ERK 信号途径的组成,调控细胞的增殖和存活。ECD 的发病可能是炎症反应和 BRAF V600E 基因突变综合作用的结果,即 BRAF V600E 基因突变的组织细胞可吸引血液中淋巴细胞和单核细胞到多个部位,成为系统性的多发性病变,癌基因诱导的细胞老化(oncogene-induced senescence,OIS)及细胞老化相关性分泌表型(senescence-associated secretory phenotype,SASP)可能参与 ECD 的发生,事实上 ECD 病灶中仅部分泡沫细胞表达突变型 BRAF,而部分泡沫细胞不表达突变型 BRAF,而且病变中泡沫细胞表达 p16 支持这种学说。目前仅有 5 例 ECD 累及乳腺的报道,发病年龄在 40~70 岁,均为多发性系统性病变累及乳腺。ECD 在临床上、影像学及形态上可能与浸润性乳腺癌混淆,同时,ECD 也不是普通的炎性病变,本病虽然罕见,但是一个重要的鉴别诊断,正确诊断十分必要,需结合临床特点、典型的形态学表现和分子检测。

【鉴别诊断】

1. 乳腺脂肪组织坏死 在乳腺自体脂肪移植、外伤、手术、放疗后等情况下,可发生脂肪坏死,表现为乳晕及周围组织脂肪组织坏死伴泡沫细胞、淋巴细胞、浆细胞、多核巨细胞浸润,含铁血黄素沉积,纤维化和钙化。形态学与 ECD 相似,但临床病史不同,有助于鉴别。

2. 乳腺肉芽肿性小叶炎 组织学表现为肉芽肿性炎,有组织细胞和多核巨细胞浸润,形态学与 ECD 类似,但与 ECD 不同之处在于,肉芽肿性小叶性乳腺炎一般局限于小叶内,当疾病进展到一定阶段时出现脂肪坏死、脓肿形成、纤维化、小叶结构破坏。肉芽肿性小叶性乳腺炎的病因尚不清楚,无明确的病原微生物感染;患者多较年轻,发生于妊娠后 2~3 年;大体上为质地中等到质硬的界限清楚的结节,可发生于乳腺除乳晕下的任何部位;局部切除和激素治疗有效。

3. Langerhans 组织细胞增生症 是发生于 Langerhans 组织细胞的肿瘤性病变,好发于儿童,可为局限性或系统性,最常累及骨和邻近的软组织,发生于乳腺者有个例报道,需要与 ECD 鉴别;典型 Langerhans 组织细胞增生症为 Langerhans 组织细胞和嗜酸性粒细胞浸润,Langerhans 组织细胞的形态不同于泡沫细胞,为中等大小、细胞界限清楚,细胞核为卵圆形、有纵行的核沟。免疫表型亦不同于 ECD,肿瘤细胞表达 CD1a、Langerin、S-100、CD68。但最近有研究发现 ECD 和 Langerhans 组织细胞增生有关,两者可同时发生,有待进一步研究。

4. **Rosai-Dorfman 病**　即伴有巨大淋巴结病的窦组织细胞增生症,亦有大量的组织细胞增生,90% 为无痛性颈部淋巴结肿大,23% 仅有结外病变,发生于乳腺者有 27 例。与 ECD 的不同之处在于,Rosai-Dorfman 病特征性表现为低倍镜下明暗相间的组织学图像,即致密的淋巴细胞浆细胞浸润和胞浆淡染的泡沫细胞浸润;组织细胞体积巨大、胞浆丰富而淡染,可见淋巴细胞伸入现象。

5. **颗粒细胞瘤**　发生于外周神经的 Schwann 细胞的肿瘤,5% 发生于乳腺。瘤细胞成片或巢状分布,浸润性生长,与泡沫细胞类似,细胞胞浆丰富,但与泡沫细胞不同,瘤细胞体积较泡沫细胞大,胞浆更丰富,且呈嗜酸性、颗粒状。免疫表型亦不同于 ECD,肿瘤细胞表达 S-100、Vimentin,而 ER 和 PR 为阴性。

6. **组织细胞样浸润性小叶癌**　是一种少见的浸润性小叶癌,癌细胞呈组织细胞样、胞浆丰富而淡染,需与组织细胞增生性疾病鉴别,但组织细胞样浸润性小叶癌细胞有轻至中度核异型,核分裂罕见,单个或弥漫排列,且免疫表型为浸润性小叶癌有助于鉴别,肿瘤细胞表达 AE1/AE3、Cam 5.2、CK7、EMA 和 GCDFP-15,而不表达 E-cadherin 和 S-100(−)。

【治疗和预后】

关于 ECD 目前使用的治疗方法包括细胞毒性药物化疗、骨髓干细胞移植、激素治疗、IFN-α、IL-1 受体拮抗剂、TNF 抑制剂等,其中 IFN-α 是一线的治疗药物。由于 BRAF 基因突变在 ECD 的发生过程中起重要作用,目前也有用 BRAF 抑制剂尝试治疗 ECD。本病累及多个脏器和系统,根据受累的器官和系统不同,临床表现和预后不一,2011 年一项多中心关于 58 例 ECD 的研究发现,ECD 患者 1 年和 5 年的生存率分别为 96% 和 68%,患者可能死于肾、心血管、肺或中枢神经系统功能不全。

(郭双平　闫庆国)

★ 专家点评

郭双平副教授:由于 ECD 罕见,迄今发表的 ECD 仅有 500 多例,人们对这一疾病认识不足,诊断可能会延误几年到十几年,在 2013 年 10 月召开了第一届 ECD 多学科会议,制定了 ECD 的诊断和治疗的最新指南,认为 ECD 是一种克隆增生性疾病,并根据其临床表现将 ECD 分为无症状性或轻微症状性和症状性 ECD,前者指以皮肤病为主或仅有轻微的骨骼病变;后者指各个系统受累者,并根据主要受累的器官和系统分为中枢神经系统为主型、心脏为主型、腹膜后为主型、肺脏为主型、神经内分泌为主型和多系统性 ECD,其临床表现和预后不同。相信随着人们对这一疾病认识的不断深入,诊断和治疗水平将会提高。

参 考 文 献

1. 丁华野,张祥盛,等.乳腺病理诊断及鉴别诊断.北京:人民卫生出版社,2014.

2. 丁华野,皋岚湘.乳腺//刘彤华.诊断病理学.第 3 版.北京:人民卫生出版社,2013.

3. 阚秀,丁华野,沈丹华.乳腺肿瘤临床病理学.北京:北京大学医学出版社,2014.

4. 丁华野,皋岚湘.乳腺良性化生性上皮病变.中华病理学杂志,2003,32(6):580-582.

5. 程涓,杜玉堂,丁华野.肉芽肿性小叶乳腺炎临床病理观察.中华病理学杂志,2010,39(10):678-680.

6. 程涓,丁华野,杜玉堂.肉芽肿性小叶性乳腺炎伴发导管扩张症临床病理观察.中华病理学杂志,2013,42(10):678-680.

7. 吴摇萍,何妙侠,朱摇焱,等.淋巴细胞性乳腺病的临床病理分析.临床与实验病理学杂志,2011,27(8):835-837.

8. 郭双平,杨守京.淋巴细胞性乳腺炎七例.中华病理学杂志,2001,30(5):390-391.

9. Al-Masad JK. Mammary duct ectasia and periductal mastitis in males. Saudi Med J,2001,22(11):1030-1033.

10. Bayrak IK,Yalin T,Nural MS,et al. Mammary duct ectasia in infant breast with bloody nipple discharge:sonographic findings. J Clin Ultrasound,2008,36(4):229-230.

11. Duchesne N,Skolnik S,Bilmer S. Ultrasound appearance of chronic mammary duct ectasia. Can Assoc Radiol J,2005,56(5):297-300.

12. Javadzadeh B,Finley J,Williams HJ. Fine needle aspiration cytology of mammary duct ectasia:report of a case with novel cytologic

and immunocytochemical findings. Acta Cytol,2001,45(6):1027-1031.

13. Hovanessian Larsen LJ,Peyvandi B,Klipfel N,et al. Granulomatous lobular mastitis:imaging,diagnosis,and treatment. AJR Am J Roentgenol,2009,193(2):574-581.

14. Kuba S,Yamaguchi J,Ohtani H,et al. Vacuum-assisted biopsy and steroid therapy for granulomatous lobular mastitis:report of three cases. Surg Today,2009,39(8):695-699.

15. Akcan A,Akyildiz H,Deneme MA,et al. Granulomatous lobular mastitis:a complex diagnostic and therapeutic problem. World J Surg,2006,30(8):1403-1409.

16. Boarki K,Labib M. Imaging findings in Idiopathic lobular granulomattous mastitis,case report and review of literature. Gulf J Oncolog,2010,7:46-52.

17. Valdez R,Thorson J,Finn WG,et al. lymphocytic mastitis and Diabetic mastopathy:a molecular,immunophenotypic,and clinicopathologic evalution of 11 cases. Mod Pathol,2003,16(30):223-228.

18. 朱振龙,张钰,杨艳红,等. 糖尿病性乳腺病. 临床与实验病理学杂志,2005,21(5):604-605.

19. 张廷威,张宏. 糖尿病乳腺病的研究进展. 国际内分泌代谢杂志,2007,27(20):127-129.

20. Kojima T,Karmmori M,Hashjmoto M,et al. Diabetic mastopathy in an advanced elderly woman with insulin-dependent type 2 diabetes mellitus. Breast Cancer,2003,10(4):374-377.

21. Advanced elderly woman with insulin-dependent type2 Diabetic mellitus. Breast Cancer,2003,10:374-377.

22. Giunta A,Vigeri R,Manusia M,et al. Diabetic mastopathy:a case report. J Endocririol Invest,2003,26:683-685.

23. Lo G,Dessauvagie B,Sterrett G,et al. Squamous metaplasia of lactiferous ducts (SMOLD). Clin Radiol. 2012,67(11):42-46. doi:10.1016.

24. Mascolo M,Mignogna C,De Cecio R,et al. Squamous metaplasia of the breast simulating a malignant neoplasm:a case. Eur J Cancer Care (Engl),2009,18:650e2.

25. Taboada JL,Stephens TW,Krishnamurthy S,et al. The many faces of fat necrosis in the breast. AJR Am J Roentgenol,2009,192(3):815-825.

26. Donuru A,Obaid H,Al Attar M,et al. Axillary lump:an unusual presentation of fat necrosis in the breast. Australas Radiol,2007,51:40-42.

27. Turner MJ,Amerasekera S,Cantwell R,et al. An unusual case of fat necrosis of the breast. J BUON,2002,7(3):281-282.

28. 陈文莉,车青峰,雷华,等. 不同类型乳腺假体隆乳术后并发症的临床分析. 中华整形外科杂志,2005,21(3):172-174.

29. 皋岚湘,丁华野. 隆乳术引起凝胶肉芽肿1例伴文献复习. 诊断病理学杂志,2002,9(3):162-163.

30. 韦志红,岳新华. 乳腺凝胶性假瘤7例针吸细胞学观察. 临床与实验病理学杂志,2004,20(3):298-299.

31. 张景丽 张红英 步宏. 隆胸术后腋窝淋巴结聚硅酮性淋巴结病1例. 中华病理学杂志,2002,31(4):366-367.

32. 何建芳,卢义生,刘旭明. 乳腺凝胶性假瘤11例临床病理分析. 诊断病理学杂志,2006,13(3):194-196.

33. Divatia M,Kim SA,Ro JY. IgG4-related sclerosing disease,an emerging entity:a review of a multi-system disease. Yonsei Med J,2012,53(1):15-34.

34. Takahashi H,Yamamoto M,Suzuki C,et al. The birthday of a new syndrome:IgG4-related diseases constitute a clinical entity. Autoimmun Rev,2010,9(9):591-594.

35. Wah Cheuk,Alexander CL,et al. IgG4-related sclerosing mastitis:Description of a new member of the IgG4-related diseases. Am J Surg Pathol,2009,33(7):1058-1064.

36. Chang DW,Weiss PR. Pseudolymphoma of the breast. Plast Reconstr Surg,1995,95(1):145-147.

37. Zen Y,Kasahara Y,Horita K,et al. Inflammatory pseudotumor of the breast in a patient with a high serum IgG4 level:histologic similarity to sclerosing pancreatitis. Am J Surg Pathol,2005,29:275-278.

38. 黄文斌,周晓军. IgG4 相关的硬化性疾病. 中华病理学杂志,2008,37(2):135-136.

39. 张祥盛. 特发性肉芽肿性乳腺炎. 诊断病理学杂志,1996,3(1):47-48.

40. Cheuk W,Chan JK. Autoinunune pancreatitis-prototype of IgG4-related sclerosing disease. Adv Anat Patlol,2007,14(3):235-236.

41. 丁华野. 乳腺少见的炎症性病变. 临床与实验病理学杂志,1998,14(6):584.

42. Valdez R,Thorson J,FinnW G,et al. Lymphocytic Mastitis and Diabetic Mastopathy:A Molecular,Immunophenotypic,and Clinicopathologic Evaluation of 11 Cases. Modern Pathology,2003,16(3):223-228.

43. Cangi MG1,Biavasco R,Cavalli G,et al. BRAFV600E-mutation is invariably present and associated to oncogene-induced senescence in Erdheim-Chester disease. Ann Rheum Dis,2014.

44. Diamond EL,Dagna L,Hyman DM,et al. Consensus guidelines for the diagnosis and clinical management of Erdheim-Chester disease. Blood,2014,21. [Epub ahead of print].

第二章 增生性病变

第一节 概 述

(一) 概念

乳腺的良性增生性病变是临床病理工作中最常见的一组病变,但对其涵盖的病变范围认识并不一致。乳腺的良性增生性病变可以包括各种腺病、大汗腺病变、硬化性病变、囊肿性病变,也可以包含导管内增生性病变,甚至各种腺瘤。WHO 2012 版分类在良性上皮性增生题目下纳入了腺病、硬化性腺病和大汗腺腺病,微腺性腺病、非典型微腺性腺病和伴发癌的微腺性腺病,放射状瘢痕和复杂性硬化性病变,以及小管腺瘤、泌乳腺瘤、大汗腺腺瘤、导管腺瘤和多形性腺瘤。在本章介绍的病例包括:微腺性腺病、大汗腺腺病、黏液囊肿样病变和放射状瘢痕在内的一些硬化性病变。

腺病是指乳腺实质的腺体成分(基本是终末导管小叶单位的小叶导管成分)非肿瘤性的增生变形,并伴有间质变化的病变,大致保持了上皮和肌上皮成分正常排列结构,是一组形态各异、名称不同的病变。单纯性腺病以小叶为基础,仅小叶数量和范围增加,有不同程度的腺泡数量增加,又被称为"小叶增生"。盲管腺病为具有流产性小叶结构的终末导管扩张增生,衬覆细胞具有柱状细胞特点。管状腺病具有无序生长的细长小管。硬化性腺病以小叶纤维化及增生小管上皮萎缩而肌上皮存在或增生为特征。显著富于细胞、增生特别明显、小叶结构消失、出现细胞多形性的腺病称为旺炽性腺病。形成轮廓清楚的结节,细胞成分较多,纤维化不明显的腺病称为结节性腺病。当腺病出现可被临床医生触及或能被影像学检查分辨的肿块时,可称为腺病瘤。

大汗腺腺病是具有腺病的组织学特点和大汗腺样细胞的细胞学特点的乳腺增生性病变。有学者提出,大汗腺腺病中大汗腺样细胞成分应占50%以上。

微腺性腺病是一种少见的腺体增生,具有开放的圆形管腔的小腺管无序生长在纤维性间质和脂肪组织中,缺乏肌上皮围绕,但基底膜完整。微腺性腺病被认为具有"前恶性"潜能。

硬化性腺病以硬化为特征,由肌上皮细胞产生基底膜蛋白沉积,包绕挤压腺体,导致小导管被牵拉呈细长,小叶结构扭曲变形。

放射状瘢痕/复杂硬化性病变是由弹力纤维变性硬化、破坏小叶结构、乳腺实质扭曲变形所致,可能是一种修复性增生,病变中央有星状瘢痕样纤维化。

黏液囊肿样病变由多数扩张导管充满黏液物质形成囊肿结构,与非黏液性导管增生性病变一样,根据衬覆上皮增生的不同状态形成一个连续的形态学谱系,即良性的黏液囊肿样病变,平坦型上皮不典型性的黏液囊肿性病变,伴低级别导管原位癌的黏液囊肿性病变。

(二) 临床表现

乳腺的良性增生性病变发病年龄分布广泛,临床缺乏特异性表现。腺病患者可有随经期变化的局部胀痛,乳腺局部增厚或触及肿块,病变较弥漫,境界不清,有些病例为因其他疾病行乳腺切除或活检发现。病变可发生在一侧或双侧乳腺,也可为同侧乳腺的多发病灶。超声检查多数病例显示病变边界光滑、完整,内部质地及结构紊乱,回声分布不均匀,呈粗大光点及光斑。有些病例由于影像学显示腺体结构紊乱,有簇状分布细小点状钙化,边界不清,与浸润性癌难以鉴别。

微腺性腺病影像学检查无独特的表现。

放射状瘢痕/复杂硬化性病变多见于40~60岁妇女,30岁前发病罕见,病变一般较小,甚至临床触诊不能发现肿物。部分患者可出现乳头溢液等症状,但并无特异性。超声检查多表现为低回声的肿物或团块。X线检查有时显示星芒状致密区,类似于乳腺癌。

黏液囊肿样病变可有乳腺肿块,也可因其他病变就诊而发现。无特殊临床症状。X线影像学检查常表现为结构紊乱、肿块和微钙化。微钙化可为簇状、线性、多形性或模糊不清。超声检查显示实性弱回声包块或囊性病变伴内部回声,可有微钙化。多数预后良好,复发少见,但随访还是必要的。

(三) 病理组织学类型及形态学特征

1. 一般类型的乳腺腺病 根据各种腺体及间质增生的不同形式命名。

(1) 单纯性腺病:以小叶为基础,小叶数量增加,小叶范围扩大,小叶内腺泡数量增加,但腺体形态结构没有明显变化。

(2) 盲管腺病:小叶结构松散或仅有模糊的小叶雏形,终末导管扩张增生,形成大小不一的囊状结构,腔内可有分泌物。管内衬立方或柱状上皮细胞,常见胞质顶突。

(3) 管状腺病:细长的小管杂乱分布,方向不一,无序生长在纤维性间质或脂肪组织中。小管内衬立方上皮,无胞质顶突。

(4) 硬化性腺病:以硬化为特征。小叶结构存在,但可扭曲变形,常呈结节状。结节内腺体成分常围绕小叶中心形成旋涡状模式,由肌上皮细胞产生基底膜蛋白沉积,包绕挤压腺体,导致小导管被牵拉、受压变形,管腔狭窄,上皮萎缩,但肌上皮存在或明显增生。小叶间纤维硬化,可有玻璃样变性。部分区域腺体陷入硬化间质中。

(5) 旺炽性腺病:描述一组上皮细胞和肌上皮细胞均显著增生,显得病变非常富于细胞,并导致腺体密集排列、严重变形,甚至小叶结构消失,出现细胞多形性的腺病。

(6) 结节性腺病:增生的小叶密集形成轮廓清楚的多数结节,细胞成分较多,小叶内外间质纤维化不明显。

(7) 腺病瘤:腺病出现可被临床医生触及或能被影像学检查分辨的肿块时,称为腺病瘤。病变界限清楚,但没有包膜,与纤维腺瘤或腺瘤不同。病变可显示硬化性腺病、管状腺病等腺病的组织形态。

2. 大汗腺腺病 大汗腺腺病是具有腺病的组织学特点和大汗腺样细胞的细胞学特点的乳腺增生性病变。有学者提出,大汗腺腺病中大汗腺样细胞成分应占50%以上。大汗腺样细胞体积较大,胞质丰富,嗜酸性红染,颗粒状,有顶泌突起,细胞核也较大,形状可不规则,核膜较厚,核仁明显。如果出现胞质透明化或空泡化,核增大,核位置不当、形态不规则,核仁显著增大,细胞复层、簇状、乳头状排列等情况时,应考虑为不典型大汗腺腺病。

3. 微腺性腺病 因为被认为具有"前恶性"潜能,而且是唯一没有肌上皮围绕腺体的良性腺病,所以将其单独列出。增生的小管形态大小较一致,较正常终末导管小叶单位的小管略大,具有开放的圆形管腔,无序分布在纤维性间质和脂肪组织中,内衬上皮单层,立方形或略扁平,无胞质突起,核圆形或卵圆形,核仁小。腺体外周缺乏肌上皮围绕,但基底膜完整。腔内有红染胶样分泌物。小管上皮强表达S-100蛋白。

4. 放射状瘢痕/复杂硬化性病变 肉眼检查见放射状、星芒状灰白色质硬病变,类似浸润性癌。镜下见典型的分区性模式,病变中央为放射状瘢痕样纤维化区,其中腺体增生,也呈放射状排列。增生的腺体形状不规则,被纤维组织挤压,杂乱分布,管腔可被挤压而不规则、不易识别,也可扩张呈小囊样。有时互相吻合呈网状,上皮细胞可增生,形成不规则片巢样实性区。小管衬覆上皮、肌上皮,形态温和。病变周边为增生区,增生的导管和终末导管小叶单位构成尖端朝向瘢痕区的类三角形腺簇,可同时显示各种腺病的改变。放射状瘢痕/复杂硬化性病变的复杂结构图像,是由弹力纤维变性硬化、破坏小叶结构、乳腺实质扭曲变形所致,可能是一种修复性增生,病变中央的星状瘢痕样纤维化和病变的分区模式是诊断的依据。

5. 黏液囊肿样病变 肉眼检查病变质地较软,切面可见胶冻样区,范围0.5~10cm。镜下见多个扩张的导管充满淡蓝色黏液物质,聚集分布,囊壁内衬扁平、立方或柱状细胞,外周有肌上皮细胞。黏液物质可溢入囊壁或周围间质,形成黏液湖。囊肿内外的黏液中可见微小钙化。当囊肿内衬上皮显示不典型增生或导管原位癌改变时,称为黏液囊肿样病变伴不典型导管增生、黏液囊肿性病变伴低级别导管原位癌,与良性的黏液囊肿样病变共同组成黏液囊肿样病变的谱系。

（四）病理诊断思路

1. **关于乳腺腺病** 一般类型乳腺腺病的诊断多数没有困难。诊断者应该熟悉乳腺的正常结构，如小叶的分布密度、小叶范围的大小、终末导管小叶单位的正常形态、腺上皮肌上皮细胞的正常形态等，在出现结构异常时能够正确做出判断。同时应该熟悉各种腺病的组织学特点。如：单纯性腺病为小叶数量和范围的增加；盲管腺病为具有流产性小叶结构的终末导管扩张增生，衬覆细胞具有柱状细胞特点；管状腺病具有无序生长的细长小管；硬化性腺病存在小叶纤维化及增生小管上皮萎缩而肌上皮存在或增生；旺炽性腺病显著富于细胞，小叶结构可消失，并可出现细胞多形性；结节性腺病形成轮廓清楚的结节，纤维化不明显；腺病瘤显示腺病结构，并具有可触及的肿块。在仔细观察切片全貌时把握病变的主要特征，作出诊断。

2. **关于大汗腺腺病** 大汗腺腺病的诊断，要求正确认识大汗腺样细胞的细胞学形态，除注意嗜酸性胞质外，还应注意是否颗粒状胞质、有无顶泌突起，特别要注意细胞核是否具有大汗腺样细胞的特征（核大，核仁明显），注意腺病结构中存在大汗腺样细胞的比例是否超过50%，注意大汗腺样细胞是否具有不典型性，注意导管增生区域组织结构有无不典型性。需要指出，不典型大汗腺样细胞的细胞学衡量标准来自大汗腺细胞自己的参照体系，不能照搬一般导管上皮细胞不典型性的判断标准。大汗腺样细胞的细胞学不典型性包括核增大3倍，核外形不规整，核仁增大或出现多个核仁，核染色质细腻等。除了细胞学不典型性外，在诊断不典型大汗腺腺病时也要考虑组织结构的不典型性以及病变范围。由于不典型大汗腺增生常伴有不典型导管增生和不典型小叶增生，所以发现不典型大汗腺病变后，应仔细寻找其他类型不典型增生，以免漏诊重要病变。

3. **关于微腺性腺病** 微腺性腺病的诊断如果说存在困难的话，那么了解缺乏肌上皮层是其重要特点就会减少许多鉴别诊断时的困惑。在所有乳腺的良性上皮增生性病变中，唯有微腺性腺病小管外周没有肌上皮围绕。微腺性腺病为开放的圆形管腔的小管在乳腺纤维或脂肪间质内无序生长，不形成小叶结构，管腔内有PAS阳性分泌物。与小管癌鉴别可以依据增生的小管仍存在完整基底膜，免疫组化 S-100 蛋白强表达，ER、PR、Her-2、EMA 阴性。当微腺性腺病与不典型腺体共存时，称为不典型微腺性腺病；与导管原位癌、浸润性癌共存，并见移行时，称为微腺性腺病内癌。

4. **关于放射状瘢痕/复杂硬化性病变** 放射状瘢痕/复杂硬化性病变的病理诊断从肉眼检查开始，放射状的瘢痕样病灶在大体标本上容易辨认，而病灶相对较小、没有坏死、周边也没有提示癌的其他改变，这些与浸润性癌还是有一定的不同。显微镜检查应该重视低倍观察的图像，在低倍镜下，病变的放射状分布更容易识别，低倍镜下组织结构的特点可能比高倍镜观察细胞特点更有价值。对缺乏经验的病理医生来说，陷入硬化间质中的不规整腺体总会难以与浸润癌鉴别，但由于病变中腺体的各种变化由间质纤维化引起，所以不管病变结构如何混乱，腺样结构的扭曲变形不会出现在没有间质改变的区域，扭曲变形的腺体也不会超出有变化的间质范围。在特别困难的病例，免疫组化标记证明肌上皮存在，可能有所帮助。

5. **关于黏液囊肿样病变** 黏液囊肿样病变导管扩张，充满黏液，但衬覆上皮呈扁平、立方或柱状，在常规切片中没有显示黏液分泌，胞质不见黏液空泡。良性的黏液囊肿样病变上皮单层，没有不典型性。出现复层上皮，具有结构异型性和细胞异型性时，则归为黏液囊肿样病变伴不典型导管增生。达到导管原位癌诊断标准的病变应归为导管原位癌，黏液型导管原位癌多数为低核级、中等核级，其组织学类型主要是微乳头型以及少见的筛状型。黏液囊肿样病变中黏液常常溢入囊壁和间质，成为与黏液腺癌鉴别的难点。囊性病变衬覆的上皮细胞、黏液湖中脱落的上皮成分，以及附近存在的病变类型，常常是鉴别诊断的依据（表2-0-1）。

表2-0-1 黏液囊肿样病变与黏液腺癌的鉴别

	黏液囊肿样病变	黏液腺癌
囊腔衬覆上皮	单层，无异型性	单层或复层，有异型性
黏液湖内漂浮上皮	单层短片状	三维细胞簇、完整腺体
黏液湖内纤维间隔	无	可有
附近导管或腺体	良性改变或导管内癌	富黏液的导管内癌或浸润癌

（五）临床与病理联系

乳腺良性增生性病变的不同类型，依据发生癌的危险性不同，临床处理也有所不同。

一般的腺病,包括单纯性、盲管性、管状、结节性,甚至旺炽性腺病,手术切除后不需特殊处理。硬化性腺病发生癌的危险性轻度增高,切除应尽量彻底。

普通型微腺性腺病是良性增生性病变,局部切除即可治愈,切除也应彻底,如切缘仍有病变,切除范围应稍作扩大,保持 2~3cm 无不典型微腺性腺病的切缘,并注意随访。对于病变范围过大或有部分不典型改变的患者术后应密切观察。

大汗腺腺病的处理难点在于不典型大汗腺腺病。因为与大汗腺导管原位癌的区分标准主观、缺乏较多病例的临床验证,在乳房切除标本中遇到的不典型大汗腺腺病并且已经完全切除,建议保守处理,常规随访;如果病变靠近手术标本切缘,应扩大手术切除范围,以排除邻近区域存在大汗腺导管原位癌的可能。粗针穿刺活检标本发现不典型大汗腺腺病,建议完整切除病变,周边附带正常乳腺组织,以保证切除完整,附近没有更严重的病变。

放射状瘢痕/复杂硬化性病变的诊断主要依靠病理检查,粗针穿刺活检由于获取的标本较少,用于诊断有局限性。虽然病变具有明确特点,有时诊断仍会有困难,基层医院的误诊率可达42%。对于放射状瘢痕/复杂硬化性病变和癌的关系认识不一,长期随访结果显示其相对风险为1.74。

黏液囊肿样病变是一个谱系,良性和伴有非典型者多数预后良好,复发少见,但随访还是必要的。伴有导管内癌成分者,应按导管内癌处理。

(李新功　张祥盛)

第二节　病 例 精 选

病例一　微腺性腺病

【病例介绍】

女性,45 岁,"发现左乳腺肿块 6 个月"入院。查体:左乳腺外上方触及一肿块,2.5cm×2cm 大小,质韧,界限欠清,与周边组织无明显粘连,表面肤色正常,无橘皮样外观,乳头无内陷,腋窝淋巴结无肿大。B 超显示左乳腺外上方低回声结节,有少量血液信号。全身检查和血常规,心、肝、肾功能以及影像学检查均正常。行乳腺肿块切除治疗。

【病理检查】

1. 巨检　乳腺组织一块,5.5cm×5.0cm×3.5cm 大小,表面粗糙,切面可见一界限不甚清楚的结节,面积 2.5cm×1.8cm,灰白淡黄色,质地稍韧,无出血坏死。

2. 镜检　在乳腺小叶间胶原纤维和脂肪组织中见小管状腺体,腺管形态和大小相对一致,管腔开放,圆形,腔内含有嗜酸性分泌物,腺管仅衬单层腺上皮,无肌上皮,外周有基膜包绕。内衬的腺上皮呈立方状,细胞腔缘呈平顶状,无胞突现象,胞质透明,部分呈细空泡状,胞核形态温和,圆形或卵圆形,核仁不明显,个别细胞见小核仁,核分裂缺乏。腺管无序排列,多单个散在,少数呈串状。间质为胶原纤维,部分发生透明变性(图2-1-1)。

3. 组织化学　PAS 染色,腺管腔内分泌物阳性(淀粉酶消化后),AB 阴性,银染色腺管周围见一圈完整的网状纤维包绕。弹力纤维染色阴性。

4. 免疫组化　S-100 蛋白强阳性,CK8 和 E-Cadherin 阳性,p63、SMA(图 2-1-2)、CK(34βE12)、CKpan(AE1/AE3)、EMA、ER、PR、C-erbB-2、Calponin、MSA、CD10 均阴性,Ki-67 阳性(2%)。

【讨论】

一般认为,微腺性腺病(microglandular adenosis)是一种腺性增生性病变,其特征为缺乏肌上皮层的圆形管腔的腺体,在乳腺纤维或脂肪间质内无序地生长,无小叶状构型。具有恶变潜能,又称微腺性增生。Geyer 等研究发现,微腺性腺病与不典型微腺性腺病和微腺性腺病内癌形态学上有过渡,免疫组化是三阴(ER、PR 和 Her-2 均阴性),分子遗传学检测部分病例类似非特殊型浸润性导管癌。Sabaté 报道 1 例伴发 BRCA1 突变,均支持本病不是一种腺病,而是一种腺瘤。

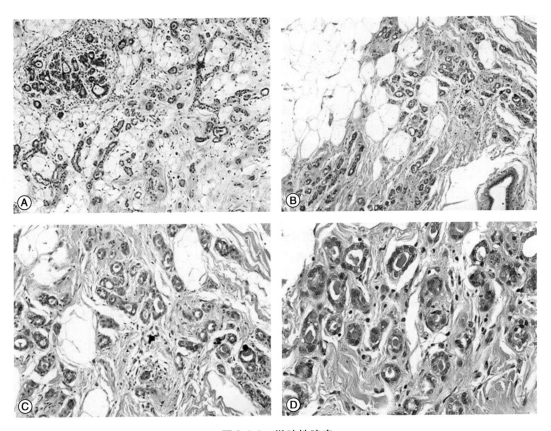

图 2-1-1　微腺性腺病

A. 乳腺小叶间胶原纤维和脂肪组织中见小管状腺体；B. 小腺管之间可见较多脂肪组织；C. 小腺管形态大小一致，管腔开放；D. 小腺管单层上皮，腔内可见嗜酸性分泌物

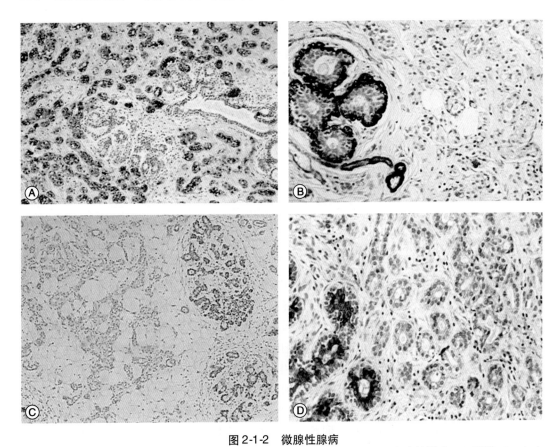

图 2-1-2　微腺性腺病

A. 小腺管内衬上皮 S-100 蛋白强阳性；B. 小叶旁的小腺管 SMA 阴性；C. 小腺管周边 p63 阴性；D. 小叶旁的小腺管 AE1/AE3 阳性

微腺性腺病依据形态学特点和生物学行为分为三种类型：

1. 普通型微腺性腺病　微腺性腺病少见，除 1 例个案发生在男性外，患者均为女性，年龄 28～82 岁，大多数为 45～55 岁。多因乳腺肿块或局部增厚就诊，少数因其他疾病行乳腺切除或活检意外发现。影像学检查无独特的表现。

病灶肉眼观察多表现为不规则致密的斑块状，或为境界不清、质实而韧的增厚区，大小相差很大，直径 2～20cm，多数在 3～4cm。镜检病变界限尚清，但无包膜，在胶原纤维或脂肪组织中散在无序排列的，形态和大小相对一致，体积略大于正常 TDLU 的小管，腺管仅衬单层腺上皮，无肌上皮层，外周有基膜包绕。内衬的腺上皮呈立方状或略扁平，细胞腔缘呈平顶状，无胞突，胞质多透明或细空泡状，偶见嗜伊红颗粒状，胞核形态温和，圆形或卵圆形，核仁小或不明显，核分裂缺乏或少见。管腔开放，圆形，腔内常含嗜酸性胶样物质，偶见胶样物中央有板层状钙化的小球，呈单个或串珠状分布。间质为胶原纤维，可发生透明变性，其内无弹力纤维增生。行 PAS 染色（淀粉酶消化后）腺管腔内容物强阳性。网状纤维染色，基膜线状阳性。弹力纤维染色，间质内无弹力纤维增生。免疫组化染色腺管上皮强表达 S-100 蛋白，中度表达 CK8、CK7 和组织蛋白酶 D，不表达 GCDFP-15、EMA、ER、PR、Her-2、P53、SMA、p63、CD10、Calponin、CK（34βE12）。基膜对 Laminin 和 Ⅳ 型胶原呈阳性。

（1）鉴别诊断

1）其他类型的腺病：微腺性腺病无肌上皮层，其他类型腺病均有肌上皮。

2）小管癌：小管癌的腺管管腔成角状或泪滴状，管腔通常空虚。小管内衬癌细胞呈立方或柱状，常有胞质顶突，核深染，有异型性，周边无基膜环绕，癌细胞强表达 EMA（胞膜胞质显色）、CK8，不同程度表达 ER、PR，不表达 S-100 蛋白和 SMA，见表 2-1-1。

表 2-1-1　微腺性腺病和小管癌的鉴别

	微腺性腺病	小管癌
病灶	单灶或多灶	单灶
小叶聚集	+或-	-
腺体大小及形状	小、圆、一致	稍不规则
腺腔	开放或闭合	开放
分泌物	通常有，嗜酸性	通常无，嗜碱性
顶突	-	+
细胞的多形性	无	轻度
梁索状结构	无	可见
腺管周网状纤维	完整	不完整
纤维间质	无或玻璃样变性	细胞性，有时可见弹力纤维
原位癌	-	2/3 以上存在

3）腺管型浸润性导管癌：腺管型浸润性导管癌的腺管呈圆形、椭圆形或不规则形，大小差异较大，腔内多空虚。胞核可规则一致，但常有轻度异型性。仔细寻找，常见索梁状或团状癌细胞巢。间质多样化，有纤维细胞或纤维母细胞反应性增生。弹力纤维染色，在间质的胶原纤维间也可见细密的弹力纤维增生。免疫组化染色显示与微腺性腺病上皮不同，浸润性导管癌的癌细胞表达 EMA，ER、PR 和 Her-2 多阳性。

（2）临床病理联系：普通型微腺性腺病是良性增生性病变，局部切除即可治愈。但必须切干净，如切缘仍有病变，应稍作扩大切除。Tavassoli 等报道的 11 例中，有 1 例病灶范围大，在活检后 6 年和 13 年两次局部复发，因病灶范围依旧过大（19cm）行乳腺和腋窝淋巴结切除，发现乳腺标本中仍有微腺性腺病病灶，并有部分区域是不典型性改变，但淋巴结均无转移。因此，对于病变范围过大或有部分不典型改变的患者术后应密切观察。

2. 不典型性微腺性腺病　不典型性微腺性腺病是指在普通型微腺性腺病中含有不典型性腺体成分的一

种病变。腺管体积较普通型微腺性腺病大,外形较不规则,出芽、排列较紧密,彼此互相连接。多数腺管仍为单层细胞,部分腺管内上皮呈复层,出现细胞桥或筛孔状乃至实性构型,少有或无胶样分泌物。偶见软骨样分化。内衬细胞核/质比略增大,胞质稠密,核深染,染色质变粗,核仁明显,可见零星的细胞凋亡或核分裂(图2-1-3)。不典型性微腺性腺病通常无细胞的高度异型性,无坏死,间质无促纤维性增生。

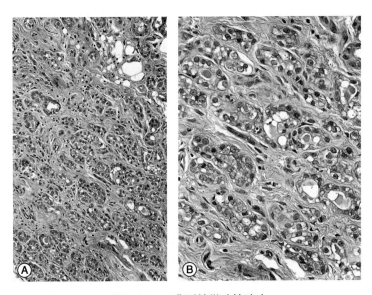

图2-1-3 不典型性微腺性腺病
A. 腺管外形较不规则,出芽、排列较紧密,彼此互相连接。有些腺管内衬单层细胞,有些腺管内衬上皮呈复层,细胞核/质比增大,核深染,染色质变粗,核仁明显。腔内少有或无胶样分泌物;B. 中倍

不典型性微腺性腺病的免疫表型基本同普通型微腺性腺病,唯上皮对 EMA 转变为阳性(胞膜胞质着色),极少数 P53 阳性。

2000 年 Koeing 等对 1 例不典型性微腺性腺病和 19 例发生在微腺性腺病内的癌进行形态学和免疫组化的分析,在 19 例发生在微腺性腺病中的癌中内均有不典型性微腺性腺病成分,作者认为微腺性腺病具有发展为浸润癌的潜能,强调不典型性微腺性腺病在这一演进过程中的重要性。

不典型微腺性腺病应行局部扩大切除(肿块切除术),切除标本应保持 2～3cm 无不典型微腺性腺病的切缘,并注意随访。

3. 微腺性腺病内癌

微腺性腺病内癌是指普通型微腺性腺病和(或)不典型微腺性腺病成分与癌成分[导管内癌和(或)浸润性癌]共存的病变,可见前后两种成分之间或三种成分间有移行现象。其发生率报道不一,多数报道在 27%,少数高达 64%。详见起源于微腺性腺病的乳腺癌(第三十九章特殊类型癌)。

[张祥盛 赵澄泉(Chengquan Zhao)]

★ **专家点评-1**

赵澄泉(Chengquan Zhao)教授,李昕(Xin Li)副教授:本病的组织学特点为由单层腺上皮组成的大小较一致的圆形腺管不规则地散布在胶原纤维间质及脂肪组织中。开放的管腔中有嗜酸性 PAS 阳性的分泌物。尽管腺管周围没有肌上皮层,但有完整的基底膜(Ⅳ胶原和 Laminin 阳性)。几乎所有的腺上皮细胞都表达 S-100 蛋白,大部分同时还表达 CK7 和 CK8,但不表达 ER、PR 及 C-erb-B2。主要的鉴别诊断包括小管癌和良性管状腺病。虽然微腺性腺病呈浸润性生长和缺乏肌上皮,但仍然将其考虑为良性病变。但个别不典型 MGA 也可以存在,这些病例中细胞腺体结构复杂或相互融合,细胞可呈异型性。在极个别病例中,DCIS 或浸润癌可以与 MGA 同时存在或起源于 MGA。这些癌可能保持原有的微腺性腺病的免疫标记物如 S-100 蛋白,而 ER、PR 也呈阴性。目前 MGA 的治疗是完全切除病变并结合紧密的临床随访观察。

★ **专家点评-2**

丁华野教授：微腺性腺病是乳腺众多具有小管/小腺管特征疾病的一种,容易误诊为其他疾病(包括小管癌等),在国内很少有诊断和报道,笔者曾诊断过5例,在和其他类似疾病鉴别时,有以下几点应该引起注意：①小腺管的分布方式：微腺性腺病的小腺管在纤维和(或)脂肪组织内浸润性生长,常呈杂乱无章、松散无规律性分布。但有时小腺管也会紧密排列,聚集成片状或结节状(图2-1-4)。②小腺管的构成及形状：小腺管由一层腺上皮细胞构成,缺乏肌上皮层,但有基膜。小腺管的形状和大小相对一致,呈圆形-卵圆形,管腔开放,腔内常有红染分泌物。但有时也可见有实性小腺管和管腔扩大的小腺管,通常缺乏形状不规则、带尖角的小腺管。③小腺管的衬覆细胞：其衬覆一层腺上皮,细胞常呈立方状,形态温和,核圆形,核仁不明显,胞质常淡染,也可出现嗜酸性颗粒,没有胞突。笔者曾遇到1例,病变主要由胞质为嗜酸性颗粒状的细胞构成,散布或密集排列成大片状。此种细胞的胞质嗜酸性颗粒较大汗腺细胞胞质的嗜酸性颗粒更粗大和富有立体感,有的甚至呈小球状,细胞核也不具有大汗腺细胞的典型特点(图2-1-5),与典型微腺型腺病细胞可有过度。另外,某些病例也见有较多胞质透明的细胞(图2-1-6)。④免疫组化染色表型：小腺管肌上皮标记物

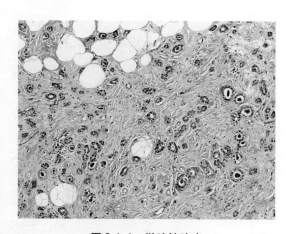

图2-1-4 微腺性腺病
肿瘤性小腺管在纤维和脂肪组织内呈杂乱无章的浸润性生长,肿瘤性小腺管开放,形状比较一致,呈圆-卵圆形,腔内常有伊红色浓缩分泌物

阴性,S100蛋白强阳性(胞质及核),EMA阴性,AE1/AE3弱阳性或阴性,Laminin和IV型胶原基膜呈阳性(经常得不到满意的染色结果)。⑤微腺性腺病主要是和浸润性小管癌鉴别(见上述表2-1-1)。⑥另外,需注意不典型微腺性腺病及微腺性腺病内癌的问题,其形态学和免疫组化表型可能会发生一定的变化(参见《乳腺病理诊断和鉴别诊断》第十八章乳腺小腺管状病变的诊断及鉴别诊断)。

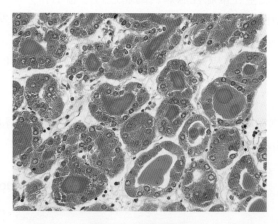

图2-1-5 微腺性腺病
小腺管呈较密集排列,被覆单层腺上皮细胞,胞质呈明显嗜酸性粗颗粒状,细胞核圆形-卵圆形,可见小仁,腺腔内充有嗜酸性浓缩分泌物

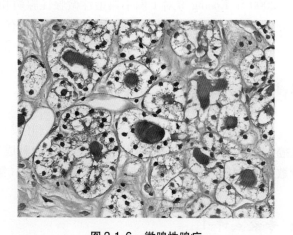

图2-1-6 微腺性腺病
小腺管被覆单层腺上皮细胞,胞质透明,细胞核小圆、深染,腺腔内充有嗜酸性浓缩分泌物

病例二 大汗腺腺病

【病例介绍】

女性,33岁,"无意中发现右乳腺肿块8个月",增大缓慢,无疼痛,无乳头溢液。查体：肿物位于外上象限偏下部,约3.4cm×2.2cm×2cm大小,质韧,边界欠清,触之活动度差。乳头无内陷。乳腺皮肤颜色正常,无红肿及橘皮样改变。腋窝未及肿大淋巴结。B超检查见右乳导管无明显扩张,肿块为低-中实性回声。

【病理变化】

1. **巨检** 不规则、结节状肿物一个，表面灰白色及淡黄色，附有脂肪组织，大小2.5cm×1.5cm×1.3cm，切面质韧，灰白及淡黄色，无包膜。

2. **镜检** 基本病变具有硬化性腺病的特征。腺体含腺上皮和肌上皮双层结构。腺细胞体积较大，柱状或多角形，胞界清楚，邻近腔缘者可有胞质顶突，胞质丰富，深伊红染，颗粒状。核圆形或卵圆形，可见小核仁，边缘平滑（图2-2-1）。核无明显增大，胞质缺乏透明化及空泡化。

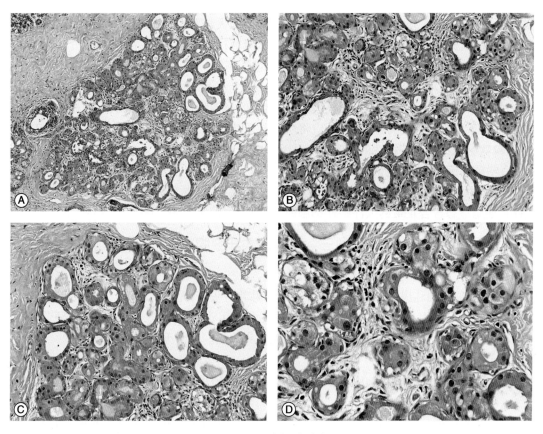

图2-2-1 大汗腺腺病
A. 典型的小叶中心性构型，全部小管均有大汗腺细胞化生；B. A图放大；C、D. 中倍、高倍放大示大汗腺细胞核形态温和

3. **免疫组化** 大汗腺腺病的大汗腺细胞：CK、GCDFP-15、AR阳性，Her-2阳性，ER、PR阴性。Ki-67阳性（5%）。

【讨论】

良性大汗腺增生性病变（无不典型性的大汗腺增生性病变）以大汗腺腺病为代表。大汗腺腺病（apocrine adenosis）一词曾被用于多种增生性大汗腺病变。大多数学者将"大汗腺腺病"这一术语仅限于具有硬化性腺病的结构特征并且50%以上上皮发生大汗腺化生的病变，故又称为硬化性大汗腺腺病或腺病伴大汗腺化生。

大汗腺腺病主要形态学特征包括：具有腺病尤其是硬化性腺病的基础病变，包括腺-肌上皮双层结构；腺细胞具有大汗腺特征，并可伴有大汗腺型不典型增生甚或伴有大汗腺型导管原位癌。

实际工作中应注意大汗腺腺病形态学具有欺骗性。如果不能正确认识这种病变的大汗腺本质，由于核增大和核仁明显可能会误认为是非典型性增生。并且，由于病变结构复杂，腺体扭曲变形，有时被硬化性间质挤压成条索状而肌上皮不明显，即使不伴有细胞学不典型性，也可能与浸润性癌混淆；冰冻切片中尤其诊断困难。诊断关键是低倍镜下病变局限和小叶中心性的特征，腺体挤压和扭曲在病变中央区域最明显，管腔可以完全闭塞，导致腺体在纤维间质中呈实性条索样、漩涡状排列。该特征有助于区分硬化性腺病与浸润性癌。对于肌上皮不明显的病例，必须染肌上皮标记物（肌上皮免疫标记物如Calponin、平滑肌肌球蛋白重链、p63）协助诊断。冰冻切片难以诊断时，应延迟报道，待常规切片和免疫组化确诊。一般建议将粗针穿刺活检标本中的大汗腺腺病完整切除活检,以除外更严重病变。

由于以往把非增生性和增生性大汗腺病变统称为大汗腺腺病,导致研究数据难以解释,因此不提倡使用。实际工作中建议描述大汗腺改变所在的特异性固有病变,例如,硬化性腺病中的大汗腺改变(apocrine change in sclerosing adenosis),今后研究中也应使用更准确的大汗腺增生性病变的分类。

(张庆慧　张祥盛)

★ 专家点评

李新功主任医师:大汗腺腺病是具有腺病的组织学特点和大汗腺细胞的细胞学特点的乳腺增生性病变。乳腺组织中的大汗腺(顶泌汗腺)样细胞来源和意义都不明确,一般认为是一种化生。虽然在开始学习乳腺病理学时就必须认识大汗腺细胞,但大汗腺样细胞的形态学判别标准被认为比较模糊。大囊肿病变囊液蛋白-15(GCDFP-15)在多数大汗腺样细胞表达,但特异性不强。一般认为,大汗腺样细胞具有胞质丰富、嗜酸性、颗粒状,细胞核较大,染色质丰富、块状,核膜较厚,核仁明显等特点。应该指出,尽管嗜酸性颗粒状胞质是认识大汗腺样细胞最早被掌握的特征,可是不应将所有具有嗜酸性胞质的细胞都认为是大汗腺样细胞,只在既有嗜酸性颗粒状胞质又具有特征性的核时才可认为是大汗腺样细胞。如果上皮细胞仅具有以上一两种特点,特别是仅有嗜酸性胞质,常不足认为属于大汗腺样细胞,而仍视为一般导管上皮细胞。

大汗腺细胞增生性病变包括乳头状大汗腺化生、大汗腺腺病、不典型大汗腺腺病、大汗腺型导管原位癌。出现腺病结构,细胞形态符合正常的大汗腺样细胞时,诊断为大汗腺腺病。

病例三　不典型大汗腺腺病

【病例介绍】

女性,47 岁,"发现双侧乳房肿块 1 个月",月经来潮时乳房胀痛,无乳头溢液。自述双侧乳房均可触及不规则肿块。查体:右乳房外上象限触及 2cm×2cm×1.5cm 大小活动结节,界限不清,质地较硬,轻压痛,挤压无乳头溢液。双侧乳房对称,外形正常,无橘皮样改变,无乳头内陷。腋窝无肿大淋巴结。

【病理变化】

1. **巨检**　不规则组织一块,3.5cm×2.5cm×2.5cm 大小,灰白色,附脂肪。切面灰白色间淡黄色,无包膜,质韧。

2. **镜检**　病变界限清楚,无包膜,受累导管完全由增生的大汗腺样细胞衬覆或充填,与正常大汗腺细胞相比,细胞核增大,为正常大汗腺细胞核的 2~3 倍,轻度不规则,核染色质无明显颗粒,核仁增大,有些细胞可见多个核仁,未见坏死及凋亡改变(图 2-3-1)。

3. **免疫组化**　CD10 管周肌上皮阳性,癌细胞 GCDFP-15 强阳性,34βE12、E-cadherin(图 2-3-2)、AR、Her-2、CK5/6 阳性,ER 和 PR 阴性。

【讨论】

不典型大汗腺增生性病变(atypical apocrine proliferations,AAP)或称为大汗腺型不典型增生(apocrine atypia),以不典型大汗腺腺病(atypical apocrine adenosis,AAA)为代表,属于乳腺病理学中的诊断难题之一。AAP 与低级别大汗腺型导管原位癌(apocrine ductal carcinoma in situ,ADCIS)之间的镜下表现存在部分重叠。目前,AAP 这个术语属于描述性用法,大汗腺上皮的细胞学不典型性的定义也不统一;并且,AAP 相当少见,缺少长期临床随访和诊断经验的总结。

不典型大汗腺增生性病变常见于细胞丰富的硬化性病变,常常含有乳头状瘤和旺炽性腺病。由于良性和不典型大汗腺细胞增生均可累及结构简单的小腺体,也可形成令人担心的导管内乳头状、筛状结构,因此不典型大汗腺增生性病变的概念主要是指细胞学方面而言。由于即使"正常"大汗腺细胞群也比普通导管细胞显著增大,因此必须强调 AAP 的细胞学标准是来自并且限于大汗腺细胞参照体系。

不典型大汗腺增生性病变目前有不同的诊断标准,不同标准之间的相同之处是强调细胞学的不典型性,包括:①与正常大汗腺细胞相比,其细胞核增大 3 倍;②核仁增大,或出现多个核仁并且核大小不一;③核膜厚薄不一,外形不规整;④核染色质细腻,而不是粗糙;⑤无坏死,但可有局灶凋亡。除了细胞学不典型性之外,有的标准也考虑组织结构不典型性以及病变范围。例如,O'Malley 将具有普通大汗腺细胞学并且小于 8mm

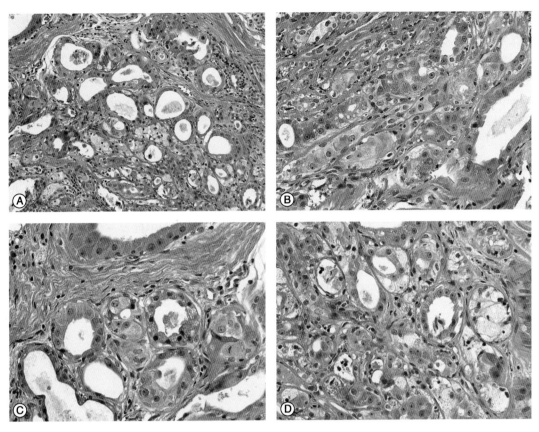

图 2-3-1 不典型大汗腺增生性病变

A. 基本病变是硬化性腺病构型,病变范围<2mm,增生细胞均为大汗腺细胞;B. 大汗腺细胞核增大,核轮廓稍不规则,核仁显著,并有部分复杂结构,无核分裂和坏死;C、D. 中倍示细胞特征

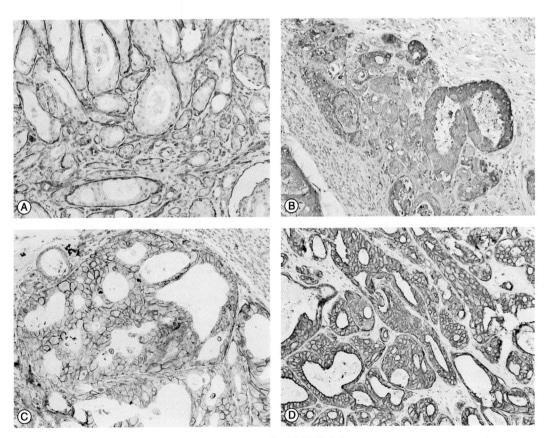

图 2-3-2 不典型大汗腺腺病

A. CD10 管周肌上皮阳性;B. GCDFP-15 癌细胞强阳性;C. 34βE12 阳性;D. E-cad 阳性

的病变称为良性,具有 DCIS 细胞学特征(核不规则,染色质粗糙,多个明显核仁)者诊断为 ADCIS,介于两者之间为 AAP(作者称为交界性 DCIS)。其定义为:首先,出现细胞学不典型性,其次,上述细胞学特征为主的病变范围为 4~8mm,或不典型细胞数量较少但范围超过 8mm。而 Tavassoli 和 Norris 定义的 AAP 包括细胞学不典型性(核增大 3 倍)、核复层或乳头状细胞簇,同时具有上述三项特征者称为不典型大汗腺增生(atypical apocrine hyperplasia),仅有细胞学不典型者称为不典型大汗腺化生(atypical apocrine metaplasia),具有细胞学不典型性和筛状结构者以 2mm 为界进而区分 ADCIS。另外,关于大汗腺型结构异型性和细胞异型性,Koerner 也提出了更加详尽的定义和分析方法。

AAP 的另一代表性病变为"不典型大汗腺增生"(atypical apocrine hyperplasia,AAH),是由大汗腺上皮构成的导管内增生或小叶病变,伴结构异型性和(或)细胞异型性,但又不同于乳头状大汗腺化生。同样,AAH 的研究不足,与 ADCIS 关系不明,形态学上也难以区分。

鉴于 AAP 与 ADCIS 的区分标准主观、未经临床验证,在实际诊断工作中推荐一种实用的处理方法。在乳房切除标本中遇到的 AAP 并且已经完全切除,建议用保守方法,包括常规随访;如果该病变位于或接近手术标本的切缘,谨慎的做法是再次手术切除以排除邻近区域存在大汗腺导管原位癌的可能;如果 AAP 位于粗针穿刺活检标本中,则建议完整切除病变,带一圈正常乳腺组织,以排除 ADCIS 等更严重的病变。

(张祥盛)

★ 专家点评-1

丁华野教授:不典型大汗腺病变主要包括两类:腺管增生(不典型大汗腺腺病)及上皮增生(不典型大汗腺型导管增生)。两者的关系密切,不典型大汗腺腺病内常会出现不典型大汗腺型导管增生,甚至大汗型的导管内癌,这类不典型大汗腺病变的诊断不仅是缺乏统一的诊断标准,病理医生对这类病变也没有引起足够的重视,同时更是缺乏诊断经验和信心,因此这类病变常成为乳腺病理诊断中的陷阱。近几年,笔者曾诊断过数十例不典型大汗腺病变,根据笔者的经验,诊断此类病变时,应注意以下几个问题:①关键是识别不典型大汗腺细胞,其最具特征性的改变是细胞核的变化:细胞核明显增大(与"正常"大汗腺细胞比较,面积增大 3 倍、直径增长 1.7 倍),核仁亦增大、出现多个核仁且大小不一,核膜增厚不规则,核染色质可呈细颗粒深染而不粗糙(以上 4 条中满足 2 条就可考虑细胞有不典型性),核分裂常不明显。次要特征包括:细胞质出现嗜酸性颗粒分布紊乱,胞质变淡,泡沫-空泡化,甚至出现大的空泡(类似于小腺腔)等。当不典型细胞出现在比较大的范围(没有统一的标准,4mm?),即可诊断不典型大汗腺病(图 2-3-3~图 2-3-6)。②不典型大汗腺型导管增生及大汗腺型导管原位癌:这两种情况与不典型大汗腺腺病的相同点在于都有不典型大汗腺细胞,不同点是前两者均存在肿瘤性大汗腺细胞增生,以及出现结构上的异型性,而后者只表现为腺管的增生。笔者认为,虽然不典型(肿瘤性)大汗腺病变的诊断应有自身的参照体系及标准,但在尚没有建立起统一的诊断标准的时候,某些方面仍可寻求参考现行的普通导管内增生性病变的诊断标准,并注意不典型大汗腺病变的特殊性,主要根据大汗腺细胞细胞核的异型性,在低大汗腺细胞核级时,需结合结构异型性(如筛状、索条状、实性、微乳头状等,尽管不典型)。另外,也要考虑病变大小(<2~4mm,无硬性规定)进行综合判断。③大汗腺型导管原位癌伴腺病腺管内扩散:此种病变有两种情况,腺病内或腺病外的大汗腺型导管原位癌伴腺管内扩散,此时与大汗腺腺病/不典型大汗腺腺病的鉴别是极其困难的。笔者的经验,注意力应更多地放在是否存在大汗腺型导管原位癌上,如果大汗腺型导管原位癌的诊断不成立,也就无需考虑腺病腺管内扩散的问题;如果大汗腺型导管原位癌的诊断成立,就是判断不出存在腺病腺管内扩散(最好能诊断出,因为还有评估病变范围、切缘状态及预后的问题),也不会犯原则性错误。另外,需要强调的是,诊断大汗腺型导管原位癌也常会遇到困难,免疫组化染色通常也起不到更多的作用,因为大汗腺细胞/不典型大汗腺细胞 ER、

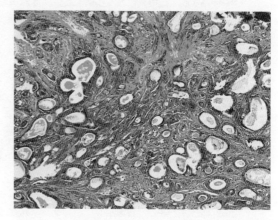

图 2-3-3　不典型大汗腺腺病,呈硬化性腺病背景改变,小叶结构不明显,见有受压变形及开放的小腺管

PR、CK5/6 一般阴性。④浸润性大汗腺癌：上述大汗腺腺病、不典型大汗腺腺病及大汗腺型导管原位癌伴腺病腺管内扩散都有一个共同的问题，就是与浸润性大汗腺进行鉴别，在 HE 切片上区别两者是十分困难的，对可疑病例，通常需要通过一组肌上皮标记物（如 p63、calponin 等）免疫组化染色辅助诊断。作者观察到某些医院的免疫组化染需要进一步加强质控，有的错误性诊断就是建立在不良免疫组化染色基础上的。另外，医生在判读免疫组化染色结果时，不能因一种抗体肌上皮阴性或少数几个腺体缺少肌上病，而作为诊断肌上病的依据（图 2-3-7）。

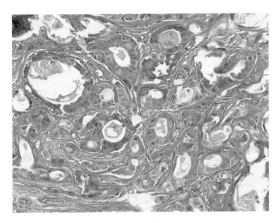

图 2-3-4　腺管被覆单层大汗腺样细胞

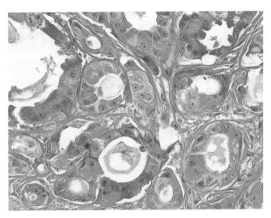

图 2-3-5　不典型大汗腺细胞

核明显增大（与"正常"大汗腺细胞比较，面积增大 3 倍），呈泡状，核仁增大，核膜增厚稍显不规则，胞质呈嗜酸性颗粒状

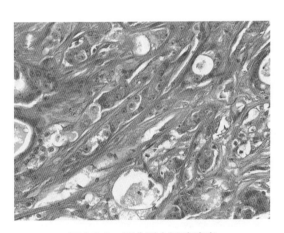

图 2-3-6　不典型大汗腺腺病

示挤压变形增生的腺管，大汗腺细胞有不典型性，形态类似于浸润性大汗腺癌

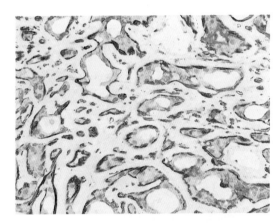

图 2-3-7　不典型大汗腺腺病

calponin 免疫组化染色，变形增生的腺管周围有肌上皮

　　笔者认为，对这类不典型大汗腺增生性病变的诊断，必须在以往诊断思路的基础上进行更深入的探索，建立新的诊断思路，过去见到大汗腺化生/增生性病变，其诊断思路是首先考虑该病变为良性，然后寻找更多的证据加以证实；现在的诊断思路应加以修正，对于那些病变范围大、增生明显、形态一致的大汗腺化生/增生性病变，需提高警惕，应首先考虑是否存在肿瘤性大汗腺增生性病变的可能性，根据细胞学（特别是核级）异型性，结合结构异型性及病变范围综合考虑（参见《乳腺病理诊断和鉴别诊断》第十七章乳腺大汗腺化生细胞化生/增生性病变）。

★ 专家点评-2

　　张祥盛教授：不典型大汗腺细胞和不典型大汗腺型导管增生缺乏统一的诊断标准，诊断时要注意大汗腺增生细胞的结构及细胞异型性外，还必须考虑到病变的范围，虽然并没有公认的阈值（2mm 还是 4mm）。小灶性轻微不典型病变，可以忽略不计。对于那些有明显细胞增生的较大病灶，要考虑到不典型大汗腺型导管增

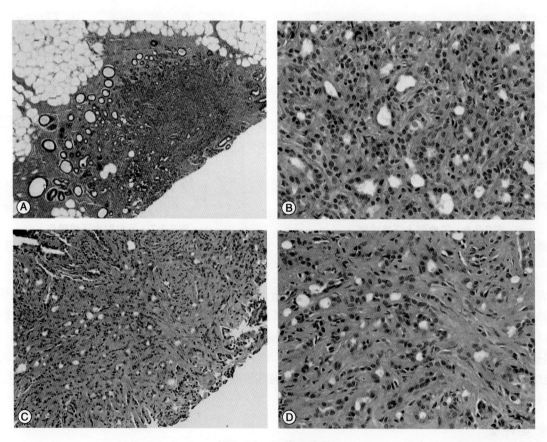

生/大汗腺 DCIS 的可能。不典型大汗腺增生常伴有不典型导管增生和不典型小叶增生,一旦发现不典型大汗腺病变,就应仔细寻找其他类型不典型增生。

诊断不典型大汗腺型导管增生不同作者提出过不同的诊断标准,如 O'Malley 等提出主要通过细胞学特征来界定不典型大汗腺病变(不考虑组织学结构),细胞核改变为较正常增大 3 倍,核仁增大,多个核仁;细胞核膜轻度不规则,细胞核染色质细腻,缺乏坏死,可见细胞凋亡,病变范围<4mm。Tavassoli 和 Norris 的诊断要根据细胞学特征和结构特征(实体型、筛孔型、微乳头型),范围<2mm。

病例四　结节型腺病和硬化性腺病瘤

（一）结节性腺病

【病例介绍】

女性,35 岁,"查体发现右乳肿物 1 个月"。查体:右乳外上象限触及一不规则肿物,大小约 1.0cm×1.0cm,质韧,边界不清。乳头无内陷,乳腺皮肤肤色正常,无红肿及橘皮样改变。腋窝未及肿大淋巴结。

【病理变化】

1. **巨检**　灰白色淡黄色组织一块,大小 2cm×1.5cm×1.5cm,切面见直径约 0.8cm 结节,灰红色,与周围分界不清,无包膜。

2. **镜检**　低倍镜下见病变是由多个结节融合成一个大的结节,与周围组织分界较清楚,但部分小的结节伸入周围脂肪或硬化的间质内(图 2-4-1)。高倍镜下病变形态特点与硬化性腺病相似,增生的腺体和小管由扁平或立方形腺上皮和梭形的肌上皮组成,肌上皮常有增生。腺体或小管多数被挤压变形,管腔狭窄或闭锁,在纤维间质内呈实性条索状排列,边缘区小管有不同程度扩张(图 2-4-1)。

3. **免疫组化**　CK8/18 腺上皮阳性,p63、SMA 肌上皮阳性(图 2-4-2)。

图 2-4-1　结节型腺病

A. 病变是由多个结节融合成一个大的结节,与周围组织分界较清楚;B. 病变的周边部,小管结构清楚,由扁平或立方形腺上皮和梭形的肌上皮组成;C、D. 病变中心增生的腺体和小管挤压变形,管腔狭窄或闭锁,在纤维间质内呈实性条索状排列,其间纤维组织增多并胶原化

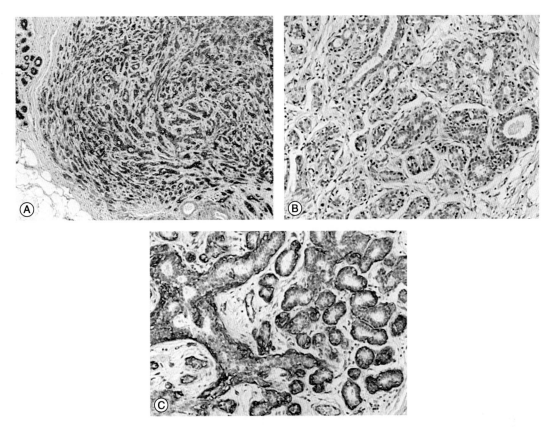

图2-4-2 结节型腺病和硬化性腺病瘤
A. CK 腺上皮阳性；B. p63 肌上皮阳性；C. SMA 肌上皮阳性

（二）腺病瘤

【病例介绍】

女性,41 岁,"右侧乳腺肿块半年余",无疼痛。查体:右侧乳腺外上象限下缘近乳晕处触及一类圆形肿块,3cm×2.5cm 大小,质韧、界欠清、活动较差。乳头无内陷,表面皮肤无橘皮样外观。腋窝淋巴结不大。

【病理变化】

1. 巨检 类圆形包块一个,表面粗糙,界限尚清,无明显包膜。大小约 5cm×3.5cm×2cm,切面灰白色,质韧。

2. 镜检 低倍镜下见乳腺小叶结构存在,部分融合,间质纤维组织增生,有硬化,可见扩张导管。高倍镜下见腺上皮细胞大小一致,有多个小核仁,个别见核分裂,腺上皮细胞周围有间质硬化及梭形的肌上皮细胞,肌上皮细胞可见核分裂(图 2-4-3,图 2-4-4)。

3. 免疫组化 SMA(图 2-4-5)、p63、Calponin、CD10 和 CK5/6 等阳性。

【讨论】

腺病是一种发生于终末导管小叶单位的良性乳腺病变。结节性腺病(nodular adenosis)是硬化性腺病的早期无硬化阶段。结节轮廓清楚,细胞成分较多,纤维化不明显。有学者认为它是兼具盲管腺病和硬化性腺病特征的一型。腺病瘤(adenosis tumor)是结节性腺病(nodular adenosis)的旺炽型,表现为乳腺实质的腺体成分非肿瘤性的增多、增大、变形伴间质纤维组织增生至纤维化的过程,当多个腺病结节相互聚集,形成可被触及的或被影像学检查发现的肿块时,称腺病瘤,实为由腺病灶聚集或融合而形成的肿块性病变。

腺病瘤多见于绝经前妇女,30~45 岁妇女多见,临床上表现为多发性结节。结节质实或韧,无包膜,长径2~6.0cm 不等,以 2.0~3.0cm 最常见。Nielsen 报道的 27 例中,20 例结节境界不清。

诊断腺病瘤,低倍镜观察非常重要,病变呈结节状,小叶轮廓存在,终末导管和腺泡增大,膨胀,细胞数目增多,形态和排列异常,小叶内腺泡有呈带状分布的趋向,小叶中心的腺泡受压,细胞密集,腺腔无扩张,而周边部分腺泡可见扩张。而行中倍或高倍观察,腺泡形态较规则,可见腺上皮和肌上皮两种细胞,小叶中外

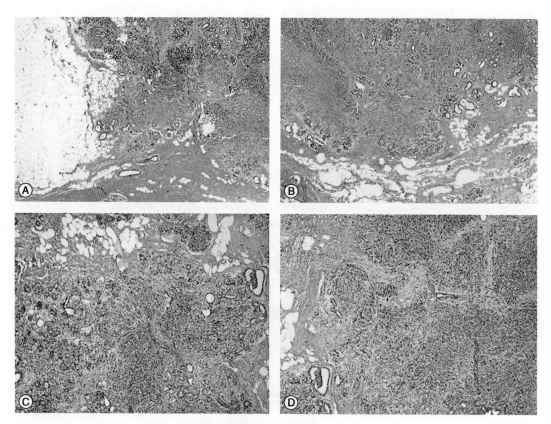

图 2-4-3 腺病瘤
小叶结构轮廓存在,腺泡增多,排列致密,小叶内、间纤维组织增生

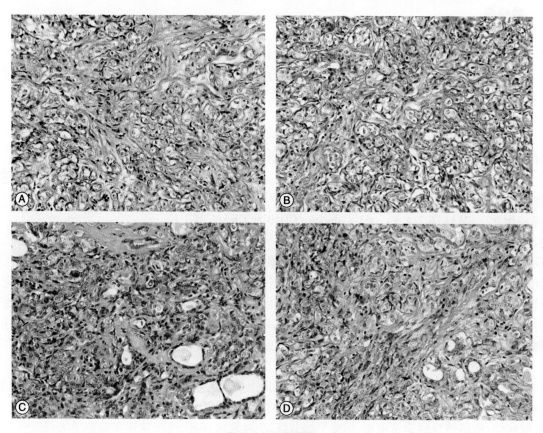

图 2-4-4 腺病瘤
腺泡间纤维组织增生,挤压腺泡,使腺泡细胞呈实性、条索状,酷似浸润性癌

侧的腺泡更清楚。腺上皮位于腺腔的内面,呈稍长的卵圆形,相互重叠,核膜较厚,可见内折或核沟,染色质呈颗粒状,可见核仁。没有 DCIS 和 LCIS 累及的话,终末导管和腺泡均见腺上皮和肌上皮,基膜清楚。常伴微囊、大汗腺化生和腺上皮增生。少数伴不典型增生及原位癌。个别案例见到神经或血管壁累及(图2-4-6),勿视为恶性表现。间质为非特化的小叶间间质,纤维组织增生,可见小叶内外相互吻合的胶原纤维束,可发生均质化、玻璃样变性,很少发生黏液样变性。由于硬化性间质压迫腺泡,可使腺泡的上皮层次不清,易误诊为浸润性癌。肌上皮标识物的免疫组化染色有助于证实肌上皮细胞的存在,有重要的诊断和鉴别诊断价值。

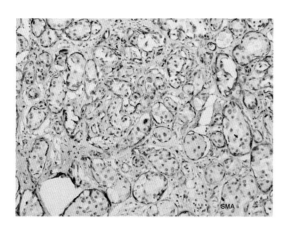

图 2-4-5 腺管周边细胞 SMA 阳性

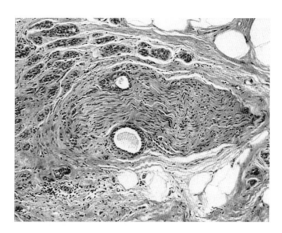

图 2-4-6 增生的小管状腺体,内衬细胞温和,可见腺上皮和肌上皮细胞,两个腺体累及神经

【鉴别诊断】

1. **浸润性癌** 真性浸润性癌成分,细胞多有明显异型性,并不只局限于瘢痕区,常会有周围乳腺组织或纤维脂肪组织的浸润,表现为单个腺体或单个或数个癌细胞孤立存在,并伴有反应性纤维增生性间质,腺管周围没有肌上皮。

2. **浸润性小叶癌** 多数小叶癌癌细胞相对较小,细胞间连接松散,非结节状分布,而呈单排或双排条索状分布。行肌上皮的免疫组化染色有助于两者的鉴别。需要注意,某些放射状瘢痕/复杂硬化性病变病例中央假浸润腺管肌上皮可缺失,需要全面观察作出判断。

3. **浸润性小管癌** 小管癌是一种高分化的浸润性癌,细胞规则且排列成明确的小管,这种开放的小管一般仅一层细胞,被丰富的纤维性间质包绕,易与旺炽性腺病混淆。小管癌非结节状分布,导管结构形态多不规则,可形成角,管腔相对一致,圆形或卵圆形,衬覆细胞为单层。

4. **DCIS 累及硬化性腺病** DCIS 累及硬化性腺病是病理诊断的难点,是指在硬化性腺病的背景下见到导管原位癌成分。腺管呈不同程度的增生,可见导管扩张或乳头瘤样增生,小叶间纤维组织增生明显,并插入小叶内,并见瘢痕样硬化。导管原位癌成分可占据整个病变的大部分,或病变微小。高级别病变相对来说,诊断较易,而低级别病变,鉴别诊断非常困难。免疫组化确定有无肌上皮对诊断有重要意义。

【治疗与预后】

手术切除后,可有少数复发。病理诊断报道书中,应在腺病瘤后写明腺病的病理类型。

(穆殷斌 张祥盛)

★ **专家点评-1**

赵澄泉(Chengquan Zhao)教授,李昕(Xin Li)副教授:结节型腺病是一种乳腺良性病变。在鉴别诊断上要注意与乳腺浸润癌,特别是与小管癌的区别。低倍镜下结节型腺病保持原有乳腺小叶的结构,结节轮廓清晰。而在浸润性癌,乳腺小叶结构丧失,恶性腺管浸润至周围的间质或脂肪组织。高倍镜下结节型腺病的腺管被覆良性上皮细胞和肌上皮细胞。而在浸润性癌,肌上皮细胞缺失。诊断困难时,肌上皮标识物的免疫组化染色有助于证实肌上皮细胞的有无。

★ 专家点评-2

张祥盛教授: 腺病是发生于乳腺终末导管-小叶单位(TDLU)的良性病变,表现为腺体/腺泡数量增多而使小叶显著增大。临床上多表现为相互融合的结节。组织学的主要特征是小叶结构尚存和带状生长。低倍镜下中央部分受压显著,显得细胞数量多,而周围的腺体/腺泡似乎更加开放或扩张。中倍镜下,腺体/腺泡一般具有规则的、均一的轮廓。高倍镜下,腺体/腺泡一般可见腔内腺上皮及外围肌上皮两层细胞。这一特征在腺病的边缘比较容易识别。腔内上皮细胞具有良性导管上皮细胞的特征,比如长椭圆形、重叠,核膜皱褶及核沟,可见核仁,染色质颗粒状,核膜厚等。腺上皮周围存在肌上皮细胞及基底膜。间质可为透明样胶原排列成相互吻合的致密条带状。但一般没有黏液样变。有时由于硬化性腺病中的硬化性间质挤压,腺泡结构可不明显,尤其在病灶中央处。此时可行免疫组化标记肌上皮。由于多个腺病结节相互融合,形成可触及的"肿瘤",影像学检查可见伴微钙化的卫星灶,或肿瘤样病变,故称之为腺病瘤或结节性腺病。一般为2cm左右,但6cm者也有过报道。

病变表现为"浸润性生长"的肿物时,易与浸润性导管癌或小叶癌混淆,尤其在高倍镜下观察病变中央部分时更是如此。浸润性癌缺乏带状分布的小叶中心性形态,细胞具有恶性特征,肌上皮缺失,呈浸润性生长,可在脂肪组织内见到无肌上皮的细胞巢或腺体巢团,而腺病的腺体一般仅至纤维组织的边缘。偶尔在脂肪组织中见到一些腺体,与癌性腺管不同,周围一般存在肌上皮及基底膜。腺病也可见到神经侵犯,如果存在这一现象,则容易与浸润性癌混淆。免疫组化肌上皮染色是解决这一问题的关键。

DCIS累及腺病易被漏诊,此时要仔细观察腺上皮是否具有恶性特征,有无坏死,是否有大汗腺化生和增生,周围的乳腺组织是否含有DCIS,肌上皮免疫标有助诊断。

总之,在诊断结节性腺病时,低倍镜下观察带状分布的小叶结构是最重要的,其次是观察腺病边缘过渡区细胞的层次,而不要仅在高倍下关注中央区;还要注意观察周围的乳腺组织结构。免疫组化肌上皮染色对诊断有重要价值。

★ 专家点评-3

丁华野教授: 结节性腺病及腺病瘤内最常见的改变模式是硬化性腺病,也可存有旺炽性腺病及大汗腺腺病等病变。以下几点要特别引起注意:①病变发生融合时,可部分或完全丧失小叶轮廓。硬化性腺病的不同阶段,腺管、上皮(包括腺上皮和肌上皮)及间质的变化不完全相同。腺管可扩张、变形、狭小、闭塞;腺上皮可萎缩,肌上皮可增生,胞质透明;间质可增生、纤维化透明变;造成上皮成分在纤维间质内呈小管状、条索状和(或)单列线样排列,这种假浸润现象可类似于浸润性癌(如小管癌、浸润性导管癌或小叶癌),特别是在冷冻切片及质量欠佳的石蜡切片上很容易误诊。②旺炽性腺病的腺管可密集排列,肌上皮层常不明显,腺上皮细胞核大,染色质颗粒块状,常有核仁,核分裂可增多,容易与高分化(腺管状)浸润性导管癌混淆。③大汗腺细胞本身就核大,核仁明显,不典型大汗腺细胞核增大更明显,在腺管受挤压变型或闭塞时,在间质内形成细胞簇或条索,类似于浸润性癌。后两种情况,特别是在术中冷冻切片诊断时,容易诊断为浸润性癌。⑤在想到需要与浸润性癌鉴别时,应常规应用一组肌上皮标记物(如p63、SMA、Calponin、SMMHC等)进行免疫组化染色。腺病时的外周神经"假浸润"现象,常会引起认识上的混乱(特别是在对病变性质的判断拿不定主意时),"假浸润"的小腺管常位于外周神经束膜内外,也可在神经束内,但都具有肌上皮,可通过肌上皮标记物免疫组化染色证实。

病例五　黏液囊肿样病变

【病例介绍】

女性,67岁,"发现左乳腺包块2年入院"。肿物质韧,光滑,形态规则,边界清楚,活动好,无压痛,无乳头溢液等。

【病理变化】

1. **巨检**　带皮瓣的乳腺组织一块,皮肤表面无特殊,距乳头5cm外上象限皮下1cm见一不规则质韧区,大小3cm×2cm×1.5cm,切面灰白色、实性、质中。

2. **镜检**　大小不等、不同程度囊状扩张的导管充满无定形蓝染的黏液性分泌物,导管内衬覆扁平上皮,部分上皮呈立方、柱状伴非典型增生。导管内见上皮细胞呈簇状和条索状漂浮于黏液中,细胞形态温和,胞质内无黏液,细胞核小而深染,均匀一致,核仁不显著。伴有导管壁破裂和黏液外渗进入间质,间质内的黏液未见上皮成分(图 2-5-1,图 2-5-2)。

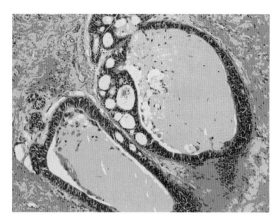
图 2-5-1　乳腺黏液囊肿样病变
导管上皮出现不典型导管增生

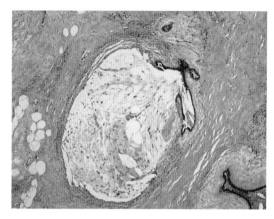
图 2-5-2　乳腺黏液囊肿样病变
黏液成分突破囊肿壁进入乳腺间质,可见囊肿壁残留少量衬覆上皮

3. **特殊染色和免疫组化**　囊内及间质内的黏液 AB/PAS 染色阳性,囊肿壁及黏液湖内漂浮上皮周边部分细胞 p63 阳性。

【讨论】

乳腺黏液囊肿样病变(mucocele-like lesion,MLL)是由多发性内含黏液的扩张导管形成的囊肿样结构。典型者囊肿壁被覆扁平、立方和(或)柱状上皮,其细胞形态一致,排列规则。囊内黏液可突破囊壁溢入间质形成黏液湖。黏液囊肿样病变由 Rosen 首先于 1986 年报道并描述,最初被作为一种形态学上与小涎腺的黏液囊肿对应的良性乳腺病变。随着研究进展,"黏液囊肿样病变和黏液癌可能分别代表了乳腺黏液性病变病理谱系的两个终端"的观念逐渐获得认可,而在 MLL 基础上伴随出现的不同程度的导管上皮增生性病变:黏液充填导管、黏液囊肿样病变、伴有黏液分泌的不典型导管增生/导管原位癌以及黏液癌代表了同一疾病过程的不同时期。Hamele-Bena 等将黏液囊肿样病变分为良性和恶性两大类。良性者包括单纯黏液囊肿样病变、黏液囊肿样病变伴导管内癌和灶性浸润癌。但现在多位学者认为 MLL 是一种良性增生性瘤样病变。"恶性MLL"的概念不够准确,MLL 和癌并存时,应诊断 MLL 伴 DCIS/浸润性癌。乳腺黏液囊肿样病变患者发病年龄为 20～80 岁。40 岁以前的女性患者多数以乳腺包块就诊,或者因其他原因偶然发现。MLL 在乳腺影像学检查上可以表现为微钙化、结节肿块影或结构紊乱。大体检查 MLL 大小为 0.5～10cm(平均 2.2cm,中位1.4cm),形态不规则、界限不清,质软,切面可为多囊性黏液胶冻样。MLL 镜下表现为多发性,充满黏液的囊肿。囊壁衬覆单层扁平、立方或柱状上皮。淡蓝色黏液分布于囊腔内,或囊肿被覆上皮与囊壁基膜之间。黏液也可突破囊肿壁进入乳腺间质,形成大小不等、形态各异的黏液湖,伴程度不一的炎症及多核巨细胞反应。其周边部分区域仍见残留的囊肿壁上皮。黏液湖中常常可见片状、泥沙样或砂砾体样钙化病灶。黏液囊肿样病变囊肿内、外的黏液中一般缺乏或者仅见到少量脱落漂浮的上皮细胞。近年来认为黏液囊肿样病变可以表现为乳腺小叶腺泡内黏液囊肿性病变,晚期可造成不同程度的小叶结构破坏。小叶黏液囊肿样病变可与导管病变并存。MLL 导管上皮可以出现不同程度和性质的增生,包括普通型导管增生、不典型导管增生和导管原位癌,分别命名为黏液囊肿样病变缺乏上皮增生、MLL 伴 UDH、MLL 伴 ADH、MLL 伴 DCIS,标准参见乳腺导管内增生性病变的诊断标准。这些增生性病变可以同时存在,其累及范围可以是局灶性,也可较广泛。

黏液型导管原位癌多数为低核级、中等核级,其组织学类型主要是微乳头型以及少见的筛状型;分别命名为黏液囊肿样病变缺乏上皮增生、MLL 伴 UDH、MLL 伴 ADH、MLL 伴 DCIS。鉴于导管原位癌和浸润性癌的临床重要性,当黏液囊肿样病变与导管原位癌或浸润性癌伴发时,黏液囊肿样病变在诊断报道中应处于次要地位。黏液囊肿样病变周围的乳腺组织可以出现纤维囊性乳腺病、不同程度的导管内增生性病变(不伴有黏液分泌)、柱状细胞病变、放射状瘢痕、硬化性腺病和小叶肿瘤等,也可伴发黏液癌或其他类型浸润性癌,如浸润性导管癌、小管癌。伴发的黏液癌可以独立出现,也可与黏液囊肿样病变密切相关(特别是伴有内衬上皮异型增生的黏液囊肿样病变)。

特殊染色和免疫组化:黏液囊肿样病变囊肿周缘可见 SMA、p63 阳性的肌上皮细胞。Tanaka 等的研究显示,伴有不典型导管增生/导管原位癌的黏液囊肿样病变表达 MUC6,缺乏异型增生的黏液囊肿样病变 MUC6 呈阴性,可能有助于鉴别诊断。黏液囊肿样病变内和黏液癌的黏液染色显示两者的黏液性质相同,主要由中性和非硫酸酸性黏液构成,均呈 PAS、黏液卡红和 AB 染色强阳性,pH 0.9 阿辛兰染色弱阳性或阴性。MLL 同其他导管增生性病变一样,其导管增生程度是随后发生浸润性癌的可能风险因素。是否所有黏液囊肿样病变均必然进展为黏液癌尚缺乏充足的证据。作为乳腺黏液性疾病谱系中与黏液癌对应的病变,黏液囊肿样病变具有独特的形态学特征和生物学行为,应该可以作为一个临床病理实体存在。良性黏液囊肿样病变的手术范围可局部切除。伴有导管原位癌/黏液癌患者的手术方式较多,参照 DCIS 或黏液癌的处理方式。多数黏液囊肿样病变预后良好。良、恶性黏液囊肿样病变出现复发者较少。尽管黏液囊肿样病变预后良好,单纯病变切除后仍值得随访观察。有学者研究认为多数乳腺黏液性病变可以通过粗针穿刺活检获得准确的诊断;但仅见到间质黏液湖,在切除活检标本中可以发现 MLL、ADH、DCIS 或黏液癌。建议此类穿刺标本应进行病变切除活检以明确诊断。

【鉴别诊断】

1. **黏液癌** 鉴别乳腺间质黏液湖中漂浮的上皮细胞是 MLL 随黏液外溢出现的良性上皮还是 MLL 出现的微浸润性黏液癌是非常困难的,尤其是当 MLL 伴有黏液型导管原位癌时。来源于断裂囊肿壁(细胞团呈条带状)或普通型导管增生的漂浮上皮常常量少而缺乏"细胞异型性(类似低级别导管原位癌的纯化细胞)",而邻近囊肿壁衬覆上皮具有温和细胞形态,黏液湖内缺乏漂浮细胞或仅少量。邻近乳腺可见到不同程度扩张的导管。因此,判定漂浮细胞性质,首先需要评价黏液囊肿样病变内衬上皮的性质。在取材充分的标本中:①如果黏液囊肿样病变区域完全缺乏不典型导管增生或导管原位癌,或者仅出现灶性不典型导管增生,少量漂浮细胞则多属良性。②黏液囊肿样病变伴发明确的导管原位癌时,如果漂浮细胞量少且仅仅是局灶出现,或者可以辨认并存的肌上皮细胞,或者与囊肿壁相延续,那么漂浮细胞多系异位。③患者有穿刺活检的病史,结合组织学形态的改变,如肉芽组织形成或局灶出血等,则需要考虑是否为针穿导致的上皮异位。④在黏液型导管原位癌基础上,仅当明确的癌细胞巢漂浮于黏液湖,且有纤维间隔分隔,诊断黏液癌才是合适的。⑤黏液湖内漂浮的上皮细胞团缺乏肌上皮,肌上皮免疫组化染色有助于鉴别诊断。在病理医生逐渐认识了 MLL 后,常见的误诊是将黏液癌诊断为黏液囊肿样病变,特别是在粗针穿刺活检、冷冻切片以及大标本取材不充分时。乳腺黏液性病变的发病年龄有助于鉴别诊断。因为黏液癌患者多为 60 岁以上的老年女性,故绝经后女性的黏液性病变需要充分取材,排除伴随黏液癌的可能性。MLL 发病平均年龄 30~40 岁,绝经前患者中遇到乳腺黏液性病变时,黏液囊肿样病变的可能性更大。

2. **乳腺原发性黏液性囊腺癌** 黏液性囊腺癌是非常罕见的肿瘤类型,其形态学类似卵巢和胰腺的黏液性囊性肿瘤。大体形态表现为多结节性囊性改变、黏液分泌及外溢均类似黏液囊肿样病变。然而镜下黏液性囊腺癌的衬覆上皮是含有胞质内黏液的高柱状细胞,病变周围缺乏肌上皮层,属于浸润性病变;ER、PR 呈阴性。

3. **囊性高分泌性乳腺病变** 包括囊性高分泌性增生和囊性高分泌性导管癌,其导管扩张呈囊性,导管内含均质嗜酸性分泌物,类似甲状腺滤泡中的类胶质,导管内衬上皮为异型性明显的恶性细胞,缺乏间质中外渗的黏液物质。MLL 中为无定形嗜碱性分泌物。

4. **囊肿病** 形成大小不一的囊腔,上皮不同程度的增生伴大汗腺化生,囊内含非黏液性蛋白性物质,缺乏间质的黏液湖。

5. **乳房整形术后黏液样异物病变** 隆乳术使用的硅胶或水溶性聚丙烯酰胺凝胶可在乳腺间质内形成类似强嗜碱性、致密、半透明或可折光性的黏液性分泌物质,易误诊为 MLL。但询问临床病史、结合镜下黏液的异物特性,黏液内缺乏细胞成分以资鉴别。

(张璋 步宏)

★ 专家点评-1

李新功主任医师：与非黏液性导管增生性病变一样,各种产生大量黏液的导管上皮增生性病变形成一个连续的形态学谱系,一端是良性的黏液囊肿性病变,一端是伴低级别导管原位癌的黏液囊肿性病变,而伴有平坦型上皮不典型性的黏液囊肿性病变及黏液囊肿性病变伴不典型导管增生(ADH)则位于谱系中央。

使用黏液囊肿性病变伴非典型增生或原位癌的术语,似乎过分注重了病变包含大量黏液的现象,而对病变性质强调不够,因此有作者推荐使用"非典型导管增生伴丰富黏液"或"导管原位癌伴丰富黏液"这样的诊断。

分析一般的非黏液性导管增生性病变的原则也适用于产生大量黏液的导管增生性病变。但产生黏液的上皮细胞较少出现广泛的非典型增生模式,对黏液性增生性病变性质的判断,主要建立在细胞学基础上。因此对增生细胞良恶性的判断是诊断的一个难点。一般认为黏液中的恶性细胞黏附性差,可显示细胞极性,即细胞核位于基底部,胞质在顶端聚集。

对黏液囊肿性病变诊断的另一个难点是对间质内黏液意义的判断。究竟是良性黏液囊肿性病变的黏液外渗,还是黏液癌的浸润间质,需要仔细寻找佐证。一般认为,间质中出现黏液湖和恶性细胞,并且在附近存在富于黏液成分的原位癌结构,应该考虑浸润性黏液癌。但是,当间质中黏液灶较局限时,可能会有不同意见。有人认为微小的浸润灶并没有临床意义;也有人认为小灶的黏液是由于导管破裂引发的,而不是肿瘤的主动浸润。Koerner认为这种情况应当看做是浸润。他指出,少量黏液可能因导管破裂进入间质的认识从生物学意义上讲似乎合情合理,但在实践中却很难应用,从组织学形态难以确定黏液进入间质的机制,而且,不管以何种方式进入间质的癌细胞生物学行为会有不同吗?

★ 专家点评-2

丁华野教授：乳腺黏液囊肿样病变是一种有争议的增生性病变,也没有公认的诊断标准。笔者不完全赞同第一节概述中作者对乳腺黏液囊肿样病变的描述,对提供的病例也有某些不同的看法,提出来进行讨论。笔者认为,把乳腺黏液囊肿样病变划分为良性和恶性,特别是恶性黏液囊肿样病变的划分容易引起整个概念上的混乱,黏液囊肿样病变本身就是一种良性黏液性增生性病,形态学上没有恶性的问题。乳腺黏液性导管上皮增生性病变根据导管上皮增生的细胞学特征,主要有3种情况:①增生腺上皮为良性,呈单层生长,导管内的黏液常破入间质,在间质内形成黏液湖、且无漂浮细胞(黏液囊肿样病变)(图2-5-3,图2-5-4);②增生腺上皮具有不典型性,呈平坦型生长或局部出现复杂结构(不典型导管增生富于黏液);③增生腺上皮具有不典型性,出现结构异型性(导管原位癌富于黏液)。后两种情导管内黏液也可破入间质形成黏液湖,黏液内可出现从导管壁脱落的上皮细胞(一般不视为浸润)。笔者的经验,乳腺黏液囊肿样病变的诊断是一种排除性诊断,特别是年龄大的患者(多数黏液癌患者超过60岁),只有在完全排除肿瘤性病变(特别是黏液癌及黏液型导管内癌)后方可诊断。所以,病理医生在诊断黏液囊肿样病变时,必须提高对黏液癌的警惕,应对送检标本充分有效地取材(甚至全部取材),仔细全面地观察,理性慎重地根据最重的病变区做出诊断。笔者不赞成使用如同黏液癌伴黏液囊肿样病变、黏液型导管内癌伴黏液囊肿样病变、恶性黏液囊肿样病变、黏液囊肿样病变有不典型导管增生等的诊断术语。黏液型导管内癌,有时被覆上皮可呈平坦型,甚至扁平状,细胞缺乏不典型性;某些实体型乳头状癌、黏液型导管内癌亦可在周围间质内形成无细胞性黏液湖,黏液癌也可存在少细胞-无细胞的黏液湖,其形态可类似于黏液囊肿样病变,但其本质并不是黏液囊肿样病变(图2-5-5,图2-5-5)。另外,还有几点也必需注意:①黏液囊肿样病变与平坦上皮不典型增生形态学上有类似之处,但是,前者内衬的不是柱状上皮细胞,也缺乏细胞的不典型性,细胞学具有不典型性呈平坦型生长的黏液性增生性病变不属于黏液囊肿样病变范畴。②黏液囊肿样病变的局部可以出现不明显的复层排列,但不会有结构异型性,如果存在结构异型性,就不能诊断黏液囊肿样病变。③注意间质黏液湖的特点,首先要结合周边充满黏液的导管腺上皮的特征(良性或肿瘤性),黏液囊肿样病变导管内的黏液常会破入周围间质,形成间质黏液湖,黏液湖一般为推挤性边缘,其内通常无漂浮细胞。间质黏液湖呈分割破坏性边缘,其内有漂浮细胞(无肌上皮),是黏液癌的特点。必须强调,细针穿刺细胞学及粗针穿刺病理检查,一般不应考虑黏液囊肿样病变的诊断,就是在年轻患者,也要建议临床切除所有病变,进行全面病理评估(参见《乳腺病理诊断和鉴别诊断》第二十章黏液性病变的病理诊断及鉴别诊断)。

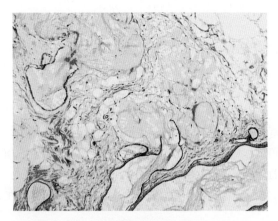

图2-5-3 黏液囊肿样病变(女性,25岁)
见有扩张的腺管,管腔内充满黏液,部分导管破裂,黏液溢出,在间质内形成黏液湖

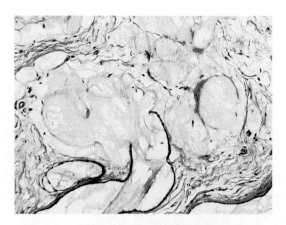

图2-5-4 黏液囊肿样病变
充有黏液扩张的腺管被覆扁平-立方状细胞,间质黏液湖呈膨胀推挤性边缘,其内无漂浮细胞

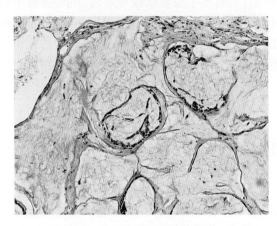

图2-5-5 黏液型导管原位癌
导管内黏液破出形成间质内黏液湖,其内无肿瘤漂浮细胞

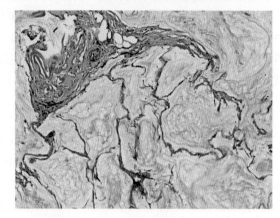

图2-5-6 单纯性黏液癌(女性,78岁)
广泛间质内的黏液湖,切割分离间质,黏液湖内缺乏肿瘤细胞成分

病例六 放射状瘢痕/复杂硬化性病变

【病例介绍】

女性,42岁,"发现左乳腺肿物半个月"。肿物呈结节状,活动,边界清,无不适。临床诊断乳腺纤维腺瘤,门诊切除送检。

【病理变化】

1. **巨检** 不规则、结节状肿物一个,表面灰白色及淡黄色,附有脂肪组织,大小1.5cm×1.5cm×0.6cm,切面质韧,灰白及淡黄色,中央部分见略呈放射状的不规则灰白色条纹,其间夹杂灰白色及灰黄色颗粒状质地较软区,无包膜。

2. **镜检** 低倍镜下病变中央为不规则纤维瘢痕区,各种不同增生状态的腺管呈结节状或分叶状在其周围放射状排列(图2-6-1,图2-6-2)。纤维瘢痕区为嗜酸性胶原化的纤维组织,散在少量淋巴细胞浸润,其间夹杂扭曲、变形的不规则腺管(图2-6-3)。周围不同增生状态的乳腺组织显示硬化性腺病、导管扩张、乳头状瘤病、盲管腺病等结构(图2-6-4,图2-6-5)。腺管增生区与周边乳腺组织分界较清,但无包膜(图2-6-5)。

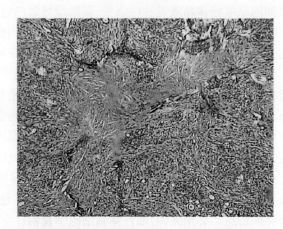

图2-6-1 病变中央不规则纤维瘢痕区周围是不同增生状态的导管及小叶

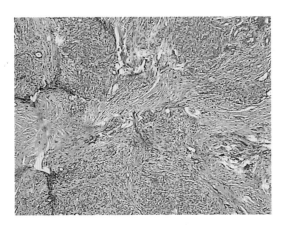

图 2-6-2　不同增生状态的腺管呈放射状排列

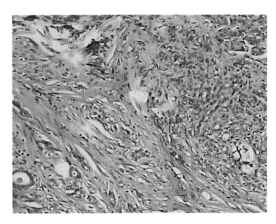

图 2-6-3　瘢痕区与周围腺病样区交界见扩张小导管

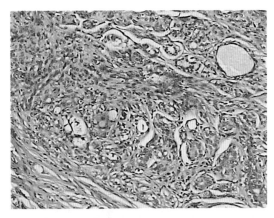

图 2-6-4　瘢痕区周围硬化性腺病结构,导管扭曲,上皮呈旺炽性增生,可见灶状坏死

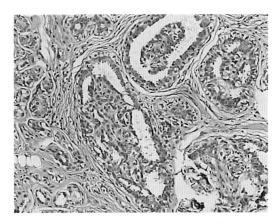

图 2-6-5　导管内乳头状瘤样结构

3. **免疫组化**　腺管外围细胞呈肌上皮标记 SMA、Calponin、CD10、p63 阳性(图 2-6-6),腺管内衬上皮细胞 CAM5.2 阳性(图 2-6-6)。

【讨论】

放射状瘢痕/复杂硬化性病变[radial scar(RS)/complex sclerosing lesion(CSL)],是乳腺的一种少见良性病变,由于间质增生纤维化、硬化,挤压增生的终末导管小叶单位,造成乳腺小叶变形和结构扭曲、破坏,导致影像学、大体和低倍镜下检查呈放射状改变,易误诊为乳腺癌。WHO 2003 版及 2012 版乳腺肿瘤分类对本病的定义中特别说明"放射状瘢痕"是指表现为星状结构的小病变,而"复杂硬化性病变"则是指更加复杂的伴有不同程度导管上皮增生和硬化的较大病灶。此病变除放射状瘢痕/复杂硬化性病变外,曾有多种不同的名称:放射性硬化性病变、星状瘢痕、硬化弹力纤维变性瘢痕、无包膜硬化性病变、硬化性乳头状病变、导管硬化病、硬结性乳腺病、浸润性上皮病变、浸润型上皮增生症、伴有假浸润性硬化性腺病、良性硬化性导管增生等。Rosen 建议使用放射状硬化性病变名称,认为这个名称从影像学、肉眼检查、组织形态学反映了本病的特点,而没有特意强调病因、发病机制,内涵较宽泛,能包含同一范畴的不同组织学类型的病变。

RS/CSL 多见于 40~60 岁妇女,30 岁前发病罕见。由于检测方式和对影像学图像判断的差异,文献报道的发病率有所不同,良性病变中的检出率约为 1.7%~28%。病变可发生在一侧或双侧乳腺,也可为同侧乳腺的多发病灶。病变一般较小,甚至临床触诊不能发现肿物,而是在诊断乳腺其他良恶性肿瘤时意外发现。部分患者病变体积较大,临床可触及肿物,出现乳头溢液等症状,但并无特异性。据 Patterson 等报道,51.7%的放射状瘢痕患者伴发不典型增生、原位癌及浸润癌。Lee 等的研究发现,超声检查可以发现 68.0% 的 RS,多表现为低回声的肿物或团块。X 线检查有时显示星芒状致密区,类似乳腺癌。

较小病变大体可能难以识别,有时为不规则质硬区;较大者切面可见灰白色瘢痕收缩区,其周围可见灰白色、淡黄色条纹呈放射状外观,无包膜,与浸润癌几乎无法区别。

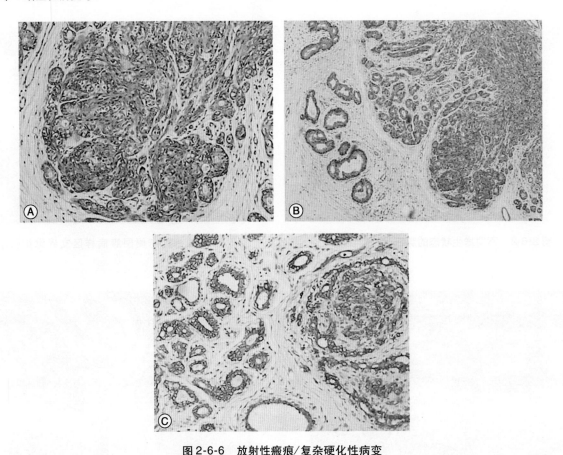

图 2-6-6 放射性瘢痕/复杂硬化性病变
A. 增生腺管周围肌上皮 SMA 阳性;B. 硬化性腺病样结构,肌上皮 SMA 阳性;C. 腺管上皮萎缩,CAM5.2 阳性

组织学特点:放射状瘢痕由良性病变混合而成,腺病是其主要构成成分。低倍镜下病变中央可见星芒状纤维瘢痕区,为促纤维增生性间质及嗜酸性致密玻璃样变性胶原,有时弹力纤维变性明显。瘢痕中有内陷的不规则、扭曲小腺管,周围以腺病为主的各种不同增生状态的腺管,呈结节状、分叶状向外放射状排列。这些腺管结构具有腺上皮和肌上皮两型细胞,有时在 HE 染色下可能不明显,但通常存在。典型的放射状瘢痕病灶较小,中央纤维瘢痕区内的细胞成分相对较多,腺管受压变形较轻。周围上皮增生不显著,多无细胞的异型增生。伴有不同程度导管上皮增生和硬化的大病灶则称复杂硬化性病变(complex sclerosing lesion,CSL),常伴有多种不同类型的乳腺腺病、增生、化生等病变,常见的有:上皮的旺炽性增生、乳头状瘤病、硬化性腺病、盲管腺病等,并可伴有导管扩张、微囊形成、大汗腺化生、鳞状上皮化生、不典型导管增生、导管内癌及局灶性坏死等。病变区挤压周围乳腺组织,无包膜但边界较清。有些病例病变不典型,除有典型 CSL 的某些特点外,放射状分区不明显,瘢痕区更显著,不规则,穿插分布,呈现瘢痕和增生导管、增生小叶相互交错的形态。少数伴有导管或小叶的不典型增生。

免疫组化:腺管及各种不同增生的腺上皮 CAM5.2 阳性,高分子量 CK(CK5/6、34βE12)阳性;腺管周围及增生肌上皮表达多种肌上皮标记,p63、S-100 蛋白、SMA、Calponin、CD10 阳性。

【诊断和鉴别诊断】

乳腺 RS/CSL 在肉眼和显微镜下具有特殊的形态结构,典型病例诊断不会遇到困难,但当病变不典型时,仍然是临床病理诊断的难点。一组 31 例会诊病例中有 13 例(42%)在基层医院误诊为癌,这显示对本病仍然需要进一步加强认识。RS/CSL 的诊断主要依靠病理检查。粗针穿刺活检由于获取的标本较少,用于诊断有局限性。手术中快速冷冻病理检查不太适合对 RS/CSL 作出诊断,因为与癌鉴别有时相当困难,误诊机会多。病理组织学诊断中的困难在于对 RS/CSL 的假浸润与癌性真性浸润的鉴别,以及病变中旺炽性增生的腺管与导管内癌和浸润癌的鉴别。需要鉴别的病变有:

1. **小管癌** RS/CSL 的瘢痕区及周围腺管增生区可见不规则形腺管,腺管受压明显,变形严重,可类似小管癌。但挤压变形的小管在大多数病例仍存在肌上皮细胞层,并有基膜环绕小管结构,应用免疫组化证实肌上皮细胞存在和基膜的完好,有时会十分必要。而小管癌为圆形、成角开放的小管,癌细胞常有胞突,外周无肌上皮围绕,多在更广泛的间质和周围脂肪组织中浸润。

2. **浸润性导管癌** 浸润癌也可呈放射状形态,需要与 RS/CSL 鉴别。RS/CSL 的假浸润病变局限于瘢痕区,扭曲变形的腺管及病变细胞形态温和、无异型性,周围有肌上皮细胞围绕,免疫组化肌上皮标记阳性;而真性浸润的癌成分,细胞多有明显异型性,并不只局限于瘢痕区,常会有周围乳腺组织或纤维脂肪组织的浸润,并伴有反应性纤维增生性间质,腺管周围没有肌上皮。需要注意,某些 RS/CSL 病例中央假浸润腺管肌上皮可缺失,需要全面观察作出判断。

3. **导管内癌** 当 RS/CSL 伴有旺炽性增生、不典型导管、小叶增生,甚至少数病变出现坏死时,需要与低级别导管内癌鉴别。旺炽性增生、不典型增生细胞缺乏结构的不典型性及核的明显异型性,无周围组织浸润,免疫组化 34βE12 阳性等可与癌鉴别。RS/CSL 中的坏死通常只见于 1 ~ 2 个增生导管,而且坏死灶较小,坏死碎屑样,位于导管中央。偶尔坏死灶可较大,以凝固性坏死为主,但周围均有数层增生的腺上皮。导管内癌坏死累及的导管数量多,坏死范围可较大,坏死周围是形态一致或异型明显的肿瘤细胞。

【治疗和预后】

对于 RS/CSL 和癌的关系认识不一。有人认为 RS/CSL 是癌前病变,甚至是早期浸润癌,并认为也可能是后来发展为癌的标志,一旦检查发现应该予以切除。对以往病例的统计学分析显示,发生癌的风险性与伴存的不同类型导管内上皮增生有明显关系,没有上皮增生的 RS/CSL 不大可能发展为癌。较大病灶,因不同类型的上皮增生导致病变增大,发展为癌的风险略增加。Sloane 等认为 RS/CSL 患者发生乳腺癌的风险随着年龄的增长以及病变的增大而增加。影像学资料显示,不典型增生和癌在 CSL 中发病率较高,特别是病变>0.6cm,年龄 50 岁以上的患者需要提高警惕。Manfrin 等报道 117 例放射状硬化性病变,随访其中未经过治疗的 27 例患者 17 ~ 216 个月,无一例发生乳腺癌。有关 RS/CSL 的随访资料尚少,且结果有所不同,其与乳腺癌之间的相关性有待于进一步研究。

(温黎 李新功)

★ 专家点评

丁华野教授:近些年来,笔者诊断了 100 余例复杂(放射状)硬化性病变(大多数为会诊病例),有接近一半的病例发生了过诊断错误(特别是术中冷冻切片检查),其中不少患者施实了错误的手术和(或)治疗。根据笔者的经验,复杂(放射状)硬化性病变(特别是不典型病变)容易出现病理诊断错误的原因可能有下述几个方面,其主要问题是对复杂(放射状)硬化性病变的病理形态学特征缺乏足够的认识。

(1) 对病变的分区特征(中央瘢痕区及周围增生区)不了解或认识不够,特别是少数不典型病变,可以缺乏明显区域性分布的特征,中央瘢痕区不规则,瘢痕区内埋陷的变型小腺管可随瘢痕组织延伸到增生的导管/小叶之间,或由于切面原因,出现在较远的组织内,类似于浸润性癌(如小管癌),容易误诊。复杂(放射状)硬化性病变的典型病变,"假浸润"的变形腺体、小管和(或)细胞簇通常总是局限于瘢痕区内,即便是不典型病变,这些变形腺体、小管一般也不会穿进未发生改变的乳腺组织内,和(或)侵犯其他正常固有结构(如脂肪组织)(图 2-6-7 ~ 图 2-6-10)。浸润性癌不会仅局限于中央"瘢痕区",而是常在更远的组织内浸润。

(2) 在某些病例,中央瘢痕区内的变形腺体和(或)小管周围的间质富于细胞,缺乏胶原化和弹力纤维的特点,和浸润性癌的反应性间质类似,容易考虑到浸润性癌。但是,复杂硬化性病变中央瘢痕区内假浸润的变形扭曲的腺体和(或)小管与周围间质之间是一种埋陷、放置(非侵蚀破坏性)的关系,而浸润性癌对其周围的纤维胶原性间质是一种分割破坏性侵蚀。

(3) 少数情况,中央纤维瘢痕区内扭曲的腺管有原位癌累及时,非常类似浸润癌。此时两者的鉴别十分困难,我们能做到的是应该想到应用肌上皮标记物(如 p63、SMA、Calponin 等)及 CK5/6 免疫组化染色进行鉴别。

(4) 增生区旺炽性导管增生中可出现坏死,特别是周围增生细胞被认为有不典型性时,很可能会考虑为癌。复杂硬化性病变的坏死灶一般比较小,也少,常位于旺炽性导管增生的中央,少数病例坏死可以比较大(类似于导管内癌的粉刺状坏死),但周围总会有数层良性增生细胞,与周围没有坏死的导管内增生的细胞有一样的形态学特点(图 2-6-11 ~ 图 2-6-13)。

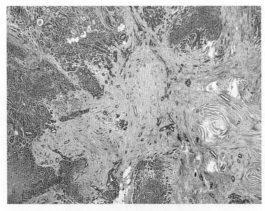

图 2-6-7　复杂硬化性病变
病变呈分区改变(中央瘢痕区及周围增生区),中央瘢痕区内有呈"浸润性"生长的小管

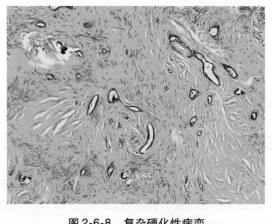

图 2-6-8　复杂硬化性病变
中央瘢痕区内"浸润性"生长的小管,小管形状不规则,见有形成尖角的小管(类似于小管癌)

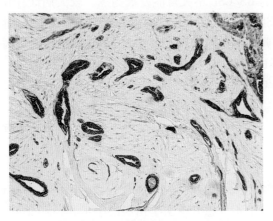

图 2-6-9　复杂硬化性病变
中央瘢痕区内"浸润性"生长的小管 CK5/6 阳性

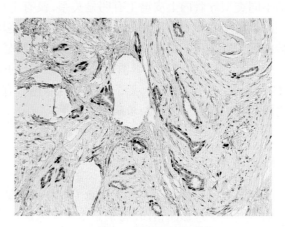

图 2-6-10　复杂硬化性病变
中央瘢痕区内"浸润性"生长的小管周围肌上皮 p63 阳性

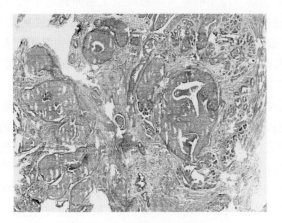

图 2-6-11　复杂硬化性病变
外周增生区呈旺炽性导管增生,许多增生导管中央出现粉刺样坏死(类似导管内癌)

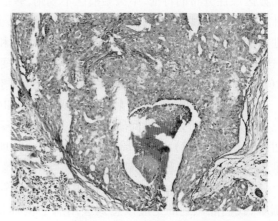

图 2-6-12　复杂硬化性病变
坏死周围有数层呈普通型导管增生形态的细胞

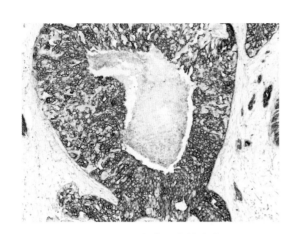

图 2-6-13 复杂硬化性病变
坏死周围增生的细胞 CK5/6 阳性

（5）增生细胞可出现不成熟性改变,这类细胞较大,细胞膜清楚,稍微呈均匀性分布,核亦显增大,核膜较光滑,染色质较细腻,核仁较明显,核分裂可增多等（CK5/6 可阴性）,和癌细胞有类似之处,不好区分（图 2-6-14,图 2-6-15）。复杂硬化性病变的不成熟细胞与肿瘤性细胞（不典型导管增生、导管原位癌）的鉴别有以下几点注意:①复杂硬化性病变增生细胞的反应不典型性表现为细胞核的适度增大,核形态较为一致。如果核明显增大、多形,应当倾向于肿瘤性增生而不是反应性增生。②复杂硬化性病变的反应不典型细胞一般呈多边形复层生长模式。如果不典型细胞呈柱状平坦生长模式,可能为平坦型上皮不典型增生。③复杂硬化性病变的反应不典型细胞和正常细胞相延续。大多数情况不典型细胞与普通型导管增生细胞相混杂。如果为清一色的不典型细胞则要考虑是肿瘤性增生。④复杂硬化性病变的反应不典型细胞无明确结构异型性。若形成明显的筛孔状、小梁状或拱形（罗马桥）结构,则提示存在肿瘤性增生。⑤复杂硬化性病变的反应不典型细胞应该局限于病变的周围增生区之内。如果这些不典型细胞（异型）细胞,延伸到远离病变的导管和小叶内,就要考虑是肿瘤性增生。⑥复杂硬化性病变的增生区伴低级别原位癌变时,和旺炽性增生、不典型增生很难区别。⑦肌上皮标记物（如 p63、calponin 等）及 CK5/6 免疫组化的染色结果可不典型或不理想,如中央瘢痕区内的变形腺体和小腺管可缺少肌上皮标记物表达,CK5/6 也可呈阴性;增生区内旺炽性增生的腺上皮细胞 CK5/6 的表达亦可不典型,柱状细胞及大汗腺细胞本身就 CK5/6 阴性,在判读时容易产生错误。⑧特别是冷冻切片及粗针穿刺活检诊断,由于病变形态不典形和（或）不能代表病变的全貌,会带来更多诊断问题,容易误诊。

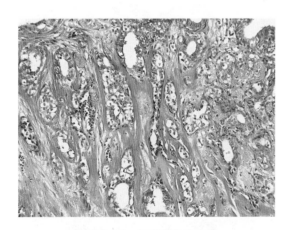

图 2-6-14 复杂硬化性病变
中央瘢痕区内的扭曲变形腺体,呈"浸润性"生长（类似浸润性导管癌）

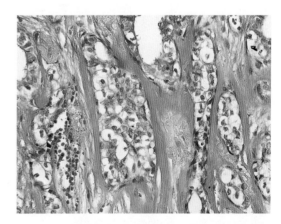

图 2-6-15 复杂硬化性病变
中央瘢痕区内的扭曲变形腺体内的增生细胞似有不典型性,核大泡状,核仁明显,胞质透亮（类似癌细胞）

复杂硬化性病变是乳腺病理诊断的一个难点问题,主要是因为临床、影像学常会考虑为癌,肉眼病理检查类似于癌,镜下改变常与癌难以区别,冰冻及粗针穿刺诊断常误诊为癌,免疫组化染色也常不典型,很容易造成诊断困难或误诊。病变具有分区改变（病变界限清楚,具有中央瘢痕区,周围增生区）的结构特征,是建立诊断思路的基础,在遇到类似的病例,如果考虑到复杂硬化性病变,即使是增生细胞有"不典型性",旺炽性增生的导管出现比较多的坏死,瘢痕区内的扭曲变形腺管多么类似于浸润性癌,只要病变呈分区结构特征（区域性分布模式）,就不要轻易下癌的诊断,特别是在术中冷冻切片诊断及粗针穿刺活检时,留有余地的诊断对患者来说可能是更为负责任的选择（参见《乳腺病理诊断和鉴别诊断》第六章放射状硬化性病变的病理诊断及鉴别诊断）。

病例七　硬化性腺病伴导管内癌

【病例介绍】

女性,54岁,"发现右乳肿块3天"。体检:右乳腺外形正常,乳头轻度内陷,右乳内上距乳晕1cm处可触及4cm×3cm质韧肿块,形态不规则,边界不清,活动度差,压之无疼痛。B超:右乳内上象限腺体结构紊乱,无明显肿块影。钼靶:右乳内上象限局部不规则致密影,簇状分布细小点状钙化,右乳外上象限可见簇状分布多形性钙化。临床诊断为乳腺增生病,不排除乳腺癌,行肿块切除术。手术见右乳头外侧及内上腺体区乳管扩张,管内有坏死物质,病变范围6.5cm×3cm。

【病理变化】

1. **巨检**　乳腺组织一块,大小10cm×6cm×3cm,已剖开,切面见系线区5处,标记处乳腺组织灰白,质稍硬,质硬区面积4cm×3cm,边界不清,挤压可见粉刺样物溢出。

2. **镜检**　小叶结构轮廓有些保留,有些破坏,小叶间纤维组织增生,插入小叶内,在混有脂肪组织的纤维性间质内可见肿瘤性上皮细胞呈巢状或条索状(图2-7-1,图2-7-2),有些硬化性腺病的小叶内几乎完全被瘤组织取代(图2-7-3)。瘤细胞轻-中度异型性,与浸润性癌相似。高倍观察,大部分巢团周边或多或少见到核深染的梭形细胞(肌上皮细胞)(图2-7-4)。

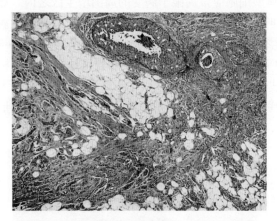

图2-7-1　瘤细胞呈巢状或条索状,其间为增生的纤维性间质,其内混有脂肪组织

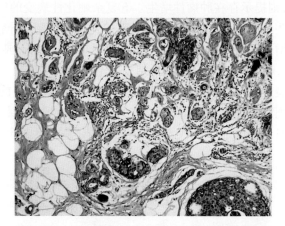

图2-7-2　癌细胞呈巢状,浸润于纤维脂肪组织中

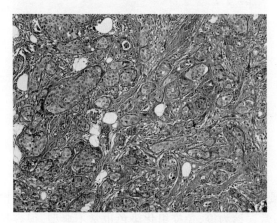

图2-7-3　瘤组织累及硬化性腺病的小叶

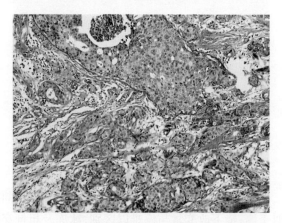

图2-7-4　瘤细胞巢团周边可见核深染的梭形细胞

3. **免疫组化**　p63、CD10和SMA导管周肌上皮细胞阳性,CK5/6导管周腺细胞阳性(图2-7-5)。

【讨论】

硬化性腺病(sclerosing adenosis)是一种常见的良性增生性病变,病变区小叶结构存在,腺泡数量增加,排列密集,腺泡具有完好的管腔上皮和周围肌上皮,腺泡可被拉长,具有相对特征性的病变是小叶间结缔组织增生,长入小叶内,小叶内松散的结缔组织被致密的纤维结缔组织所替代,腺泡结构受压变形。绝经前妇女多

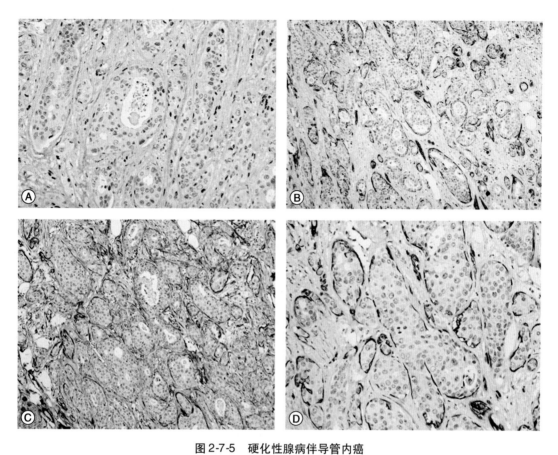

图 2-7-5　硬化性腺病伴导管内癌
A. p63 导管周肌上皮细胞阳性；B. CD10 导管周肌上皮细胞阳性；C. SMA 导管周肌上皮细胞阳性；
D. CK5/6 导管周细胞阳性

发,影像学显示腺体结构紊乱,可有簇状分布细小点状钙化,边界不清,与浸润性癌难以鉴别。冰冻切片及粗针穿刺标本诊断困难,尤其是起源于放射状瘢痕的 DCIS,可能由于取材的局限性而造成误诊。少数情况下,硬化性腺病可伴发非典型性小叶增生,LCIS 或 DCIS。由于纤维组织增生和导管结构的扭曲,紊乱,LCIS 或 DCIS 呈不规则的巢状、条索排列,间有硬化的纤维组织,与浸润性癌非常相似,易造成误诊。有报道,一侧乳腺发生硬化性腺病伴导管内癌(intraductal carcinoma arising in sclerosing adenosis of breast)时,对侧乳腺癌的发生率增高。

DCIS 大小不一,可局限于硬化性腺病内,也可灶性分布于周围乳腺组织。受累腺腔扩大,形成紧密排列的上皮细胞巢,如为低级别的导管原位癌,腔内细胞的大小及形态均一,呈实性或见筛孔,也可为高级别导管内癌。部分区域保持硬化性腺病结构,缺乏浸润性癌的促纤维增生反应。位于脂肪及神经周间隙内的导管原位癌,导管内增生的上皮具有原位癌的特征,与周围的良性导管细胞不同,在实际工作中,很容易被漏诊,尤其在粗针活检的标本。

【鉴别诊断】

DCIS 的病灶较小,易漏诊,如病变范围较大,或位于脂肪及神经周间隙内,易误诊为浸润性癌。其主要的鉴别点是行肌上皮免疫组化染色。免疫组化证实肌上皮细胞的存在是除外乳腺浸润癌的关键。

（张祥盛　张庆慧）

★ **专家点评**

丁华野教授:硬化性腺病不仅可伴发导管内癌,也可伴有小叶原位癌,两者均可发生派杰样浸润及腺病腺管内扩散。硬化性腺病主要表现为腺管(包括肌上皮)和间质的增生,通常缺乏腺上皮的增生,其鉴别诊断主要包括以下内容:①硬化性腺病间质及肌上皮增生,腺管受压变形、狭小或消失,可类似于浸润性癌(特别是在冰冻时)。②硬化性腺病在腺管增生的基础上,腺上皮肿瘤性增生,发生小叶原位癌或导管原位癌变。

③硬化性腺病内的小叶原位癌或导管原位癌变可导致腺病腺管内扩散。④硬化性腺病外部的小叶原位癌或导管原位癌累及硬化性腺病并在腺管内扩散。笔者的经验,硬化性腺病内如果出现比较明显的导管增生,细胞一致且有结构异型性的时候,一定要想到肿瘤性增生的问题,既然此时已经考虑到小叶原位癌或导管原位癌的存在,也就不要忘记可能会有腺病腺管内扩散,一旦想到腺管内扩散,就应关注与浸润性癌的鉴别。在这类似病变的鉴别中,关键问题是能够想到,才能更仔细的阅片,应用免疫组化辅助诊断。疑难病例建议专科病理会诊是明智的举措。

参 考 文 献

1. 丁华野,张祥盛,等.乳腺病理诊断及鉴别诊断.北京:人民卫生出版社,2014.

2. 丁华野,皋岚湘.乳腺∥刘彤华.诊断病理学.第3版,北京:人民卫生出版社,2013.

3. 阚秀,丁华野,沈丹华.乳腺乳腺肿瘤临床病理学.北京:北京大学医学出版社,2014.

4. Geyer FC,Kushner YB,Lambros MB,et al. Microglandular adenosis or microglandular adenoma? A molecular genetic analysis of a case associated with atypia and invasive carcinoma. Histopathology,2009,55(6):732-743.

5. Sabaté JM,Gómez A,Torrubia S. Microglandular adenosis of the breast in a BRCA1 mutation carrier:radiological features. Eur Radiol,2002,12(6):1479-1482.

6. James BA,Cranor ML,Rosen PP. Carcinoma of the breast arising in microglandular adenosis. Am J Clin Pathol,1993,100(5):507-513.

7. Koenig C,Dadmanesh F,Bratthauer GL,et al. Carcinoma arising in microglandular adenosis:an immunohistochemical analysis of 20 intraepithelial and invasive neoplasms. Int J Surg Patho,2000,8(4):303-315.

8. Rosen PP. Rosen's Breast Pathology. Philadelphia:Lippincott Williams and Wilkins,2001.

9. Salarieh A,Sneige N. Breast Carcinoma Arising in Microglandular Adenosis A Review of the Literature. Arch Pathol Lab Med,2007,131(9):1397-1399.

10. Khalifeh I M,Albarracin C,Diaz L K,et al. Clinical,Histopathologic,and Immunohistochemical Features of Microglandular Adenosis and Transition Into In Situ and Invasive Carcinoma. Am J Surg Pathol,2008,32(4):544-552.

11. Ruohong Shui,Wentao Yang. Invasive Breast Carcinoma Arising in icroglandular Adenosis:A Case Report and Review of the Literature. Breast Journal,2009,15(6):653-656.

12. 水若鸿,成宇帆,杨文涛.起源于乳腺微腺体腺病的浸润性癌3例临床病理学观察.中华病理学杂志,2011,40(7):471-474.

13. Geyer FC,Lacroix-Triki M,Colombo PE,et al. Molecular evidence in support of the neoplastic and precursor nature of microglandular adenosis. Histopathology,2012,30(6):1365-1375. 2559.

14. 龚西输,丁华野.乳腺病理学.北京:人民卫生出版社.,2010.

15. 付丽,傅西林.乳腺病理诊断中的陷阱之一:硬化性大汗腺腺病.临床与实验病理学杂志,2004,20(3):261-262.

16. O'Malley FP,BaneAL. The spectrum of apocrine lesions of the breast. Adv Anat Pathol,2004,11(1):1-9.

17. Masood S,Rosa M. The challenge of apocrine proliferations of the breast:A morphologic approach. Pathology Research Practice,2009,205(3):155-164.

18. Fuehrer N,Hartmann L,Degnim A,et al. Atypical apocrine adenosis of the breast:long-term follow-up in 37 patients. Arch Pathol Lab Med,2012,136(2):179-182.

19. Seidman JD,Ashton M,Lefkowitz M. Atypical apocrine adenosis of the breast:a clinicopathologic study of 37 patients with 8.7-year follow-up. Cancer,1996,77(12):2529-2537.

20. 蔺会云,皋岚湘,丁华野.乳腺大汗腺病变的研究进展.诊断病理学杂志,2010,17(3):302-304.

21. Aouni N,Balleyguier C,Mansouri D. Adenosis tumor of the breast:cytological and radiological features of a case confirmed by histology. Diagn Cytopathol,2008,36(7):496-498.

22. Westenend PJ,Liem SJ. Adenosis tumor of the breast containing ductal carcinoma in situ,a pitfall in core needle biopsy. Breast J,2001,7(3):200-201.

23. 丁华野,杨光之.乳腺黏液囊肿样病变临床病理特征分析.中华病理学杂志,2008,37(1):31-34.

24. Tan PH,Tse GM,Bay BH. Mucinous breast lesions:diagnostic challenges. J Clin Pathol,2008,61(1):11-19.

25. Renshaw A A. Can mucinous lesions of the breast be reliably diagnosed by core needle biopsy? Am J Clin Pathol,2002,118(1):82-84.

26. Wang J,Simsir A,Mercado C,et al. Can core biopsy reliably diagnose mucinous lesions of the breast? Am J Clin Pathol,2007,127(1):124-127.

27. 王念黎,温淑琼.乳腺黏液囊肿样病变组织病理学及针吸细胞学改变.中华病理学杂志,1999,28(5):327-330.

28. Patterson J A,ScottM,Anderson N,et al. Radial scar,comp lex sclerosing lesion and risk of breast cancer:analysis of 175 cases in Northern Ireland. Eur J Surg Oncol,2004,30(10):1065-1068.

29. Lee E,Wylie E,Metcalf C. Ultrasound imaging features of radial scars of the breast. Australas Radiol,2007,51(3):240-245.

30. 丁华野,杨光之.乳腺放射状硬化性病变.临床与实验病理学杂志,2009,25(3):229-231.

31. 张小丽,杨光之,丁华野.乳腺放射状硬化性病变的病理形态学观察.中华病理学杂志,2010,39(1):10-13.

32. Fasih T,Jain M,Shrimankar J,et al. All radial scars/comp lex sclerosing lesions seen on breast screening mammograms should be excised. Eur J Surg Oncol,2005,31(10):1125-1128.

33. Manfrin E,Remo A,Falsirollo F,et al. Risk of neoplastic transformation in asymptomatic radial scar. Analysis of 117 cases. Breast Cancer Res Treat,2008,107(3):371-377.

34. Moritani S,Ichihara S,Hasegawa M,et al. Topographical,morphological and immunohistochemical characteristics of carcinoma in situ of the breast involving sclerosing adenosis. Two distinct topographical patterns and histological types of carcinoma in situ. Histopathology,2011,58(6):835-846.

35. Yoshida A,Hayashi N,Akiyama F. Ductal carcinoma in situ that involves sclerosing adenosis:High frequency of bilateral breast cancer occurrence. Clinical Breast Cancer,2012,12(6):398-403.

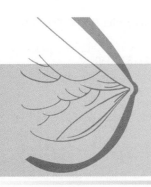

第三章　腺瘤

第一节　概　述

（一）概念

乳腺腺瘤是发生于乳腺的良性病变，是由密集增生的管状结构构成的圆形结节状良性病变，腺管被覆与正常静止期乳腺相似的上皮细胞和肌上皮细胞，称小管状腺瘤（tubular adenoma）；孕期及哺乳期间的纤维腺瘤或小管状腺瘤的上皮细胞显示广泛的分泌改变时，称之为"泌乳腺瘤"（lactating adenoma）；由被覆大汗腺化生或乳头状顶浆分泌改变的腺体或囊肿聚集而成的结节称大汗腺腺瘤（apocrine adenoma）。

（二）临床表现

一般无自觉症状，多数患者是在查体时偶尔发现肿块。小管腺瘤大多发生于年轻女性，很少发生于月经初潮前或绝经后。小管腺瘤临床表现为无痛性、可触及的结节状肿物。影像学检查通常表现为边界清晰、偶含微钙化的肿物，针吸细胞学诊断小管腺瘤可能比较困难，粗针活检比较可靠。泌乳腺瘤发生于孕期或哺乳期质硬区。依靠超声、磁共振、细针或粗针穿刺活检进行术前诊断。大汗腺腺瘤又称伴大汗腺化生的结节性腺病。大汗腺化生为一种少见病变，男女均可发生，发病年龄范围广。临床上表现为无痛性结节，乳腺 X 线影像与纤维腺瘤相似。导管腺瘤（Duct adenoma）又称硬化性乳头状瘤，是指边界清晰的良性腺体增生，至少部分位于导管腔内的乳头状肿瘤。可发生于任何年龄，40 岁以上多发，临床上主要表现为质硬肿物，偶见血性乳头溢液。乳腺 X 线摄影显示边界清晰的圆形病变，有时伴微钙化。

（三）组织学类型和形态学改变

2012 年 WHO 乳腺肿瘤组织学分类将腺瘤分为：小管状腺瘤、泌乳性腺瘤、大汗腺腺瘤和导管腺瘤。

小管腺瘤巨检质硬，边界清晰且均匀，切面均质、浅黄色或棕褐色。镜检小管状腺瘤病变边界清晰，完全由小圆形腺管构成，被覆一致的上皮细胞，周围环绕肌上皮细胞及少许间质。间质中可见淋巴细胞浸润。核分裂活性很低。管腔中空，偶含蛋白样物或黏液。

大多数称为"泌乳腺瘤"的病变所代表的是伴分泌或泌乳改变的增生性小叶结节。巨检泌乳腺瘤大小不一，偶尔可以很大。组织学显示泌乳改变的小叶局部聚集。可继发梗死和出血。

大汗腺腺瘤巨检病变为边界清晰，大小 3mm ~ 1.7cm。镜检表现为被覆顶浆分泌上皮的腺体，结节状聚集。无细胞学非典型性。此病变尚无遗传学数据。病变为良性，局部切除可治愈。

导管腺瘤病变表现为单侧乳腺单发或多发结节，大小 0.5 ~ 4.0cm。Carney 综合征患者中有双侧乳腺受累的报道。镜检病变包括上皮和肌上皮细胞构成的双层结构腺体，中央区域致密的瘢痕样纤维化，以及周围的厚壁纤维组织。当肌上皮细胞增生显著时，导管腺瘤可类似于腺肌上皮瘤。增生的小管可在硬化性间质中发生扭曲，呈假浸润形态。常见大汗腺化生，偶见局灶梗死。

（四）诊断思路

1. 仔细观察组织学图像　本组病变可见双层上皮，细胞温和，无恶性征象。既无纤维上皮性肿瘤的黏液样间质，也不支持增生病病变，其为具有相对特征的病变。

2. 掌握主要的组织学特点　小管腺瘤完全由小圆形腺管构成，"泌乳腺瘤"的病变特点是增生性小叶结节的腺上皮具有泌乳性改变，而大汗腺腺瘤镜检表现为被覆顶浆分泌上皮的腺体。

3. 注意询问病史和大体标本观察　"泌乳腺瘤"可发生妊娠及哺乳期,也可发生于非哺乳期,女性多见,也可发生于男性。肿块有完整包膜,长径通常不超过5cm,个案病例可巨大,达20cm以上,通过问病史和大体标本观察有助于与哺乳期乳腺和泌乳腺化生鉴别。大汗腺腺瘤的病理诊断与大汗腺腺病鉴别困难,大汗腺化生是一种常见病变,细胞也可有异型性。观察大体标本对鉴别非常重要。

4. 行肌上皮免疫组化染色　肌上皮免疫组化染色小管腺瘤、泌乳腺瘤和大汗腺腺瘤均阳性,对鉴别良恶性病变有重要价值。

（五）临床病理联系

小管腺瘤、泌乳腺瘤和大汗腺腺瘤均为良性病变,尚无遗传学数据。经完整切除后无复发风险,无癌变风险。

（张祥盛）

第二节　病　例　精　选

病例一　管　状　腺　瘤

【病例摘要】

女性,19岁,因"无意中发现左乳肿物3天"入院。无乳房疼痛及触痛。B超显示左乳实性占位。术中见左乳外侧4点方向3cm处有一灰黄色肿物,大小约5cm×3cm,包膜完整。

【病理变化】

1. 巨检　灰黄色分叶状肿物一个,4.5cm×2.6cm×1.5cm,包膜完整,切面灰黄色,质稍韧。

2. 镜检　肿瘤主要由密集的小腺管构成,腺管大小一致,较圆,部分管腔内可见红染的蛋白性物质,间质稀少,可见少量淋巴细胞(图3-1-1,图3-1-2)。小腺管周围可见少许拉长分支的腺体,类似纤维腺瘤的结构。高倍镜下:腺管由双层上皮细胞构成,即内层腺上皮和外层肌上皮,但肌上皮细胞多不明显。腺上皮细胞形态一致,胞核圆形或卵圆形,染色质浅,可见小而模糊的核仁,核分裂罕见。腺体周围可见明显的基底膜(图3-1-3,图3-1-4)。

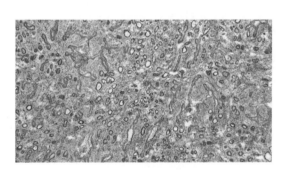

图3-1-1　管状腺瘤
肿瘤由密集的小腺管构成,腺管大小一致、较圆,间质较少

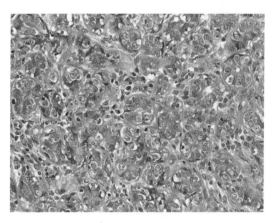

图3-1-2　管状腺瘤
内衬腺上皮细胞,核大、呈泡状,核仁清楚

3. 免疫组化　p63显示导管周围存在肌上皮细胞,CK5/6腔缘上皮细胞阳性;34βE12腔缘上皮细胞阳性;PR阳性(图3-1-5)。

【讨论】

管状腺瘤(tubular adenoma)是一种境界清楚的良性病变,与纤维腺瘤具有类似的特征,通常只发生于年轻女性,Hertel等把管状腺瘤定义为:由紧密排列的腺管及少量纤维间质构成的境界清楚的肿块。WHO将管状腺瘤定义为由致密增生的腺管所形成的圆形、结节状的良性病变。大体上肿物界限清楚,直径1~4cm,多数小于2cm,与纤维腺瘤类似,切面也可呈细小的结节状,但管状腺瘤质地较软,多呈棕褐色。临床上多表现

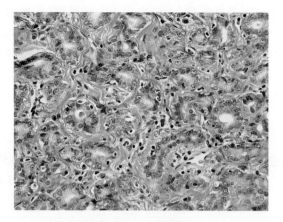
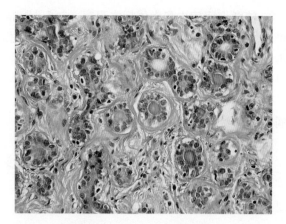

图 3-1-3 管状腺瘤
间质增生,腺管间距增大

图 3-1-4 图 3-1-3 高倍镜下

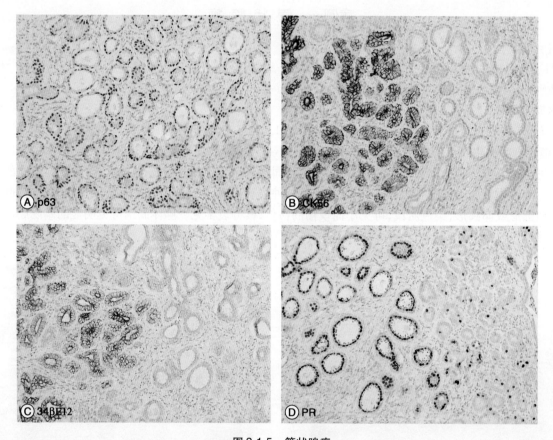

图 3-1-5 管状腺瘤
A. p63 显示导管周围存在肌上皮细胞;B. 腔缘上皮细胞 CK5/6 阳性;C. 腔缘上皮细胞 34βE12 阳性;D. PR 阳性

为单发、实性、可活动、质韧的无痛性肿块。尽管管状腺瘤境界清楚,但镜下并无真正的包膜。主要组织学特点就是由分泌性腺上皮构成的小管状腺体密集排列,细胞核无异型性,核分裂不易见,腺管间间质稀少。有时可见管状腺瘤与纤维腺瘤混合在一起,表明两者关系密切。极少数病例管状腺瘤伴发乳腺原位癌或浸润癌。管状腺瘤的变异型可有大汗腺化生或泌乳特征,在妊娠和哺乳期间,管状腺瘤的上皮细胞可显示广泛的分泌现象,此时称为泌乳性腺瘤。但有研究者认为泌乳腺瘤实际是泌乳乳腺的局部增生,也可发生在异位乳腺组织,如腋下、胸壁或外阴部,因此称为所谓的"泌乳腺瘤"。结合大体及组织学特点,可做出明确诊断。对不易诊断的病例,可行免疫组化染色,肌上皮标记 p63、Calponin 等的染色显示肌上皮存在,支持良性病变的本质。注意:本病不应与导管腺瘤有概念上的混淆,后者的英文名称为 ductal adenoma,是一种分界清楚的、至少部分位于导管腔内的良性腺体增生,多发生于 40 岁以上女性,特征性组织学表现为"息肉样"结构突入扩张的导管腔内,病变外周为具有双层上皮的腺体结构,中心为致密的纤维瘢痕样区,这与导管腺瘤明显不同。

【鉴别诊断】

1. **纤维腺瘤** 两者在临床表现及大体形态上非常相似,有研究者认为应把管状腺瘤作为以上皮成分为主的纤维腺瘤的一个亚型。但在镜下,纤维腺瘤的腺管较管状腺瘤的腺管大,呈小叶状分布,排列较稀疏,导管由明显的两层上皮构成。纤维腺瘤可见大量的纤维性间质,且常发生显著的黏液变性。

2. **小管癌** 小管癌镜下可见单层上皮构成的小管状结构不规则分布,尽管也没有包膜,但边界不清,呈浸润性生长,腺管多呈卵圆形且成角明显,管腔上皮的细胞核级别低,常见胞质顶浆分泌现象,小管癌常有促纤维反应性间质也是与管状腺瘤的鉴别点。

3. **微腺性腺病** 微腺性腺病中增生的腺管呈小圆形,且由单层立方上皮构成,腺管周围无肌上皮存在,管腔内可见红染的分泌物,这些组织学特点在管状腺瘤中也可出现,造成鉴别困难,免疫组化染色有助于两者的鉴别诊断:管状腺瘤的上皮细胞呈 CK8/18 等腺上皮标记阳性,小管周围存在 p63、Calponin 等阳性的肌上皮层。而微腺性腺病的上皮细胞呈特征性的 S100 阳性染色,且腺管周围无肌上皮存在,此外腺腔内分泌物呈 PAS 阳性反应。

(郎志强 步宏)

★ 专家点评

丁华野教授: 管状腺瘤的诊断一般没有困难,笔者曾遇到过冷冻切片将管状腺瘤诊断为浸润癌(腺管型浸润性导管癌和浸润性小管癌)的病例,故想着重强调管状腺瘤的冷冻切片诊断,值得我们反思的问题有以下几点:①管状腺瘤通常发生于年轻女性,平均年龄 23 岁,而乳腺癌一般年龄较大,两者的肉眼观及手感也不一样,前者界限清楚,可有包膜,切面灰红色,较为细腻,质地比较软,后者可有界限,但呈浸润性生长,切面灰白色,质地硬脆。在实际工作中,许多低级错误的发生,懒于弄清病史及没有认真检查标本是其原因之一。②不少误诊病例都是发生在冷冻切片质量不佳时,笔者遇到的管状腺瘤的误诊病例均发生在术中的冷冻切片诊断,而且冷冻切片质量均达不到要求。③部分管状腺瘤的腺管十分密集,核大、核仁清楚,可有核分裂,管腔可狭小,肌上皮层不清楚,特别是在冷冻切片质量不好时,容易造成细胞有异型性的假象,与浸润性癌区分困难。④此例免疫组化染色已经显示(图 3-1-5),管状腺瘤的腺管周围都有肌上皮,但 CK5/6 的表达却呈异源性特点,只有一部分腺管的腺上皮细胞 CK5/6 阳性(提示为干细胞和/中间腺上皮细胞特点),其余的 CK5/6 阴性(提示为终端腺上皮细胞特征)。⑤另外,需要提高警惕的是管状腺瘤与叶状肿瘤同时存在,此时,管状腺瘤的腺管与间质分布比例发生紊乱,腺管周围的间质增多,使腺管之间的距离增宽,间质细胞出现程度不同的异型性及核分裂活性,而且逐渐过渡到叶状肿瘤部分,出现良-恶性叶状肿瘤的典型形态(图 3-1-6 ~ 图 3-1-11)。根据笔者经验,年轻女性发生叶状肿瘤的并非少见(可能认识有局限性),其中某些可出现纤维腺瘤(包括管状腺瘤)与叶状肿瘤同存的关系,所以有必要提高对这方面的认识。

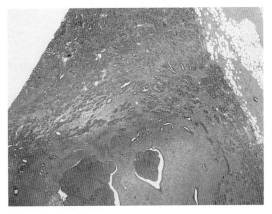

图 3-1-6 管状腺瘤伴恶性叶状肿瘤(女性,17 岁)
左乳内象限包块,大小约 3cm,可活动,切面肿物界限清楚。上部为管状腺瘤,小腺管密集分布,下部为恶性叶状肿瘤,间质过度增生,有分叶状结构,两者有移行过渡

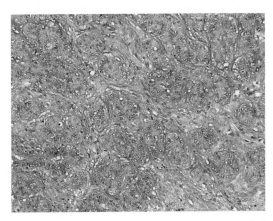

图 3-1-7 管状腺瘤部分
密集分布的小腺管,局部间质稍有增加

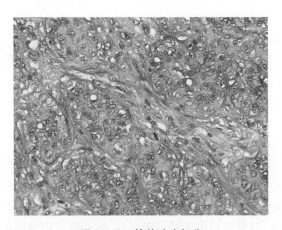

图 3-1-8　管状腺瘤部分

图 3-1-7 高倍,示局部间质细胞出现增多,有不典型性及核分裂活性

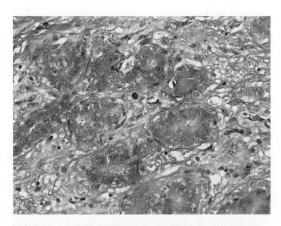

图 3-1-9　管状腺瘤与恶性叶状肿瘤移行过渡部分

间质明显增多,细胞有不典型性及核分裂活性,小腺管内衬腺上皮细胞,核大、呈泡状,核仁清楚

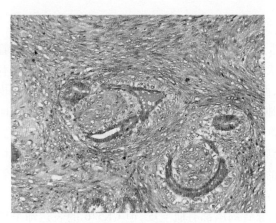

图 3-1-10　恶性叶状肿瘤部分

间质过度增生,细胞密集,腺管稀少,有的呈"月牙"状

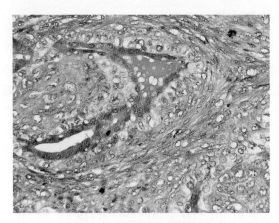

图 3-1-11　恶性叶状肿瘤部分

图 3-1-10 高倍,间质细胞有明显异型性,核分裂容易见到,腺上皮亦有核分裂

病例二　泌乳性腺瘤

【病例介绍】

女性,32 岁,"右乳肿物 2 年余"。查体:双乳大小对称,发育正常,乳头无凹陷,乳房皮肤无红肿破溃,按压乳房可见乳汁溢出。右乳 2 ~ 3 点距乳头约 2 ~ 4cm 腺体内可触及多枚质韧肿物,较大者约 2cm×2cm,均质韧,边界清,表面光滑,活动度好,无明显压痛。

【病理变化】

1. **巨检**　灰黄灰红色组织一块,大小 4.2cm×3.5cm×1.2cm,切面见肿物 2 个,大者 2.2cm×1.6cm×1.2cm,小者 1.8cm×1cm×1.2cm,切面均灰白色,质韧,部分区域灰黄色,界清,包膜完整(图 3-2-1)。

2. **镜检**　上皮和肌上皮两层细胞构成的腺泡和腺管明显增生(图 3-2-2),腺泡密集,腺管扩张(图 3-2-3),周边以少量疏松结缔组织围绕,胞质丰富、红染(图 3-2-4),未见异型细胞,可见顶浆分泌现象(图 3-2-5),同时周围可见炎细胞浸润。

3. **特殊染色和免疫组化**　腺泡上皮内空泡示脂肪染色阳性,p63、SMA 及 Calponin 肌上皮细胞均阳性(图 3-2-6)。

【讨论】

泌乳性腺瘤(lactaing adenoma)较少见,约占乳腺良性肿瘤的 1.7% ~ 5.5%,多见于妊娠期及哺乳期女性,也有男性病例的报道。2012 年 WHO 乳腺肿瘤组织学分类将腺瘤分为:管状腺瘤、泌乳性腺瘤、大汗腺腺瘤和导管腺瘤。泌乳性腺瘤的实质是一种特殊类型的管状腺瘤,因其上皮呈泌乳期改变而可与管状腺瘤等区别。其原因尚不清楚,有些患者发病前曾服用减肥药或"保健品",可能与内、外源激素的作用有一定关系。

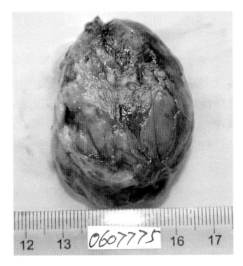

图 3-2-1 肿瘤近圆形,包膜完整

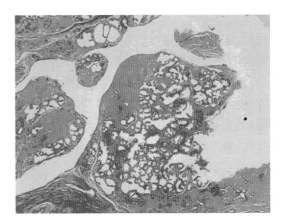

图 3-2-2 腺泡和腺管明显增生

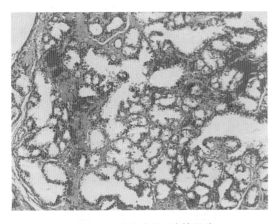

图 3-2-3 腺泡密集,腺管扩张

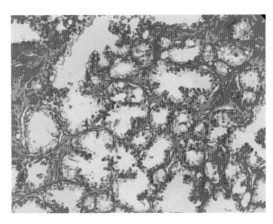

图 3-2-4 胞质丰富、红染

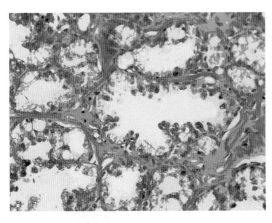

图 3-2-5 可见顶浆分泌

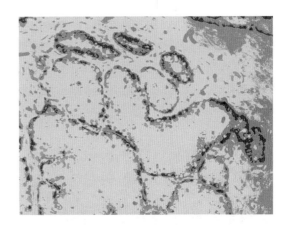

图 3-2-6 肌上皮细胞 Calponin 阳性

临床上泌乳性腺瘤与乳腺纤维瘤不易区分,触诊时可触及乳内肿物,略圆形,实性或多囊性,大小差别很大,长径多数为 1~3cm,且生长缓慢,国外报道较大的 1 例为 25cm×18cm,而国内报道较大的 1 例为 25cm×24cm×15cm,重达 5.5kg。肿块与周围组织无粘连,活动度可,质中,区域淋巴结无肿大。亦有肿块表面皮肤破溃的病例,酷似浸润性乳腺癌。巨检肿块有完整包膜,切面灰黄褐色,可有乳汁状液体流出。镜检肿瘤由密集排列增生和衬覆活跃分泌细胞的立方上皮小腺泡组成,呈分叶状。腺泡上皮呈不同程度分泌反应,腔内有伊红色分泌物,外层为肌上皮细胞。腺泡间纤维血管间质不明显。约 5% 病例可见出血和梗死,偶见核分裂。

【鉴别诊断】

1. **管状腺瘤** 虽然也有两层细胞构成的密集小管,但上皮无胞质内空泡,亦无分泌现象,脂肪染色阴性。

2. **纤维腺瘤** 有真正的纤维包膜,腺上皮无分泌现象,脂肪染色阴性。间质为丰富的纤维结缔组织,有时有明显的黏液变性。

3. **泌乳细胞化生** 泌乳细胞化生是发生于既未妊娠又未哺乳的患者,乳腺组织中出现了泌乳现象,也可为病变组织,如腺病、纤维腺瘤等中出现了分泌型乳腺组织。巨检无界限,镜检泌乳细胞化生细胞增生明显,腺泡内衬细胞旺炽性增生,呈簇状、乳头状或实性,核有明显的多形性和一定的异型性。极少情况下与癌伴发。本瘤有界限,周围亦有分泌型乳腺组织,一般无乳腺增生症改变。

泌乳性腺瘤发生在妊娠期或哺乳期妇女的乳腺,且有典型的病理组织学变化,故诊断并不困难。预后好,肿瘤切除后,无局部复发及恶变倾向。

(郭静 张仁亚)

★ 专家点评

丁华野教授: 典型形态的泌乳性腺瘤结合病史诊断不会出现更多的问题,根据笔者的经验,有两个问题提请注意:①泌乳性腺瘤发生出血和(或)梗死的情况比其他腺瘤多见,一旦发出血梗死,肿块会比较快的长大,固有病变内会出现程度不同的继发性改变,如组织坏死、炎细胞浸润(特别是常有明显的泡沫状组织细胞)、肉芽组织长入-机化(纤维-肌纤维母细胞增生)、纤维瘢痕形成,此外,腺上皮可以出现一定程度的不典型性,亦可有鳞状上皮化生等(图3-2-7,图3-2-8)。出血梗死引起的反应性改变不但可掩盖原有病变的特征,而且某些形态改变(上皮细胞的不典型性,纤维-肌纤维母细胞、血管内皮细胞明显增生,有不典型性,核分裂增多等)可类似于肿瘤性病变,特别是在手术中冷冻切片检查,取材主要为出血梗死区时,容易出现过诊断问题(图3-2-9)。②泌乳性腺瘤的腺管密集分布,腺上皮细胞呈明显分泌改变,胞质内有大小分泌空泡,顶浆分泌明显时,细胞可呈"鞋钉"状,细胞核常深染,可移位在胞突内和(或)游离(因切面关系)在管腔内,亦可有不

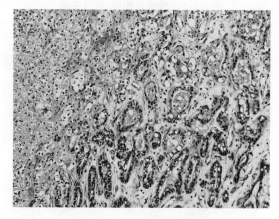

图3-2-7 泌乳性腺瘤伴梗死
患者女性,27岁,小孩5个月大,右乳有界限清楚的肿物,大小约2.5cm。外力撞击后,肿物长大。示泌乳腺出现梗死样坏死,坏死区(左上)组织结构不清,细胞核固缩

典型性(核大、形状不规则)及核分裂多,腺腔内可有多少不等的分泌物,有时可呈高分泌状态(图3-2-10,图3-2-11)。冷冻切片诊断时,腺管结构可不明显,出现透明及印戒样细胞,核似有多形性及不典型性,腺腔内的分泌物可类似于坏死,特别是在不了解临床病史和(或)冷冻切片质量欠佳时,很容易出现诊断错误。③肿瘤局部腺管的分泌改变可不明显,呈管状腺瘤样改变(图3-2-12,图3-2-13)。

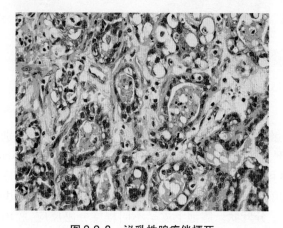

图3-2-8 泌乳性腺瘤伴梗死
坏死旁边的泌乳腺体,腺管大小不一致,间质水肿,管腔内有坏死物质,腺上皮细胞呈分泌改变,有不典型性

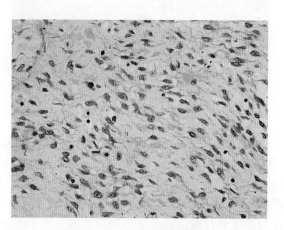

图3-2-9 泌乳性腺瘤伴梗死
坏死组织机化,纤维-肌纤维母细胞增生,有核分裂

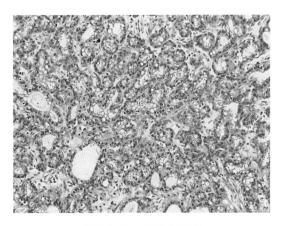

图 3-2-10 泌乳性腺瘤
分泌状态的腺管密集分布

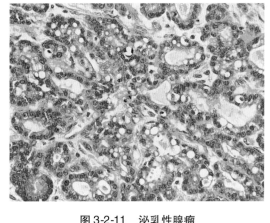

图 3-2-11 泌乳性腺瘤
图 3-2-10 高倍,示分泌状态的腺上皮细胞呈印戒状,核大、核仁明显,见有核分裂,管腔内有较多分泌物

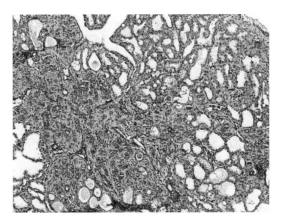

图 3-2-12 泌乳性腺瘤
示肿瘤局部呈管状腺瘤样改变

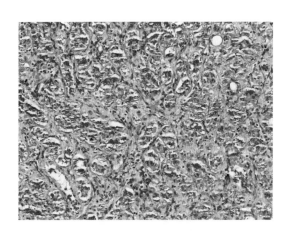

图 3-2-13 泌乳性腺瘤
图 3-2-12 高倍,示管状腺瘤样改变区,腺管密集分布,无明显分泌现象

病例三 大汗腺腺瘤

【病例介绍】

女性,52 岁,"发现左乳肿块 3 个月"。查体:左乳外上象限触及一不规则肿物,体积约 2.5cm×2.0cm×2cm 大小,质韧,边界尚清,活动度差。乳头无内陷。乳腺皮肤肤色正常,无红肿及橘皮样改变。腋窝未及肿大淋巴结。行肿块切除术。

【病理变化】

1. **巨检** 灰白灰红色组织一块,2.0cm×1.5cm×1.2cm 大小,切面中心见一结节,面积 1.2cm×0.9cm,灰红色,质脆,与周围组织分界清楚。

2. **镜检** 肿瘤界限尚清,呈小管、实性片块或乳头状结构,衬以大汗腺化生的上皮细胞(图 3-3-1,图 3-3-2),胞质丰富,明显伊红色,富有红染的小颗粒,核中等大小,圆形泡状,少数伴突出的红核仁。腺上皮有顶浆分泌,细胞无异型性和核分裂(图 3-3-3,图 3-3-4),不浸润周围组织,瘤组织有小囊形成,未见钙化、大汗腺增生及大汗腺癌同时存在。

【讨论】

乳腺的大汗腺腺瘤(apocrine adenoma)是由衬以大汗腺化生的上皮细胞组成密集小管而形成的乳腺良性肿瘤。2003 版 WHO 乳腺肿瘤病理学和遗传学分类将其单独列为良性上皮增生性病变内予以确认,所列出的定义比较模糊,同义词为结节性腺病伴大汗腺化生,是指结节性腺病的上皮细胞显示广泛大汗腺化生时,可称之为大汗腺腺瘤。此瘤非常罕见,1976 年 Hertel 等首次描述此瘤,至 2008 年英文文献仅有 8 例报道。文献中仅 1 例发生在男性,余均为发生在女性,年龄 14～72 岁。主要发生在乳腺,无侧别差异,个案报道发生在腋窝

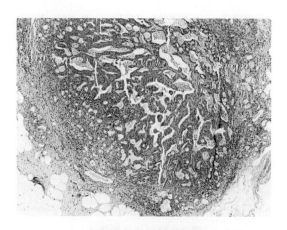

图 3-3-1　大汗腺腺瘤
病变界限清楚

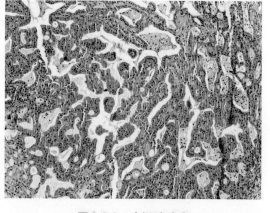

图 3-3-2　大汗腺腺瘤
被覆大汗腺细胞的腺体形状不规则,密集分布,腺
腔内有分泌物

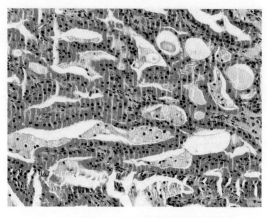

图 3-3-3　大汗腺腺瘤
大汗腺细胞呈柱状,胞质嗜酸性颗粒状,有胞突,核
位于基底部,呈圆-卵圆形、深染,腺腔内有分泌物及
泡沫状细胞

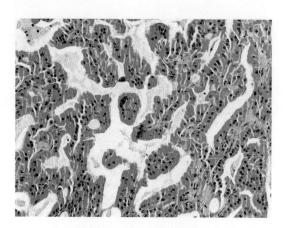

图 3-3-4　大汗腺腺瘤
乳头状增生

副乳腺组织。肿瘤一般为单发境界清楚性肿块,活动,无痛,无乳头溢液。X 线表现为界清的阴影。肿瘤直径常小于 2cm,切面灰红色,部分呈黏液样,也有报道表现为直径为数毫米的致密区。少数患者伴发大汗腺化生和浸润性大汗腺癌。与常见的乳腺导管上皮大汗腺化生相比,大汗腺腺瘤具有发病年龄较低(小于 30 岁常见)、体积较小(7～17mm)、不伴有周边腺管大汗腺化生、发生癌的风险低和切除后一般不复发的特点。

肿瘤由密集的小管组成,有时有乳头状结构形成,细胞胞质丰富,嗜酸性颗粒状,细胞核圆形,泡状核,可见核仁,有时会很明显。上皮有顶浆分泌,细胞无异型性及核分裂,不浸润周围乳腺组织。瘤组织可有小囊形成,偶有钙化。

大汗腺腺瘤和大汗腺化生细胞 PAS 阳性,免疫组化染色 GCDFP-15、AR 均阳性,ER 和 PR 大部分阴性,亦有阳性的报道。Gatalica 等发现,大汗腺腺瘤、大汗腺化生和原位大汗腺癌 ER 和 PR 阴性,而浸润性大汗腺癌均阳性,具有鉴别价值。肌上皮存在,p63、SMA 等染色阳性。

【鉴别诊断】

大汗腺腺瘤影像学上与乳腺内淋巴结、纤维腺瘤和乳腺癌鉴别困难,大汗腺腺瘤缺乏特异性的影像学特征。组织学上应注意与乳腺增生症伴大汗腺化生、大汗腺癌和管状腺瘤鉴别。

1. **大汗腺化生**　多继发于乳腺增生病、纤维腺瘤等,仅为病变的一部分,病变的基本结构为乳腺增生症。

2. **大汗腺癌**　为浸润性恶性病变,细胞具有异型性,核分裂多见。

3. **管状腺瘤**　两者均为小管状结构,内衬上皮和肌上皮,易于混淆。但是,管状腺瘤管壁增厚,类似硬化性导管内乳头状瘤,增生的导管内上皮间有致密透明变性的纤维化。内衬上皮不同,大汗腺腺瘤内衬细胞胞质丰富,含嗜酸性颗粒,上皮有顶浆分泌。

大汗腺腺瘤预后良好,无复发转移。

(张祥盛)

★ 专家点评

丁华野教授:真正意义上的大汗腺腺瘤十分罕见,一般泛指的大汗腺腺瘤是体积较大的结节性大汗腺腺病。笔者认为,两者虽然都由大汗腺样细胞构成,但从概念及形态学改变上都有所不同,大汗腺腺瘤具有腺瘤的一般特征,可有包膜或界限清楚,主要表现为衬覆大汗腺样细胞的腺体明显增生,密集分布,腺管大小不同,形状亦不规则,大汗腺细胞可呈乳头状增生(一般缺乏更复杂的结构),间质成分很少。结节性大汗腺型腺病,具有硬化性腺病的背景特点,表现为腺管及间质均有增生,腺管相对比较小,缺乏大的腺管及乳头状增生,由于增生间质的挤压,某些小腺管拉长,管腔不狭小(图3-3-5~图3-3-7)。大汗腺性腺瘤的腺上皮细胞也可出现不典型性,不典型大汗腺细胞的典型特点是核增大3倍,核仁亦增大突出,可有多个核仁,胞质可淡染、出现空泡,

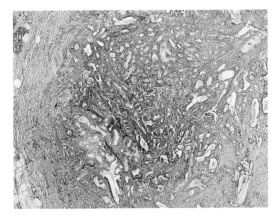

图 3-3-5　结节性大汗腺腺病
病变界限清楚,其内有纤维组织增生,具有硬化性腺病的背景特点

核分裂可增多(图3-3-8,图3-3-9),如果出现更复杂的结构(如筛孔等),要警惕大汗腺型导管原位癌的可能。

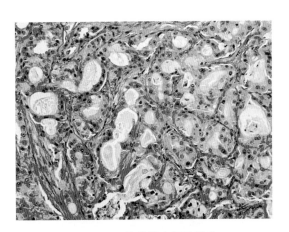

图 3-3-6　结节性大汗腺腺病
腺管相对比较小,密集排列

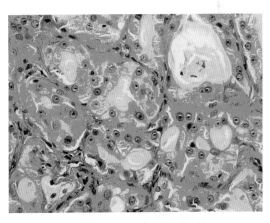

图 3-3-7　结节性大汗腺腺病
小腺管衬覆细胞具有大汗腺细胞的典型特点,胞质嗜酸性颗粒状,核大、核仁明显

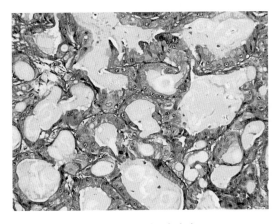

图 3-3-8　大汗腺腺瘤
腺管密集分布,大小不等,形状不规则,腺腔内充满伊红色分泌物

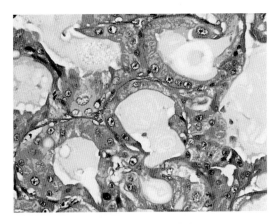

图 3-3-9　大汗腺腺瘤
某些大汗腺样细胞核显著大(是旁边细胞的3倍),核仁十分突出,可见核分裂

参 考 文 献

1. 丁华野,张祥盛,等.乳腺病理诊断及鉴别诊断.北京:人民卫生出版社,2014.

2. 丁华野,皋岚湘.乳腺//刘彤华.诊断病理学.第3版,北京:人民卫生出版社,2013.

3. 阚秀,丁华野,沈丹华.乳腺肿瘤临床病理学.北京;北京大学医学出版社,2014.

4. Tavassoli F A,Devilee P. World health organization classification of tumours. Pathology and genetics of tumours of the breast and female gential organs. Lyon:IARC Press,2003.

5. Nielsen BB. Adenosis tumour of the breast—a clinicopathological investigation of 27 cases. Histopathology,1987,11:1259-1275.

6. Schnitt SJ,Collins LC. Columnar cell lesions and flat epithelial atypia of the breast. Semin Breast Dis,2005,8:100-111.

7. 回允中主译.诊断外科病理学.第3版.北京:北京大学医学出版社,2003:330.

8. Moross T,Lang AP,Mahoney L. Tubular adenoma of breast. Arch Pathol Lab Med,1983,107:84-86.

9. O'Hara MF,Page DL. Adenomas of the breast and ectopic breast under lactational influences. Hum Pathol,1985,16:707-712.

10. Hertel BG,Zaloudek C,Kempson RL. Breast adenomas. Cancer,1976,37:2891-2905.

11. Tavassoli FA,Devilee P. World Health Organization of the breast and female genital orginas. lyon:IARC press,2003.

12. Morris JA,Kelly JF. Multiple bilateral breastadenomata in idential adolescent Negro twins. Histopathology,1982,6:539-547.

13. Casta A. A little known variant of pure adenoma of the breast:pure apocrine cell adenoma (with a classification of the breast adenomas). Arch De Vechi Anat Pathol,1974,60:393-401.

14. 回允中主译. ROSAI&ACKERMAN 外科病理学.北京:北京大学医学出版社.2006.

15. Saglam A,Can B. Coexistence of lactating adenoma and invasive ductal adenocarcinoma of the breast in a pregnant woman. J Clin Pathol,2005,58(1):87-89.

16. Baker TP,Lenert JT,Parker J,et al. Lactating adenoma:a diagnosis of exclusion. Breast J,2001,7(5):354-357.

17. 张仁亚.男性乳腺泌乳性腺瘤1例.临床与实验病理学杂志,1996,12(2):97.

18. Hertel B,Zaloudek C,Kempson R. Breast adenoma. Cancer,1976,37:2891-2905.

19. Lui M,Dahlstrom JE,Bell S,et al. Apocrine adenoma of the breast:diagnosis on large core needle biopsy. Pathology,2001,33(2):149-152.

20. Pasquale-Styles MA,Milikowski C. Three-millimeter apocrine adenoma in a man:a case report and review of the literature. Arch Pathol Lab Med,2003,127(11):1498-1500.

21. FA Tavassoli,P Devilee,World Health Organization of Tumours:Pathology and Genetics of Tumours of the Breast and Female Genital Organs. IARC Press,Lyon,2003.

22. Bezić J,Forempoher G,Poljicanin A,et al. Apocrine adenoma of the breast coexistent with invasive carcinoma. Pathol Res Pract,2007,203(11):809-812.

23. Cashell AW. Apocrine adenoma of the breast. W V Med J,2008,104(2):16-19.

第四章 普通导管增生及不典型导管增生

第一节 概 述

（一）概念

乳腺导管内增生性病变（intraductal proliferative lesions）在 WHO 乳腺肿瘤分类中被定义为细胞学形态和组织学结构多样的一组增生性病变，主要发生于终末导管小叶单位，局限于乳腺导管小叶系统，这类病变与发生浸润性癌的危险性有不同程度的相关性。该组病变是乳腺病理学研究领域的一个热点，也是乳腺病理学中最有争议的一组病变。有些研究评价指出，如果不采用标准的分类方法，这组病变诊断的重复性很差。

乳腺导管原位癌也属于导管增生性病变，是其中发展为浸润型癌危险性最高的类型，有专门章节介绍。

（二）临床表现

乳腺导管内增生性病变可发生于任何年龄，但以 35～60 岁最为常见，青春期前极少发病，通常没有特异性临床表现，多数患者可无乳腺包块，往往仅表现为乳腺组织增厚。与其他病变共存时，可能触及包块。影像学检查一般也无特殊，部分病例可有微小钙化。许多病例是在查体进行钼靶摄影时发现乳腺内多发性微小钙化，手术切除病灶或穿刺活检确定病理诊断的。不同类型的导管内增生性病变微小钙化出现的情况有所不同。值得重视的钙化，在影像学检查中表现为圆形、茶杯形等，也可为模糊、纤细的钙化影。当钙化呈颗粒状、节段性分布，甚至呈多形性、线性分布时，可能是导管原位癌的表现。

（三）病理组织学类型及形态学特征

1. 导管内增生性病变的分型 导管内增生性病变分为普通型导管增生（UDH）、非典型导管增生（ADH）、平坦型上皮非典型增生（flat epithelial atypia，FEA）和导管原位癌（DCIS）。平坦型上皮非典型增生也属于柱状细胞病变，涉及柱状细胞变/增生。在乳腺导管内增生性病变的不断研究中，提出了导管上皮内肿瘤（ductal intraepithelial neoplasia，DIN）的概念和分类标准。2003 年版 WHO 乳腺肿瘤组织学分类采用了导管内增生性病变的概念，以"导管内增生性病变"涵盖了 UDH、ADH、DCIS 和新增的非典型平坦上皮病变（FEA），以 DIN 及其分级为同义词，希望能够解决乳腺导管上皮增生性病变诊断的一致性问题，也为避免导管上皮增生性病变的过度治疗提供理论依据。2003 年版 WHO 分类给传统分类中不同级别的导管内增生性病变定义了相对应的 DIN 分类级别（表 4-0-1），由于缺乏足够证据来支持 UDH 的单克隆性质，因此在 WHO 的 DIN 分类系统中不包括 UDH。2009 年 AFIP 分类也应用了 DIN 的名称和分级系统。使用 DIN 分类存在争议，因为 DIN 分类的诊断标准并不比传统分类更简单易行，而且目前还没有足够的证据来证明 DIN 分类必然具有更好的诊断可重复性。2012 版 WHO 乳腺肿瘤分类没有专门推荐使用 DIN。

DIN 分类主要根据病变细胞核的异型性程度来界定其不同的级别，较少考虑组织结构。低级别 DIN 中细胞核规则，异型性小；高级别 DIN 中细胞核多形，核大深染，核仁明显，核分裂易见。这种分类认为，只要细胞核异型性明显，无论肿瘤大小、组织结构如何，均足以诊断 DIN 3，但同时指出 DIN 3 肿瘤直径常常≥5mm。因此，当病变≤5mm 时，诊断 DIN 3 要特别谨慎。

尽管 2012 年 WHO 分类不再强调推介使用 DIN 系统，但结合国内使用 DIN 系统的情况和体会，多数专家仍然认为 DIN 系统具有一定的使用价值，不能完全予以否定。WHO 专家组期待新的分子生物学及遗传学研究结果帮助改进传统的分类标准。

表4-0-1　导管内增生性病变分类

传 统 命 名	导管上皮内肿瘤（DIN）命名
普通型导管增生 usual ductal hyperplasia	普通型导管增生 usual ductal hyperplasia
平坦型导管增生 Flat epithelial hyperplasia	导管上皮内肿瘤1A ductal intraepithelial neoplasis grad 1A（DIN 1A）
不典型导管增生 atypical ductal hyperplasia	导管上皮内肿瘤1B ductal intraepithelial neoplasis grad 1B（DIN 1B）
导管原位癌，低级别 ductal carcinoma in situ low grade（DCIS grad 1）	导管上皮内肿瘤1C ductal intraepithelial neoplasis grad 1C（DIN 1C）
导管原位癌，中级别 ductal carcinoma in situ intermediate grade（DCIS grad 2）	导管上皮内肿瘤2 ductal intraepithelial neoplasis grad 2（DIN 2）
导管原位癌，高级别 ductal carcinoma in situ high grade（DVIS grad 3）	导管上皮内肿瘤3 ductal intraepithelial neoplasis grad 3（DIN 3）

2. 导管增生性病变的形态学特征

（1）普通型导管增生：WHO定义为一种上皮呈实性或筛状增生的病变，增生上皮特别是中央区常表现流水样结构。增生的上皮细胞、肌上皮细胞，以及化生的大汗腺细胞混杂紊乱分布。管周常形成裂隙状二级管腔或筛孔状结构，围绕二级管腔的上皮细胞核往往与腔隙平行排列。增生细胞可形成纤细、伸展的细胞桥。许多病例显示"成熟化"构型，即靠近基底膜侧的增生细胞显得较活跃，核稍大，呈栅栏状排列，核仁比较明显，胞质丰富，较淡染；管腔中央区的增生细胞体积略小，排列更紧密，核小而稍深染，相对更规则，胞质略嗜酸性染色。增生细胞呈混合型免疫表型，表达低分子量和高分子量CK。CK5/6弥漫阳性，或CK5/6+、CK5/6-细胞马赛克式分布，成为UDH的重要特征。

（2）柱状细胞变/增生：乳腺柱状细胞病变是一组特殊上皮化生或增生性病变，其原因和临床病理学意义目前尚不清楚。乳腺柱状细胞病变发生在终末导管小叶单位，对乳腺小叶结构无明显破坏或不引起任何间质反应。腺管可被覆不同状态的柱状细胞，从没有或仅有轻度细胞或结构的不典型性，到有明显不典型性，甚至和不典型导管增生或导管内癌难以鉴别。在柱状细胞病变的形态变化谱系中，接近正常细胞形态的部分为柱状细胞变、柱状细胞增生，而具有明显不典型性的柱状细胞病变即为FEA。柱状细胞变表现为不同程度扩张的腺管衬覆形态一致的立方-柱状细胞，腺管腔缘有大汗腺样顶泌突起。柱状细胞增生显示腺管内衬柱状细胞层次增多，形成小丘状、簇状或微乳头状突起，细胞形态温和，与柱状细胞变类似。

（3）平坦型上皮非典型增生：2003版WHO乳腺肿瘤病理学和遗传学分类中定义为一种可能的导管内肿瘤性病变，以单层或3~5层轻度非典型细胞取代原有的上皮细胞为特征。2012版WHO分类对其的认识更为深入，明确了平坦型上皮增生为导管内增生的一种模式。平坦型上皮非典型增生属于乳腺柱状上皮病变的一种组织学类型，镜下特点为在柱状细胞变和平坦型上皮增生的基础上，柱状细胞出现细胞学的轻度不典型性，以单层、常伴有胞质顶泌突起的轻微不典型柱状或立方细胞取代原有的上皮为特征，或表现为3~5层以上大小均匀的立方、柱状细胞呈层状排列，形成形态单一的不典型细胞增殖群，偶尔可向管腔内突起，但桥状连接和微乳头结构缺乏或罕见。病变涉及的终末导管小叶单位呈不同程度的扩张，可含有絮状分泌物，其中常有微小钙化灶。免疫组化呈ER弥漫性高表达，无Her-2过表达。

（4）非典型导管增生：形态介于UDH和低级别DCIS之间，最显著的特征是增生细胞呈单一性，即细胞异型性，分布均匀，细胞核为圆形或卵圆形，核质比例轻微增大，有或无核深染，与低级别DCIS的细胞形态一致。当病变在UDH生长方式的基础上具有了细胞异型性，即可诊断ADH。单形性细胞增生实际上是导管上皮的肿瘤性（单克隆性）增生。

ADH在组织学上具有低级别DCIS的形态学特征，但达不到诊断DCIS的全部标准。对于ADH的诊断，一个是把握AHD诊断的上限和下限，另一个是把握将病变诊断为DCIS存在的质或量的不足。

把握ADH诊断的上限和下限问题，实际上是基于对UDH、ADH、DCIS形成一个增生谱系、同时也具有形态学谱系关系的认识。ADH 是介于 UDH 和 DCIS 之间的病变,与 DCIS 的鉴别诊断构成其诊断上限,与 UDH 的鉴别诊断构成其诊断下限。由于 ADH 存在细胞单形性增生的生长方式,以及细胞具有的轻度异型性,一般与 UDH 的鉴别诊断相对困难较少。但 ADH 和低级别 DCIS 在组织形态上有显著的一致性,因而与低级别 DCIS 鉴别有时非常困难。一些作者强调 ADH 必须要有低度或中度的细胞异型性,但不能有明显的结构异型性。也就是说,病变组成细胞如果表现为 UDH 的细胞学特点,则无论其结构如何,都不能判断为 ADH。

无论是根据 ADH 诊断的上限、下限作出判断,还是把握诊断 DCIS 所存在的质或量的不足作出判断,都涉及了一些半定量的指标。目前,关于是否采用量化的标准来区分 ADH 和低级别 DCIS,还没有达成共识,有学者认为,不典型细胞必须占据 2 个导管才能诊断为低级别 DCIS,<2 个导管为 ADH。而 Tavassoli 等认为,ADH 具有低级别 DCIS 的细胞和结构特点的病变,仅累及部分导管,将 1 个或 1 个以上完全被累及的导管横切面直径合计≤2mm 规定为 ADH 诊断的上限。还有作者认为以形态学为诊断基础并将病灶大小作为一个独立因素而分开描述,可能更合理。建议将具有明确细胞学和结构异型性,但达不到定量标准的病变使用"导管原位癌,显微镜下病灶"的诊断方式。

ADH 很少出现大片坏死,偶尔可有个别细胞的坏死。微小钙化没有诊断意义。细胞的不典型性可为单个细胞,也可灶性分布或累及整个增生性病变。当不典型细胞单个存在或仅为小灶性存在时,尤其应当注意观察,不要忽略这些异型性病变成分。在细胞形态方面,ADH 与低级别 DCIS 的肿瘤细胞相同。当不典型细胞与 UDH 结构共存时,可以判断为 ADH。

ADH 被认为属于腔缘上皮增生型生长模式,显示 CK5/6-、CK8+。

(四) 病理诊断思路

在诊断时,首先应该确定导管或终末导管小叶单位内的上皮是否存在有意义的增生,然后进一步去分析导管增生的结构和细胞学特点:如果增生细胞有明显异型性(高级别核),即可诊断为高级别 DCIS;如果增生细胞有低级别不典型性,必须结合结构特点,如有筛状、梁索状、Roman 桥样结构和细胞不规则的排列等都是结构不典型性的证据,呈现低级别核的细胞和结构不典型性者诊断为低级别 DCIS;只有低级别的细胞不典型性,而没有结构的不典型性,诊断为 ADH 是合适的;UDH 没有细胞的不典型性。

综上所述,低级别 DCIS 具有细胞学和结构的双重不典型性,ADH 有细胞学的不典型性,UDH 既无细胞学的不典型性又无结构的不典型性。当诊断有困难时,可以借助免疫组化协助鉴别诊断。

根据乳腺干细胞理论,干细胞 CK5/6+、CK8-、SMA 或 p63-,具有增殖活性,能分化成腔缘上皮细胞或肌上皮细胞;中间型腔缘上皮细胞 CK5/6+、CK8+、SMA 或 p63-,是干细胞向腔缘上皮分化的中间形态;中间型肌上皮细胞 CK5/6+、SMA 或 p63+、CK8-,是干细胞向肌上皮分化的中间形态;腔缘上皮细胞 CK5/6-、CK8+、SMA 或 p63-;肌上皮细胞 CK5/6-、SMA 或 p63+、CK8-。

结合乳腺干细胞理论,可以拟定一个基于病变的组织发生,CK5/6、CK8 免疫组化表达的诊断路线。首先浏览切片,显示细胞学 3 级者即可判定为恶性增生。注意观察病变为单层或多层上皮结构。病变为多层上皮增生,则进一步观察结构和细胞学,以确定病变属于良性增生还是恶性增生,借助 CK5/6、CK8 表达确定增生的组织发生,最后确定良恶性。如为恶性,再根据病变大小、结构异性性判定为 DCIS 或 ADH。病变为单层上皮,结构缺乏特点,免疫组化帮助不大,主要依据细胞学和增生模式确定诊断。腔缘上皮增生型病变,显示 I 级细胞学,可确定恶性增生;干细胞增生-分化型增生模式和 UDH 型细胞学特点,为良性乳腺增生性病变。

(五) 临床与病理联系

普通型导管增生和柱状细胞变、柱状细胞增生发生乳腺癌的危险性很低,相对风险为 1.5～2 倍,但尚无预测其发展成癌的可靠线索。

平坦上皮不典型增生被认为是乳腺癌的前驱病变或危险因素,一些平坦上皮不典型增生病例被证实可以进展为浸润型癌,但其危险性远低于不典型导管增生。

不典型性导管增生发生乳腺癌的相对危险性是不伴有 ADH 妇女的 3～5 倍。

(李新功　张祥盛)

第二节 病 例 精 选

病例一 普通型导管增生

【病例介绍】

女性,37 岁,"发现双侧乳房肿块 2 个月"。患者月经来潮时乳房胀痛,无乳头溢液。查体:双侧乳房对称,外形正常,无橘皮样改变,无乳头内陷。双侧乳房均可触及不规则肿块,界限不清,质地较硬,轻压痛,挤压无乳头溢液。右乳房外上象限尚可触及 2cm×2cm×1.5cm 大小活动结节。腋窝无肿大淋巴结。临床诊断乳腺增生症,患者要求活检,行右乳房结节切除术。病理检查诊断为乳腺增生病合并普通型导管内增生。

【病理变化】

1. **巨检** 不规则组织一块,2.5cm×2.5cm×2cm 大小,灰白色,附脂肪。切面灰白色间淡黄色,无包膜,质韧。

2. **镜检** 乳腺小叶结构存在,小叶范围增大,相邻小叶有融合,部分区域纤维组织增生,挤压腺管呈纤维腺瘤样形态。部分区域小管内上皮增生,呈多层,甚至充满管腔。增生的上皮细胞分布不均匀,核形态不一,相互重叠,在管腔外围形成不规则次级腔隙,腔隙内无或有少量分泌物,有的可见吞噬细胞聚集。中央部分增生细胞呈流水样或鱼群样排列。部分区域增生细胞连接形成伸展或弯曲的上皮桥。小管外围仍可见肌上皮细胞层(图 4-1-1 ~ 图 4-1-6)。

3. **免疫组化** CK5/6(图 4-1-7)、CK8/18(图 4-1-8)显示部分增生细胞阳性,p63 显示腺管外围有完整的肌上皮层。

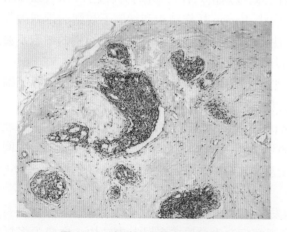

图 4-1-1 部分小导管内上皮增生

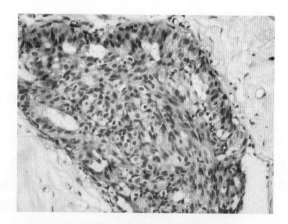

图 4-1-2 增生细胞呈水流状排列

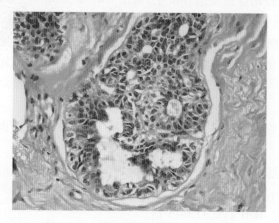

图 4-1-3 增生细胞形态不一分布不均

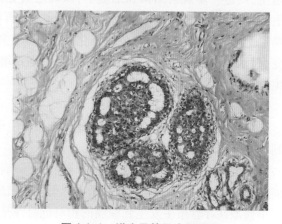

图 4-1-4 增生导管见次级腔隙

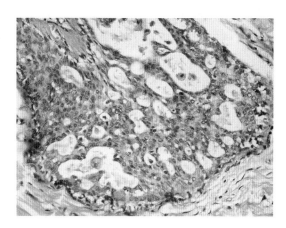

图 4-1-5　增生细胞形成纤细上皮桥结构

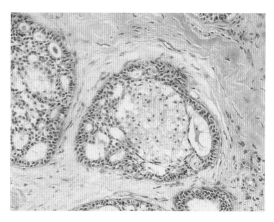

图 4-1-6　增生导管内见吞噬细胞聚集

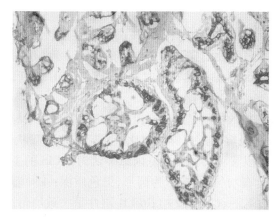

图 4-1-7　增生导管部分上皮细胞 CK5/6 阳性

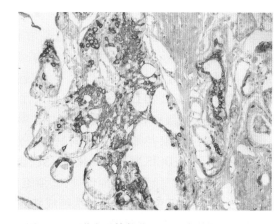

图 4-1-8　增生导管部分上皮细胞 CK8/18 阳性

【讨论】

普通型导管增生(usual ductal hyperplasia,UDH)是导管内增生性病变中最常见的类型,属于良性导管内增生性病变,在 WHO 乳腺肿瘤组织学分类中,定义为一种以二级管腔形成和中央增生细胞呈水流样分布为特征的良性导管增生,虽未将其归类于乳腺癌的前驱病变,但对活检诊断为 UDH 的患者长期随访结果显示,其日后发生浸润性癌的风险有轻微升高,约为普通人群的 1.5 倍。目前认为,UDH 的本质是一种"定向干细胞病变",这种增生形态是定向干细胞分化增生的结果,表现为向腺上皮及肌上皮分化过程中的不同阶段的细胞,还常伴有大汗腺化生增生性病变。这种新认识,不仅解释了 UDH 的细胞学特征,也为经免疫组化检测协助诊断 UDH 以及与 ADH 和低级别 DCIS 的鉴别提供了理论依据。

UDH 可发生于任何年龄,但以 35~60 岁最为常见,>60 岁的 UDH 患者很少见,且基本不出现在年轻患者中存在的旺炽性增生。UDH 通常没有特异性临床表现,多数患者仅表现为乳腺组织增厚。如有其他病变共存,可能触及包块。影像学检查一般也无特殊表现,极少数病例可有微小钙化或显示伴发病变的相关影像特征。

因 UDH 而行手术切除的病例不多,肉眼检查时多无特异的大体特征,有的切面可表现为囊性或纤维囊性改变外观。

WHO(2003,2012)乳腺肿瘤组织学分类指出 UDH 最重要的特征之一是两种或两种以上细胞[上皮细胞、肌上皮细胞和(或)化生的大汗腺细胞]形态的混合。陈国璋等概括 UDH 的两大主要特征为"混合性"和"无序性"(mixed and disorderly)。UDH 的结构特点表现为:①在导管内形成形态及大小均不规则的窗孔样腔隙(次级或二级腺腔);②导管中央是实性细胞团,周围靠近管壁处有月牙形腔隙("边窗");③有伸展弯曲而纤细的细胞桥("柔软"的细胞桥);④管腔中央实性增生的细胞呈"流水样"或旋涡状排列(梭形细胞的平行排列);⑤出现"成熟化"构型。所谓"次级"或"二级"腺腔是腺管中心增生细胞团内由于细胞延伸增生形成的窗孔式或腔隙样腺腔,曾被误解为新形成的腺腔,但不与固有腺管的腺腔相通。"成熟化"构型,指靠近基底膜侧的增生细胞显得较活跃,核稍大,呈栅栏状排列,核仁比较明显,胞质丰富,较淡染;管腔中央区的增生细胞体积略小,排列更紧密,核小而稍深染,相对更规则,胞质略嗜酸性染色。这种形式类似一个由周边的细胞到中心的细胞逐渐分化成熟的过程。有作者将这种变化作为 UDH 诊断的依据,但是这种形态仅见于少数病例。UDH 特征性的组织学图像为次级腺腔的形成和中央增生的细胞呈流水状排列。

UDH 的细胞学特点为增生的细胞形态多样,成分复杂。UDH 中还可存在大汗腺化生、钙化和坏死。大汗腺化生在乳腺增生性病变中常见,虽然缺乏大汗腺化生并无更多诊断意义,但存在大汗腺化生却是支持 UDH 诊断的重要证据之一。微小钙化在许多乳腺良性增生性病变中可以存在,硬化性腺病、乳头状瘤、纤维腺瘤等都可见钙化,但在 UDH 中少见,特别是砂砾体型钙化更少见,但微小钙化的有无并不影响 UDH 的诊断。

UDH 免疫组化呈干细胞、中间型上皮细胞及成熟腺上皮混合表达,CK5、CAM5.2 弥漫或拼花状阳性,ER 呈不均一阳性表达。

【鉴别诊断】

1. **非典型性导管增生**　最显著的特点是增生细胞的单一性,分布均匀,细胞核圆形或卵圆形,生长可有微乳头、丛状、叶状、拱形、桥状、实性、筛状结构,细胞形态类似于 DCIS。而 UDH 细胞形态不一致,有"边窗"结构,细胞排列成"水流"状。另外,当出现细胞胞质内空泡,特别是黏液性空泡时,更支持为 ADH 诊断,而非 UDH。免疫组化 34βE12 和 CK5/6 标记呈强阳性表达时,则支持 UDH 的诊断。

2. **导管内癌**　低级别 DCIS 常需要与 UDH 鉴别。UDH 结构的特征是细胞群内的次级腺腔多位于导管的边缘,形状、大小不规则,与筛状 DCIS 时呈均匀分布的圆形次级腺腔形成鲜明对比,也是 UDH 与筛状 DCIS 的重要鉴别点。另外,DCIS 常具有钙化和坏死,也是鉴别时可以参考的指标。陈国璋等认为,DCIS 的主要特征为"一致性",即:①二级管腔圆而僵硬;②细胞界限清楚,分布均匀;③核常为圆形,染色质深;④肿瘤细胞呈 Paget 样浸润扩展;⑤免疫组化表型为纯成熟腺上皮表达(CK5-、CAM5.2+);⑥ER 阳性呈一致均匀表达。与 UDH 的"混合性"和"无序性"特征显著不同。

3. **神经内分泌型导管内癌**　也存在外周分布的二级管腔,核卵圆形,染色质细,与 UDH 相似。神经内分泌型导管内癌多见于老年人,常有乳头溢液,导管实性增生区可见纤细纤维血管间隔,细胞界限清楚,核偏位,可呈栅栏状排列,细胞单一,胞质有嗜酸性颗粒,可见肿瘤细胞 Paget 样扩展。

4. **小叶瘤变**　细胞形态也可相当杂乱,当增生细胞充填小叶腺泡时需与 UDH 鉴别,但小叶结构的存在是其显著的特点。

目前关于 UDH 的分子遗传学研究资料还少,结论也不完全一致,但与导管内癌和浸润性癌相比较,分子生物学的变化较少。最近的比较基因组杂交研究发现,部分 UDH 病变为单克隆性,其中少部分显示与 ADH 相似的改变。

目前一般认为,UDH 不是癌前病变,WHO 专家组成员也不同意将 UDH 归入乳腺导管上皮内肿瘤(DIN)。但有研究显示,UDH 患者发生浸润性癌的风险有轻微升高,是普通人群的 1.5 倍。美国病理学家学院的癌症委员会认定 UDH 具有发展成浸润癌的轻度风险,其相对危险度(RR)为 1.5~2.0。

(李新功)

★ **专家点评-1**

赵澄泉(Chengquan Zhao)教授,李昕(Xin Li)副教授:UDH 的特点是导管内增生细胞的形态和结构的多样性:增生的细胞混杂有上皮细胞和肌上皮细胞,CK5/6 免疫组化染色阳性呈拼花样,ER 染色常阴性或局部不均匀阳性。导管中央增生的细胞常相互重叠呈流水状排列,在导管周围常形成大小形态不一的次级腔隙。这些都与在 ADH 和导管内癌所见的单一性分布均匀的增生细胞形成鲜明的对比。UDH 非常多见,并不被列为癌前病变。其患癌风险为普通人群的 1.5~2.0 倍。

★ **专家点评-2**

陈定宝教授:点评内容已充分。本例为年轻患者,组织学形态显示导管上皮增生活跃,细胞不一致,中心区细胞呈流水样排列,周边可见次级腺腔,可见灶状泡沫细胞聚集,免疫组化显示,CK5/6 阳性细胞相连排列呈拼花状。与 ADH 不同,后者增生细胞较一致,CK5/6 表达缺失,或呈散在阳性细胞。

病例二　柱状细胞变和增生

(一) 柱状细胞变

【病例介绍】

女性,43 岁,"乳房胀痛半年余",月经来潮前加重,发现双侧乳房不规则肿块 1 个月,无乳头溢液。查体:双侧乳腺外形正常,无橘皮样改变及乳头内陷。双侧乳房均可触及不规则增厚,界限不清,质地较韧,压之轻痛。左乳房外上象限触及一结节状增厚,2.0cm×2.0cm×1.0cm 大小,外形不规则,活动,与周边无粘连。患者要求肿块切除。

【病理变化】

1. **巨检**　不规则组织一块,2.0cm×2.0cm×1.5cm 大小,灰白灰黄色,附脂肪。切面灰白色间淡黄色,质韧,无包膜。

2. **镜检**　乳腺小叶单位存在,腺泡扩张,形状不规则,被覆单层柱状上皮细胞,核呈卵圆-长圆形,位于基底部,大小一致,核仁核膜不明显,未见核分裂,富有嗜酸性胞质,腔面可见顶浆分泌样胞突,腔内有多少不等的絮状分泌物。外周可见肌上皮细胞(图 4-2-1,图 4-2-2)。

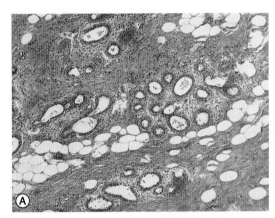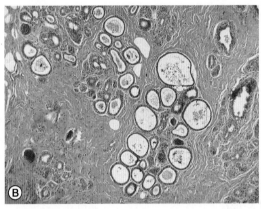

图 4-2-1　柱状细胞变(盲管性腺病)

A. 终末小叶单位增大,腺泡扩张,形状不规则,被覆单层柱状上皮细胞,腔内有多少不等的絮状分泌物;
B. 终末小叶单位结构清楚,被覆单层柱状上皮,可见胞突

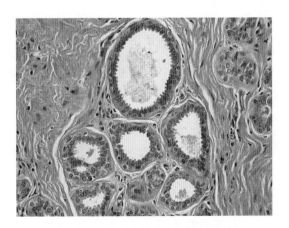

图 4-2-2　柱状细胞变(盲管性腺病)

扩大的腺泡被覆 1 层柱状上皮细胞,形态温和,腔面
有较明显的胞突,腺管周围肌上皮层明显

（二）柱状细胞增生

【病例介绍】

女性，32岁，"发现右乳房肿块1年"，无明显不适，偶有月经来潮前乳房胀痛，无乳头溢液。查体：双侧乳房对称，外形正常，无橘皮样改变，无乳头内陷。触诊未发现明显肿块，部分区小叶增厚，质韧，压痛不明显。查体乳腺X线照相普查发现右乳腺外侧微钙化灶，范围0.6cm×0.5cm。患者要求活检，行肿块切除术。

【病理变化】

1. **巨检**　不规则组织一块，1.5cm×1.2cm×1.0cm大小，灰白灰黄色，附脂肪。切面灰白色间淡黄色，质韧，无包膜。

2. **镜检**　乳腺小叶单位存在，结构紊乱，腺管有不同程度扩张，有的呈球形囊状，有的呈不规则分支，扩张明显的腺管被覆单层扁平-立方上皮，而扩张相对不明显的腺管被覆单-复层柱状上皮，部分呈丘状-簇状细胞密集。被覆细胞呈卵-长圆形或细长，细胞核均匀一致，核垂直于基底膜排列，染色质均匀分布，核仁不明显，核分裂罕见。管腔内通常含有分泌物和（或）微钙化灶（图4-2-3～图4-2-6）。腺管周围肌上皮明显。

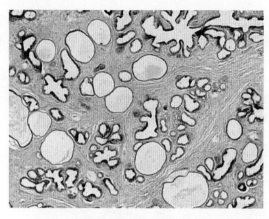

图4-2-3　柱状细胞增生

小叶单位结构紊乱，腺管有不同程度扩张，有的呈球形囊状，有的呈不规则分枝形，扩张明显的腺管被覆单层上皮，而扩张相对不明显的腺管被覆单-复层上皮，部分呈丘状-簇状细胞密集。腔内有多少不等的絮状分泌物

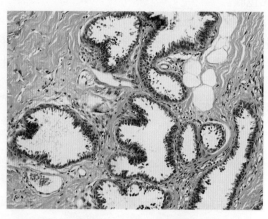

图4-2-4　柱状细胞增生

腺管有不同程度扩张，被覆单层柱状上皮，部分呈丘状-簇状细胞密集

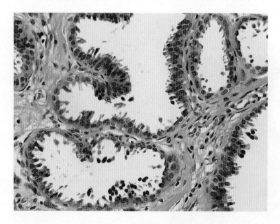

图4-2-5　柱状细胞增生

腺管呈球形囊状扩大，被覆柱状上皮，部分区域为单层，部分为复层及假复层，胞突明显，腔内无分泌物

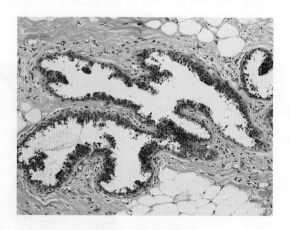

图4-2-6　柱状细胞增生

腺管明显扩大，形态不规则，被覆单-复层柱状上皮，部分呈丘状细胞密集，出现假复层，核深染，胞突较明显

【讨论】

乳腺柱状细胞病变是发生于终末导管小叶单位（TDLU）的一种特殊上皮化生和（或）增生性病变，其特征

是被覆柱状上皮细胞的腺泡增大伴不同程度的扩张,原因和意义还不十分清楚。文献中对此类病变早就有所描写,而且冠以许多不同的名称,如盲管型腺病、小叶柱状上皮改变、柱状上皮化生、增生性小叶扩张、增生性小叶单位增大、小叶增大伴柱状上皮改变和柱状细胞变伴顶浆分泌等。我们以往在遇到这类病变时,因为常常认为不涉及诊断问题,所以没有给予特别的注意。随着对乳腺微钙化病变粗针穿刺或切除病变活检日益增多,乳腺柱状细胞病变的检出率也随之增加,2003 年 WHO 乳腺肿瘤病理学与遗传学分类提出了平坦上皮不典型性增生(flat epithelial atypia)的概念,2012 年 WHO 乳腺肿瘤分类导管增生性病变中,除平坦上皮不典增生外,又增加了柱状细胞变、增生的内容,确认了柱状细胞病变是导管增生病变的一种模式。此类病变和普通导管增生一样,表现为柱状细胞变、增生、不典型增生到导管内癌的谱系改变。

柱状细胞变多半是偶然发现的组织学改变。缺乏特异性临床表现,部分患者可触及不规则包块。乳腺 X 线照相普查可能检测到微钙化灶。由于见到微钙化多考虑为恶性肿瘤,临床医生遂行穿刺活检,故发现此类病变的机会越来越多。

柱状细胞变和增生为镜下病灶,巨检表现为乳腺增厚,无法发现病变。

显微镜下显示终末小叶单位增大,或形成假小叶结构,受累腺泡有程度不同的扩张,形态常不规则,被覆的上皮细胞只有一层或两层时诊断为柱状细胞变(columnar cell changes),超过两层形成分层或突起时诊断为柱状细胞增生(columnar cell hyperplasia)。细胞核均匀一致,呈卵-长圆形或细长,垂直于基底膜排列,染色质均匀分布,核仁不明显,核分裂象罕见。管腔内通常含有分泌物和(或)微钙化灶。腺管周围肌上皮明显。病变早期,其间质内常有较多成纤维细胞和黏液样基质。某些扩大的腺管,其被覆的柱状细胞变的扁平。柱状细胞改变和增生常与其他良性病变如囊肿和上皮增生性病变同时存在,如小叶肿瘤(小叶原位癌和非典型小叶增生)等。此外,乳腺的许多良性(如乳腺增生病、导管内乳头状瘤、假血管瘤样间质增生的腺上皮改变等)或恶性(如导管内乳头状癌、浸润性小管癌、浸润性乳头状癌、恶性叶状肿瘤的腺上皮等)病变也都具有柱状细胞的特点。

柱状细胞变和增生表现为强而弥漫的 ER 阳性着色,无 Her-2 的过表达。

【预后】

最近的随访研究发现柱状细胞改变和增生发生乳腺癌的危险性很低(相对危险性约为 1.5 倍)。这些病变的危险性是否独立于其他伴随的增生性病变的危险性尚不清楚。

(张祥盛　丁华野)

★ **专家点评-1**

李新功主任医师:乳腺柱状细胞病变是一组特殊上皮化生或增生性病变,其病因和临床病理学意义目前尚不清楚。以往由于认为不涉及诊断问题,也没有特殊的治疗,对这组病变没有给予特别的注意。近年由于乳腺扫描成像系统的应用,乳腺柱状细胞病变的检出率随之显著增高,对其意义也有了更进一步的认识。柱状细胞病变包括柱状细胞变、柱状细胞增生、不典型柱状细胞增生(平坦型不典型增生)到导管内癌的谱系改变,在实际工作中应注意把握标准。另外需要鉴别的病变包括囊性高分泌性增生、妊娠样变伴囊性高分泌性增生、大汗腺化生、黏液囊肿样病变等。对乳腺柱状细胞病变谱系的关注应该把重点放在对平坦型不典型增生的判断上,因为其更有临床意义。

★ **专家点评-2**

陈定宝教授:本组形态学显示,1 例小叶导管管腔扩张,被覆 2 层上皮,1 层为外层肌上皮,1 层为腔缘侧柱状上皮,细胞有顶浆分泌,腔内可见絮状分泌物,符合柱状细胞变;另 1 例腔缘侧细胞增生,出现 2 层或以上细胞和簇状结构,符合柱状细胞增生。这两个病例的上皮细胞均呈长形或卵圆形,细胞具有极向,没有细胞的不典型性。

当柱状细胞变/增生的细胞变圆,极向消失时,则出现不典型性。也有文献把结构的不典型性也加上,根据细胞和结构的不典型性进行分型,研究表明,这种病变已出现细胞遗传学的改变,并认为出现不典型性的病变是癌前病变。应清楚伴不典型性的柱状细胞变/增生尚不足以诊断为 ADH,与 FEA 有重叠。

临床上,柱状细胞变/增生的患者常常不形成明显的肿物,而是在筛查时发现微小钙化,进而手术切除,在镜下发现的,这类病变中伴有不典型性的病例(与 FEA 重叠),临床应给以重视,研究表明其为癌前病变。

有学者认为,有些柱状细胞病变由结构复杂的柱状上皮细胞组成,如微乳头、搭桥、棒状或拱状结构,或开窗,但细胞仍具有极向。这些结构的不典型性不足以诊断 ADH 和 DCIS,其细胞学和结构特征变化的严重程度和范围均未达到标准。

柱状细胞病变是一个谱系的病变,其下限是小叶柱状变,上限相当于 FEA(DIN 1A)。其鉴别诊断的难点也就在谱系的两端,尤其是伴有结构和细胞学不典型性的 CCL 在诊断上尤为困难。

在谱系的下限,柱状细胞变/增生需要与良性大汗腺病变进行鉴别,如大汗腺化生和大汗腺增生。两种病变均有顶部胞浆突起,但大汗腺的特点为细胞具有更丰富的、颗粒性、嗜酸性胞浆,细胞呈圆形或多边形,核为圆形且常常具有单个明显的核仁;另外,大汗腺中见不到腔内絮状分泌物。

有些柱状细胞病变伴非典型性在低倍镜下容易被忽视,因为缺乏明显的细胞增生,且细胞的非典型增生仅为轻度。TDLU 伴有这种改变时,在低倍镜下常常被认为是正常或微小的囊肿,只有在高倍镜下才能识别细胞学的轻度非典型性。因此,在观察 CCL 时,不能仅限于低倍镜,应先用低倍镜观察病变的结构正常与否,再用高倍镜观察细胞的形态有无异型性。

在谱系的上限,病变相当于 FEA(DIN 1A)。柱状细胞增生伴不典型性的鉴别诊断包括 ADH 和 DCIS。有些病变伴有细胞学和结构的不典型性均类似于 ADH 和 DCIS。此时要根据病变的质和量来确定其性质。对于没有达到 ADH 和 DCIS 标准的病变,仍认为是 CCH 伴不典型性。

病例三 平坦型上皮非典型性增生

【病例介绍】

女性,46 岁,"健康查体发现右乳腺肿块",约 1cm 大小,界限不清,无压痛,右腋窝未触及肿大淋巴结。X 线钼靶照相见条状分布的细小钙化影。临床不能排除癌,手术切除病灶,病理检查未发现肿瘤。再次 X 线钼靶照相,见条状细小钙化影仍存在。二次手术切取病灶,将标本切成 0.4cm 薄片,经 X 线钼靶照相确定病灶位置后取材行快速冷冻切片,病理诊断:乳腺导管平坦型上皮非典型增生伴钙化。手术后第 4 年钼靶照相复查又见少数条状分布的细小钙化影,再次手术切除,病理检查病变性质同前,继续随访 1 年未见再次复发。

【病理变化】

1. **巨检** 灰白色不规则组织,2cm×1.8cm×1.5cm 大小,无包膜,质地韧。其中可触及散在不规则质硬区,界限不清,切面灰白色,触摸有颗粒感。

2. **镜检** 乳腺间质纤维组织增生,挤压导管,导管管腔狭窄变形,终末导管扩张呈小囊状,内衬腺上皮增生,立方或柱状,可见顶浆分泌突起,有轻度到中度异型性,单层或 2~3 层,部分腺管可见柱状上皮呈簇状乳头状突起,腺腔内有嗜碱性黏液样分泌物,并见多个球形钙化物,腺管肌上皮存在(图 4-3-1~图 4-3-4)。

3. **免疫组化** 肌上皮标记物 SMA、Calponin 显示病变腺管外围有完整的肌上皮层(图 4-3-5),部分肌上皮细胞向腺上皮方向突起(图 4-3-6)。

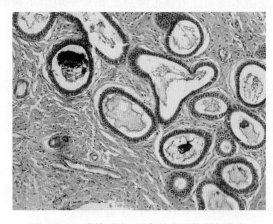

图 4-3-1 腺管扩张,腔内见分泌物及钙化物

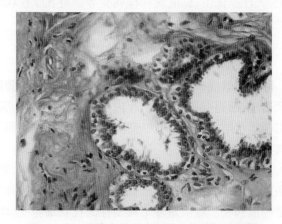

图 4-3-2 腺管内衬具有顶浆分泌的柱状细胞

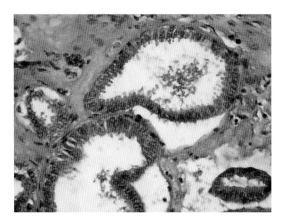

图 4-3-3　导管内衬上皮 1~2 层,核中度异型性

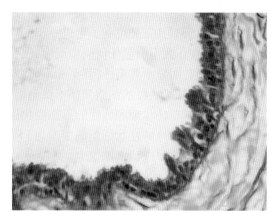

图 4-3-4　柱状细胞 2~3 层,有簇状突起

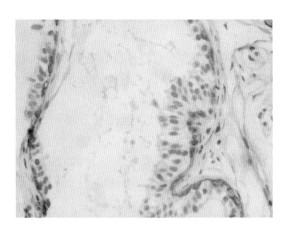

图 4-3-5　SMA 标记显示完整的肌上皮层

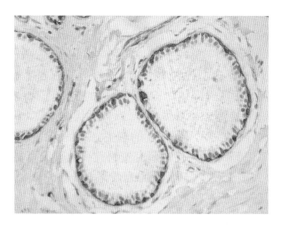

图 4-3-6　Calponin 显示肌上皮向腺上皮突起

【讨论】

平坦型上皮非典型增生(flat epithelial atypia,FEA)是 2003 版 WHO 乳腺肿瘤组织学和遗传学分类中首次提出的病变,定义为一种可能的导管内肿瘤性病变,以单层或 3~5 层轻度非典型细胞取代原有的上皮细胞为特征。

1998 年 Fraser 等首先用"伴有明显顶突和分泌的柱状细胞变"来表述因微小钙化而行乳腺活检的标本中频繁出现的一组病变。1999 年 Oyama 等采用了"不典型囊状小叶"来表述低级导管内癌形成中的早期病变。同年,Rosen 提出使用"柱状细胞增生"来命名这类病变,并于 2001 年中将其进一步分为柱状细胞变、柱状细胞增生、柱状细胞增生伴不典型性,把柱状细胞增生伴不典型性又分为轻、中、重度。由于对 FEA 的意义缺乏足够重视,对其研究尚不够深入和全面,所以对 FEA 的临床病理特点、分子生物学特点、生物学行为,乃至其与浸润性乳腺癌发生的关系,了解的都还很少,认识上也未统一,在实践中应谨慎诊断,并注意与平坦型导管内癌鉴别。

有关 FEA 的流行病学资料非常有限。发病年龄以 35~50 岁妇女多见,平均年龄 44 岁,也可见于绝经后妇女。很少有患者临床可触及肿块。Oyama 等发现,56% 的 FEA 伴有微小钙化,微小钙化是 FEA 常见的改变。许多病例是在查体进行钼靶摄影时发现乳腺内多发性微小钙化后手术切除病灶或穿刺活检确定 FEA 病理诊断的,或在其他乳腺病变手术切除标本中偶尔被发现。

FEA 属于乳腺柱状上皮病变的一种组织学类型,是柱状细胞病变一系列谱系变化中具有不典型性的部分。FEA 病变以单层、常伴有胞质顶泌突起的轻微不典型柱状或立方细胞取代原有的上皮为特征,或表现为 3~5 层以上大小均匀的立方、柱状细胞成层状排列,形成形态单一的不典型细胞增殖群,偶尔可向管腔内突起,但桥状连接和微乳头结构缺乏或罕见。病变涉及的终末导管小叶单位呈不同程度的扩张,可含有絮状分泌物,其中常有微小钙化灶。在低倍显微镜下,FEA 的病变区域可能很不明显,需要仔细进行观察。

乳腺柱状细胞病变是一组特殊上皮化生或增生性病变,其病因和临床病理学意义目前尚不清楚。以往由于认为不涉及诊断问题,没有给予特别的注意。近年由于乳腺扫描成像系统的应用,乳腺柱状细胞病变的检出率随之显著增高,对其意义也有了更进一步的认识。乳腺柱状细胞病变发生在终末导管小叶单位,对乳腺小叶结构无明显破坏或不引起任何间质反应,腺管可被覆不同状态的柱状细胞,从没有或仅有轻度细胞或结构的不典型性,到有明显不典型性,甚至和不典型导管增生或导管内癌难以鉴别。柱状细胞病变被细分为柱状细胞变、柱状细胞增生、柱状细胞变伴不典型增生、柱状细胞增生伴不典型增生。后两者称为平坦上皮不典型增生。可以认为,在柱状细胞病变的形态变化谱系中,接近正常细胞形态的部分为柱状细胞变、柱状细胞增生,而具有明显不典型性的柱状细胞病变即为 FEA。不典型细胞为 1～2 层者,被有些作者称为不典型柱状细胞变,超过 2 层为不典型柱状细胞增生。

当病变在不典型柱状细胞变或增生的基础上呈现更复杂的组织结构,如发育好的微乳头、僵硬的细胞桥、拱形、筛孔状或开窗状增生,细胞极性完全丧失等情况时,归为不典型导管增生更合适。

柱状细胞病变常可在同一乳腺病灶、同一终末导管小叶单位,甚至同一腺管内与其他病变共存,其存在并不影响其他病变的诊断。

一些研究者根据上皮增生的情况对 FEA 做了进一步的分级,但这些分级的临床意义还有待证明。

【鉴别诊断】

1. 不典型导管增生和低级别导管内癌　当柱状细胞病变中出现结构的不典型性,出现筛状、乳头状结构时,应考虑不典型导管增生或低级别导管内癌。不典型导管增生具有增生和导管内癌的两种细胞学特点,而低级别导管内癌必须具备导管内癌的全部特点,累及 2 个以上导管或病灶>2mm。

2. 囊性高分泌增生/癌　腺管囊状扩张较 FEA 更为显著,腔内充满均质甲状腺胶质样分泌物,而非絮状分泌物,内衬细胞不同程度的增生,少见钙化。

关于 FEA 的遗传学研究资料较少。现有资料表明,FEA 在遗传学的改变主要是发生异常的染色体数目少,缺失多于获得,最常见的改变为 16q 缺失。这些变化与分化好的导管内癌和低级别浸润性癌相似,似乎提示了其间可能存在的逐步演进关系。

免疫组化标记,FEA 表达 CK8 和 EMA。轻度～中度 FEA 不表达 Her-2,表达 34βE12;重度 FEA 表达 Her-2 和 E-cad,不表达 34βE12 和 CK5。PCNA 的表达因病变程度而有所不同,重度 FEA 病变阳性表达率高。

FEA 的预后及其与浸润性癌的关系是最受关注的问题。部分 FEA 病变可发展成浸润性乳腺癌,但目前还没有定量的流行病学研究资料可用于风险评估。FEA 常常并发于小叶癌、不典型导管增生、导管内癌以及小叶瘤变(不典型小叶增生、小叶原位癌)。Leibl 等最近报道,在 111 例不包含导管内癌和浸润性癌的小叶内瘤乳腺切除活检标本中有 96 例(86.5%)小叶内瘤与 FEA 共存,而且两者均显示类似的呈局灶、多灶、弥漫性的分布方式,认为 FEA 与小叶内瘤密切相关。Kusama 等对 200 例手术前未行活检的乳腺癌切除标本行全乳腺切片检查后发现,FEA 在乳腺癌标本中检出率高,与乳腺癌关系密切。有作者提出,至少有一部分 FEA 是肿瘤性病变,为低级别导管内癌、浸润性导管癌,特别是小管癌的前驱病变。Vijver 等认为,FEA 是贴壁型或乳头型高分化导管内癌的前驱病变,并认为这组病变呈现出"FEA→微乳头状导管内癌→筛状导管内癌→小管癌"的进展模式。其依据是小管癌旁常见 FEA,FEA 与小管癌具有相同的 LOH 模式,即 16q 和 11q 缺失。然而,迄今为止,文献中仅有的 2 组关于 FEA 的随访研究均未发现进展为浸润癌的病例。

(李新功)

★ **专家点评-1**

赵澄泉(Chengquan Zhao)教授,李昕(Xin Li)副教授:平坦型上皮非典型性增生是近年来认识到的一种不典型柱状上皮增生性病变。其临床意义有待进一步研究。但 FEA 常与小叶内癌和不典型导管增生并存。形态学上的特点是 FEA 常表现为圆形终末导管扩张,及其内衬上皮细胞的不典型性。表现在细胞核增大并丧失极性,胞质常伴有顶泌突起,腔内常见嗜碱性分泌物及钙化物。近年来大多数研究者认为粗针活检标本发现的 FEA,患者应该进行局部乳腺切除。当然也有部分研究者认为对此类患者不必进行乳腺局部切除。它的出现可以预示该患者同时有 ADH、DCIS、小叶病变或小管癌的可能性。

★ **专家点评-2**

陈定宝教授:本例病例的形态学特点是细胞变圆,细胞极向消失,细胞有顶浆分泌,细胞层次增多,符合

FEA，尚不足以诊断 ADH。FEA 与柱状细胞变/增生伴不典型性有重叠，尤其是与只伴有细胞不典型性的柱状细胞变/增生。

FEA 可以伴发小叶原位癌、小叶癌和小管癌，因此，在穿刺活检标本中如发现 FEA，应进行肿物切除。

病例四 非典型性导管增生

（一）非典型性导管增生（病变大小标准）

【病例介绍】

女性，34 岁，因"经期双侧乳腺胀痛、触及硬块"就诊。双侧乳腺外观无异常，乳头无内陷，触诊可扪及弥漫性不规则质硬肿块，边界尚清，与皮肤及胸壁无粘连。超声检查示双侧乳腺增大，边界光滑完整，内部质地、结构紊乱，回声分布不均，呈粗大光点及光斑，考虑乳腺增生。行乳腺活检手术，术中冷冻快速病理诊断为乳腺增生病。

【病理变化】

1. **巨检** 不规则组织 2 块，左侧 2.5cm×1.8cm×1.5cm 大小，右侧 2.5cm×1.8cm×1.5cm 大小，均无包膜，灰白色及淡黄色，质地韧。切面灰白色，夹有淡黄色脂肪组织。

2. **镜检** 双侧乳腺病变均表现为乳腺小叶数目增多，范围增大，但腺泡排列无异常，小叶间纤维组织稍增生，无胶原化改变。左侧送检组织中见 2 个相邻小导管被增生细胞充填，增生细胞分布均匀，形态较一致，显示缺乏黏附性的特点，核圆形，居中，轮廓平滑，染色质较细腻，染色较周围小叶内腺上皮深。增生细胞构成筛孔样腔隙，腔隙由具有极性的细胞围成，细胞核位于远离腔缘的基底，细胞质位于顶端（图 4-4-1），腔隙内见红染分泌物。未见坏死及钙化。

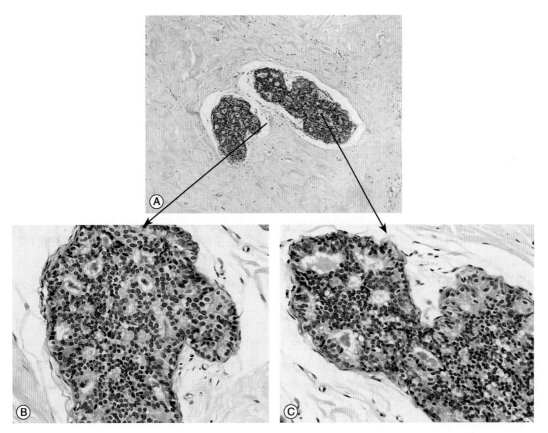

图 4-4-1 非典型性导管增生

A. 低倍，仅见 2 个小管呈非典型增生状态；B、C. 中倍放大，显示增生细胞一致性和由具有极性的细胞构成的筛孔结构

（二）非典型性导管增生（病变性质标准）

【病例介绍】

女性，41 岁，"健康查体超声检查显示双侧乳腺增生"。局部有簇状微钙化影。既往体健，无肿瘤病史及

家族史。为明确诊断,行钼靶 X 线检查,检查发现左乳房线状分布的微小钙化灶,钙化影呈细线状及杯状,报告为 BI-RADS 4A。临床以"考虑乳腺癌"手术切除病灶。手术后随访 2 年半,未发现肿瘤。

【病理变化】

1. **巨检** 不规则组织,4.0cm×3.5cm×2.5cm 大小,无包膜,灰白色,附脂肪,质地韧。切面有砂砾感,灰白色及淡黄色。

2. **镜检** 病变区腺管扩张,腔内细胞增生,呈导管内增生改变。部分导管增生细胞排列紊乱,缺乏极性,周边细胞较大,靠中央细胞较小,出现成熟现象,并形成纤细的细胞桥,细胞核长轴与细胞桥方向一致。细胞密集区构成不规则窗孔,窗孔大小不一,内有红染物质和泡沫细胞,并

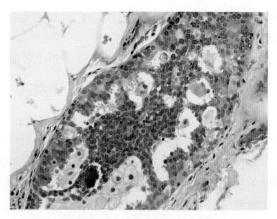

图 4-4-2 非典型性导管增生
可见成熟现象、细胞桥、不规则筛孔、大汗腺化生和微小钙化

见细小钙化颗粒。导管部分区域见大汗腺化生。部分区域导管内增生细胞形态较一致,分布也较均匀,甚至可见少数筛孔样结构(图 4-4-2 ~ 图 4-4-4)。未见明显坏死。

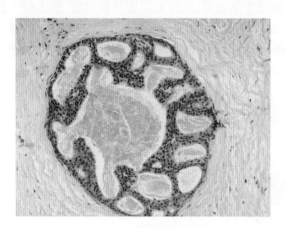

图 4-4-3 非典型性导管增生
细胞较一致,分布均匀

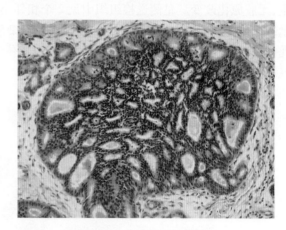

图 4-4-4 非典型性导管增生
导管中央区细胞均匀一致,显示不典型性

【讨论】

非典型性导管增生(atypical ductal hyperplasia,ADH)又称为非典型导管内增生,为一种终端腺上皮细胞增殖的肿瘤性导管内增生性病变,增生细胞与低级别的导管原位癌细胞相似,但范围、质和(或)程度上达不到诊断导管原位癌的全部标准。由于其为介于良、恶性之间的一组病变,与良性病变或恶性病变的处理和预后不同,与上限 UDH 和下限 DCIS 鉴别诊断困难,故在病理组织学和临床医学范畴均为特别受到关注的一组疾病单元。

对 ADH 的认识集中反映在其定义当中。1985 年 Page 对 ADH 定义为具有 DCIS 的某些特征,但不是全部特征的病变。1999 年 Tavassonli 等把 ADH 描述为在 UDH 中具有局灶性低级别 DCIS 样细胞,或低级别 DCIS 样细胞增生、并具有 UDH 结构特征的导管内增生性病变。2004 年 Koemer 把 ADH 定义为具有低级别 DCIS 细胞学的不典型性,但缺乏结构不典型性的导管增生。在 WHO(2003 版)乳腺肿瘤组织学分类中,将 ADH 定义为一种肿瘤性导管内病变,以分布均匀的单一形细胞增生为特征,有进展为浸润性乳腺癌的中度危险性。2012 年版 WHO 乳腺肿瘤分类中其定义为一种累及终末导管小叶单位的、以分布均匀的单一形态上皮细胞增生为特点的病变。"ADH"这一术语用于指代一组同时具有特殊组织结构和细胞学形态的病变,它们发生乳腺癌的危险性增加。ADH 的特征是病变位于 TDLU 内,增生的上皮细胞形态单一,分布均匀,缺乏流水样、旋涡状以及细胞核重叠等 UDH 所具有的表现。

【临床表现】

ADH 是乳腺导管内的上皮增生,病变范围可以相当小,所以一般不能触及肿块。在临床触诊异常而行活

检的标本中,ADH 所占比例不超过 5%。近年来,随着乳腺 X 线照相技术的应用和普及,大大提高了 ADH 的检出率。因为在未触及异常的病例中,多发性微小钙化是 ADH 的最常见表现,钙化影呈圆形、茶杯形等,也可为模糊、纤细的钙化影。在因 X 线照相发现钙化而进行活检或穿刺活检的标本中,ADH 的发现率明显提高。

【病理变化】

在组织学上,ADH 的形态介于 UDH 和低级别 DCIS 之间,最显著的特征是增生细胞呈单一性,分布均匀,细胞核为圆形或卵圆形,核质比例轻微增大,有或无核深染,与低级别 DCIS 的细胞形态一致。细胞生长可呈微乳头、丛状、叶状、拱形、桥状、实性和筛状。当病变在 UDH 生长方式的基础上具有了单形性增生的细胞学特点,或者终末导管小叶单位部分地被单形性增生的细胞所占据时,即可诊断 ADH。单形性细胞增生实际上是导管上皮的肿瘤性(单克隆性)增生。

目前认为,ADH 在组织学上具有低级别 DCIS 的形态学特征,但达不到诊断 DCIS 的全部标准。对于 ADH 的诊断,一个是把握 AHD 诊断的上限和下限,另一个是把握将病变诊断为 DCIS 存在的质或量的不足。

把握 ADH 诊断的上限和下限问题,实际上是与基于对 UDH、ADH、DCIS 形成一个增生谱系、同时也具有形态学谱系关系的认识。ADH 是介于 UDH 和 DCIS 之间的病变,与 DCIS 的鉴别诊断构成其诊断上限,与 UDH 的鉴别诊断构成其诊断下限。

由于 ADH 存在细胞单形性增生的生长方式,以及细胞具有的轻度异型性,一般与 UDH 的鉴别诊断相对困难较少。但 ADH 和低级别 DCIS 在组织形态上有显著的一致性,因而与低级别 DCIS 鉴别有时非常困难。一些作者强调了 ADH 的诊断标准与 DCIS 诊断标准的差别:①将其诊断为 DCIS 存在着质的不足,包括组织结构达到诊断标准,但细胞形态改变达不到诊断标准,或细胞学改变达到了诊断标准,但组织结构改变不足以诊断 DCIS 两种情况。有学者认为,ADH 必须具有低级别 DCIS 的细胞学非典型性,而不一定具有明显的结构非典型性。也就是说,病变组成细胞如果表现为 UDH 的细胞学特点,则无论其结构如何,都不能判断为ADH。②将其诊断为 DCIS 存在着量的不足,包括同一病变内混有 UDH 结构,或病变未累及 2 个以上的导管或病变范围<2mm 这两种情况。

无论是根据 ADH 诊断的上限、下限作出判断,还是把握诊断 DCIS 所存在的质或量的不足作出判断,都涉及了一些半定量的指标。目前,关于是否采用量化的标准来区分 ADH 和低级别 DCIS,还没有达成共识,有学者认为,不典型细胞必须占据 2 个导管才能诊断为低级别 DCIS,<2 个导管为 ADH。而 Tavassoli 等认为,ADH 是具有低级别 DCIS 的细胞和结构特点的病变,仅累及部分导管,将 1 个或 1 个以上完全被累及的导管横切面直径合计≤2mm 规定为 ADH 诊断的上限。而另一些学者认为必须有 2 个管腔具有典型的细胞或结构特点时才能诊断。在实际工作中,病理医生一般并不采用量化的标准作为鉴别良恶性病变的决定因素,因为仅仅依靠量化标准确定恶性诊断似乎并不可靠。考虑到取材代表性的问题和制片的各种影响因素,无论采用 2 个导管的标准还是采用 2mm 的标准,在实际工作中都有很大的风险。有作者认为以形态学为诊断基础并将病灶大小作为一个独立因素而分开描述,可能更合理。建议将具有明确细胞学和结构异型性,但达不到定量标准的病变使用"导管原位癌,显微镜下病灶"的诊断方式。

ADH 很少出现大片坏死,偶尔可有个别细胞的坏死。微小钙化没有诊断意义。细胞的不典型性可为单个细胞,也可灶性分布或累及整个增生性病变。当不典型细胞单个存在或仅为小灶性存在时,尤其应当注意观察,不要忽略这些异型性病变成分。在细胞形态方面,ADH 与低级别 DCIS 的肿瘤细胞相同。当不典型细胞与 UDH 结构共存时,可以判断为 ADH。

步宏等根据自己的经验指出,将 ADH 进一步分级或分度的诊断,重复性很低,建议在日常工作中不做分级,只诊断为 ADH 即可。

ADH 被认为属于腔缘上皮增生型生长模式,显示 CK5/6-、CK8+。

【免疫表型和遗传学】

非典型导管增生细胞 ER 呈一致的强阳性表达,细胞增殖率较低。非典型导管增生细胞不表达高分子量细胞角蛋白 CK5/6。遗传学研究发现了几个反复出现的改变,包括 16q 和 17p 丢失和 1q 获得。这些遗传学异常与低级别导管原位癌相似。

【临床过程与预后】

非典型导管增生患者以后发生乳腺癌的风险增加 4~5 倍,双侧乳腺发生率几乎相等。早期研究显示非典型导管增生患者中有阳性乳腺癌家族史者患癌风险增加 2 倍多,但最近研究没有发现家族史对非典型导管增生患癌风险的叠加效应。非典型导管增生患者通常需要密切随访。他莫西芬也可减少非典型导管增生进展为乳腺癌的风险。

粗针活检中发现非典型导管增生是手术切除的一个指针。即使使用较大直径的穿刺针或真空辅助装置,仍有高达 15% 的粗针活检诊断为非典型导管增生患者在随后的手术切除标本中发现有"更严重的"病变(大多数为导管原位癌,但有时是浸润性癌)。许多研究者试图从粗针穿刺活检诊断为非典型导管增生的患者中识别出哪些能安全地避免手术,但目前的研究结果还不具有重复性。

(张祥盛 李新功)

★ 专家点评

陈定宝教授:非典型导管增生(ADH)是一种局限于乳腺导管-小叶系统的上皮性增生,细胞学特征类似于低级别导管原位癌,仅累及病变管腔一部分(细胞小而一致,核一般圆形、分布均匀、边界清楚);第 2 种细胞类似于普通型导管增生或残留的正常上皮中的细胞。

增生的上皮细胞与低级别导管原位癌相似。非典型增生的细胞组织学特征为细胞较小,形态单一;细胞核一般为圆形,均匀分布,边界清楚。细胞生长方式多样:可呈厚度一致的拱形、僵直的桥状或条状;顶端比基底部宽的微乳头(棒状);实性;或腔缘细胞有极向的窗孔(筛状)结构。然而,受累管腔内也含有普通型导管增生特征的细胞群或残留正常上皮。非典型导管增生的诊断应当仅适用于着重考虑为低级别导管原位癌,但部分特征尚不足以明确诊断导管原位癌的病变。

有些作者将全部具有低级别导管原位癌的细胞学和结构特征但范围局限的病变也包括在非典型导管增生的定义之内。从病变大小上来区分非典型导管增生和导管原位癌,目前还没有广泛接受的分界值。Page 等最初提出,具有低级别导管原位癌的全部特征存在于至少 2 个独立的管腔内,才可诊断为导管原位癌,否则就归为非典型导管增生。随后 Tavassoli 和 Norris 提出,具有低级别导管原位癌全部特征、但大小<2mm 时应诊断为非典型导管增生。最近,Page 和 Jensen 建议将 2 ~ 3mm 作为两者区分的分界值。

使用大小标准来区分非典型导管增生和低级别导管原位癌的优点是,对于较小病变,观察者之间有较好的重复性和避免过度治疗;然而,这种方法也有局限性。例如,一个病变具备了低级别导管原位癌的所有特征,但病变大小不足以诊断低级别导管原位癌,此时根据大小标准将做出非典型导管增生的诊断。但因某一次活检有可能不能代表病变全貌,实际上它只是一个病变范围较大的低级别导管原位癌的局部。结果因做出非典型导管增生诊断而没有进一步手术治疗,导致患者失去了足够的局部治疗机会。

在实际工作中我们主要依据前文概括出的区分非典型导管增生与低级别导管原位癌的定性特征,但也适当结合病变大小。为了避免过诊,对于伴交界性特征的、病灶小的病变(<2mm),我们一般不直接诊断为导管原位癌。此时,我们会做出"重度非典性导管内增生近似于低级别导管原位癌"的诊断。如果这种类型的病变位于或邻近切除活检标本的切缘,我们建议再次切除以排除 DICS 的可能性。粗针穿刺活检时做出这个诊断将促使病变切除;如果切除后没有更严重病变,这样做会避免将患者戴上导管原位癌的帽子。

必须强调,大小标准仅适用于非典型导管增生和低级别导管原位癌的区分,中/高级别导管原位癌应诊断为导管原位癌,即使病变仅见于一个管腔内。

非典型导管增生的主要特征概括为:①类似于低级别导管原位癌,仅累及病变管腔一部分(细胞小而一致,核一般圆形、分布均匀、边界清楚);②第 2 种细胞类似于普通型导管增生或残留的正常上皮中的细胞。结构特征为:出现于非典型细胞群的结构:厚度一致的细胞桥和拱形结构;微乳头结构;腔缘细胞有极向的筛状结构;实性结构;其他区域有普通型导管增生的组织结构。

参 考 文 献

1. 丁华野,张祥盛,等.乳腺病理诊断及鉴别诊断.北京:人民卫生出版社,2014.
2. 丁华野,皋岚湘.乳腺//刘彤华.诊断病理学.第 3 版.北京:人民卫生出版社,2013.

3. 阚秀.乳腺肿瘤临床病理学.北京:人民卫生出版社,2014.

4. Tavassoli FA,Hoefler H,Rosai J,et al. Intraductal proliferative lesions. In:Tavassoli FA,Devilee P,eds. WHO classification of tumors. Pathology and genetics of tumors of the breast and female genital organs. Lyon:IARC Press,2003.

5. Pinder SE,Ellis IO. The diagnosis and management of pre-invasive breast disease:ductal carcinoma in situ (DCIS) and atypical ductal hyperplasia (ADH)-current definitions and classification. Breast Cancer Res,2003,5(5):254-257.

6. Boecker W,Moll R,Dervan P,et al. Usual ductal hyperplasia of the breast is a committed stem (progenitor) cell lesion distinct from atypical ductal hyperplasia and ductal carcinoma in situ. J Pathol,2002,198(4):458-467.

7. 陈国璋,徐艳,周晓军.乳腺上皮性病变的诊断与鉴别诊断.临床与实验病理学杂志,2008,24(1):1-5.

8. Jones C,Merrett S,Thomas VA,et al. Comparative genomic hybridization analysis of bilateral hyperplasia of usual type of the breast. J Pathol,2003,199(2):152-156.

9. Fitzgibbons PL,Henson DE,Hutter RV. Benign breast changes and the risk for subsequent breast cancer:an update of the 1985 consensus statement. Cancer Committee of the College of American Pathologists. Arch Pathol Lab Med,1998,122(12):1053-1055.

10. Tavassoli FA,Hoefler H,Rosai J,et al. Intraductal proliferative lesions. In:Tavassoli FA,Devilee P,eds. WHO classification of tumors. Pathology and genetics of tumors of the breast and female genital organs. Lyon:IARC Press,2003.

11. Oyama T,Sano T,Hikino T,et al. Microcalcifications of breast cancer and atypical cystic lobules associated with infiltration of foam cells expressing osteopontin. Virchows Arch,2002,440(3):267-273.

12. 丁华野,皋岚湘.乳腺柱状细胞病变:新版 WHO 分类中平坦上皮不典型性的形态学问题.临床与实验病理学杂志,2004,20(3):257-260.

13. Leibl S,Regitnig P,Moinfar F. Flat epithelial atypia (DIN 1a,atypical columnar change):an underdiagnosed entity very frequently coexisting with lobular neoplasia. Histopathology,2007,50(7):859-865.

14. Kusama R,Fujimori M,Matsuyama I,et al. Clinicopathological characteristics of atypical cystic duct (ACD) of the breast:assessment of ACD as a precancerous lesion. Pathol Int,2000,50(10):793-800.

15. Van de Vijver MJ,Peterse H. The diagnosis and management of pre-invasive breast disease:pathological diagnosis—problems with existing classifications. Breast Cancer Res,2003,5(5):263-269.

16. Kovi J,Chu HB and Leffall LD. Sclerosing lobular hyperplasia manifesting as a palpable mass of the breast in young black women. Hum Path,1984,15(4):336-340.

17. Poulton TB,de Paredes ES,Baldwin M. Sclerosing lobular hyperplasia of the breast:imaging features in 15 cases. AJR Am Roentgenol,1995,165(2):291-294.

18. Rosen PP. Fibroepithelialneoplasms. In Rosen's Breast Pathology (2nd Edition) Lippincott Williams and Wilkins,2001,163-170.

19. Kapur P,Rakheja D,Cavuoti DC,et al. Sclerosing lobular hyperplasia of breast:cytomorphologic and histomorphologic features:a case report. Cytojournal,2006,3(3):8.

20. Panikar N,Agarwal S. Sclerosing lobular hyperplasia of the breast:fine needle aspiration cytology findings—a case report. Diagn Cytopathol,2004,31(5):340-341.

21. Resetkova E,Albarracin C,et al. Collagenous spherulosis of breast. Morphologic study of 59 cases and review of the literature. Am J Surg Pathol,2006,30:20-27.

22. Rabban JT,Swain RS,Zaloudek CJ. Immunophenotypic overlap between adenoid cystic carcinoma and collagenous spherulosis of the breast:potential diagnostic pitfalls using myoepithelial markers. modern pathology,2006,19:1351-1357.

23. Mooney EE,Kayani N,Tavassoli FA. Spherulosis of the breast:a spectrum of municous and collagenous lesions. Arch Pathol Lab Med,1999,123:626-630.

24. Clement PB,Young RH,Azzopardi JD. Collagenous spherulosis of the breast. Am J Surg Pathol,1987,11:411-417.

25. Wells CA,Wells CW,Yeomans P,et al. Spherical connective tissue inclusions in epithelial hyperplasia of the breast("collagenous spherulosis"). J Clin Pathol,1990,43(11):905-908.

26. 李静,丁华野.乳腺胶原小体病临床病理分析.诊断病理学杂志,2006,13(3):211-213.

27. Sgroi D,Koerner FC. Involvement of collagenous spherulosis by lobular carcinoma in situ. Potential confusion with cribriform ductal carcinoma in situ. Am J Surg Pathol,1995,19(12):1366-1370.

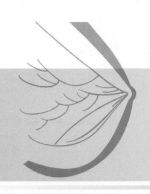

第五章　导管原位癌

第一节　概　述

（一）概念

乳腺导管原位癌（ductal carcinoma in situ，DCIS），又称为导管原位癌。在 2012 版 WHO 乳腺肿瘤组织学分类中，沿用了 2003 版的内容，将其定义为一种肿瘤性导管内病变，其特征是局限于乳腺导管的恶性上皮细胞克隆性增生，光镜下尚未突破基膜侵入周围的间质。DCIS 是恶性潜能不一、治疗方案各异的一组异质性病变，在表现模式、组织学形态、生物学特征，以及发展为浸润性乳腺癌的危险性等方面均呈高度异质性。从理论上讲，DCIS 缺乏转移潜能且仅外科手术切除即可治愈。然而，DCIS 常常以原位癌或浸润性癌形式复发，因此 DCIS 是潜在的致死性疾病。部分病例乳腺显微镜下的病变呈 DCIS 改变，手术同时切除的淋巴结，发现淋巴结存在转移癌。且淋巴结内转移癌和乳腺内原发性肿瘤均呈原位癌结构，这就表明乳腺内的肿瘤尽管呈原位癌样结构，而实为浸润性癌。这是病理医生面临的一个挑战性问题。

由于乳腺 X 线摄影技术已广泛应用于临床筛查，DCIS 的检出率明显增高，发病率为 10 万妇女中 15.8 ~ 25 人。

（二）临床表现

DCIS 常见于青春期后的妇女，平均发病年龄为 50 ~ 59 岁，X 线检查中，多数患者有显著的微小钙化。近 10 年的随访资料显示，死亡病例的死因主要因为最初诊断 DCIS 时未被发现的浸润性癌、残留的 DCIS 发展成为浸润性癌，或者在乳腺其他部位又发生了浸润性癌。

（三）病理组织学类型及形态学特征

临床病理学和分子遗传学研究表明，乳腺癌的发生为线性多步骤的发生过程，即从乳腺增生、不典型增生、原位癌、浸润性癌和转移性癌的线性过程。原位癌生长方式至少包括两大类：导管内生长和导管内生长伴有浸润和转移。前者按发生部位分为：导管原位癌，包括实体型、粉刺样型、筛状型、腺管型和低乳头状型等；根据细胞类型分为：非特殊类型（DIN1c，2，3）、神经内分泌细胞型、黏液细胞型、大汗腺细胞型、囊性高分泌细胞型、泌乳样细胞型、透明细胞型、基底样细胞型、化生性细胞型和鳞状细胞型；根据分化方向分为：腔细胞型（DIN 1、LN）、混合性（腔细胞和肌上皮）细胞型、原位腺样囊性癌（含 2 类细胞的原位腺肌上皮肿瘤和原位肌分泌性癌（杂交细胞）和中间型腺细胞（中间型肌上皮细胞？肌上皮细胞？前体细胞？）等；少见类型包括：小细胞实性 DCIS、黏附型（或贴壁型，平坦型 clinging）DCIS、印戒细胞 DCIS、腺样囊性型 DCIS、微乳头状 DCIS、梭形细胞型 DCIS、导管-小叶混合型原位癌。导管内生长伴有浸润和转移的原位癌尚未确立形态学指标，有些包裹性乳头状癌、导管内实性乳头状癌也可发生淋巴结的转移，它们是否属于同一类肿瘤，其生长浸润方式和转移机制值得研究。

DCIS 肉眼检查可见病变区质地较硬，灰白色，可有灰白色、灰黄色颗粒和条纹，与乳腺增生难以区别。当病变为粉刺型 DCIS 时，可见导管增粗，灰白色或灰黄色，可挤出土黄色牙膏状黏稠坏死物。

WHO 乳腺肿瘤组织学分类中采用了 3 级分类法：①低级别 DCIS，常呈筛状型，具有低核级，无坏死。由小的单一性细胞组成，生长方式呈拱形、微乳头、筛状或实性，核大小一致，染色质均匀，核仁不明显，核分裂罕见。单个导管横切面全部被特征性细胞和结构替代，或要求 2 个管腔或 1 个以上导管的横切面直径达到

2mm。微钙化常常呈砂砾体型。偶尔管腔内可出现脱落细胞,但低级别 DCIS 一般不出现坏死和粉刺样物质。与其他低级别 DCIS 的亚型相比,伴有微乳头的 DCIS 可能更容易广泛分布,跨越多个象限。②中级别 DCIS,常由形态类似于低级别 DCIS 的细胞构成,形成实性、筛状或微乳头结构,但有些导管内出现坏死。有时核的改变呈中级别,偶见核仁和粗大染色质。坏死可有可无。无定形或片状微小钙化的分布与低级别 DCIS 相似,或呈现低级别 DCIS 和高级别 DCIS 两者的特点。③高级别 DCIS,通常>5mm,但即使是单个<1mm 的小导管,只要具有典型形态特征就足以诊断。病变由高度异型的单层细胞增生组成,形成微乳头、筛状或实性结构,核呈高级别改变,明显多形性,极向差,染色质粗、不规则,核仁明显。常见核分裂,但不是必备条件。特征性改变为粉刺样坏死,管腔内有大量坏死碎屑。其周围通常为大的多形性肿瘤细胞呈实性增生。管腔内坏死也不是必备条件。即使管腔内只被覆单层平坦型生长的高度异型性细胞,也足以诊断。2003 版分类认为 DCIS 中一旦出现坏死即为中级别,而在新版中明确提出虽然坏死在低级别 DCIS 中并不常见,但肿瘤细胞形态符合低级别前提下,出现灶性点状坏死甚至粉刺样坏死都不能排除低级别 DCIS 的诊断。

低级别、中等级别和高级别 DCIS 三者之间并不一定存在连续进展的关系。

(四) 病理诊断及鉴别诊断思路

高级别 DCIS 由于存在核多形性、粉刺样坏死等显著特征,典型者不难诊断,重要的是充分取材,以确定有无浸润,疑难病例必须毫不犹豫地做肌上皮标记物免疫组化染色。低级别和中级别 DCIS 由于生长方式多样、细胞形态和细胞核形态的变化较大以及存在少见类型 DCIS,因而常有诊断困难,需要考虑多种鉴别诊断情形。DCIS 的诊断,要严格掌握诊断标准,除了结构异常程度和细胞学异常程度达到原位癌的诊断标准("质"的标准),还有求病变达到一定范围("量"的标准)。

导管原位癌的鉴别诊断包括以下几个方面:

1. 普通型导管增生与导管原位癌　普通型导管增生与低/高级别导管原位癌通常不难鉴别。出现坏死应考虑导管原位癌,但是,普通型导管增生偶尔可见坏死,此时要注意观察增生性病变的结构特征和细胞学特征。普通型导管增生与中级别导管原位癌往往难以区分,因为它们的细胞学和(或)结构特征可能存在重叠(尤其是细胞分布不规则和流水样排列)。此时 CK5/6 免疫染色有助于鉴别诊断,普通型导管增生 CK5/6 呈镶嵌状表达而中级别导管原位癌常为阴性。部分高级别导管原位癌细胞虽然表达 CK5/6,但其核异型性和多形性有助于诊断。

2. 非典型导管增生与导管原位癌　非典型导管增生(ADH)与少数低级别导管原位癌的鉴别常有争议,鉴别要点是非典型细胞群的范围和病变程度。ADH 的诊断应当仅适用于侧重考虑低级别导管原位癌,但部分特征尚不足以明确诊断导管原位癌的病变。对于难以区分的"交界性"病变,2011 年 WHO 分类工作组建议采取保守诊断策略,特别是鉴别诊断包括 ADH 和局灶性低级别导管原位癌的粗针穿刺活检标本。这种情形可归类为 ADH 或"非典型导管内增生性病变",足以促使手术切除。最终诊断应根据其后手术切除标本来判定。如果手术标本中没有更多更严重病变,其处理方式类似 ADH。另外,必须强调,病变大小和范围标准仅适用于区分 ADH 和低级别导管原位癌,中级别或高级别导管原位癌即使位于一个管腔内或小于 2mm 也应当诊断为导管原位癌。

3. 导管原位癌与其他类型导管内增生性病变　胶原小球病可能类似筛状型导管原位癌,必要时应用肌上皮细胞标记物进行免疫染色,它可突出显示胶原小球病周围的肌上皮细胞,而筛状型导管原位癌腔隙周围为有极向的上皮细胞。男性乳腺发育症样增生可能误诊为微乳头型导管原位癌,因两者都有特征性微乳头形成。男性乳腺发育症样增生中的微乳头呈锥形,微乳头内的细胞和核的排列具有异质性,而微乳头型导管原位癌的乳头多呈棒状且微乳头内的细胞和细胞核分布均匀。

4. 导管原位癌与小叶原位癌　大多数导管原位癌与小叶原位癌容易区分,但有些病例因以下原因而导致诊断困难:①导管原位癌和小叶原位癌累及导管-小叶单位的方式有重叠(如小叶原位癌可累及导管,反之导管原位癌也可累及小叶);②某些导管原位癌病变可具有与小叶原位癌重叠的形态学特征(如:细胞小、细胞核一致、细胞质内空泡以及形成实性结构);③某些小叶原位癌病变可具有与导管原位癌重叠的形态学特征(如:核多形性、粉刺样坏死、大汗腺特征和假筛状结构)。此外,导管原位癌和小叶原位癌的诊断并不相互排斥,这两种病变可共存于同一乳腺的同一 TDLU 甚至同一管腔内。细胞黏附性差和细胞质内空泡支持小叶原位癌,而黏附性生长、无细胞质内空泡、病变管腔外围细胞有极向和微腺泡形成支持导管原位癌。对于有争议的病例,E-cadherin 和 p120 免疫染色有助于鉴别诊断,小叶原位癌呈 E-cadherin 阴性和 p120 细胞质阳性,而导管原位癌细胞通常呈 E-cadherin 和 p120 细胞膜强阳性。

5. 导管原位癌与浸润性癌 某些浸润性癌(特别是浸润性筛状癌和腺样囊性癌)的生长方式类似导管原位癌。而且,有些浸润性癌在间质内形成边界清楚的病变或圆形细胞巢,可能假冒导管原位癌。相反,导管原位癌累及小叶、特别是累及硬化性腺病时,其结构非常像浸润性癌。在这些病例的鉴别中,肌上皮标记物免疫染色非常有价值,如果肿瘤细胞巢周边肌上皮层存在,则支持导管原位癌;若缺乏,则支持浸润性癌。

6. 导管原位癌与淋巴管血管侵犯 淋巴管内浸润性癌细胞可形成充满管腔的境界清楚的细胞巢,貌似导管原位癌,如果细胞巢内存在粉刺样坏死则更难诊断。虽然识别衬覆于腔隙中的内皮细胞有助于鉴别淋巴管血管侵犯(LVI)和导管原位癌,但内皮细胞的识别本身就比较困难。以下两种组织学特征有助于识别 LVI:一是在病变区域内可见未受累的良性导管;二是低倍镜下细胞巢的分布呈淋巴管样腔隙的分布特征(如位于导管周围,并与其他脉管结构有关)。D2-40 免疫染色用于鉴别时要特别小心,因为肌上皮细胞和淋巴管内皮细胞都表达 D2-40,所以有可能导致将导管原位癌误诊为淋巴管内浸润性癌。

(五) 临床与病理联系

导管原位癌并非浸润性乳腺癌所必有的癌前病变,其自然病程尚未充分研究。14% ~60% 的低级别导管原位癌可进展为浸润性乳腺癌,但这些患者只进行过一次诊断性活检。高级别导管原位癌进展为浸润性癌的研究数据更少,因为大多数患者接受了干预治疗。

导管原位癌应采取完整切除,保证切缘阴性,以防止局部复发,更重要的是防止进展为浸润性癌。治疗方案包括乳房切除术和保乳治疗(局部切除加放疗或单纯局部切除)以及加用或不用他莫昔芬。乳房切除术的治愈率几乎达到 100%,但是对大多数患者而言是过度治疗,尤其是那些通过乳腺影像学检查发现的小灶病变。乳房切除术一般适用于病变广泛的导管原位癌,大多数局限性病变可采用保乳治疗。局部切除加放疗大约可使局部复发的风险减少 50%,局部切除加放疗再加用莫昔芬能进一步减少局部复发风险。然而,一部分导管原位癌患者采用单纯局部切除就已经足够,如何筛选这类患者是目前的研究热点之一。

导管原位癌经过保乳治疗后,存在乳房内复发的风险。复发者大约一半为导管原位癌,其余为浸润性癌。局部复发的风险因素包括年轻患者、高级别核、粉刺样坏死、病变广泛和手术切缘阳性,其中手术切缘状况是最重要的单个风险因素。

导管原位癌进展为浸润性乳腺癌的风险研究非常活跃,但是到目前为止,尚未发现一个或几个联合的生物学标记物适用于临床实践。最近有一种基于 RT-PCR 的商用检测方法,有助于评估导管原位癌患者的局部复发风险和进展为浸润性癌的风险,但它仍然需要临床实践的评估。

导管原位癌理论上没有淋巴结转移或远处转移,但仍有极少数患者出现了腋窝淋巴结转移或远处转移,可能是由于诊断时实际上存在浸润性癌,但因为取样检查不充分而未检测到,或被漏诊。采用 CK 免疫染色可证实大约 10% ~15% 的导管原位癌患者前哨淋巴结内存在肿瘤细胞,然而,最近两项研究认为,前哨淋巴结内存在少量肿瘤细胞没有临床意义。

(张祥盛 薛德彬)

第二节 病 例 精 选

病例一 筛状型导管原位癌

【病例介绍】

女性,60 岁,"发现左乳肿物 2 个月"。查体:双乳房对称,皮肤颜色正常,无乳头内陷及橘皮样改变。左乳可触及一肿物,直径 2cm,质硬,可活动,界限不清,无压痛,挤压无乳头溢液,腋窝未触及肿大淋巴结,彩超示左乳不均匀偏低回声,双乳增生。

【病理变化】

1. 巨检 灰黄色脂肪组织一块,3cm×2cm×1cm,切面肿块形态不规则,灰白间灰黄色,质稍硬,与周围界不清(图 5-1-1)。

2. **镜检** 导管增生扩张,形成筛状腔隙,圆而整齐,细胞排列有极向,围绕导管腔细胞呈垂直排列,瘤细胞形态一致,界清,核圆形,轻度异型性,无或只有轻微的核重叠,低核分裂活性伴有灶状坏死,可见砂砾体伴钙化(图5-1-2~图5-1-4)。

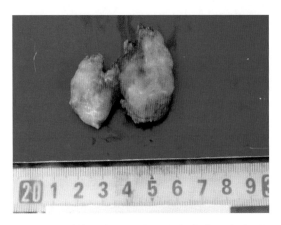

图5-1-1 肿块形态不规则,界限欠清,切面灰白、灰黄色

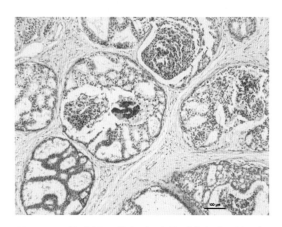

图5-1-2 筛孔圆而整齐,细胞排列有极向,并见坏死及钙化

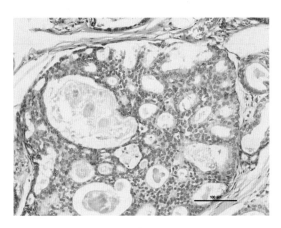

图5-1-3 图5-1-2放大

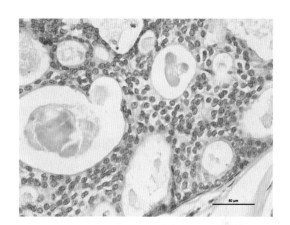

图5-1-4 癌细胞形态一致,界清,核圆形,轻到中度异型,核分裂少见

3. **免疫组化** 癌细胞 ER、PR 阳性,表达率>90%。肌上皮标记 Calponin、p63 导管外周阳性,导管内阴性。Her-2 表达阴性,Ki-67 阳性率<1%(图5-1-5)。

【讨论】

低级别筛状型导管原位癌(low-grade ductal carcinoma in situ, cribriform pattern)在2012年WHO乳腺肿瘤分类中归入低核级导管原位癌,主要形态特征如下:①形态单一、相对一致的细胞群充满导管管腔,未突破基底膜;②细胞群内出现凿孔样近乎圆形的腔隙,腔隙的边界清晰;③细胞核呈圆形,深染,形态单一;④至少累及2个或2个以上的彼此分隔的导管管腔;⑤病变累及范围≥2mm。

筛孔是在没有基底膜蛋白的情况下形成一种极化状态,因此必须在复层细胞区域中寻找筛孔状结构,在细胞团块内所形成的筛孔结构是低级别导管原位癌极其重要的结构特征。筛孔状结构有3种亚型:小梁状结构、车辐状结构和罗马桥结构,筛孔是因细胞极性而产生,而并非腔隙本身的特征,正因为如此才使腔隙呈筛孔状结构,保留极性的腺上皮细胞核位于基底而细胞质位于顶端,形成菊形团结构,如果细胞呈柱状,而细胞核呈卵圆形,并且细胞和细胞核的长轴以腔隙为中心呈放射状,细胞核似车辐状结构向筛孔中心汇聚。细胞均匀分布是结构异型性的另一种表现,缺乏黏附性,染色质纤细。

筛状型导管原位癌(ductal carcinoma in situ, cribriform pattern)是一种小细胞低核级的导管原位癌,要与不典型导管增生相鉴别,前者病变累及范围>2mm或累及≥2个导管腔。其低倍镜下有凿孔样边缘的圆形腔隙,其内常有分泌物,应与胶原小体病鉴别。胶原小体是腺上皮和肌上皮增生而产生的基底膜样物质,呈

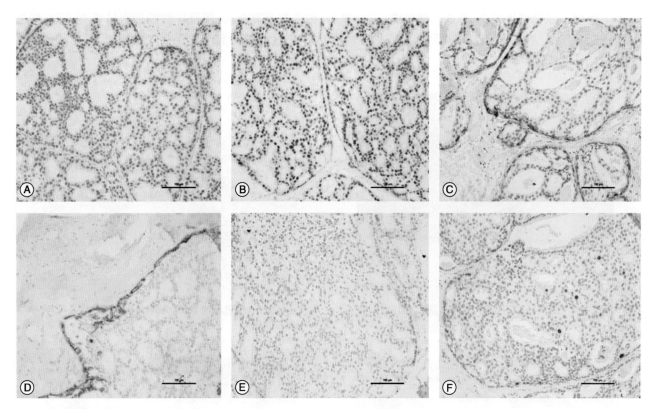

图5-1-5　筛状型导管原位癌

A. 癌细胞 ER 阳性；B. 癌细胞 PR 阳性；C. Calponin 导管外周肌上皮表达阳性，导管内阴性；D. CK5/6 导管外周肌上皮表达阳性，导管内阴性；E. 癌细胞 Her-2 表达阴性；F. 癌细胞 Ki-67 表达率较低

球形小体，有结构，周围有肌上皮细胞。再次应与腺样囊性癌鉴别，两者预后有差别，筛状型导管原位癌癌细胞大深染，排列紧密，呈铺砖样，细胞常有清楚的极性，PAS 染色阳性，而腺样囊性癌呈浸润性生长，含有上皮和肌上皮两种细胞成分，兼有真腺腔和假腺腔，真腺腔含有 PAS 阳性的黏液，假腺腔由肌上皮围绕，假腺腔含有 AB 阳性的黏液样物质或 PAS 阳性的基底膜样物质。另外，筛状型导管原位癌要与浸润型筛状癌相鉴别，前者周围纤维组织显著增生、瘢痕化致使导管明显变形时类似于浸润型筛状癌，但浸润型筛状癌的癌细胞巢形态学多样而不规则，周边无肌上皮和基底膜，可伴有小管癌。

（乔星　祁晓莉）

病例二　实体型导管原位癌

【病例介绍】

女性，51 岁，"体检发现右侧乳腺有一明显肿块入院"。自诉不伴疼痛。查体：右侧乳腺外上象限可触及一质硬肿物，约 3.5cm×3cm 大小，活动度尚可，界限不清，右侧腋窝可及肿大淋巴结。未见乳头溢液。彩超示右侧乳腺实质内可见多个偏低回声结节，较大位于外上象限，大小为 1.69cm×1.01cm，左侧乳腺增厚。乳腺钼靶片示：①右侧乳腺钙化，恶性不除外；②左侧乳腺未见异常。

【病理变化】

1. **巨检**　灰黄灰红色不整形软组织一块，6cm×2.5cm×2.5cm，切面内见一个灰白灰红色肿物，约 2cm×2cm×1.5cm，质硬，无包膜，界不清，切面可见少量灰白色牙膏状物。周围乳腺组织灰白色，质地韧。

2. **镜检**　肿瘤由大小不等的扩张导管组成。导管壁变薄，管腔内可见呈实性分布的大量癌细胞，细胞体积较大，胞质较丰富，嗜酸性或者空泡状，细胞核较一致，中度异型性，可见核仁和少量核分裂（图5-2-1～图5-2-4）。

3. **免疫组化**　癌细胞膜 E-Cadherin 和 p120 阳性，癌细胞核 ER 和 PR 阳性，Her-2 阴性（图5-2-5）。

【讨论】

乳腺纯实体型导管原位癌（ductal carcinoma in situ，solid pattern）比较少见，多与其他型混合存在。其镜下特点主要是：导管扩张的程度与粉刺型相比略轻，一般无坏死，尤其是较明显的中央性坏死，无筛孔、微乳头等

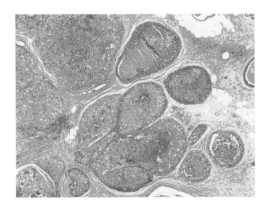

图 5-2-1 肿瘤由扩张的大小不等的导管构成,腔内充满实性排列的癌细胞

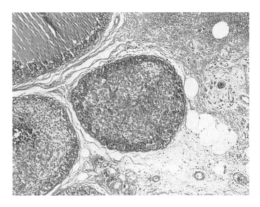

图 5-2-2 癌细胞形态较一致

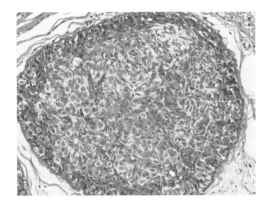

图 5-2-3 局部肿瘤细胞胞质较丰富,嗜酸或者呈空泡状,细胞核较温和

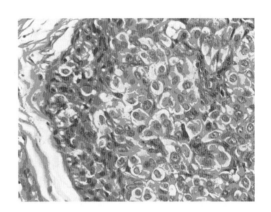

图 5-2-4 细胞核相对一致,核具有中度异型性,核色质空淡

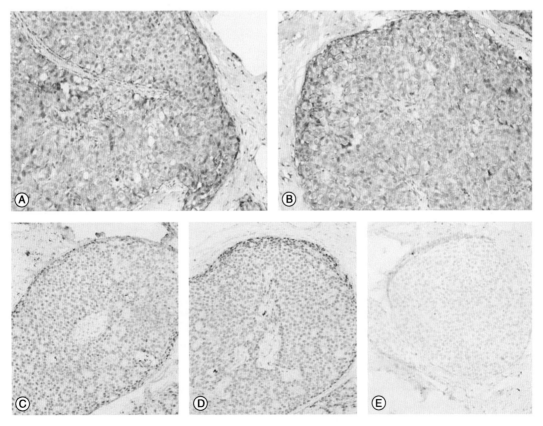

图 5-2-5 实体型导管原位癌

A. 癌细胞膜 E-Cadherin 阳性;B. 癌细胞膜阳 p120 性;C. 癌细胞 ER 阳性;D. 癌细胞 PR 阳性;E. 癌细胞 Her-2 阴性

组织结构。根据核级别可分为低、中及高级别。

与良性导管上皮增生相比,实体型导管原位癌一般由单一的大小相对一致同一核级的肿瘤细胞构成,肿瘤细胞(包括细胞及细胞核)形态、分布均匀,缺乏黏附性。肿瘤细胞排列不拥挤,不相互挤压变形。此型乳腺导管原位癌可累及终末导管小叶单位,这时与小叶原位癌难以区分,免疫组化染色 E-Cadherin、p120 膜阳性表达支持导管原位癌的诊断。

主要治疗方法为病灶完全切除,影响预后的主要因素为肿瘤细胞的残留与否,影像学诊断及病理学诊断帮助评估患者是否保留乳房是相当重要的。

(张轶华 祁晓莉)

病例三 微乳头型导管原位癌

(一) 低级别微乳头型导管原位癌

【病例介绍】

女性,43 岁,"半年前无明显诱因发现左乳头溢液",为白色液,量少,遂来院就诊。查体:左乳内上象限约 9 点位置距离乳头约 3cm 处可扪及一质硬肿块,约 3cm×2cm,伴疼痛,边界不清,表面欠光滑,与皮肤及胸大肌无粘连,活动度可。右乳未触及肿物,双腋下、双侧锁骨上淋巴结未触及。双乳彩超提示:双侧乳腺增生,左侧乳腺低回声。

【病理变化】

1. **巨检** 灰白灰红色肿物一个,2.5cm×2.5cm×1.5cm,表面较光滑,切面灰白灰黄色,粗颗粒状,质硬。

2. **镜检** 肿瘤组织无包膜,与周围乳腺组织分界较清。肿瘤由大小不一的扩张导管组成,导管上皮增生;排列成特征性的微乳头或球茎状,球茎之间相互搭桥,局灶形成单层筛孔结构。癌细胞轻度异型性,细胞中等大小,细胞质相互融合,界限不清,细胞核圆形、卵圆形,大小均一,染色质粗糙,偶见核仁(图 5-3-1 ~ 图 5-3-4)。

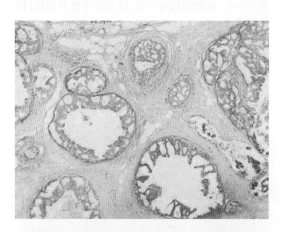

图 5-3-1 肿瘤由扩张的大小不一的导管组成

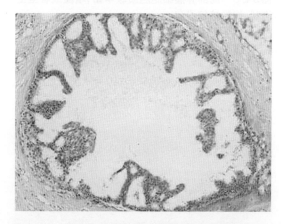

图 5-3-2 癌细胞排列成特征性的微乳头或低乳头状

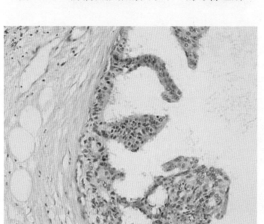

图 5-3-3 癌细胞轻度异型性,细胞核圆形、卵圆形,大小均一

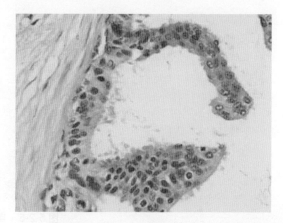

图 5-3-4 图 5-3-3 放大,癌细胞大小均一,轻度异型性

3. 免疫组化　癌细胞核 ER、PR 及 Her-2 阴性,癌细胞膜 p120 阳性,calponin 和 p63 肌上皮及导管外周阳性,CK5/6、p53 和 Her-2 均阴性,Ki-67 表达率较低(图 5-3-5)。EMA 反转性表达。

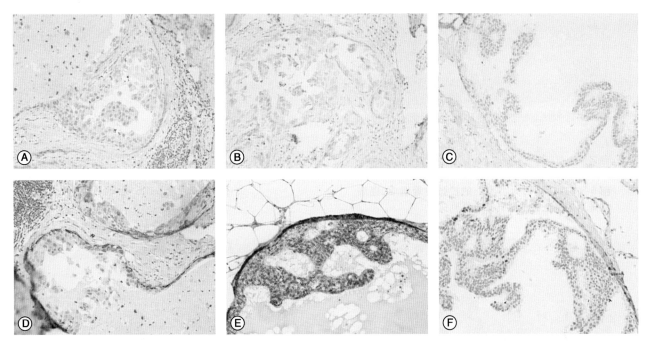

图 5-3-5　乳腺低级别微乳头型导管原位癌
A. 癌细胞核 ER 阴性;B. 癌细胞核 PR 阴性;C. Her-2 阴性;D. 肌上皮细胞核 p63 阳性;E. 癌细胞膜 p120 阳性;F. Ki-67 表达率较低

(二)高级别微乳头型导管原位癌

【病例介绍】

女性,37 岁,"发现左乳肿块 1 年余"。查体:双侧乳房对称,皮肤颜色正常,无乳头内陷及橘皮样改变。左乳外上象限可扪及一直径约 3cm 肿块,活动尚可,质地稍硬,界限不清,伴压痛,挤压乳头有咖啡色液体溢出。腋窝部未触及肿大淋巴结。B 超示乳腺实质不规则肿块,无包膜,界限不清,回声不均匀。

【病理变化】

1. 巨检　灰白灰黄色不整形组织 1 块,3.5cm×2cm×1.5cm,表面较光滑,切面灰白间灰黄色,略呈半透明样,质中。

2. 镜检　肿瘤组织无包膜,与周围乳腺组织界限不清。肿瘤由大小不一的扩张导管组成,癌细胞排列成特征性的微乳头或低乳头状,乳头内无纤维脉管轴心。乳头自导管内壁生长并突入管腔,呈球茎状,微乳头间出现少数圆形腔隙。癌细胞高度异型性,细胞较小,胞质较宽,嗜酸性,界限不清,细胞核明显多形性,极向紊乱,核中位,圆形、卵圆形,染色质粗糙,可见单个深染的小圆核仁,核分裂可见(图 5-3-6 ~ 图 5-3-9)。

3. 免疫组化　癌细胞 ER、PR 阴性,Her-2 呈膜阳性(3+),p120 呈膜阳性,Calponin 及 p63 肌上皮和导管外周阳性,CK5/6 阴性,p53 阳性,Ki-67 阳性率约 15%(图 5-3-10),EMA 反转录表达。

【讨论】

乳腺微乳头型导管原位癌(ductal carcinoma in situ,micropapillary pattern),表现为拉长的上皮突起突向管腔,没有结缔组织支持,底部可有空腔,顶部常呈球形隆起。此型较其他类型更容易累及多个乳腺象限。伴有明显的微乳头状生长方式的癌占所有浸润性乳腺癌的 2%。Sirianunl 和 Tarassoli 最先报道了 9 例浸润性微乳头状癌,并采用了该名称。单纯性微乳头状癌罕见,但在 3% ~6% 的普通型浸润癌中存在局灶性微乳头状生长方式。与非特殊型导管癌的发病年龄相同。本病的预后与血管浸润、腋窝淋巴结转移有关,多变量分析显示微乳头生长方式对预后没有意义。与其他亚型相比,伴有微乳头的乳腺导管原位癌可能更容易广泛分布,跨越多个象限。乳腺微乳头型导管原位癌不同的核级分型,其免疫组化的表达也有所不同,乳腺低级别微乳头型

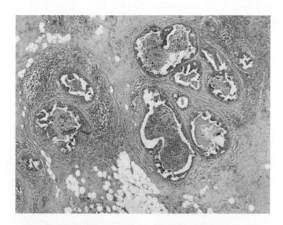

图 5-3-6　肿瘤由大小不一的扩张导管组成,癌细胞排列成特征性的微乳头或低乳头状

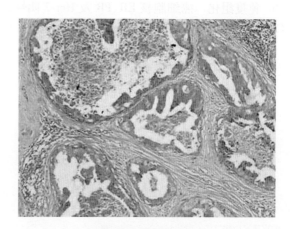

图 5-3-7　图 5-3-6 放大

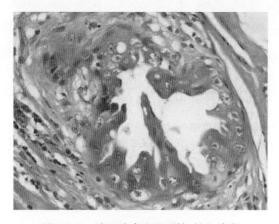

图 5-3-8　癌细胞高度异型性,核仁清晰

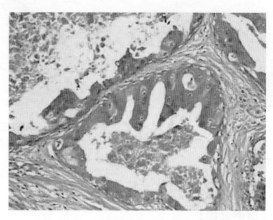

图 5-3-9　导管内可见核碎屑和坏死物

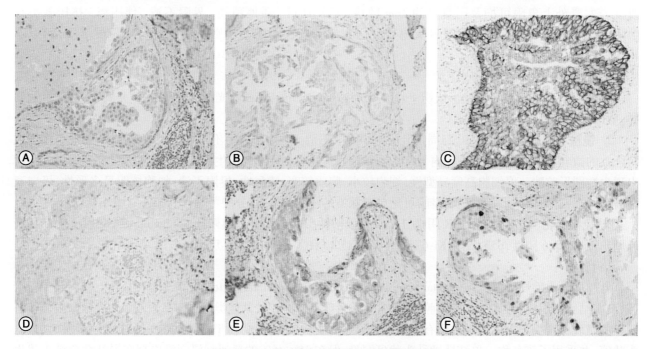

图 5-3-10　乳腺高级别微乳头型导管原位癌

A. 癌细胞 PR 阴性;B. 癌细胞 ER 阴性;C. 癌细胞膜 Her-2 阳性(3+);D. p63 肌上皮细胞阳性;E. p120 癌细胞膜阳性;F. Ki-67 阳性率约 15%

导管原位癌 p53(−)、Her-2(−)、Ki-67(1%+);而在乳腺高级别微乳头型导管原位癌中 p53(+)、Her-2(+++)、Ki-67(15%+)。提示随着核级的增高,细胞的增殖活性随之增高。但无论核型高低,ER、PR 均为阴性,预示此类型导管原位癌激素治疗效果不良。而 EMA 在导管腔缘的反转表达提示乳腺微乳头型导管原位癌可能与乳腺微乳头型癌有关。

(张珊珊 祁晓莉)

病例四 囊性高分泌型导管原位癌

【病例介绍】

女性,74 岁,"发现右乳肿物 1 个月"。查体:双乳房对称,皮肤颜色正常,无乳头内陷及橘皮样改变,右乳晕下方可及一肿物,直径 1.5cm,质硬,活动度可,界不清,无压痛,挤压无乳头溢液,腋窝未触及肿大淋巴结,B超示右乳实性占位。

【病理变化】

1. 巨检 灰白灰红色不整形组织两块,1.5cm×0.8cm×0.8cm ~ 3cm×1.5cm×1cm,小者表面较光滑,切面灰白质中,似有黏液样物,大者一侧面呈破溃状,切面灰白灰红色,部分区质硬(图 5-4-1)。

2. 镜检 癌组织无包膜,界限不清,肿瘤组织由大的扩张性囊腔构成,囊内充满黏液样物或嗜酸性染的胶样物,似甲状腺样分泌物(图 5-4-2)。癌细胞胞质丰富并显示分泌性变化,排列呈短乳头状,癌细胞可因受压而变得扁平(图 5-4-3 ~ 图 5-4-6)。囊壁细胞形态一致,界清,核圆形,轻度异型,核分裂少见。

3. 免疫组化 ER、PR 阳性,Her-2 阴性,Calponin 和 p63 导管外周肌上皮阳性。其中 ER、PR 阳性率80%,Ki-67 阳性率<1%(图 5-4-7)。

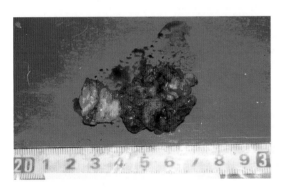

图 5-4-1 肿块切面灰白质中,似有黏液样物

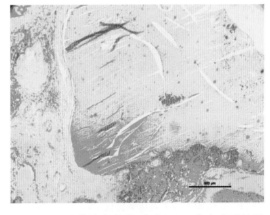

图 5-4-2 导管扩张成囊,大小不一,内含嗜酸性胶样物,似甲状腺胶质

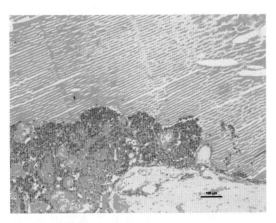

图 5-4-3 导管扩张成囊,大小不一,内含嗜酸性胶样物,似甲状腺胶质

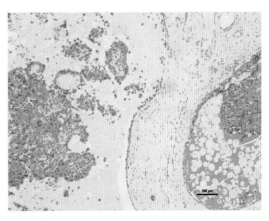

图 5-4-4 癌细胞呈短乳头或扁平状,上皮呈分泌性变化

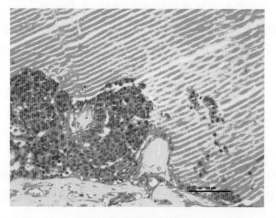
图 5-4-5　图 5-4-2 放大

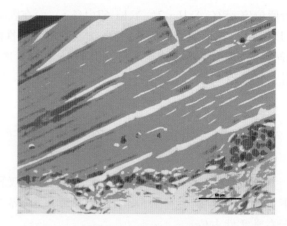
图 5-4-6　图 5-4-3 放大

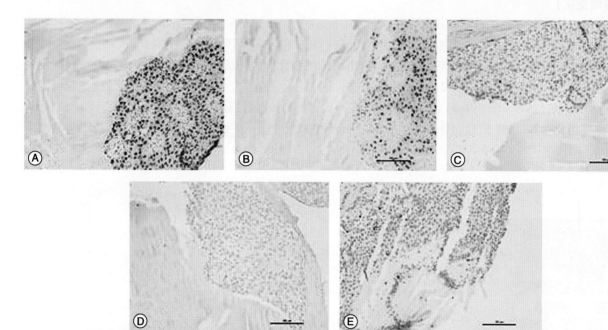

图 5-4-7　乳腺囊性高分泌型导管原位癌

A. 癌细胞 ER 阳性;B. 癌细胞 PR 阳性;C. Calponin 导管外周肌上皮阳性,导管内肌上皮表达阴性;D. 癌细胞 Her-2 阴性;E. 癌细胞 Ki-67 表达率较低

【讨论】

囊性高分泌性导管原位癌(cystic hepersecretory ductal carcinoma in situ)是由 Rosen 等首先报道的一种少见的乳腺导管原位癌亚型。其特征是出现大小不等的囊肿,囊内含有类似甲状腺滤泡胶质的嗜酸性分泌物。老年人多发,平均年龄 67 岁,临床上表现为可触及的肿块,可有乳头溢液或溢血,Rosen 等报道的 5 例中 2 例同侧淋巴结肿大。乳腺 B 超显示肿块不规则,密度不均匀。巨检肿瘤界限不清,呈粉色或棕褐色,质硬或韧,长径 2～8cm,切面呈海绵状,含有多个被纤维组织分割的小囊,囊肿直径 0.1～0.5cm,部分含有血性褐色物。组织学特征为:①由较大的密集囊腔组成,缺乏间质;②囊腔内充满类似甲状腺胶样物的分泌液,分泌液与内衬上皮相接处可见似甲状腺滤泡内的吸收空泡样或空隙样的表现;③囊性高分泌增生的囊腔内衬上皮无异型,不典型增生又不足以诊断癌,癌的内衬上皮有筛状、微乳头状、贴壁型或拱桥型的导管原位癌的特点。

需要与囊性高分泌型导管原位癌鉴别的疾病包括良性导管内增生性病变、幼年性乳头状瘤病、黏液囊肿性病变、黏液性囊腺癌、柱状细胞病变、分泌性癌、妊娠样增生以及类似甲状腺高细胞型乳头状癌的乳腺肿瘤等。由于分泌物存在,囊肿形成,易与良性病变相混淆。首先需与黏液囊肿样病变鉴别,后者腔内分泌物为无定形淡蓝染的稀薄黏液,囊内黏液常破入间质内形成黏液湖,且黏液卡红及 PAS 染色阳性。其次在不典型假泌乳样增生中也可以有囊性高分泌增生的特点,从病变某一局部鉴别两者有时是困难的,但缺乏囊肿样分泌囊腔及甲状腺胶质样分泌物,同时囊性高分泌增生时内衬细胞常缺乏多形性和异型性,且没有导管原位癌的各种形态,亦无浸润性病变。另外柱状细胞病变也得和囊性高分泌癌鉴别,后者腺管的囊性扩张较前者更为显著,腔内充满明显匀质甲状腺胶质样分泌物,内衬细胞有增生到导管原位癌的不同改变,钙化少见。本例导管扩张腔内有黏液样结构,也要与黏液型导管原位癌鉴别。

(乔星 祁晓莉)

病例五 黏液型导管原位癌

【病例介绍】

女性,74 岁,"发现右侧乳腺肿物 1 个月入院"。查体:双侧乳腺对称,皮肤颜色正常。无乳头内陷及橘皮样变。右侧乳腺外上象限可扪及一个肿物,大小约直径 1cm。活动度尚可,质地稍硬,与周围组织界限尚清,无压痛,挤压乳头无溢液,腋窝未触及肿大淋巴结。B 超检查右侧乳腺组织内实性占位。

【病理变化】

1. **巨检** 灰白色不整形组织两块,大小 1.4cm×0.8cm×0.8cm 及 3cm×1.4cm×1cm。小者表面较光滑,切面灰白色质中,似有黏液样物。大者部分区不光滑,呈破溃状,切面灰白灰红色,部分区质硬。

2. **镜检** 肿瘤组织无包膜,与周围组织界限不清。乳腺导管可见小的单一性细胞,核大小一致,染色质均匀,可见核仁,核分裂罕见。生长方式呈实性、筛状和拱形,肿瘤细胞内外可见黏液,局灶黏液丰富似黏液湖形成,肿瘤细胞呈小片状漂浮在黏液中(图 5-5-1 ~ 图 5-5-4)。

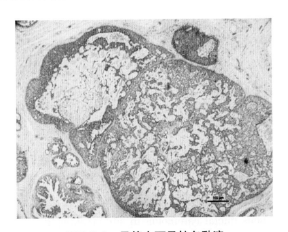

图 5-5-1 导管内可见较多黏液

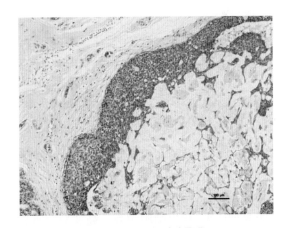

图 5-5-2 局部黏液聚集

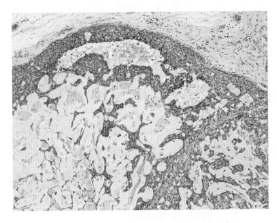

图 5-5-3 黏液中可见肿瘤细胞团片

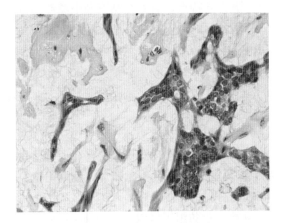

图 5-5-4 图 5-5-3 局部放大

3. **免疫组化** ER 和 PR 阳性,CK5/6 和 Her-2 阴性,Ki-67 阳性率<4%,p63 阳性(图 5-5-5)。

【讨论】

导管原位癌(DCIS)被定义为一种肿瘤性导管内病变,特征为上皮增生明显,轻度至重度的细胞异型。具有但并非不可避免的发展为浸润性癌的趋势。临床表现:84% 以上的病例是在体检时影像学发现的。有的可

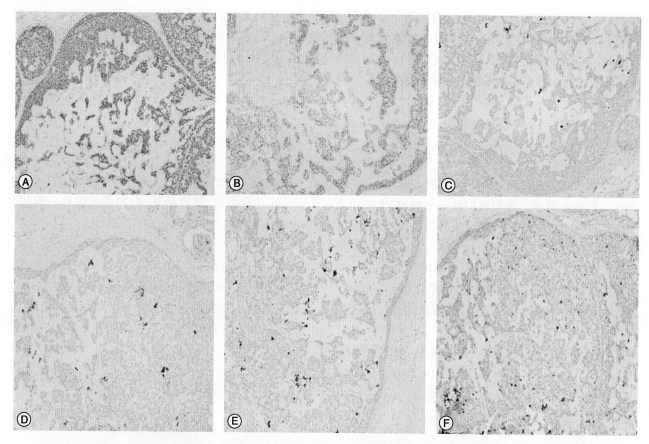

图 5-5-5 乳腺黏液型导管原位癌

A. 肿瘤细胞 ER 阳性；B. 肿瘤细胞 PR 弱阳性；C. 肿瘤细胞 CK5/6 阴性；D 导管周围肌上皮阳性；E. 肿瘤细胞 Her-2 阴性；F. 肿瘤细胞 Ki-67 阳性率较低

能临床表现为可触及的乳房异常肿块，乳头病理性溢液及与 Paget 病相关的乳头病变。分级方法是主要以细胞核特征为基础，结合坏死及细胞极性可分为低级别 DCIS、中级别 DCIS、和高级别 DCIS。亚型包括低乳头状型、筛状型、乳头状型、粉刺型、实性型、平坦型等，不常见亚型包括大汗腺样型、黏液型、神经内分泌型、透明细胞型、印戒细胞型、梭形细胞型等。黏液型导管原位癌(mucinous ductal carcinoma in situ)诊断时要与黏液癌及黏液囊肿性病变鉴别，前者以均匀一致的小圆形细胞排列成簇状，漂浮在黏液湖中，黏液湖被细小的纤维结缔组织分隔为其特点。后者在黏液湖中漂浮的细胞呈条索状，存在肌上皮细胞。治疗:治疗方法为病灶完全切除。影响预后的最重要因素是术后癌细胞残留，乳腺影像学检查和病理学诊断对帮助评估患者是否适合保留乳房的手术是必需的。粉刺样坏死也被认为是局部复发的一个重要预测因素。

（王春艳 祁晓莉）

病例六 平坦型导管原位癌

【病例介绍】

女性，48 岁，"左乳腺发现肿块 6 个月余"，肿块位于外上象限近乳晕处，乳腺增厚，界限不清楚，质地稍韧，无压痛，表面皮肤及乳头无异常。乳腺钼靶照相发现可疑钙化，行左乳活检及左乳部分切除。

【病理变化】

1. **巨检** 脂肪组织样组织，4.5cm×3.5cm×2.5cm，切面中心见一肿块，0.8cm×0.6cm 大小，灰白灰黄色，界限不清，无包膜，质脆，无出血坏死。

2. **镜检** 病变累及多个导管，腺体较大，腺腔扩张，内衬 2～3 层细胞，呈柱状，核位于基底部，呈多角形、卵圆形或杆状，着色较深，可见核仁，异型性明显，胞质丰富，相邻细胞核/质不等，位于腔缘，可见胞突，腔内含嗜酸性坏死物(图 5-6-1)。有些腺腔相互融合，形成筛状结构。

3. **免疫组化** p63、SMA 和 Caponin 导管内及导管周均阴性，CK 5/6 阴性，胶原Ⅳ导管周阳性(图 5-6-2)。

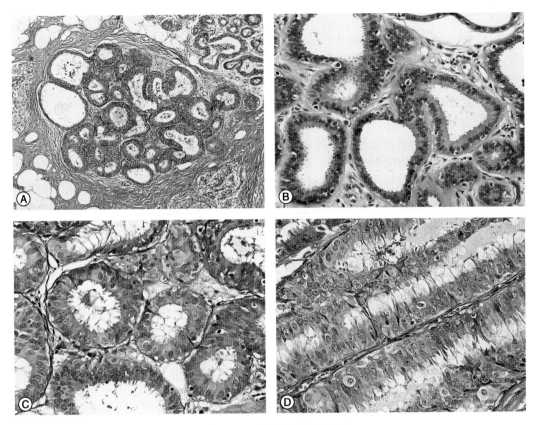

图 5-6-1 平坦型导管原位癌

A. 腺体较大,癌细胞沿管壁爬行,表面有胞突,部分导管腔内可见嗜酸性坏死碎屑;B. 腺腔衬覆的癌细胞核有中-重度异型性,胞突明显;C. 中倍放大可见细胞胞突;D. 平坦横断面

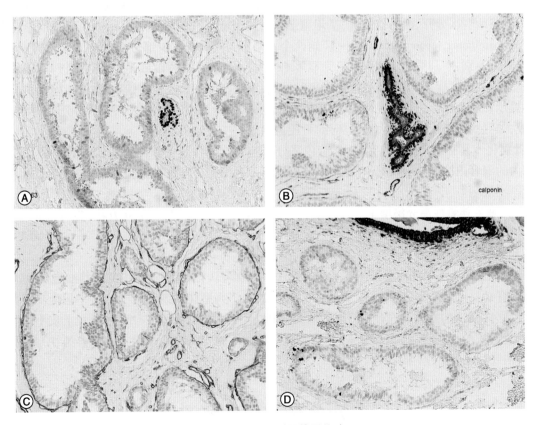

图 5-6-2 平坦型导管原位癌

A. p63 导管内及导管周均阴性;B. Calponin 导管内及导管周均阴性,导管间正常导管阳性;C. 胶原Ⅳ导管周阳性;D. CK5/6 阴性

【讨论】

贴壁型原位癌(clinging carcinoma)首次由 Azzopardi 于 1979 年提出,用于描述导管原位癌的一种生长方式,此瘤罕见,是否为独立的原位癌实体仍有争议,2003 年 WHO 乳腺肿瘤分类未列入原位癌类型中。2012 年 WHO 分类视平坦上皮不典型性(不典型柱状细胞变/增生)与单形性贴壁癌为同一类病变。其特征为癌细胞局限于导管壁周边,癌细胞的分布既不像实性或筛孔状充填导管腔,也不像粉刺样癌那样为多层细胞。低级别(单形性)贴壁型导管原位癌和不典型性柱状细胞变/增生(平坦上皮的不典型性)的鉴别十分困难,此型原位癌发生浸润性癌的风险为正常乳腺组织的 4 倍。

Azzopardi 描述了两种类型的贴壁型原位癌:第一型为腺体结构较小,内衬细胞贴壁,核有明显的多形性,核仁显著,胞质丰富,相邻细胞核/浆质不等,腔内含有坏死物,为粉刺癌的变异型。第二型核呈圆形或卵圆形,大小和形状相似,核无多形性,胞质稀少,相邻细胞之核/质相似,为较常见的低级别型。低倍镜下,第一型导管和腺泡膨胀,被覆上皮细胞增厚,较乳腺纤维囊性变的微囊内衬上皮细胞更厚、更明显,癌细胞呈多角形、立方形或柱状,排列拥挤,核具有明显多形性、染色质畸变以及高核/质比。高级别贴壁型原位癌的腺腔内可见脱落的退变坏死细胞和细胞碎屑,可有钙盐沉积,这种坏死碎屑常提示腺上皮细胞为恶性。本例介于中间型。

【鉴别诊断】

1. **乳腺纤维囊性变**　鉴别两者一是看内衬上皮,乳腺纤维囊性变的微囊内衬上皮细胞常呈扁平状,核无异型性,沿导管腔周边伸展;而贴壁型原位癌的细胞呈多角形、立方形或柱状,排列拥挤。贴壁型原位癌细胞比微囊内衬上皮细胞更厚、更明显,核有明显异型性。二是看腺腔内的分泌物,乳腺纤维囊性变的微囊内也可见分泌物和组织细胞,但这种蛋白性物质均匀一致,与细胞碎屑的颗粒状质地不同;微囊内组织细胞的核特征和核/质比也与脱落的癌细胞明显不同。

2. **囊性高分泌增生**　腺管的囊状扩张较柱状细胞病变更显著,腔内充满明显均质甲状腺胶质样分泌物,内衬细胞有增生到导管原位癌的不同改变,钙化少见。

3. **平坦型上皮不典型增生**　贴壁型原位癌的组织学特征是具有单形性核的细胞与平坦型上皮不典型增生细胞的混杂存在。因此,贴壁型原位癌与平坦型上皮不典型增生的区分非常困难。大部分乳腺病理学专家似乎认为无法将两者区分开,因为他们将"平坦型上皮不典型增生(flat epithelial atypia)"和"单形性贴壁型原位癌(clinging carcinoma,monomorphous type)"这两个术语作为同义词。少部分病理学专家认为两者不同,参考以下几点进行鉴别:一是细胞和细胞核极为显著地增大,细胞核增大程度或多形性程度极其明显,提示为恶性。二是细胞排列极度拥挤,细胞排列特别密集时,导致细胞变得细长或呈高柱状,并使细胞核稍呈梭形或假复层排列,提示诊断为癌。三是出现坏死,坏死可能很轻微,仅由很小的颗粒状、嗜酸性物质以及一两个细胞核碎片组成,如寻找到坏死碎屑或大灶状坏死,可能为癌。

4. **小叶癌化(具有顶浆分泌胞突)**　具有顶浆分泌胞突的小叶癌化和盲管性腺病低倍镜下有比较类似的改变,扩大的腺管内被覆单层细胞,有胞突。高倍镜下前者细胞多形性和异型明显,核染色质粗糙,核仁明显,核膜增厚不规则。

5. **假分泌增生伴囊性高分泌增生**　有分泌性改变;大汗腺化生细胞大,呈立方状,胞质嗜酸性颗粒状,核圆中位,核仁更突出。

【治疗和预后】

柱状细胞病变的手术处理问题目前有不同的看法。有学者认为,穿刺活检中的柱状细胞变/增生,除了随访观察外,没有必要再进行病变切除;相反,穿刺活检诊断为不典型柱状细胞变/增生(平坦上皮不典型性)行病变切除后,1/4 ~ 1/3 的病例发现有更严重的病变,因此,不典型柱状细胞变/增生(平坦上皮不典型性)需要进行常规病变切除术。但是,切除活检标本中有不典型柱状细胞变/增生(平坦上皮不典型性)是否需要进一步的病理评估或其他的治疗,未见文献报道。

(张祥盛)

病例七　粉刺型导管原位癌

【病例介绍】

女性,37 岁,"体检发现左侧乳腺有一明显肿块入院"。自诉伴疼痛,与月经周期相关,查体:左侧乳腺外下象限可触及一质硬肿物,约 4cm×3cm 大小,活动度尚可,界限不清,左侧腋窝可及肿大淋巴结,左乳头有乳白色溢液,无异味。彩超示左侧乳腺实质内不规则肿块,无包膜,界限不清,回声不均匀,右侧乳腺片状增厚。

【病理变化】

1. **巨检**　灰黄灰红色不整形软组织一块,6cm×5cm×2cm 大小,切面见两个灰白灰红色病灶,直径 1～3cm,质硬,无包膜,界不清,粗颗粒状。挤压可见灰白色较黏稠分泌物。周围乳腺组织灰白色,质地韧。

2. **镜检**　肿瘤由大小不等的扩张导管组成,导管壁增厚,玻璃样变,导管之间可见增生的纤维间质,间质内较多淋巴细胞浸润,部分区域围绕于导管周围(图 5-7-1)。导管中央可见大面积凝固性坏死,局部区可见钙化(图 5-7-2)。管腔内可见较多癌细胞,2 层到多层不等,细胞体积较大,异型性明显,胞质丰富,嗜酸性或者空泡状,坏死内可见较多核碎片(图 5-7-3)。细胞核较大,呈多形性,可见核仁,核染色质呈粗颗粒状,核分裂易见(图 5-7-4)。

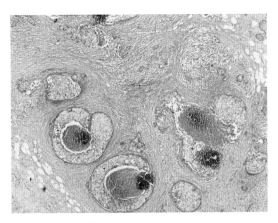

图 5-7-1　肿瘤由大小不等的扩张导管组成导管内可见多层癌细胞

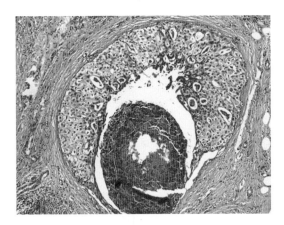

图 5-7-2　扩张导管中央可见大面积坏死

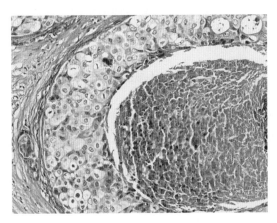

图 5-7-3　坏死为凝固性坏死,其间可见较多核碎片

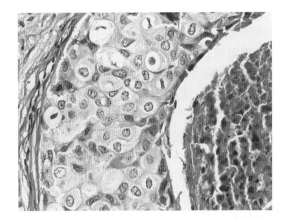

图 5-7-4　细胞体积较大,异型性明显,细胞核为高级别核

3. **免疫组化**　癌细胞 ER 和 PR 阴性;Her-2 阳性(3+);p53 阳性;p120 和 E-Cadherin 膜阳性(图 5-7-5)。

【讨论】

乳腺粉刺型导管原位癌(ductal carcinoma in situ,comedo pattern)是实体型导管原位癌的一种亚型,在各种类型的乳腺导管原位癌中相对多见。因其由相对一致的高核级肿瘤细胞构成,坏死面积常超过病变导管面积的 50%,属于高级别导管原位癌。此种类型的坏死特指导管内肿瘤细胞的死亡,表现为模糊红染的细胞轮廓,无明确、清晰的结构,称为"鬼影细胞",出现核碎裂性碎片。其诊断应与正常乳腺导管上皮增生伴有分泌物或坏死相鉴别,后者坏死镜下结构比较均一,一般粉染,其内无核碎片及中性粒细胞,周围为形态不一致的上皮增生,无异型或者异型性不明显。文献报道,此型导管原位癌与其他类型相比,更容易累及导管,恶性度较高。

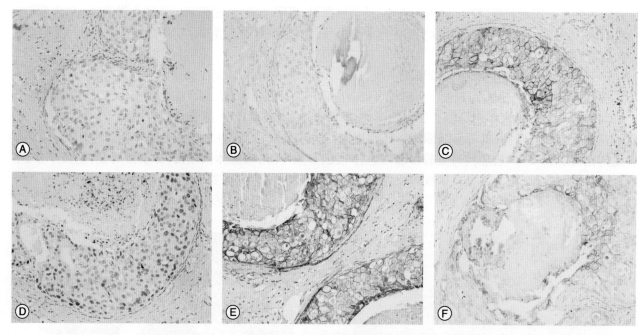

图 5-7-5　粉刺型导管原位癌

A. 癌细胞 ER 阴性;B. 癌细胞 PR 阴性;C. Her-2 阳性(3+);D. p53 阳性;E. p120 呈膜阳性;F. E-Cadherin 呈膜阳性

（张轶华　祁晓莉）

病例八　大汗腺型导管原位癌

【病例介绍】

女性,52 岁,"发现右乳肿物 4 个月"。查体:双乳房对称,皮肤颜色正常,无乳头内陷及橘皮样改变,右乳腺外上象限触及一肿物,直径 2cm×2cm×1.5cm,质韧,活动度可,界限不清,与皮肤及周围组织无粘连,压痛不明显,挤压无乳头溢液,腋窝未触及肿大淋巴结,彩超示左乳不均偏低回声,双乳增生。

【病理变化】

1. **巨检**　灰白灰黄色脂肪组织一块,4.0cm×2.8cm×1.6cm,切面肿块形态不规则,面积 2.3cm×1.5cm 大小,灰白间灰黄色,质稍硬,与周围界不清。

2. **镜检**　导管肿瘤细胞具有大汗腺细胞的形态学特征。癌细胞核增大,核不规则,并见小核仁,核膜不规则,染色质颗粒较粗。有些导管呈实性,有些呈筛状结构,部分导管中心凝固性坏死(图 5-8-1 ~ 图 5-8-3)。

3. **免疫组化**　GCDFP-15 癌细胞阳性(图 5-8-2),ER 和 PR 阴性,AR 阳性(图 5-8-3),Her-2 阴性,CK5/6 阴性。

【讨论】

大汗腺型导管原位癌(apocrine ductal carcinoma in situ, ADCIS)是一种诊断标准仍有争议的病变,Tavassoli 和 Norris 强调结构、细胞核特征和大小(≥2mm)三结合的诊断标准;而 O'Malley 则不采用组织结构标准,主要依赖病变范围和细胞核特征。其组织学特点为受累导管全部由大汗腺细胞充填,呈实性、筛状或微乳头状结构,可见坏死(点状或粉刺状)和(或)钙化。细胞核呈低、中或高级别改变,常有一个或多个明显的核仁。导管周围的纤维化和炎症有助于大汗腺导管原位癌的诊断。

有的学者使用核级别和粉刺样坏死把 ADCIS 分为低、中和高级别。低级别 ADCIS 核级别为 1 级或 2 级,无坏死。高级别 ADCIS 为 3 级核(常有多个核仁和粗糙染色质)和广泛坏死。1 级或 2 级核有坏死,或 3 级核无坏死者,归入中级别 ADCIS。由于肿瘤异质性明显,应当根据核多形性最显著的病变部位确定核级别。尽管大多数 ADCIS 出现腺腔内坏死,但坏死并非诊断所必需。

【鉴别诊断】

高级别 ADCIS 细胞核多形性显著,有明显核仁,异型显著,常见粉刺型坏死,导管周围可有纤维化和炎

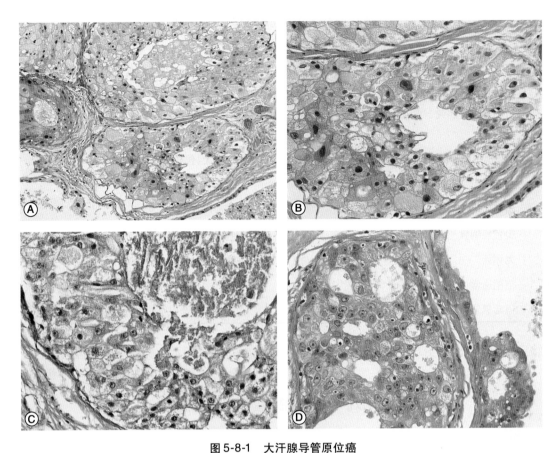

图 5-8-1 大汗腺导管原位癌

A. 受累导管内异型大汗腺细胞;B. 实性结构,癌细胞核增大,核不规则,并见小核仁;C. 管腔内有坏死;D. 筛状结构

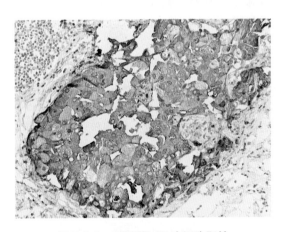

图 5-8-2 GCDFP-15 癌细胞阳性

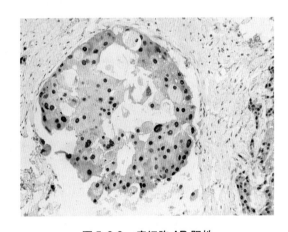

图 5-8-3 癌细胞 AR 阳性

症,诊断并不困难。然而,低级别 ADCIS 与非典型大汗腺增生(atypical apocrine proliferations,AAP)甚或大汗腺化生因有相似的细胞核特征而可能难以区分。根据 Schnitt 和 Collins 的经验,如果大汗腺导管内增生性病变中的大汗腺细胞与良性大汗腺细胞相比,核轻度异常,并且存在一个或多个足以诊断导管原位癌的结构特征,则应将该病变诊断为导管原位癌。

1. **非典型大汗腺增生** AAP 与低级别 ADCIS 难以区分,部分学者提议的鉴别标准见表 5-8-1。

2. 大汗腺型导管原位癌蔓延至小叶内或硬化性腺病,此改变组织学上类似浸润性癌,应用肌上皮标记物免疫组织化学染色有助于鉴别。

3. 大汗腺型导管原位癌累及硬化性腺病,与不典型大汗腺腺病极难区分,细胞学轻或中度非典型者尤其困难。对于可疑病例,建议采取谨慎的保守方法,可诊断为"非典型大汗腺腺病"或"非典型大汗腺增生累及硬化性腺病",进行临床观察。

表 5-8-1　AAP 与低级别 ADCIS 的鉴别标准

	AAP	ADCIS
组织结构	通常累及增生性病变(包括硬化性腺病、复杂性硬化性病变或乳头状瘤)	通常累及硬化性腺病、复杂性硬化性病变或乳头状瘤的部分区域
	可出现核复层或上皮簇	可出现非大汗腺型低级别导管原位癌的特征性筛状结构
细胞学	核增大 3 倍,核仁增大	细胞增大,伴核仁增大、不规则
	核大小不一,可有多个小核仁	核大小不一,可有多个小而不规则核仁
	核膜轻度不规则	核膜不规则
	染色质细腻	染色质粗糙
	无坏死	偶见坏死
病变范围	范围通常局限(<2~4mm)	范围通常较大(>4mm)
	通常累及 1 个小叶单位	通常累及 2 个以上小叶单位,并累及导管

大汗腺导管原位癌激素治疗效果不佳。同时,p53 增殖指数很高,预示此类型导管原位癌预后较差。

(张祥盛　丁华野)

病例九　印戒细胞型导管原位癌

【病例介绍】

女性,79 岁,"发现右侧乳腺肿块 6 年入院"。曾于 19 年前在北大医院行"左侧乳腺癌改良根治术",病理诊断结果为:浸润性导管癌,术后一般情况良好。查体:右侧乳腺外上象限可触及一质硬肿物,约 1.5cm×2cm 大小,活动度差,界限不清。彩超示乳腺实质内不规则肿块,无包膜,界限不清,回声不均匀。

【病理变化】

1. **巨检**　灰黄灰红色不整形软组织一块,3cm×2cm×1.5cm,切面内见两个灰红暗红色病灶区,大小分别为 1.5cm×1cm×1cm 和 2cm×1cm×1cm,质地稍硬,无包膜,境界不清。周围乳腺组织灰白色,质地韧。

2. **镜检**　肿瘤由大小不等的扩张导管组成(图 5-9-1),导管上皮实性及乳头状不典型增生(图 5-9-2)。癌细胞大小不等,圆形,细胞界限清楚,胞质微嗜酸性或者呈透明状,可见空泡形成。细胞核可受压呈印戒状,位于细胞一侧。或者部分细胞核呈椭圆形,亦位于细胞一侧。局部印戒细胞可相互融合,形成含黏液的腔,无间质浸润(图 5-9-3)。

3. **组织化学**　癌细胞质 PAS 染色阳性(图 5-9-4)。

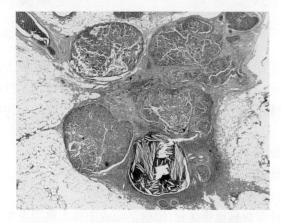

图 5-9-1　肿物由扩张的大小不等的导管组成

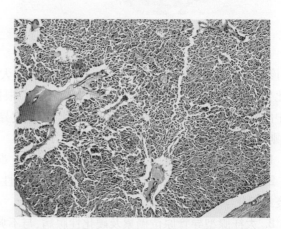

图 5-9-2　上图放大,扩张导管内上皮呈实性及乳头状增生

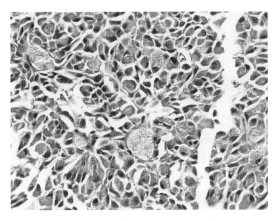

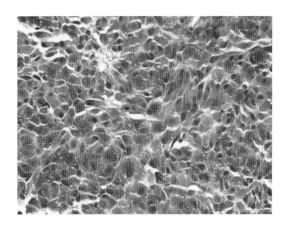

图 5-9-3 上图放大,癌细胞呈印戒样,胞质空泡可相互融合,形成含黏液的腔

图 5-9-4 胞质内 PAS(+)

4. **免疫组化** 癌细胞 ER 和 PR 阳性,表达率>90%,Her-2 阴性,GCDFP-15 阳性,p120 和 E-Cadherin 呈膜阳性(图 5-9-5)。

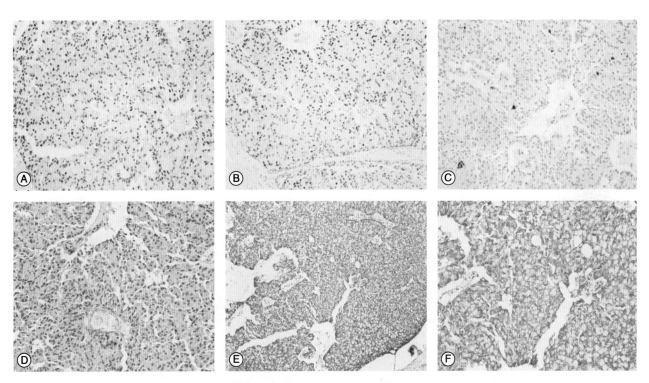

图 5-9-5 乳腺印戒细胞型导管原位癌

A. 癌细胞 ER 阳性表达;B. 癌细胞 PR 阳性表达;C. 癌细胞 Her-2 阴性表达;D. 癌细胞 GCDFP-15 阳性表达;E. 癌细胞 E-Cadherin 细胞膜阳性表达;F. 癌细胞 p120 阳性表达

【讨论】

乳腺印戒细胞型导管原位癌(duct carcinoma in situ with signet ring cell features)因具有独特的细胞学形态(印戒形态、产生胞质内黏液),被列为一种独立的导管原位癌类型。在十几种乳腺导管原位癌中相对少见,与其他类型相比较,其分化较差,级别较高,侵袭性强,预后不良。关于此型导管原位癌的起源知之甚少,有研究报道其可能起源于化生的黏液腺上皮。其诊断必须具备典型的印戒细胞特点(关于印戒细胞的数量标准,在所见专著及文献研究中未明确指出),且经 PAS 染色证实胞质内有黏液,同时必须排除转移性癌,GCDFP-15、ER、PR 阳性表达,可以明确诊断。另外,此类乳腺导管原位癌必须与印戒细胞型小叶原位癌相鉴别,免疫组化 p120 膜阳性支持此诊断,相反 p120 在乳腺小叶癌中为胞质阳性。E-Cadherin 膜阳性表达更有力支持诊断。Liu 等报道 1 例乳腺原发性印戒细胞型导管原位癌,其癌细胞呈 ER、PR 阳性,提示激素治疗有效。因为

此种导管原位癌黏液较丰富,可发展为浸润性癌,此外,在其他类型乳腺浸润癌中,亦可见到印戒细胞型导管原位癌灶。

(张轶华 祁晓莉)

病例十 导管内原位鳞状细胞癌

【病例介绍】

女性,55岁,"发现左乳腺肿块4个月余"。肿块位于外上与外下象限之间,乳腺增厚,界限不清楚,质地稍韧,无压痛,表面皮肤及乳头无异常。乳腺钼靶照相发现可疑钙化,行左乳活检及左乳部分切除。

【病理变化】

1. 巨检 乳腺组织含较多脂肪,5.5cm×3.5cm×1.5cm,巨检未见异常。

2. 镜检 病变累及多个导管,上皮异常增生呈实性片状充填管腔,管腔外缘瘤细胞胞质透明,核不规则,核分裂少见,中心有角化细胞(图5-10-1~图5-10-3)。并有角化珠形成,有些导管几乎完全被角化鳞状上皮取代,具有DCIS特征。偶见导管中央坏死。可见由于角化物溢出而致的肉芽肿性反应。边界光滑,未见浸润性生长方式。有些导管扩张。

3. 免疫组化 p63显示全部原位肿瘤细胞核强阳性,CK14和CK5/6显示弥漫性胞质强阳性,EGFR显示90%细胞膜强阳性(图5-10-4),actin显示导管外周肌上皮细胞

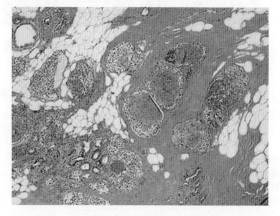

图5-10-1 病变累及多个导管,实性片状充填管腔,管腔外缘瘤细胞胞质透明,中心有角化细胞

及少数导管中央区域肿瘤的瘤细胞强阳性,SMMHC显示导管外周残留肌上皮细胞和少数肿瘤细胞阳性。EMA和CK7阴性,ER、PR和Her-2阴性。

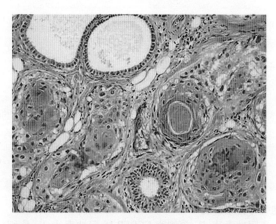

图5-10-2 部分管腔内细胞明显角化,有的形成角化珠

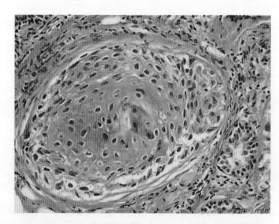

图5-10-3 上图单个导管放大,导管内充填鳞状细胞

【讨论】

乳腺鳞状细胞癌包括原发性和继发性两类,原发性组织学类型为伴有鳞状细胞分化的乳腺原发性浸润性癌,包括低级别的腺鳞癌(包括汗腺瘤样癌)、有梭形细胞成分鳞状细胞癌(化生性癌)、棘层松解性鳞状细胞癌和纯高级别鳞状细胞癌。伴有鳞状细胞分化的癌主要是浸润性癌。导管内原位鳞状细胞癌(duct carcinoma in situ with squamous features)非常罕见。Hayes首次报道3例。转移性鳞癌主要来源于肺,其次是食管、子宫颈和皮肤等。原发性鳞状细胞癌实为一种化生性癌。

Hayes等报道的3例(1例伴有浸润癌成分)组织学显示典型的鳞状细胞癌形态学特征,但免疫组化都显示了鳞状、肌上皮和管腔细胞的分化谱。鳞状分化形态特征典型区免疫组化p63、CK14和EGFR阳性。2例有不同程度的肌上皮分化,可见透明细胞和梭形细胞(鳞状上皮和肌上皮肿瘤的形态学变异型)actin、myosin、

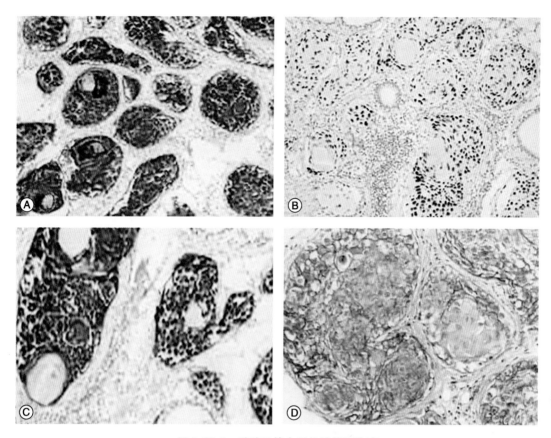

图 5-10-4 乳腺导管内原位鳞状细胞癌
A. CK5/6 阳性;B. p63 阳性;C. CK14 阳性;D. EGFR 阳性

calponin 阳性;2 例显示管腔细胞分化;1 例显示胞质内黏液;2 例均表达 CK7 和 EMA。超微结构研究发现乳腺浸润性肌上皮瘤中的肌上皮和鳞状上皮混合存在,进一步提示了这两个细胞系列分化的密切关系。2 例鳞状细胞 DCIS 显示了管腔细胞分化的特征,这种类似现象见于小叶原位癌在同一个瘤细胞具有管腔细胞和肌上皮细胞的分化,被称之为肌分泌细胞,显示鳞状和肌上皮分化的癌在乳腺不是唯一的表现,还可见于食管、肺、宫颈、喉和皮肤。

(张祥盛)

病例十一 具有特殊结晶物的导管原位癌

【病例介绍】

女性,62 岁,"无意中发现右乳肿物 20 天入院",自觉轻度疼痛。查体:双乳对称,皮肤颜色正常,无乳头内陷及橘皮样改变。于右乳外上象限可及肿物,直径约 3cm,乳头下可及一肿物直径 3cm,质硬,不光滑,边界不清。右侧腋窝可及肿大融合淋巴结 2.5cm×0.5cm。B 超:右乳多发不均质低回声团,内伴少量钙化灶。细针穿刺:可见增生活跃的导管上皮细胞,考虑为分化好的癌。肿瘤标记物:CA125、CA199、CEA 和 AFP 均正常。

【病理变化】

1. 巨检 乳腺改良根治标本,30cm×23cm×3cm,于外上象限见一灰白灰红色肿物 2cm×3cm,质硬,于乳头下方见一灰白色肿物,直径 3cm,界不清,质硬。

2. 镜检 乳头下方肿物与周围界限不清,肿瘤排列呈腺管样,管腔不同程度扩张,内衬上皮单层至多层,排列极向紊乱,异型性轻重不一,细胞呈立方-柱状,胞质空淡-嗜酸性,局部可见顶浆分泌现象,部分细胞可见核仁。局部细胞增生呈丘状、搭桥及筛状,部分管腔内可见多少不等、大小不一、形状各异的积木样嗜酸性结晶,部分区管腔内充满结晶,结晶呈三角形、正方形、长方形、梯形等多种形状,周围可见较多粉染无结构物。局灶可见微小钙化(图 5-11-1 ~ 图 5-11-6)。

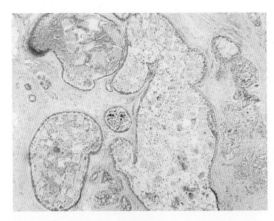

图 5-11-1　HE 管腔不同程度扩张,腔内可见大小不一、形态各异的积木样结晶

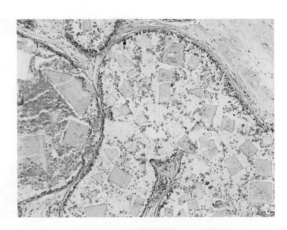

图 5-11-2　图 5-11-1 放大

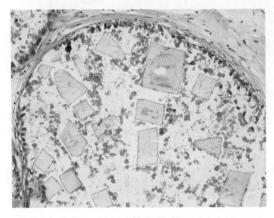

图 5-11-3　图 5-11-1 放大
导管上皮单层-多层

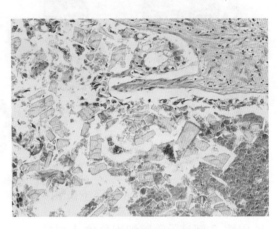

图 5-11-4　图 5-11-1 放大
局部细胞增生呈搭桥样

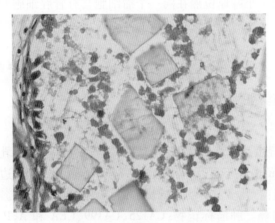

图 5-11-5　图 5-11-3 放大

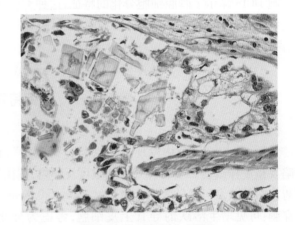

图 5-11-6　图 5-11-4 放大

3. **免疫组化**　CK 导管上皮阳性,腔内结晶阴性,EMA 导管上皮及腔内结晶阳性,ER 阳性,PR、p53、Her-2、Ki-67 阴性(图 5-11-7)。

【讨论】
　　具有特殊结晶物的导管原位癌(intraluminal crystalloids in carcinoma in situ)乳腺导管腔内含结晶的乳腺癌极为罕见,国外仅有一例报道,国内此前尚无相关报道。国外文献报道结晶可伴随前列腺癌出现,几乎不出现于邻近的良性、混合性腺体、非典型增生硬化性腺病中,当混合性小腺腔中同时出现结晶与酸性黏液时,分化好的癌的可能性大大上升,卵巢、涎腺中结晶的重要性也被证实。在 10% ~23% 的前列腺腺癌中可看到此种结晶,特别常见于由中等大小腺体组成的肿瘤中,结晶的存在通常表明为恶性,但偶尔也可见于良性腺体

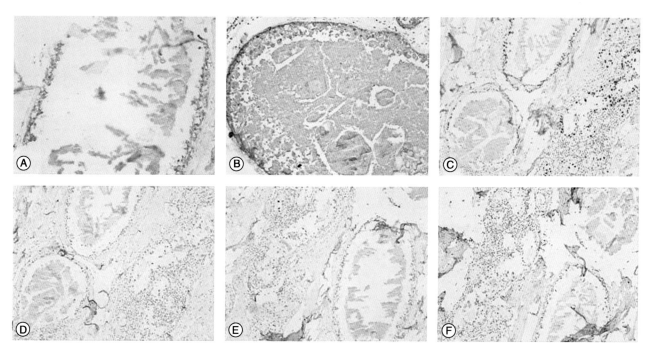

图 5-11-7 具有特殊结晶物的导管原位癌
A. CK 导管上皮阳性,腔内结晶阴性;B. EMA 导管上皮及腔内结晶阳性;C. ER 阳性;D. PR 阴性;E. Her-2 阴性;F. Ki-67 阴性

中。罕见的是,这些结晶也可见于转移灶中。

免疫组化结果 EMA 结晶及腺腔上皮均阳性,而 CK 呈上皮阳性而结晶阴性,与文献报道一致。结晶由无机硫组成,衍生为分泌物中蛋白类物质,可能是癌性腺体分泌的多态性黏液的不正常浓缩所致。故乳腺钼靶检查中不会被发现,临床检查手段中无明确将其诊为恶性的指标。因此,如果发现腺腔内含该类结晶,即使上皮仅为不典型增生,也应考虑癌的可能,应多取材、切片,寻找更有力的恶性证据。

【鉴别诊断】
1. **钙化** 一般为钙盐沉积及组织坏死所致,HE 染色呈嗜碱性,且不形成多种较规则的形态。
2. **分泌物** 一般为粉染无结构物,本例结晶周围即有分泌物。

文献报道中共总结 4 例,随访 8 个月～6 年,均状况良好。本例现术后 6 年每年体检均未见复发及转移。

(朱彦贺 祁晓莉)

病例十二 神经内分泌性导管原位癌

【病例介绍】
女性,56 岁,"发现左乳肿物 1 个月"。查体:外下象限触及一肿物,大小 2.5cm×2.0cm×2.0cm。质硬,边界不清,无压痛。双侧腋窝未触及肿大淋巴结。乳腺皮肤正常,乳头无内陷。B 超检查:左乳外下象限实质内见一 2.5cm×2.2cm 实性低回声结节,边界欠清晰,形态不规则。临床行乳腺癌改良根治术。

【病理变化】
1. **巨检** 左乳改良根治术标本,体积 21cm×16cm×3.5cm,切面于外下象限见一 2.5cm×2.5cm×2cm 大小肿物,灰红色,质粗,无包膜,与周围分界不清。
2. **镜检** 肿瘤主要由圆形或卵细胞构成,细胞形态温和均一,胞质嗜酸性颗粒状,有时淡染,境界不清,有些细胞胞质内可见黏液空泡或小空泡;核短梭形,染色质细腻,核仁不明显,核分裂少见。肿瘤细胞呈实性片状或巢状排列,有时会出现漩涡状或栅栏状结构;肿瘤间质较少,往往为纤细的纤维血管性间质(图 5-12-1～图 5-12-4)。
3. **免疫组化** 癌细胞表达神经内分泌标志物,例如 NSE、Syn、CgA 或 CD56、CD57 等,常用的是 Syn,多为弥漫一致强阳性表达,ER 阳性,Ki-67 阳性指数 10%～20%(图 5-12-5)。

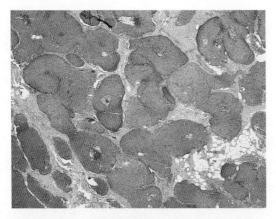

图 5-12-1　瘤细胞位于导管内呈实性结构

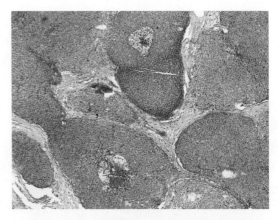

图 5-12-2　部分导管原位癌细胞有坏死

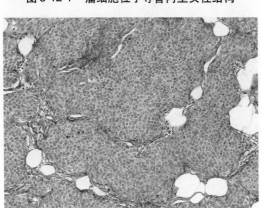

图 5-12-3　瘤细胞较小,均匀一致,核圆-卵圆形,染
色质细,可见小核仁,胞质中等淡染,细胞界限不清

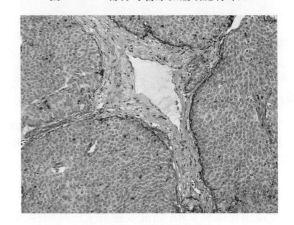

图 5-12-4　图 5-12-3 放大

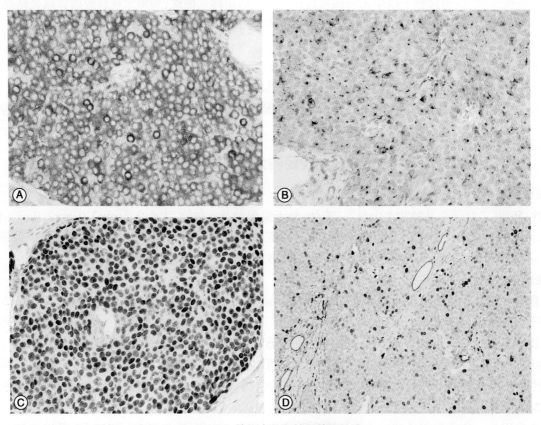

图 5-12-5　神经内分泌性导管原位癌
A. 瘤细胞 Syn 弥漫阳性;B. CgA 癌细胞阳性;C. 癌细胞 ER 弥漫阳性;D. Ki-67 阳性指数 10% ~ 20%

【讨论】

乳腺神经内分泌性导管原位癌(neuroendocrine ductal carcinoma in situ)是 DCIS 中较为少见的一种类型,由于构成的细胞多为短梭形,故又称乳腺梭形细胞神经内分泌癌(spindle cell neuroendocrine carcinoma,SCNEC)。1985 年 Cross 等首次对 SCNEC 进行了较为全面的报道,7 例导管原位癌在免疫组织化学和超微结构上均表现出神经内分泌分化的特征。1996 年 Tsang 等对 34 例 SCNEC 进行了最大宗、最详尽的报道。他们将病例分为两组,一组完全由 SCNEC 组成,另一组除了 SCNEC 外,还同时存在浸润性癌。在 2003 年 WHO 乳腺肿瘤组织学分类中,仅在导管原位癌的少见亚型中提及具有神经内分泌分化的导管原位癌这一类型。

SCNEC 多见于老年人,平均年龄为 70 岁(其他类型 DCIS 好发年龄为 50 岁左右)。男女均可发生,诊断要求至少多于 50% 的癌细胞表达一种以上的神经内分泌标志物。SCNEC 临床、影像学及大体所见与一般乳腺癌并无明显不同,多表现为境界清楚的肿块。镜检肿瘤细胞形态较温和,呈多边形、卵圆形或短梭形,通常仅为轻到中度异型。肿瘤细胞质丰富,呈颗粒状或透明样。细胞核淡染,呈卵圆形,可以偏位,可见典型的印戒细胞样细胞,这与其他 DCIS 中细胞核深染、异型性大的特点不同。SCNEC 多为实性片状结构,富于纤维血管间隔。在实性片状结构的周边经常可见微腺样腔隙,片状结构内可见小灶胶原物质分布。

乳腺 SCNEC 是乳腺神经内分泌癌的一种亚型,主要由短梭形细胞构成,细胞形态温和均一,胞质嗜酸性颗粒状,有时淡染,境界不清,胞质内可以出现黏液空泡或小空泡;核短梭形,染色质细腻,核仁不明显,核分裂少见,有时还可见核沟。肿瘤细胞呈实性片状或巢状排列,有时会出现漩涡状或栅栏状结构;肿瘤间质较少,往往为纤细的纤维血管性间质。本例瘤细胞呈梭形,神经内分泌标记阳性,属于此型。乳腺 SCNEC 是罕见肿瘤,对于高龄患者发生的梭形细胞病变,应考虑 SCNEC 的可能,当肿瘤细胞胞质中出现黏液空泡或伴有神经内分泌型导管原位癌时,更要考虑 SCNEC,需辅以免疫组化证实。

乳腺 SCNEC 预后一般较好,属于低级别导管原位癌。Tsang 等对 5 例单纯型 SCNEC 患者随访 3~10 年,其中仅有 1 例 5 年后有局部复发。7 例有随访的 SCNEC 合并浸润性癌的病例中,5 例在术后 2~7 年内仍无瘤生存,2 例分别于手术后 1 年和 2 年在对侧乳腺出现浸润性癌。

(张祥盛)

病例十三 基底(细胞)样导管原位癌

【病例介绍】

女性,41 岁,"发现右侧乳腺肿物 5 个月",肿物自发现后进行性增大及变硬,不伴有疼痛,皮肤无红肿热痛及橘皮样改变,无乳头溢液及乳头内陷。入院前门诊行细针穿刺病理检查,考虑为乳腺导管上皮非典型增生、癌变。行右侧乳腺肿物切除术。

【病理变化】

1. 巨检 乳房改良根治标本,大小 24cm×16cm×5cm,于乳腺内下象限见一质硬区,大小约 10cm×7cm×3cm,与周围组织分界不清。

2. 镜检 病变区终末导管小叶单位的腺管呈实性,腔内细胞呈圆形、卵圆形,细胞界限不清,胞质稀少,核较大,核膜核仁清楚,高度异型,核分裂活跃,可见较多凋亡小体(图 5-13-1),部分管腔内有粉刺样坏死(图 5-13-2)。

3. 免疫组化 ER、PR、Her-2 阴性,CK5/6(图 5-13-3)和 CK14(图 5-13-4)阳性,p53 阳性大于 90%(图 5-13-5),Ki-67 阳性大于 90%(图 5-13-6),EGFR 阳性(图 5-13-7)。

【讨论】

基底(细胞)样导管原位癌(basal like ductal carcinoma in situ)是最近提出的一类以分子分型为基础的 DCIS,它是指一组 ER、Her-2 阴性,并至少表达一种基底样角蛋白(如 CK5/6、CK14、CK17)和(或)EGFR 阳性的 DCIS。该类型

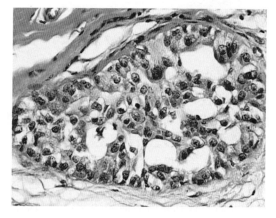

图 5-13-1 腺管呈实性,腔内细胞高度异型,核分裂活跃,可见较多凋亡小体

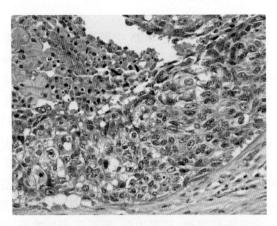

图 5-13-2 腺管呈实性,部分有粉刺样坏死

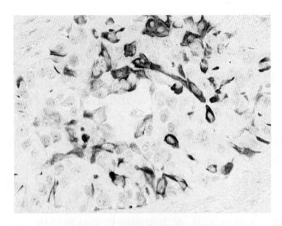

图 5-13-3 癌细胞 CK5/6 阳性

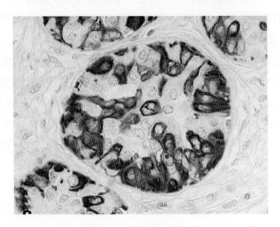

图 5-13-4 癌细胞 CK14 阳性

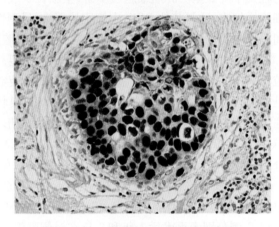

图 5-13-5 癌细胞 p53 阳性大于 90%

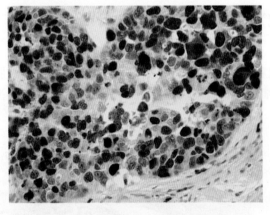

图 5-13-6 癌细胞 Ki-67 阳性 90% 以上

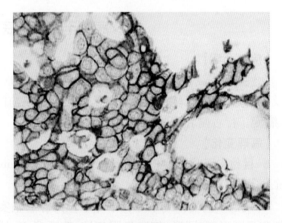

图 5-13-7 癌细胞 EGFR 阳性

多为高级别 DCIS,细胞增殖活性高,常伴有 TP53 突变。

　　2000 年,Perou 等通过对肿瘤全基因谱表达分析,首先提出将乳腺浸润性癌分为 5 个分子亚型,即腔上皮 A 型、腔上皮 B 型、Her-2 过表达型、正常乳腺样型及基底(细胞)样型。临床资料分析显示,基底(细胞)样型乳腺癌具有特殊的形态特点和免疫表型,其恶性度高,预后差,对现有的治疗方案不敏感,因此引起了肿瘤学家和病理工作者的极大关注。人们推测,基底(细胞)样乳腺癌应该像其他浸润性癌一样有一个导管原位癌的前驱病变过程。随后,Livasy 和 Bryan 等通过对 DCIS 的免疫表型研究,证实了基底(细胞)样 DCIS 是浸润性基底(细胞)样乳腺癌的前驱病变,可单独存在也可与浸润性基底(细胞)样癌共同存在,基底(细胞)样 DCIS 具有与浸润性基底(细胞)样乳腺癌相同的分子表型和免疫组化特征,因此可以作为一种独立的 DCIS 亚型。

基因芯片检测肿瘤基因表达谱是乳腺分子分型的"金标准",但现阶段通过基因表型分析对乳腺癌进行临床诊断并不实际,因此,往往通过免疫组化检测蛋白表达代替全基因组表达谱分析来诊断基底(细胞)样乳腺癌。由于国际上对筛选基底(细胞)样乳腺癌的抗体组合至今尚未统一,所以不同学者诊断基底(细胞)样乳腺癌所用的抗体组合并不相同,结果也不完全一致。当前较为广泛接受的标准是 Nielsen 提出的 4 种抗体结合判定方法,即"ER、Her-2 阴性,CK5/6 和(或)EGFR 阳性"即可确定为基底(细胞)样乳腺癌。但随着对基底(细胞)样乳腺癌的研究深入,许多人对基底(细胞)样癌的诊断标准提出了一些不同的观点。鉴于国际上对最佳的基底(细胞)样乳腺癌的抗体组合及诊断标准还在研讨过程中,随着对乳腺癌分子亚型的深入研究,今后将会提出更为合理客观的基底(细胞)样 DCIS 诊断标准。

基底(细胞)样 DCIS 与普通 DCIS 相比,病变部位、临床征象和大体形态没有明显不同,尤其与高级别的 DCIS 相似。

光镜下基底(细胞)样 DCIS 往往表现为高级别导管原位癌,可以是实体型、微乳头型、多数是粉刺型。肿瘤细胞核呈中至高度异型,核分裂活跃,可见较多凋亡小体,部分有粉刺样坏死。

绝大多数基底(细胞)样 DCIS 为 ER、PR、Her-2 阴性,基底细胞型角蛋白 CK5/6、CK14、CK17 不同程度阳性,但以 CK5/6 阳性表达率最高,有不同程度的 EGFR 表达,多数病例 p53 阳性,Ki-67 增殖指数高。此外,尚可表达 E-cadherin、vimentin、laminin、nestin 和 p63 等。与其他分子亚型的乳腺癌相比,基底(细胞)样 DCIS 表达腔型细胞角蛋白减少,但仍可不同程度的表达腔型细胞角蛋白。

(张祥盛　丁华野)

病例十四　导管原位癌和小叶原位癌并存

【病例介绍】

女性,49 岁,"体检发现左侧乳腺肿块"。自诉不伴疼痛及乳头溢液。查体:右侧乳腺外上象限可触及一质硬肿物,约 3.5cm×2.5cm 大小,活动度尚可,界限不清,无压痛,乳头无内陷,皮肤无橘皮样外观,压之乳腺及肿块,乳头无溢液。左侧腋窝可触及肿大淋巴结。彩超示左侧乳腺实质内可见多个偏低回声结节,位于外上象限,大小为 2.69cm×2.01cm。乳腺钼靶片示:①右侧乳腺钙化,恶性不除外;②左侧乳腺未见异常。

【病理变化】

1. 巨检　灰黄灰红色不整形组织一块,4.5cm×3.5cm×2.5cm,切面见一肿物,灰白灰红色,2.4cm×2cm×1.4cm 大小,质硬,无包膜,界限不清。周围乳腺组织灰白色,质地韧。

2. 镜检　病变由两部分构成,大部分构成于导管结构,内衬形态一致着色较深的细胞,有些细胞呈乳头状突入腔内,这些位于导管腔内单一的细胞长径超过 3mm(图 5-14-1,图 5-14-2),并且见到导管内坏死。另一部分细胞体积较小,黏附性较差,位于导管内,在这些细胞中可见胞质含有空泡,将核挤压至周边,呈印戒状,这些细胞是经典型小叶原位癌的特征。在多个导管内 DCIS 和 LCIS 并存(图 5-14-3),有些区域导管为 DCIS 结构,而邻近导管的腺泡膨胀增大,细胞数量增多,细胞间黏附性较差,为典型 LCIS 结构(图 5-14-4)。

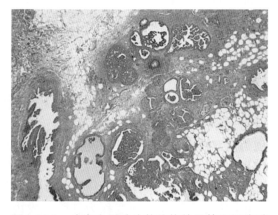

图 5-14-1　病变由呈乳头状结构的导管和细胞黏附性较差的实性细胞构成

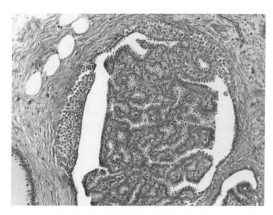

图 5-14-2　导管中心呈乳头状结构,贴壁的为细胞黏附性较差的实性细胞

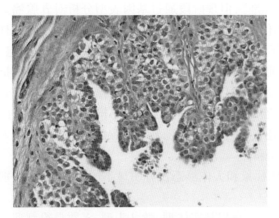

图 5-14-3　细胞黏附性较差的实性细胞

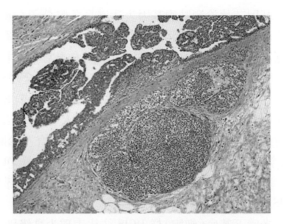

图 5-14-4　导管为 DCIS 结构,下方腺泡膨胀扩大,细胞数量增多,细胞间黏附性较差,为典型 LCIS 结构

3. **免疫组化**　有些导管内衬细胞膜呈 E-Cadherin 阳性(图 5-14-5),而另一些黏附性较差的细胞阴性(图 5-14-6)。

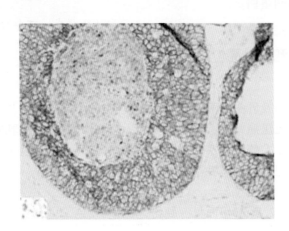

图 5-14-5　E-Cadherin 阳性区

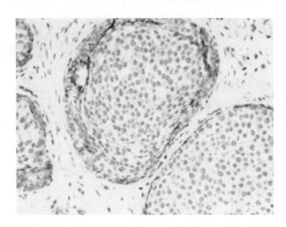

图 5-14-6　E-Cadherin 阴性区

【讨论】

研究表明,乳腺的导管癌和小叶癌均来源于 TDLU,如同一细胞癌变,分化方向可有三种情况:一是导管癌分化;二是小叶癌分化;三是导管癌和小叶癌并存。本例为第三种情况。诊断导管原位癌和小叶原位癌(concurrent ductal and lobular carcinoma in situ),必须分别具备导管原位癌和小叶原位癌的细胞学、组织构型及免疫组化特征,如低级别微乳头型导管原位癌与经典性小叶原位癌并存,乳头状导管原位癌和经典型小叶原位癌并存等。两者的并存可以彼此分隔,也可混杂存在,本例在同一导管内中心为乳头状导管原位癌,而周边为小叶原位癌,此为少见情况。

DCIS 和 LCIS 同为起源于 TDLU 的病变已被公认,然而进一步的研究发现 LCIS 既可进展为浸润性导管癌(IDC)也可为浸润性小叶癌(ILC),原认为只有 DCIS 才有的粉刺亚型,随着病例的增多发现,粉刺亚型也存在于 LCIS 中。DCIS 和 LCIS 两者之间有较多交叉重叠,仅以镜下组织形态学区分有时非常困难,甚至引发两者是否为同一病变的疑问。正确认识两者的关系可有助于一些病变的诊断,更重要的是可以指导治疗。

Laenkholm 等对 3256 例乳腺原位癌随访,其中 387 例进展为浸润性癌。分析数据发现,不论原位癌的类型如何,大多数原位癌最终进展为浸润性癌的类型都是 IDC,只有 20% 的 LCIS 进展为 ILC,而且发现低级别 DCIS 和 LCIS 分子标记十分相似。推测这种现象与 DCIS 和 LCIS 有相同肿瘤基因表达途径假说相关。

有些病变兼具 LCIS 和 DCIS 特点确实难于归类,Bratthauer 等提出将此类病变称为乳腺上皮内瘤变(MIN),并对 MIN 的存在提出两种解释假说:①诊断为 LCIS 的病变本身就是导管内病变,只是因为它与 LCIS 相似的生长方式而被误诊了;②这种有两者重叠特点的病变提示了一种能向导管和小叶双向分化干细胞的存在,它处于一个细胞仍有可塑性的时期。Bratthauer 等研究了 40 例经典型 LCIS、20 例 DCIS 和 50 例 MIN 中 E-Cadherin 和 34BEl2 两种指标的表达情况。按免疫分型 MIN 中有 23 例可被分为导管或小叶型,其余 27 例则显示与经典型导管和小叶型都不同,11 例对上两种指标均阴性(阴性混合型),而 16 例均阳性(阳性混合型),可见 E-Cadherin 并不像原来认为的那样可分辨出所有的 DCIS 和 LCIS。虽然 E-Cadherin 已广泛应用于临床鉴别 DCIS 和 LCIS,但此研究显示它只能分辨出一部分经典型病例,而对一部分同时具有两者特点的 MIN 似乎并没有鉴别意义。这种中间类型病变的存在也从另一角度反映了 DCIS 和 LCIS 的内在相关性。

(张祥盛)

病例十五　小叶癌化

【病例介绍】

女性,54 岁,"发现左乳肿物 2 个月"。肿物位于左侧乳腺外上象限,大小 3.5cm×2.5cm,界限尚清,活动度差,质硬。乳头无内陷,皮肤无橘皮样外观,腋窝未触及肿大的淋巴结。行肿块切除。

【病理变化】

1. **巨检**　灰白灰黄色肿物一个,无包膜,界限尚清,大小 1.4cm×1.2cm×1.0cm,切面灰白灰红色,质脆,无出血坏死。

2. **镜检**　乳腺小叶轮廓存在,腺泡膨胀扩大,充满瘤细胞。瘤细胞体积较大,呈球形、多角形或不规则状,细胞间黏附松散,彼此分离,呈明显多形性特点。胞质丰富,嗜酸性染,细颗粒状或模糊的泡沫状。核大,约为小淋巴细胞的 2~3 倍,核形不规则,可见凹陷,有些呈分叶状,多数胞核深染,浅染细胞核仁明显,核分裂易见(图 5-15-1 ~ 图 5-15-3)。

3. **免疫组化**　SMA 腺泡周边阳性(图 5-15-4),瘤细胞阳性表达 E-cadherin,ER、PR 阳性。

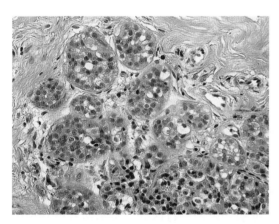

图 5-15-1　小叶癌化
小叶轮廓保存

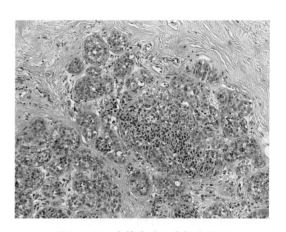

图 5-15-2　小管内瘤细胞轻度异型

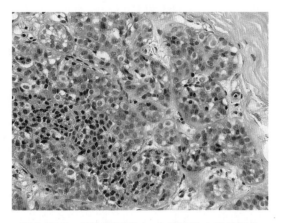

图 5-15-3　腺泡膨胀扩大,内衬细胞中度异型性

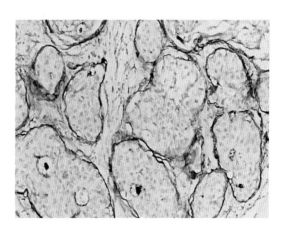

图 5-15-4　腺泡周 SMA 阳性

【讨论】

小叶癌化(lobular cancerization)是指 DCIS 的肿瘤细胞向小叶内的腺泡蔓延(DCIS 累及小叶)(Azzopardi,1979),是对一种乳腺癌的组织学特征和扩散方式的表述(Kerner,1986)。切片中所见到图像,实际上是导管原位癌蔓延扩散入小叶,替代固有的腺泡上皮。此时受累小叶保留原有完整的小叶结构,但腺泡内的细胞显示 DCIS 的组织构型和细胞学特点,腺泡周围的肌上皮层和基底膜仍然存在。在某些穿刺活检标本中,可能仅见到小叶癌化而缺乏典型的 DCIS 肿瘤导管。认识到此种特殊形式的 DCIS 即容易避免将其误诊为小叶癌或浸润癌。病理学上主要与小叶原位癌鉴别(表 5-15-1)。

表 5-15-1　小叶原位癌和小叶癌化的鉴别

	小叶原位癌	小叶癌化
小叶构型	保存或大致保存,导管扩张	保存,导管可正常
肿瘤细胞	单形性,较小,黏附松散	通常为多形性,大,相互黏附
组织学构型	无特殊构型、均匀分布,充满管腔	可呈实体状,或出现腺腔
坏死	少见	常见
E-cadherin	阴性(胞膜)	阳性(胞膜)
p120-catenin	阳性(胞质)	阳性(胞膜)
外围病变	LCIS	DCIS(高级别)
	ILC	IDC(2,3 级)

(张祥盛)

★ 专家点评-1

唐平(Ping Tang)教授:导管原位癌(DCIS)的定义是恶性上皮细胞局限于乳腺导管系统内,没有突破基底膜并侵入周围间质。随着乳腺筛查的普及,DCIS 的检出率高达新诊断乳腺癌的25%。正如本章所述,与浸润癌一样,DCIS 是一组高度异质性病变。尽管还有很多问题尚未解决,但是,近年来,人们对于 DCIS 的理解不断深入。在此简要介绍 DCIS 的最新进展及其临床意义。

1. **DCIS 的检测和诊断**　大多数 DCIS 是在乳腺钼靶 X 线摄影检查(简称钼钯检查)时检测到微钙化和结构扭曲而被发现。DCIS 通常没有乳头溢液,也没有肿物。最近发现 MRI 对 DCIS 诊断的敏感性明显高于钼钯检查。一些医疗机构建议高危患者使用 MRI 检查。

DCIS 的病理学诊断通常不难,其鉴别诊断偶尔比较困难。以下是日常工作中常见的一些鉴别诊断问题。

ADH 与低阶别 DCIS:两者都表现为低级别的细胞学;根据病变范围进行区分。鉴别两者最常用的量化标准是两个导管病变或2mm。大多数病理医师在临床实践中将这两个标准结合使用。

筛状型 IDC 与筛状型 DCIS:筛状型 DCIS 的形态学线索包括腺体呈非浸润性分布,腺体的边缘较光滑,并且腺体周围仅有轻微的促纤维结缔组织增生。此时检测肌上皮标记物(如 p63 和 Calponin)有助于诊断。

DCIS 与淋巴管血管侵犯(LVI):LV 几乎总是伴有浸润性癌,它常常位于远离肿瘤主体的淋巴管血管内,癌巢周围没有促结缔组织增生性反应。应用免疫组化染肌上皮标记物(针对 DCIS)和脉管标记物(CD31、CD43 和 D2-40)有助于诊断。

DCIS 与伴有中心坏死的实性小叶原位癌:两者在形态学上非常相似,小叶性病变的唯一线索是肿瘤细胞之间失去黏附性,并且,即使是高级别核时,其细胞学表现也相对一致。免疫组化,E-cadherin 表达缺失和 p120 胞质阳性有助于小叶性病变的诊断。

2. **DCIS 的分类**　根据形态学,DCIS 可分为粉刺型和非粉刺型。粉刺型倾向于呈实性伴中央坏死和微小钙化。非粉刺型可形成实性、筛状和微乳头状等结构。近年来这种分类已经很少使用。

根据细胞异型性将核级别分类,与临床结局具有更好的相关性,据此,将 DCIS 分为低级别(1 级)、中级别(2 级)和高级别(3 级)。按 CAP/ASCO(2009)乳腺癌分类指南的要求,DCIS 病变的诊断报道中必须包括核分级。核分级也是计算 DCIS Van Nuys 预后指数的四个指标之一。

DCIS 的分子学分类包括四种亚型(管腔 A 型、管腔 B 型、Her-2 过表达型和基底样型)。DCIS 的分子学分类与浸润性导管癌一致,提示每一型 DCIS 都可能是相应浸润性癌的前驱病变。

3. DCIS 的自然史　　DCIS 是乳腺浸润性癌的非必有的前驱病变,尸检研究发现 DCIS 的发生率高达15%,支持上述观点。DCIS 向浸润性癌进展的总体发生率范围为 14% ~ 75%,高危因素包括乳腺钼靶检查呈高密度、家族史、肥胖、一生中较长时期的雌激素刺激。大量分子学研究显示,ER 阳性低级别肿瘤(常有 16q 缺失和 1q 获得)与 ER 阴性高级别肿瘤(常有 p53 突变、Her-2 扩增、BRCA1 功能障碍和基因组高度不稳定性)拥有两种不同的遗传学通路。研究也显示 ER 阳性低级别肿瘤发生附加突变后,可以进展为 ER 阳性高级别乳腺癌。

4. DCIS 的治疗

(1) 手术:手术切除是 DCIS 患者的首选治疗。随着浸润性癌保乳手术的成功,并且,乳腺切除标本的三维重建研究显示绝大多数的 DCIS 病变局限于同一个象限,因而保乳手术加放疗已经成为 DCIS 的标准治疗选择,并得到 NSABP 17 研究的支持。

(2) 内分泌治疗:NSABP-B24 试验已经证实,他莫昔芬对 ER 阳性 DCIS 患者有效。该试验发现,ER 阳性 DCIS 患者采取手术+放疗+他莫昔芬治疗进一步减少了同侧和对侧复发的风险。与 ER 阳性浸润性癌相似,ER 阴性 DCIS 患者不能从这种治疗中获益。

(3) 放射治疗:放射治疗能够显著降低 DCIS 的局部复发,已经反复得到证实,尤其是手术切缘很近的患者。

(4) HER2 靶向治疗:我们还在期待 NSABP-43 的研究结果。这是一项随机对照的前瞻性Ⅲ期临床试验,Her-2 阳性 DCIS 患者行肿块切除术,一组采取放疗同时使用两种剂量的曲妥珠单抗,另一组只用放疗,研究终点是同侧乳腺癌复发。

5. DCIS 的预后　　目前 Van Nuys 预后指数(包括患者年龄、肿瘤大小、核级别和切缘情况)是最常用的方法,有助于临床制定 DCIS 的治疗决策。准确评估肿瘤大小、核级别和切缘情况是关键因素。由于大多数 DCIS 不是肿块性病变,正确估算 DCIS 的大小或范围就非常重要。如果不能评估整个乳腺标本,那么广泛取材有助于评估肿瘤大小和切缘情况。如果只有一张切片中出现 DCIS 病变,应当测量其最大径。如果在多张切片中出现 DCIS 病变,应该仔细地重建标本的全貌,并努力最准确地评估病变的范围。应当非常仔细地检测切缘情况,尤其是切缘小于 2mm 的病例。

6. 分子学标记物

(1) 常规标记物:ER 和 PR:常规检测,用于筛选激素靶向治疗的患者。

(2) 非常规检测的标记物:Her-2:DCIS 阳性率高达 40%。我们还在期待 NSABP-43 的研究结果,它观察 Her-2 阳性 DCIS 患者使用 Her-2 靶向治疗无效。

p53:乳腺癌最常见的突变基因之一。

bcl-2:凋亡通路的成员。

血管生成分子:针对侵袭性。

E-cadherin:黏附分子,针对侵袭性。

7. 小结　　DCIS 是仍然持续存在的挑战;DCIS 检测技术的改进、DCIS 的准确分类和开发新的靶向治疗的关键,是进一步深入理解肿瘤进展过程中潜在的分子通路。

★ 专家点评-2

李新功主任医师:临床检查技术的发展,使更多乳腺导管原位癌能够被发现,但同时也给病理医生带来前所未有的挑战。一般而言,乳腺浸润性癌的诊断比导管原位癌容易明确,因为只要发现浸润的证据就可以做出肯定的诊断,而导管原位癌则需要经过详尽的检查,确实排除了任何浸润的存在才能确定,而这种详尽的检查在实际工作中却常常是难以做到的。考虑到浸润癌和原位癌治疗原则的不同,病理医生做出乳腺导管原位癌诊断的实际困难和压力要比设想的大得多。

乳腺导管原位癌是一组异质性病变,当前普遍接受的是主要依据核形态特征进行分级,这种分级与临床预后具有很好的相关性。需要指出的是,低级别、中等级别和高级别导管原位癌之间并不一定存在连续进展的关系,而且低级别与高级别导管原位癌发生的遗传学通路完全不同,被认为是截然不同的两种病变。这样,就需要准确把握不同级别乳腺导管原位癌的形态特征,做出正确的分级。

导管原位癌的病理学诊断主要依据组织结构和细胞的异型性。低级别导管原位癌结构的异型性表现在增生细胞形成筛孔及其变形结构,以及细胞和细胞核的一致性均匀分布。筛孔的形成是细胞的极化现象,体现肿瘤细胞具有腺细胞的遗传学特性;细胞核的一致性分布,反映了细胞间缺乏黏附性。高级别导管原位癌细胞异型性显著,一般不需要借助结构分析就可以判定,诊断困难较少。中等级别导管原位癌细胞学特征介于低级别和高级别之间,结构和细胞形态在不同病例之间变化较大,细胞极性可不明显,细胞学表现缺乏一致性,只有细胞及细胞核增大是共同的特征。

对于乳腺导管原位癌的鉴别诊断,每位作者都有各自独到的经验,本章的每篇病例讨论也有不同的侧重,像结构、细胞形态、核分裂、坏死、钙化、细胞内黏液、顶泌汗腺(大汗腺)化生、泡沫细胞、肌上皮、免疫组化标记,都具有重要的鉴别诊断价值。但遗憾的是,正如丁华野教授指出的那样,任何一项指标都不具有绝对的独立的鉴别意义,诊断中都要结合所有的鉴别点进行全面分析。实际工作中,低级别导管原位癌与非典型导管增生及普通型导管增生、中等级别导管原位癌与普通型导管增生的鉴别都需要慎重对待。

要做好鉴别诊断,了解导管原位癌可能存在的各种形态变化非常重要,对诸如细胞间黏附性、细胞极性、结构异型性、细胞异型性、成熟现象等概念都需要有正确的理解。虽然本章未提及二态性(dimorphism)导管原位癌,但肿瘤细胞具有两种明显不同形态特征,沿基底膜生长的细胞比位于中央的细胞体积更大,胞质更丰富,核也更大且淡染的二态性现象并非罕见。

乳腺导管原位癌的形态多样,分类也从结构特征、细胞特征甚至分子特征的不同角度进行。本章详细介绍了 15 个乳腺导管原位癌病例,列举了不同类型病变的临床病理特点,其中不乏罕见类型,展示了乳腺导管原位癌各个具体病例之间的差异。尽管不同病例间差异较大,但只要熟悉不同类型乳腺导管原位癌的主要特点,诊断的困难并不会增加。近年,Azzopardi 提出的所谓"贴壁型原位癌"术语在美国等国家几乎已不再使用。

因为细胞异型性是乳腺导管原位癌的主要诊断依据,了解在其他情况下出现的导管上皮细胞特殊改变,是防止误诊的重要前提。在普通型导管增生中可以存在核深染的细胞,也可以出现一些在良性腺上皮细胞间 Paget 样蔓延、体积较大的不成熟增生细胞;更年期妇女的导管增生可能出现局灶性分布、具有异型性的大细胞;终末导管小叶单位内偶尔出现罕见的"顶泌汗腺(大汗腺)样"异型细胞;放射可以引起导管上皮出现非典型细胞;巨细胞病毒感染可导致个别上皮细胞巨化。特别要强调,对青少年(包括男性)乳腺发育活跃期患者,必须执行更严格的乳腺导管原位癌诊断标准,病变应具有确切的上皮增生,确切的细胞异型性,确切的结构异型性。

乳腺导管原位癌的诊断难点是多方面的,重要的问题之一是识别浸润。对那些微小浸润,只能依靠高度的警觉和耐心细致的观察搜寻,别无捷径。对扩张性侵袭(blunt invasion),还需要在实践中积累经验,当癌细胞聚集成大团块而又不像导管或终末导管小叶单位的正常结构、癌细胞团块分布特点与乳腺分支导管结构不同、紧邻间质中没有导管壁结构也不像乳腺小叶特殊型间质的情况出现,需要考虑扩张性侵袭。

肿瘤大小和切缘情况是预后的重要影响因素。多数乳腺导管原位癌局限于一个区段或一个导管-小叶系统,但有时区段累及可以很广泛,甚至存在"跳跃"性分布。尽量按规范准确地测量肿瘤大小,细致检查标本的切缘,是病理医生的责任。

目前,ER 是唯一被证实可以指导临床治疗的生物学标记物,阳性患者可以通过使用他莫西芬治疗获益,降低同侧导管原位癌复发和进展为浸润癌的概率。

有作者将乳腺导管原位癌看做是"潜在的致死性疾病",因为有些患者会以浸润癌的形式复发,有些患者还有淋巴结转移。考虑到原位癌的定义,出现这种情况更大的可能性是在最初诊断时遗漏了浸润性病变。至于个别报道中所称在淋巴结转移病灶中转移癌仍呈导管原位癌结构的情况,由于淋巴结内并无乳腺导管存在,这种描述是令人费解的。

★ 专家点评-3

丁华野教授:导管原位癌与普通导管增生有着本质的不同,并非过去认为的普通导管增生和导管原位癌是生物学上连续发展谱系的不同阶段(即普通导管增生是导管原位癌的早期阶段),两者之间并没有必然的关系,导管原位癌是腺上皮的肿瘤性增生性病变,而普通导管增生是一种干细胞增生性病变。

许多乳腺病理专著都列举了若干条导管原位癌的诊断标准,这些诊断标准特别是对于初学者来说是十分有用的,但是不同的病例,其形态学改变是千变万化的,没有哪一条标准能够覆盖所有的病例,罗列这些标准(甚至应用1条或几条标准)去诊断乳腺导管原位癌,总是会出现各种各样的诊断问题,甚至发生诊断错误。对于每一个病例,都必须仔细观察,获取全部信息(包括你认为用处不大的信息),综合分析判断,得出结论。在观察、思索及判断的过程中,建立正确的诊断思路是至关重要的。

在乳腺导管内癌的诊断中,低级别导管内癌的诊断遇到的问题最多,高级别导管内癌的诊断一般比较容易,中级别导管内癌的诊断,人们通常关注不够,但实际工作中时而会碰到困难。关于导管内癌(特别是低级别导管内癌)与普通型导管增生的鉴别诊断,一直都是乳腺病理诊断中的一个重要的话题。笔者结合自己的诊断经验与体会,着重阐述以下问题(更为详细的内容请参阅《乳腺病理诊断及鉴别诊断》中相关章节)。

1. **细胞异型性**　细胞异型性是肿瘤性增生的细胞学改变,在判断导管增生性病变的性质时,增生细胞存在异型性是诊断导管原位癌的最基本的条件,缺乏细胞异型性就不能诊断导管原位癌。细胞异型性的大小主要体现在核的级别上(核级),低级别导管原位癌细胞具有低级别核级(低核级),细胞有轻度异型性,这类细胞最具特征性改变是缺乏细胞之间的黏附性(普通型导管增生细胞具有黏附性),其形态学改变表现为:细胞界限清楚(细胞膜清楚),细胞核可稍有增大,大小一致、形状规整(圆形-卵圆形),松散排列、分布均匀(核不拥挤,核间距一定),核染色质细腻,核仁不明或有小核仁,细胞质呈伊红色颗粒状、淡染-透明或出现大小不等的空泡(此类细胞质的改变在良性增生极为罕见,一旦出现,提示病变可能为恶性)。普通型导管增生细胞缺乏细胞异型性,具有明显的细胞黏附

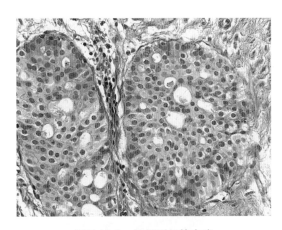

图 5-16-1　低级别导管内癌
癌细胞界限清楚,核稍有增大,大小形状一致,核染色质细腻,核仁不明或有小核仁,胞质呈伊红色颗粒状

性,形态学改变表现为:细胞可增大,界限不清(呈合体细胞样),细胞密集拥挤(细胞核重叠),大小不一致、形状不规则,排列杂乱、分布无规律,核染色质呈颗粒状,常有明确的核仁,细胞质呈伊红色匀质状(缺乏淡染-透明-空泡状胞质)(图5-16-1~图5-16-7)(详见《乳腺病理诊断和鉴别诊断》第七章乳腺导管内增生性病变的诊断和鉴别诊断)。

2. **结构异型**　结构异型是指导管上皮肿瘤性增生,细胞聚集排列成不同于普通型增生的异常结构,高级别(高核级)导管内癌一般不看结构异型性就能明确诊断,而低级别(低核级)导管内癌的诊断通常需要结合

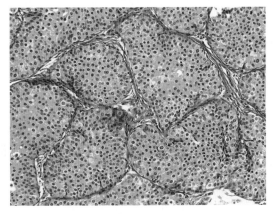

图 5-16-2　低级别导管内癌
癌细胞整齐一致,呈实性排列

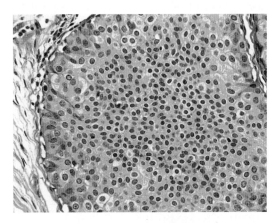

图 5-16-3　低级别导管内癌
癌细胞界限清楚,外围细胞核染色质呈颗粒状,有小核仁,中间细胞稍小于外周细胞,核染色质细深染,大小形状一致,胞质呈伊红色颗粒状

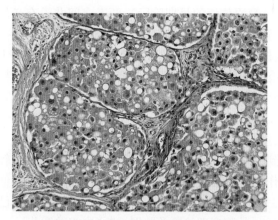

图 5-16-4　低级别大汗腺型导管内癌
癌细胞呈实性排列,其内有大小不等的空泡

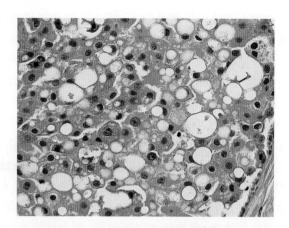

图 5-16-5　低级别大汗腺型导管内癌
癌细胞具有大汗腺细胞特征,胞质内有大小不等的
空泡,有的充有黏液,有的细胞呈印戒样

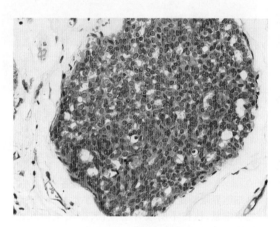

图 5-16-6　普通型导管增生
细胞核大小、形状不一致,排列拥挤,核染色质颗粒
状,可见核仁

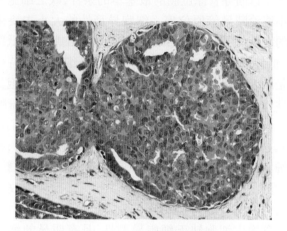

图 5-16-7　普通型导管增生
呈合体细胞样,界限不清,胞质均质红染

结构异型性。肿瘤性增生细胞形成结构异型性的主要原因是缺乏黏附性且具有极性(即具有腺腔形成的能力),其形态学表现为:形成筛状、拱形、僵硬的细胞桥、索条状及微乳头状等几何图形样的结构,肿瘤细胞核沿筛孔离开腺腔呈放射状排列,在细胞桥上呈垂直排列。另外,瘤细胞呈均匀一致(细胞大小、形态、分布)的实性排列是低级别(低核级)导管内癌结构异型的另一种表现。如果增生细胞有轻度异型性(低核级),且出现明显的结构异型性,在病变达到一定的范围时(超过 2 个独立的导管或大于 2mm),就有把握诊断低级别导管内癌。普通型导管增生缺乏极性,增生细胞具有黏附性强的特征,形成复层、柔性细胞桥、肾小球样结构,边窗等细胞排列紊乱的结构,细胞沿腔隙或细胞桥呈平行排列(图 5-16-8 ～ 图 5-16-17)(详见《乳腺病理诊断和鉴别诊断》第七章乳腺导管内增生性病变的诊断与鉴别诊断)。

　　3. 肿瘤性坏死　导管内癌常见有坏死,而普通型导管增生通常缺乏坏死,所以如果导管增生性病变出现坏死,其诊断思路应该首先考虑此病变可能为导管内癌,但是仅凭有坏死这一点是无法确诊为导管内癌的,需要找到导管内癌更多有意义的形态学改变,诊断才能成立。所以,坏死是诊断导管内癌的一个重要指标,但不是唯一标准。在鉴别诊断中,经常遇到的问题是判断是否存在有真正的坏死(肿瘤性坏死)。肿瘤性坏死中一般都会有细胞核破碎的残片,或者为颗粒-块状伊红色物,也可为钙化样物(钙化性坏死)。肿瘤性坏死应注意与腺腔内浓缩分泌物(均匀一致伊红色)、良性细胞的坏变(常表现为裸核,细胞质破损,细胞核尚完整)、柱状上皮增生腺腔内的钙化、腺腔内炎细胞的聚集和退变、良性胞突内核的斜切(如柱状细胞病变,由于切片原因,长胞突内的核常游离在腺腔内)及医源性及不明原因的坏死(有穿刺等病史,其坏死可出现在导管增生性病变的腺腔内)等。另外,少数良性导管增生性病变也可出真正的坏死(良性坏死),形态与肿瘤性坏死类似,

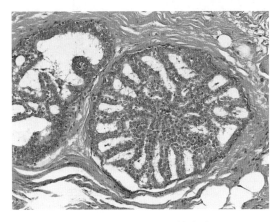

图 5-16-8　低级别导管内癌
呈车辐样结构

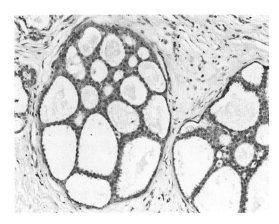

图 5-16-9　低级别导管内癌
呈整齐的筛状结构

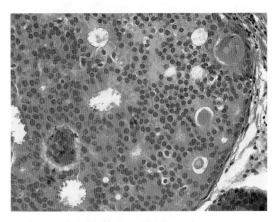

图 5-16-10　低级别导管内癌
筛状结构,细胞沿筛孔呈极性排列(放射状)

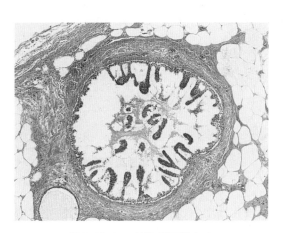

图 5-16-11　低级别导管内癌
呈微乳头状,上大下小

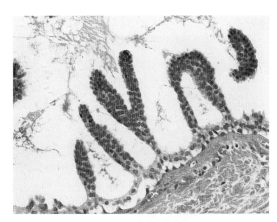

图 5-16-12　低级别导管内癌
微乳头无轴心,细胞一致,具有极性(沿细胞桥垂直排列)

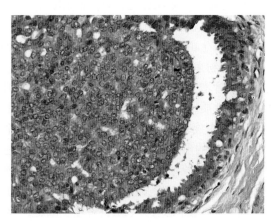

图 5-16-13　普通型导管增生
边窗样排列

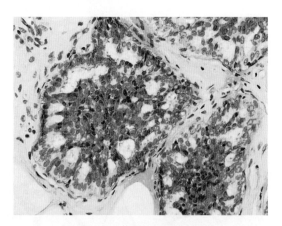

图 5-16-14　普通型导管增生
"肾小球样"结构

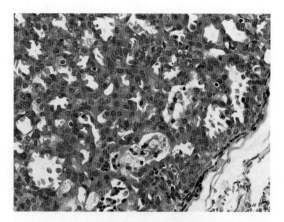

图 5-16-15　普通型导管增生
不规则裂隙状腔隙

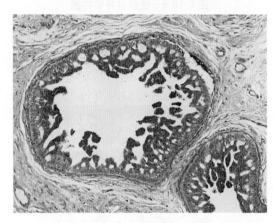

图 5-16-16　普通型导管增生
微乳头状增生

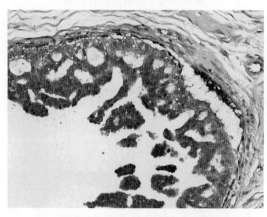

图 5-16-17　普通型导管增生
微乳头融合,形成柔性细胞桥,缺乏极性

如复杂硬化性增生、乳头腺瘤、某些旺炽性导管增生等。导管内癌的肿瘤性坏死与普通导管内增生性的良性坏死的鉴别主要注意以下几点:①坏死的范围:中-高级别导管内癌的坏死一般会累及比较多的导管,甚至涉及广泛的区域,粉刺状坏死常见。低级别导管内癌也可有坏死,但累及的导管常比较少,坏死程度比较轻,常为点-灶状或片状坏死。良性坏死的范围及程度常较导管内癌小和轻,而且常有一定分布特点,复杂硬化性增生(特别是复杂型和不典型)的导管内的坏死一般出现在病变的深部旺炽性增生显著的导管,可有多个导管出现坏死,也可是粉刺状坏死,但坏死周围总会有数层增生细胞;乳头腺瘤的坏死往往出现在病变的皮肤侧,有坏死的导管比较少,坏死常为灶-片状,缺乏粉刺状坏死;旺炽性导管增生的坏死,往往只累及少数导管,坏死范围小,一般没有粉刺状坏死。②坏死组织周边细胞的性质:在观察到导管增生性病变有坏死时,一定要仔细判断坏死周边细胞的性质,导管内癌与良性坏死周边细胞的性质完全不同,导管内癌坏死旁边的细胞是肿瘤细胞,细胞具有低-高度异型性的形态学改变,良性坏死旁边为良性增生细胞,细胞具有良性增生的细胞学特征。另外,粉刺型导管内癌可残留 1 层或几层细胞,或者腺腔完全被坏死物充填;而良性坏死的周围通常总会有数层良性增生细胞,一般不会只有 1～2 层细胞或缺乏细胞。③坏死导管周围的病变:良性坏死导管周围的病变通常仍是普通型导管上皮增生,而导管内癌有坏死导管的周围一般是具有肿瘤性增生的导管,而且常见有小叶癌化(图 15-16-18～图 15-16-26)。

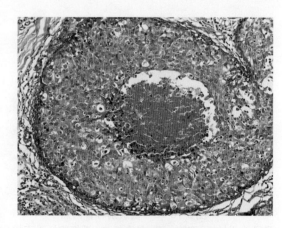

图 5-16-18　粉刺型导管内癌
导管被覆 1～2 层癌细胞,坏死物内有碎屑样细胞核碎片

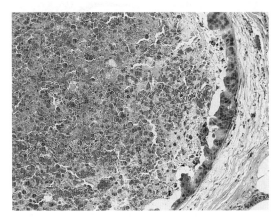

图 5-16-19　粉刺型导管内癌
导管被覆 1~2 层癌细胞,坏死物嗜酸性呈颗粒块状

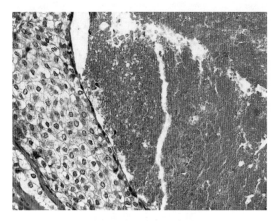

图 5-16-20　粉刺型导管内癌
导管腔内钙化泥砂样坏死,坏死物内有细砂样-颗粒状钙化物

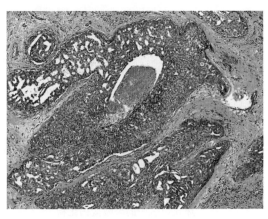

图 5-16-21　复杂硬化性增生
导管呈旺炽性增生,可见其中一个导管中央有粉刺状坏死

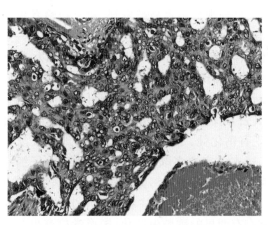

图 5-16-22　复杂硬化性增生
坏死周围有数层呈普通型增生的细胞

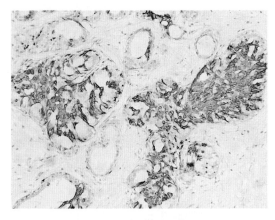

图 5-16-23　复杂硬化性增生
增生细胞 CK5/6 阳性

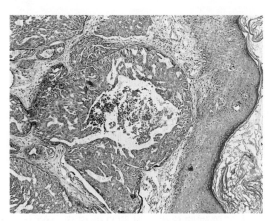

图 5-16-24　乳头腺瘤
表皮下呈旺炽性增生的导管中央见有坏死

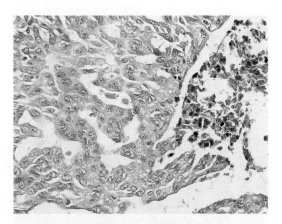

图 5-16-25　乳头腺瘤
坏死物中见有核碎片,周边为普通型增生细胞

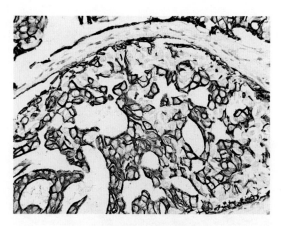

图 5-16-26　乳头腺瘤
增生细胞 CK14 阳性

4. 钙化　钙化主要有 2 种形式,磷酸盐钙化及草酸盐钙化,前者更为常见。HE 染色切片,磷酸盐钙化呈蓝色,可表现为细砂样、粗颗粒状、砂砾体样、晶体块状等形态,显微镜下容易观察到;草酸盐钙化常呈无色半透明状物,不仔细观察不容易被发现,缺乏经验者更是常常遗漏。导管内癌常伴有钙化,而普通型导管增生一般没有钙化,坏死样及砂砾体样钙化更是少见。所以,如果导管内增生性病变出现有钙化(特别是坏死样及砂砾体样钙化),其诊断思路应该首先考虑此病变可能为导管内癌,然后,应认真去寻找诊断导管内癌的其他证据。如果乳房影像学发现有钙化灶,手术切除病灶后病理检查没有查见钙化,其标本一定要多取材,甚至全部取材,仔细寻找钙化灶,因为一般情况下有钙化的地方就是病变所在的区域。另外,柱状细胞病变(如柱状细胞增生、平坦上皮不典型性)常会有明显的腺腔内钙化,影像学检查也与癌性病灶

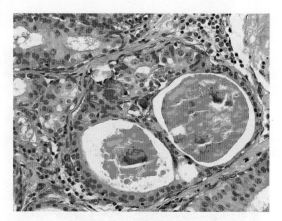

图 5-16-27　中级别导管内癌
坏死组织中的磷酸盐钙化物

不好区分,特别是在冷冻切片检查时,容易出现诊断问题,应该引起注意(图 5-16-27 ~ 图 5-16-29)。

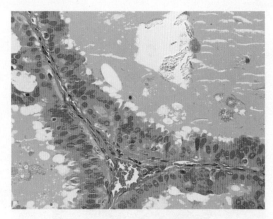

图 5-16-28　高分泌型导管内癌
甲状腺胶质样分泌物中的草酸盐钙化物

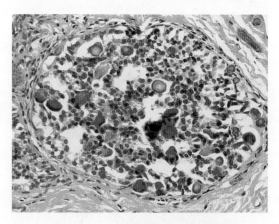

图 5-16-29　神经内分泌型导管内癌
砂砾体样钙化

5. 大汗腺细胞化生　乳腺良性疾病中的大汗腺化生十分常见,大汗腺化生也可出现在乳腺恶性病变中,其本身也可恶变为大汗腺癌(导管内癌或浸润性癌),如果导管增生性病中出现大汗腺化生,且与增生细胞混杂,其诊断思路应该首先考虑此病变可能为良性增生性病变。对于大汗腺化生增生性病变,特别是不典型大汗腺病变及大汗腺型导管内癌,普遍存在认识不足和缺乏诊断经验的情况,如果大汗腺病变范围大,且均为清

一色的大汗腺细胞,特别是出现不典型大汗腺细胞(核增大3倍以上,核亦有显著增大),一定要首先排除大汗腺型导管内癌(图5-16-30~图5-16-33)(详见《乳腺病理诊断和鉴别诊断》第十七章乳腺大汗腺细胞化生/增生性病变)。

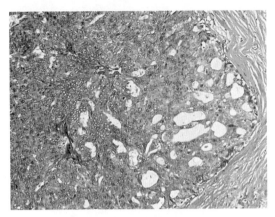

图5-16-30　普通型导管增生
大汗腺细胞化生,增生局部出现大汗腺细胞

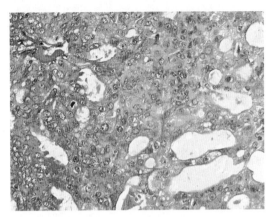

图5-16-31　普通型导管增生
普通增生细胞与大汗腺细胞混合存在,普通增生细胞界限不清,胞质均质红染,核呈泡状,排列拥挤,偶见核分裂;大汗腺细胞核大,核仁明显,胞质呈嗜酸性颗粒状

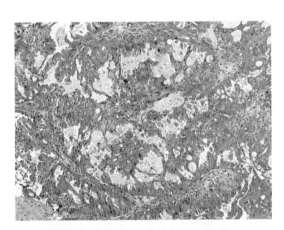

图5-16-32　大汗腺型导管内乳头状癌
病变中出现广泛一致性大汗腺细胞,排列结构异常

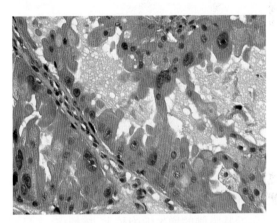

图5-16-33　大汗腺型导管内乳头状癌
大汗腺样细胞有明显细胞及结构异型性

6. **神经内分泌分化**　神经内分泌分化是指肿瘤细胞在蛋白水平上具有神经内分泌细胞的特征(CgA、Syn等神经内分泌标记物阳性)。过去认为正常乳腺腺管缺乏神经内分泌细胞,目前认为可能有少许神经内分泌细胞,如果导管增生性病中出现明显的神经内分泌分化细胞,其诊断思路应该首先考虑此病变可能为导管内癌。伴有神经内分泌分化的导管增生性病有以下形态学特点:①结构特点:常呈实性乳头状增生模式,纤维血管轴心周围的细胞常呈栅栏状排列,常出现梭形细胞流水状排列,可有细胞间小的黏液湖。②细胞学特点:细胞异型性常不明显,常为低核级,细胞质常呈嗜酸性细颗粒状(可呈浆细胞样),可有胞质内空泡和(或)黏液(呈印戒样)。③组化及免疫组化特点:AB/PAS黏液染色常阳性,CgA、Syn、CD56等神经内分泌标记物阳性,ER及PR克隆性阳性,CK5/6一般阴性(图5-16-34~图5-16-38)。

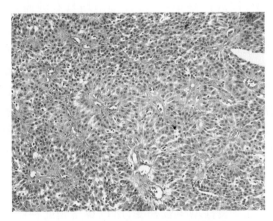

图5-16-34　神经内分泌型导管内癌
呈实性乳头状,瘤细胞围绕纤维血管轴心呈栅栏状排列

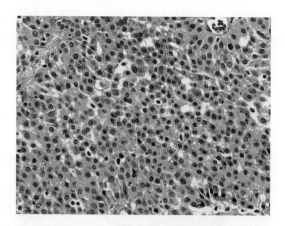

图 5-16-35　神经内分泌型导管内癌
胞质嗜酸性颗状,呈浆细胞样

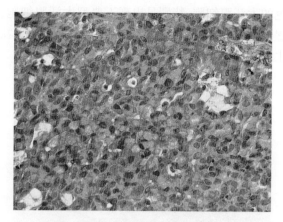

图 5-16-36　神经内分泌型导管内癌
细胞内黏液,印戒样,少量细胞外黏液湖

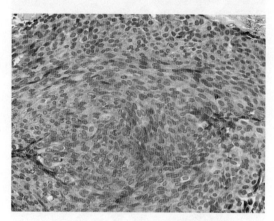

图 5-16-37　神经内分泌型导管内癌
部分细胞核呈梭形,呈鱼群状排列

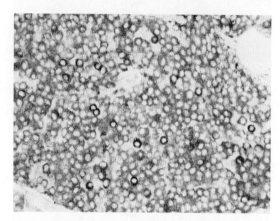

图 5-16-38　神经内分泌型导管内癌
Syn 阳性

7. 其他有诊断提示的特征　导管内癌是腺上皮的肿瘤性增生,而普通型导管增生是干细胞病变,这就决定了这两种病变有着不同的形态学改变,其中某些特征虽然不是鉴别两者的重要因素,但在某种情况下能起到提示作用。①成熟现象:成熟现象(笔者认为此名称不一定很确切)是指导管增生性病变的一种形态学改变,即靠近基膜侧的增生细胞核大,核拥挤,常呈空泡状,核仁清楚,胞质淡染;中央区细胞核小拥挤,不规则深染,核仁不清楚,镜下形成有增生的导管其周围区淡染,中央区深染的图像。此种图像的出现提示为普通导管增生,但是增生细胞必须具备黏附性强和缺乏极性的特点。导管内癌也可出现类似成熟现象的改变,但不管是导管的外周区还是中央区,其细胞均具有肿瘤性增生的特征。②核沟、核内嗜酸性包涵体:导管增生性病变,如果增生细胞具有黏附性强及缺乏极性的特点,而且有明显的核沟和(或)核内嗜酸性包涵体,提示此种增生性病变可能为良性。但是导管内癌细胞也可出现核沟及核内包涵体(除大汗细胞,少呈嗜酸性),但同时具有诊断导管内癌的其他特征。③腺腔内特殊结晶物:在少数情况下,导管内癌(特别是低级别导管内癌)的管腔内可出现半透明积木样结晶体,此种结晶体类似于前列腺癌腺腔的结晶样物,呈方-长方形、棱形-不规则形等各种各样形状。此种结晶体尚未发现存在于良性增生性病变,所以观察到此种结晶体,提示存在导管内癌的可能性(图 5-16-39 ~ 图 5-16-41)。

8. 中级别导管内癌　中级别(中核级)导管内癌,定

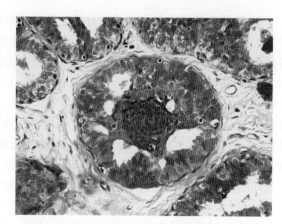

图 5-16-39　普通型导管增生
普通导管增生的"成熟现象"导管外侧细胞大,核大泡状,核仁明显,中央区细胞更为拥挤,核深染和不规则,呈漩涡状,胞质更具嗜酸性

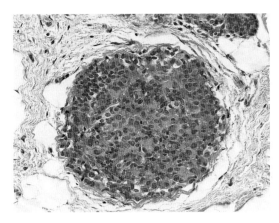

图5-16-40 普通型导管增生

细胞界限不清,核形状大小各异,排列拥挤,可见核内嗜酸性包涵体

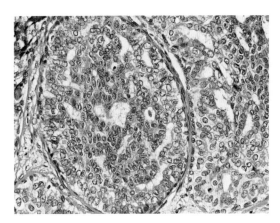

图5-16-41 普通型导管增生

具有普通型增生形态特征的细胞的核沟

义为介于低级别导管内癌及高级别导管内癌之间的具有中核级的导管内癌,其形态学改变比较宽泛且呈多样性。中级别导管内癌与普通型导管增生在形态学上有某些相似之处,在鉴别诊断中也会遇到困难,应该引起重视。①细胞异型性:中级别导管内癌与普通型导管增生细胞核的特征似有某些重叠,中级别导管内癌的细胞可排列拥挤,核的形状可不规则、染色质呈颗粒状,亦可有小的核仁,与普通型导管增生细胞相似;普通型导管增生细胞的排列可较为松散,核可比较大,也可呈泡状,染色质粗,核仁明显,类似于中级别导管内癌的细胞。但是,中级别导管内癌细胞核的多形性更明显,而且有显著异型性,细胞界限清楚,核呈明显泡状,核膜厚且不规则,染色质亦可呈块状,核仁更加突出,可有更明显的核分裂,亦可有异常核分裂,细胞质可呈嗜酸性颗粒,亦可有胞质空泡或透明状胞质。普通型导管增生细胞缺乏异型性,呈合体细胞样,细胞界限不清,胞质为均质嗜酸性,细胞核更为拥挤、分布紊乱,可有更明显的核沟,亦可有嗜酸性包涵体,通常缺乏核分裂活性,罕见有异常核分裂。②结构异型性:中级别导管原位癌的细胞极性可不明显,结构异型性可不典型,亦可不形成完好的筛孔状结构;普通型导管增生有时也会出现不典型的细胞桥、筛状结构等,两者需要区别。普通型导管增生缺乏典型的结构异型性及坏死,可出现边窗、肾小球样结构等,CK5/6一般阳性。如果普通型导管增生细胞的核有超出良性增生的改变、存在细胞及结构异型性,出现细胞极性及细胞黏附性缺失,以及有坏死和(或)核分裂活性,就要考虑导管内癌的诊断(图5-16-42~图5-16-47)。

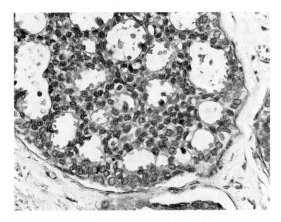

图5-16-42 中级别导管内癌

排列较为拥挤,核仁不明显,有的有核,筛孔面有胞突

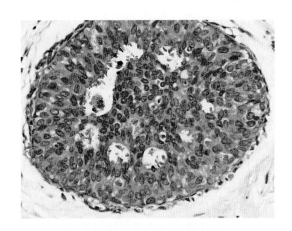

图5-16-43 中级别导管内癌

类似"成熟"现象的"肾小球样"结构

9. **高级别导管内癌** 高级别导管内癌的诊断一般比较容易,但在判断是否伴有微浸润灶时常会遇到困难,甚至会出现诊断上的分歧。寻找微浸润灶是一个既费时又费力的工作,需要有优良的切片(包括冷冻切片),充分的取材,甚至于标本全部取完(可达几十张切片),常规行肌上皮标记物免疫组化染色,而且必须认

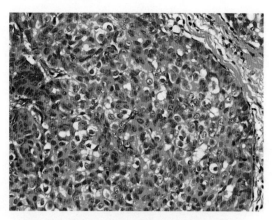

图 5-16-44 中级别神经内分泌型导管内癌
细胞排列拥挤,核大小形状不一致,异型不明显

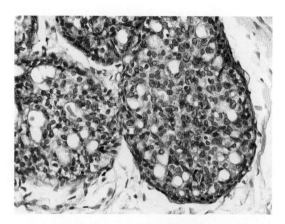

图 5-16-45 普通型导管增生
增生细胞核大,染色深,核仁明显,染色质呈颗粒状,
有核沟

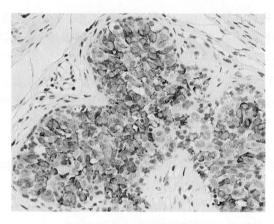

图 5-16-46 普通型导管增生
增生细胞 CK5/6 阳性

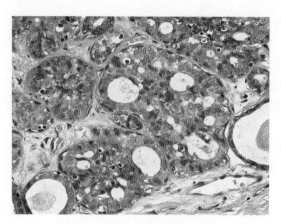

图 5-16-47 普通型导管增生
增生细胞大,空泡状有核仁,有较为整齐的腺腔

真仔细的进行观察(有时需要几个小时),就是这样也未必能得出满意明确的结论。以下形态学改变提示可能有浸润性病灶:①病变范围大而弥漫;②为粉刺型高级别导管内癌;③有广泛的小叶癌化;④导管周围有纤维化或有反应性改变;⑤导管周围有明显慢性炎细胞浸润(图 5-16-48,图 5-16-49);⑥Her-2(3+)等。以下情况导管内癌容易被考虑或诊断伴有微浸润性癌:高级别导管内癌伴有出芽样改变;粉刺型导管内癌的整个导管都被坏死物质充满,有时导管壁亦不看清楚,坏死组织似与导管周围组织直接接触,并出现反应性泡沫状组织细胞;小叶癌化时小叶结构变形,腺泡的形状不规则,腺腔亦可有坏死物;导管周围的血管内皮细胞显著增生,呈簇状和(或)小巢状;由于切面关系,间质出现坏死物,其中有肿瘤细胞残片;导管内癌可累及腺病,在腺病腺管内播散。以下情况微浸润性癌容易被疏漏:微浸润性癌常在导管周围炎细胞内呈单个或小簇状分布,与增生的血管内皮及反性细胞非常类似;微浸润性癌分布于密集排列的导管内癌之间,容易被认为是导管内癌的出芽样改变或小叶癌化。应该承认,单纯在 HE 染色切片上判断是否有微浸润癌难度很大,通常需要行肌上皮细胞标记物(如 p63、SMA、Calponin 及 SMMHC 等)免疫组化染色辅助诊断,但是在很多情况下,即使进行了免疫组化染色,也很难做出判断,此时要注意 CK 或 Her-2 的染色结果,如果 Her-2(3+),一般能更清楚的显示微浸润的散在单个或小簇状癌细胞,CK 染色也是如此。另外,因为治疗方式有可能不同,病理医生应该尽力做出是否存在微浸润的诊断,但实际上,采用不排除有微浸润的报告,可能各方面都容易接受。

10. **导管内癌样浸润性癌** 乳腺有一类浸润性(膨胀浸润性)癌呈圆形-卵圆形大巢状,边缘光滑,非常类似于导管内癌,亦可呈筛状、实性乳头状、乳头状,也可有粉刺样坏死,某些可出现"双态"性细胞,癌巢周围的细胞核呈梭形且深染,类似于肌上皮细胞。导管内癌与导管内癌样浸润性癌的鉴别常遇到困难,只要能考虑到,需要依靠免疫组化染色确定有无肌上皮细胞存在,决定是否有浸润。类似于导管内癌的浸润性癌,其癌巢一般密集排列呈大的结节状或片状,常有不规则、相互吻合的细胞巢,没有小叶癌化的表现及残存的乳腺组

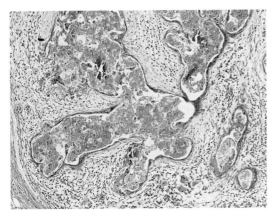

图 5-16-48 高级别导管内癌、粉刺型
导管内癌细胞广泛坏死,部分管壁结构不清楚,管周有明显炎细胞浸润,局部有微浸润灶(右下、左上)

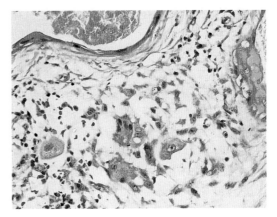

图 5-16-49 高级别导管内癌、粉刺型
微浸润的单个、小簇状癌细胞(<2mm)

织,肌上皮标记物(一组抗体,通常包括 p63)免疫组化染色缺乏外层肌上皮细胞(图 5-16-50 ~ 图 5-16-53)。值得注意的是,部分导管内癌的外周肌上皮可以在一个切面或多个切面上部分或完全缺失,在与导管内癌样浸润性癌鉴别时诊断医生会产生困惑。笔者的经验,导管内癌中缺少肌上皮细胞的导管在众多导管内癌的导管中通常为散在分布,局部只有 1 ~ 2 个导管缺少肌上皮,一般不会出现多数聚集或成片的导管肌上皮的缺失;与小叶癌化(腺泡有肌上皮)有关的导管缺少肌上皮可不考虑在内;有 1 个或 2 个 p63 阳性的细胞核,不能判为肌上皮缺失,同一个导管一个切面(层面)上没有肌上皮,另一个切面上有肌上皮,亦不能判为肌上皮缺失。

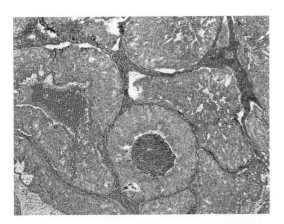

图 5-16-50 具有导管内癌特征的浸润性导管癌
浸润的癌灶整齐,表面光滑,排列密集,中央可有坏死(类似于导管内癌)

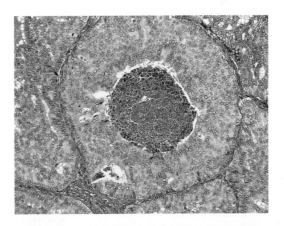

图 5-16-51 具有导管内癌特征的浸润性导管癌
浸润的癌灶呈圆形,癌细胞呈极性排列,有菊形团-腺样结构,中央有粉刺状坏死(类似于导管内癌)

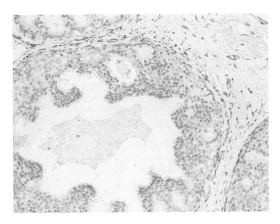

图 5-16-52 具有导管内癌特征的浸润性导管癌
癌灶周围 p63 阴性

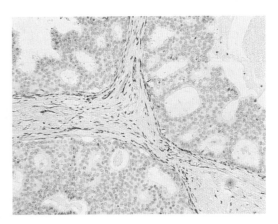

图 5-16-53 具有导管内癌特征的浸润性导管癌
癌灶周围 SMMHC 阴性

11. 免疫组化染色 在导管内癌(特别是低级别导管内癌)与普通型导管增生的鉴别遇到困难时,通常会考虑行 CK5/6、ER、PR、Ki67 等免疫组化染色辅助诊断。在实际工作中,对免疫组化染色结果的判读十分重要,正确的判读基于对正常细胞和异常细胞染色特征的了解。目前认为,乳腺的腺管系统由干细胞、中间型肌上皮细胞、中间型腺上皮细胞、肌上皮细胞及腺上皮细胞 5 种细胞组成,一般情况下 CK5/6 在乳腺干细胞、中间型肌上皮细胞及中间型腺上皮细胞呈阳性表达,而肌上皮细胞及腺上皮细胞通常呈阴性。此外,某些腺上皮细胞的衍生细胞(包括泌乳细胞、透明细胞、柱状细胞及大汗腺细胞等)CK5/6 亦为阴性。普通型导管增生是一种干细胞病变,所以一个充分发育的普通型导管增生 CK5/6 阳性(典型者呈拼花状),但是,某些发育过程中的普通型导管增生细胞及具有"成熟现象"的旺炽性导管增生的外周细胞 CK5/6 常呈阴性。导管内癌是一种腺上皮肿瘤性增生性病变,所以 CK5/6 通常呈阴性,但某些高级别导管内癌(基底样亚型)CK5/6 可呈阳性,其表达模式常呈弥漫或局灶性,与普通型导管增生马赛克样表达模式不同。ER、PR 在低级别导管内癌及普通型导管增生中的表达状况不同,有一定的鉴别诊断意义。低级别导管内癌为克隆性表达(弥漫强阳性),普通型导管增生为非克隆性表达(阴阳兼有,强弱不等)。Ki-67 指数的测定对鉴别低级别导管内癌及普通型导管增生无意义,普通型导管增生的 Ki-67 指数常高于低级别导管内癌。在判断是导管内癌(包括小叶癌化及累及腺病)还是微浸润癌或浸润性癌时,常要应用肌上皮标记物(包括 p63、SMA、calponin 及 SMMHC 等)免疫组化染色进行辅助诊断,而且需要选择一组抗体(通常应有 p63),即使如此,判读时也会遇到困难,需充分依据组织形态学改变进行判断,以及不断的积累诊断经验。

12. 小结 由于临床诊治手段的不断进步,更多的导管内增生性病变被发现出来,需要病理进行区别的良恶性病例也随之增多,作为一个有经验的专科病理医生,绝大多数导管内增生性病变在常规 HE 切片上都能得到正确的诊断,经验不足的病理医生通过认真的观察、仔细的思考、深入的研究、虚心请教及专家会诊,也能解决多数问题,只有少数病例需要通过免疫组化染色辅助诊断。应该承认,在导管内增生性病变的鉴别诊断中,免疫组化的作用是十分重要的,但是合理的使用这项技术,正确的对染色结果进行判读更为重要。另外,在不断积累诊断经验的同时,不是机械的套用诊断标准,而是建立一种诊断的思路,正确诊断思路的形成是基于对导管内增生性病变不同增生模式(干细胞增生模式及腺上皮增生模式)及基本概念(细胞的黏附性、细胞极向、细胞异型性及结构异型性)的深刻理解及灵活运用。有了正确的思考方法,加上诊断经验的不断积累,多数疑难病例都能随之迎刃而解。

★ 专家点评-4

张祥盛教授: 导管原位癌的评分与分级:Rosen 对 DCIS 分级与 WHO 分级存在差异。Rosen 提出,DCIS 分级的基本指标为核级、有无坏死和结构模式三种;将缺乏坏死的高核级 DCIS 归属于中级别;具有基底样免疫表型的 DCIS 与 Her-2+的高级别 DCIS 相似,其是否具有不同的临床病理特性、与基底样型浸润性癌的相关性有待研究;E 钙黏素在 DCIS 表达可以减少(主要见于高级别),但很少缺乏。

表 5-16-1 DCIS 的评分和分级

镜下特点	评 分		
	1	2	3
A 腺体和乳头	>75%	10% ~75%	<10%
B 核级	低	中	高
C 核分裂	1	1 ~2	>2
D 中心坏死	<10%	10% ~50%	>50%

注:Σ=总评分(4~12分) Ⅰ=4~7分(高分化);Ⅱ=8~9分(中等分化);Ⅲ=10~12分(低分化)

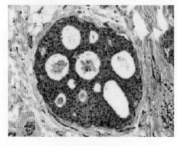

A=1,B=1,C=1,D=1

Σ=4分;分级=Ⅰ级

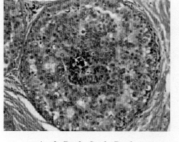

A=2,B=2,C=2,D=2

Σ=8分;分级=Ⅱ级

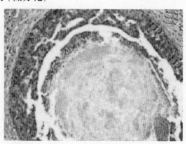

A=3,B=3,C=3,D=3

Σ=12分;分级=Ⅲ级

关于 DCIS 分级细胞和结构的改变描述很多,大同小异,不再赘述。Allred 提出了根据肿瘤内有无腺体和乳头、核级、核分裂计数和中心坏死进行评分和分级(表 5-16-1)。

参 考 文 献

1. 丁华野,张祥盛,等.乳腺病理诊断及鉴别诊断.北京:人民卫生出版社,2014.

2. 丁华野,皋岚湘.乳腺//刘彤华.诊断病理学.第 3 版.北京:人民卫生出版社,2013.

3. 阚秀,丁华野,沈丹华.乳腺肿瘤临床病理学.北京:北京大学医学出版社,2014.

4. 丁华野,皋岚湘.特殊类型癌.诊断病理学杂志,2000,7(3):166-168.

5. 薛德斌,黄文斌.乳腺病理诊断难点.北京:人民卫生出版社,2011.

6. 付丽.乳腺小叶内瘤及导管上皮的增生性病变.中华病理学杂志,2006,35(1):4-6.

7. Dixon JM,Sainsbury JRC. Handbook of Diseases of the Breast. 2nd ed. churchill Livingstone:Edinburgh,1998.

8. Luna-More S,Gonzalez B,Acedo C,et al. Invasive hicropapillary carcinoma of the breast. A new special type of invasive mammary carcinoma pathol Ros Pract,190.

9. Paterakos M,Watkin WG,Edgerton SM,et al. Invasive micropapillary carcimona of the breast:a prognostic study. Hum Pathol,1999,30(12):1459-1463.

10. Bellamy Co,McDonaldc,Sulter DM,et al. Noninvasive ductal carcinoma of the breast. The relevance of histologiclcategorization. lfum pathol,1993,24:16-23.

11. Dixon JM,Sainsbury JRC. Handbook of Diseases of the Breast. 2nd ed. churchill Livingstone:Edinburgh,1998.

12. Luna-More S,Gonzalez B,Acedo C,et al. Invasive hicropapillary carcinoma of the breast. A new special type of invasive mammary carcinoma pathol Ros Pract,1994.

13. Nassar H,WallisT,Andes A,et al. Clinicopathologic analysis of invasive micropapillary differentiation in breast carcinoma. Mod pathol,2001,14:835-841.

14. Paterakos M,Watkin WG,Edgerton SM,et al. Invasive micropapillary carcimona of the breast:a prognostic study. Hum Pathol,1999.

15. 于泳,傅西林,方志沂,等.乳腺导管原位癌全乳腺切片病理组织学及免疫组化研究中国肿瘤临床,2001,28(4):344-346.

16. 付丽.乳腺小叶内瘤及导管上皮的增生性病变.中华病理学杂志,2006,34(1):4-6.

17. Tavassol i FA. Tum or of th e B reast. Proceed ings of 118th Sem-iAnnual S em in ar. C aliforn ia:C aliforn ia Tum or T issue R egis- try,2004.

18. Fish er ER,Constan tino J,F isher B,et al. Pathologic find ings fromth e Nat iona l Surg ical Ad juvan t B reast Project P rotocol B- 17. Intraductal carcinoma. Cancer,1994,74:134-1319.

19. Moinfar F. Flat ductal intraepithelial neoplasia of the breast:evolution of Azzopardi's "clinging" concept. Semin Diagn Pathol,2010, 27;(1):37-48.

20. Schnitt SJ. Clinging carcinoma:an American perspective. Semin Diagn Pathol,2010,27(1):31-36.

21. Koerner F C,Oyama T,Maluf H. Morphological observations regarding the origins of atypical cystic lobules (low-grade clinging carci- noma of flat type). Virchows Arch,2001,439:523-530.

22. Rosen PP. Rosen. s breast pathology. 2nd ed,Philadelphia:Lippincott Williams Wilkins,2001,15-19,483-495.

23. Tavassol i FA,Hoef ler H,Rosai J,et al. Intraduct al proliferative lesions. In:Tavassoli FA,Devilee P,eds. World Health Orgnization classification of tumours of pathology and genetics,tumours of the breast and female genital organs. Lyon:IARC Press,2003.

24. 丁华野,皋岚湘.乳腺良恶性上皮性病变诊断及鉴别诊断的某些问题.临床与实验病理学杂志,2004,20(1):15-18.

25. 付丽,刘彤华.乳腺一种新的交界性病变-不典型囊性导管.中华病理学杂志,2003,32(2):155-157.

26. 丁华野,皋岚湘.乳腺良性化生性上皮病变.中华病理学杂志,2003,32(6):580-582.

27. Timothy W,Jacobs MD. Columnar cell lesions of the breast. PatholCase Rev,2003,8(5):201-10.

28. 丁华野,皋岚湘.乳腺导管原位癌的病理诊断.诊断病理学杂志,2003,10(1):5-7.

29. Ajisaka H,Tsugawa K,Noguchi M. Histological Subtypes of Ductal Carcinoma in situ of the Breast. Breast Cancer,2002,9 (1): 55-61.

30. Visscher DW. Apocrine ductal carcinoma in situ involving a sclerosing lesion with adenosis:report of a case. Arch Pathol Lab Med, 2009,133(11):1817-1821.

31. O' Malley FP,BaneAL. The spectrum of apocrine lesions of the breast. Adv Anat Pathol,2004,11(1):1-9.

32. Masood S,Rosa M. The challenge of apocrine proliferations of the breast:a morphologic approach. Pathol Res Pract,2009,205(3): 155-164.

33. Liu SM. Chen DR. Signer-ring cell carcinoma of the breast. Pathol Int,2000,50:67-70.

34. Hayes MM,Peterse JL,Yavuz Ek,et al. Squamous Cell Carcinoma In Situ of the Breast A Light Microscopic and Immunohistochemical Study of a Previously Undescribed Lesion. Am J Surg Pathol,2007,31:1414-1419.

35. Sapino A,Righi L,Cassoni P,et al. Expression of the neuroendoerine phenotype in carcinomas of the breast. Semin Diagn Pathol, 2000,17:127-137.

36. David O,Bhattachaliee M. Difluse neureendocrine differentiation in a morphologically composite mammary infiltrating ductal carcinoma:a case report and review of the literature. Arch Pathol Lab Med,2003,127:131-134.

37. 张晓明,范蝴娣.乳腺神经内分泌癌5例临床病理分析.中国肿瘤临床,2005,32:755-758.

38. 皋岚湘,丁华野,李琳,等.乳腺神经内分泌癌的临床病理学特点.临床与实验病理学,2003,19:236-241.

39. 丁华野,皋岚湘.伴有神经内分泌分化的乳腺梭形细胞癌.中华病理学杂志,2006,35:13-17.

40. Danikas D,Matthews WE,Averbach DJ. Mammary endocrine ductal carcinoma in situ:a case report. Am Surg,2000,66:1163-1164.

41. Tavassoli FA,Devilee P. World Health Organization classification of tumouxs. Pathology and genetics of tumours of the breast and female genital organs. Lyon:IARC Press,2003.

42. Nakagawa H,Shikata N,Senzaki H,et al. Mucinous carcinoma of the breast with neureendocrine differentiation. Pathol Int,2000,50: 644-648.

43. Yamasaki T,Shimazaki H,Aida S,et al. Primary small cell(oat cell)carcinoma of the breast:report of a ease and review of tIle literature. Pathol Int,2000,50:914-918.

44. Shin SJ,DeLellis RA,Ying L,et al. Small cell carcinoma of the breast:a clinicopathologic and immunohistochemical study of nine patients. Am J Surg' Pathol,2000,24:1231-1238.

45. Bradley B Bryan,Stuart J Schnitt,et al. Ductal carcinoma in situ with basal-like phenotype:a possible precursor to invasive basal-like breast cancer. Modern Pathology,2006,19:617-621.

46. Paredes J,Lopes N,Milanezi F,et al. P-cadherin and cytokeratin 5:useful adjunct markers to distinguish basal-like ductal carcinomas in situ. Virchows Arch,2007,450:73-80.

47. Zhou W,Jirström K,Johansson C,et al. Long-term survival of women with basal-like ductal carcinoma in situ of the breast:a population-based cohort study. BMC Cancer,2010,10:653.

48. Zhao J,Liu H,Wang M,et al. Characteristics and prognosis for molecular breast cancer subtypes in Chinese women. J Surg Oncol, 2009,100(2):89-94.

49. Livasy CA,Perou CM,Karaca G,et el. Identification of a basal-like subtype of breast ductal carcinoma in situ. Hum Pathol,2007,38 (2):197-204.

50. Guerry P,Erlandson RA,Rosen PP. Cystic hypersecretory hyperplasia and cystic hypersecretory duct carcinoma of the breast. Pathology,therapy,and follow-up of 39 patients. Cancer,1988,61:1611-1620.

51. Rosen PP,Scott M. Cystichypersecretory duct carcinoma of the breast. Am J Surgpathol 1984,8:31-41.

52. 丁华野,皋岚湘.乳腺柱状细胞病变:新版WHO分类中平坦上皮不典型的形态学问题.临床与实验病理学杂志,2004,20 (3):257-260.

53. Rudloff U,Brogi E,Brockway J P,et al. Concurrent Lobular Neoplasia Increases the Risk of Ipsilateral Breast Cancer Recurrence in Patients With Ductal Carcinoma in Situ Treated With Breast-conserving Therapy. Cancer,2009,109:1203-1214.

54. Laenkholm AV,Jenlgen MB,Kroman N,et al. Breast cancer in situ. From pre-malignant lesion of uncertain significance to well defined non-invasive malignant lesion. The Danish Breast Cancer Cooperative Group Register 1977-2007 revisited. Aota Oneol,2008, 47:765-771.

55. Bratthauer GL,Moinfar F,Stamatakos MD,et al. Combined E-eadherin and high molecular weight cytokerafin immunoprofile differentiates lobular,ductal,and hybrid mammaly intraepithdial neoplasia. Hum Pathol,2002,33:620-627.

第六章 小叶原位癌

第一节 概 述

（一）概念

小叶原位癌（LCIS）与不典型小叶增生（ALH）是两种密切相关的病变,两者曾广泛用于描述不同程度的小叶肿瘤。小叶肿瘤或小叶瘤变（lobular neoplasia,LN）是指发生于终末导管小叶单位（TDLU）的上皮非典型增生病变的总称,以非黏附性小细胞增生为特点,伴或不伴终末导管的 Paget 样扩展。ALH 和经典型 LCIS 之间的区别仅仅在于单个小叶单位的受累范围不同。

除了经典型 LCIS 以外,LCIS 还包括几种变异型:多形性 LCIS、印戒细胞型 LCIS 和 LCIS 伴粉刺样坏死。与经典型 LCIS 相比,变异型 LCIS 的生物学行为更具侵袭性,应该采取更积极的治疗措施。所以这些特殊类型应该独立于小叶肿瘤这一笼统的概念之外。

（二）临床表现

临床上,小叶肿瘤通常不能手诊触及,也没有特殊的临床症状。因此,"临床医师无法做出 LCIS 的诊断"。在开展乳腺影像学筛查以前,LCIS 常在因其他病变而切除的乳腺组织中偶然发现。因乳腺影像学检查发现微钙化而行活检的 LCIS,也多为偶然发现。然而,少数 LCIS 伴粉刺样坏死可以被乳腺影像学检出。

LCIS 发病年龄较广泛,但年轻女性最常见。多数文献报道诊断时平均年龄为 44～46 岁,80%～90% 为绝经前妇女。

高达 85% 的病例可有同侧乳腺多中心性病变。30%～67% 的患者发现有双侧病变。

（三）病理组织学类型及形态学特征

1. 经典型小叶原位癌

（1）组织学特征:病变位于 1 个或多个 TDLU 内;小叶结构保存或大致保存,小叶中腺泡结构因细胞增生呈不同程度的扩张;增生的细胞均匀分布,充满管腔,不形成小管或其他构型;75% 的病例伴有终末导管的 Paget 样扩展。

（2）细胞学特征:经典型 LCIS 的增生细胞较小,多为圆形,呈单形性,细胞间黏附松散,甚至完全分离。胞质少、淡染、常有胞质内空泡（黏液小球）。核圆形,形态较一致,常偏位,体积约为小淋巴细胞的 1～1.5 倍,染色质分布均匀,核仁不明显,核分裂少见。有人将经典型 LCIS 细胞分为 A 型和 B 型,上述经典型 LCIS 的细胞被称为 A 型细胞。B 型细胞体积略大,轻度大小不一,偶见较多颗粒状嗜伊红胞质。细胞核轻度不一致,体积较大,约为小淋巴细胞的 2 倍,染色质分布欠均匀,可见核仁。A 型细胞和 B 性细胞也可以混杂存在。将 LCIS 分为 A 和 B 型的意义至今仍不明确,2012 年 WHO 乳腺肿瘤分类不再强调两种细胞分型,认为无实际意义。

小叶腺泡内的瘤细胞常扩展至小叶内/外终末导管,瘤细胞在导管壁原有肌上皮与腺上皮之间蔓延,即 Paget 样扩展。这种 Paget 样图像对于诊断小叶肿瘤有提示意义。

经典型 LCIS 内很少有坏死和钙化。

2. 变异型小叶原位癌

（1）多形性小叶原位癌:多形性 LCIS 的组织结构特征与经典型 LCIS 基本相似,但细胞学特征是肿瘤细胞的多形性更明显:瘤细胞体积较大,形态多样,可呈球形、多角形或不规则形。胞质丰富,呈嗜酸性细颗粒状或模糊的泡沫状。胞核大,约为小淋巴细胞的4倍或更大,深染而不规则,常有凹陷甚至呈分叶状,核仁明显,核分裂易见,可见瘤细胞坏死但钙化少见。

此型病变小叶腺泡可扩张或不扩张,原有的腺上皮及管腔可部分保存。有学者认为,多形性LCIS嗜酸性细颗粒状胞质,或呈模糊的泡沫状胞质,以及对GCDFP-15的强表达,均显示该型小叶癌有大汗腺分化。

(2)印戒细胞型小叶原位癌:组织结构特征基本上与经典型LCIS相似,细胞学以瘤细胞呈印戒状为特征:瘤细胞胞质内黏液样物质聚集,呈淡蓝色或形成大的空泡,核被挤压至一侧呈新月状,致使整个瘤细胞呈典型的印戒状。

(3)小叶原位癌伴粉刺样坏死:此型LCIS的特征是实体性LCIS内出现粉刺样坏死,其形态与中、高级别DCIS非常相似,所以容易误诊为DCIS。小叶腺泡常呈明显的不同程度的扩张,瘤细胞体积小至中等大小,圆形或多角形,黏附松散,间隔均匀。胞质淡染,常有胞质内空泡。胞核中位或偏位,染色质均匀,核仁不明显,核分裂象少见。坏死碎屑可继发钙化,所以该型LCIS可以被钼靶X线检出。

(4)其他:除上述特殊类型LCIS以外,文献报道的变异型LCIS还有巨滤泡型LCIS、具有肌上皮和分泌性细胞分化的杂合性LCIS、透明细胞型LCIS、大汗腺型LCIS、混合型LCIS、混合性导管小叶癌等。这些类型比较罕见,某些特征与上述变异型LCIS或经典型LCIS共同存在,因此这些类型是否为独立亚型还有待确定。

(四)病理诊断思路

国内一些单位对LCIS的诊断非常少,一是国内LCIS确实较少见,另外也可能存在对其认识不足的问题。

瘤细胞没有极向、松散、缺乏黏附性是所有类型LCIS的最大特点。经典型LCIS终末导管小叶单位的腺泡被实性增生的、松散而缺乏黏附性的小细胞充满并膨胀,小叶单位的腺泡受累<50%时诊断ALH;≥50%时诊断LCIS。也就是说,一个小叶中必须至少有一半以上数量的腺泡被这种单一小细胞充满并膨胀肿大、腺泡内无剩余的空间时才能定性为LCIS;如果低于这种程度则应诊断为ALH。但是,小叶膨胀的评价存在一定的主观性,尚无统一的金标准。一个实用的方法就是比较受累腺泡与未受累腺泡的管径,虽然后者管径在部分病例可有很大差异。有些病例在受累腺泡中可见残存管腔,但围绕这些管腔的瘤细胞没有极向,松散而缺乏黏附性。

经典型LCIS瘤细胞被分为A、B两型,B型瘤细胞与A型瘤细胞相比,胞质丰富一些,细胞及细胞核的大小和形状略不一致,有核仁。两型细胞偶尔可共存于同一管腔内。不管瘤细胞或胞核大小,LCIS的细胞质通常淡染至轻度嗜酸。几乎所有LCIS,至少部分瘤细胞含有胞质内空泡,空泡内可有嗜酸性黏液小球,此特征也是提示LCIS的诊断线索之一。这些胞质内空泡可能非常小,以至于需用特殊染色来证实黏液存在,也可以很大很明显以至于形成印戒样细胞。

大约3/4的病例,肿瘤细胞累及终末导管和(或)小叶外导管呈Paget样生长或呈实性生长,这是LCIS的常见特征之一。但值得注意的是某些导管原位癌(DCIS)也可以呈Paget样累及导管。有些被LCIS累及的导管外形不规则,肿瘤细胞团呈出芽状突向间质内,产生"三叶草"结构。有些作者认为只要有导管累及就足以诊断LCIS,但当这些小叶中未见到LCIS诊断性特征时,其他作者仍然诊断为ALH累及导管。

(五)鉴别诊断

经典型LCIS与实性型低级别DCIS的形态学鉴别要点是:LCIS的肿瘤细胞缺乏黏附性,常见胞质内空泡,常见终末导管Paget样侵犯。这三个特征是LCIS诊断的提示性线索。而实性增生的管腔中出现可识别的微腺泡样结构和(或)周边细胞呈有极向的排列,这两个特征是DCIS诊断的提示性线索。尽管如此,仍有部分病例单凭形态学无法明确分类,此时免疫组化染色非常有帮助,最常用的一组抗体是:E-cadherin、p120和34βE12。LCIS表现为E-cadherin阴性、p120胞质阳性和34βE12阳性。DCIS表现为E-cadherin阳性、p120胞膜阳性和34βE12多为阴性。

多形性LCIS很容易与高级别DCIS混淆,特别是存在中央坏死和钙化时。目前,多形性LCIS和高级别DCIS的临床处理方式相同,因此这种区分对临床不太重要。但是两者的临床意义和预后不同,病理医生应将其区分鉴别开来。多形性LCIS附近通常容易找到经典型LCIS病灶,细胞学无黏附性,疑难病例可做免疫染色。

LCIS伴粉刺样坏死与DCIS伴粉刺样坏死可能更难鉴别。有些由经典型A型或B型细胞组成的LCIS在受累管腔内可有粉刺样坏死,因此类似于DCIS。通过辨认LCIS的特征性细胞学改变(特别是细胞黏附不佳和细胞质内空泡)可以得出正确诊断。同样,对于有疑问的病例,应用免疫染色有助于正确诊断。

(六) 临床病理联系

应用严格的组织学标准区分 ALH 和 LCIS 后,临床随访研究发现,ALH 以后发生乳腺浸润性癌的风险低于 LCIS,约为 LCIS 的一半。因此从流行病学以及临床的角度来看,将它们分别诊断出来是有意义的。

患有小叶肿瘤(包括 ALH 和 LCIS)的患者,随后发生浸润癌的相对危险性是无小叶肿瘤患者的 4～12 倍。文献报道的浸润癌的发生率差别较大,可能与随访时间长短、入组的小叶肿瘤的类型(仅有 ALH、仅有 LCIS 或两者都有)以及病理学评估的准确性等因素有关。在小叶肿瘤之后发生的浸润性癌可以是小叶型,也可以是导管型。尽管所有类型的浸润性癌都可以发生,但与一般的乳腺癌患者相比,这些患者发生浸润性小叶癌或特殊类型浸润性癌的概率更高。但目前尚无明确的临床或病理学特征帮助判断哪些患者最终会发展成为浸润性癌。

对于那些经粗针穿刺活检诊断为小叶肿瘤的患者的临床处理是一件棘手的事,目前尚存在不同意见。迄今为止,比较穿刺活检病理诊断和手术切除诊断的结果对应联系的研究不多,病例也有限。一些报道称,活检诊断小叶肿瘤的切除标本中,出现浸润癌的比例高达 20%,特别是在影像学存在肿块的病变中;但也有作者称在切除的标本中出现浸润癌的情况未见增加。因此,对待穿刺活检出现小叶肿瘤的病例,必须采取客观务实的处理方法。

应该了解下列事实:

1. 已有的研究发现,切除的标本中确实存在有浸润癌的情况。

2. 现有证据表明,小叶肿瘤不仅是可能存在浸润癌的一个指征,其本身也是浸润性小叶癌的前驱病变,也是双侧乳腺以后发生浸润性导管癌或浸润性小叶癌明确的风险因素。

3. 小叶肿瘤在临床上难以触诊发现,也仅仅偶尔与钙化相伴,对病灶做出准确的影像构图以及随访疾病进展都很困难。

多学科的协同配合至关重要,如果出现下列几种情况时,应手术治疗:

1. 穿刺活检标本中病变范围较为广泛。

2. 出现明显肿块。

3. 可疑的影像学病变范围难以界定。

4. 患者无法参加及时有规律的随访。

如果组织学类型是高级别多形性 LCIS,则必须首先施以充分的手术切除,因为这种病变更具有侵袭性生物学行为。

(穆殿斌　张祥盛)

第二节　病例精选

病例一　经典型小叶原位癌

【病例介绍】

女性,37 岁,"发现右乳肿块 3 个月",有胀痛感,不发热,无乳头溢液。肿块位于乳头上方,约 2cm×2cm 大小,界限不清,活动度差,略有压痛感。行肿块切除。

【病理变化】

1. **巨检**　不规则组织 3cm×2cm×1cm,触之有一质硬区,1.5cm×1.0cm×1.0cm 大小,边界不清,灰白灰红色,部分区域夹杂淡黄色。

2. **镜检**　病变位于多个 TDLU 内,小叶结构基本保存(图 6-1-1～图 6-1-3);小叶内腺泡膨胀大,充塞管腔,细胞明显增生,均匀分布,不形成微腺管结构。TDLU 旁乳腺叶间导管可见 LCIS 累及,呈 Paget 样扩展(图 6-1-4)和"三叶草"结构(图 6-1-5)。

3. **免疫组化**　E-cadherin 阴性,p120 胞质阳性,34βE12、ER 和 PR 均阳性,Action、SMA、CK5/6、p63 和 HER2 均阴性,Ki-67 增殖指数约 10%(图 6-1-6～图 6-1-8)。

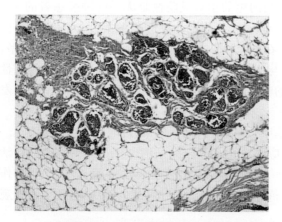

图 6-1-1　TDLU 膨胀,充满细胞

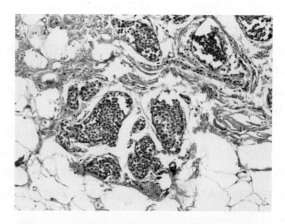

图 6-1-2　腺泡内充满大小一致、黏附性差的细胞

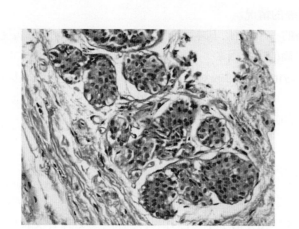

图 6-1-3　细胞和细胞核小,大小而一致,染色质细腻均匀,核仁不明显

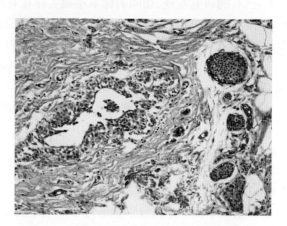

图 6-1-4　癌细胞呈 Paget 样累及导管,胞质内有空泡及腔面有一层压薄的原有导管上皮细胞

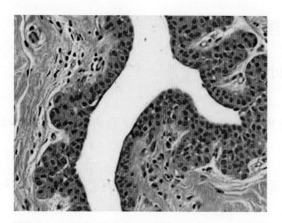

图 6-1-5　小叶原位癌累及导管,形成"三叶草"结构

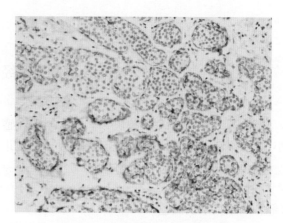

图 6-1-6　癌细胞 E-cadherin 阴性

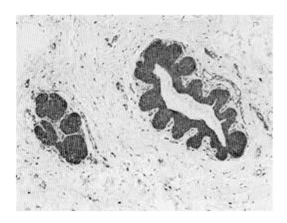

图 6-1-7　癌细胞 p120 胞质阳性

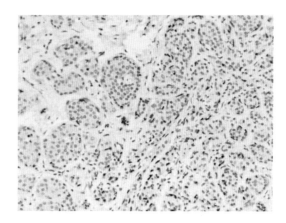

图 6-1-8　癌细胞周围肌上皮 p63 阳性

【讨论】

根据 Page 等人的定义,ALH 和 LCIS 的细胞学表现包括细胞小而一致、圆形、无黏附性并且核质比增高。当 TDLU 中完全充满肿瘤细胞的腺泡数量<50% 时,诊断为 ALH。相反,如果受累 TDLU 中 50% 以上腺泡完全充满肿瘤细胞并使腺泡膨胀扩大,并可能伴有 Paget 样累及终末导管,则诊断为 LCIS。有时 ALH 和 LCIS 并存或者难以区分,所以有些学者提倡使用小叶肿瘤这一术语以概括这两种病变。

经典型 LCIS(lobular carcinoma in situ,LCIS)一般累及 TDLU,腺泡被实性增生的细胞充满并膨胀。小叶结构仍然存在,但至少一半腺泡膨胀。当然这种评估仍存在一定的主观性。细胞小而一致,细胞之间松散黏附,细胞核圆,核仁缺乏或不明显,核分裂极少见。细胞边界不清,胞质较少。细胞质内空泡非常普遍,如果仔细检查,几乎可见于所有病变;但是这种胞质内空泡没有特异性,不能作为诊断 LCIS 的证据。有时空泡很细小,可能需用特殊染色来显示。有时空泡可能非常大,将细胞核推至一侧,形成印戒样细胞。有人将印戒细胞型 LCIS 归为一个特殊亚型,但其核级别一般仍为 2 级,预后一般也与经典型 LCIS 无明显差别。个别病例胞质透明,似分泌细胞或透明细胞肿瘤。

LCIS 细胞可分为 A 型和 B 型,A 型细胞,即上文所述的经典型 LCIS 细胞,在具体病例中,多为圆形或多角形或立方形,呈单形性。细胞较小,核圆形,形态一致,体积约为小淋巴细胞的 1~1.5 倍,染色质均匀分布,核仁缺如或不明显,核分裂少见。胞质少,偏位,淡染,常有胞质内小腔(黏液小球)。核圆形,中位。胞界欠清,细胞间黏附松散,甚至完全分离。偶尔,细胞相互紧贴,胞界清晰。B 型细胞较大,约为小淋巴细胞的 2 倍。核形轻度不一致,核较大,染色质粗细不等,可见明显核仁,偶见较多颗粒状嗜酸性胞质。A 型和 B 型细胞也可混杂存在。肌上皮层常原位保存,或有少数肌上皮分化细胞混杂于瘤细胞之间。病变小管的基膜通常存在。联合检测 E-cadherin 和 p120 有助于识别 ILC 和鉴别 IDC。

小叶癌细胞可沿着导管基膜和原有导管上皮细胞之间蔓延,称为 Paget 样扩展。LCIS 累及终末导管和小叶外导管时,一般呈实性生长,有时 LCIS 累及的导管外形呈不规则形状,细胞似出芽状突出至间质内,产生"三叶草(clover leaf)"结构。

组织学已经证实多发性是小叶肿瘤的一个特征,在乳腺切除标本中,多灶性病变占 60%~70%,双侧性病变占 50%~70%。

LCIS 可以累及其他许多病变,如硬化性腺病、纤维腺瘤、乳头状瘤、放射状瘢痕、普通型导管增生、柱状上皮病变或纤维腺瘤。如果累及乳头状瘤可称为不典型乳头状瘤或 LCIS/ALH 累及乳头状瘤。LCIS 累及硬化性腺病相对较常见,容易误诊为浸润性癌;此时使用肌上皮标记免疫染色可以鉴别。LCIS 可与胶原小球病同时存在,可能误诊为筛状型 DCIS。如果同时出现小管癌、柱状细胞病变和 LCIS,称为"Rosen 三联征",其临床意义不明。

小叶增生、ALH 和 LCIS 根据定量标准进行区分。LCIS 的小叶单位中至少一半腺泡完全充满肿瘤细胞并使腺泡扩大。LCIS 患者随访 12 年后进展为癌的风险为 13%,癌可以为小叶型或导管型,双侧乳房均有患癌风险。

(张祥盛　杨举伦)

病例二 透明细胞型小叶原位癌

【病例介绍】

女性,43岁,"发现左乳肿物3周"。查体:乳腺皮肤正常,乳头无内陷。外下象限触及一肿物,大小1.5cm×1.2cm。质硬,边界不清,无压痛。双侧腋窝未触及肿大淋巴结。B超检查:左乳外上象限实质内见一1.6cm×1.2cm实性低回声结节,边界欠清,形态不规则。临床行乳腺肿块切除术。

【病理变化】

1. **巨检** 不规则组织2.3cm×1.8cm×1.0cm,触之有一质硬区,1.5cm×1.5cm×1.0cm大小,界限不清。切面灰白色,夹杂淡黄色,质脆。无出血坏死。

2. **镜检** 肿瘤发生在TDLU。终末导管和腺泡增大,膨胀,腺泡拥挤,但界限尚清(图6-2-1)。终末导管和腺泡内充满癌细胞,细胞界限清楚。胞质丰富透明、淡染或细颗粒状胞质,核小、圆形、位于细胞中央或偏位,核深染,核仁不明显(图6-2-2,图6-2-3)。

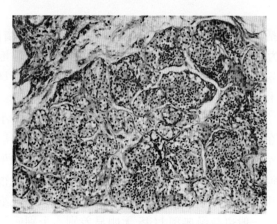

图6-2-1 一个TDLU内全部腺泡均扩张和膨胀,充满肿瘤细胞

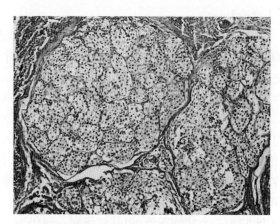

图6-2-2 腺泡因细胞增多而明显膨胀,相互之间呈"背靠背"

3. **组织化学和免疫组化** 瘤细胞PAS阳性,AB阴性。E-cadherin阴性,p120胞质阳性,34βE12、ER和PR均阳性,p63和Her-2阴性,Ki-67增殖指数10%～15%。

【讨论】

透明细胞型小叶原位癌(clear cell lobular carcinoma in situ)在镜下具有LCIS的基本特征,例如,发生在TDLU,小叶结构存在,细胞核小,异型性小。与经典型LCIS不同的是透明细胞型LCIS具有丰富而透明的胞质。这些透明物实质上是细胞内黏液,PAS染色阳性。有的透明细胞型LCIS可见腺腔形成,少数可扩大,腔内可有分泌物。免疫组化癌细胞E-Cadherin、GCDFP-15和肌上皮标记物阴性,p120胞质阳性。HE切片上肌上皮常不明显,可通过免疫组化染色显示。

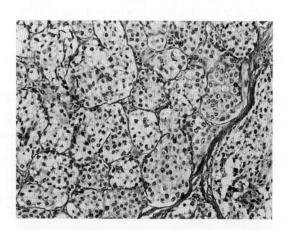

图6-2-3 癌细胞胞质丰富透明,细胞核小而深染,核仁不明显

【鉴别诊断】

1. **透明细胞性妊娠样改变** 主要见于绝经前期妇女,有明显顶浆分泌现象,同时周围可见炎细胞浸润。

2. **透明细胞性大汗腺化生** 可见大汗腺化生的典型特点,如嗜酸性颗粒状胞质,核大,有核仁,GCDFP-15阳性。

3. **透明肌上皮细胞增生** 位于腺上皮和基膜之间,肌上皮标记物阳性。

4. **透明细胞腺泡型浸润性小叶癌** 病变没有小叶结构,腺泡大小不一,核有轻中度异型性,癌周没有肌上皮细胞。

(杨举伦 张祥盛)

病例三 印戒细胞型小叶原位癌

【病例介绍】

女性,65 岁,"左乳外上象限触及 2.0cm×2.0cm 肿块",边界不清,质硬,无明显压痛,乳头无内陷,皮肤正常。腋窝淋巴结无肿大。行肿块切除术。

【病理变化】

1. **巨检** 灰白灰黄不整形组织 1 块,大小 2.5cm×1.8cm×1.0cm。表面尚光滑,切面中心见一实性区,灰白色,质中,面积 1.5cm×1.0cm,无包膜。

2. **镜检** 肿瘤发生于 TDLU 内,大部分腺泡受累(图 6-3-1)。受累腺泡因充满瘤细胞而膨胀,但基底膜完整,肌上皮细胞存在(图 6-3-2,6-3-3)。大部分瘤细胞胞质内黏液物质聚集,形成大空泡,将核挤压至一边呈新月状,整个细胞呈典型印戒状(图 6-3-4)。

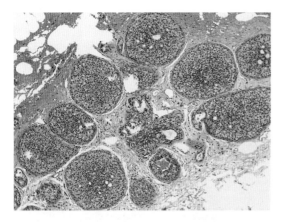

图 6-3-1 肿瘤累及 TDLU 大部分腺泡

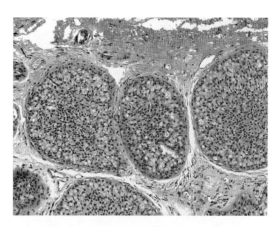

图 6-3-2 受累腺泡充满瘤细胞,明显增大

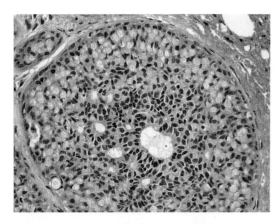

图 6-3-3 小叶内腺泡扩张,充满印戒样癌细胞,基底膜完整,衬覆肌上皮细胞

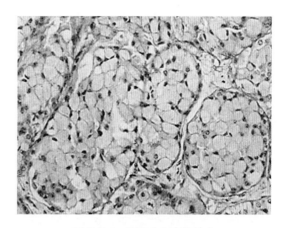

图 6-3-4 图 6-3-3 高倍放大

3. **组织化学和免疫组化** 胞质内黏液在 HE 染色切片中呈淡蓝色,AB 染色阳性。细胞间黏附松散。

【讨论】

在一些 LCIS 中可以见到部分印戒样癌细胞,特别是多形性 LCIS,此时诊断为多形性 LCIS 伴印戒细胞分化。但如果印戒细胞超过 50% 以上,则诊断为印戒细胞型小叶原位癌(signet-ring cell lobular carcinoma in situ)。这类 LCIS 十分少见,2006 年 Fadare 报道过一例,其中 95% 以上为印戒细胞,表现为与经典型 LCIS 相同的腺泡膨胀和小叶扩大,伴明显的粉刺样坏死。腺泡内充满黏附性差的印戒细胞,核中度异型性,核分裂少。黏液卡红和 PAS 染色(不论是否用淀粉酶预消化)阳性表明胞质内为真性黏液。免疫组化染色显示癌细胞呈 34βE12、MUC1、GCDFP-15、CK7 阳性,CK20、E-Cadherin、PR、Her-2 阴性。另外还有一些零星的报道,组织学和免疫组化特征与上述基本相同。单纯的印戒细胞型 LCIS 少见,多数情况下与浸润性小叶癌共存。

(张祥盛 杨举伦)

病例四 小叶原位癌伴粉刺样坏死

【病例介绍】

女性,38 岁,"左乳内上象限发现肿块 1 个月余"。查体:肿块大小约 3.0cm×2.0cm,质地硬,边界不清,活动度差,无压痛。乳头无回缩,皮温不高,挤压乳头无溢液。腋窝淋巴结不增大。

【病理变化】

1. **巨检** 送检淡黄色肿物,大小约 4.0cm×3.0cm×3.0cm,切面灰白淡黄色,质地中等,未见明显包膜。

2. **镜检** 小叶原位癌发生于 TDLU 的导管内,导管因细胞明显增多而扩张,多数导管中央有粉刺样坏死。细胞异型性明显,黏附性差,细胞质内有空泡,部分细胞质透明(图 6-4-1 ~ 图 6-4-3)。

3. **免疫组化** E-cadherin 阴性和 p120 胞质阳性(图 6-4-4,图 6-4-5)。

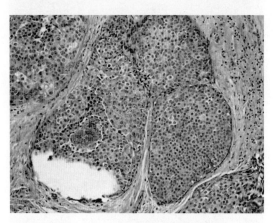

图 6-4-1 小叶原位癌伴粉刺样坏死
细胞旺炽性增生致导管显著扩张增大,导管中央为粉刺样坏死

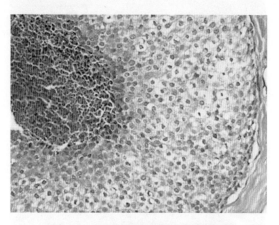

图 6-4-2 小叶原位癌伴粉刺样坏死
细胞较一致,部分细胞质透明

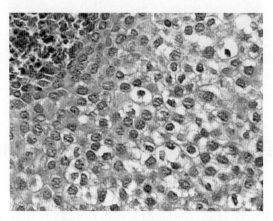

图 6-4-3 小叶原位癌伴粉刺样坏死
细胞之间黏附性差,核仁不明显

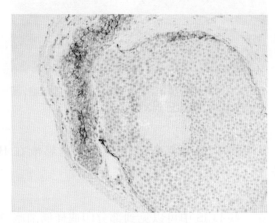

图 6-4-4 小叶原位癌伴粉刺样坏死
癌细胞 E-cadherin 阴性

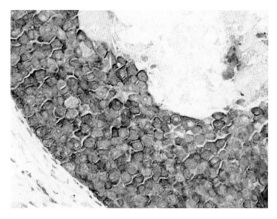

图6-4-5　小叶原位癌伴粉刺样坏死
癌细胞 p120 胞质阳性

【讨论】

本型 LCIS 除了具有经典型 LCIS 的细胞异型性小、黏附性差的形态学特点外,明显的特征是导管中心的粉刺样坏死。本例发生于小叶内较大导管内,细胞边界清楚,又有粉刺样坏死,易与 DCIS 混淆,但细胞形态单一,黏附性差,且不表达 E-Cadherin 表明它是 LCIS。2010 年 Alvarado-Cabrero 等报道了 10 例小叶原位癌伴中央坏死(LCIS with comedo necrosis)、钙化和印戒细胞的乳腺 LCIS,患者年龄 45～75 岁,平均 51.2 岁。10 例均有管腔中央坏死,7 例发生钙化。8 例伴有浸润性癌,其中 6 例为浸润性小叶癌,1 例为小叶和导管混合癌。10 例均不表达 E-Cadherin 和高分子量 CK,9/10 例为 ER 阳性,8/10 例为 PR 阳性。

本例显示细胞学一致和大导管内生长,可排除普通型导管增生和不典型导管增生。根据大导管内生长、细胞边界清楚和中央坏死,提示 DCIS,但又有局灶性印戒细胞并且不表达 E-cadherin,因而倾向于 LCIS。

临床实践中,有时某个具体病变即使经过仔细的组织学观察和免疫组化染色仍然不能明确区分 LCIS 和 DCIS,此种情况可以描述为"原位癌伴不确定特征"。本例不表达 E-cadherin 并且具有 LCIS 的典型细胞学特征,而生长方式和存在坏死却是较典型的 DCIS 特征。旺炽性 LCIS 和多形性 LCIS 都具有不表达 E-cadherin 的特征,提示两者更可能是 LCIS 而不是 DCIS。然而,多数学者建议这些病变应当采取 DCIS 的处理方式,即,如果病变位于手术切缘则需要再次切除,因为这些 LCIS 类型的临床随访数据非常少。

（张祥盛　杨举伦）

病例五　多形性小叶原位癌

【病例介绍】

女性,45 岁,"发现左乳外上肿物 2 个月",大小 2cm×1.5cm,界限尚清,活动度差,质硬。乳头无内陷,皮肤无橘皮样外观,腋窝未触及肿大的淋巴结。行肿块切除术。

【病理变化】

1. 巨检　灰白灰黄色肿物一个,无包膜,界限尚清,大小 2.4cm×1.8cm×1.3cm,切面灰白灰红色,质脆,无出血坏死。

2. 镜检　乳腺小叶轮廓存在,TDLU 扩张,充满瘤细胞。瘤细胞体积较大,呈球形、多角形或不规则状,细胞间黏附松散,彼此分离,呈明显多形性特点(图6-5-1,图6-5-2)。胞质丰富,嗜酸性,细颗粒状或模糊的泡沫状。核大,约为小淋巴细胞的 4 倍,核形不规则,可见核膜凹陷,有些核呈分叶状,多数核深染,浅染细胞核仁明显,核分裂易见(图6-5-3)。

3. 免疫组化　E-cadherin 阴性(图6-5-4)、p120 胞质阳性;ER、PR 阳性;Her-2 阴性、Ki-67 增殖指数 20%～30%。

【讨论】

Eusebi 等首先提出多形性小叶原位癌(pleomorphic lobular carcinoma in situ,PLCIS)的概念。PLCIS 通常并发浸润性小叶癌,细胞学表现也与经典型 LCIS 有所不同。与经典型 LCIS 一样,多形性 LCIS 的细胞学也丧失黏附性,但核明显多形性,核大小差异可达 2～3 倍,核级别为 3 级,细胞膜不明显,有不同程度的核仁,细胞质含量通常也更多。偶尔,细胞质呈嗜酸性,具有纤细的胞质颗粒,呈大汗腺样改变(大汗腺型多形性小叶癌)。多形性 LCIS 常见中央粉刺样坏死和钙化,可能与粉刺型 DCIS 相混淆。常见多少不等的印戒样细胞。病变终末小导管可扩张或不扩张,原有腺上皮及管腔可部分保存。有学者认为,嗜酸性细颗粒状胞质、模糊的泡沫状胞质以及强表达 GCDFP-15 均显示有大汗腺分化。除了具有经典型 LCIS 的特征性 16q 缺失和 1p 获得,多形性 LCIS 显示更加复杂的基因组改变,包括更多的染色体缺失和获得以及常见基因扩增。

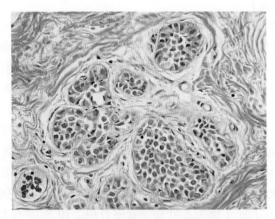

图 6-5-1 多形性小叶原位癌
小叶结构存在,癌细胞较大,黏附性差

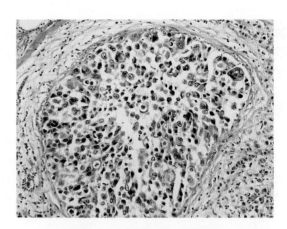

图 6-5-2 多形性小叶原位癌
癌细胞大小不等,多形性,黏附性差

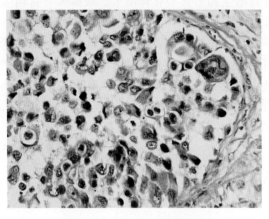

图 6-5-3 多形性小叶原位癌
癌细胞核多形性明显,染色深,胞浆红染,有空泡。
细胞间黏附性差

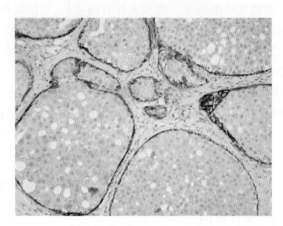

图 6-5-4 多形性小叶原位癌
癌细胞 E-cadherin 阴性

Chivukula 等最近报道 12 例多形性小叶性原位癌(3 例伴多形性浸润性小叶癌)的免疫组化染色结果:12 例均显示 E-cadherin 阴性、p120 胞质阳性;11 例 ER 阳性、6 例 PR 阳性;3 例 Her-2 阴性、11 例 Ki-67 增殖指数为中~高度。

【鉴别诊断】

多形性 LCIS 主要与高级别 DCIS 鉴别。两者区分非常困难,特别是多形性 LCIS 伴粉刺样坏死和大汗腺分化而致细胞增大时。识别 PLCIS 的依据是细胞黏附不佳、胞质内空泡和相邻 TDLU 中存在经典型 LCIS。免疫组化染色,多形性 LCIS 呈 E-cadherin 阴性,DCIS 则为 E-cadherin 阳性。

(张祥盛 杨举伦)

★ 专家点评

张祥盛教授,薛德彬副教授:乳腺小叶性病变包括 ALH、LCIS 和浸润性小叶癌。前两者合称小叶肿瘤(LN),是指发生于终末导管小叶单位的上皮异型增生,两者的区分仅仅在于单个终末导管小叶单位的受累范围不同:小叶单位的腺泡≥50% 受累者,为 LCIS,<50% 受累为 ALH。组织学特点为以松散黏附的小细胞增生,伴或不伴终末导管的 Paget 样改变。小叶肿瘤为双侧乳腺以后发生浸润性导管癌或浸润性小叶癌明确的风险因素,至少部分病例是直接的乳腺癌前驱病变。

从字面上看,浸润性小叶癌也属于小叶肿瘤,所以有人认为用小叶性肿瘤代表小叶原位病变可能造成混淆。Tavassoli 等提议使用"小叶上皮内肿瘤(LIN)"取代"小叶肿瘤",并囊括不典型小叶增生(LIN1)和小叶原位癌(LIN2 和 LIN3),LIN 命名系统见于 2003 年乳腺肿瘤 WHO 分类中,但在 2012 年乳腺肿瘤 WHO 分类中又被取消。

　　LCIS 通常分为经典型 LCIS、多形性 LCIS、印戒细胞型 LCIS、LCIS 伴中央坏死和透明细胞型 LCIS。根据细胞学特征,经典型 LCIS 表现为肿瘤细胞呈单形性,大小一致,细胞之间松散黏附,细胞核圆,小而一致,核仁缺乏或不明显,核分裂象极少见。细胞边界不清,胞质较少。肿瘤细胞表现为经典型 LCIS 的细胞学特征,但受累腺泡显著膨胀而且伴有粉刺样坏死者,称为 LCIS 伴粉刺样坏死。肿瘤细胞表现为显著的细胞核多形性,酷似高级别 DCIS,核大小差异可达 2～3 倍,核级别为 3,细胞膜不明显,不同程度的核仁,细胞质含量通常也更多,可伴或不伴大汗腺形态特点和粉刺样坏死,具有这些特征者称为多形性 LCIS。病变累及终末导管和腺泡,其内充满胞质丰富且透明的癌细胞,细胞界限清楚,胞质淡染或呈细颗粒状,称为透明细胞型 LCIS。LCIS 中见到印戒样癌细胞,有两种情况,如印戒样癌细胞超过 50%,则诊断为印戒细胞型 LCIS;如印戒细胞少于50%,诊断为伴印戒细胞分化。如多形性 LCIS 见到印戒细胞,数量不足 50%,此时诊断为多形性 LCIS 伴印戒细胞分化。

　　小叶肿瘤为双侧乳腺以后发生浸润性导管癌或浸润性小叶癌明确的风险因素,至少部分病例是直接的乳腺癌前驱病变。然而目前还不能确定哪些小叶原位癌更可能是危险因素,哪些更可能是癌前病变。因此,小叶原位癌患者最合适的处理方法就是密切随访(用或不用选择性雌激素受体调节剂如三苯氧胺或雷洛昔芬治疗)。经典型小叶原位癌病例,无需评估或报告镜下手术切缘情况。然而,小叶原位癌亚型(如多形性小叶原位癌或小叶原位癌伴粉刺样坏死)一般建议采取与 DCIS 相似的治疗方法,至少要切除病变并确保切缘阴性。粗针穿刺活检诊断的小叶原位癌,其治疗标准尚未制定,美国大多数医院的乳腺外科医生和肿瘤科医生一般建议局部切除术。

　　最后,需要注意的是,在临床实践或外科病理学报道中不应使用“小叶增生”这种不规范的术语。它曾经用于描述普通型导管增生累及小叶,或小叶腺泡数量增多,后者称为腺病更为准确。

参 考 文 献

1. 丁华野,张祥盛,等.乳腺病理诊断及鉴别诊断.北京:人民卫生出版社,2014.

2. 丁华野,皋岚湘.乳腺//刘彤华.诊断病理学.第 3 版,北京:人民卫生出版社,2013.

3. 阚秀,丁华野,沈丹华.乳腺肿瘤临床病理学.北京:北京大学医学出版社,2014.

4. Chengquan Zhao,Mokhtar M,Florea A,et al. Pathologic Findings of Follow-up Surgical Excision for Lobular Neoplasia on Breast Core Biopsy Performed for Calcification. Am J Clin Pathol,2012,138:72-78.

5. Palacios J,Sarrio D,Garcia-Macias MC,et al. Frequent E-cadherin gene inactivation by loss of heterozygosity in pleomorphic lobular carcinoma of the breast. Mod Pathol,2003,16:674-678.

6. Middleton LP,Grant S,Stephens T,et al. Lobular carcinoma in situ diagnosed by core needle biopsy:when should it be excised? Mod Pathol,2003,16:120-129.

7. Jung WH,Noh TW,Kim HJ,et al. Lobular carcinoma in situ in sclerosing adenosis. Yonsei Med J,2000,41(2):293-297.

8. Abdulla M,Hombal S,Al-Juwaiser A,et al. Cytomorphologic features of classic and variant lobular carcinoma:A comparative study. Diagn Cytopathol,2000,22:370-275.

9. Hwang H,Barke LD,Mendelson EB,et al. Atypical lobular hyperplasia and classic lobular carcinoma in situ in core biopsy specimens:routine excision is not necessary. Mod Pathol,2008,21:1208-1216.

10. Georgian-Smith D,Lawton TJ. Calcifications of lobular carcinoma in situ of the breast:radiologic-pathologic correlation. Am. J. Roentgenol,2001,176:1255-1259.

11. Goldstein NS,Bassi D,Watts JC,et al. Gown E-Cadherin Reactivity of 95 Noninvasive Ductal and Lobular Lesions of the Breast:Implications for the Interpretation of Problematic Lesions. Am J Clin Pathol,2001,115:534-542.

12. Zhao C,Desouki MM,Florea A,et al. Pathologic Findings of Follow-up Surgical Excision for Lobular Neoplasia on Breast Core Biopsy Performed for Calcification. Am J Clin Pathol,2012,138:72-78.

13. 丁华野,皋岚湘.乳腺小叶原位癌的病理诊断.诊断病理学杂志,2003,10(6):327-328.

14. 黄文斌,薛德彬主译.乳腺病理活检解读.北京:北京科学技术出版社,2010.

15. Sneige N,Wang J,Baker BA,et al. Clinical,histopathologic,and biologic features of pleomorphic lobular (ductal-lobular) carcinoma

in situ of the breast:a report of 24 cases. Mod Pathol,2002,15:1044-1050.

16. Fadare O. Pleomorphic lobular carcinoma in situ of the breast composed almost entirely of signet ring cells. Pathol Int,2006,56 (11):683-687.

17. Kondo Y,Akita T,Sugano I,et al. Signet ring cell carcinoma of the breast. Acta Pathol Jpn,1984,34(4):875-880.

18. Merino MJ,Livolsi VA. Signet ring carcinoma of the female breast:a clinicopathologic analysis of 24 cases. Cancer,1981,48(8): 1830-1837.

19. Liu SM,Chen DR. Signet-ring cell carcinoma of the breast. Pathol Int,2000,50(1):67-70.

20. Steinbrecher JS,Silverberg SG. Signet-ring cell carcinoma of the breast,The mucinous variant of infiltrating lobular carcinoma? Cancer,1976,37(2):828-840.

21. Alvarado-Cabrero I,Picón Coronel G,Valencia Cedillo R,et al. Florid lobular intraepithelial neoplasia with signet ring cells,central necrosis and calcifications:a clinicopathological and immunohistochemical analysis of ten cases associated with invasive lobular carcinoma. Arch Med Res,2010,41(6):436-441.

22. Rosa M,Mohammadi A,Masood S. Lobular neoplasia displaying central necrosis:a potential diagnostic pitfall. Pathol Res Pract, 2010,206(8):544-549.

23. Eusebi V,Magalhaes F,Azzopardi JG. Pleomorphic lobular carcinoma of the breast:an aggressive tumor showing apocrine differentiation. Hum Pathol,1992,23:655-662.

24. Bentz JS,Yassa N,Clayton F. Pleomorphic lobular carcinoma of the breast:clinicopathologic features of 12 cases. Mod Pathol,1998, 11:814-822.

25. 方芳,崔娣,马正中. 乳腺多形性小叶癌一例. 中华病理学杂志,2001,30(4):252.

26. Brogi E,Murray MP,Corben AD,et al. Not Only a Classic. Breast J,2010,16:1:10-14.

27. Carder PJ,Shaaban A,Alizadeh Y,et al. Screen-detected pleomorphic lobular carcinoma in situ (PLCIS):risk of concurrent invasive malignancy following a core biopsy diagnosis. Histopathology,2010,57:472-478.

28. Chivukula M. Pleomorphic lobular carcinoma in situ:A divergent entity with emerging significance. Oncology (Williston Park), 2011,25:358-362.

29. Murray L,Reintgen M,Akman K,et al. Pleomorphic lobular carcinoma in situ:treatment options for a new pathologic entity. Clin Breast Cancer,2012,12:76-79.

第七章　导管内乳头状肿瘤

第一节　概　　述

（一）概念

乳头状肿瘤是指由增生上皮衬覆于纤维血管轴心表面而形成的具有树枝状结构的一组乳腺病变。病变特征是受累导管扩张，自受累导管管壁形成大小、形状各异的纤维血管轴心，表面被覆管腔上皮细胞，两者之间可由肌上皮细胞分隔，或出现肌上皮细胞不同程度的缺失。常伴上皮化生（鳞状化生，大汗腺化生）和上皮增生。上皮化生通常为良性，而上皮增生可为良性、不典型性或恶性。乳头状病变的生物学行为由乳头状结构本身以及可能存在的上皮增生决定。

（二）临床表现

导管内乳头状瘤可分为中央型和外周型两大类。中央型乳头状瘤（central intraductal papilloma）一般为单发，常发生于乳晕下的主导管和输乳管内，所以又称为单发乳头状瘤。外周型乳头状瘤常发生于终末导管-小叶单位，常为多发。中央型乳头状瘤多发生于 30～50 岁的女性，临床经常表现为浆液性或者血性乳头溢液。大的病变乳晕下可触及肿块，可在乳腺 X 线或者超声影像上显示为一个边界清晰的肿块或者一个单一的乳晕下导管扩张；小的病变则通常探测不到。很少为恶性。外周型乳头状瘤患者较单发性中央型患者年轻，偶尔表现为乳头溢液，很少形成肿块，大多数情况下在显微镜下偶尔发现。实体型乳头状癌呈实性结节状生长，造成肿瘤细胞所形成的乳头状结构不明显，但纤维血管轴心的存在表明了乳头状结构的确实存在。多见于 60 岁以上女性（70～80 岁），临床可表现为乳头血性溢液，组织学上常见神经内分泌分化。包裹性乳头状癌多见于年龄较大的女性，表现为乳晕下肿块和（或）乳头溢液。导管内乳头状癌是一种呈乳头状结构生长的导管原位癌，直接起源于导管上皮的恶性病变，看不到良性乳头状瘤向恶性转化的移行过程，影像学检查可见微小钙化或其他特征，例如伴有或不伴钙化的软组织致密影或结构扭曲区域。大的导管内乳头状癌可触及肿块或乳头溢液。

（三）病理组织学类型及形态学特征

2012 年 WHO 乳腺肿瘤分类中将乳头状病变分为导管内乳头状瘤（包括良性乳头状瘤、有非典型增生的乳头状瘤和伴有原位癌的乳头状瘤）、导管内乳头状癌、包裹性乳头状癌和实性乳头状癌（原位和浸润型）。浸润性乳头状癌则被划分在浸润性癌的特殊亚型。

由于乳腺乳头状病变的标本是节段性的，而良性、不典型性以及低级别癌性乳头状病变的细胞学特点多有相似，故仅以细胞学变化诊断乳头状病变准确性有限；大部分乳头状病变的组织学形态相似，不采用辅助方法，仅依靠形态学特点，以粗针穿刺和细针穿刺做出准确诊断可能非常困难；乳头状病变并存旺炽性上皮增生、非典型性导管增生或导管原位癌可仅为局灶性而不累及整个病变，小样本的取材不具代表性，量化诊断操控困难；实性乳头状病变，无典型的乳头状结构，实性结构不能提示乳头状病变本身的良恶性，判断良恶性困难。有些良性乳头状病变，肌上皮细胞可减少或局部消失，而乳头状癌导管周边也可见肌上皮细胞，故缺乏肌上皮细胞视为浸润性病变，这个观点在乳头状病变中并不完全适用。上述原因使得病理医生在诊断乳头状病变时易发生低诊或过诊。

（四）病理诊断思路

1. 首先认识乳头 乳头是指中心为纤维脉管轴心，表面被覆上皮的突起。纤维脉管轴心的大小、形状各异，可从宽、短（如导管内乳头状瘤和实性乳头状癌）到纤细，复杂（如导管内乳头状癌）。表面被覆管腔上皮细胞，两者之间可由肌上皮细胞分隔，或出现肌上皮细胞不同程度的缺失。值得注意的还有两点：一是某些"乳头"病变，尽管含有"乳头"的名称，由于不具有纤维血管轴心，均不能作为真正意义上的乳头状病变，如微乳头型导管内癌、浸润性微乳头状癌和乳头旺炽性乳头状瘤（乳头腺瘤）等；二是实性乳头状癌的乳头宽、短，分散于实性的导管腔内，而不呈树枝状突起，要注意鉴别。

2. 要了解乳头状病变的细胞学和组织学特点 良恶性乳头状病变在细胞学和组织学形态上有很多相似的地方，故认识提示良、恶性可能的细胞学和组织学特点非常重要。一般情况下，提示恶性的细胞学特点为细胞的一致性，黏附性差，乳头分支刚直，乳头纤细而远端宽大，纤维血管轴心窄小（仅以纤维血管轴心的大小来鉴别良恶性乳头状病变不可靠）等，相反则为良性。

3. 实性乳头状病变中出现梭形上皮细胞增生的鉴别 实性乳头状病变中出现梭形上皮细胞增生，并呈流水样的排列。此时仅从 HE 染色的角度很难鉴别，通常需借助免疫组织化学。旺炽性增生 ER 显示不均一的阳性，CK5/6 强阳性着色，且神经内分泌标记物阴性；而实性乳头状癌 ER 呈均一的强阳性，CK5/6 阴性，可能表达神经内分泌标记物。

4. 导管内乳头状瘤伴非典型导管增生/导管原位癌的诊断 导管内乳头状瘤可伴有非典型上皮增生，常表现为实性病变，肌上皮细胞缺乏或稀少。根据增生灶大小可诊断为导管内乳头状瘤伴非典型导管增生或导管内乳头状瘤伴导管原位癌。尽管命名上有所不同，一般认为后者较前者凶险，但两者的预后是否不同尚缺乏有力证据，两者的鉴别标准也缺乏统一。2003 年 WHO 乳腺肿瘤分类提出非典型增生所占病变整体≥10%，<1/3 为非典型性乳头状瘤，而≥1/3，<90% 为乳头状瘤伴癌，2012 年 WHO 乳腺肿瘤分类采用非典型增生病变本身的大小为标准。非典型增生的<小于3mm，诊断为导管内乳头状瘤伴非典型导管增生；非典型增生的区域≥3mm，诊断为导管内乳头状瘤伴导管原位癌。但同时工作组也明确指出，这个标准本身缺乏对于预后评估的科学证据，而仅是作为实用性的指南。导管内乳头状瘤伴导管原位癌仅指病变中非典型的增生灶≥3mm，若<3mm 则诊断为导管内乳头状瘤伴非典型导管增生。而在术前穿刺活检中，由于取材量的有限，可能出现假阴性的结果。

5. 免疫组织化学染色抗体的选择和判读 免疫组织化学染色常用于乳头状病变的辅助诊断。最常使用的一组标记物是 p63，高分子量细胞角蛋白（CK5/6）和激素受体（多为 ER）。总体来讲，在良性病变中，p63 和 CK5/6 阳性，ER 呈不均一阳性；在恶性病变中，p63 和 CK5/6 阴性，ER 呈均一的强阳性。但这一规律在某些情况下有例外。

p63 为核阳性，且与间质细胞的交叉反应最少，被认为是确定肌上皮最理想的标记物。当使用肌上皮标记辅助诊断乳头状病变时，需清楚肌上皮细胞本身的位置。乳头状病变中肌上皮细胞主要位于病变内纤维血管轴心和包绕病变周边。位于病变内纤维血管轴心的肌上皮细胞主要用于鉴别病变的良恶性，在良性的导管内乳头状瘤中，肌上皮细胞清晰可见，而乳头状癌则不可见。另一方面，包绕病变周边的肌上皮细胞在良性病变中可见，在恶性病变中可见或缺失——但缺失并不代表浸润性病变。如包裹性乳头状癌或某些实性乳头状癌，虽然病变周边肌上皮细胞缺失，仍被认为是原位癌。

CK5/6 主要用于鉴别乳头状肿瘤中的实性增生。总体来讲，良性上皮增生（包括普通型导管增生和旺炽性增生）表达 CK5/6，而不典型上皮增生（非典型导管增生和导管原位癌）不表达。这是一个非常有用的免疫组织化学标记物，但需要注意的是 CK5/6 只适用于实性增生区域的鉴别，而不适用于乳头状区域。乳头状区域纤维血管轴心被覆的良性管腔细胞也不表达 CK5/6，当纤维血管轴心仅被覆少量管腔上皮细胞时，即使这些细胞不表达 CK5/6，也不能将良性的乳头状瘤误诊为乳头状癌。

ER 呈均一阳性和不均一阳性没有明确的定义，较难区分。若单靠这一个规律进行鉴别诊断，可信度很低。

6. 良性上皮巢嵌入与真性浸润的鉴别 乳头状瘤的间质可见出血、梗死或纤维化，如间质纤维化严重且掩盖乳头状结构，称之为硬化性乳头状瘤。有时良性的上皮巢可嵌入间质，酷似浸润性癌，此时应切忌将上皮巢嵌入当做浸润灶，从而诊断浸润性癌。癌的诊断必须基于乳头状病变本身的细胞和组织形态特点，只有当乳头状病变本身显示恶性特点时,才考虑这些不规则的上皮巢是上皮嵌入还是真性浸润。两者的鉴别点为:①陷入的上皮巢显示良性的细胞特点,巢团形状不规则但有连续性边界,沿着间质纤维母细胞和(或)胶原纤维束的走向分布;②间质呈胶原化或促纤维结缔组织增生;③陷入的上皮巢呈多角形,也可因挤压呈细长的条索状;④上皮巢周边仍然保留肌上皮细胞,可借助免疫组织化学染色识别。

7. 粗针穿刺与细针穿刺的相关问题　细针穿刺诊断乳头状病变准确性为27%~88%。国家癌症中心(National Cancer Institute,NCI)的指南将乳头状病变归为中级别,以提示进一步行切除活检。相关的细胞学特点包括:乳头结构(在恶性病变中更为纤细,但并非在所有的病变中都可见),细胞丰富,无乳头结构的上皮细胞团,以及背景中伴或不伴异型性的孤立散在细胞。但这些特点不具有特异性,且难以区分良性及恶性病变。粗针穿刺诊断乳头状病变也有一定局限性,约35%在粗针穿刺中诊断为良性的病变在切除活检中被证实为不典型性或恶性病变,也有研究报道过更高的准确性。粗针穿刺诊断乳头状病变的其中一个难点是鉴别导管内乳头状瘤中的上皮增生。由于取材量有限,难以准确评估,从而导致不能准确诊断,或者不能准确测量病变的大小。

8. 其他注意的问题　①导管内乳头状瘤伴高级别导管原位癌——当增生的上皮细胞显示中-高级别特点时,导管原位癌的诊断则不需考虑病变的大小。②导管内乳头状癌需是直接起源于原位、恶性的病变,看不到良性乳头状瘤向恶性转化,以此可与导管内乳头状瘤伴导管原位癌鉴别。③包裹性乳头状癌的真性浸润是指在包膜外出现与包膜内相似的肿瘤性上皮巢。浸润灶可为微浸润或宏浸润,多为非特殊的浸润性癌。④目前建议实性乳头状癌的分期为Tis,但也有人认为由于肿瘤周边缺乏肌上皮细胞,应按照浸润性癌进行分期。⑤浸润性乳头状癌发病率极低,目前的定义为肿瘤呈乳头状形态的浸润性癌,纤维血管轴心周围被覆恶性肿瘤细胞,边缘呈浸润性。关于其临床行为了解很少。

9. 注意不要把二态细胞(dimorphic cells)误诊为肌上皮　约1/3的乳头状癌中含有一种透亮细胞,位于腺上皮下,靠近基底膜,易误认为肌上皮细胞。但与肌上皮细胞形态不同,呈圆形或不规则形,在腺上皮间也可见此种细胞。免疫组化p63、SMA等肌上皮标志物阴性,CK阳性可资鉴别(图7-0-1)。

总之,乳腺乳头状病变的鉴别诊断比较困难,尽管目前对该类病变的形态学特点已有较深入的认识,不同病变之间的形态学特点仍有相似之处。免疫组织化学在鉴别诊断中非常有用,但对其的判读应谨慎。

(五)临床与病理联系

导管内乳头状瘤以手术切除为主,伴有微钙化者较不伴微钙化者发生原位癌和浸润性癌的概率明显增高。导管内乳头状瘤伴非典型导管增生/导管原位癌,尽管命名上有所不同,一般认为后者较前者凶险,但两者的预后是否不同尚缺乏有力证据。导管内乳头状癌的临床处理类似于其他类型的导管原位癌,应完全切除并保持切缘阴性。如切缘阳性(<3mm),应进行二次手术切除,以防止局

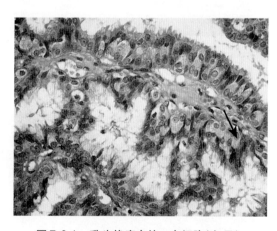

图7-0-1　乳头状瘤内的二态细胞(矢示)

部复发。目前建议实性乳头状癌的分期为Tis,但也有人认为由于肿瘤周边缺乏肌上皮细胞,应按照浸润性癌进行分期。浸润性乳头状癌发病率极低,目前的定义为肿瘤呈乳头状形态的浸润性癌,纤维血管轴心周围被覆恶性肿瘤细胞,边缘呈浸润性。关于其临床行为了解很少。

(张祥盛　丁华野)

第二节　病例精选

病例一　中央型导管内乳头状瘤

【病例介绍】

女性,38岁,"左乳头处单孔淡黄色溢液,偶伴疼痛6年入院"。月经后溢液增多,近3个月疼痛加重。术

中见染色主乳管外径2cm,切除左乳蓝染腺体内扩张导管,直径约0.3~2cm,内为黄色浑浊液,染色乳管距乳头开口4cm管内见乳头状新生物,质软。

【病理变化】

1. **巨检** 灰白灰黄色不整形组织一块,体积4cm×2cm×0.8cm,切面似见一囊腔,内壁见球形肿物凸出,大小约1.2cm×1.0cm×0.8cm。肿物灰黄灰红色,表面光滑,实性,质软。与周围组织分界清楚,其余内壁光滑(图7-1-1)。

2. **镜检** 病变孤立,位于大导管内。由树枝状分布的粗大的叶状结构组成,可见纤维血管轴心。轴心上被覆双层细胞,紧邻轴心的内层细胞,胞浆丰富透亮,核居中,染色质细腻。其外层细胞单层或多层,呈立方或柱状,胞浆丰富嗜酸性,可见显著的顶浆分泌,核卵圆形,垂直于轴心平行排列。部分区域可见外层细胞大汗腺化生。部分区域被致密的胶原取代而失去乳头状结构,显著纤维化的间质内可见陷入的腺样结构和实性细胞巢(图7-1-2,图7-1-3)。

3. **免疫组化** 乳头轴心内衬肌上皮p63阳性(图7-1-4),其他肌上皮标记如SMA、Calponin、CD10均阳性。外层细胞CK5/6、CK14均阳性。

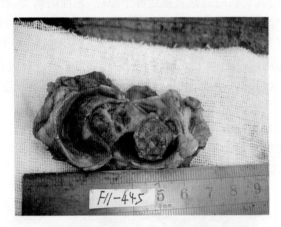

图7-1-1 肿物位于囊腔内,呈灰黄色

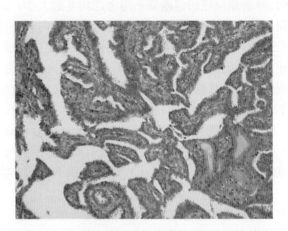

图7-1-2 肿瘤呈粗大乳头状结构,中间为纤维血管轴心,部分上皮细胞呈大汗腺化生

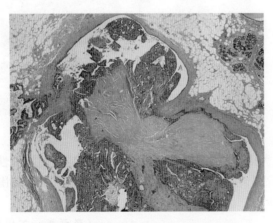

图7-1-3 乳头状结构内部分区域胶原化

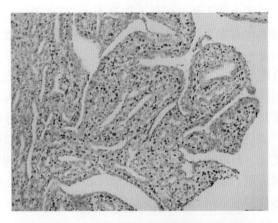

图7-1-4 p63阳性染色,显示肌上皮细胞

【讨论】

中央型导管内乳头状瘤(central papilloma)指发生于大导管或主导管的乳头状瘤,通常位于乳晕下区。乳腺的大导管系统包括集合管、乳窦、乳段导管和乳段下导管。故乳段下导管发生的肿瘤可以位于乳腺实质中,而不仅仅位于乳晕区。好发于30~50岁女性,血性乳头溢液是最常见的临床症状,也可有浆液性、或两者混合性溢液。部分患者表现为乳晕下可触及的乳腺肿块。辅助诊断技术包括乳腺X线摄片和超声检查。其中乳管镜检查成为乳头溢液患者不可或缺的诊断技术。该技术通过直接观察乳腺导管和导管腔内的情况,辅助

医生在术前了解病变在乳腺导管内的解剖定位和病灶的体表投影部位。中央性乳头状瘤大小变化很大,从几毫米至3~4cm或更大,通常小于1cm,并可沿导管向周围延伸数厘米。可有蒂部与扩张的导管壁相连,但不易观察。切面在扩张的导管或囊腔内见灰红、灰白色界清的结节,似呈颗粒状。扩张导管内有时可见浆液性或血性积液。组织学特征是具有纤维血管轴心的双层上皮增生,在导管腔内形成具有树枝状结构的病变。叶状乳头被覆内层肌上皮(紧邻基膜上方)和外层腺上皮(近腔缘)。当乳头状瘤中出现大汗腺化生时,肌上皮层有时较难辨认。两层细胞均可显著增生:腺上皮出现显著增生时,肌上皮的分布会显得不均匀;肌上皮层可明显增生导致更为复杂的形态学变异。根据肿瘤生长和细胞增生的特点,将乳头状瘤增生模式分为Ⅰ型和Ⅱ型。Ⅰ型肿瘤具有清晰的树枝状结构,管状腺瘤样构象也可见到,其衬覆单层或复层的立方或柱状细胞,诊断要素是乳头轴心是否存在肌上皮细胞以及量的多少,肌上皮标记(SMA、p63)有助于诊断。Ⅱ型肿瘤的被覆上皮增生旺炽,可充满乳头间隙,呈现出与导管内增生性病变相同的增生模式,常见普通型增生。生长模式主要呈筛状和实体性。可伴有核分裂。诊断要素是非典型纯化细胞所占比例,高分子量CK(如CK5/6、CK14)有助于诊断。当Ⅰ型和Ⅱ型模式并存时需要综合考虑。导管内乳头状肿瘤可出现一系列的上皮或间叶化生,如大汗腺化生、鳞状上皮化生、黏液上皮化生、骨和软骨化生。因典型的乳头状癌总是缺乏大汗腺化生,所以大汗腺化生在诊断中具有良性病变提示作用。中央型乳头状肿瘤梗死更多地见于老年患者和大乳头状瘤,并且初生性乳头状瘤中出现梗死与肿瘤复发密切相关,推测原因可能是梗死与乳头状瘤生长相关,从而提示其具有复发潜能。注意辨别梗死灶周围残留的肿瘤成分的性质对诊断有帮助。当整个乳头状肿瘤发生梗死而缺乏可靠的形态学依据时,最好退步诊断为良性乳头状瘤。乳头状肿瘤诊断最重要的问题是确定乳头被覆上皮的双层结构,而导管周缘(管壁)的肌上皮层不能用于评价导管内乳头状增生的性质。除典型的乳头状瘤外,导管内乳头状肿瘤在冷冻切片中判定双层结构较为困难,因此,冷冻切片上常很难区别良、恶性乳头状病变,一般需要等石蜡切片,并辅助肌上皮标记进一步诊断。肌上皮标记选择p63、SMA、CD10、Calponin或平滑肌肌球蛋白重链的多重组合。导管内乳头状瘤间质显著广泛的纤维化可使基本的乳头状结构扭曲或模糊不清,又称为硬化性乳头状瘤。导管周显著纤维化,可使腺上皮内陷,形成不规则甚至扭曲的形态,导致误诊为浸润性癌。在判断导管内乳头状肿瘤周围腺体性质时,不直接过度诊断浸润性癌是病理医生需警惕的。注意识别玻璃样变性、而非纤维母细胞增生性间质,识别导管内的乳头状肿瘤本质的良、恶性质,以及辅助肌上皮标记有助于正确诊断。中央型乳头状瘤是良性肿瘤,单纯局部手术切除即可。

【鉴别诊断】

1. **外周型乳头状瘤** 发生于乳段下导管的中央型乳头状瘤需要与外周型乳头状瘤相鉴别。外周型乳头状瘤周围小叶间质疏松黏液样,可见受挤压的腺泡,弹性纤维染色显示外周型者导管壁中缺乏弹性纤维。中央型乳头状肿瘤更易见导管壁和(或)乳头轴心的玻璃样变性以及导管壁假浸润现象,弹性纤维染色显示导管壁中存在弹性纤维。

2. **不典型乳头状瘤和导管内乳头状癌** 参见不典型乳头状瘤和导管内乳头状癌的诊断要点。

(张璋 步宏)

★ 专家点评

魏兵副教授:乳腺病理诊断中最容易出现误诊的情况是将良性导管内乳头状瘤诊断为浸润性癌。其主要原因之一是对导管内乳头状瘤存在的假浸润现象认识不充分。乳头状瘤的假浸润现象表现为两种情况:瘤周假浸润和瘤内假浸润。本章概述中已经对"良性上皮巢嵌入与真性浸润的鉴别"给予了详细的描述。对于瘤周假浸润,乳头状肿瘤主体呈良性、假浸润病灶局限在导管壁附近、团巢周缘保留肌上皮层均支持良性的诊断。需要强调的是,假浸润团巢可以出现细胞异型性、走向不规则、促纤维增生、鳞状化生以及缺乏周边的肌上皮层。一般而言,假浸润病灶中缺乏肌上皮层的细胞团巢量不多。经免疫组化染色证实较多团巢缺乏肌上皮层的情况偶可遇到,仅将其作为良性改变令病理医师担忧,此时建议寻求会诊或至少诊断非典型增生。瘤周假浸润多见于发生于大导管的中央型乳头状瘤。周围型乳头状瘤亦见假浸润现象,但常常因为病灶小而被忽略。乳头状瘤内出现假浸润见于硬化性乳头状瘤,其组织学特点与瘤周假浸润类似,包括缺失肌上皮层。空芯针穿刺活检时,硬化性乳头状瘤标本常常因为缺乏乳头状结构而难以准确定性为乳头状肿瘤,某些病例甚至因为"浸润生长模式"而被误诊为浸润癌。穿刺活检标本中,无论"假浸润"来自于乳头状瘤、放射硬化性病变或是DCIS,使用肌上皮标记辅助诊断纤维化玻变背景基础上出现的"浸润性病变"是避免过度诊断的最佳方式。

病例二　周围型乳头状瘤

【病例介绍】

女性,36 岁,"无意中发现右乳肿块 6 个月",肿块缓慢增大,无疼痛,无乳头溢液,但挤压肿块乳头可有少量淡红色稀薄液体溢出。查体:肿物位于外上象限,约 2.4cm×2cm×2cm 大小,质韧,边界较清,触之活动度差。乳头直径 1.2cm,无内陷。乳腺皮肤颜色正常,无红肿及橘皮样改变。腋窝未及肿大淋巴结。B 超检查见右乳导管扩张,部分导管内有低-中实性回声。

【病理变化】

1. **巨检** 不规则乳腺组织,2.5cm×2.5cm×2cm 大小,灰白色,略韧。切面灰白色,其中见扩张的导管,多个管腔内见乳头状肿物,淡红色,柔软,沿导管延伸,在多个切面显露。病变无包膜。

2. **镜检** 乳腺组织,小叶结构存在,小叶内和小叶间导管管腔扩张,内有红染稀薄液体。部分导管上皮增生,形成乳头状结构。乳头形态多样,中心有纤维血管轴心,多纤细,呈指状突起或多级分支形成复杂的树枝状结构,部分区域乳头间相互吻合形成不规则筛状结构。乳头表面被覆单层、立方或柱状上皮,增生上皮包含近腔缘的腺上皮和靠近基底膜的肌上皮两种成分(图 7-2-1,图 7-2-2)。衬覆上皮可出现不同程度的增生致结构复杂化。在 2 个非连续性组织的蜡块中,见到 5 个以上的乳头状瘤结构,形态类似,无坏死及钙化。

3. **免疫组化** 乳头状结构中靠近基底膜见肌上皮细胞衬覆于腺上皮细胞下方,尽管在 HE 染色可能不明显,但 p63、SMA 等肌上皮细胞标记可明显显示,肌上皮细胞依基底膜分布,呈线状排列(图 7-2-3)。

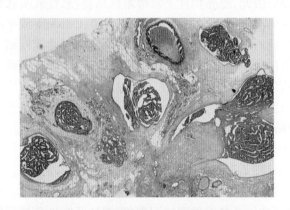

图 7-2-1　乳腺导管扩张,可见乳头结构

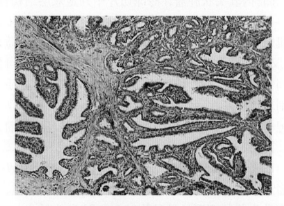

图 7-2-2　乳头有纤维血管轴心,呈树枝状结构

【讨论】

针对"乳头状瘤"在乳腺导管内增生性病变中使用的混乱情况,1979 年 Azzopardi 提出"乳头状瘤"这一术语应该严格地运用于由增生上皮衬覆于纤维血管轴心表面而形成的具有乳头状、树枝状生长模式的乳腺病变。乳腺疾病中所谓的微乳头病变,如微乳头型导管原位癌、浸润性微乳头状癌等,虽然也不被称为"乳头",但由于不具有纤维血管轴心,均不能视为真正意义上的乳头状病变。另外,国内常常使用的诊断名称"乳头状瘤病"曾被美国病理界广泛用于诊断普通型导管增生,而部分美国病理医师也将乳头状瘤病用于多发性乳头状瘤的诊断。为避免造成理解上的差异,2003 年 WHO《乳腺和女性生殖系统肿瘤病理学和遗传学》中的乳腺肿瘤组织学分类建议不再使用"乳头状瘤病"的诊断术语。

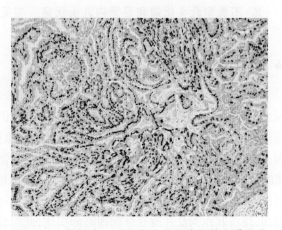

图 7-2-3　SMA 标记显示肌上皮细胞依基底膜呈线状分布

2003 年 WHO 分类中将乳腺导管内乳头状肿瘤作为一组疾病单独列出,包括了中央型、周围型、不典型乳

头状瘤和导管内、囊内型乳头状癌。导管内乳头状瘤分为中央型和周围型,是依据病变发生部位的不同,也体现了其生物学行为方面的差异。

乳腺周围型乳头状瘤(peripheral papilloma)又名微乳头状瘤,起源于 TDLU,常为多中心性,可以延伸入邻近的大导管。由于本概念提出和运用的时间较短,真正符合 WHO 周围型乳头状瘤诊断标准的研究并不多。多数文献是以多发性乳头状瘤为研究对象,其较为一致的诊断标准是在局限的乳腺组织节段至少存在 5 个清楚独立的乳头状瘤,通常位于乳腺周边部位。Ali-Fehmi 等提出的实用性标准是在至少 2 个非连续性蜡块中出现 5 个或更多的乳头状瘤。平均发病年龄与中央型乳头状瘤相近而稍年轻。很少表现为包块,乳头溢液也较中央型少见。乳腺 X 线扫描检查常不易发现病变,但能够显示病变周围钙化、明显结节状导管或多发性界限清楚的外围型病变。微钙化可见于周围型乳头状瘤和邻近非乳头状瘤导管上皮增生性病变,例如非典型导管增生。

周围型乳头状瘤除非与其他病变伴发,一般只在镜下被发现,常为多发性。其发生于 TDLU,并可向更大导管延伸。其组织学特征基本类似中央型乳头状瘤,但更常伴发普通型导管上皮增生、非典型导管上皮增生、导管原位癌或浸润癌以及硬化性腺病、放射状瘢痕等。有学者对导管内乳头状瘤患者手术切除标本进行三维重建研究,发现所有 16 例周围型乳头状瘤都起源于导管系统的最周边部分,即 TDLU 部位,其中有 6 例周围型乳头状瘤伴发癌(占 37.5%),而累及大导管的中央型乳头状瘤无癌发生。这些发现提示周围型乳头状瘤比中央型乳头状瘤更容易恶变。微乳头状瘤为最小类型的周围型乳头状瘤,位于腺病中,为多发性镜下乳头状瘤。病变中有时可见胶原小球。"乳腺乳头状瘤病"常指乳腺多个中小导管内的上皮呈乳头状增生,根据上皮增生程度可分为轻、中、重度三种。轻度者,多个病变导管轻度扩张,上皮细胞增生形成低矮而稀疏的简单分支乳头状结构,被覆乳头的腺上皮细胞仅 1~2 层,肌上皮细胞明显。重度者,受累导管明显扩张,复杂分支的乳头连接成密集的网状或腺样结构,被覆的上皮细胞 6 层以上或形成实性细胞区,细胞极性部分紊乱,有轻度异型,仍可见肌上皮细胞。介于两者之间的病变为中度。有研究资料表明,乳腺乳头状瘤病可能属于不同程度的导管内增生性病变,其中轻度乳头状瘤病属于普通型增生,与乳腺癌没有直接的联系;中度乳头状瘤病属于轻度非典型导管增生,部分病变有可能继续发展;重度乳头状瘤病属于重度非典型导管增生,转变为癌的概率增大。

乳头状瘤诊断中的陷阱是导管周围的假浸润现象,表现为导管周围组织发生致密的纤维化,其中可见形态不规则甚至扭曲的腺体散在分布。但是仍具有和浸润性癌鉴别的特点。至少部分假浸润腺体存在清晰的双层结构,病变区域间质多为胶原化、玻璃样变,较少见到纤维细胞增生现象,常见伴随的普通型导管增生,免疫组化肌上皮标记有助于确定其良性性质。乳头状瘤诊断的困难是肿瘤上皮可呈显著增生性改变,导致树枝状结构不易辨认、乳头分支融合甚至形成实体性外观。普通型增生是乳头状瘤中最常见到的增生形式,其诊断结构特征和细胞学特点与 UDH 相同,生长模式主要呈筛状或实体性。缺乏细胞学不典型性的复层化柱状上皮增生是另一类较常见到的增生形式。不论中央型还是周围型,乳头状瘤诊断最重要的问题是确定乳头被覆上皮的双层结构,而导管周缘(管壁)的肌上皮层不能用于评价导管内乳头状增生的性质。随着日益增多的肌上皮免疫组化标记的运用,如 SMA、p63 和 Calponin 等,确定乳头状瘤的双层结构变得相对容易。有时乳头状瘤的肌上皮层可明显增生导致形态学复杂化。

牛昀等通过对细胞周期调控因子 cyclinD1、p16 和 Ki-67 与乳腺乳头状瘤病和导管内癌的相关性研究发现,尽管 cyclinD1 和 p16 的表达阳性率在重度乳头状瘤病与导管内癌之间在统计学上差异无显著性,对两者的鉴别诊断无帮助,但可进一步证实重度乳头状瘤病是重要的癌前病变之一,其生物学行为可能接近导管内癌,并认为 cyclinD1 和 p16 的表达异常是乳腺癌发生、发展过程中的早期事件。Ki-67 表达阳性率在导管内癌与重度乳头状瘤病之间差异显著,提示虽然重度乳头状瘤病有不良分化及恶变潜能,但就其增殖活性而言仍低于导管内癌。同时 Ki-67 还可反映乳腺不同程度的乳头状增殖分化状态。

对于粗针穿刺活检中的良性乳头状病变是否需要进一步的切除目前仍有争议。由于乳头状病变常伴有局灶的不典型性或癌变,而粗针穿刺活检取材局限,有可能遗漏了这些病变。文献报道粗针穿刺活检为良性者,切除标本有更重病变者可高达 25%。另外,粗针穿刺活检对某些乳头状病变的病理诊断较困难,需要将病变完整切除才能做出明确诊断。所以有不少文献仍主张活检发现良性乳头状病变后进一步切除病灶。有文献指出,若手术前后影像学对比证实病灶完全切除,且病理诊断与影像学诊断相符合时,对良性乳头状病变也可仅进行密切随访。

（李新功 张祥盛）

病例三 导管内乳头状瘤伴不典型增生

【病例介绍】

女性,47 岁,"发现右乳溢液 1 个月入院"。溢液为黄褐色,量少,无皮肤及乳头改变。彩超示:双乳多发囊肿,右乳导管扩张伴结节:导管内乳头状瘤? 术中见染色导管内距开口约 0.3cm 处见一质韧球型肿瘤,大小 0.5cm×0.5cm×0.4cm,色红,顶端蓝染。周围见多支扩张导管,外径 0.2~0.3cm,内为无色黏液状液体。

【病理变化】

1. **巨检** 灰白色不整形组织 2 块,大小分别为 1.5cm×1.0cm×0.5cm 和 2.0cm×1.0cm×0.5cm。切面灰白色实性,可见局灶暗红色颗粒状物,大小为 0.5cm×0.5cm×0.4cm。

2. **镜检** 导管内树枝状分布的叶状结构在多数区域由双层上皮组成,纤维血管轴心的内层细胞为肌上皮细胞,外层为上皮细胞。肌上皮细胞形态上表现为短梭形或胞浆透亮的上皮样,在 HE 中可明显或不明显观察到;上皮细胞为一层或多层,表现为立方形或柱状上皮,无细胞异型性。另有部分区域出现筛状和实性结构,细胞具有形态大小一致性,分布均匀,有极向排列,细胞核为低或中等核级别,核外形规则,染色质细腻且分布均匀,核仁不突出,偶见核分裂(图 7-3-1,图 7-3-2)。

3. **免疫组化** 肌上皮细胞表达 p63、SMA、Calponin。实性及筛状结构区肌上皮细胞标记 p63、HCK、CK5/6 缺失(图 7-3-3,图 7-3-4)。

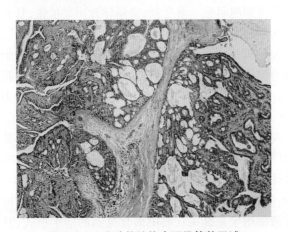

图 7-3-1 分叶状结构内可见筛状区域

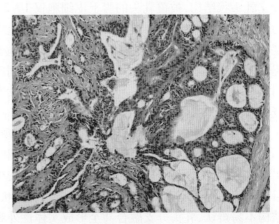

图 7-3-2 筛状区域细胞大小一致,分布均匀

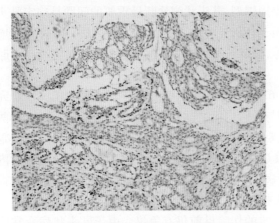

图 7-3-3 p63 显示乳头状结构内存在肌上皮,筛状区上皮细胞呈阴性表达

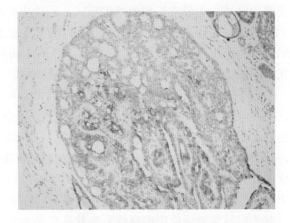

图 7-3-4 CK5/6 显示乳头状结构内存在肌上皮,筛状区上皮细胞呈阴性表达

【讨论】

不典型导管内乳头状瘤(atypical papilloma)是指乳头状瘤中出现不典型上皮增生,但尚未达到癌的诊断

标准,可伴有一定程度的肌上皮细胞减少。不典型乳头状瘤可以发生于大导管和 TDLU,临床表现和肉眼检查同中央性乳头状瘤和周围性乳头状瘤。

不典型增生主要表现为两种形式:一种增生表现为不典型柱状细胞增生(Ⅰ型病变);另一种增生由单形一致的低/中等核级细胞形成筛状或实体型增生,类似 ADH 或低级别 DCIS(Ⅱ型病变),这两型改变可混合存在。在Ⅰ型病变中,乳头状肿瘤的树枝状结构常常比较清楚,不典型增生表现为柱状细胞复层化,细胞排列不规则、细胞核出现一定程度的异型性,核分裂可见。Ⅰ型肿瘤肌上皮部分缺失,小于 1/3 时,称为不典型乳头状瘤。在Ⅱ型病变中,不典型增生的结构模式为筛状结构、实体结构以及少见的微乳头状结构(图 7-3-1),不典型增生的细胞类型主要为导管细胞型,形态同 ADH 或低级别 DCIS。部分导管细胞可见大汗腺化生,这种化生细胞可出现不典型形态特征。细胞核大于大汗腺细胞的 3 倍以上,核仁突出,一个或多个。在不典型增生病灶,肿瘤性乳头间可相互融合,原有的树枝状结构和纤维血管轴心则不易辨认。Ⅱ型病变中,如果不典型增生细胞的比例小于乳头状肿瘤的 10%,则可诊断"伴有灶性不典型性的乳头状瘤";如果不典型细胞的比例大于(等于)乳头状肿瘤的 10% 但小于 1/3,则诊断"不典型乳头状瘤"。详见导管内乳头状瘤诊断总结图表。但也有专家认为 ADH 细胞直径小于 3mm,可诊断"不典型乳头状瘤"。还有学者提出当乳头状瘤的非典型增生区域兼有 DCIS 的结构和细胞学特征时,不论其范围如何,均诊断为乳头状瘤伴 DCIS。当Ⅰ型和Ⅱ型模式并存时需要综合考虑诊断标准。免疫组化显示:不典型细胞的高分子量 CK 阴性或弱阳性。肌上皮标记可显示不典型乳头状瘤中肌上皮缺失程度。因判定标准不一致,故统计的非典型乳头状瘤发生浸润性乳腺癌的风险不一,约 4~7.5 倍,类似于 ADH 或 DCIS。对于不典型乳头状瘤,应完全切除并密切随访。虽然有较高的发生乳腺癌的风险,但与不典型增生的程度无关,关键在于周围乳腺组织中 ADH 和 DCIS 的存在。

【鉴别诊断】

1. **Ⅰ型乳头状瘤**　Ⅰ型乳头状瘤具有清晰的树枝状结构,管状腺瘤样构象也可见到,其衬覆单层或复层的立方或柱状细胞,细胞不见异型性。诊断的主要要素是肌上皮细胞完整存在,肌上皮标记(SMA、p63)有助于诊断。故肌上皮标记在导管内乳头状肿瘤中的重要性可以体现。

2. **Ⅱ型乳头状瘤**　导管内乳头状瘤的被覆上皮增生旺炽,可充满乳头间隙,呈现出与导管内增生性病变相同的增生模式,常见普通型增生。而不典型导管内乳头状瘤出现形态单一、纯化的增生细胞(这些纯化细胞胞核多深染,细胞分布较均匀,界限常清楚);出现特征性的结构模式,如筛状、实体状。两者鉴别诊断要素是非典型纯化细胞所占比例(图 7-3-5),基底型 CK 有助于诊断。导管内乳头状瘤免疫组化显示 CK5/6、HCK 阳性,肌上皮完整表达。不典型单一、纯化细胞的 CK5/6 表达消失。

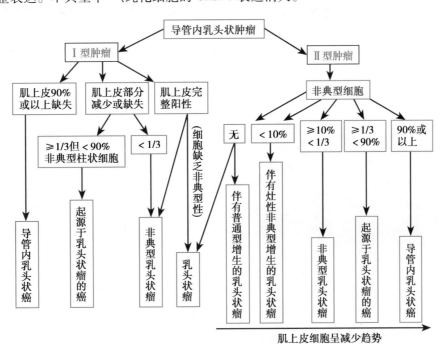

图 7-3-5　乳头状肿瘤诊断流程示意图

3. 导管内乳头状癌　具体肌上皮消失程度参见相关章节。

（张璋　步宏）

★ **专家点评**

魏兵副教授：2012 年 WHO 分类采用"3mm"临界值用于鉴别伴有不典型导管增生（ADH）的乳头状瘤与伴有导管原位癌（DCIS）的乳头状瘤。当乳头状瘤内类似低级别 DCIS 的增生病灶最大径小于 3mm 时，诊断伴有 ADH 的乳头状瘤。如果≥3mm，则诊断伴有 DCIS 的乳头状瘤。较之于 Tavassoli 提出的"1/3"比例标准，2012 年 WHO 工作组专家更倾向使用 3mm 的范围标准。究其原因，3mm 标准源自 Page 的系统研究，其预后价值为 Mayo Clinic 的研究证实。Tavassoli 的研究并未证实比例标准对预后的意义，该标准更多地体现专家的诊断经验，具有一定的主观性。因此，将诊断标准统一至"3mm"有助于深入认识和研究此组肿瘤的生物学行为，为临床治疗决策提供依据。2012 年 WHO 分类指出，当乳头状瘤内出现类似中等核级或高核级 DCIS 病灶时，不管该增生病灶范围多大，均可直接诊断乳头状瘤内出现 DCIS。根据笔者经验，对于中等核级病灶，国内病理医师在诊断中似乎也使用了范围标准。此外，3mm 范围标准不适用于某些发生于 TDLU 的周围型乳头状肿瘤，该型肿瘤中单个肿瘤性导管的最大径可以小于 3mm。如前述，乳腺乳头状肿瘤表现出Ⅰ、Ⅱ型结构模式，其诊断标准各有所侧重。3mm 范围标准对于Ⅱ型中央型乳头状肿瘤的诊断至关重要，但对于具有清晰分支状结构、被覆柱状细胞的Ⅰ型乳头状肿瘤并不合适。笔者认为，当Ⅰ型乳头状瘤被覆的柱状细胞出现细胞学异型性时（其形态学特征类似平坦上皮非典型性），可以诊断为"伴有细胞非典型性的导管内乳头状瘤"。Ali-Fehmi 等提出过类似的观点。

<h2 style="text-align:center">病例四　导管内乳头状癌</h2>

【病例介绍】

女性，46 岁，"发现左乳肿物 7 个月"，长大 4 个月入院。肿块质稍硬。彩超示：左乳结节伴导管扩张，不排除导管肿瘤可能。乳管镜检查左乳导管内乳头状瘤？术中示：染色导管内未见确切占位，11~12 点肿块为数枚淡肉红色 0.2~0.5cm 的瘤体，界不清。

【病理变化】

1. 巨检　灰白色不整形组织一块，大小 4.5×2.5×2cm，切面灰白色，实性，质中。可见直径约 0.5cm 结节状肿物，实性，质软，色暗红。

2. 镜检　导管扩张，可见树枝状分叶结构具有纤细的纤维血管轴心。树枝状结构衬覆上皮在少数区域由一层或多层柱状细胞组成。多数区域衬覆上皮增生活跃，细胞复层化，相邻乳头之间的上皮相互连接，部分或完全充填乳头间空隙。细胞大小、形态及核型出现了细胞不典型性，细胞核增大，深染，核分裂易见，排列呈实性、筛状及微乳头状。不见导管大汗腺化生（图 7-4-1）。

3. 免疫组化　筛状、实性的结构区域肌上皮标记（p63、SMA、Calponin 及 CD10 等）阴性，高分子量 CK 阴性。少数树枝状乳头结构存在肌上皮标记阳性的肌上皮（图 7-4-2，图 7-4-3）。

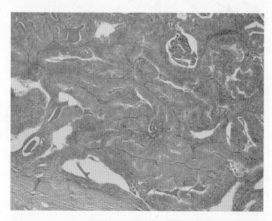

图 7-4-1　乳头状结构衬覆上皮细胞复层化、存在异型，纤维血管轴心纤细

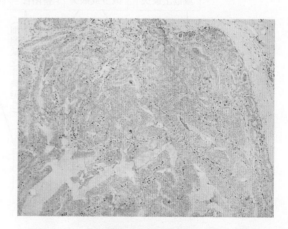

图 7-4-2　p63 显示乳头状结构轴心肌上皮消失

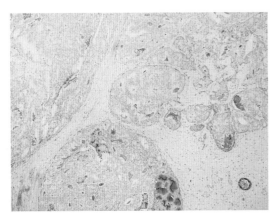

图 7-4-3　SMA 显示乳头状结构轴心肌上皮消失

【讨论】

导管内乳头状癌（intraductal papillary carcinoma）是指肿瘤性增生上皮衬覆于纤维血管轴心、表面而形成的非浸润性恶性乳头状病变。导管内乳头状癌可以是中央性和孤立性；也可见于 TDLU 而表现为多灶性，与外周性乳头状瘤相对应。好发于中老年女性（34～92岁，平均发病年龄约 65 岁）。肿瘤大小为 0.4～10cm（平均 2cm），常常形成可触摸的肿物，偶可伴有疼痛。可见血性溢液。大体上肿瘤表现为界限清楚的圆形或卵圆形病灶，多位于囊性扩张的导管或腔隙内，质地软，色灰白、灰红至棕褐，可伴有出血，部分具有乳头状外观。受累导管壁存在肌上皮细胞，该处肌上皮细胞

的存在不能用于评价导管内乳头状增生的性质。导管内的乳头状癌较不典型乳头状瘤不典型程度和范围增加，诊断标准包括两方面：①Ⅰ型具有清晰的树枝结构的乳头状肿瘤，衬覆柱状细胞。其定性标准：多有复层化改变，也可表现为单层（高）柱状，可见顶浆分泌和管状腺瘤样生长模式。可表现出明显的细胞非典型性，如细胞核增大、深染以及增高的核分裂活性，乳头状癌中少见大汗腺化生细胞。乳头轴心显得更为纤细。部分乳头状癌缺乏多形性而显示欺骗性的温和外观。因此，与"肌上皮有无"比较，乳头轴心内间质的数量或类型、瘤细胞核的形态学和核质比等均是相对次要的良、恶性鉴别诊断指标。定量标准：Ⅰ型乳头状癌 90% 或更多的肿瘤性乳头完全缺乏肌上皮层，不论是否出现明显的上皮增生。②Ⅱ型乳头状肿瘤的诊断要点是低级别筛状、微乳头或实体型 DCIS 区域占据乳头状肿瘤的比例至少占到 90% 或以上。有时，肿瘤细胞具有中至高级别 DCIS 的特征。乳头状癌的两种结构模式与前述非典型乳头状瘤一致，但其不典型增生细胞累及的范围更广泛。当Ⅰ型和Ⅱ型组织学结构模式同时出现时，需要综合考虑。Schnitt 等赞同当乳头状瘤的非典型增生区域兼有导管原位癌的结构和细胞学特征时，不论范围如何，均诊断为乳头状瘤伴导管原位癌。某些情况下，乳头状癌靠近纤维血管轴心的肿瘤细胞显示胞质透明变，很容易被误判为肌上皮细胞而导致误诊，此即所谓的乳头状癌肿瘤细胞的"二态性"，但这类肿瘤细胞的肌上皮标记染色应呈阴性。多种肌上皮的联合标记有助于辅助诊断，如 p63、SMA、SMMHC、CD10、Calponin。联合标记可互补各种肌上皮因敏感性、特异性以及阳性部位等方面存在的差异性。在联合标记中，因较好的敏感性和特异性，首选 p63，表现为在肌上皮中呈不连续的点状模式。基底型 CK 在导管内乳头状癌中多呈阴性或低表达，尤其 CK5/6、CK14 有助于乳头状瘤和乳头状 DCIS 的鉴别。导管内乳头状癌具有极好的预后，因此临床治疗应避免将其等同于普通型浸润性乳头状癌，处理应类似 DCIS。最佳处理方案是临床完整切除加上密切随访。并仔细检查乳头状肿瘤周围乳腺组织是否存在不典型增生或 DCIS。周围乳腺组织内出现 DCIS 与局部（原位或浸润性）复发率增高相关，而伴有浸润性癌则与局部复发和转移率增高相关。

【鉴别诊断】

1. 良、恶性导管内乳头状病变的鉴别　结合 WHO 和 Tavassoli 等的标准，提出图表所示导管内乳头状肿瘤的诊断建议。对于Ⅰ型肿瘤，最重要的诊断指标是肿瘤乳头轴心是否存在肌上皮细胞以及量的多少。对于Ⅱ型肿瘤，增生上皮的性质、类型以及非典型细胞所占的比例最为重要，此时基底型 CK 对鉴别诊断帮助大。需要注意的是，图表主要适用于非高级别乳头状肿瘤。在 Kraus 和 Neubecker 等提出的鉴别诊断要点中指出：乳头状导管原位癌仅有上皮，细胞一致，与纤维血管轴心垂直，可呈实性、筛状或微乳头状，细胞核染色质深染，乳头间质纤细不见大汗腺化生及邻近导管可见 DCIS 等要点供其与导管内乳头状瘤鉴别诊断。尽管良、恶性导管内乳头状病变鉴别中没有所谓的绝对特征，但肿瘤内肌上皮细胞完全缺乏则几乎肯定地表明导管内乳头状肿瘤为恶性病变。但肌上皮存在也不能完全排除导管内乳头状癌的诊断。严格掌握诊断标准，可避免过度诊断。

2. **浸润性乳头状癌**　WHO 提出只有当肿瘤细胞浸润导管壁外乳腺组织并出现至少一种浸润性癌的模式时才诊断浸润性癌。仅仅含 20～30 个肿瘤细胞的团巢部分突入增厚硬化的导管壁不应解释为浸润。因为研究显示出现导管壁受累的病例均未见到肿瘤复发或转移。充分的取材有助于发现浸润性病灶。

3. **包裹性乳头状癌**　多见于老年人,临床表现为乳头溢液或乳晕下包块。组织学上表现为一个或多个乳头状癌结节,包绕厚纤维被膜。乳头纤细,衬覆细胞形态单一,常为复层化的柱状上皮细胞群,低或中等核级别。可见乳头状、筛状或实性生长方式。乳头状癌结节内和周围均不见肌上皮细胞。导管内乳头状癌的管壁仍见肌上皮细胞的存在。有学者认为这是低级别浸润性癌的膨胀性生长方式,而非导管原位癌。周围常伴有浸润性导管癌的成分。

(张璋　步宏)

★ **专家点评**

　　魏兵副教授:2012 年 WHO 乳腺肿瘤分类出版以后,多数传统意义上的"导管内乳头状癌(IPC)"被划归入"包裹性乳头状癌(EPC)",特别是发生于大导管的乳头状癌。目前认为,只有当肿瘤内的纤维血管轴心缺乏肌上皮层但肿瘤周缘保留肌上皮层,此乳头状肿瘤才适合诊断为"IPC"。2012 年 WHO 分类对"IPC"与"EPC"在肿瘤周缘肌上皮状态上的差异强调较多,而 2003 年 WHO 分类对"IPC"诊断标准的界定更为明确实用。笔者认为诊断"IPC"仍可沿用 2003 年 WHO 标准:①≥90% 肿瘤性乳头的纤维血管轴心完全缺乏肌上皮层;②任何一种低级别 DCIS 模式占据乳头状肿瘤的 90% 或以上区域。上述诊断标准并未出现于 2012 年 WHO 分类,但其在实际工作中已经得到充分验证,且 2012 年分类中并未提出与上述标准冲突的新诊断标准。鉴于 EPC 实际上衍生自 IPC,因此上述诊断标准有助于"EPC"的准确预判。

　　总体上讲,上述两条 IPC 的诊断标准主要适用于大导管发生的乳头状癌。肿瘤性导管呈多发性且单个肿瘤导管体积较小的周围型乳头状癌较少见,上述诊断标准可供参考但不完全适用。目前尚无公认的针对周围型 IPC 诊断的细化标准。笔者的体会是:①日常工作中很难见到满足"≥90% 乳头轴心完全缺乏肌上皮层"标准的周围型乳头状癌;②肿瘤内出现低级别 DCIS 样细胞增生的周围型乳头状肿瘤可以见到,此时常常伴随经典的 DCIS(缺乏乳头结构的实体、筛状、微乳头型 DCIS)。多数病例通过确认经典的 DCIS 病灶即可判定整个肿瘤的性质。尽管乳头状型导管原位癌(含有纤维血管轴心)的术语由来已久,但其与发生于 TDLU 的周围型 IPC 的关系尚未获得统一认识。

病例五　实体性乳头状癌

【病例介绍】

　　女性,62 岁,"发现左乳溢液 11 个月",溢液为血性,量少。伴双乳胀痛。皮肤乳头未见异常。切除左乳蓝染腺体,左乳蓝染腺体内见乳头状新生物,质软,距乳头开口 2cm 乳管内。

【病理变化】

1. **巨检**　美蓝染色的乳腺组织内可见灰白色结节状肿物,约 0.8cm×0.5cm×0.5cm,界清。切面灰白色实性,质中偏软。不见出血及坏死(图 7-5-1)。

2. **镜检**　多个导管扩张,形成多个界清的癌结节。结节内肿瘤细胞增生活跃,细胞形态一致,呈卵圆形或梭形,呈实体状排列,也可见细胞极性排列,部分呈菊形团样结构,乳头结构不明显,但于实性增生的细胞团中可见纤维血管轴心。细胞胞浆嗜酸性颗粒状,核染色质细腻,可见细胞内和细胞外黏液分泌(图 7-5-2,图 7-5-3)。

3. **免疫组化**　增生的实性细胞 CgA 阳性、CK5/6 阴性,癌结节内肌上皮标记如 p63 和 Calponin 阴性,癌结节周 p63 部分区域阳性,部分区域阴性。实性细胞巢内纤维血管轴心的血管平滑肌细胞 SMA 阳性(图 7-5-4～图 7-5-6)。组织化学黏液卡红染色阳性(图 7-5-7)。

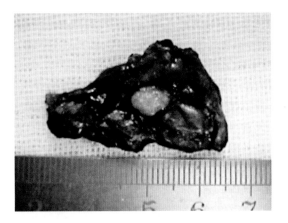

图 7-5-1 肿物灰白、质实、界清

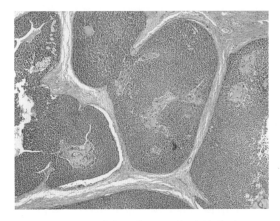

图 7-5-2 癌巢结节状,界清,实性排列

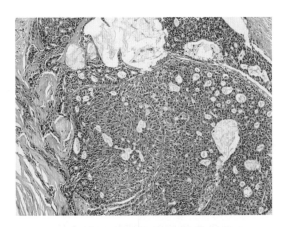

图 7-5-3 癌巢内可见细胞外黏液

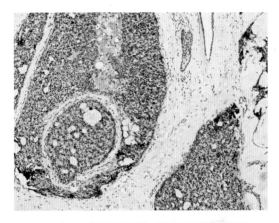

图 7-5-4 增生的实性细胞呈 CgA 阳性表达

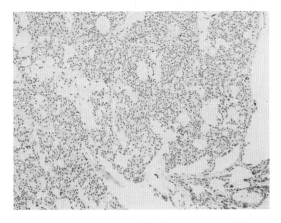

图 7-5-5 增生的实性细胞 Calponin 阴性

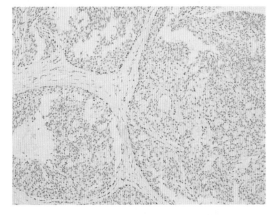

图 7-5-6 癌结节周 p63 部分区域阳性表达

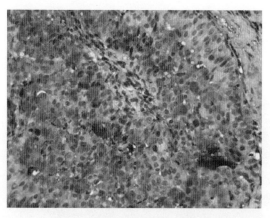

图 7-5-7　癌细胞黏液卡红染色阳性

【讨论】

实体性乳头状癌（solid papillary carcinoma）是导管内乳头状癌亚型，可以同时伴有浸润性癌，如黏液癌、神经内分泌（样）癌等，又称内分泌型导管原位癌（endocrine ductal carcinoma in situ，E-DCIS）。鉴于实体型乳头状癌和E-DCIS的多数病例具有一致的临床病理特征，2003 年WHO 将这组肿瘤列为导管内乳头状癌的实体变型。好发于 60 岁以上的老年女性，年轻患者可见到。乳头溢液以血性溢液为主。病变主要位于乳头和乳晕周的乳腺组织，可伴有导管扩张和积液。大体通常难以确切的定位，可表现为灰红色点、灶颗粒状病变。术后细致和广泛的取材对于发现病变和确诊非常重要。镜下：SPC 病变导管膨胀性扩张形成类圆形或不规则形界限清楚的结节状团块。肿瘤细胞呈实体性增生充填整个导管腔，瘤细胞间有纤维血管轴心形成，轴心周围细胞呈栅栏状排列或围绕轴心形成假菊形团。最重要的形态学特征是实体乳头状病变基础上出现黏液分泌。部分导管中央可见不规则管腔，管腔内缘可见残留的固有腺上皮。肿瘤细胞可以派杰样方式累及其周的小导管壁或邻近的导管内乳头状癌。肿瘤细胞小到中等大，细胞形态多样，呈卵圆形、多角形、梭形或印戒样（含有细胞内黏液）或浆细胞样。部分肿瘤中梭形细胞突出，呈束带状或旋涡状排列。肿瘤细胞界限多较清晰，细胞呈镶嵌状排列。细胞质多为中等量，嗜酸性颗粒状或淡染透明。肿瘤细胞核异型性为轻度或中度，核圆形、卵圆形或短梭形，核染色质细腻，可见小核仁。核分裂活性分布不均匀，近 2/3 病例核分裂<5/10HPF，病理性核分裂可见到。细胞异型性不明显是导致实体型乳头状癌诊断困难的主要因素。可有多少不等细胞外黏液。SPC 可合并神经内分泌癌、黏液癌、浸润性导管癌、小叶癌、小管癌以及混合性癌。Maluf 等认为 B 型黏液癌（细胞性黏液癌）是由 SPC 发展而来，因为两者具有相似的细胞学特征，同时均可表达神经内分泌标记，在组织学上可见两者的混合或移行。WHO 提出某些实体型神经内分泌癌可能起源于实体型乳头状癌。当实体型乳头状癌伴有浸润性癌时，根据浸润性的癌病例诊断为"实体型乳头状癌伴有微浸润癌或浸润性癌"同时需注明浸润性癌的组织学类型。特殊染色和免疫组化：实体型乳头状癌肿瘤细胞表达腺上皮型 CK（如 CK8），但基底细胞型 CK（CK34βE12、CK5/6 和 CK14）多呈阴性（图 7-5-5），但需排除残留腺上皮和部分肌上皮。SPC 导管壁和纤维血管周肌上皮可以多少不一的存在，个别病例完全缺乏肌上皮层。与"包裹型乳头状癌"相同，当肿瘤结节周缘完全缺乏肌上皮时，实体型乳头状癌属于原位癌还是浸润性癌也引起了争议。神经内分泌标记（CgA 和 Syn）阳性，但并非诊断必需的。ER 和 PR 阳性、Her-2 阴性以及 Ki-67 阳性指数较低等均提示 SPC 预后较好。黏液染色显示约 90% 肿瘤具有黏液分泌，但黏液分泌非诊断必需的。不伴发浸润性癌的 SPC，其临床生物学行为表现为惰性，偶见局部复发。伴有浸润性癌的实体型乳头状癌患者可以出现局部复发、远处转移或因肿瘤而死亡。

【鉴别诊断】

1. **导管上皮普通性增生**　因 SPC 细胞异型性小，排列呈实体样或流水线样，易被误诊为 UDH。UDH 增生的细胞为导管上皮细胞和基底型上皮细胞，具有多样混杂的特点。细胞缺乏一致性，导管内多不见纤细的纤维血管轴心。若存在，增生的细胞围绕纤维血管轴心和管壁也不具有极向分布，不见细胞内外黏液分泌。IHC 显示 SPC 导管内的肿瘤细胞 CK34βE12、CK5/6、CK14、肌上皮标记阴性，神经内分泌标记阳性。UDH 的基底型 CK 阳性、神经内分泌标记阴性。注意 SMA 可显示出导管内的纤维血管轴心的血管平滑肌细胞和血管周细胞。

2. **伴有 UDH 的导管内乳头状瘤**　Moritani 等研究中的 21 例实体型乳头状癌至少满足以下三项免疫组化染色标准中的两项：①导管内乳头轴心被覆的肌上皮细胞少于 10%；②高分子量 CK 阴性（CK34βE12，阳性界值为>10%）；③神经内分泌标记阳性[CgA 和（或）Syn，阳性界值为>10%]。与之对应的 15 例呈实体性生长的良性乳头状瘤缺乏以上任何一项。

3. **普通型导管内乳头状癌可以出现实体性增生**　这种增生模式多见于中央性导管内乳头状癌，常常还同时出现筛状结构，且肿瘤多不表达神经内分泌标记。SPC 通常累及 TDLU 单位，表现为多个导管受累。

（张璋　步宏）

★ 专家点评

魏兵副教授：2012年WHO分类中，实体性乳头状癌（SPC）包括原位、浸润两类。有学者建议将SPC的诊断细化为"原位SPC"和"浸润性SPC"。原位SPC包含以下情况：①对于组织学呈"原位癌"且所有肿瘤团巢周缘均存在完整肌上皮层的病例，其原位癌性质无争议。②对于组织学呈"原位癌"但部分或所有肿瘤团巢周缘完全缺乏肌上皮的病例，将其划归入"原位癌"还是"浸润癌"仍存争议。与包裹性乳头状癌类似，其中某些病例可能属于原位至浸润的中间状态，某些病例可能属于惰性浸润癌。2012年WHO分类指出，基于分期的目的，此类肿瘤应被视为原位癌。③对于组织学呈"原位癌"但肿瘤团巢周缘的肌上皮不同程度减少的病例，诊断原位癌是合理的选择。鉴于周缘肌上皮的状态存在上述变异，病理诊断"原位SPC"后，最好在报道中注明肿瘤团巢周缘的肌上皮情况供临床参考。"原位SPC伴发典型浸润癌"已经被充分描述，其浸润癌类型包括浸润性神经内分泌癌、黏液癌、非特殊型癌、小叶癌、小管癌和混合性癌等。"原位SPC"伴发微浸润癌亦不少见。2012年WHO分类中提出的"浸润性SPC"可能不包含"原位SPC伴发微浸润癌/典型浸润癌"。浸润性SPC更多地指向"保留实体乳头结构但肿瘤团巢呈不规则岛状/地图状，团巢周缘肌上皮缺失、周围常常伴有反应性纤维组织增生"的病例。浸润不确切（如单纯的肿瘤导管轮廓不规则、出芽）或存在疑惑时宜诊断原位SPC。根据笔者经验，乳腺SPC并不少见，伴或不伴有经典浸润癌的原位SPC居多；单纯原位肿瘤的术中冷冻切片诊断相当困难，但此时至少要考虑到SPC的可能。此外，发生于大导管的导管内乳头状癌可以呈实体性增生，但其通常缺乏神经内分泌分化和黏液分泌，因此不宜使用"实体乳头状癌"的诊断名称。

病例六　包裹性乳头状癌-1

【病例介绍】

女性，72岁，"发现左乳腺肿块2周"入院。无疼痛、无皮肤橘皮样改变，无乳头溢液。彩超示：左乳囊实性占位：囊状乳头状瘤？术中见：肿瘤位于左乳腺3点处乳晕边缘，大小3.5cm×3cm×2.5cm，质中，边界不清，切面见肿瘤呈囊实性，囊腔内充满暗褐色液体，实性肿块大小1.5cm×1cm×1cm，质中，无包膜。

【病理变化】

1. **巨检**　已剖乳腺组织一块，大小6cm×5cm×3cm，切面灰红色，见一3.5cm×3cm×3cm的囊腔，扩张囊腔多数区域内壁光滑，部分囊内壁粗糙、暗红色，可见实性肿物呈圆形凸向腔内。肿物色暗红，质软，与囊壁部分粘连。囊壁外未见显著浸润性病灶（图7-6-1）。

2. **镜检**　肿瘤呈结节状，由厚的纤维性包膜围绕。结节内柱状肿瘤细胞排列在纤细的纤维血管轴心旁，呈乳头状构象。肿瘤细胞大小及形态一致，单一。核为低或中等级别（图7-6-2）。

3. **免疫组化**　结节内的乳头衬覆上皮及结节周肌上皮标记均为阴性。柱状上皮CK5/6、HCK阴性（图7-6-3，图7-6-4）。

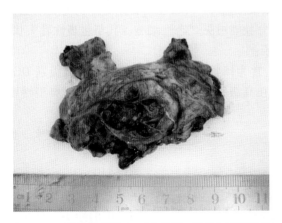

图7-6-1　肿物位于囊内，暗红质软，部分与囊壁粘连

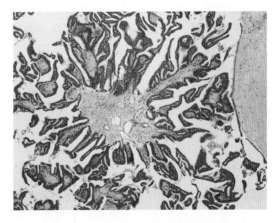

图7-6-2　肿瘤呈显著的乳头状结构

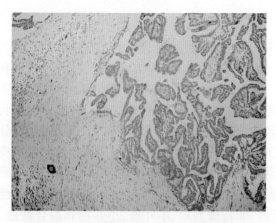

图 7-6-3　免疫组化囊壁 p63 肌上皮标记阴性

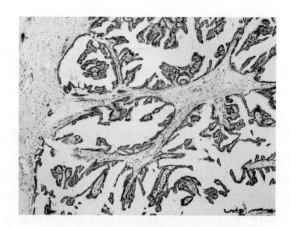

图 7-6-4　免疫组化囊壁 CK5/6 阴性

【讨论】

包裹性乳头状癌(encapsulated papillary carcinoma,EPC)是指乳头状癌出现在大体上明显囊性扩张的导管内,为导管内乳头状癌的一个亚型。多见于年长女性,多表现为乳头血性溢液,肿瘤多形成乳晕下可触及的囊性肿块。肿瘤大体形态类似导管内乳头状癌:表现为界限清楚的圆形或卵圆形病灶(图 7-6-1),多位于囊性扩张的导管或腔隙内,质地软,色灰白、灰红至棕褐,可伴有出血,部分具有乳头状外观。镜下表现为乳头状增生性病变形成一个或多个乳头状癌结节,部分可形成筛状或实性生长方式,外周围绕着厚纤维包膜。乳头被覆形态单一的细胞群,常为复层化的柱状细胞,低或中等核级别。诊断可参照导管内乳头状癌的诊断标准。较为特征的是包裹性乳头状癌的癌结节及管壁均不见肌上皮的存在。说明其可能是一种膨胀性生长的低级别浸润性癌,或是 DCIS 向浸润性癌进展谱系的某一阶段。无明确浸润性癌的 EPC,也可出现腋下淋巴结转移,支持上述观点。尽管囊内乳头状癌可以单独出现,更多的情况是其周围乳腺组织伴随有低-中等核级的 DCIS(筛状型或微乳头型多见),甚至出现肯定的浸润性癌(类型以浸润性导管癌常见,很少呈浸润性乳头状癌形态)。因纤维包膜中也可见陷入的肿瘤上皮,故 EPC 中的浸润定义为在纤维包膜之外出现。而浸润灶的大小(非 EPC 大小)才能用于 TNM 分期中的肿瘤大小。周围乳腺组织不伴有 DCIS 和浸润性癌的囊内乳头状癌预后很好,处理治疗方法同 DCIS,采用足够的局部切除或适当的辅助治疗。周围组织内出现 DCIS 与浸润性癌则与局部复发和转移率增高有关。

【鉴别诊断】

1. **浸润性乳头状癌**　表现为含有纤维血管轴心的粗大分支状乳头,局部可出现微乳头状结构,但微乳头之间缺乏纤维间质分隔。WHO 提出只有当肿瘤细胞浸润导管壁外乳腺组织并出现至少一种浸润性癌的模式时才诊断浸润性癌。仅仅只含 20~30 个肿瘤细胞的团巢部分突入增厚硬化的导管壁不应解释为浸润。因为研究显示出现导管壁受累的病例均未见到肿瘤复发或转移。充分的取材有助于发现浸润性病灶。

2. **导管内乳头状癌**　虽然也有纤细的纤维血管轴心,被覆形态单一、通常复层化的柱状上皮细胞,细胞核呈低或中等级别。上皮增生呈筛状、实性和微乳头状。部分肿瘤可见二态性细胞。其与包裹性乳头状癌的鉴别在于乳头内无肌上皮的存在,但受累管腔周肌上皮标记阳性。

3. **乳头状导管内癌**　局限于导管内形成微乳头状结构,常为棒状,无纤维血管轴心。在低级别 DCIS 中组成细胞非柱状,形态、大小及细胞核均匀一致,分布均匀,在高级别 DCIS,细胞核多形性及非典型性明显。导管腔周肌上皮标记阳性。

(张璋　步宏)

★ **专家点评**

魏兵副教授:肿瘤周缘肌上皮状态是区分"导管内乳头状癌(IPC)"与"包裹性乳头状癌(EPC)"的核心指标。然而需要注意的是,IPC 周缘的肌上皮数量有一定程度变异,从完整存在到不同程度的缺失。另一方面,文献中诊断的"EPC"不仅包括周缘完全缺乏肌上皮层的乳头状癌,也包括周缘仅见少量肌上皮的肿瘤。2012年 WHO 分类中指出导管内乳头状癌周缘的肌上皮可以减少,而多数包裹性乳头状癌周缘缺乏肌上皮层(可以理解为少数病例可保留周缘肌上皮）。WHO 分类并未给出区分 IPC 和 EPC 的"残留肌上皮临界值"。笔者认为，周缘肌上皮缺失≥90%的病例最好诊断为"EPC"，同时应在病理报道中注明肌上皮存留的数量和分布特点；其中某些病例可能仍代表原位至浸润的中间状态，某些病例则属于惰性的浸润癌。

肌上皮标记染色对于乳头状肿瘤的性质判定非常重要。常用的肌上皮标记包括 p63、SMA、Calponin、SMMHC和 CD10 等，其中最可靠的标记是 p63。联用 p63 和其他肌上皮标记是免疫组化检测肌上皮的最佳策略。值得注意的是，部分 EPC 可见少量靠近纤维包膜的肿瘤细胞出现 p63 核阳性染色，不能将其误认为是残留的肌上皮。某些情况下，准确区分上述 p63 阳性的乳头状癌细胞和残留肌上皮细胞相当困难。CK5/6 在乳腺病理诊断中可以被作为肌上皮标记使用，但是因为其在乳腺固有肌上皮和肿瘤周肌上皮的表达存在变异，因此对其染色结果的解释需要慎重。肿瘤乳头轴心和周缘未见 CK5/6 阳性染色肌上皮则支持 EPC 的诊断。CK5/6 更重要的用途是区分乳头状肿瘤中的 UDH/ADH/DCIS。基膜染色标记（IV型胶原和 Laminin）对乳头状肿瘤的诊断无帮助。

病例七　包裹性乳头状癌-2

【病例介绍】
女性，48 岁，"右乳肿块 2 个月"。查体：肿物位于乳晕区，体积约 2.5cm×2cn×2cm 大小，质韧，边界较清，活动度差。乳头直径 1.2cm，无内陷。乳腺皮肤肤色正常，无红肿及橘皮样改变。腋窝未及肿大淋巴结。

【病理变化】
1. **巨检**　不规则组织一块，体积 10cm×7cm×4cm，切面见一囊腔，直径 2.2cm，囊内见乳头状肿物，直径1.8cm，切面灰白灰红色，质粗，囊壁厚 0.2cm。

2. **镜检**　低倍镜下可清楚地看到肿瘤有一广基的蒂连接于导管内壁，表面可见不规则乳头状结构。高倍镜下见乳头衬覆一层至数层立方或低柱状上皮细胞，无明显肌上皮细胞层。肿瘤大部分区域被过度增生的上皮细胞部分或完全填满乳头间的空隙，使乳头结构模糊不清。瘤细胞呈低级别核，形态较一致，具有低级别导管原位癌的组织学特征（图 7-7-1）。

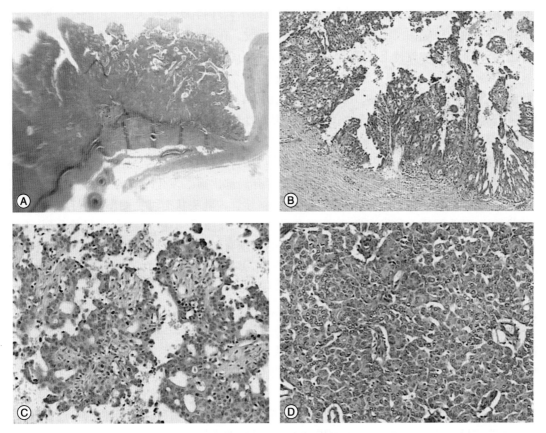

图 7-7-1　包裹性乳头状癌
A. 肿瘤有一广基的蒂连接于导管内壁；B. 肿瘤组织呈不规则的乳头状结构；C. 乳头衬覆一层至数层立方或低柱状上皮细胞，无明显肌上皮细胞层；D. 瘤细胞具有低级别导管原位癌的组织学特征

3. **免疫组化**　p63、SMA、CD10 和 CK5/6 均阴性。

【讨论】

WHO(2003)乳腺肿瘤分类中对导管内乳头状癌的定义为 90% 的乳头状结构缺乏肌上皮细胞和(或)低级别导管原位癌区域占据整个乳头状病变的 90% 以上。WHO 在两项标准间使用了"和/或"连接。由此可见导管内乳头状癌具有两种主要的组织学模式。一种组织学模式是乳头状肿瘤具有清晰的树枝状结构,衬覆细胞为柱状细胞,多有复层化改变。第二种组织学模式是乳头状肿瘤中出现低级别筛状、微乳头或实体型 DCIS 区域,其比例至少占到 90% 或以上。这两种形态学模式可以单独存在,也可以同时存在。将导管内乳头状癌分为以上两类便于掌握其诊断标准,尽管两者常可伴随出现。

包裹性乳头状癌是导管内乳头状癌的一个亚型,当乳头状癌出现在大体上可辨认的囊性扩张的导管内时称为囊内乳头状癌。患者年龄 34～92 岁,平均 65 岁。肿块往往位于乳腺中央区,50% 可出现乳头溢液/溢血,90% 的患者可触及肿块,直径平均 2cm(0.4～10cm)。

肉眼检查常见病变导管呈囊性扩张,内含血性或混浊液体,肿瘤广泛附着于囊壁并突入囊腔。肿瘤表面可以呈粗糙的乳头状外观,也可以表现为类圆形的包块。

组织学特点是具有纤细的纤维血管轴心的真性乳头,被覆单层或复层柱状或高柱状上皮,上皮细胞紧贴纤维血管轴心,之间缺乏肌上皮细胞。瘤细胞也可排列呈实性、筛状、微乳头状等形态,具有低级别 DCIS 的组织学特征。有时病变具有双向细胞群特点(上皮和肌上皮细胞分化特点,或称为二态性),以至于误认为有两种细胞,造成诊断困难。完全缺乏肌上皮层表明是癌,但病变中肌上皮细胞的存在并不能完全排除导管内乳头状癌。关于浸润癌的诊断,只有当肿瘤细胞浸润导管壁外乳腺组织并出现至少一种浸润性癌的模式时,才能做出浸润性癌伴囊内乳头状癌的诊断。

长期以来一直认为囊内乳头状癌是导管内乳头状癌的一个变异型。但新近的研究发现,囊内乳头状癌与导管内乳头状癌不同,不仅肿瘤内的乳头结构缺乏肌上皮细胞,其管腔(囊腔)壁也无肌上皮细胞,而导管内乳头状癌其受累的管腔壁有肌上皮细胞存在。这一发现提示,囊内乳头状癌实际上可能是一种膨胀性生长的低级别浸润癌,或是由原位癌向浸润癌进展谱系的某一阶段。在无明确浸润性癌证据的囊内乳头状癌病例中发现腋下淋巴结转移,则更加支持上述观点。因此,将其称为包裹性(encapsulated)乳头状癌似更合适。

不论这些病变的本质是原位癌还是浸润癌,临床研究证实,周围乳腺组织中不伴有 DCIS 或浸润性癌的囊内乳头状癌预后很好,10 年生存率达 100%,10 年无病生存率达 91% 左右。如果在囊内乳头状癌周围出现经典型 DCIS 时,则局部复发的危险性增加,如果伴随浸润性癌时,可导致局部复发和转移率增加。故病理检查时要多取材,深切片,以除外同时伴随的导管原位癌和浸润性癌。

囊内乳头状癌主要与导管内乳头状瘤鉴别。乳腺导管内乳头状瘤可发生于乳腺大导管和终末小导管,局部完全切除可治愈。肿瘤一般不超过 3cm,切面质软,可有局部出血。发生于大导管的乳头状瘤多为孤立单发性肿瘤,而发生于小导管的多为多发性肿瘤。镜下乳腺导管内乳头状瘤可见两型细胞存在,腺上皮呈错综复杂的树枝状结构,乳头间质充分发育良好,瘤细胞异型性小,核圆形,染色质细腻,少见核分裂,无坏死,可见大汗腺化生。而导管内乳头状癌肿瘤质实,部分质脆,瘤细胞异型性大,瘤细胞长轴与乳头垂直,核分裂增多,重要的特点就是肌上皮的缺失或肌上皮不连续。癌组织不表达 CK5/6 也是一个鉴别要点。

(穆殿斌　张祥盛)

★ 专家点评

王曦(Xi Wang)教授:本例具有典型的包裹型乳头状癌的形态学特征。乳腺乳头状癌大致可分为三类:①乳头状瘤被 DCIS 累及;②导管内乳头状癌:乳头中肌上皮缺失,但周边有肌上皮围绕;③包裹型乳头状癌。囊内(intracystic)乳头状癌和实性乳头状癌可归为这一类。虽然理论上应该还有第四类,即明显浸润的乳头状癌。但实际上这一类型在临床上几乎见不到。当乳头状癌发展成为明显的浸润性癌时,通常不保留乳头状的形态,而成为非特异性的(not otherwise specified, NOS)浸润性导管癌。实际上,现在普遍认为包裹型乳头状癌本身就是一种形态学上的特殊类型的浸润癌。但具有导管原位癌的临床行为,如以上讨论中所指出的。所以,在临床处理上,应遵循导管原位癌的原则。这包括以下几点:①在病理报道中应使用"包裹型乳头状癌"

的名称,而不应冠以"浸润性"的字眼。②如果其伴有非特异性(NOS)的浸润性导管癌,浸润癌的大小应只包括 NOS 部分,相应的肿瘤分期也应如此。③是否做淋巴结活检也应根据 DCIS 的原则。④治疗以手术切除加内分泌治疗为主,一般不需化疗。放疗的效果目前尚无明确结论。

参 考 文 献

1. 丁华野,张祥盛,等.乳腺病理诊断及鉴别诊断.北京:人民卫生出版社,2014.

2. 丁华野,皋岚湘.乳腺//刘彤华.诊断病理学.第 3 版,北京:人民卫生出版社,2013.

3. 阚秀,丁华野,沈丹华.乳腺肿瘤临床病理学.北京:北京大学医学出版社,2014.

4. Page D L,Salhany K E,Jensen R A,et al. Subsequent breast carcinoma risk after biopsy with atypia in a breast papilloma. Cancer, 1996,78(2):258-266.

5. 张璋,魏兵,步宏,等.2022 例乳腺病理会诊病例分析.临床与实验病理学杂志,2010,26(3):280-285.

6. Mulligan A M,Malley F P. Papillary lesions of the breast:a review. Adv Anat Pathol,2007,14 (2):108-119.

7. Elston C E,Ellis I O. The Breast. Edinburgh:Churchill Livingstone,1998.

8. Lewis J T,Hartmann L C,Vierkant R A,et al. An analysis of breast cancer risk in women with single,multiple,and atypical papilloma. Am J Surg Pathol,2006,30(6):665-672.

9. 步宏,魏兵.乳腺导管内乳头状肿瘤的病理诊断.临床与实验病理学杂志,2006,22 (1):1-5.

10. Ali-Fehmi R,Carolin K,Wallis T,et al. Clinicopathologic analy2sis of breast lesions associated with multiple papillomas. Hum Pathol,2003,34 (3):234-239.

11. Cardenosa G,Eklund GW. Benign papillary neoplasms of the breast:mammographic findings,1991,181(3):751-755.

12. Ohuchi N,Abe R,Kasai M. Possible cancerous change of intraductal papillomas of the breast:A 3-D reconstruction study of 25 cases. Cancer,1984,54(4):605-611.

13. Page DL,Jensen RA,Simpson J F. Premalignant and malignant disease of the breast:the roles of the pathologist. Mod Pathol,1998, 11(2):120-128.

14. 牛昀,刘铁菊,李好,等.乳腺乳头状瘤病中 4 种细胞周期调控因子的检测及临床意义.中华医学杂志,2003,83(20): 1769-1773.

15. 牛昀,刘铁菊,傅西林,等.乳腺乳头状瘤病和导管原位癌 cyclinD1、p16 和 Ki-67 表达.临床实验病理学杂志,2004,20(1): 39-42.

16. LerwillM F. Current p ractical app lications of diagnostic immunohistochemistry in breast pathology. Am J Surg Pathol,2004,28 (8): 1076-1091.

17. Renshaw AA,Derhagopian RP,Tizol-Blanco DM,et al. Papillomas and atypical papillomas in breast core needle biopsy specimens: risk of carcinoma in subsequent excision. Am J Clin Pathol,2004,122(2):217-221.

18. Page DL,Salhany KE,Jensen RA,et al. Subsequent breast carcinoma risk after biopsy with atypia in a breast papilloma. Cancer, 1996,78(2):258-266.

19. Mulligan AM,Malley FP. Papillary lesions of the breast:a review. Adv Anat Pathol,2007,14(2):108-119.

20. Lewis JT,Hartmann LC,Vierkant RA,et al. An analysis of breast cancer risk in women with single,multiple,and atypical papilloma. Am J Surg Pathol,2006,30(6):665-672.

21. MacGrogan G,Moinfar F,Raju U. Intraductal papillary neoplasms. In:Tavassoli FA,Devilee PD,eds. Pathology and Genetics:Tumors of the Breast and Female Genital Organs. Lyon:IARC Press,2003,76-80.

22. Elston CE,Ellis IO. The Breast. Edinburgh:Churchill Livingstone,1998.

23. 赵可,孟刚,龚西骑,等.乳腺导管内乳头状肿瘤的形态学和免疫表型特征.临床与实验病理学杂志,2006,22(5):520-525.

24. 魏兵,步宏,陈卉娇,等.乳腺实体型乳头状癌的临床病理研究.中华病理学杂志,2006,35:589-593.

25. Nassar H,Qureshi H,Volkanadsay N,et al. Clinicopathologic analysis of solid papillary carcinoma of the breast and associated invasive carcinomas. Am J Surg Pathol,2006,30(4):501-507.

26. Rabban JT,Koerner FC,Lerwill MF. Solid papillary ductal carcinoma in situ versus usual ductal hyperplasia in the breast:a potentially difficult distinction resolved by cytokeratin 5/6. Hum Pathol,2006,37(7):787-793.

27. Tsang WY,Chan JK. Endocrine ductal carcinoma in situ(E-DCIS) of the breast:a form of low-grade DCIS with distinctive clinicopathologic and biologic characteristics. Am J Surg Pathol,1996,20:921-943.

28. Collins LC, Carlo V P, Hwang H, et al. Intracystic papillary carcinomas of the breast: a reevaluation using a panel of myoepithelial cell markers. Am J Surg Pathol, 2006, 30(8):1002-1007.

29. Mulligan AM, O'Malley FP. Metastatic potential of encapsulated(intracystic) papillary carcinoma of the breast: a report of 2 cases with axillary lymph node micrometastases. Int J Surg Pathol, 2007, 15(2):143-147.

30. Harris KP, Faliakou EC, Exon DJ, et al. Treatment and outcome of intracystic papillary carcinoma of the breast. Br J Surg, 1999, 86(10):1274.

31. Tavassoli F A, Devilee P. World health organization classification of tumours. Pathology and genetics of tumours of the breast and female gential organs. Lyon: IARC Press, 2003.

32. 黄文斌,薛德彬主译. 乳腺病理活检解读. 北京:北京科学技术出版社,2013.

33. Hill C B, Yeh I T. Myoepithelial cell staining patterns of papillary breast lesions: from intraductal papillomas to invasive papillary carcinomas. Am J Clin Pathol, 2005, 123:7-44.

34. Muligan AM, O'Malley FP. Papillary lesions of the breast: a review. Adv Anat Pathol, 2007, 14(2):108-119.

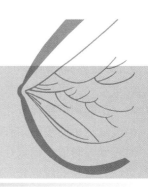

第八章 乳腺浸润性癌

第一节 概　　述

（一）概念

乳腺浸润性癌是指癌成分突破乳腺导管或腺泡的基底膜侵入间质,也有作者认为应该指癌细胞侵入非特化的小叶间间质,浸润灶的最大径>1mm,可以是单灶或多灶,如果为多灶性,则以直径最大灶计算,而不累加。本章所精选的病例都归类于非特殊型浸润性癌(no special type,NST),即非特殊型浸润性导管癌。乳腺癌按组织形态,被分为两种主要类型——导管癌和小叶癌。过去曾认为导管癌和小叶癌发生在乳腺腺管系统的不同区段,浸润性导管癌发生于乳腺小叶外导管,小叶癌发生于乳腺小叶腺泡。现在已经认识到,导管癌与小叶癌均发生于乳腺的终末导管小叶单位,起源于乳腺上皮干细胞,只是分化方向有所不同。比较基因组杂交及非均衡性染色体畸变相关性细胞遗传学研究显示,乳腺导管癌和小叶癌具有同源性。所谓导管和小叶癌的区分,主要依据其各自特有的细胞学和组织学构型模式,但这种差异并不反映组织发生学的不同。2012 年 WHO 分类用非特殊型浸润性癌取代非特殊型浸润性导管癌的名称,用"非特殊型"这一术语说明这组浸润性癌缺乏足够的特殊的、具有亚型分类意义的组织学典型特征,不能像小叶癌或小管癌那样归为一个特殊的组织学类型。强调与特殊型浸润癌的区别,同时也不再使用虽然是传统的,但已被认为是错误的"导管"的概念。非特殊型浸润性癌是乳腺癌中最大的一组癌瘤,占乳腺癌的40% ~75%,同时也是一组异质性肿瘤。

（二）临床表现

非特殊型浸润性癌的流行病学特点与乳腺癌的整体情况基本一致,年龄分布广,多见于 40 岁以上的女性,年轻妇女也有发生,发病率随年龄而增长。与乳腺癌总体相比,非特殊型浸润性癌预后和治疗效果相似或稍差。发生乳腺癌的危险因素包括阳性家族史、月经来潮早、绝经迟以及未生育等。不同的风险因素与不同类型的乳腺癌相关,如激素风险因素与 ER 阳性的乳腺癌有关,BRCA1 相关的家族性风险与具有髓样癌特征的癌相关,而 BRCA2 相关的家族性风险与 ER 阳性的乳腺癌相关。

多数患者因乳腺肿块就诊,部分可有乳头血性溢液。查体可触及肿块,肿块多无疼痛,可与皮肤或深部组织粘连,局部皮肤可形成溃疡,出现典型的橘皮样外观,乳头可有回缩凹陷。部分患者就诊时已有腋窝淋巴结转移,显示腋窝淋巴结肿大、粘连、固定。

影像学检查有助于癌的发现和确诊。乳腺钼靶摄影可清楚显示乳房内小于 1cm 的结节性病灶,能够发现临床不能触及的结节,并可准确定位。超声检查显示肿块不规则,无包膜,断面呈蟹足样或锯齿样,可出现"恶性晕"征,肿块内部回声复杂多样,分布不均匀,在高频声像图中可见强回声钙化,有时可见浸润皮肤和皮下脂肪的征象,肿块内部血流信号增多,典型者呈高速高阻型频谱。CT 检查显示肿块不规则,边缘见毛刺,密度较高且不均匀,可有坏死区,增强扫描时呈不均匀强化,乳腺导管壁中断、破坏,皮肤层次不清,皮下脂肪间隙模糊。MRI 检查肿块边缘不规则、毛刺状,早期增强率常≥80% 。

（三）病理组织学类型及形态学特征

1. 肉眼观察　非特殊型浸润性癌肉眼观察无明显特征,大小从 1.0 ~10.0cm 以上不等。肿瘤外形不规则或结节状,与周围组织缺乏明显界限,典型者边缘呈蟹足样放射状,侵袭性生长,也有部分病例肿瘤界清,呈膨胀性边缘。肿块质地硬,可有砂砾感,切面灰白色夹有黄白色条纹,可见坏死。

2. 组织学形态 非特殊型浸润性癌组织学形态不一,缺乏足够的组织结构特征。肿瘤细胞一般体积较大,形状各异,异型性明显,胞质较丰富,略呈嗜酸性。核大小一致或高度异型,可有多个明显的核仁,核分裂数量不一。可呈条索状、簇状、小梁状、巢状结构,也可大片实性分布。癌细胞界限较清楚,也可呈合体细胞样。不同病例腺样分化程度和数量不同。偶尔可见具有单层线状浸润或靶环状排列的浸润性小叶癌样结构,但其缺乏小叶癌的细胞形态特征。肿瘤可以出现鳞状化生、顶泌汗腺化生或透明细胞变。相当部分病例可同时见到导管原位癌病灶,以粉刺型、高核分级的导管原位癌多见。有时也可见小叶肿瘤。间质成分多少不一,可以为致密的胶原化间质,也可为富于细胞的纤维性间质。常见钙化,可出现在癌巢的坏死中,也可存在于导管内癌成分中。部分病例可见显著的淋巴细胞、浆细胞浸润,甚至出现肉芽肿样反应。癌组织常侵犯血管、淋巴管,也常见神经周围浸润。主癌旁常含有高级别导管内癌,有的可见小叶原位癌。

3. 组织学分级 非特殊型浸润性癌一般采用 Elsto-Ellis 改进的 Modified Bloom-Richardson 组织学分级。该分级针对肿瘤组织的腺管形成、核多形性、核分裂计数进行评分,应用 1～3 计分系统对每个特征进行评分,最后将 3 个特征的得分数相加作为肿瘤的分值。肿瘤分值在 3～5 分为 1 级(高分化);6～7 分为 2 级(中分化);8～9 分为 3 级(低分化)。

4. 免疫组化 肿瘤细胞表达低分子量 CK,特别是 CK8、CK18、CK19 阳性,当出现鳞状化生时可灶性表达高分子量 CK。EMA、乳脂球膜抗原(MFGMA)阳性、lactalbumin 阳性率为 70%,CEA 70% 阳性。laminin 和 Ⅳ型胶原在癌巢周呈不连续分布或缺乏。癌中无肌上皮细胞出现,不表达 SMA 等肌上皮标记物。少数癌可表达 hCG、SP-1 或其他胎盘蛋白、chromogranin、GCDFP-15 或 lactoferrin。10%～45% 非特殊型浸润性癌中表达 S-100 蛋白。

5. 非特殊型浸润性导管癌的组织学亚型 非特殊型浸润性癌具有混合型癌、多形性癌、伴有破骨细胞样巨细胞的癌、伴绒毛膜癌特征的癌、伴黑色素细胞特征的癌等亚型。

(1) 混合型癌(mixed type carcinoma):WHO 乳腺肿瘤分类规定,诊断非特殊型浸润性导管癌需要对代表性切片进行全面仔细观察,非特殊型组织学形态必须超过 50% 的肿瘤区域。如果只有 10%～49% 的肿瘤成分表现为非特殊型,而其余部分表现明确的特殊型癌特征,则归入混合型癌,可以为非特殊型浸润性癌与特殊型癌混合或非特殊型浸润性癌与小叶癌混合,诊断时对伴有的特殊型癌所占比例应分别予以说明。

(2) 多形性癌(pleomorphic carcinoma):少见,高度恶性。发病年龄 28～96 岁,中位年龄 51 岁。12% 的病例以肿瘤转移为首发症状。肿块一般较大,平均 5.4cm,较大的肿瘤中间可见坏死。组织学特征为在腺癌或腺癌伴梭形细胞、鳞状分化的背景中出现 50% 以上的多形性显著、形态怪异的巨细胞成分。多数病例瘤巨细胞所占比例超过 75%,核分裂数 >20/10HPF。多数病例属于 3 级。瘤细胞表达上皮性标记,如 CK(AE1/AE3,CK-L)、EMA,2/3 病例 TP53 阳性,1/3 病例 S-100 蛋白阳性,Bcl-2、ER、PR 一般阴性。多数病例就诊时已属肿瘤晚期,约一半病例存在腋窝淋巴结转移,多数累及 3 个以上淋巴结。

(3) 伴有破骨细胞样巨细胞的癌(carcinoma with osteoclastic giant cell):伴有破骨细胞样巨细胞的癌特征就是间质中存在破骨样巨细胞。破骨样巨细胞大小不一,围绕在癌组织周围或位于由癌细胞构成的腺腔内,细胞核数目不等,组织化学酸性磷酸酶、非特异性脂酶阳性,免疫组化表达 CD68 和溶菌酶,不表达 S-100 蛋白、actin、CK、EMA、ER 和 PE。破骨样巨细胞及反应性血管增生亦可见于淋巴结转移灶和复发病灶中。破骨样巨细胞出现的生物学意义还不明确,患者预后只与肿瘤中癌成分的特征相关,与间质中破骨样巨细胞的数量、形态、分布等均缺乏相关性。乳腺伴有破骨细胞样巨细胞的癌间质中除破骨样巨细胞,还常有炎细胞浸润、纤维母细胞增生和血管增生,可见外渗的红细胞、淋巴细胞、单核细胞,有时见吞噬含铁血黄素的单核或双核组织细胞。伴有破骨细胞样巨细胞的癌 5 年生存率约为 70%,与一般非特殊型浸润性导管癌相似或略好。

(4) 伴绒毛膜癌特征的癌(carcinoma with choriocarcinomatous features):非特殊型浸润性癌患者血清中 β-绒毛膜促性腺激素(β-HCG)可有升高,在 12%～18% 的病例中可以找到 β-HCG 阳性的细胞。但真正在组织学上显示绒毛膜癌样分化的病例极少,均发生在女性,年龄在 50～70 岁。这种亚型具有较强的侵袭性,容易局部复发和远处转移。

(5) 伴黑色素细胞特征的癌(carcinoma with melanotic features):罕见,表现为非特殊型浸润性癌和恶性黑色素瘤样成分混合存在,有些可见癌细胞与黑色素细胞移行。遗传学研究提示肿瘤中的癌细胞和黑色素瘤细胞均来自于同一肿瘤克隆。乳腺的大多数黑色素瘤都是转移性的,少数原发者来自乳房皮肤。诊断伴黑色素细胞特征的乳腺癌应非常慎重。需要注意,乳腺癌中只是癌细胞胞质出现黑色素并不能作为存在黑色素细胞分化的确切证据,因为乳腺癌侵及皮肤时,表皮和毛球产生的黑色素可能被转运进入癌细胞,使癌细胞发生黑色素沉着。

(6) 髓样癌:是一种特殊类型的浸润性癌,2003 年版 WHO 乳腺肿瘤分类分为经典性和非典型性。2012 年版 WHO 乳腺肿瘤分类更名为伴有髓样癌特征的癌,包括伴有髓样癌特征的浸润性癌—非特殊型和不典型髓样癌。组织来源仍不清楚。基因表达谱和免疫组化研究表明,绝大多数髓样癌或伴有髓样癌特征的浸润性导管癌具有基底细胞样的表型,两者都具有高频率的染色体获得和丢失区域。形态学上髓样癌与基底细胞样癌有很多相同之处。发病率报道不一,不足 1%~7%。可见其与三阴癌/基底细胞样癌有重叠。尽管组织学诊断标准难以把握,重复性差,但预后不同,仍要作为独立诊断。

髓样癌多见于 46~54 岁妇女;影像学显示肿物界限明确;平均直径 2~3cm;预后较好。巨检肿物边界清楚,结节或分叶状,质软;切面呈灰白色,髓样,常见出血、坏死。光镜下具有以下特点:①肿瘤边界清楚(低倍镜下呈现挤压式边缘);②癌细胞分化差,合体型细胞>75%,胞质丰富,核呈空泡状、明显多形、异型,核仁 1 个至多个,核分裂易见;③癌细胞缺乏腺管状结构,排列成大片和宽带状(>4 层癌细胞);④癌巢内、外常有大量密集的淋巴细胞、浆细胞浸润,偶见生发中心和(或)上皮样细胞肉芽肿;⑤多形性细胞核(泡状核,核仁明显);⑥间质稀少,仅少量疏松纤维结缔组织;⑦可有鳞状细胞、梭形细胞、骨或软骨化生;⑧癌旁很少伴发导管原位癌;⑨ER、C-erbB-2 通常阴性;Ki-67 高增殖活性。

(7) 不典型髓样癌:不典型髓样癌的形态学和髓样癌类似,但缺乏上述髓样癌诊断所必需的全部 5 项特征。其通常具有明显的合体细胞生长方式,且具备上述前 5 项标准的 2~3 项,可出现一些不典型的形态学改变,如:出现浸润性边缘、缺乏广泛的合体细胞生长方式、淋巴细胞浆细胞减少、瘤细胞分化好、核分裂少、胶原化硬化性间质和明显腺管状/乳头状结构。不典型髓样癌在分子分型中属于基底亚型,其预后较差。因为经典型髓样癌有较好的预后,所以必须严格诊断标准,防止误诊。目前倾向不再使用"不典型髓样癌"名称,而将其称为具有髓样癌特征的浸润性癌(carcinoma with medullary features)或富于淋巴细胞的浸润性癌。

(四) 病理诊断思路

1. 把握非特殊型浸润癌的组织学诊断标准　非特殊型浸润性导管癌的诊断首先要把握其不具备亚型分型意义的特殊组织学结构这一特点,即首先要除外各种特殊型乳腺癌。另外做出诊断时必须符合非特殊型浸润癌的定义和概念,即只有超过 50% 的肿瘤区域表现为非特殊型组织学形态者才能诊断为非特殊型浸润性导管癌。当非特殊型癌的成分少于 50%,而其余部分表现明确的特殊型癌特征时,应归入混合型癌亚型。

2. 正确评估标本的诊断价值　不同来源、不同数量的标本,其诊断价值不同。①乳头溢液涂片或细针穿刺标本的细胞学检查,有助于癌的诊断,但除非瘤细胞具有特殊的诊断性特征,如鳞状细胞特征、肉瘤样细胞特征、印戒细胞特征、大汗腺样细胞特征等,或涂片中看到诸如大量黏液成分等,或者看到少量细胞构成的诸如微乳头、乳头等特殊结构,可能对肿瘤的组织学类型提供线索外,常难于确定组织学类型。②粗针穿刺活检标本可以进行组织学分类和组织学分级,与肿瘤切除后的最终分级比较,符合率可以达到 60%~75%。③手术中冷冻切片首要判断病变的良恶性质,以决定手术方式,在可能的情况下可以判断乳腺癌的组织学类型。如果不能十分肯定组织学类型,可以不在快速病理诊断报告组织学类型,待石蜡切片后确定。④非特殊型浸润性癌不能依靠伴有的原位癌类型来推断,因为伴有的原位癌与浸润性癌的类型不是总相对应,非特殊型浸润性癌也可伴有小叶肿瘤。

3. 重视对肿瘤预后因素的观察　为给临床提供尽量多的参考,实现个性化治疗,乳腺癌的病理报告应包括各项预后/预测因子,包括组织学分级、淋巴/血管侵犯情况及雌激素受体(ER)、孕激素受体(PR)、Her-2 的表达水平。组织学分级中的核分级是将肿瘤细胞核与正常乳腺上皮细胞核进行的对照性细胞学评估,核分裂计数应考虑到所用显微镜视野的大小。尽管乳腺癌组织学分级具有明显的主观性,但对临床预后的评估仍具有十分重要的意义。

4. 正确判断脉管内癌栓　癌组织可以侵及神经周围、淋巴管及血管,这些情况最好包含在诊断报告中。在识别淋巴管癌栓时应排除组织收缩造成的癌巢旁裂隙。一般来说,淋巴管癌栓有以下几个特点:①紧邻于癌旁组织中;②癌栓不是完全游离于管腔中而是与管壁相连;③管腔有内皮细胞衬覆;④可有相应的血管伴行。目前,淋巴管、血管浸润尚未正式列入美国癌症联合会(AJCC)制定的乳腺癌预后指标,但其对预后的预测还是十分重要的,特别是对淋巴结阴性的患者更是如此。免疫组化有助于淋巴管、血管浸润的判断,淋巴管内皮 D2-40 标记阳性,血管内皮细胞 CD31 阳性。

5. 免疫组化标记 乳腺癌最常用的免疫组化标记是 ER、PR 和 Her-2。约 60% ~70% 的浸润性导管癌 ER 阳性。PR 的阳性率稍低于 ER,但在预测内分泌治疗反应和患者预后方面也十分重要。对于指导临床治疗最有用的报告方式是同时报告 ER、PR 的阳性率(%)和阳性强度(弱阳性、中等阳性、强阳性)。Her-2 免疫组化结果判读:无着色为 0;任何比例的浸润癌细胞呈现微弱、不完整的细胞膜着色为+;>10% 的浸润癌细胞呈现弱至中等强度、完整但不均匀的细胞膜棕黄着色,或<30% 的浸润癌细胞呈现强且完整的细胞膜棕褐色着色为 2+;>30% 的浸润癌细胞呈现强的、完整的细胞膜棕褐色着色为 3+。对于 2+的病例,应用 FISH 或 CISH 进一步检测。Ki-67 和 p53 等免疫组化标记对乳腺癌的治疗和预后也有一定的指导作用。

6. 鉴别诊断 ①导管内乳头状瘤:导管内乳头状瘤需要与浸润性癌鉴别的是导管周围的假浸润现象。假浸润表现为导管周围组织发生致密的纤维化,其中可见形态不规则甚至扭曲的腺体散在分布。部分假浸润腺体存在清晰的双层结构,病变区域间质多为胶原化、玻璃样变,较少见到纤维细胞增生现象,免疫组化肌上皮标记有助于确定其良性性质。②乳头腺瘤:当肿瘤间质显著硬化时,腺体结构和肿瘤细胞巢深陷其中,增生导管被分隔、挤压变形,形成假浸润,可能误诊为浸润性癌。但发生于乳晕、乳头的浸润癌罕见,免疫组化肌上皮标记见乳头腺瘤存在明显的规律排列的肌上皮成分。③硬化性腺病:硬化性腺病间质纤维增生伴透明性变,腺管增生、受压可呈假浸润现象。鉴别主要是依靠观察腺管是否规则以及有无基底膜包绕。癌的管状结构不规则,可有单行排列的癌细胞,癌细胞有异型性、无基底膜包绕。④放射状瘢痕/复杂硬化性病变:由于间质增生纤维化、硬化,挤压增生的终末导管小叶单位,造成乳腺小叶变形和结构扭曲、破坏,影像学、肉眼观察和低倍镜下检查病变呈放射状改变,易误诊为乳腺癌。典型病变较小,很少超过 1cm,标本切面有不规则放射状致密纤维组织,与癌相似。病变中心为胶原性瘢痕,纤维化及弹力纤维增生,小导管增生,放射状排列,坏死少见,增生变形的腺管及病变细胞形态温和,周围有肌上皮细胞围绕,免疫组化肌上皮标记阳性。假浸润病变仅局限于瘢痕区,不浸润至周围脂肪组织。某些放射状瘢痕/复杂硬化性病变病例中央假浸润腺管肌上皮可缺失,需要全面观察作出判断。⑤浸润性小叶癌:有时非特殊型浸润性癌也可有癌细胞单排分布,甚至有类似靶环状的区域,可能与小叶癌混淆。但多数小叶癌基本不形成实性、腺泡状、乳头状、腺样结构,而呈单排或双排条索状分布,癌细胞相对较小,细胞间连接松散,与导管癌不同。免疫组化浸润性小叶癌 E-cadherin 低表达或缺如,p120 呈胞质阳性,而导管癌 E-cadherin 高表达,p120 为胞膜阳性。⑥浸润性小管癌:细胞规则且排列成明确的小管,这种开放的小管一般仅一层细胞,被丰富的纤维性间质包绕,有时需要与高分化的、具有较多腺管结构的 I 级非特殊型浸润性癌鉴别。小管癌的导管结构形态多不规则,可形成角,管腔相对一致,圆形或卵圆形,衬覆细胞为单层。导管癌的管状结构多在癌细胞条索或小巢中出现,管腔的形状、大小不一,衬覆细胞常为多层,细胞体积相对较大,胞质丰富。

(五) 临床与病理联系

非特殊型浸润性癌的治疗包括手术、化疗和放疗,对肿块较大者可在手术前进行新辅助化疗,使瘤荷缩小,减少手术切除的难度,提高手术的成功率。其预后与患者年龄和一般情况,以及临床分期,组织学分级,ER、PR、Her-2 的表达情况,瘤细胞增殖活性,淋巴管、血管浸润情况,淋巴结及远处器官转移情况,手术切缘情况有关。一些特殊亚型,像多形性癌、伴绒毛膜癌特征的癌预后较差。分子亚型中,管腔 A 型预后最好,其次为管腔 B 型,Her-2 亚型和基底亚型预后最差。

诊断报告要规范,一份完整的病理报告应包括:①病理形态学诊断(组织学类型、肿瘤的大小、核级、周边有无高级别导管原位癌及所占比例、乳头、切缘有无受累、脉管内有无癌栓、癌旁乳腺组织改变);②淋巴结转移情况(数目、最大淋巴结长径,包膜受累情况);③病理学分期;④免疫组化结果(ER、PR、C-erbB-2、p120、p53、Ki-67、MDR、nm23-H1 等);⑤DNA 定量;⑥肿瘤药物敏感性检测;⑦会诊意见;⑧建议[如,因免疫组化 C-erbB-2(2+),故需进一步基因扩增检查,确定是否能进行 Herceptin 靶向治疗];⑨讨论(临床病理联系中的某些问题进行讨论解释,提供最新参考文献)等。

(李新功 张祥盛)

第二节 病 例 精 选

病例一 浸润性癌(非特殊型)

(一) 浸润性癌Ⅰ级

【病例介绍】

女性,43岁,"发现右乳肿物20天",无疼痛,无乳头溢液。查体:乳腺皮肤正常,无乳头内陷。于外上象限距乳头约3cm处触及一肿物,大小约2cm×2cm。质硬,边界不清,无压痛。腋窝淋巴结未及肿大。B超所见:右乳外上象限见一大小约2.1cm×1.8cm的实性低回声团块,边界不清晰,边缘不整齐,内部回声不均匀。双侧腋窝未见明显肿大淋巴结显像。临床行右侧乳腺癌扩大切除+前哨淋巴结活检术。

【病理变化】

1. **巨检** 灰红灰黄色不规则组织一块,大小4cm×3cm×2.5cm,切面见一肿物,2cm×2cm×1cm,灰白色,粗糙,质硬,边界不清。

2. **镜检** 肿瘤细胞绝大部分呈中心空腔的腺管样排列,管腔内有少量分泌物(图8-1-1)。瘤细胞呈低柱状、立方形或不规则形。胞核呈圆形或卵圆形,大小较规则,染色质较细,核仁小或不明显,呈轻度多形性和中度异型性,核分裂少见(图8-1-1)。按照Elston和Ellis半定量评分法,腺管形成评分1分、核多形性评分2分、核分裂评分1分,共计4分。

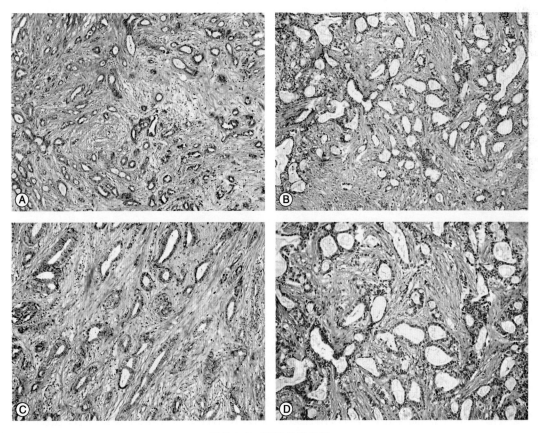

图8-1-1 浸润性癌Ⅰ级

A. 肿瘤细胞绝大部分呈中心空腔的腺管样排列,管腔内有少量分泌物;B. A图中倍;C. 瘤细胞呈低柱状、立方形或不规则形,大小较规则,核染色质较细,核仁小或不明显,呈轻度多形性和中度异型性,核分裂少见;D. 中倍放大

3. **免疫组化** ER阳性细胞比率>80%,阳性强度:强;PR阳性细胞比率约50%,阳性强度:强;Her-2可疑阳性(评分2+);p53阴性;Ki-67阳性约15%。

（二）浸润性癌Ⅱ级

【病例介绍】

女性,67 岁,"发现左乳肿物 2 个月",逐渐长大。查体:乳腺皮肤正常,乳头略凹陷。于外上象限触及一肿物,大小 4cm×3cm。质硬,边界不清,无压痛。腋窝淋巴结未及肿大。乳腺 B 超检查:于左乳外上象限见一实性低回声肿物,大小约 3.8cm×2.8cm,边界不清,形态不规则,内见点状钙化。左侧腋窝未见明显肿大淋巴结。临床行左侧乳腺癌改良根治术。

【病理变化】

1. **巨检**　左乳改良根治术标本,17cm×17cm×3cm 大小,切面于外上象限见一 4cm×3cm×1.5cm 大小肿物,灰白色质硬,边界不清。

2. **镜检**　肿瘤细胞部分呈实性巢状或条索状排列,部分呈不规则腺管样排列(图 8-1-2)。瘤细胞呈多边形、立方形或不规则形,胞质较少,核质比例较大。胞核呈立方形或圆形,大小较不规则,染色较深,染色质较粗,核仁小或不明显,呈中度异型性,核分裂较多见。按照 Elston 和 Ellis 半定量评分法,腺管形成评分 2 分、核多形性评分 2 分、核分裂评分 2 分,共计 6 分。

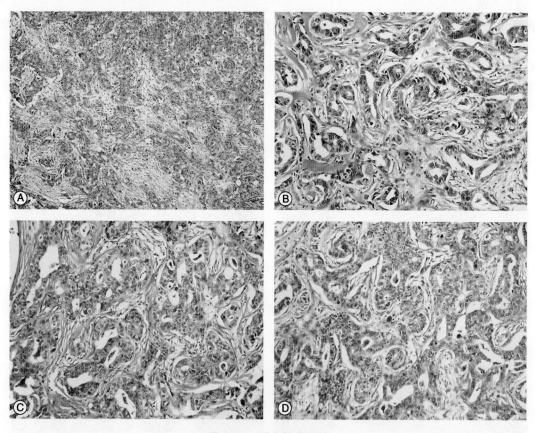

图 8-1-2　浸润性癌Ⅱ级

A. 肿瘤细胞部分呈实性巢状或条索状排列,部分呈不规则腺管样排列;B. A 图中倍;C. 瘤细胞呈多边形、立方形或不规则形,胞核呈立方形或圆形,大小较不规则,染色较深,染色质较粗,核仁小或不明显,呈中度异型性,核分裂较多见;D. 中倍放大

3. **免疫组化**　ER 阳性细胞比率>50%,阳性强度:强;PR 阳性细胞比率约 50%,阳性强度:强;Her-2 阴性(评分 0);p53 阴性;Ki-67 阳性约 30%。

（三）浸润性癌Ⅲ级

【病例介绍】

女性,55 岁,"发现左乳肿物 1 周"。查体:乳腺皮肤正常,乳头略内陷。外上象限距乳头约 3cm 处触及一肿物,大小 3.5cm×3cm。质硬,边界不清,无压痛。同侧腋窝可触及多枚肿大淋巴结。B 超检查:左乳外上象限见一实性低回声不均质肿物,边界不清,形态不规则,大小约 3.2cm×2.8cm。左侧腋窝见数个实性低回声结节,边界清楚,大者直径 1.5cm。临床行左侧乳腺癌改良根治术。

【病理变化】

1. **巨检** 左乳改良根治术标本,24cm×20cm×5cm,切面于外上象限见一 3cm×2.5cm×2cm 大小肿物,灰红色,粗糙,质硬,无包膜,与周围分界不清。

2. **镜检** 肿瘤细胞排列呈大小不等的实性巢状或条索状,无腺管样排列,可见灶状坏死(图 8-1-3)。瘤细胞呈多边形或不规则形,胞质较少,核质比例较大。胞核呈圆形或类圆形,大小形状较不规则,染色质较粗,核仁较明显,核分裂多见。按照 Elston 和 Ellis 半定量评分法,腺管形成评分 3 分、核多形性评分 2 分、核分裂评分 3 分,共计 8 分。

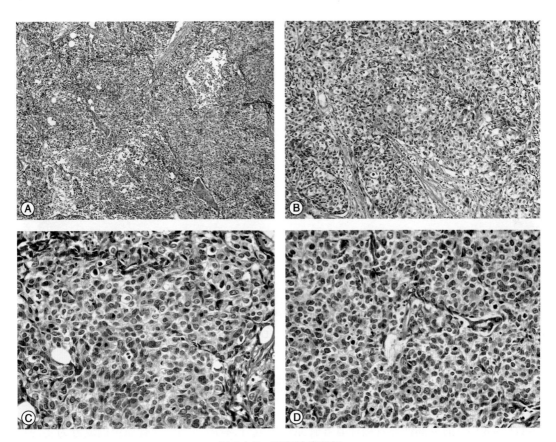

图 8-1-3 浸润性癌Ⅲ级
A. 肿瘤细胞排列呈大小不等的实性巢状,无腺管样排列;B. A 图中倍;C、D. 瘤细胞呈多边形或不规则形,胞质较少。胞核呈圆形或类圆形,大小形状较不规则,核分裂多见

3. **免疫组化** ER 阴性;PR 阴性;Her-2 阳性(评分 3+);p53 阳性;Ki-67 阳性约 60%(图 8-1-4)。

【讨论】

非特殊型浸润性导管癌(invasive ductal carcinoma, not otherwise specified, IDC-NOS)是最常见的病理类型,约占浸润性乳腺癌的 65%~75%。由于缺乏充分的组织学特征,它不能像小叶癌或小管癌那样被作为一种特殊类型进行分类,所以浸润性导管癌非特殊型是一组异质性很大的浸润性癌。

大体检查浸润性导管癌缺乏明显的肉眼特征,病变外形不规则,边界不清,边缘常呈星芒状或结节状。切面一般呈灰白色或灰白灰黄色,质地较硬,可有砂砾感。

浸润性导管癌缺乏特殊类型乳腺癌那样较为规律性的形态结构特点,不同病例之间组织学形态可有显著不同。浸润性导管癌在组织结构上,瘤细胞多呈索状、簇状和小梁状排列,部分分化较好的病例也可呈腺管状结构。一些病例缺乏间质,呈显著的实性或合体细胞样浸润,而有些病例间质丰富,瘤细胞呈单行或靶环状排列,类似浸润性小叶癌的形态,但缺乏浸润性小叶癌的细胞学特征,遇到这种情况时,通常需要免疫组化标记进行鉴别(一般而言,导管癌 34βE12–、E-cadherin+、p120 胞膜+;小叶癌 34βE12+、E-cadherin–、p120 胞质+)。浸润性导管癌的瘤细胞也是形态各异,有的细胞体积较大,有丰富嗜酸性胞质;有的细胞较小,核质比例较高。

细胞核的异质性也非常显著,从染色质均匀、大小一致的核,到具有明显核仁的多形性核。核分裂数在不同病例差异很大,从缺乏到非常显著。肿瘤间质成分的变化也多种多样,可出现明显的细胞性纤维母细胞增生、也可有结缔组织成分缺乏或明显的玻璃样变性,出现局灶状或大片坏死等。少数病例,间质中有大量淋巴细胞、浆细胞浸润。

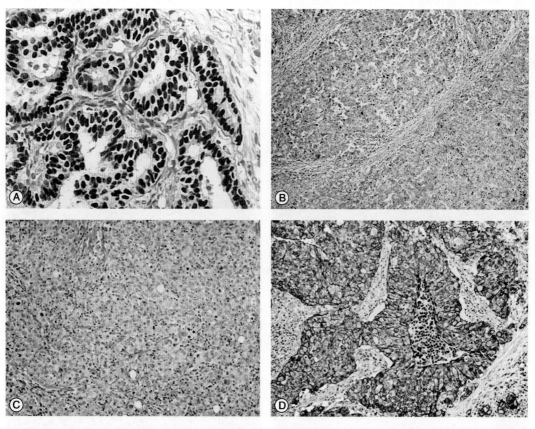

图 8-1-4 浸润性癌
A. 浸润性导管癌 I 级 ER 阳性;B. 浸润性导管癌 III 级 ER 阴性;C. 浸润性导管癌 III 级 PR 阴性;D. 浸润性导管癌 III 级 Her-2 阳性(评分 3+)

绝大多数(约 80%)的浸润性导管癌伴有导管原位癌成分,有的病例以导管原位癌成分为主,浸润性癌成分仅占少数,由于 pTNM 分期中肿瘤的 pT 分期是以浸润性癌的大小为标准,因此,这种情况应该注明浸润性癌成分的大小(直径)。如果浸润性癌成分<10% 时,也有人认为是浸润性导管癌的一种亚型,预后较好。有时,浸润性导管癌可以合并其他特殊类型的浸润性乳腺癌,只有浸润性导管癌成分占 50% 或以上时,才能诊断浸润性导管癌。如果浸润性导管癌成分少于 50%(但超过 10%)时,则诊断混合型癌(如混合性导管—小叶癌)。

浸润性导管癌的预后与其组织学分级密切相关。因此,对于每一个病例都应该进行分级。目前绝大多数病理医师和临床医师都选用由 Modified Bloom 和 Richardson 首先提出,并由 Elston 和 Ellis 改进的组织学分级方案。该分级方法主要是针对 3 个肿瘤特征进行评判:腺管形成的多少、细胞核的多形性和核分裂计数。应用 1~3 计分系统对每个肿瘤特征分别进行评估/打分,然后将 3 个特征的得分数相加,获得 3~9 分的分值。肿瘤分值在 3~5 分为浸润性导管癌 1 级(高分化);6~7 分为 2 级(中分化);8~9 分为 3 级(低分化)。

评价腺管形成时,只计数具有清晰中央空腔的腺体,截取腺管/肿瘤的比率 10% 和 75% 作为临界值以确定计分。由于肿瘤不同区域其形态可能有所不同,因此要注意观察整个肿瘤在低倍镜下的形态特征,由肿瘤的总体形态来决定其腺管形成的得分。

细胞核多形性的评价,主要根据瘤细胞核的大小(与正常上皮细胞或浸润的淋巴细胞比较)和形态(异型性)而定。核形不规则、核仁大和数量增多在确定得分时也可作为辅助指征。1 级核:应是比较一致的小而规则的核,核仁小或不明显;2 级核:瘤细胞核较大,多数都具有一定程度的异型性;3 级核:瘤细胞核明显增大,常是正常细胞核的 2~2.5 倍以上,且大小和形状有明显变化,核仁常较大而明显。肿瘤偶尔出现异常的大细胞不应划分为 3 级,用于决定核多形性得分的区域在比例上至少应占整个肿瘤的 10%~25% 以上。

核分裂的评价,应注意以下几点:①必须计数明确的核分裂,可能是固缩、凋亡等似是而非的不应计数。②选择瘤细胞丰富、核分裂较多的区域进行评价。③计数 10 个高倍镜视野的核分裂总数。如果浸润性癌区域不足 10 个高倍视野时,按比例类推。④不同品牌、不同型号的显微镜其高倍镜视野直径有所不同,其核分裂评分标准也不一样(表 8-1-1)。

表 8-1-1 Elston 和 Ellis 半定量法评估乳腺癌组织学级别

特 征		得分
腺管和腺体形成		
>75%		1
10%~75%		2
<10%		3
核多形性		
细胞小,形态规则一致		1
细胞形态有适度的变化		2
细胞形态变化显著		3
核分裂计数(取决于不同视野直径)		
视野直径(mm)	核分裂计数	
0.44	≤5	1
	6~10	2
	≥11	3
0.50	≤6	1
	7~13	2
	≥14	3
0.60	≤9	1
	10~19	2
	≥20	3

用于治疗和预后判断的免疫组化指标最常用是 ER、PR、Her-2 等。约 60%~70% 浸润性导管癌 ER 阳性,PR 阳性率略低于 ER。ER、PR 检测结果与乳腺癌的激素治疗反应密切相关。

如何更好地对 ER 和 PR 评分目前还是一个尚未解决的问题。有些机构对 ER 阳性采用一个武断的起始值(阈值),如>5%、>10% 甚至>20% 的瘤细胞染色阳性则判为 ER 阳性。有些人采用半定量法,即结合阳性细胞的百分比和染色强度来判断 ER 的表达状态。还有人采用计算机辅助的图像分析定量染色结果。ASCO/CAP(2010)ER 和 PR 检测纲要中要求病理报告需要包括:浸润性瘤细胞核染色的百分比和浸润性瘤细胞核染色强度:强、中、弱(平均染色强度),以及报告 DCIS 的染色情况。并将阳性病例定义为瘤细胞阳性染色比例>1%。国际乳腺癌研究组根据对内分泌治疗的效果将 ER/PR 染色阳性分为三级:无表达(0)、低表达(1%~9%)、高表达(≥10%),分别对应内分泌治疗无反应、反应不确定、有反应。有多家研究结果表明,阳性细胞率具有较好的内分泌治疗反应预测价值,而染色强度可不加考虑。另外,20%~40% 的复发乳腺癌患者 ER/PR 状态可以发生改变。从阳性转变为阴性提示侵袭性增加;阴性转变为阳性提示可选择内分泌治疗。所以,复发病例应重新检测激素受体状态。

Her-2 基因又称 Neu 或 C-erbB-2,是人表皮生长因子受体(EGFR)家族成员之一。Her-2 基因的过表达与肿瘤的发生发展有关,与患者的预后和临床治疗的效果也极为密切。Her-2 作为乳腺癌患者重要的预后指标、对化疗反应的预测因子以及曲妥珠单抗靶向治疗的靶点,其准确检测的重要性已得到临床和病理医师的广泛认同。Her-2 在乳腺癌的阳性率为 15%~30%。对于 Her-2 免疫组化检测的判定,应该按照 2007 年美国临床肿瘤协会/美国病理医师协会(ASCO/CAP)Her-2 检测指南,或由国内专家组 2009 年制定的中国《乳腺癌 HER-2 检测指南》评分系统进行评分(表 8-1-2)。

表 8-1-2　HER-2 免疫组化染色评分标准判定

染色类型	评分	表达评估
胞膜无染色或小于 10% 的瘤细胞膜		
弱阳性或不完全胞膜阳性	0	阴性
超过 10% 的瘤细胞呈不完全膜阳性	1+	阴性
超过 10% 的瘤细胞呈弱至中度完全膜阳性		
或小于 30% 的瘤细胞呈强而完整的膜阳性	2+	可疑阳性
大于 30% 的瘤细胞呈强而完整的膜阳性	3+	阳性

(穆殿斌)

★ 专家点评-1

毛永荣教授: WHO 2012 年第 4 版将"浸润性导管癌"改名为"非特殊浸润性癌"。新的分类强调"非特殊"的本质,认为"导管"术语的应用属于传统但错误的概念。对于"浸润性导管癌,非特殊型"的命名在实际工作中较为适用,再加上分级,对临床治疗及评估预后均有帮助。

在乳腺癌中对癌组织 ER、PR 的检测是很重要的。在检测中要注意如下事项:

ER、PR 免疫组化的判读,根据 ASCO/CAP 2010 年指南,应根据阳性细胞及染色强度进行 0、1+、2+、3+ 的分级评分。

Ki-67 阳性指数的评估,阳性应定位于核,胞质及胞膜表达均不应计数。阳性区域的选择 2011 年乳腺 Ki-67 国际工作组推荐评估指南中指出:①阳性细胞分布较均匀时,只需选 3 个或 3 个以上浸润性癌高倍视野计数,得出一个平均指数。②阳性细胞分布不均匀,选取肿瘤边缘区域高表达区域(hot spot)3 个或 3 个以上浸润性癌高倍视野评估。如有高表达和低表达区掺杂,则应对整张切片评估。计数的细胞每张切片为 500 ~ 2 000 个细胞不等。具体数多少细胞为宜,大家可通过实践总结。

乳腺癌 Ki-67 检测的临床意义:①判断预后:阳性指数低者预后较好。阳性指数高者预后相对较差。但是否作为一项独立的预后指标尚有争议。2009 年 Cheang 等研究以 Ki-67 阳性指数的高低来区分 ER 和(或)PR 阳性、Her-2 阴性的腔面 A 型和腔面 B 型,阳性指数低于 14% 为腔面 A 型,高于 14% 为腔面 B 型。腔面 A 型 10 年生存率(92%)明显好于腔面 B 型(79%)。②影响乳腺癌治疗方案的选择:决定乳腺癌全身治疗方案选择的因素很多,与乳腺癌临床分期、组织学分型和分级,以及分子分型都密切相关。对腔面 A 型推荐使用内分泌治疗,腔面 B 型使用内分泌治疗和细胞毒化疗。③预测和判断乳腺癌治疗的疗效:参阅《中华病理学杂志》2013 年第 6 期 420 页。

★ 专家点评-2

丁华野教授: WHO 乳腺肿瘤分类(2012 年)将"浸润性导管癌"改名为"非特殊浸润性癌",编写组的专家意在强调这类癌并非起源于导管,而且不具有特殊性。国内学者对这种分类的改变有不同的看法,有人认为,WHO 乳腺肿瘤分类(2012 年)只是将浸润性导管癌改为浸润性癌,但仍保留了浸润性小叶癌,在原位癌的分类中仍然为导管原位癌及小叶原位癌,人们会有这样的疑问,导管型与小叶型癌只是文字上相互对应的 2 种不同组织学类型的癌,浸润性导管癌不存在了,浸润性小叶癌还有必要存在吗? 导管原位癌如突破基膜发生浸润为什么不能叫浸润性导管癌呢? 笔者认为,现阶段仍可使用浸润性导管癌的诊断名称,也可同时注明为非特殊类型浸润癌。不管浸润性乳腺癌如何分类,笔者重复强调以下问题:①乳腺癌离体标本必须尽快用足量中性缓冲福尔马林液固定,并控制在规定时间内;②乳腺浸润性导管癌必须认真进行组织学分级;③尽量准确测量浸润性癌的大小范围;④腋窝淋巴结至少应找到 10 ~ 15 枚,提倡取的越多越好;⑤无淋巴结转移者需要在病理报告中注明脉管状况,必要时应进行免疫组化染色;⑥需常规行 ER、PR、Her-2 及 Ki67 等免疫组化染色,并注意其异质性。

病例二　多形性癌，非特殊型

【病例介绍】

女性，55 岁，"发现右乳外侧肿块 3 个月余"。查体：乳腺外上象限触及一肿块，大小约 4.0cm×3.0cm×3.0cm，与周围组织粘连，固定。周围乳腺及表面皮肤、乳头未见明显异常。粗针穿刺病理诊断为浸润性癌，而后行乳腺癌改良根治术。

【病理变化】

1. **巨检**　乳腺改良根治标本，乳头未见凹陷，皮肤无橘皮样外观。外上象限下侧见一肿块，界限尚清，5.5cm×4.5cm×4.0cm 大小，无包膜，切面灰白灰红色，质细腻而脆，可见灶状出血坏死，周围乳腺未见明显异常。腋窝检出淋巴结多枚。

2. **镜检**　乳腺组织破坏，可见肿瘤组织呈浸润性生长。癌细胞多形性显著，并见较多形态怪异的巨细胞，弥漫散在排列（图 8-2-1），核分裂易见，未见明显的鳞状细胞癌及腺样结构。浸润癌成分周围见少量导管内癌。

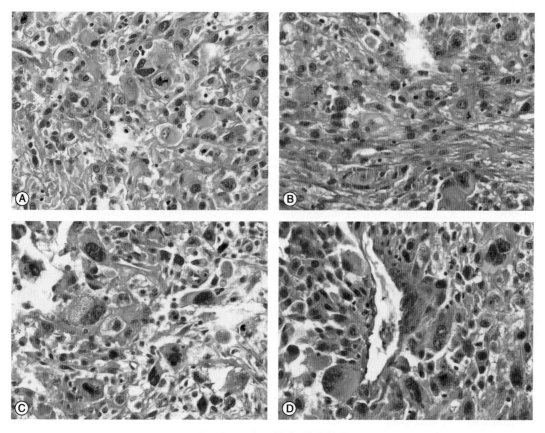

图 8-2-1　多形性癌，非特殊型

A、B. 癌细胞多形性显著，并见较多形态怪异的巨细胞，病理性核分裂易见；C. 高倍放大；D. 癌细胞围绕血管生长

3. **免疫组化**　34βE12 癌细胞阳性，E-Cadherin 癌细胞阳性，PCK 部分癌细胞阳性，CK5/6 阳性（图 8-2-2），Ki-67 阳性指数 40%，p53 阳性，ER、PR 阴性。Her-2 部分细胞弱阳性。

【讨论】

乳腺多形性癌（pleomorphic carcinoma）的诊断名称由 Silver SA，Tavassoli FA 等于 2000 年首次提出，他们提出多形性癌的组织学诊断标准为：在腺癌或伴有鳞癌或梭形细胞癌的背景上，增生的多形性和怪异的瘤巨细胞成分超过瘤细胞 50%，属于非特殊类型浸润性癌的一种变异型。2003 版 WHO 乳腺肿瘤病理学和遗传学分类将其列为浸润性导管癌的非特殊型内，而在 2012 年乳腺肿瘤分类列入非特殊性浸润性癌的罕见形态学变异型。

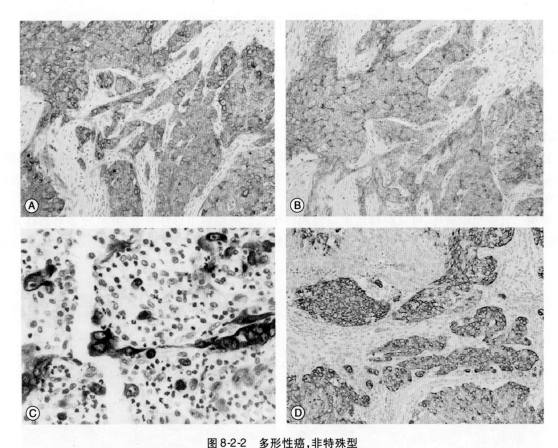

图 8-2-2 多形性癌,非特殊型
A. 34βE12 癌细胞阳性;B. E-Cadherin 癌细胞阳性;C. PCK 部分癌细胞阳性;D. CK5/6 癌细胞阳性

多形性癌是一种罕见的非特殊型浸润性癌,发病年龄 28~96 岁,中位年龄 51 岁。临床主要表现为乳腺肿块,肿瘤体积较大,平均为 5.4cm。部分病例以肿瘤转移为首发症状,大约 50% 的患者在就诊时已有淋巴结转移。

肿瘤为组织学 3 级,瘤细胞分化低,细胞核明显多形性,细胞核的大小差异可大于 6 倍,常常是大于 10 倍,并伴有很多的多核巨细胞或破骨巨细胞样细胞。在整个肿瘤中多形性和怪异的瘤巨细胞成分超过瘤细胞 50% ,多数病例瘤巨细胞所占比例超过 75% ,甚至可达 100% 。核分裂数>20/10HPF,大约 1/3 的肿瘤出现梭形细胞化生。体积较大的肿瘤常出现中心坏死,部分病例伴有高级别导管内癌和淋巴管浸润。

免疫组化,肿瘤 ER、PR 检测通常为阴性,部分病例 Her-2 阳性,2/3 病例 P53 阳性,部分多核巨细胞 CD68 阳性。

【鉴别诊断】

由于肿瘤细胞异型性明显,部分出现梭形细胞分化,可能被误为多形性软组织肉瘤,但瘤细胞表达上皮性标记,如 CK、EMA 阳性可加以鉴别。

在 WHO(2003)分类中,多形性癌是浸润性导管癌的一个亚型,仅从"多形性癌"的名称看很容易想到是肉瘤样癌,而从 WHO 的文字叙述和提供的图片看,此亚型不易与上皮-间叶混合性化生性癌区分,以往可能就把这种类型的癌归在了化生性癌中。因为多形性癌比鳞癌和腺鳞癌更具有侵袭性,所以应该加以区分。至于多形性癌与上皮-间叶混合性化生性癌的区别,我们认为似乎前者强调是具有上皮分化特点的奇异型瘤巨细胞,而后者更注意异源性间叶样成分,如骨-软骨肉瘤、横纹肌肉瘤、脂肪肉瘤、分化差的梭形细胞肉瘤样成分等。

【预后】

肿瘤预后差,多数病例就诊时已属肿瘤晚期,约一半病例存在腋窝淋巴结转移,多数累及 3 个淋巴结以上。最近报道肿瘤有梭形细胞化生的患者预后更差。但是否更差于相似大小和分期的其他 3 级浸润性导管癌还不清楚。

(张庆慧 张祥盛)

★ **专家点评-1**

　　李新功主任医师:多形性癌是一种罕见的高级别非特殊型浸润性癌,以存在大量(超过瘤细胞的50%)形态怪异的瘤巨细胞为特征,背景为有腺样结构的癌,或者为腺样结构的癌伴有梭形细胞癌或鳞状细胞癌成分。需要鉴别的肿瘤包括多形性软组织肿瘤,如未分化肉瘤(恶性纤维组织细胞瘤)等,以及肉瘤样癌、癌肉瘤。背景中具有可以识别的癌,是多形性癌的与软组织肉瘤的鉴别点,而高度异型的肿瘤细胞具有上皮细胞分化的免疫组化特点则是多形性癌的诊断依据。

★ **专家点评-2**

　　丁华野教授:多形性癌与多形性小叶癌及多形态癌从名称上似有类似,易引起概念上的混淆,但3者的实质不同。多形性癌是指多形性异型性十分明显的浸润性导管癌。多形性小叶癌意指浸润的小叶癌的细胞与经典小叶癌比较有更大的多形性异型性,像导管癌细胞。多形态癌是指有多种组织学形态的癌,形态学类似于唾液腺的多形性低度恶性腺癌。

病例三　伴破骨巨细胞的乳腺癌

【病例介绍】

　　女性,42岁,"发现右乳肿块半年余"。体检:右乳外侧触及一肿块,大小3.0cm×3.0cm×2.5cm,界尚清,活动可。乳腺表面皮肤、乳头未见明显异常。

【病理改变】

　　1. **巨检**　乳腺组织一块,大小5.5cm×5.0cm×3.5cm,切面见一肿块,大小2.5cm×2.5cm×2.0cm,灰红灰褐色,界限尚清(图8-3-1)。

　　2. **镜检**　肿瘤边界相对较清晰,周边出血明显(图8-3-2A),肿瘤内部也可见红细胞渗出。肿瘤细胞呈巢状、片状、条索状分布,可见腺管、筛状结构。间质中散在分布破骨样多核巨细胞(图8-3-2B),常围绕于癌巢周边,与淋巴细胞、浆细胞、含铁血黄素等混杂在一起,但无吞噬现象。破骨巨细胞细胞核多个,散在分布,细胞核泡状,核仁明显,未查见核分裂(图8-3-2C、D)。

　　3. **免疫组化**　癌细胞CK7阳性(图8-3-3),ER90%强阳性,PR90%强阳性,Her-2阴性,破骨巨细胞CD68(KP-1)阳性(图8-3-4)。

【讨论】

　　伴破骨巨细胞的乳腺癌(carcinoma with osteoclastic giant cells,COGC)由Agnantis等于1979年首先报道,约占乳腺癌的0.5%~1.2%。COGC患者年龄28~88岁,平均50岁。肿块最常见于外上象限,影像学常表现为界限清楚的肿块,易误诊为良性病变。

　　大体上,肿块界限清晰,圆形或类圆形,切面灰红、红褐色,灰红色切面是该类病变相对特征性的巨检特点。少数出血量少的病例可呈灰白色,质地较软。

　　乳腺浸润性癌可以伴有显著的破骨样巨细胞浸润,其中最常见的是高分化或中分化的浸润性导管癌、浸润性筛状癌,也可以是小管癌、乳头状癌、浸润性小叶癌、化生性

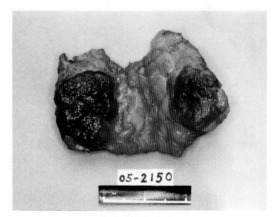

图8-3-1　肿瘤呈红棕色,界限尚清

癌、黏液癌、大汗腺癌等类型。镜下,间质中的破骨巨细胞大小不一,胞质丰富淡染,细胞核多少不等,杂乱排列于胞质内。破骨巨细胞散在或小灶状分布,常位于癌细胞巢边缘或癌细胞形成的腺腔中,在血管丰富、间质反应性增生区破骨巨细胞更常见。伴破骨巨细胞的乳腺癌的间质富于血管,间质中常可见外渗的红细胞,并可见淋巴细胞、单核细胞及吞噬含铁血黄素的组织细胞,但破骨巨细胞本身缺乏吞噬含铁血黄素、淋巴细胞、红细胞现象。此外,有时还可见到细胞核形态与巨细胞相似的组织细胞散在分布。少数病例在导管原位癌和癌化小叶周边也可见到巨细胞。在伴破骨巨细胞的乳腺癌的淋巴结转移灶及复发病灶中,也可见巨细胞和反应性间质。

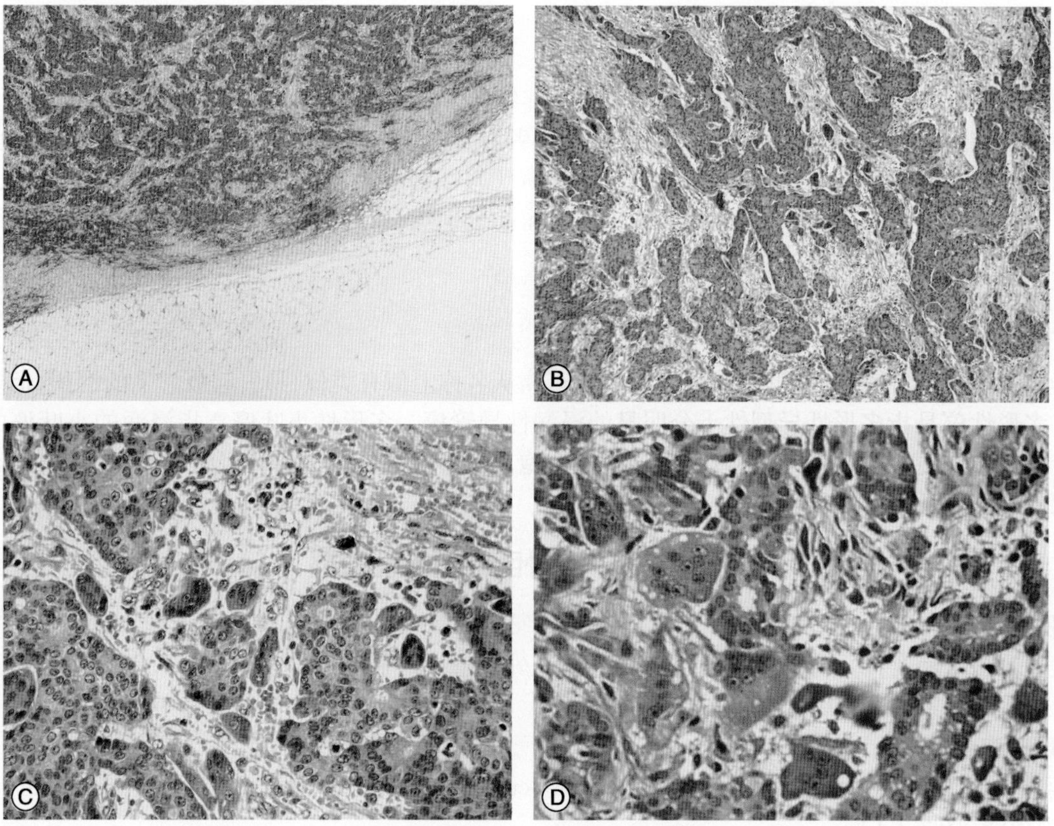

图 8-3-2 伴破骨巨细胞的乳腺癌

A. 肿瘤边缘相对清晰,周边大量出血;B. 肿瘤细胞呈巢状、条索状分布,可见腺管,间质中散在分布破骨样巨细胞;C. 多核破骨巨细胞散在分布;D. 破骨巨细胞,多核,空泡状核,核仁明显,胞质丰富,分布于癌巢周围

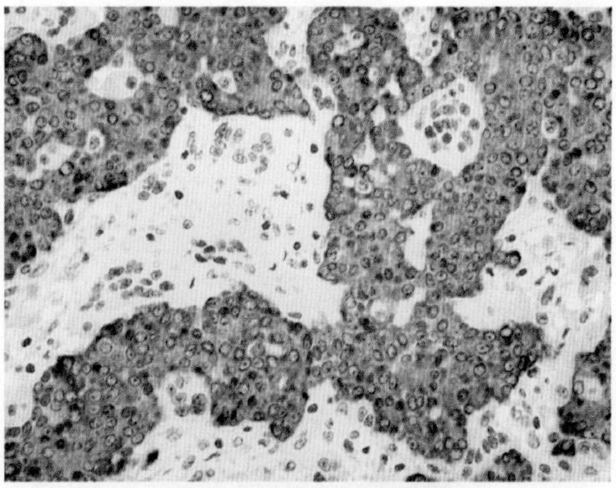

图 8-3-3 癌细胞 CK7 阳性

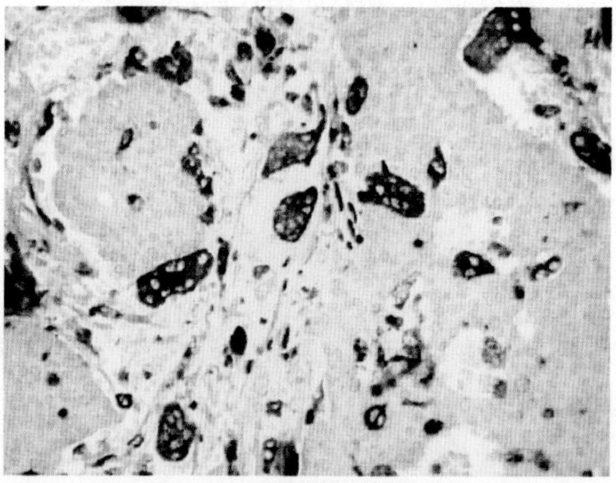

图 8-3-4 破骨巨细胞 CD68 阳性

肿瘤中的癌细胞 ER、PR、Her-2 表达不一,主要与乳腺癌的类型有关。巨细胞的免疫表型提示其具有组织细胞的本质,CD68、酸性磷酸酶、非特异性酯酶、溶菌酶强阳性,但不表达碱性磷酸酶、AE1/AE3、EMA、ER、PR、Her-2。超微结构也显示巨细胞与组织细胞具有相同的结构。

乳腺多种病变中均可有巨细胞出现,需进行鉴别诊断,如与瘤巨细胞、乳腺多核间质巨细胞(multinucleated stromal giant cell,MSGC)的鉴别。瘤巨细胞的本质是肿瘤细胞,细胞异型明显,核仁显著,核分裂多,形态上与 COGC 中的巨细胞有显著差别。MSGC 可见于纤维上皮性肿瘤、化疗后的乳腺癌、糖尿病性乳腺病等。巨细胞与上皮成分关系不密切,染色质浓,有时见核内包涵体,常见有多个不规则聚集或相互重叠的细胞核,缺乏核分裂象,细胞质不清楚,实际上是一种奇异性细胞,来源尚不明确。此外某些反应性病变也需要与 COGC 相鉴别,如某些肉芽肿性病变,但其中的巨细胞在形态上与破骨样巨细胞显著不同。

COGC 的五年生存率约为 70%,与一般的浸润性乳腺癌相似或略好。预后与伴随的乳腺癌类型相关,而不受破骨巨细胞的影响。

破骨巨细胞在肿瘤中的意义及形成机制目前尚不清楚,以往认为可能是肿瘤发生出血后的继发性改变,但并不是伴有出血的肿瘤均有这种巨细胞。它总是出现在癌巢周边或癌细胞形成的腺腔中,因此,肿瘤细胞产生的趋化因子和生长因子可能参与了巨细胞的迁移及转化过程。

（杨文涛　毕蕊）

★ **专家点评**

李新功主任医师:伴破骨细胞样间质巨细胞的乳腺癌虽然不多见,但因为具有显著的组织学特点,诊断并没有太大困难。实际上,一些其他部位发生的癌,比如甲状腺癌、胰腺癌、肠癌、口腔鳞癌等也存在破骨样间质巨细胞。以往曾认为这种巨细胞的出现与机体对癌瘤的免疫反应有关,但缺少进一步的研究证实。乳腺癌中的破骨样巨细胞一致表达 CD68,而不表达 S-100 蛋白、Actin、CK、EMA、ER 和 PR,组织化学染色酸性磷酸酶、非特异性酯酶阳性,碱性磷酸酶染色阴性,免疫组化溶菌酶强阳性,表明其与组织细胞相似。超微结构研究也显示这些破骨样巨细胞本质为组织细胞,可能为巨噬细胞合体性融合而成。目前的研究显示,乳腺癌中破骨样巨细胞的出现与癌的组织学类型无关,而与癌周富于血管的炎性间质有关,认为可能是癌细胞及其他非肿瘤细胞分泌细胞因子诱导巨噬细胞聚集而形成。癌瘤中破骨样巨细胞存在的意义仍需要深入研究。

乳腺的化生性癌中也可看到破骨样巨细胞,其多位于骨、软骨分化区。而存在骨或软骨样成分正是化生性癌与伴破骨细胞样巨细胞乳腺癌的鉴别点。

乳腺癌中还有一类伴反应性肉芽肿的癌(carcinoma with responsive granuloma),靠近癌巢旁出现多少不一的结核样肉芽肿,其中也可有多核巨细胞。与伴破骨细胞样间质巨细胞的癌不同的是存在肉芽肿结构,其中的多核巨细胞多为 Langhans 型巨细胞而不是破骨样多核巨细胞。

病例四　伴绒癌特征的乳腺癌

【病例介绍】

女性,50 岁,"发现右乳肿块 3 个月"。查体:乳腺肤色正常,无橘皮样外观和乳头内陷。肿块位于外上象限,4.5cm×4.0cm×4.0cm 大小,推之可动,无红肿、轻压痛。腋窝部未触及肿大淋巴结。全身体格检查、影像和血液常规及生化检查均正常。临床诊断为乳腺肿瘤行肿块切除术。

【病理变化】

1. **巨检**　灰黄色不规则组织一块,7.5cm×6.5cm×4cm 大小,切面见一灰白间灰褐色结节,大小 4.5cm×4.0cm×4.0cm,无包膜,边界欠清,质硬,局部可见坏死和出血。周围组织呈灰白间小灶状脂黄色,质韧。

2. **镜检**　大部分为导管内癌和中度分化的浸润性导管癌,界限相对清楚,少部分区域有明显的出血和坏死,此处的肿瘤细胞有明显的异型性,细胞大,胞质丰富,界限清楚,核大,有明显的核仁,亦见有单核和多核瘤巨细胞(图 8-4-1,图 8-4-2),其形态非常类似于绒毛膜癌。

3. **免疫组化**　CK 阳性,ER 阳性细胞 5%～10%,PR 阴性,Her-2 阳性细胞 10%～15%;HCG 异型性明显的大细胞阳性(图 8-4-3),导管癌细胞阴性;Ki-67 阳性细胞≤5%。

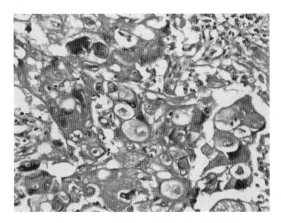

图 8-4-1　癌细胞团周见多核合体细胞

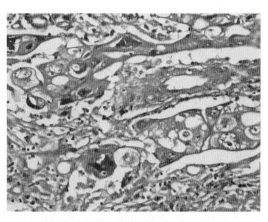

图 8-4-2　癌细胞团周多核合体细胞,细胞界限不清,核巨大深染,不规则

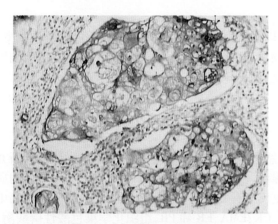

图 8-4-3　免疫组化 HCG 阳性

【讨论】

伴绒毛膜癌分化的乳腺癌十分罕见,1981 年由 Saigo 等首先报道,迄今国内外文献约有 10 例报道。诊断此种类型的癌,组织学上必须具有绒毛膜癌的形态特征。一些乳腺恶性肿瘤能够合成激素,这些激素并不是乳腺的正常产物。主要是合成一些肽类激素,包括 HCG、肾上腺素和降钙素。患者血清中 HCG 水平可升高,免疫组化显示通常多是散在阳性,该病例显示局灶阳性。

大体切面可见出血区和囊性改变。镜下:部分区域为经典型浸润性导管癌,可合并导管内癌,界限相对清楚,部分区域有明显的出血和坏死,此处的肿瘤细胞有明显的异型性,细胞大,胞质丰富,界限清楚,核大,有明显的核仁,亦见有单核和多核瘤巨细胞,其形态非常类似于绒毛膜癌。间质内可有淋巴细胞浸润。免疫组化染色,异型瘤细胞 HCG 阳性,瘤巨细胞有更强的阳性反应。导管癌部分 HCG 阴性。

需要和分化差的间变性浸润性导管癌鉴别,因为乳腺癌伴绒毛膜癌分化十分罕见,故容易被忽略。肿瘤内有明显的出血坏死,瘤细胞明显异型性且具有滋养叶细胞的特点时,要考虑到有绒毛膜癌分化的可能性。HCG 阳性可以明确诊断。

一般认为伴有绒毛膜癌分化的肿瘤预后差,可以发生肺等部位转移引起死亡。

（王全义　张仁亚）

★ **专家点评**

李新功主任医师:妊娠相关的绒毛膜癌比较容易诊断,非妊娠相关的绒毛膜癌主要为生殖细胞肿瘤,非生殖细胞肿瘤来源者少见。在生殖细胞肿瘤好发部位(性腺、纵隔、松果体区、鞍上区等)以外器官发现的绒毛膜癌首先应考虑为转移性。在癌瘤区域发现绒毛膜癌成分,也应首先排除瘤内转移癌,尽管也极罕见。但是必须了解,一些癌可以伴有绒癌分化,例如某些胃癌、肝癌、卵巢癌和乳腺癌。这些肿瘤患者可以显示血清中 HCG 水平升高,肿瘤也具有绒毛膜癌的组织学特点,免疫组化标记 HCG 阳性,依据这些可以做出诊断。伴有绒毛膜癌成分的这些癌瘤,包括乳腺癌,生物学行为一般显示侵袭性更强,局部复发、远处转移的概率更高,患者预后更差。这也是将其单独作为一个亚型的理由。

病例五　伴黑色素沉着的浸润性癌

【病例介绍】

女性,41 岁,"查体常规影像学检查发现左乳腺肿块 1 个月"。查体:左乳外上象限下部扪及明显的结节,大小 3.5cm×2.5cm,质硬,活动度差,无压痛,乳头无内陷,皮肤无橘皮样外观。左腋窝触及多个肿大的淋巴结,质地中等,最大者长径 1.2cm。B 超检查见乳腺实质不规则肿块,无包膜,界限不清,回声不均匀。MRI 和 CT 检查胸部、肝胆胰脾正常。肝、肾功能和血液生化及常规未见异常。手术中冷冻快速病理检查诊断为浸润性癌伴间质大量黑色素颗粒,行乳腺癌根治改良切除术。

【病理变化】

1. **巨检**　术中快速送检标本为灰黑色不规则组织 1 块,大小 3.8cm×3.0cm×1.4cm,切面灰黑色、质脆,无包膜(图 8-5-1)。冷冻快速病理检查诊断为浸润性癌行改良乳腺根治术。送检标本大小 18cm×13cm×3cm,表面皮肤 10cm×3cm,颜色正常,无橘皮样外观及黑色斑块,乳头无内陷。切面可见残存肿瘤,3.5cm×3.0cm 大小,质脆,灰黑色,间有灰黄色脂肪样组织。瘤周及其他部位乳腺实质组织内未见肿块(图 8-5-2,图 8-5-3)。腋窝部位找见淋巴结 12 枚,最大者长径 1.2cm,切面灰白色,质脆,未见出血及坏死。

2. **镜检**　低倍镜下肿瘤细胞呈实性和条索状结构(图 8-5-4)。癌细胞胞质较少,核呈圆形、卵圆形或不规则形,染色质纤细,核膜清楚,中度异型性。核分裂易见,3~5/10HPF,并见凋亡小体。癌周可见导管原位癌。实性条索和癌巢间为增生的纤维组织。其内见大量黑色素颗粒,深黑色,无细胞结构,分布不均,无折光性,有些区域甚多,掩盖癌细胞的结构。有些较少,清楚显示浸润性癌的形态(图8-5-5~图8-5-7)。乳头及肿块对应部皮肤未见基底膜破坏、基底细胞液化和表皮内Paget样细胞(图8-5-8)。腋窝淋巴结呈反应性增生,未见转移癌和黑色素颗粒沉着。

3. **组织化学和免疫组化** 组织经氢氧化钾漂白后Fontana-Masson染色(图8-5-9),间质的色素颗粒阳性。PAS(图8-5-10)和Prussian蓝阴性。免疫组化E-Cadherin、HMB45、Melan A、S-100蛋白、CD10、Desmin、SMA、CD34、CD68(图8-5-11)、Her-2、Syn和CgA均阴性;ER、PR、CKp、EMA、34βE12均阳性,Ki-67阳性指数30%,p120癌细胞膜阳性。

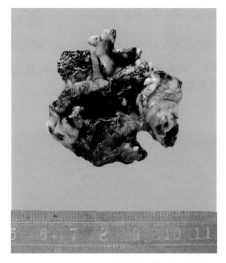

图8-5-1 伴黑色素沉着的浸润性癌
术中快速冷冻标本,不规则肿块,呈棕黑色

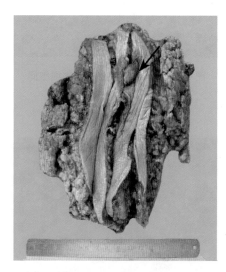

图8-5-2 伴黑色素沉着的浸润性癌
表面皮肤及乳头颜色正常,乳头无内陷(矢示)

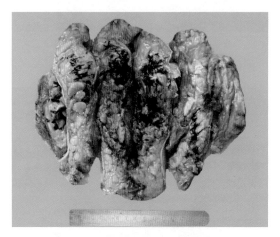

图8-5-3 伴黑色素沉着的浸润性癌
根治标本切面,残存癌呈黑色,侵入周边乳腺实质内

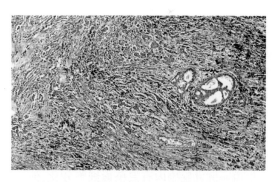

图8-5-4 浸润性癌内较多黑色素颗粒

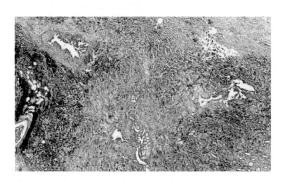

图8-5-5 肿瘤内黑色素沉着分布不均

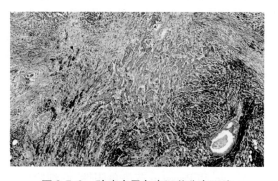

图8-5-6 肿瘤内黑色素沉着分布不均

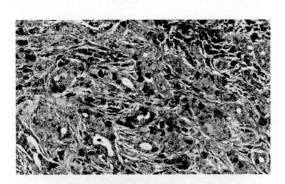

图 8-5-7　黑色素颗粒位于癌细胞间

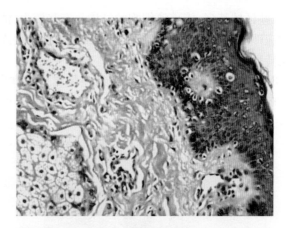

图 8-5-8　乳头部皮肤未见基底膜破坏、基底细胞液化和表皮内 Paget 样细胞

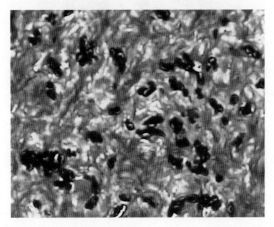

图 8-5-9　癌间质内色素颗粒 Fontana-Masson 染色阳性

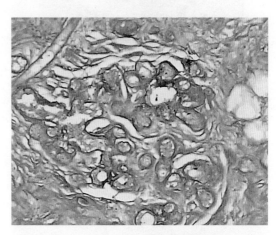

图 8-5-10　PAS 阴性

4. **随访**　患者手术后没有进行化疗和放疗,也未进行内分泌治疗。术后已 6 个月,电话随访,患者健在,无复发及全身转移迹象,腋窝、外阴及全身未见黑色斑块。

【讨论】

黑色素沉着是指异常的或超量的黑色素在细胞内或组织间沉积,常见于皮肤或黏膜,如口腔、大肠、生殖道、睑结膜和膀胱等。发生于乳腺的黑色素沉着非常罕见。Azzopardi(1977)报道一例乳腺癌内有黑色素细胞分化,他认为是癌细胞破坏了真皮与表皮的界面,表皮内非肿瘤性黑色素细胞移入肿瘤内发生。而后,Marco(1988)报道 1 例乳腺癌做了乳腺切除术后的瘢痕内含有多灶性黑色素沉着。Gadkari(1997)报道 1 例乳腺癌转移至皮肤,肿瘤内含有黑色素瘤样的细胞,但

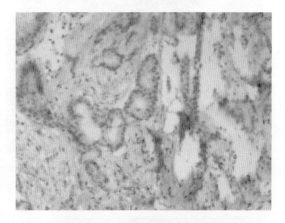

图 8-5-11　癌细胞 HMB45 阴性

不同于恶性黑色素瘤。乳腺也可发生色素性 Paget 病。在同一肿瘤内非特殊性浸润性癌和黑色素细胞共同存在,称为伴黑色素细胞特征的癌(invasive carcinoma associated with melanosis)。本例为典型的非特殊性浸润性癌,间质内含有大量黑色素颗粒,患者无手术史,巨检和镜下未见表皮和真皮交界处破坏,国内外尚无类似病例报道见诸文献。

乳腺组织或浸润性癌内见到色素颗粒首先要区分是黑色素、脂褐素还是含铁血黄素。脂褐素是一种细胞内退变性色素,构成于蜕变的溶酶体或溶酶体的残体,其成分是脂质和蛋白质的混合体。光镜下呈棕黄色,颗粒状,位于细胞核的两端,常见于消耗性疾病或老年人的心脏、肾上腺和睾丸的间质细胞,PAS 染色阳性,而 Fontana Mason 和 Prussian 蓝染色阴性。癌细胞内出现脂褐素是一种非常罕见的现象,Shin 等(2000 年)报道 1

例乳腺浸润性癌,排列成实性乳头状,局部有腺管状结构,癌细胞质内有大量细颗粒状棕褐色色素颗粒,经组织化学证实为脂褐素,称伴脂褐素沉积的浸润性癌。这种伴有脂褐素沉积的癌很容易和伴有黑色素分化的癌混淆,两者的区别在于对色素性质的辨认。

含铁血黄素(hemosiderin)是由于陈旧性出血、溶血性贫血或反复输血,红细胞自血管内漏出到血管外,被巨噬细胞吞噬、降解,红细胞内的血红蛋白产生三价铁,后者与蛋白质结合形成铁蛋白(ferritin)微粒聚集体,呈金黄色或褐色,具有折光性,周围可见吞噬含铁血黄素的巨噬细胞。Prussian 蓝染色呈蓝色。巨噬细胞破裂后,此色素可见于细胞外。乳腺内的含铁血黄素沉积主要见于出血,与黑色素颗粒易于区分。

乳腺内含有黑色素的病变包括原发性或转移性黑色素瘤、伴有黑色素细胞分化的癌、乳腺色素性 Paget 病和乳腺皮肤色素性病变累及乳腺。乳腺原发性恶性黑色素瘤主要是乳腺皮肤的黑色素瘤累及乳腺,非常罕见。转移性恶性黑色素瘤包括乳腺外恶性黑色素瘤转移至乳腺、乳腺外的癌转移至乳腺的色素痣和乳腺外恶性黑色素瘤转移至乳腺破裂的假体三种情况。乳腺外恶性黑色素瘤转移至乳腺相对较为常见。原发部位可见于身体的任何部位和器官,但以上身部位的皮肤较常见。其组织学形态变异很大,瘤细胞可以呈上皮样,与乳腺癌的癌细胞极为相似;也可以呈梭形,类似于乳腺的梭形细胞化生性癌或软组织肉瘤。如果肿瘤细胞胞质内有黑色素颗粒,可以帮助鉴别,但有时恶性黑色素瘤也可以完全缺乏黑色素颗粒,此时需要免疫组化标记进行鉴别。恶性黑色素瘤 HMB-45、Melan-A、S-100 蛋白等标记阳性。乳腺癌上皮标记物 CKp、CK7、CK8/18、CAM5.2、EMA 等阳性。乳腺外的癌转移至乳腺的皮内色素痣,酷似黑色素瘤。鉴别诊断要注意病史和组织学观察,临床上患者往往有乳腺色素痣的病史,组织学上痣细胞温和,癌细胞有明显的异型性,行免疫组化痣细胞黑色素标记物阳性,而癌细胞上皮性标记物阳性。

乳腺原发性具有浸润性导管癌和"恶性黑色素瘤"两种成分的恶性肿瘤十分罕见,文献中曾有不同的名称,如色素性乳腺癌、乳腺原发性恶性黑色素瘤和浸润性导管癌混合、癌黑色素瘤(carcinomelanoma)、伴有黑色素细胞分化的乳腺癌和具有黑色素细胞特征的乳腺癌等,从发表论文的文字描述和图片看,实为伴有黑色素细胞分化的癌。此癌从 1986 年报道第一例至今报道不足 10 例。近几年组织病理学、免疫组化、电镜和分子病理学都已证明这种肿瘤具有单克隆性,是癌发生过程中异向分化的结果,也可以说是乳腺癌的一种化生现象,文献报道的患者均为女性,41～72 岁,乳腺内肿块,可粘连皮肤,甚至形成溃疡。常伴有同侧腋下和(或)远处脏器转移性病变。镜下均具有浸润性导管癌和黑色素细胞两种成分,浸润性导管癌中—低分化,浸润性癌巢呈不规则形,癌细胞界限清楚,核大,染色质增多,分布紊乱。有的可见导管内癌成分。黑色素细胞成分呈上皮样或肉瘤样,细胞界限不清,核深染,核仁突出,核分裂多,细胞内外有较多黑色素。两种成分之间有移行过渡。淋巴结和肺转移灶内均出现两种成分。免疫组化染色,癌成分 EMA、CAM5.2 阳性,黑色素瘤成分均阴性;HMB45、Vimentin 和 NSE 黑色素瘤成分阳性,而癌成分阴性;S-100 蛋白两种成分均阳性。电镜观察,癌成分中细胞间有被覆短绒毛的腺泡;黑色素细胞成分中有黑色素小体,没有肌上皮细胞和内分泌分化的证据。PCR 染色体杂合子丢失分析,两种成分有类似的改变。

乳腺色素性 Paget 病实为乳头皮肤黑色素瘤侵蚀表皮的现象。巨检乳头呈黑色,不规则隆起,表面凹凸不平,着色不均,部分病例形成溃疡。镜检为浅表扩散性黑色素瘤,单个细胞侵蚀表皮,酷似 Paget 病。瘤细胞内或间质内较多黑色素颗粒。深部无癌性肿块,行免疫组化检测,黑色素标记物阳性,上皮性标记物阴性。

本例组织学上为典型的浸润性癌,间质内有大量色素颗粒,Fontana-Masson 染色,间质的色素颗粒阳性,PAS 和 Prussian 蓝阴性,证实为黑色素颗粒。行黑色素标记物免疫组化染色,癌细胞阴性,34βE12 阳性,p120 癌细胞膜阳性,表明是浸润性导管癌,无黑色素细胞分化。诊断为伴黑色素沉着的浸润性癌。

乳腺内黑色素沉着原因及发生机制未明。复习文献,乳腺内出现黑色素有下列几种情况:一是原发或转移性黑色素瘤,乳腺黑色素性 Paget 病,乳腺外器官的癌转移至乳腺的色素痣,黑色素瘤细胞和色素痣细胞本身产生黑色素。二是乳腺浸润性癌,癌细胞破坏了真皮与表皮的界面,表皮内非肿瘤性黑色素细胞移入肿瘤内发生。三是癌细胞的异常分化,伴有黑色素细胞分化的癌组织与浸润性导管癌成分和恶性黑色素瘤样成分有移行,分子遗传学检测为同一克隆,支持黑色素瘤样细胞为乳腺癌来源细胞的异常分化或化生发生。另外,Marco 报道 1 例乳腺癌做了乳腺切除术后的瘢痕内含有多灶性黑色素沉着。确切的原因需积累更多病例进一步阐明。

(张祥盛　丁华野)

★ 专家点评

李新功主任医师:乳腺肿瘤组织中出现黑色素的情况如作者所述包括三种原因,即原发及转移性黑色素瘤或乳房色素痣内转移性癌,皮肤色素细胞移入乳癌,乳癌细胞的黑色素细胞分化。无论哪种情况,在临床都属罕见。2003 和 2012 版 WHO 乳腺肿瘤分类,在非特殊型浸润性癌的罕见形态学变异中列出了伴黑色素细胞特征的浸润性癌,由于报道的病例极少,分类中的描述也相当简单,只是说其具有导管癌和恶性黑色素瘤的共同特征。已有文献中对色素细胞成分免疫组化标记结果并不一致,而染色体分析显示肿瘤不同形态的瘤细胞可能为单克隆性。所以使用伴黑色素细胞特征的癌的名称比称其为伴黑色素瘤特征的癌更合适。本例为乳腺浸润性癌间质中出现大量黑色素,未证实有黑色素细胞成分,所以称之为伴黑色素沉着的癌,文献中尚无同类报道。这些黑色素来自何处? 在乳腺癌组织中沉着的机制如何? 有什么临床意义? 都还属于未知。

病例六　富于淋巴细胞的浸润性导管癌(非典型髓样癌)

【病例介绍】

女性,55 岁,"发现左乳肿物 2 个月"入院。彩超示左乳实性占位。术中左乳 6 点 2~3cm 处见一肿块,大小 2cm×2cm×1.8cm,质韧,切面褐色,与周围界清,似有包膜。

【病理变化】

1. **巨检**　带皮瓣的灰白色不整形组织一块,切面见一灰白色结节,结节大小 2cm×2cm×1.8cm,实性质中。

2. **镜检**　肿瘤界限不清,呈合体细胞样生长方式,伴明显淋巴浆细胞浸润。高倍镜下,肿瘤细胞呈高级别核,细胞具有显著非典型性和多形性,核外形不规则,分布不均匀。染色质粗糙、片块状、核仁明显。可见多量病理性核分裂(图 8-6-1)。

3. **免疫组织化学染色**　基底亚型表型,ER、PR 和 Her-2 阴性,EGFR 阳性(图 8-6-2)。

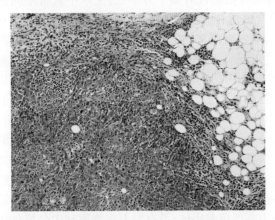

图 8-6-1　肿瘤界限不清,呈合体细胞样生长方式,
伴明显淋巴浆细胞浸润

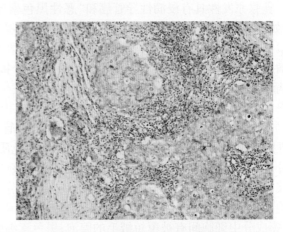

图 8-6-2　癌细胞呈 EGFR 阳性染色

【讨论】

不典型髓样癌(atypical medullary carcinoma)的形态学和髓样癌类似,但缺乏髓样癌诊断所必需的全部 5 项特征。其通常具有明显的合体细胞生长方式,且具备 2~3 项标准,但出现一些不典型的形态学改变,如:出现浸润性边缘,缺乏广泛的合体细胞生长方式、淋巴细胞浆细胞减少,瘤细胞分化好、核分裂少,胶原化硬化性间质和明显腺管状/乳头状结构。不典型髓样癌在分子分型中属于基底亚型,其预后较差。因为经典型髓样癌有较好的预后,所以必须严格诊断标准,防止误诊。目前倾向不再使用"不典型髓样癌"名称,而将其称为具有髓样癌特征的浸润性导管癌或富于淋巴细胞的浸润性导管癌。在不典型髓样癌中,肿瘤是否有浸润性边缘常难以判定,这可能是诊断重复性低的原因。因髓样癌的病理诊断易受观察者之间差异的影响,为了提高诊断的可重复性,有人认为应推荐简化标准,其中合体细胞无腺管结构、淋巴浆细胞浸润和少量肿瘤性坏死(<25%)是诊断乳腺髓样癌最具特征性的形态特点。富于淋巴细胞的浸润性导管癌预后参照 WHO 组织学分级,髓样癌往往属于 3 级,低分化,提示预后不佳。Schnitt 等认为"非典型髓样癌"的名称更偏向描述性,无临床意义。因为非典型髓样癌患者的预后与相同大小和分期的浸润性导管癌相似,建议将这类肿瘤归为浸润性导管癌,而不使用"非典型髓样癌"的名称。最近研究表明髓样癌和不典型髓样癌同属于分子分型的基底亚型,两者预后无差异,其均好于无显著淋巴浆细胞浸润的三级浸润性导管癌。研究结论认为预后的独立影响因素为肿瘤间质是否存在显著淋巴浆细胞浸润,这一结论也说明了基底样癌的异质性,故对浸润性乳腺癌的

髓样癌及非典型髓样癌分类提出质疑。

【鉴别诊断】

1. **髓样癌**　①肿瘤呈片状、索状排列(通常宽度超过 4～5 层细胞),有膨胀推挤性边缘,境界清楚,缺乏对周围乳腺组织及脂肪组织内的浸润。②肿瘤内缺乏腺管状结构。③肿瘤细胞间界限不清,呈合体细胞生长方式,合体细胞至少占肿瘤的 75%,瘤细胞有丰富的胞质,细胞核呈圆形空泡状,有明显异型性,染色质呈粗块状,核仁显著,1 个或多个,核级属于高级别(2～3 级),核分裂多见,亦常见有退变固缩的细胞核,部分病例可出现非典型瘤巨细胞和鳞状细胞化生。④肿瘤缺乏间质成分,通常癌巢间有纤细的纤维结缔组织分隔。⑤背景内及其周围有明显或中等量的淋巴浆细胞浸润,罕见有生发中心形成和(或)淋巴上皮样肉芽肿改变。尤其在坏死和囊性变时,可以见到少量的中性粒细胞、嗜酸性粒细胞和组织细胞。髓样癌的诊断必须符合上述的全部 5 项标准。

2. **淋巴上皮瘤样癌**　浸润性边缘,伴胶原硬化性间质纤维化,胶原化,浸润淋巴细胞中散在小巢状癌细胞,合体型细胞生长方式少见。

3. **淋巴瘤**　特别是在组织固定不良、切片质量不佳时两者需要鉴别。淋巴瘤缺乏合体细胞及巢状生长方式,两者的免疫组化表现不同。

4. **淋巴结转移癌**　罕见情况下髓样癌组织内和(或)肿瘤周围淋巴细胞浸润,可出现生发中心。如果肿瘤位置偏腋窝,需要和淋巴结转移癌鉴别。富于淋巴细胞的浸润性导管癌存在多量淋巴细胞间质,但缺乏淋巴结的结构。

(张璋　步宏)

★ **专家点评**

李新功主任医师:髓样癌的得名源于其肉眼检查时显示质地柔软细腻,在 19 世纪 80 年代以前主要以乳癌实质与间质比例分类的时代,和单纯癌、硬癌一起作为乳癌的主要类型名称。而随后认识到的其组织学经典特点和被普遍认为具有较好的预后,使髓样癌一直作为乳腺特殊型癌的独立类型在 WHO 分类中占有一席之地。

尽管有明确的组织学诊断标准,但在实践中,由于诊断者把握标准的差异,对肿瘤边缘是否存在浸润的判断困难,髓样癌的诊断重复性较差。英国国家卫生局乳腺筛查项目(NHS BSP)外部客观质量评定也显示髓样癌的诊断一致性最差。这就给这些肿瘤生物学行为的总结分析以及临床治疗方案的选择带来了困惑。2012 年 WHO 分类推荐使用伴髓样特征的癌这一名称,将髓样癌、不典型髓样癌和一些具有髓样癌部分特征的非特殊型浸润性癌笼统地归在一起。这组肿瘤通常 ER、PR、Her-2 阴性,属于所谓"三阴癌",不同程度地表达 CK5/6、CK14、SMA、EGFR、E-cadherin、p53,分子分型绝大多数属于基底细胞亚型,遗传学不稳定性是其常见特征。髓样癌和伴髓样特征的浸润性癌多为家族性,其中 BRCA-1 基因突变携带者多见,因此家族性和 BRCA-1 基因突变也可以作为诊断髓样癌的参考指标。肿瘤中浸润的淋巴细胞多为 CD3 阳性的 T 细胞,显著的淋巴浆细胞浸润是较好预后的相关因素。临床治疗中,对伴髓样特征的癌应与对基底细胞样三阴癌的治疗原则一样。

病例七　淋巴上皮瘤样癌

【病例介绍】

女性,69 岁,"右乳肿物半年"。体查:右乳外上象限肿物,大小 2.2cm,形状不规则,但边界清楚。皮肤有皱缩。钼靶显示不规则形、毛刺状肿块,未见钙化。超声显示不规则形低回声病变,伴有粗糙的内回声和增强的边缘回声。临床诊断:乳腺癌。

【病理变化】

1. **巨检**　行乳腺肿物切除,大小 1.8cm×1.5cm×1.3cm,实性,界限尚清,无包膜。切面灰白色,质脆,无出血坏死。

2. **镜检**　病变呈结节状,结节内淋巴组织弥漫性增生,淋巴细胞中散在分化差的肿瘤细胞。瘤细胞体积大,胞质丰富,淡染或略嗜酸性,核呈泡状,核仁明显,可见双核或多核细胞,偶见核分裂(图 8-7-1)。未见出血及坏死。周边乳腺呈淋巴细胞小叶性炎症。

3. **免疫组化**　AE1/AE3、CK5/6、CK8/18 和 34βE12 阳性,ER 和 PR 阳性。Her-2 阴性,EMA 阳性。E-cad膜阳性(图 8-7-2),p120 膜质均阳性,EGFR 阳性。原位杂交 EBV 阴性。

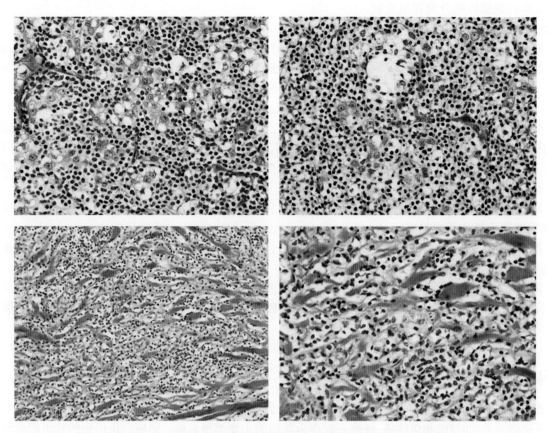

图 8-7-1　在弥漫性淋巴细胞浸润的背景中可见较多分化差的癌细胞

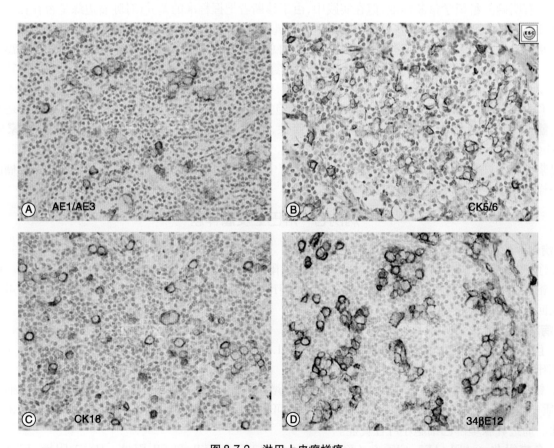

图 8-7-2　淋巴上皮瘤样癌

A. AE1/AE3 癌细胞阳性；B. CK5/6 癌细胞阳性；C. CK8/18 癌细胞阳性；D. 34βE12 癌细胞阳性

【讨论】

乳腺淋巴上皮瘤样癌(lymphoepithelioma-like carcinoma,LEC)是罕见的乳腺癌类型,在2003年版WHO乳腺肿瘤分类并未提及。据文献报道,该肿瘤发生于中老年妇女,年龄分布42~69岁;其中发生于右侧乳腺11例,左侧5例;肿瘤直径1.0~3.5cm,无包膜,与周围组织分界不清,切面灰白色一致,质地硬、韧或稍软。

乳腺淋巴上皮瘤样癌的显著特点是有大量弥漫淋巴组织增生浸润,有时有淋巴滤泡样结节形成。在密集淋巴细胞背景中散在分布未分化上皮细胞,这些细胞体积大,胞质丰富,泡状核,核仁明显,呈嗜酸性或双嗜性,亦可见双核或多核细胞(类似于H/RS细胞)。核分裂多少不等,通常没有坏死。一般认为,LEC有两种不同的组织形态,即Regaud型与Schminke型。Regaud型表现为,呈片状、巢状或条索状排列的上皮细胞,分布在密集浸润的淋巴细胞中,肿瘤细胞团与淋巴细胞分界清楚;Schminke型中的上皮细胞则呈独立的小巢状或散在单个分布。这两种类型常同时存在。文献报道的16例LEC中,3例有浸润性小叶癌,1例有小叶不典型增生。据此,有人认为LEC可能是浸润性小叶癌的变异型。

乳腺LEC的免疫表型与一般浸润性癌类似。上皮标记物阳性,而ER、PR、Her-2、E-cadherin等染色结果报道不一;背景淋巴细胞CD20与CD3呈多克隆性表达。E-cadherin阳性,提示可能是导管癌,但同时34βE12阳性表达,p120染色则显示胞膜与胞质双表达,有研究认为该免疫表型提示E-cadherin并不具有功能,小叶癌也可出现。可见,LEC究竟是导管癌还是小叶癌,从免疫表型上讲,尚难有定论。此外,CK5/6、34βE12和EGFR阳性,而ER、Her-2阴性,提示此类型肿瘤具有基底细胞样癌的某些特征。

【鉴别诊断】

乳腺LEC的鉴别诊断包括髓样癌及不典型髓样癌、淋巴瘤(特别是霍奇金淋巴瘤)、富于淋巴细胞的浸润性导管癌及小叶癌,富于淋巴细胞的导管原位癌及小叶原位癌,硬化性淋巴细胞小叶性乳腺炎等。

1. **髓样癌及不典型髓样癌** 虽然髓样癌及不典型髓样癌有大量淋巴细胞浸润,但诊断髓样癌有严格的标准,主要由合体型细胞(≥75%)构成、缺乏腺管结构、高级别核、核分裂多、间质内有明显淋巴细胞浸润、具有清楚的推挤性边缘;不典型髓样癌(富于淋巴细胞的浸润性导管癌)除有≥75%的合体型细胞外,还具有上述其他2项或3项组织学特征,但也可呈浸润性生长,细胞分化也可较好,核分裂可较少,亦可有明显的腺样或乳头状结构。LEC通常为浸润性边缘,合体型细胞少见,更缺乏成片排列的合体细胞。

2. **淋巴瘤** 在LEC中,恶性上皮细胞散在分布在弥漫浸润的淋巴细胞中,常难以与霍奇金淋巴瘤鉴别。经典型结节硬化型霍奇金淋巴瘤,表现为由纤维条带分隔的结节状密集淋巴细胞,其中见H/RS细胞,RS细胞与LEC中的癌细胞很类似。区别两者有效的方法是多切片,仔细全面观察,如发现小叶不典型增生或原位癌,则支持癌的诊断。免疫组化对两者的鉴别很有意义,霍奇金淋巴瘤和大细胞间变性淋巴瘤CD30与CD15阳性,CK阴性,而LEC免疫表型恰恰相反。

3. **富于淋巴细胞的浸润性导管癌及小叶癌** 部分浸润性导管癌及小叶癌,间质内有多少不等淋巴细胞浸润,有时有大量淋巴细胞浸润,甚至伴淋巴滤泡形成,但通常不如LEC弥漫,且具有浸润性导管癌或小叶癌的典型结构(腺管状、筛状、片状、列兵状等)和细胞学(单一低级别核、胞质内空泡、明显的细胞界限等)特点,间质有更明显的硬化。LEC缺乏腺管和大片状或列兵状结构,呈单个、小簇、小巢片状分布,细胞大,胞质丰富、淡染或嗜酸性、泡状核,核仁明显、呈嗜酸性或双嗜性。

4. **富于淋巴细胞的导管原位癌及小叶原位癌** LEC可呈结节状外观,淋巴细胞区和淋巴滤泡样区内有癌细胞岛,类似导管原位癌或小叶原位癌;有时淋巴组织内亦有残留腺管和原位癌成分,易误诊为富于淋巴细胞的导管原位癌及小叶原位癌。诊断困难的病例,可进行免疫组化标记肌上皮(如p63、CD10、Calponin等),以资鉴别。

5. **乳腺炎症** 如硬化性淋巴细胞小叶性乳腺炎,表现为以小叶为中心的小叶内、小叶周围大量淋巴细胞浸润,低倍镜下呈结节状,小叶内腺管上皮可增生,并可出现不典型性,增生细胞亦可被淋巴细胞打乱,少数LEC具有淋巴细胞小叶性乳腺炎的背景,周围也有淋巴细胞小叶性乳腺炎存在。两者鉴别一般并不困难,淋巴细胞小叶性乳腺炎有小叶轮廓,周围有硬化带,淋巴浆细胞围绕在小血管周围,其中缺乏具有泡状核的恶性上皮细胞。

发生在肺、胃、涎腺、胸腺与鼻咽等部位的 LEC 可检测出 EBV。但是,用原位杂交或 PCR 等方法,在乳腺 LEC 中均未检测到 EBV。探讨 HPV 与乳腺 LEC 的关系,仅有 Kulka 等 1 例报道。他们用原位杂交方法检测到,肿瘤细胞核 HPV33 型 DNA 阳性,免疫组化 HPV16/18 E6 染色检测到肿瘤细胞及周围终末导管-小叶单位胞质阳性,p16 染色肿瘤周围正常上皮细胞核阳性。但该患者 15 年前曾患宫颈原位癌,行子宫全切术,在宫颈病变检测出 HPV33。因此,该例 HPV 阳性,是否与宫颈病变有关,尚难判断。本例未检测到 EBV 与 HPV。

【预后】

据文献描述,16 例中 13 例随访 7～72 个月,未有死亡病例;4 例有腋窝淋巴结转移,1 例有胸骨旁淋巴结及肺转移。因此,一般认为乳腺 LEC 预后比较好。

(张祥盛 丁华野)

★ **专家点评**

赵澄泉(Chengquan Zhao)教授,李昕(Xin Li)副教授:乳腺淋巴上皮瘤样癌由未分化的恶性上皮细胞和富于淋巴及浆细胞的间质所组成。其组织形态与发生于鼻咽部的淋巴上皮癌类似。但目前尚未发现其与 EBV 病毒的感染有关。有报道部分患者有 BRCA1 突变的家族史。在鉴别诊断方面除了与上述提到的髓样癌,恶性淋巴瘤,富于淋巴细胞的乳腺上皮浸润癌及原位癌,和乳腺小叶性乳腺炎症外,还要注意与位于乳腺内的淋巴结转移癌相鉴别。乳腺淋巴上皮瘤样癌缺乏淋巴结所具有的淋巴窦及纤维包膜。其边缘呈弥漫浸润状。这一点与淋巴结转移癌不同。

病例八 乳腺浸润性导管癌(混合变异型)

(一) 混合型癌(乳腺浸润性小叶癌、浸润性导管癌、导管内癌和小叶原位癌)

【病例介绍】

女性,54 岁,"发现右乳肿物半个月"入院,有家族恶性肿瘤病史。查体:右乳晕外侧缘可触及一肿物,大小约 2.5cm×2.5cm,边界不清,表面不光滑,活动性欠佳,质硬。右乳腺乳头轻度内陷,皮肤无橘皮样外观。彩超提示:右侧乳腺实性占位性病变,考虑癌可能性大。钼靶检查提示:高度疑右乳腺癌,不排除淋巴结转移。

【病理变化】

1. **巨检** 送检大小约 5.5cm×6.0cm×2.0cm 组织一块,切面可见一直径 3.0cm 肿物,界不清,质硬。

2. **镜检** 肿瘤构成于乳腺导管内癌、浸润型小叶癌(可见印戒细胞)、浸润性导管癌、小叶原位癌,周边导管可见非典型增生(图 8-8-1)。

3. **免疫组化** ER 和 PR 三种成分均阳性(图 8-8-2),浸润性导管癌成分 Her-2++,E-Cadherin+(图 8-8-3)。

4. **最后诊断** 乳腺混合型癌(乳腺浸润性小叶癌 70%、浸润性导管癌 5%、导管内癌 20%、小叶原位癌 15%)。

(二) 混合性癌(浸润性小叶癌和浸润性导管癌)

【病例介绍】

女性,42 岁,"发现右乳肿块半年余"。体检:右乳外侧触及一肿块,大小 3.0cm×3.0cm×2.5cm,界尚清,活动可。乳腺表面皮肤、乳头未见明显异常。未触及肿大的腋窝淋巴结。

【病理变化】

1. **巨检** 乳腺组织一块,大小 4.5cm×3.5cm×3.0cm,切面见一肿块,大小 2.5cm×2.5cm×2.0cm,灰红灰褐色,质脆,无出血坏死,界尚清。

2. **镜检** 肿瘤由典型的浸润性导管癌和浸润性小叶癌两种成分构成,浸润性小叶癌呈实性结构,而浸润性导管癌主要为巢团状结构,核级为Ⅱ(图 8-8-4～图 8-8-11)。

3. **免疫组化** 浸润性癌 p120 膜阳性(图 8-8-8),浸润性小叶癌 p120 胞质阳性(图 8-8-9),浸润性癌 E-Cad 阳性(图 8-8-10),浸润性小叶癌 ER 弥漫阳性(图 8-8-11)。

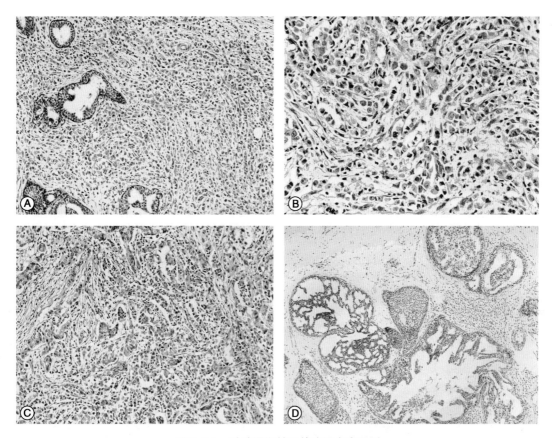

图 8-8-1　乳腺浸润性导管癌混合变异型

A. 乳腺导管内癌伴浸润型小叶癌；B. 浸润性小叶癌；C. 浸润性导管癌；D. 浸润性小叶癌伴小叶原位癌，周边导管可见非典型增生

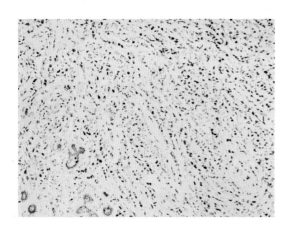

图 8-8-2　浸润性小叶癌区 PR 阳性

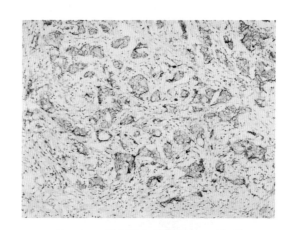

图 8-8-3　浸润性导管癌区 E-cad 阳性

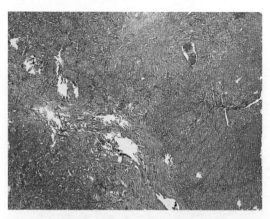

图 8-8-4 浸润性小叶癌和非特殊型浸润性癌混合
右下部为浸润性小叶癌,左上部为非特殊型浸润性癌呈巢状分布

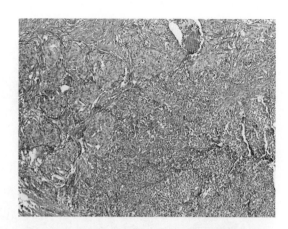

图 8-8-5 浸润性小叶癌和非特殊型浸润性癌混合
本例非特殊性浸润性癌占 40%,右下部浸润性小叶癌呈弥漫性分布

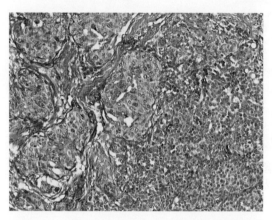

图 8-8-6 浸润性小叶癌和非特殊型浸润性癌混合
左上部为非特殊型浸润性癌,右下部为浸润性小叶癌

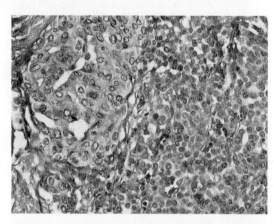

图 8-8-7 浸润性小叶癌和非特殊型浸润性癌混合
左上部为非特殊型浸润性癌呈巢状分布,右下部浸润性小叶癌呈弥漫性分布,高倍

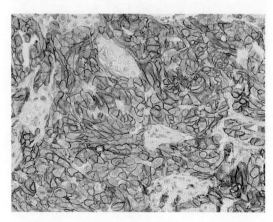

图 8-8-8 非特殊型浸润性癌 p120 膜阳性

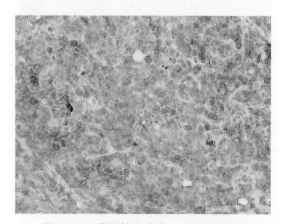

图 8-8-9 浸润性小叶癌 p120 胞质阳性

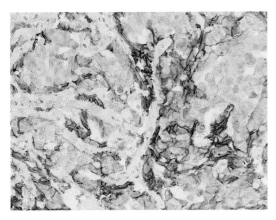

图 8-8-10　非特殊型浸润性癌 E-Cad 阳性

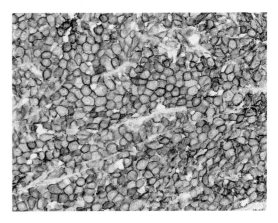

图 8-8-11　浸润性小叶癌 Her-2 弥漫阳性

4. 最后诊断　浸润性小叶癌(实性型,60%)和浸润性导管癌(腺癌,40%)混合。

(三) 混合性癌(浸润性微乳头状癌、导管原位癌和黏液癌)

【病例介绍】

女性,42 岁,"发现右乳肿块半年余"。体检:右乳外侧触及一肿块,大小 3.0cm×3.0cm×2.5cm,界尚清,活动可。乳腺表面皮肤、乳头未见明显异常。未触及肿大的腋窝淋巴结。

【病理变化】

1. 巨检　乳腺组织一块,大小 4.5cm×3.5cm×3.0cm,切面见一肿块,大小 2.5cm×2.5cm×2.0cm,灰红灰褐色,质脆,无出血坏死,界尚清。

2. 镜检　肿瘤以微乳头状成分为主,瘤细胞成簇分布,缺乏纤维血管轴心,与周围间质形成裂隙结构。癌细胞胞质丰富,核呈低到中等核级别。另见少量导管原位癌和黏液癌成分,黏液癌区可见大量黏液,形成黏液湖,少量癌细胞漂浮于其中,与微乳头成分有些区域界限清楚,有些区域混合(图 8-8-12)。

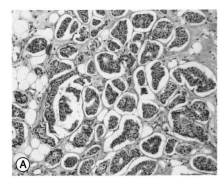 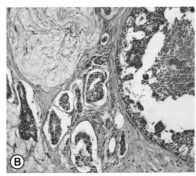 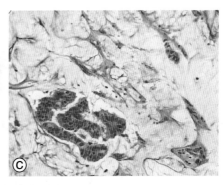

图 8-8-12　混合性癌(浸润性微乳头状癌、导管原位癌和黏液癌)
A. 导管原位癌、浸润性微乳头状癌和黏液癌混合;B. 微乳头浸润性癌成分;C. 黏液癌成分

3. 最后诊断　浸润性微乳头状癌(60%)、导管原位癌(10%)和黏液癌(30%)混合。

【讨论】

在实际工作中,多数乳腺癌病例显示两种或更多种组织学形态的混合,单纯表现为一种组织学类型者较少见。混合性癌可为不同的组织学类型混合和同一组织学类型不同级别的混合。混合性癌在 WHO 的分类中包括有三种情况:一是非特殊型浸润性导管癌的乳腺癌;二是混合型小叶癌(mixed lobular carcinoma);三是混合型化生性癌(mixed metaplastic carcinoma)。在 WHO 乳腺肿瘤分类(2003)中,将混合型癌(mixed type carcinoma)归入非特殊型浸润性导管癌。分类规定,对代表性的切片进行全面仔细观察,只有超过 50% 的肿瘤区域表现为非特殊型组织学形态者,才能诊断为非特殊型浸润性导管癌。如果只有 10%～49% 的肿瘤成分表现为非特殊型,而其余部分表现明确的特殊型癌特征,则将其归入混合型癌的一种,即混合性导管癌伴特殊型癌或混合性导管癌伴小叶癌,对伴有的特殊型癌的类型应加以说明。除此以外,极少病变会与非特殊型浸润性导管癌混淆。在 2012 年版 WHO 乳腺肿瘤分类中,将 2003 版浸润性导管癌,非特殊类型(invasive ductal carcinoma,not otherwise speciaied)改为浸润性癌,非特殊类型(invasive carcinoma of no special type),未列出混合性癌,但在对非特殊型浸润性癌的叙述中,依然介绍了混合型癌,其定义与 2003 版相同。尽管临床实践中不少见,但混合型癌确切的发生率研究报道较少,Rakha 对 2170 例 IDC 和 380 例纯 ILC 的研究发现 14 例为混合性肿瘤,占所有乳腺癌的 3.6%,59% 的患者核级为 2,淋巴结转移者 41%,明显血管浸润者 26%,含有 DCIS 123 例(89%),LCIS 43 例(31%),含有 DCIS 和 LCIS 39 例。ER 阳性率较高和血道转移率较低。本文按照 WHO 的定义,例 1 乳腺浸润性小叶癌 70%、浸润性导管癌 15%、导管内癌 20%、小叶原位癌 5%,例 2 小叶浸润性癌(实性型)60%,浸润性导管癌(腺癌)40%,例 3 浸润性微乳头状癌 60%,导管原位癌 10%,黏液癌 30%,符合混合型癌的诊断标准。

(张祥盛　张庆慧)

★ 专家点评

李新功主任医师:正如作者指出的,在实际工作中,多数乳腺癌病例显示两种或更多种组织学形态的混合,单纯表现为一种组织学类型者较少见。根据 WHO 分类的的定义,并不是所有具有多种成分的癌都称为混合型癌,只是将非特殊型浸润性癌成分占肿瘤的 10% ~49%,其余为可识别的特殊型癌或小叶癌时才使用混合型癌的名称。非特殊型浸润癌与特殊类型癌的混合型癌 10 年生存率为 60% ~80%,非特殊型浸润癌与小叶癌的混合型癌 10 年生存率不足 50%。由于不同组织学类型的癌具有不同的生物学行为,治疗方案的选择也不同,所以在诊断报道中应将混合型癌的不同成分加以说明,并注明其所占比例。对混合型癌免疫组化检测的结果如何报道,尚无统一的规定,混合型癌不同成分的免疫组化表达对临床治疗的影响及预后意义也缺少研究资料。依据肿瘤主要成分(所占比例最高的癌)的免疫组化标记结果作出报道,还是分别报道肿瘤中各种类型癌的免疫组化表达情况,需要在深入研究的基础上逐步取得共识。

参 考 文 献

1. 丁华野,张祥盛,等. 乳腺病理诊断及鉴别诊断. 北京:人民卫生出版社,2014.

2. 丁华野,皋岚湘. 乳腺//刘彤华. 诊断病理学. 第 3 版,北京:人民卫生出版社,2013.

3. 阚秀,丁华野,沈丹华. 乳腺肿瘤临床病理学. 北京:北京大学医学出版社,2014.

4. Tavassoli F A,Devilee P. World health organization classification of tumours. Pathology and genetics of tumours of the breast and female gential organs. Lyon:IARC Press,2003.

5. 龚西騟,丁华野. 乳腺病理学. 北京:人民卫生出版社,2009.

6. Ellis IO,Galea M,Broughton N,et al. Pathological prognostic factors in breast cancer. Ⅱ. Histological type. Relationship with survival in a large study with long-term follow-up. Histopathology,1992,20:479-489.

7. Robbins P,Pinder S,de Klerk N,et al. Histological grading of breast carcinomas:a study of interobserver agreement. Hum Pathol,1995,26:873-879.

8. Schnitt SJ. Estrogen receptor testing of breast cancer in current clinical practice:what's the question? J Clin Oncol,2006,24:1797-1799.

9. Harvey JM,Clark GM,Osborne CK,et al. Estrogen receptor status by immunohistochemistry is superior to the ligand-binding assay for predicting response to adjuvant endocrine therapy in breast cancer. J Clin Oncol,1999,17:1474-1481.

10. Wolff AC,Hammond ME,Schwartz JN,et al. American Society of Clinical Oncology/College of American Pathologists guideline recommendations for human epidermal growth factor receptor 2 testing in breast cancer. J Clin Oncol,2007,25:118-145.

11. Hicks DG,Kulkarni S. HER-2+ breast cancer:review of biologic relevance and optimal use of diagnostic tools. Am J Clin Pathol,2008,129:263-273.

12. Zhao J,Lang R,Guo X,et al. Clinicopathologic characteristics of pleomorphic carcinoma of the breast. Virchows Arch,2010,456(1):31-37.

13. Silver SA,Tavassoli FA. Pleomorphic carcinoma of the breast:clinicopathological analysis of 26 cases of an unusual high-grade phenotype of ductal carcinoma. Histopathology,2000,36(6):505-514.

14. Caruso R, Palmeri R, Racchiusa S, et al. Pleomorphic ductal carcinoma of the male breast: report of a rare case and review of literature. Anticancer Res, 2011, 31(9): 3069-3071.

15. Kurokawa K, Mouri Y, Asano A. Pleomorphic carcinoma with osteoclastic giant cells of the breast: immunohistochemical differentiation between coexisting neoplastic and reactive giant cells. Pathol Int, 2009, 59(2): 91-97.

16. Nguyen CV, Falcón-Escobedo R, Hunt KK, et al. Pleomorphic ductal carcinoma of the breast: predictors of decreased overall survival. Am J Surg Pathol, 2010, 34(4): 486-493.

17. 丁华野, 皋岚湘. 伴破骨细胞样巨细胞的乳腺癌. 临床与实验病理学杂志, 2002, 18: 238-240.

18. 陈海玲, 魏兵, 步宏, 等. 伴破骨细胞样巨细胞或反应性肉芽肿的乳腺癌. 临床与实验病理学杂志, 2007, 23: 18-142.

19. 杨光之, 李静, 丁华野. 乳腺间质巨细胞病理学观察. 临床与实验病理学杂志, 2010, 26: 286-288.

20. Rosen PP. Rosen PP. Rosen's breast pathology. 3rd ed. Philadephia: Lippincott Williams and Wilkins, 2009.

21. Saigo PE, Rosen PP. Mammary carcinoma with "choriocarcinomatous" features. Am J Surg Pathol, 1981, 5(8): 773-778.

22. Resetkova E, Sahin A, Ayala AG, et al. Breast carcinoma with choriocarcinomatous features. Ann Diagn Pathol, 2004, 8(2): 74-79.

23. Giannotti Filho O, Miiji LN, et al. Vainchenker M. Breast cancer with choriocarcinomatous and neuroendocrine features. Sao Paulo Med J, 2001, 119(4): 154-155.

24. Akbulut M, Zekioglu O, Ozdemir N, et al. Fine needle aspiration cytology of mammary carcinoma with choriocarcinomatous features: a report of 2 cases. Acta Cytol, 2008, 52(1): 99-104.

25. Erhan Y, Ozdemir N, Zekioglu O, et al. Breast carcinomas with choriocarcinomatous features: case reports and review of the literature. Breast J, 2002, 8(4): 244-248.

26. Siddiqui NH, Cabay RJ, Salem F. Fine-needle aspiration biopsy of a case of breast carcinoma with choriocarcinomatous features. Diagn Cytopathol, 2006, 34(10): 694-697.

27. Canbay E, Bozkurt B, Ergul G, et al. Breast carcinoma with choriocarcinomatous features. Breast J, 2010, 16(2): 202-203.

28. Azzopardi J G, Eusebi V. Melanocyte colonization and pigmentation of breast carcinoma. Histopathology, 1977, 1(1): 21-30.

29. Meyer-Gonzalez T, Alcaide-Martin A, Contreras-Steyls M, et al. Pigmented mammary Paget disease mimicking cutaneous melanoma. International Journal of Dermatology, 2010, 49(1): 59-61.

30. Al-Daraji WI, Shea AMO, Looi LM, et al. Pigmented mammary paget's disease: not a melanoma. Histopathology, 2009, 54(5): 614-617.

31. Lakhani SR, Ellis IO, Schnitt SJ, et al. WHO Classification of Tumours of the Breast. 4th ed. Lyon: IARC Press, 2012.

32. Shin J, Kanomatal N, Rosen PP. Mammary carcinoma with prominent cytoplasmic lipofuscin granules mimicking melanocytic differentiation. Histopathology, 2000, 37: 456-459.

33. Mele M, Laurberg T, Damsgaard ET. Primary Combined Malignant Melanoma and Ductal Carcinoma of the Breast. Case Reports in Pathology, 2012, ID 427628: 3.

34. Wilsher MJ, Moncrieff. Melanoma metastatic to a ruptured silicone breast implant capsule. Indian J pathol Microbiol, 2012, 5(1): 86-88.

35. Gaffey MJ, Mills SE, Frierson HF, et al. Medullary carcinoma of the breast: interobserver variability in histopathologic diagnosis. Mod Pathol, 1995, 8: 31-38.

36. Schnitt S, Collins LC. Biopsy interpretation of the breast. Philadelphia: Lippincott Williams & Wilkins, 2009.

37. Rakha EA, Aleskandarany M, El-Sayed ME, et al. The prognostic significance of inflammation and medullary histological type in invasive carcinoma of the breast. Eur J Cancer, 2009, 45(10): 1780-1787.

38. Malyuchik SS, Kiyamova RG. Medullary breast carcinoma. Exp Oncol, 2008, 30(2): 96-101.

39. 杨光之, 李静, 丁华野. 乳腺淋巴上皮瘤样癌 3 例临床病理分析. 诊断病理学杂志, 2009, 16(4): 261-226.

40. Kulka J, Kovalszky I, Svastics E, et al. Lymphoepithelioma-like carcinoma of the breast: not Epstein-Barr virus-, but human papilloma virus-positive. Hum Pathol, 2008, 39(2): 298-301.

41. Kurose A, Ichinohasama R, Kanno H, et al. Lymphoepithelioma-like carcinoma of the breast. Report of a case with the first electron microscopic study and review of the literature. Virchows Arch, 2005, 447(3): 653-659.

42. Saleh R, DaCamara P, Radhi J, et al. Lymphoepithelioma-like carcinoma of the breast mimicking nodular sclerosing Hodgkin's lymphoma. Breast J, 2005, 11(5): 353-354.

43. Ilvan S, Celik V, Ulker Akyildiz E, et al. Lymphoepithelioma-like carcinoma of the breast: is it a distinct entity? Clinicopathological evaluation of two cases and review of the literature. Breast, 2004, 13(6): 522-526.

44. Tavassoli FA, Devilee P. World Health Organization classification of tumors. Pathology and genetics of tumors of the breast and female

genital organs. Lyon:IARC Press,2003.

45. Rakha EA,Gill MS,El-Sayed ME,et al. The biological and clinical characteristics of breast carcinoma with mixed ductal and lobular morphology. Breast Cancer Res Treat,2009,114(2):243-250.

46. Maluf H,Koerner F. Lobular carcinoma in situ and infiltrating ductal carcinoma:frequent presence of DCIS as a precursor lesion. Int J Surg Pathol,2001,9(2):127-131.

47. Abdel-Fatah TM,Powe DG,Hodi Z,et al. High frequency of coexistence of columnar cell lesions,lobular neoplasia,and low grade ductal carcinoma in situ with invasive tubular carcinoma and invasive lobular carcinoma. Am J Surg Pathol,2007,31(3):417-426.

48. Kunju LP,Ding Y,Kleer CG. Tubular carcinoma and grade 1 (well-differentiated) invasive ductal carcinoma:comparison of flat epithelial atypia and other intra-epithelial lesions. Pathol Int,2008,58(10):620-625.

第九章　浸润性小叶癌

第一节　概　　述

（一）概念

浸润性小叶癌是指由纤维间质中单个散在或呈单行线性排列的非黏附性细胞构成的一种浸润性癌。发生率次于浸润性导管癌,约占乳腺癌的 5% ~ 15%。常伴有小叶原位癌,WHO ICD-O 编码为 8520/3。

（二）临床表现

发病年龄稍大于浸润性导管癌,平均年龄为 57~65 岁;出现界限不清、可触知的肿块,可累及乳腺任何部位,双侧乳腺癌和多中心病变的发生率较高于浸润性导管癌;影像学最常表现为毛刺状包块或结构变形,乳腺结构破坏较浸润性导管癌明显,微钙化少见;腋窝淋巴结转移率较浸润性导管癌低;多形型浸润性小叶癌预后差。

（三）病理组织学类型及形态学特征

1. **经典型**　癌细胞较小,界限清楚,核圆形、卵圆形,可见切迹,核仁不明显,核分裂少见;胞质少,呈窄环状,嗜酸性或淡染,常有小空泡(甚至呈印戒细胞样),空泡内常见嗜酸性包涵体样小球(AB/PAS 阳性);癌细胞间黏附性差;散在或排列成单行串珠状(列兵式,单列线样),或围绕残留导管呈同心圆或靶环状排列。间质常硬化或透明变性;周边常见小叶原位癌,坏死少见。

2. **腺泡型**　通常为 20 个以上的癌细胞聚集成圆形或卵圆形的腺泡状。

3. **实性型**(solid type)癌细胞为一致性小至中等大,弥漫成片,缺乏黏附性,较之经典型,此型更具多形性,核分裂更常见,间质少。

4. **小管小叶型**　由小管状生长方式和单形性线性分布的小细胞混合构成,小管状结构类似小管癌,单形性线性分布的小细胞与经典型浸润性小叶癌相似,1/3 的小管小叶癌伴有小叶原位癌。

5. **多形性小叶癌**(pleomorphic lobular carcinoma)　癌细胞保持明显的小叶癌的生长方式,但是癌细胞体积较大,多形性和异型性更明显,核分裂易见。部分病例可见大汗腺或组织细胞样分化,也可见印戒样细胞,常伴有具有同样多形性细胞学特征的小叶原位癌。

6. **混合型**　经典型和上述 1 种或多种组织学亚型同时存在,经典型浸润性小叶癌和混合型构成了小叶性肿瘤的大多数,占所有病例的 75%。

（四）病理诊断思路

1. **首先低倍镜下观察癌细胞的生长方式**　浸润性小叶癌的生长方式最具有特征,是诊断的关键依据。其常为多灶性、跳跃式分布,常残留有小叶结构,癌细胞通常缺乏黏附性,像撒石头子样在间质内散在分布,常呈单列线(列兵、泪涕状)排列,和(或)围绕腺管呈靶环样浸润。

2. **注意观察癌细胞的形态学特征**　与浸润性导管癌相比,浸润性小叶癌的癌细胞形态相对温和,小而一致,胞质内常出现空泡或有黏液,胞质空泡中常有嗜酸性小球状物(AB/PAS 染色通常阳性)。多形性浸润性小叶癌的细胞类似于导管癌。

3. **寻找是否存在小叶内肿瘤[不典型增生和（或）原位癌]**　超过半数的浸润性小叶癌可伴有小叶内肿瘤,一般而言,小叶原位癌伴浸润性导管癌或导管原位癌伴浸润性小叶癌的情况极为少见,所以,发现小叶内肿瘤是对诊断浸润性小叶癌的一种支持。

4. **关注多形性浸润性小叶癌**　多形性浸润性小叶癌是一种独立预后差的浸润性小叶癌类型,有必要提高警惕,尽量避免漏诊和误诊。

5. **重视浸润性小叶癌的术中快速冷冻及粗针穿刺病理诊断**　浸润性小叶癌的术中快速冷冻及粗针穿刺病理诊断是乳腺病理的一个陷阱,容易漏诊或误诊,必须提高警惕。

6. **正确判读组织化学和免疫组化结果**　部分小叶癌分泌黏液,AB/PAS 染色常阳性;免疫组化染色 E-cadherin通常阴性,p120 胞质阳性,34βE12 通常为核周强阳性;ER 和 PR 阳性(分别为 75% ~ 95% 和 60% ~ 70%),多形型者阳性率低;C-erbB-2、p53 蛋白多阴性(多形型者可阳性);组织细胞样型常 GCDFP-15 阳性。

7. **正确理解分子生物学基础**　ILC 和 IDC 分子开关可能是 E-cadherin(ENP)/catenin(α、β、γ、120)在细胞膜外形成复合体。cadherin/catenin 相互作用,共同影响肿瘤的发生发展,导管癌 E-cadherin 表达上调,与 p120 在细胞膜处形成复合体,胞质中 p120 缺少,故在导管癌 p120 膜阳性;而小叶癌 E-cadherin 表达缺失,不能于胞膜处形成 cadherin/p120 复合体,胞质中 p120 增加,因此,小叶癌胞质阳性。这是小叶细胞缺少黏附性的本质特征,对确立组织学类型具有重要意义。

8. **其他**　注意与浸润性导管癌、硬化性腺病、微腺腺病、放射状瘢痕、腺管型浸润性导管癌、腺管型腺病和乳头腺瘤等鉴别(详见讨论)。

（五）临床与病理联系

一般认为浸润性小叶癌比浸润性导管癌更常见多灶性或为多中心性。平均 13.3%(8% ~ 19%)的患者可在对侧乳腺发现浸润性癌。然而,大多数浸润性小叶癌临床检查仅发现一界限不清的增厚区或硬块,而无明确的边界。影像学检查时病变多为界限不清的不对称的致密影伴结构扭曲。故肿瘤大小、累及范围在查体和乳腺影像学检查中可能被低估。

由于临床表现和影像学检查的不敏感性,浸润性小叶癌确立诊断时多为进展期病变,肿瘤的体积常稍大于浸润性导管癌。与浸润性导管癌相比,长期临床预后研究结果不同,一些研究表明浸润性小叶癌比浸润性导管癌预后好,有些预后差,然而大多数研究表明两者预后相似。

由于小叶癌多数缺乏腺管、癌细胞相对温和,三个参数分别观察,腺管形成没有意义,核多形性与生物学行为的相关性较弱,一般认为浸润性小叶癌不适合分级;而核分裂率与肿瘤体积和淋巴结转移率有明显的关系。

浸润性小叶癌较非特殊型浸润性癌腋窝淋巴结转移少见,转移率约为 3% ~ 10%。浸润性小叶癌的转移方式与非特殊型浸润性癌不同,更常扩散至骨、胃肠道、子宫、脑膜、卵巢及弥漫性浆膜受累,而肺转移更常见于非特殊型浸润性癌。

由于小叶癌具有特发性和双侧性的特征,所以局部乳腺切除治疗一直有争议。大多数研究表明,全乳腺切除在浸润性小叶癌比浸润性导管癌更常用,也有些报道可做对侧乳腺预防切除。有人认为对浸润性小叶癌患者保守治疗是适当的,所以提倡足够时间进行术前评估,排除广泛的多发性病变或对侧乳腺病变。有人建议浸润性小叶癌本身不影响是否进行局部切除的决定。

大约 80% ~ 90% 的浸润性小叶癌呈 ER 和（或）PR 阳性,所以内分泌治疗是主要的保守治疗方法,大多数浸润性小叶癌细胞的 Ki-67 增殖指数很低,所以化疗的作用有限。由于许多机制仍不清楚,所以对 ILC 的内分泌治疗和化疗应采用治疗浸润性导管癌一样的规则。

（张祥盛　丁华野）

第二节　病例精选

病例一　经典型小叶癌

【病例介绍】

女性,59岁,"发现左乳肿物3周"。查体:乳腺皮肤正常,乳头无内陷。外上象限触及一肿物,大小2.5cm×2.0cm×2.0cm。质硬,边界不清,无压痛。双侧腋窝未触及肿大淋巴结。B超检查:左乳外上象限实质内见一2.5cm×2.2cm实性低回声结节,边界欠清晰,形态不规则。临床行乳腺癌改良根治术。

【病理变化】

1. **巨检**　左乳改良根治术标本,19cm×15cm×3.5cm,切面于外上象限见一2.5cm×2.5cm×2cm大小肿物,灰红色,质粗,无包膜,与周围分界不清。

2. **镜检**　肿瘤细胞较小,大小相对一致,排列松散,缺乏黏附性,呈单行或单个浸润间质,形成线状结构,或围绕良性乳腺导管排列形成同心圆状结构(图9-1-1)。瘤细胞核较小,大小较一致,常为偏心性,核仁小,核分裂少见。胞质较少,嗜酸性,可见含有嗜酸性小球的胞质内空泡。有些细胞胞质内空泡较大而使瘤细胞呈印戒样(图9-1-1)。

3. **免疫组化**　34βE12阳性,E-cadherin阴性(图9-1-2),p120胞质着色。

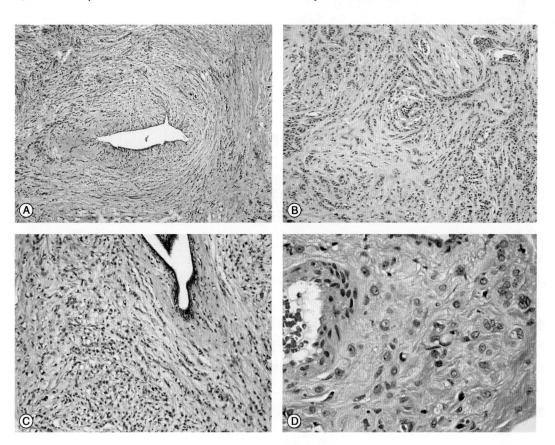

图9-1-1　经典型小叶癌

A、B.肿瘤细胞较小,大小相对一致,排列松散,缺乏黏附性,呈单行或单个浸润间质,形成线状结构,或围绕良性乳腺导管排列形成同心圆状结构;C.瘤细胞胞质较少,嗜酸性,可见印戒样瘤细胞;D.可见含有嗜酸性小球的胞质内空泡

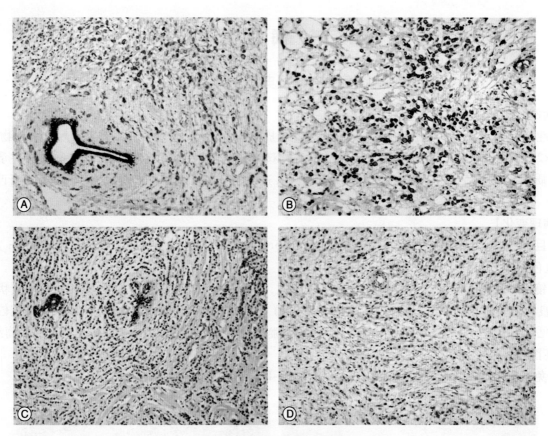

图 9-1-2 经典型小叶癌

A. 34βE12 瘤细胞阳性，正常导管阳性；B. 34βE12 阳性；C. E-cadherin 阴性，正常腺管阳性；D. E-cadhein
阴性

病例二 腺泡型小叶癌

【病例介绍】

女性，49 岁，"发现右乳肿块 1 个月"。查体发现右乳外上象限一直径 2cm 大小肿物，边界不清，质硬，活动度差。乳头无内陷。乳腺皮肤肤色正常，无红肿及橘皮样改变。腋窝未及肿大淋巴结。全身体检及影像学未见其他异常。

【病理变化】

1. **巨检** 灰白淡黄色组织一块，大小 4cm×3cm×2cm，切面见肿物，2.0cm×1.8cm×1.8cm，切面灰白色，质粗，与周围分界不清，无包膜。

2. **镜检** 癌细胞多呈球状聚集在一起，排列成腺泡状（图 9-2-1），"腺泡"常由数十个瘤细胞组成，其形态与小叶原位癌相似（图 9-2-1）。癌细胞形态类似于经典型 ILC 细胞，中等大小，较均匀一致，胞质淡染或透明状（图 9-2-1）。部分区域瘤细胞松散排列呈片状、巢状或呈单个散在，与经典型 ILC 形态相似（图 9-2-1）。

3. **免疫组化** 34βE12 阳性（图 9-2-1），E-cadherin 阴性（图 9-2-1），p120 胞质着色，ER、PR 阳性，Her-2 阴性。

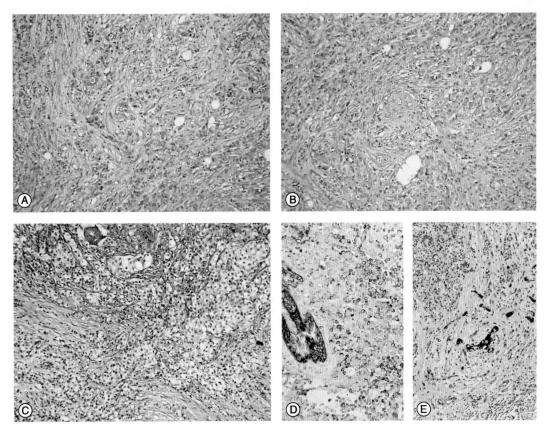

图 9-2-1　腺泡型小叶癌

A～C. 癌细胞形态类似于经典型小叶癌细胞,多呈球状聚集在一起,排列成腺泡状,部分区域瘤细胞松散
排列呈片状、巢状或呈单个散在,与经典型 ILC 形态相似;D. 34βE12 阳性;E. E-cadherin 阴性

病例三　实性型小叶癌

【病例介绍】

女性,55 岁,"左乳肿块 2 个月"。查体:肿物位于内上象限,2cm×2cm×1.5cm 大小,质硬,边界欠清,活动
度差。乳头直径 1.0cm,无内陷。乳腺皮肤肤色正常,无红肿及橘皮样改变。腋窝触及肿大淋巴结,直径
2cm。全身体检及影像学未见其他异常。

【病理变化】

1. **巨检**　左乳腺改良根治标本,体积 22cm×14cm×4cm,内上象限见一肿物,体积 2.5cm×2cm×2.2cm,切
面灰白色,质粗,无包膜。

2. **镜检**　病变由中等大小的瘤细胞呈弥漫散在或片状分布,与淋巴瘤非常相似(图 9-3-1)。瘤细胞形态
与经典型小叶癌形似,缺乏黏附性,大小较一致,或有轻度多形性(图 9-3-1)。部分区域可有单行"列兵样"排
列(图 9-3-1)。肿瘤间质很少,呈纤细的束状或网状。

3. **免疫组化**　CK8/18 和 34βE12 阳性,E-cadherin 和 LCA 阴性(图 9-3-2)。

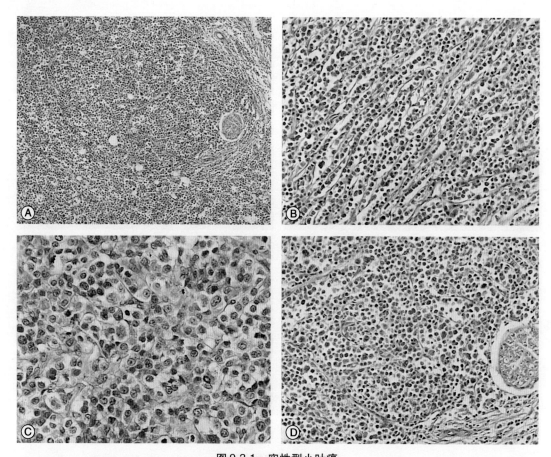

图 9-3-1　实性型小叶癌
A. 病变由中等大小的瘤细胞呈弥漫散在分布；B. 瘤细胞单行"列兵样"排列；C. A 图高倍；D. 瘤细胞形态与经典型小叶癌形似，缺乏黏附性，大小较一致，有轻度多形性

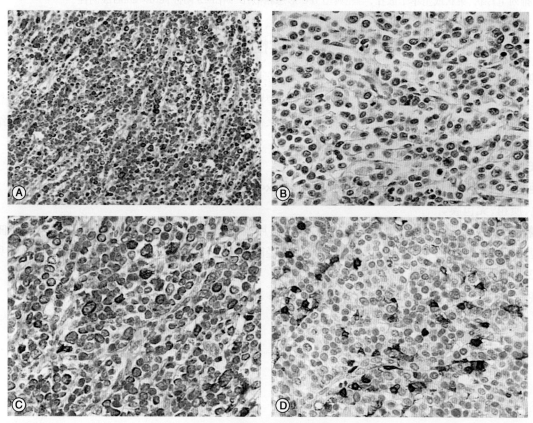

图 9-3-2　实性型小叶癌
A. 34βE12 弥漫阳性；B. E-Cadherin 阴性；C. A 图高倍，34βE12 弥漫阳性；D. LCA 瘤细胞阴性，肿瘤内浸润的淋巴细胞阳性

病例四 浸润性小管小叶癌

【病例介绍】

女性,53岁,"左乳肿块3个月"。查体:肿物位于外上象限,2cm×1.5cm×1cm大小,质硬,活动度差。乳头直径1.0cm,无内陷。乳腺皮肤肤色正常,无红肿及橘皮样改变。腋窝未及肿大淋巴结。B超检查:左乳外侧腺体增厚,结构紊乱,回声粗糙,不均质,范围约2.5cm×2cm。左侧腋窝未见明显增大淋巴结显像。钼靶片显示:左乳外上象限局部结构紊乱,似有一大小约2cm×1.8cm团块状影,其密度中等,不均质,边缘毛刺,其内见数枚针尖样钙化影。

【病理变化】

1. **巨检** 灰白色不规则组织一块,3.5cm×1.5cm×2cm,切面见肿物,1.5cm×1.2cm×1.2cm,切面灰白灰黄色,周围呈蟹足状,可见纤维束,质稍粗,无包膜。

2. **镜检** 病变由经典型ILC和浸润性小管状结构组成(图9-4-1),部分区域以小叶癌为主(图9-4-1),部分区域以小管状结构为主(图9-4-1),部分区域两者混合存在(图9-4-1)。小管状结构有轻微核多形性,缺乏小管癌的顶浆分泌和成角或逗点状形态(图9-4-1)。

3. **免疫组化** CK34βE12阳性,E-cadherin、CK5/6、CD10和p63阴性(图9-4-2)。

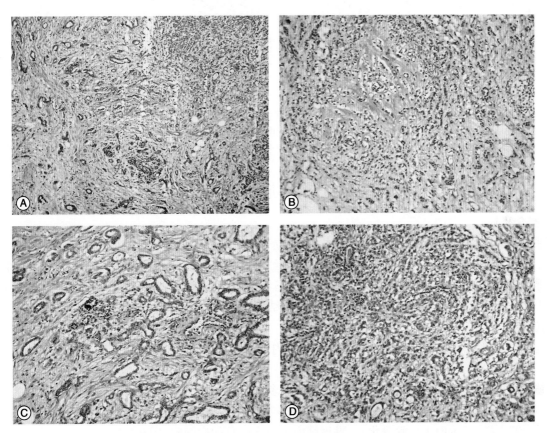

图9-4-1 浸润性小管小叶癌

A. 病变由经典型ILC和浸润性小管状结构组成;B. 部分区域以小叶癌为主;C. 部分区域以小管状结构为主;D. 部分区域两者混合存在,小叶癌与左下角小管结构混合存在

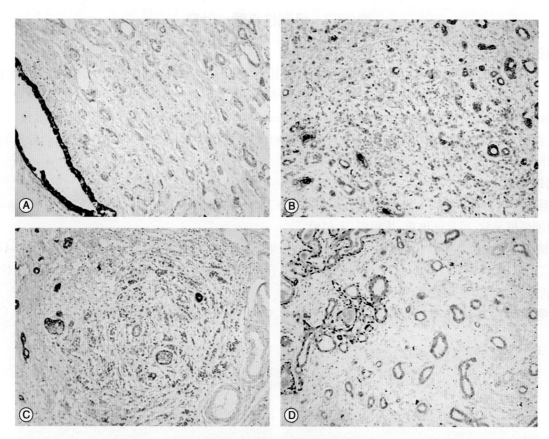

图 9-4-2　浸润性小管小叶癌

A. 34βE12 部分小管癌阴性；B. 34βE12 小叶癌及部分小管癌阳性；C. E-cadherin 小叶癌成分阴性；D. p63小管癌成分阴性

病例五　多形性小叶癌

【病例介绍】

女性,55 岁,"发现右乳肿块月余"。查体:肿物位于内上象限,3cm×2cm 大小,质硬,边界不清,活动度差。乳头直径 1.2cm,无内陷。乳腺皮肤肤色正常,无红肿及橘皮样改变。腋窝触及数枚肿大淋巴结。B 超检查:右乳实质内见低回声不均质肿物,边界不清,形态不规则,大小约 3.2cm×2.2cm,位于内上及乳晕区,右侧腋窝见数个实性低回声结节,边界清晰,有的无髓质结构,大小0.8～1.3cm。

【病理变化】

1. **巨检**　右乳单切标本,体积22cm×17cm×4cm,内上及乳头下方见肿物,大小 3cm×3cm×2cm,切面灰白色,质硬,无包膜。

2. **镜检**　瘤细胞具有经典型 ILC 的浸润特点,但多形性和异型性显著(图 9-5-1)。细胞核常为高级别、核较大、不规则、染色质粗、核仁明显,核分裂易见(图 9-5-1)。胞质嗜酸性,可见印戒样细胞。部分呈组织细胞样或肌母细胞样(显示向大汗腺分化)。淋巴结内见散在转移的瘤细胞(图 9-5-1)。

3. **免疫组化**　E-cadherin 阴性,34βE12 阳性(图 9-5-2)。

【讨论】

浸润性小叶癌(invasive lobuar carcinoma)的名称是由 Foote 和 Stewart 于 1941 年首次提出,是一种有特殊生长方式的浸润性乳腺癌,其形态学特点是,在纤维性间质中,由单个散在或呈单行线状分布的非黏附性细胞组成,通常伴有小叶原位癌。

浸润性小叶癌的发病率文献报道差异较大,一般认为其发病率约占乳腺浸润癌的 5%～15%。发病高峰年龄在 45～67 岁之间。某些研究发现,绝经后妇女使用激素替代治疗后可增加其发病危险性。也有人观察到,酒精与浸润性小叶癌的发生在统计学上有相关性,而与其他类型的癌无关。

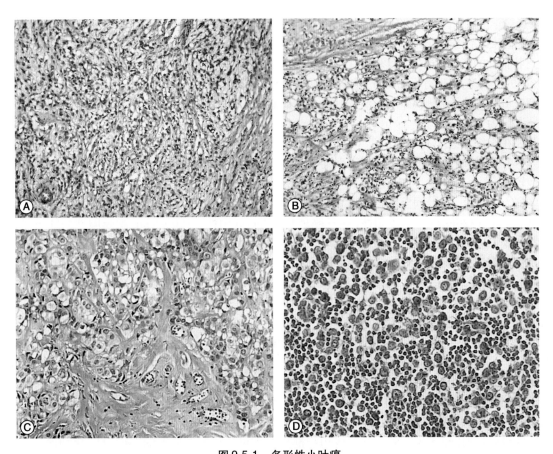

图 9-5-1　多形性小叶癌

A、B. 瘤细胞具有经典型 ILC 的浸润特点,但多形性和异型性显著;C. 细胞核常为高级别,核较大、不规则、染色质粗、核仁明显;D. 淋巴结内散在转移的瘤细胞

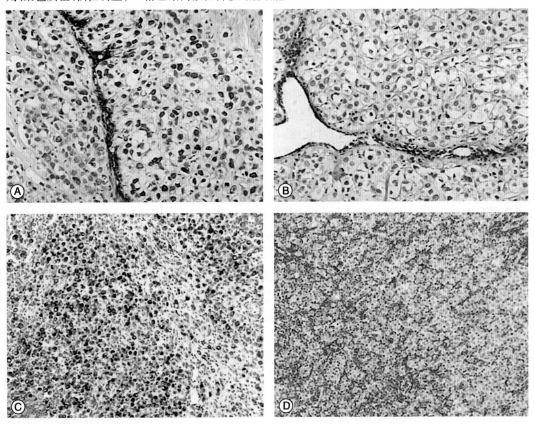

图 9-5-2　多形性小叶癌

A. 瘤细胞 34βE12 阳性;B. 瘤细胞 E-Cadherin 阴性;C. 淋巴结内转移瘤细胞 34βE12 阳性;D. 淋巴结内转移的瘤细胞 E-Cadherin 阴性

临床及影像学上浸润性小叶癌有时不如浸润性导管癌表现明显。大部分 ILC 形成可触及的界限不清的肿块，但一些病例仅能触到不确切的细小的或弥散的小结节，而有些病例则感觉不到明显的异常改变。由于 ILC 钙化少见，亦常缺乏特征性的影像学改变，所以 ILC 比其他类型的乳腺癌影像学诊断更加困难。有报道多灶性 ILC 和双侧性 ILC 有较高的发病率，但也有不同的研究结论。据报道 8%~20% 的 ILC 为双侧性，其发生率高于 IDC。

肉眼检查 ILC 常为不规则、界限不清的肿块，由于细胞浸润弥漫性分布，有时难以肉眼识别。仅凭肉眼观察 ILC 容易误诊为良性病变。

镜下 ILC 在组织形态上有不同的类型，除常见的经典型 ILC 外，还有许多变异型，包括：腺泡型、实性型、多形型、小管-小叶型、混合型、印戒细胞型、小梁型和硬化型等。与浸润性导管癌比较，ILC 主要有以下特征：①肿瘤细胞较小、大小较一致、形态较单一（多形型除外），细胞之间缺乏黏附性，常有胞质内空泡；②在纤维间质中呈单列方式浸润，或浸润至正常小叶内或周围，围绕终末导管呈靶环状排列（实性型少见）；③免疫组化 E-cadherin 阴性，p120catenin 胞质阳性（导管癌是 E-cadherin 阳性，p120catenin 胞膜阳性）；④分子遗传学常有 1q 扩增（79%），16q 缺失（63%），位于 16q22.1 上的 E-cadherin 基因缺失。

1. **经典型浸润性小叶癌（classic invasive lobular carcinoma）** 以缺乏黏附性的小细胞增生为特征，瘤细胞呈单个散在分布于纤维结缔组织中，或呈单行条索状排列浸润间质。浸润的条索常围绕正常导管呈向心性（靶环状）分布。肿瘤细胞大小形态比较一致，胞质少，嗜酸或淡染，常可见胞质内黏液和含黏液样包涵体的胞质内空泡。胞核圆形或有切迹的卵圆形，染色质轻度增加，核仁小或不明显，核分裂少见。绝大多数 ILC 可以见到小叶原位癌。

2. **腺泡型浸润性小叶癌（alveolus invasive lobular carcinoma）** 其特征是至少 20 个以上的癌细胞呈球状聚集，排列呈腺泡状，之间被纤维间质束分割，其形态类似小叶原位癌。癌细胞形态与经典型相似，小至中等大小，较均匀一致，胞质淡染或透明状。

3. **实性型浸润性小叶癌（solid invasive lobular carcinoma）** 小至中等大小的癌细胞呈弥漫片状分布，细胞缺乏黏附性，大小形态较一致，非常类似淋巴瘤，因此常常需要与淋巴瘤进行鉴别。瘤细胞也可以出现明显多形性，核分裂比较多见。肿瘤局部或边缘部位通常可以见到经典型的"列兵样"排列区。

4. **小管小叶型浸润性小叶癌（tubulobular invasive lobular carcinoma）** 也称管状小叶癌，是一种少见的乳腺癌类型。这种亚型的特点是由小管结构和经典型 ILC 组成，即总体上是经典型 ILC 表现，但存在不同比例的小管状结构，腺管通常较小，管腔开放，被覆立方-低柱状细胞，缺乏顶浆分泌和成角形态。这种亚型不同于混合型小管癌和浸润性小叶癌，后者应称为小管-小叶混合性癌。

既往的研究显示管状小叶癌临床更类似小叶癌。Esposito 等对 19 例管状小叶癌的临床病理特征进行了研究，并与 10 小管癌和 10 例小叶癌进行比较。观察发现，组织学上，管状小叶癌表现为伴有轻微核多形性的浸润性小管与以单排和靶状模式在非肿瘤性导管周围浸润的单个瘤细胞混合存在（图 9-5-3）。肿瘤性小管缺乏小管癌的顶浆分泌和成角或逗点状的形态。免疫组化显示，管状小叶癌、小管癌、小叶癌阳性标记数分别为：CK34βE12:10/17、5/10、5/10；E-cadherin:18/18、10/10、0/10；p120-catenin:18/18（膜阳性）、10/10（膜阳性）、10/10（胞质阳性）。结果显示，乳腺管状小叶癌虽具有小管和小叶癌的组织学模式，但其免疫表型具有导管癌的特征，因此 Esposito 等认为将其称为"导管癌，管状小叶亚型"或"具有管状小叶模式的导管癌"可能更好。其生物学行为似乎比小管癌更具侵袭性，更易出现淋巴结转移，其预后介于单纯小管癌和 ILC 之间。

5. **多形性浸润性小叶癌（pleomorphic invasive lobular carcinoma）** 该型小叶癌的特征是保持明显小叶癌的生长方式，但较经典型 ILC 瘤细胞更具多形性和异型性。常伴发由印戒样细胞或多形性细胞组成的小叶内病变为其特点。多形性小叶癌可呈组织细胞样和肌母细胞样（显示向大汗腺分化），瘤细胞胞质丰富，呈泡沫状或嗜酸性颗粒状，核常偏位，形态类似组织细胞或颗粒细胞肌母细胞，有人称其为组织细胞样癌或肌母细胞样癌等。

6. **混合型 ILC** 由经典型 ILC 和一种或一种以上其他亚型 ILC 复合组成的病变可归为混合型 ILC。具有小叶癌和导管癌两种分化特征的乳腺浸润性癌（约见于 5% 的浸润性乳腺癌）称为混合性导管-小叶癌，归入混合型导管癌。

7. **硬化型** 此型小叶癌癌细胞小而稀少，散在分布或呈毛细血管状分支样排列，难以辨认，容易漏诊。间质有

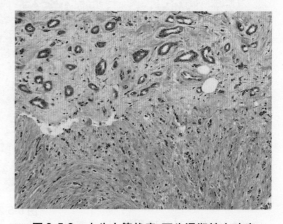

图 9-5-3 上为小管状癌，下为浸润性小叶癌

广泛纤维硬化及透明变性(图9-5-4)。

8. 印戒细胞型 此型乳腺癌的特点是主要由印戒样癌细胞组成,肿瘤细胞胞质内黏液蓄积,以致细胞形态成为典型的印戒样。也可见到胞质内小红球(图9-5-5)。

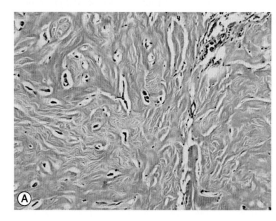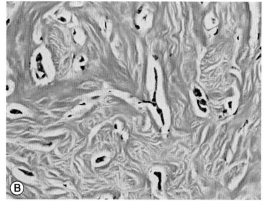

图9-5-4 硬化型浸润性小叶癌
A. 间质硬化透明变,癌细胞小,其间有少数癌细胞,呈小血管分支样排列;B. 癌细胞胞质少,核小深染,排列呈小簇状或串珠状

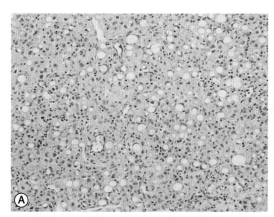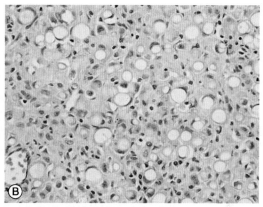

图9-5-5 印戒细胞型浸润性小叶癌
A. 弥漫散在浸润的癌细胞呈印戒状,癌细胞大小不等,胞质内有淡蓝色黏液;B. A图高倍,可见印戒状细胞

9. 小梁型 浸润的癌细胞排列呈小梁状,小梁细窄,由1~2层细胞组成,癌细胞的形态特征与经典型小叶癌类似(图9-5-6)。

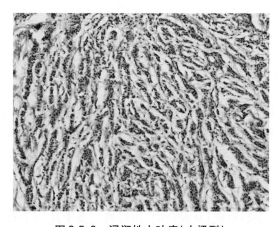

图9-5-6 浸润性小叶癌(小梁型)
浸润的癌细胞呈小梁状,小梁由1~2层细胞组成,细胞形态和经典型类似

免疫组化:浸润性小叶癌免疫组化特点通常是CK34βE12阳性、E-cadherin阴性、p120 catenin胞质阳性。

细胞黏附分子E-cadherin是区分导管癌和小叶癌有价值的标记物。绝大多数导管癌在肿瘤细胞膜上呈线性表达,相反小叶癌通常是阴性。E-cadherin在小叶癌中表达缺失是由于E-cadherin基因突变和16号染色体长臂缺失有关。在正常乳腺组织中E-cadherin在腺上皮呈细胞膜强阳性,肌上皮呈颗粒状胞膜阳性。CK34βE12在普通型导管增生呈阳性,在小叶原位癌和浸润性小叶癌也呈阳性。而在不典型导管增生、导管原位癌和浸润性导管癌一般为阴性。一般情况下联合使用34βE12和E-cadherin可以区分导管癌和小叶癌。但是一部分肿瘤可能两者同时阳性或同时阴性,具有导管癌和小叶癌双重特点。

p120 连环蛋白(p120 catenin)p120 是一种与 E-cadherin 有关的酪氨酸激酶蛋白,主要在上皮细胞膜上表达。在乳腺 p120 能启动细胞膜内 E-cadherin 复合物的装配,当 E-cadherin 缺失时,p120 聚集在胞质内。因此,在正常乳腺上皮、乳腺增生病及导管癌(原位及浸润癌)细胞都有 E-cadherin 表达,p120 结合固定在细胞膜上,呈现 p120 细胞膜阳性表达。而在小叶性肿瘤(不典型小叶增生、小叶原位癌以及浸润性小叶癌)E-cadherin 缺失,p120 解离聚集在胞质内,因此 p120 呈胞质阳性表达。因此 CK34βE12、E-cadherin 和 p120 catenin 三者联合检测能更好的区别小叶癌和导管癌。

浸润性小叶癌 ER 和 PR 阳性率一般高于浸润性导管癌,ER 阳性率约为 75% ~ 95%,PR 约为 60% ~ 70%。C-erbB-2 和 p53 蛋白除多形性小叶癌外一般为阴性。约有 2/3 的 ILC 病例 GCDFP-15 阳性,尤其是在多形性小叶癌阳性更为显著,显示有大汗腺分化。

【鉴别诊断】

由于 ILC 瘤细胞较小且分散,异型性小,瘤细胞会被间质内的组织细胞、炎症细胞等所掩盖和混淆,组织学诊断会遇到困难,尤其是在冷冻切片或粗针穿刺活检时更容易漏诊,是乳腺病理诊断的一个陷阱。乳腺癌新辅助化疗的开展,使乳腺癌病理诊断的模式发生了改变,术中快速冰冻和细针穿刺细胞学检查逐渐减少,而粗针穿刺活检病理诊断逐渐增多。粗针穿刺活检与冰冻切片一样也常常因为 ILC 瘤细胞少或不明显时容易漏诊。实性型小叶癌与淋巴瘤有时难以鉴别,因为两者均有大小相对一致的、弥漫成片的肿瘤细胞组成。组织细胞样亚型可能与反应性组织细胞浸润鉴别困难,包括那些伴随脂肪坏死的病变。ILC 发生早期淋巴结转移时由于其形态可与淋巴结内增生的窦组织细胞类似,且缺乏黏附性,也会发生诊断困难,容易被漏诊。特别是与淋巴窦内的嗜脂性组织细胞、印戒样组织细胞及嗜黏液性组织细胞鉴别困难。对于上述情况免疫组化标记显得尤为重要,有怀疑的病例可以选择广谱 CK、CK7、CK19、CK8/18 等上皮标记物以及 CD68、溶菌酶等组织细胞标记物进行鉴别。

浸润性小叶癌与浸润性导管癌也常会遇到鉴别诊断问题,列一表格做鉴别参考(表 9-5-1)。

表 9-5-1　浸润性导管癌和浸润性小叶癌的鉴别诊断

	浸润性导管癌	浸润性小叶癌
分子生物学机制	E-cadherin 表达上调,与 p120 在细胞膜处形成复合体,胞质中 p120 缺少	E-cadherin 表达缺失,不能与胞膜处形成 cadherin/p120 复合体,胞质中 p120 增加
组织结构改变	癌细胞呈多形性、形成腺和巢,细胞间黏附性,核级别相对较高,中央可有坏死、顶泌特征,广泛散在浸润	癌细胞黏附性差、细胞膜清楚、胞浆内空泡,核级别相对较低,可见小叶特征的区域,单行排列或靶环状浸润
E-cadherin	胞膜阳性	阴性
p120	细胞膜阳性	胞质弥漫阳性
CK34βE12	阴性	阳性
转移规律	单灶,转移至肺、脑	多灶,双/单侧,转移至腹膜、骨、消化道和生殖道器官

(穆殿斌　张祥盛)

★ **专家点评-1**

毛永荣教授:典型浸润性小叶癌与浸润性导管癌的病理组织学特点很明确,但有些亚型则较难区分。即使是借助免疫组化(E-ca,CK34βE12 及 p120)也有困难。区分两型的诊断,除了病理学的意义,最主要是临床治疗及预后。从临床研究看,对此两型癌的预后看法不一,有认为两型预后不一样,也有认为两型预后没有大的差别(无统计学差别)。多数学者认为浸润性小叶癌的预后较浸润性导管癌要好。

WHO2004 年第 4 版将浸润性小叶癌的组织学亚型分为:腺泡型、实性型、小管小叶型(三分之一伴小叶原位癌)、多形性(可显示大汗腺样或组织细胞样分化,可由印戒细胞组成)及混合型(由经典型及上述一个和多个亚型混合组成)。不再用原分型中的硬化型、印戒细胞型、小梁型等亚型。各亚型除组织学上有其特征性外,还有各自组织学上需鉴别的病变以及预后的不同。如硬化型小叶癌要与纤维型腺病鉴别,而小管型小叶癌要和单纯性小管癌鉴别。因为前者的腋窝淋巴结转移为 43%,后者只有 12%,预后是不一样的。

另外,准确的诊断浸润性小叶癌,特别是经典型和变异型要区分开,这对预后的判断有一定帮助。有研究人认为经典型小叶癌比变异型小叶癌的预后好。浸润性小叶癌的预后比浸润性导管癌好。

浸润性小叶癌的免疫组化表型中,有参考价值的是 p120 为胞质表达,E-cadherin 阴性,34βE12 核周强阳性。经典型浸润性小叶癌几乎全部表达 ER,很少有 Her-2 过表达,Ki-67 增殖指数通常较低。浸润性小叶癌很少表达 p53、基底细胞标记(CK14,CK5/6,EGFR)和肌上皮标记(SMA,p63)。

另外 5% 的浸润性乳腺癌同时具有非特殊性浸润癌和小叶癌分化的特征。

★ **专家点评-2**

丁华野教授:2012 年 WHO 乳腺肿瘤分类将浸润性小叶癌分为经典型、实性型、腺泡型、小管小叶型、多形性及混合型。笔者想通过 1 个病例与同道分享,进而进一步来强调多形性浸润性小叶癌的诊断问题。患者女性,43 岁,左乳内上象限肿物,直径约 1.5cm,原病理诊断考虑为浸润性导管癌,部分为印戒细胞癌,建议专科病理会诊。镜下:浸润的癌细胞缺乏黏附性,弥漫散布于间质之中,见有"靶环"状和单列线样浸润,癌细胞有明显多形性及异型性,部分癌细胞胞质内有大小不等的空泡,内有稀薄黏液,部分胞质空泡内有嗜酸性小红球;部分癌细胞呈组织-肌母细胞样,胞质呈明显嗜酸性,有的有微小空泡,核呈泡状,有的偏位,可见较多核分裂象(图 9-5-7 ~ 图 9-5-13)。免疫组化染色:E-cadherin 原位及浸润的癌细胞胞质呈阴性,腺管内增生的细胞膜阳性(图 9-5-14),p120 浸润癌细胞胞质呈弱阳性(图 9-5-15)。ER、PR(强阳性,>85%),Her-2(1+),Ki67指数(>60%),会诊病理诊断为多形性浸润性小叶癌。

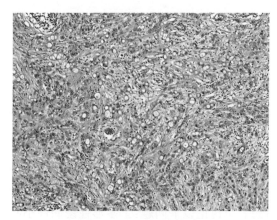

图 9-5-7 多形性浸润性小叶癌
浸润的癌细胞缺乏黏附性,散布于间质中

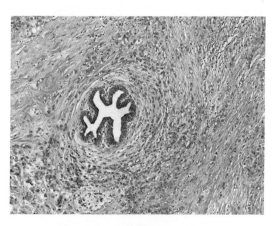

图 9-5-8 多形性浸润性小叶癌
"靶环"状浸润,癌细胞于腺管周围呈"洋葱皮"样浸润

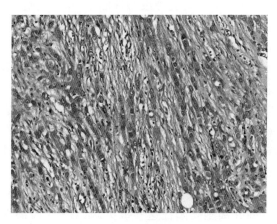

图 9-5-9 多形性浸润性小叶癌
癌细胞示单列线样浸润

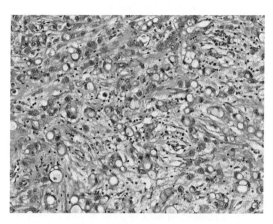

图 9-5-10 多形性浸润性小叶癌
癌细胞胞质大小不等空泡

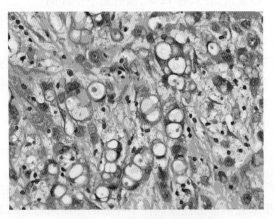

图 9-5-11　多形性浸润性小叶癌
癌细胞有明显多形性及异型性,胞质内空泡内有稀薄黏液,部分胞质空泡内有嗜酸性小红球

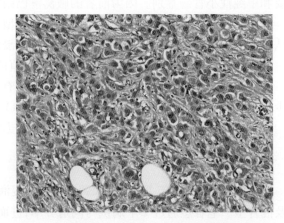

图 9-5-12　多形性浸润性小叶癌
浸润性癌细胞缺乏黏附性,呈组织-肌母细胞样

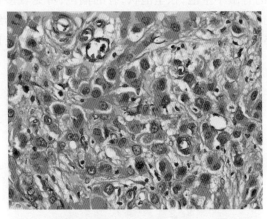

图 9-5-13　多形性浸润性小叶癌
癌细胞有明显多形性及异型性,胞质明显嗜酸性,有的有微小空泡,核呈泡状,有的偏位,可见核分裂象

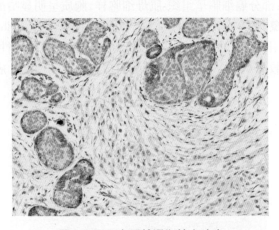

图 9-5-14　多形性浸润性小叶癌
E-cadherin 免疫组化染色,原位及浸润的癌细胞呈阴性,腺管内增生的细胞膜阳性

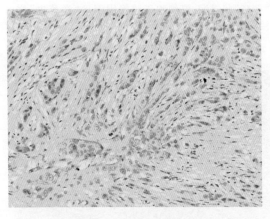

图 9-5-15　多形性浸润性小叶癌
p20 免疫组化染色,浸润癌细胞的胞质呈弱阳性

笔者想着重讨论以下问题:①多形性浸润性小叶癌细胞有明显的多形性及异型性,有时较一般浸润性导管癌更为突出,也可呈腺管状,浸润性导管癌可表现为浸润小叶癌的浸润方式(如单列线、靶环样排列),形态学上两者可以出现重叠及类似。②乳腺浸润性癌中,癌细胞胞质内出现黏液空泡且呈印戒样,以及胞质空泡内有嗜酸性小红球的情况最常出现在小叶癌,浸润性导管癌和大汗腺癌等也可出现类似的形态改变。③一般认为,E-cadherin、p120 免疫组化染色在区别是导管癌还是小叶癌方面有重要作用,大多数导管癌 E-cadherin、p120 均于细胞膜呈阳性表达,小叶癌 E-cadherin 阴性,p120 细胞质阳性,少数小叶癌可有 E-cadherin 细胞膜阳性表达,某些学者试图对此现象用具有小叶癌特征的浸润性导管癌进行解释,目前笔者认为,浸润性小叶癌仍主要依靠组织形态学诊断,E-cadherin、p120 免疫组化染色结果仅作为参考,基于小叶癌可以 E-cadherin 细胞膜阳性这一事实,如果一个浸润性癌,形态学上是十分典型的浸润性小叶癌,就是 E-cadherin 细胞膜阳性,也要诊断浸润性小叶癌。④建议对多形性浸润性小叶癌提高警惕,常规进行 E-cadherin、p120 免疫组化染色绝对是不错的想法。

参 考 文 献

1. 丁华野,张祥盛,等.乳腺病理诊断及鉴别诊断.北京:人民卫生出版社,2014.

2. 丁华野,皋岚湘.乳腺//刘彤华.诊断病理学.第 3 版.北京:人民卫生出版社,2013.

3. 阚秀,丁华野,沈丹华.乳腺肿瘤临床病理学.北京:北京大学医学出版社,2014.

4. Tavassoli F A,Devilee P. World health organization classification of tumours. Pathology and genetics of tumours of the breast and female gential organs. Lyon:IARC Press,2003.

5. 龚西骗,丁华野.乳腺病理学.北京:人民卫生出版社,2009.

6. Silverstein MJ,Lewinsky BS,Waisman JR,et al. Infiltrating lobular carcinoma. Is it different from infiltrating duct carcinoma? Cancer,1994,73:1673-1677.

7. 黄文斌,薛德彬主译.乳腺病理活检解读.北京:北京科学技术出版社,2010.

8. 丁华野,杨光之.浸润性小叶癌的新认识.中华病理学杂志,2009,38:363-365.

9. Moll R,Mitze M,Frixen UH,et al. Differential loss of E-cadherin expression in infiltrating ductal and lobular breast carcinomas. Am J Pathol,1993,143:1731-1742.

10. Palacios J,Benito N,Pizarro A,et al. Anomalous expression of E-cadherin in breast carcinoma. Correlation with E-cadherin expression and pathological features. Am J Pathol,1995,146:605-612.

11. Middleton LP,Palacios DM,Bryant BR,et al. Pleomorphic lobular carcinoma:morphology,immunohistochemistry,and molecular analysis. Am J Surg Pathol,2000,24:1650-1656.

12. Esposito NN,Chivukula M,Dabbs DJ. The ductal phenotypic expression of the E-cadherin/catenin complex in tubulolobular carcinoma of the breast:an immunohistochemical and clinicopathologic study. Mod Pathol,2007,20:130-138.

13. Eusebi V,Foschini MP,Bussolati G,et al. Myoblastomatoid (histiocytiod) carcinoma of the breast. A type of apocrine carcinoma. Am J Surg Pathol,1995,19:553-562.

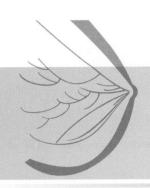

第十章　乳腺特殊类型癌

第一节　概　　述

（一）概念

乳腺浸润性癌是指癌成分突破乳腺导管或腺泡的基底膜侵入间质,也有作者认为应该指癌细胞侵入非特化的小叶间间质,浸润灶的最大径>1mm 的癌。2003 年乳腺肿瘤 WHO 分类沿用传统分类方法,将浸润性乳腺癌分为非特殊型浸润性导管癌和特殊类型癌两大组。2012 年 WHO 分类中将前者改称为"非特殊型浸润性癌",以强调这一术语的非特殊本质。非特殊型浸润性癌包括一组异质性肿瘤,约占浸润性乳腺癌的 40% ~ 75%,它们的共同特点是缺乏足够的组织学特异性,因而不能像小叶癌或小管癌那样归入特殊组织学类型的癌。特殊类型的癌是指这一组浸润性乳腺癌具有相对的组织学、免疫组化和生物学行为特征,并且在肿瘤成分中占据适当比例,从而足以归类为特殊类型癌。如小叶癌或小管癌、产生黏液的癌、富于脂质的癌、分泌性癌、化生性癌等特殊类型的癌,以强调两种类型浸润性癌的区别。

新版 WHO 分类使用非特殊型浸润性癌替代浸润性导管癌,目前认为浸润性导管癌和浸润性小叶癌均起源于乳腺终末导管小叶单元。应用浸润性"导管"癌是对应浸润性"小叶"癌而言,而非针对起源。浸润性小叶癌仍应用"小叶",浸润性导管癌则废弃"导管",这样命名值得进一步商榷。由于浸润性导管癌的诊断沿袭已久、运用广泛,使用此名称特定指代缺乏特殊形态学改变的浸润性癌并无明显不妥。非特殊型浸润性癌的名称可避免"导管"癌来源于导管的认识。

（二）组织学类型和形态学改变

1. 组织学类型　特殊类型癌的组织学类型繁多,形态结构复杂多样,生物学行为差别甚大,有些肿瘤构成于单一上皮,有些构成于多样成分,且随着研究的深入,新的类型不断涌现。新版 WHO 分类特殊类型癌列举了 13 个类型,20 余种。我们在案例精选中列举了 30 种。

新版 WHO 分类特殊类型癌列举了 13 个类型如下:

（1）小管癌和筛状癌

（2）伴髓样特征的癌

（3）化生性癌

（4）伴大汗腺分化的癌

（5）涎腺/皮肤附属器型肿瘤

（6）黏液表皮样癌

（7）多形态癌

（8）黏液性癌和伴印戒细胞分化的癌

（9）伴神经内分泌特征的癌

（10）浸润性乳头状癌

（11）浸润性微乳头状癌

（12）炎症型癌

（13）罕见类型及变异型

2. 形态学改变

（1）小管癌（tubular carcinoma）：小管癌是指由衬覆单层上皮开放管腔的小管构成的一种预后良好的高分化性乳腺癌。约占浸润性乳腺癌的2%。缺乏特殊的临床特点。与低级别非特殊型浸润性癌相比,小管癌体积较小、淋巴管血管浸润和淋巴结累及更少见,预后较好。约10%~20%的小管癌为多灶性。

巨检肿块边界不清,直径为0.2~2cm,大部分≤1.5cm。切面癌灶瘢痕样,灰白色,质实或质硬。组织病理学特点为杂乱分布的圆形和成角小管,管腔小,开放,衬覆单层缺乏明显的异型性上皮细胞,瘤细胞小至中等大小,规则,嗜酸性胞质,核仁不明显、缺少核分裂;小管可见不完整的基底膜,缺乏肌上皮。间质富含纤维组织,继发硬化、透明变性。

对于诊断小管癌要求的小管结构所占的比例,尚缺乏统一标准,目前推荐小管结构达90%为纯型,50%~90%为混合型。小管癌常合并平坦上皮非典型性、低级别导管原位癌,偶尔合并小叶瘤变。

免疫组化小管癌表达ER、PR,Ki-67增殖指数低,Her-2、EGFR、E-cadherin、p53和高分子量CK阴性。小管癌属于乳腺癌分子分型的"管腔A"型。

鉴别诊断包括硬化性腺病、复杂性硬化性腺病/放射状瘢痕、微腺性腺病、低级别非特殊型浸润性癌及小管-小叶癌。

单纯的小管癌预后良好,完整切除后很少复发。保乳治疗后,即使并存多灶性癌和原位癌,局部复发风险也非常低,研究表明,乳腺切除或部分切除后10年无病生存率和总生存率分别为93.1%99.1%及99%~100%。腋窝淋巴结转移少见(平均10%),即使有腋窝淋巴结转移,预后仍然很好,没有必要进行全身性辅助治疗和腋窝淋巴结清扫。

（2）筛状癌（cribriform carcinoma）：2003年WHO分类命名为浸润性筛状癌,2012年的分类筛状癌,定义为一种生长方式类似于导管内筛状癌的浸润性癌,预后极佳。可混有50%的小管癌成分。本瘤罕见,占乳腺癌的0.3%~0.8%,患者平均年龄53~58岁。肿瘤通常表现为影像学不易觉察的肿块,但乳腺钼靶检查筛状癌通常形成有毛刺的肿块,常伴微钙化。10%~20%的病例为多灶性。

肿瘤缺乏特殊的大体特征,肿瘤平均大小为3.1cm。癌细胞巢呈不规则岛状,瘤细胞排列成拱状,形成界限清楚的筛状空腔(筛孔状结构),单纯的筛状癌>90%的癌组织具有典型的筛状结构。癌细胞小而形态单一,胞质较少,可有顶浆分泌,核小而圆、低至中度多形和异型,核分裂少见。常见顶浆突起。管腔内可见黏蛋白阳性的分泌物伴微钙化。肿瘤细胞小~中等大,具有轻至中度多形性。核分裂罕见。间质常明显纤维母细胞增生;个别病例可见组织细胞来源的破骨细胞样巨细胞。80%的病例伴有筛状导管内癌。14.3%的病例发生腋窝淋巴结转移。若浸润性癌有明显的筛状排列,同时伴有<50%的小管癌成分,诊断为混合型浸润筛状癌。若伴有10%~49%的其他形态成分(小管癌除外),应归为混合型;筛状癌中含有10%~40%的其他癌成分时,诊断为混合型浸润性癌。属于乳腺癌分子分型的"管腔A"型。

所有的筛状癌呈现ER阳性,69%PR阳性。缺少Her-2过表达。Ki-67低增殖活性。筛状癌预后良好。十年总生存率为90%~100%。混合型筛状癌的预后较单纯型差,但好于非特殊型浸润性癌。

（3）髓样癌及伴髓样特征的癌：2012年WHO分类将髓样癌改为伴髓样特征的一组癌,包括髓样癌、不典型髓样癌、非特殊型浸润性癌伴髓样特征。髓样癌罕见,在所有浸润性乳腺癌中<1%,其诊断标准包括:①超过75%的肿瘤细胞呈合体细胞样生长;②混合淋巴浆细胞浸润;③镜下界限清楚;④2或3级核;⑤缺乏腺样分化。不满足上述所有诊断标准者称为不典型髓样癌或非特殊型浸润性癌伴髓样特征。

临床实践表明,严格符合髓样癌诊断标准的浸润性癌甚少见。实际工作中常常遇到具有部分髓样癌特征的肿瘤,此时病理医师可能选择"不典型髓样癌"或"伴有髓样特征的癌"来进行诊断。新版WHO分类使用伴有髓样特征的癌来涵盖"髓样癌、不典型髓样癌和伴有髓样特征的非特殊型浸润性癌"。值得注意的是,NCCN专家组建议"髓样癌"患者应根据肿瘤大小和淋巴结状态等接受与浸润性导管癌一样的治疗。因此髓样癌的临床意义可能需要重新界定。

（4）化生性癌：化生性癌是一组异质性肿瘤,有些亚型预后较好,而另一些亚型预后恶劣。2012年WHO分类与2003年分类相比,化生性癌亚型的名称调整较大,伴上皮性化生性肿瘤包括低级别腺鳞癌、纤维瘤病样化生性癌、鳞状细胞癌、梭形细胞癌;伴间叶分化的化生性癌没有明确命名,指出了化生的成分,如软骨分化、骨分化和其他间叶分化;肿瘤内含有上皮和间叶两种成分分化称混合性化生性癌,肌上皮癌直接列入了化生性癌。同时分类中指出某些梭形细胞癌可能是梭形鳞状细胞癌或肌上皮癌,但目前尚缺乏明确的鉴别诊断标准。

1) 伴上皮性化生性肿瘤

低级别腺鳞癌:低级别腺鳞癌以往称汗腺样鳞状细胞肿瘤、浸润性汗腺样腺瘤,是一种形态学类似皮肤腺鳞癌的化生性癌,肿物局部切除后可复发,很少转移。组织学上,低级别腺鳞癌由容易辨认的小腺管和实性条索排列的鳞状分化细胞按不同比例混合而成,浸润性生长于梭形细胞间质中,杂乱分布。腺体常被拉长,腺腔受压,提示汗管瘤样分化,可见充满角化物的微囊;实性细胞巢可含有鳞状上皮细胞、角化珠或鳞状上皮囊腔;间质由形态温和的梭形细胞组成,形成典型的"纤维瘤病样"改变或较明显的胶原化,偶见骨、软骨灶。常浸润至正常乳腺结构间。周围较多淋巴细胞聚集。

低级别腺鳞癌与汗管瘤样肿瘤在形态上都具有向小汗腺分化的特点,但发生于乳头/乳晕区的汗管瘤样肿瘤是一种低度恶性偏良性肿瘤,而位于乳腺实质内的低级别腺鳞癌则是一种化生性癌。两者区别部位非常重要。

有的低级别腺鳞癌可能与中心硬化性增生性病变,如放射状瘢痕、硬化性乳头状病变或硬化性腺病等有关系,因此,这些肿瘤可以是发生于先前存在的良性硬化性病变基础上的,应注意鉴别。与腺鳞癌相关的导管原位癌的发生率不定。

低级别腺鳞癌可局部侵袭性生长,复发与明显的浸润性生长方式及局部切除的充分程度有关,淋巴结转移极其少见,与其他类型化生性癌相比预后较好。

免疫组化通常 ER 和 PR 阴性,仅少数病例有 Her-2 过表达。

鳞状细胞癌:化生性鳞状细胞癌是一种少见的乳腺癌,可单独存在,也可与非特殊型浸润性癌混合存在。若要诊断乳腺原发性鳞状细胞癌,首先需除外皮肤原发性鳞状细胞癌累及乳腺和转移性鳞状细胞癌。巨检肿瘤较大,直径常≥5cm;切面常见中央性囊性变。镜检:①角化型:多为浸润性癌,也可为原位癌(常发生于囊壁);癌细胞体积较大,典型鳞癌结构,伴有明显角化。②非角化型:癌细胞体积较大,典型鳞癌结构,缺乏角化。浸润性癌间质反应明显。③梭形细胞鳞状细胞癌:癌细胞形态常温和,弥漫性浸润间质,形态变为梭形,失去鳞状细胞癌的特点,可形似纤维瘤病、结节性筋膜炎和肉芽组织等。免疫组化广谱 CK 和高分子量 CK(CK5 和 CK34βE12)阳性,ER、PR 阴性。④棘细胞松解型鳞状细胞癌:棘细胞松解,在上皮间出现裂隙,形似血管肉瘤。免疫组化广谱 CK 和高分子量 CK(CK5 和 CK34βE12)阳性,血管内皮标志物阴性,ER、PR 阴性。⑤混合型:上述组织学类型的癌不同比例的混合。

纤维瘤病样化生性癌:乳腺的纤维瘤病样化生性癌以温和的梭形细胞嵌入间质中为特征,间质不同程度胶原化,瘤细胞梭形,纤细,胞质淡嗜酸性,胞核长梭形,染色质细,弥漫分布。胞核无异型性或轻度异型,核分裂少。梭形细胞常呈波浪状、交错束状或长束状,呈指突状延伸并浸润至周围乳腺实质中。常看到短较胖的梭形或上皮样细胞形成的条索或丛状结构。有时见局灶鳞状化生。经常见到短梭形细胞向长梭形细胞过渡。几乎所有肿瘤呈 p63 阳性;要行多种 CK 免疫组化染色,一般为灶性表达,限于短梭形细胞和上皮样细胞。

梭形细胞癌:梭形细胞癌的特征是非典型梭形细胞呈多样性排列,从鲱鱼骨样的长束型到席纹状("车轮状")的短束型。瘤细胞胞质细长或短粗形,聚集成簇,中至重度核异型性,可见上皮样形态或鳞状分化。间质中常见慢性炎细胞浸润。本组肿瘤形态谱系的一端可能是梭形鳞状细胞癌,另一端是恶性肌上皮瘤/肌上皮癌。目前,既没有明确的标准区分这两种病变,也没有数据显示这两种病变具有不同的临床行为。化生性梭形细胞癌一直被看做是乳腺非典型梭形细胞增生的主要鉴别诊断。只有通过组织病理学和(或)免疫组化分析,证明有上皮分化证据,才能做出化生性梭形细胞癌的诊断。另外,见到外周导管原位癌或与病变混合存在,提示化生性梭形细胞癌。

2) "间叶"组织分化性癌:间叶组织分化的化生性乳腺癌一组含有异源性成分的癌,由间叶成分及癌性区域混合构成的乳腺癌。罕见,占乳腺癌的<1%。

伴间叶分化的成分包括软骨、骨、横纹肌甚至是神经胶质分化,癌性区域可见腺管形成、实性丛状和(或)灶性鳞状分化。间质成分可异型性轻微,也可为明显的恶性肉瘤样区。大多数病例易找到上皮分化区域,但也有少数病例需广泛取材才能发现癌性区域。行高分子量角蛋白免疫组化染色有助于诊断。

以往称为肉瘤样癌、产生基质的癌、癌肉瘤、假肉瘤样癌、梭形细胞癌等。过去,曾用"产生基质的癌"来命名某种伴间叶成分的化生性癌,其中的上皮成分突然转化为间叶成分,不存在过渡性梭形细胞。在这些病例中,常见软骨分化或软骨基质。

3)遗传学和预后相关因素:基于微阵列的基因表达谱显示,化生性癌倾向归属基底细胞样亚型。化生性乳腺癌的遗传学研究较少,并且仅根据组织学类型分层。这些肿瘤作为一个组群,具有复杂的基因组,基因拷贝数的缺失和获得模式复杂,类似于其他三阴和基底细胞样乳腺癌。多数肿瘤可检测到抑癌基因 TP53 突变。CDKN2A(p16)和 PTEN 缺失见于少数病例。化生性癌可发生 PIK3CA 及 Wnt 通路基因频发突变。10%~25%的化生性乳腺癌出现 EGFR 的扩增和多体性,且更常见于伴鳞状和(或)梭形成分的肿瘤。

与相似大小及相似级别的非特殊型浸润性癌相比,化生性乳腺癌的淋巴结转移明显少见。与其他三阴乳腺癌相似,远处转移可见于无淋巴结转移的病例,最常累及脑和肺。目前,无针对化生性癌的有效预后指标。证据显示,与其他三阴乳腺癌相比,化生性乳腺癌对常规辅助化疗反应较差,预后差。低级别纤维瘤病样癌和低级别腺鳞癌比其他类型的化生性乳腺癌预后较好。化生性乳腺癌组织学分级的预后价值尚不确定。

(5)伴大汗腺分化的癌(carcinoma with apocrine differentiation):研究发现,大汗腺癌在临床表现、治疗和预后方面与非特殊型浸润性癌相似,遗传学研究显示大汗腺癌在分子表达谱方面也非独立性肿瘤实体。临床实践也表明,大汗腺分化不仅见于非特殊类型的浸润性癌,也可见于一些浸润癌的特殊类型,如小叶癌、小管癌、微乳头状癌以及髓样癌等,甚至见于导管原位癌和小叶原位癌。因此,新版 WHO 分类取消了"大汗腺癌"名称,将其改为"伴大汗腺分化的癌"。定义为显示大汗腺细胞学特征的任何浸润性癌。广泛的大汗腺分化见于约4%的浸润性乳腺癌。

临床特点、影像学改变和巨检无特殊性表现。镜检肿瘤有两种成分,一是非特殊型浸润性癌和一些特殊型癌(包括小管癌、小叶癌、微乳头状癌和髓样癌),也见于小叶原位癌和导管原位癌;二是大汗腺分化细胞,细胞核大,有明显的核仁,胞浆丰富,颗粒状、嗜酸性,抗淀粉酶 PAS 阳性(A 型细胞);或胞浆为丰富的泡沫状(B 型细胞),或两者共同存在。伴大汗腺分化的癌也见有胞浆内脂质。

尽管新版 WHO 分类提出了伴大汗腺分化的癌的命名,但没有明确诊断纯大汗腺癌要求所占的比例,我们推荐如同小管癌一样,大汗腺癌结构达90%为纯型,50%~90%者为伴大汗腺分化的癌,诊断时注明伴发癌的类型,不足50%者为混合型癌。

伴大汗腺分化的肿瘤区域通常 BCL2 阴性,GCDFP-15 阳性,ER 和 PR 通常阴性,AR 阳性。

完全由 A 型细胞构成的肿瘤可能会与颗粒细胞瘤混淆,而 B 型细胞占优势的肿瘤可能与炎症反应或组织细胞增生类似;CK 抗体有助于鉴别。

比较基因组杂交显示伴大汗腺分化的癌其染色体拷贝数发生改变:1p、1q 和 2q 获得,1p、12q、16q、17q 和22q 缺失。需要注意,乳腺癌中通过基因表达微阵列分析定义的大汗腺分子亚型并不等同于大汗腺分化。伴大汗腺分化的癌并不形成一个独特的实体,它由"大汗腺"和"管腔"两种分子亚型构成。

伴大汗腺分化的癌与同级别、同阶段的非特殊型浸润性癌预后相同,也有报道显示前者预后较好。

(6)涎腺/皮肤附属器型肿瘤(alivary gland/skin adnexal type):乳腺涎腺/皮肤附属器型肿瘤包括圆柱瘤(cyclindroma)和透明细胞汗腺瘤(clear cell hidradenoma),是和皮肤附属器同名肿瘤特征相似的肿瘤。无复发或转移病例,属于良性肿瘤。2012年新版分类把这两种肿瘤放在特殊类型的浸润性癌分类中,是否合适,值得商榷。此瘤极为罕见,均发生于成年或老年女性。

1)乳腺圆柱瘤:此瘤可能与小叶癌和非特殊型浸润癌伴发,偶尔发生于 Brooke-Spiegler 综合征患者。透明细胞汗腺瘤肿瘤通常位于乳晕下方,境界清楚,与表面被覆的皮肤无关。大体检查圆柱瘤通常为境界清晰、无包膜,长径通常<2cm。CCH 界限清晰,呈模糊的分叶状,凸向充满清亮黏液的囊腔中,不伴有出血。

圆柱瘤由多个形状大小不一的上皮性小叶构成,排列成拼图样,类似于一种假浸润形态。偶见皮脂腺细胞分化。大多数小叶周围可见均质、嗜酸性、玻璃样变的 PAS 阳性细胞外基质,也可出现在小叶内。肿瘤性小叶由小的基底细胞和较大的细胞两种细胞构成:小的基底细胞胞质稀少,淡染,核呈卵圆形、空泡状、深染、偏位或居中,无核分裂、坏死和出血。偶见含有分泌物腺管。小叶周边的细胞表达 αSMA 和 p63,腔面细胞表达 EMA。不表达 ER、PR 和 GCDFP-15。间质中较多反应性 Langerhans 细胞,强表达 S-100 和 CD1a。

2)透明细胞汗腺瘤:结节由形态一致的立方上皮和较大的透明细胞构成,后者占优势,故称"透明细胞"

汗腺瘤。与发生于皮肤汗腺的结节性汗腺瘤形态一样。肿瘤细胞不表达 S-100,而且没有肌上皮细胞分化证据。

（7）黏液表皮样癌(mucoepidermoid carcinoma)：黏液表皮样癌是指组织学类似于涎腺黏液表皮样癌的乳腺原发性癌,同时具有基底样、中间型、上皮样和黏液性细胞。罕见,约占所有乳腺癌的 0.3%。缺乏特征性的临床表现,偶以乳头溢液为始发症状。

巨检肿瘤直径 0.5～15cm。低级别 MEC 境界清晰,有时含有黏液囊肿。镜检乳腺 MEC 与发生于涎腺者一致,构成于三种细胞,第一种为黏液细胞,分泌黏液,表达 CK7、CK18;第二种为 CK14 阳性的"基底样"细胞和表达 CK5/6 和 p63 的"中间型"细胞。中间型细胞可表达 EGFR。大多数乳腺 MEC 为低级别,黏液细胞占优势。高级别 MEC 罕见,通常实性,以中间型和鳞状细胞为主。

准确分级对于判断预后很重要。低级别 MEC 预后良好;而高级别 MEC 则具有侵袭性,出现腋窝淋巴结和远处器官转移。

（8）黏液癌和胞质内含有丰富黏液的癌：黏液癌又称胶样癌(colloid carcinoma)、黏液样癌(mucoid carcinoma)、凝胶状癌(gelatinous carcinoma)和黏液腺癌(mucinous adenocarcinoma),是一种好发于老年人且预后较好的乳腺癌。形态学上表现为细胞外间质内有大量黏液,其中漂浮着癌细胞。罕见,占所有乳腺癌的2%,影像类似良性病变,MRI 显示动态强化模式。超声影像显示低回声影。

大体检查表现为有光泽的凝胶样病变,呈推挤性生长,均匀质软。肿瘤直径 1～20cm。镜检的特征的是细胞巢漂浮在黏液湖中,并由纤细的富含毛细血管的纤维分割。细胞团大小和形状各异,有时形成管状结构。经典黏液癌的核异型性通常不明显,但在少数病例可出现显著的异型性和核分裂。少数出现微乳头或筛状结构。

对单纯性黏液腺癌的诊断标准文献中并不统一,2012 年版 WHO 乳腺肿瘤分类中明确指出单纯性黏液腺癌是指黏液腺癌成分>90%。Capella 等将黏液腺癌分为 A(经典型)、B(富于细胞型)和 AB(形态介于经典型和富于细胞型之间)三型。A 型黏液腺癌中的瘤细胞常呈小梁状、缎带样或花环样,含有大量的细胞外黏液,而 B 型瘤细胞常呈片状、巢状排列,含多量细胞内黏液,是一种伴有神经内分泌分化的黏液腺癌。AB 型在形态上介于 A 型和 B 型之间。由于 A 型和 B 型黏液腺癌在预后上没有显著差别,因此在日常工作中并不强调黏液腺癌的分型。应注意与伴有黏液外渗的黏液囊肿样病变的鉴别。

单纯黏液癌 ER 和 PR 阳性,AR 少数病例阳性,Her-2 阴性,部分病例表达 WT1 和神经内分泌标志物。

单纯黏液癌很少出现局部复发,5 年无病生存率几乎为100%,10 年无病生存率为80%～100%。混合型黏液癌的预后较差,淋巴结转移率也较单纯黏液癌更高,单纯黏液癌也可出现迟发性远处转移。

胞质内含有丰富黏液的癌有三种情形,通常由高柱状细胞组成的圆形或卵圆形腺管、非典型细胞核位于基底部、CK7 阳性、CK20 阴性、ER 和 PR 阴性,可有局灶性较明显的异型区和间质内浸润,分布疏密不等,大体观察呈囊性者称为黏液性囊腺癌,必须与转移性肿瘤鉴别,尤其是卵巢起源的黏液性囊腺癌;而大体观察呈实性者称为柱状细胞黏液癌。胞质内黏液将核推至一侧,形成印戒样癌细胞者,称为印戒细胞癌。这些癌都非常罕见,文献中多为散在病例报道。

（9）伴印戒细胞分化的癌(carcinomas with signet-ring-cell differentiation)：伴有印戒细胞分化的癌2003 版 WHO 分类中使用的印戒细胞癌往往被视为高恶性肿瘤。然而,乳腺的印戒细胞癌少见,且小叶癌中常常见到印戒样细胞,但后者并非高度恶性。新版 WHO 分类认为乳腺印戒细胞癌的预后尚不清楚,因此提出使用"伴有印戒细胞分化的癌",从而避免过度治疗。定义为以含有丰富的细胞内黏液为特征,将细胞核推挤至一侧,产生特征性的印戒细胞形态。完全或主要由印戒细胞组成的原发乳腺癌少见,较常见的是局灶性印戒细胞分化。

伴有印戒细胞分化的癌缺乏特异性的临床特征和大体特征。组织病理学上印戒细胞分化最常见于浸润性小叶癌,但也可见于非特殊型浸润性癌以及其他特殊类型癌。因此伴印戒细胞分化的癌并非一种独立类型。伴印戒细胞分化的乳腺癌有两种细胞类型。一种的特征是胞浆内大空泡,并呈"靶环样",这是由胞浆内空腔含有 PAS/奥辛蓝阳性以及 HMFG-2 阳性中心小球。这种细胞学形态可见于小叶瘤变、经典型浸润性小叶癌以及多形性小叶癌。另一种与弥漫型胃癌相似,以酸性黏液充满胞浆为特征,将细胞核推挤到细胞一极。这种类型的印戒细胞可混杂在导管原位癌中。伴印戒细胞分化的乳腺原发癌需要与转移到乳腺的印戒细胞癌相鉴别,尤其是胃癌。

伴印戒细胞分化的乳腺癌通常表达激素受体(ER、PR)和 GCDFP-15;这些肿瘤的遗传学特征尚缺乏可靠数据。预后特征尚不清楚。

(10) 伴神经内分泌特征的癌(carcinomas with neuroendocrine):新版 WHO 分类对神经内分泌肿瘤命名和亚型做了修订,命名为"伴有神经内分泌特征的癌"。从命名变化来看,新分类试图采用与胃肠神经内分泌肿瘤分类类似的方法对乳腺神经内分泌肿瘤进行亚型划分。定义为伴神经内分泌分化的癌具有与胃肠道和肺神经内分泌肿瘤类似的形态学特征。所有肿瘤均不同程度地表达神经内分泌标记。其他非特殊型浸润性癌和一些特殊型癌,也可显示神经内分泌分化。然而新分类又指出,提示消化系统和肺神经内分泌肿瘤的组织形态学改变(如菊形团样结构等)并非乳腺神经内分泌癌肯定的形态学特征。重要的是,新分类没有明确诊断乳腺神经内分泌肿瘤所需要达到的神经内分泌标记(CgA 和 Syn)染色标准,因此可能带来更多的诊断问题。

由于神经内分泌细胞可存在于实性、腺泡状和巢状生长的乳腺肿瘤中,多数病例未行神经内分泌标记,故真实的发病率很难评价。50～70 岁的女性多发。临床表现缺乏特征性表现。巨检神经内分泌性乳腺癌可以呈浸润性或膨胀性生长,具有黏液分泌的肿瘤质地柔软或呈胶冻状。

神经内分泌肿瘤具体亚型包括高分化的神经内分泌肿瘤、低分化的神经内分泌癌(小细胞癌)和伴有神经内分泌分化的癌。高分化型瘤细胞致密分布,排列呈实性巢状、小梁状,细胞形态从梭形到浆细胞样或透明大细胞样,由纤细的纤维血管间质隔开。低分化神经内分泌癌/小细胞癌的形态学、组织学和免疫组织化学与肺的相应肿瘤类似。瘤细胞体积较小,胞浆不明显,胞核圆形、深染,核仁及核膜不明显,易见核分裂,致密排列,周边呈浸润性生长,可见局灶坏死及并存细胞特征相同的导管原位癌。淋巴管内瘤栓常见。伴神经内分泌分化的浸润性乳腺癌通过组织化学和免疫组化分析检测到的神经内分泌分化,更易出现(高达 30%)在非特殊型浸润性或其他特殊类型,尤其是黏液癌。富于细胞型黏液癌占伴有神经内分泌分化乳腺癌的近 1/4,均为低级别。实性乳头状癌的原位和浸润成分通常显示神经内分泌分化。

由于伴神经内分泌特征的原发性乳腺癌罕见,在做出确切诊断前应当除外转移性高分化神经内分泌肿瘤(类癌)和低分化神经内分泌癌/小细胞癌。出现形态学一致的导管原位癌支持诊断乳腺原发癌。

瘤细胞表达 CgA、SYN。大约 50% 的低-中级别神经内分泌肿瘤表达 CgA,而仅 16% 表达 SYN。NSE 乳腺低分化神经内分泌癌/小细胞癌 100% 表达。绝大多数高分化肿瘤和>50% 的低分化癌/小细胞癌,表达 ER 和 PR。

组织学分级和分期是重要的预后指标。然而,没有特定的指南来对伴神经内分泌分化的癌进行分级,因此分级可能不具有临床意义。

(11) 浸润性乳头状癌(invasive papillary carcinoma):浸润性乳头状癌是一种浸润性成分主要(>90%)呈乳头状形态的浸润性腺癌,纤维血管轴心周围紧覆恶性肿瘤细胞,边缘呈浸润性。由于发病率极低,关于浸润性乳头状癌的研究极少。关于其临床行为了解很少。

临床表现、影像学及大体观察均缺乏特征性改变。镜检由于病变十分少见,组织病理学特征没有完善的记载。浸润性成分形成乳头状结构,这些乳头是由紧密排列在纤细的纤维血管轴心上的恶性上皮细胞形成。肿瘤周边呈浸润性生长。

此瘤尚未获得遗传学特征资料。也缺乏生存情况数据。预后可能与肿瘤的分期和分级相关。

(12) 浸润性微乳头状癌(invasive micropapillary carcinoma):浸润性微乳头状癌是一种由小团、中空、桑葚样肿瘤细胞团构成的癌,细胞与间质之间存在透明间隙。肿瘤细胞极向反转,也称为"倒置"性生长,因此细胞顶端朝向间质而非腺腔面。单纯的微乳头状癌很少见,占浸润性乳腺癌的 0.9%～2%。7.4% 的浸润性癌可出现在微乳头状癌区域。

大多数微乳头状癌可扪及包块。乳腺 X 线片通常显示致密的、不规则肿物,边界不清。巨检没有特异性改变。镜检的特征性表现是立方或柱状肿瘤细胞排列成中空或桑葚样细胞团,缺乏纤维血管轴心,周围环绕间质空隙(极向翻转),类似于淋巴管侵犯。瘤细胞胞质嗜酸性,致密或细颗粒状,某些病例可见明显的顶浆分泌特征。核多形性程度各异,通常不太显著。核分裂活性从低度-中度,少数情况可见坏死和显著的淋巴细胞浸润。

大多数微乳头状癌 ER 阳性(61% ~ 100%)、PR 阳性(46% ~ 83%),Her-2 表达结果不一致,一些研究显示高达 100% 的微乳头状癌呈 Her-2"过表达",Her-2 mRNA 过表达和 Her-2 基因扩增似乎更少见(10% ~ 30%)。EMA 的反转表达对诊断有重要价值。

在确诊时,微乳头状癌较非特殊型浸润性癌更容易出现淋巴-血管侵犯和淋巴结转移。微乳头状表型能否作为一个独立的预后指标仍有待明确。

(13)　分泌性癌:分泌型癌又称幼年性癌,是一种罕见的、低级别、染色体易位相关性浸润性癌,具有实性、微囊性和管状结构,可产生细胞内和细胞外分泌物。罕见。占乳腺癌<0.15%,男女均有报道,发病年龄 3 ~ 87 岁,中位 25 岁。

肿块位于乳晕周围,巨检境界清楚,触之可活动,尤其是在男性和儿童。直径 0.5 ~ 12cm,平均 3cm。切面灰白到黄褐色。镜检多数癌边界呈推挤性生长,也可见到明确浸润。瘤细胞呈多角形,胞浆嗜酸性、颗粒状或泡沫状。核形状规则,核仁不明显,核分裂极少见。呈微囊、实性和管状三种形态结构,微囊类似于甲状腺滤泡的小囊,并可融合成实性岛状结构;管状形态显示含有分泌物的小管。大多数肿瘤含有上述 3 种形态。病变中心可见硬化组织。具有细胞内和细胞外分泌物,呈 PAS/AB 染色阳性。

免疫组化 EMA、α-乳清蛋白和 S-100 阳性。ER、PR、Her-2 和 p63 通常阴性。可表达 E-cadherin,CK8/18,CD117 和 α-SMA。

分泌型癌呈低度恶性临床病程,预后与年龄相关,儿童和<20 岁的年轻人预后良好,而老年患者则显示侵袭性病程,远期复发可长达 20 年。腋下淋巴结转移很少超过 3 个;远处转移更加罕见。

(14)　嗜酸细胞癌:嗜酸细胞癌是指由 70% 以上的嗜酸细胞构成的乳腺癌。嗜酸细胞是由于胞质含有大量线粒体而形成的。

发病年龄平均 66 岁。几乎不发生于男性。临床特点与非特殊型浸润性乳腺癌相似。44% 的病例在初诊时即有淋巴结转移。

大体检查肿瘤大小平均 3cm。肿瘤细胞显示丰富的颗粒状强嗜酸性胞质,具有清晰的细胞膜,胞核呈单形性或多形性,核仁显著。

免疫组化染色线粒体阳性,84% 表达 EMA;78% 表达 GCDFP-15,34% 表达 CK7;62.5% 表达 ER;25% 表达 PR;强表达 Her-2。

超微结构的特征为胞质中分布着众多的线粒体,没有极向分布证据。没有分泌颗粒。

总体生存情况与同级别、同分期的非特殊型浸润性癌相似。

(15)　富于脂质癌:富于脂质癌又称脂质分泌性癌,是指≥90% 的肿瘤细胞胞浆内富含中性脂滴的浸润性乳腺癌。罕见,占乳腺癌的<1% ~ 6%。发病年龄 33 ~ 81 岁。体检多可触及肿物。常有淋巴结转移。

肿瘤大小 1.2 ~ 15cm,肿瘤细胞体积大,胞质丰富、透明、空泡或泡沫状(富含中性脂肪,无黏液),核明显异型(高级别)、深染,核仁明显。呈巢团状或条索状排列。可伴导管原位癌或小叶原位癌。

组织化学染色苏丹Ⅲ或油红 O 染色阳性,AB 染色常阴性,免疫组化染色瘤细胞表达 α-乳清蛋白、乳铁蛋白、CEA、EMA 和 adipophylin,而不表达 ER、PR。

富于脂质癌的鉴别诊断包括富于糖原癌、组织细胞样癌、分泌癌、印戒细胞癌、肌上皮癌、转移性肾细胞癌以及激素治疗/化疗后乳腺癌。脂肪坏死及黄色肉芽肿性乳腺炎也可类似于富于脂质癌。

(16)　皮脂腺癌:皮脂腺癌是指肿瘤内含有皮质腺分化的细胞>50% 的乳腺癌。首先要排除起源于皮肤的皮脂腺癌。罕见,迄今报道仅 9 例,年龄 45 ~ 85 岁,男性 1 例,肿瘤直径 2 ~ 20cm,通常边界清晰,切面亮黄色。镜检肿瘤呈巢状结构。皮脂腺样细胞含有丰富而细腻的空泡,油红 O 染色阳性,其间穿插着胞浆嗜酸性的卵圆形或梭形小细胞,没有任何胞浆内空泡。两种细胞的细胞核均呈圆形,核仁明显,易见核分裂。局灶也可见鳞状桑葚样小体(squamous morules)。肿瘤细胞表达角蛋白、ER、PR、AR 和 Her-2。

鉴别诊断要与大汗腺癌、富于脂质癌和脂肪肉瘤鉴别。鳞状桑葚样小体是皮脂腺癌的特征,皮脂腺分化也可见于腺样囊性癌。皮脂腺分化程度因病例而异,只有当>50% 的肿瘤细胞呈现皮脂腺分化时才能称为"皮脂腺癌"。

(17)　富糖原透明细胞癌:又名透明细胞癌,糖原丰富型癌,是指肿瘤内>90% 的细胞因含有糖原而使胞质丰富、透明的乳腺癌。罕见,占所有乳腺癌的 1% ~ 3%,年龄范围 41 ~ 78 岁,中位年龄 57 岁。肿瘤大小 1 ~

8cm,缺乏临床特点。要严格掌握病理诊断标准(乳腺癌中出现某些透明细胞常会是检材组织处理过程中的人为现象)。镜检常见导管原位癌和浸润性导管(或小叶)癌成分;>90%的癌细胞呈多边形或柱状,边界清楚,胞质水样透明(富含糖原)或颗粒状,核卵圆形、深染、核仁明显,核分裂多少不等。组织化学染色糖原染色弥漫阳性;AB、黏液卡红、油红O等染色均阴性。免疫组化染色类似非特殊类型浸润性导管癌。

在肿瘤大小、分级和淋巴结转移情况一致的情况下,富于糖原透明细胞癌与非特殊型浸润性癌的预后没有显著差异。

(18) 腺泡细胞癌:腺泡细胞癌是指肿瘤细胞显示浆液性分化,具有胞质内酶原颗粒,与腮腺腺泡细胞癌相似的乳腺癌,罕见,迄今报道不足20例。发病均龄56岁(35~80岁)。缺乏临床特点。肿块长径1~5cm。镜检瘤细胞核呈不规则的圆形或卵圆形,显著的单个核仁,胞浆丰富、颗粒状,嗜双色性或嗜酸性。颗粒粗大,亮红色,酷似潘氏细胞,超微结构类似于酶原颗粒。部分细胞胞质透明。类似"肾上腺"样胞质。预后较好。

免疫组化染色抗淀粉酶、溶菌酶、糜蛋白酶、EMA和S-100蛋白阳性。GCDFP-15部分阳性。电镜显示肿瘤细胞胞质充满溶酶体样颗粒。

(19) 炎症性癌:炎症型乳腺癌不是独立的病理学诊断,而是一种少见的具有侵袭性的乳腺癌,有特定的临床和(或)病理学标准。临床上出现炎症症状是由于存在大量真皮内淋巴管癌栓,单独出现淋巴管癌栓称为"隐匿性"炎症型乳腺癌。

乳腺迅速增大和被覆皮肤的红、肿或"橘皮样"外观,并累及1/3以上的乳腺是特征性的临床表现,乳腺通常弥漫变硬,无可扪及的肿块。患侧腋窝可扪及质硬的淋巴结,属T4d期。

炎症型乳腺癌的诊断性病理学特征是乳腺被覆皮肤内存在大量淋巴管癌栓。癌栓导致真皮内淋巴管阻塞并继发水肿,但与炎细胞浸润的显著程度无关。伴发的浸润性癌通常为非特殊型(NST),分级为3级。炎症型乳腺癌有丰富的血管和淋巴管。

炎症型乳腺癌的ER、PR阴性,Her-2过表达(约40%),其次是EGFR,p53和MUC1和E-cadherin高表达。

炎症型乳腺癌的临床特点容易与乳腺炎或脓肿、伴有皮肤改变的其他肿瘤和局部进展期乳腺癌混淆,但这些均可通过形态学和免疫组化结果来排除。

(20) 本章还包括7种特殊类型癌:分别为基底细胞样癌、类似于甲状腺高细胞亚型乳头状癌的乳腺癌、伴反应性肉芽肿的乳腺癌、中央坏死性乳腺癌、起源于微腺型腺病的乳腺癌、具有微腺型腺病结构的浸润性导管癌、三阴性乳腺癌。它们或体现最新研究进展,特别是乳腺癌分子分型;或为国内外学者报道的罕见病例,其临床病例特征均在精选案例中做了较详细的描述。

(21) 多形态癌:多形态癌(polymorphous carcinoma)是新近才被认识的乳腺癌,仅3例报道,患者年龄37~74岁,肿块直径1.5~4.0cm,形态学表现与涎腺"多形态低级别癌"类似,表现为实性巢,外周包绕腺泡状、筛状、小梁状以及单行排列的细胞,类似于浸润性小叶癌。与腺样囊性癌不同,多形态癌由单一的细胞类型构成,细胞核呈圆形、卵圆形,核分裂多见。肿瘤细胞强表达BCL-2,而弱表达CK7和E-cadherin。通常不表达EMA、ER、PR、CK14、Her-2、desmin和CD117。本瘤预后不良,报道的3例,核级均为2级,肿瘤体积较大,1例确诊3年后广泛播散致死。因此多形态癌的生物学行为和形态学特征属于高级别癌,应用类似涎腺多形态低度恶性癌这一术语易造成误解,不适用于乳腺多形态癌。

(三) 病理诊断思路

1. 把握特殊类型癌的组织学诊断标准 特殊类型癌的诊断首先要把握其不具备有亚型分型意义的特殊组织学结构这一特点,即首先要除外各种非特殊型乳腺癌。另外做出诊断时必须符合特殊类型癌的定义和概念,确定为特殊类型的癌后,再根据组织学特点和免疫表型,综合分析进一步分型。

2. 正确掌控量化诊断标准 不少特殊类型的癌纯型和混合型生物学行为差别甚大,必须对特殊类型癌进行分型。如何分型牵涉到量化诊断的掌控问题,这是病理医生的一个挑战性课题。标本的来源和数量的诊断价值不同。一般情况下,乳头溢液涂片或细针穿刺标本的细胞学检查,仅助于癌的诊断,不宜做量化诊断;粗针穿刺活检标本除了确定良恶性外,可以进行组织学分类和组织学分级,量化诊断易引起低诊或过诊;手术中冷冻切片首要判断病变的良恶性,以决定手术方式,一般不行量化诊断。只有在肿块完整切除和根治标本,选择有代表性的切片,由掌握测量技术的病理医生操作,计算特殊类型癌的百分比,确定纯型还是混合型。如小管癌中小管结构达90%为纯型,50%～90%为混合型。富含脂质性癌的界定:很多乳腺癌细胞的胞浆中含有脂质空泡,当含有脂质空泡的癌细胞≥90%时,称此种癌为富于脂质的癌;皮脂腺癌分化范围的界定:伴有皮脂腺分化的癌并非仅见于皮脂腺癌,如腺样囊性癌时也可出现皮脂腺分化。只有当50%的肿瘤细胞呈现皮脂腺分化时才诊断皮脂腺癌等。

3. 肿瘤预后因素与非特殊性浸润性癌不同　诊断浸润性癌是为给临床提供尽量多的参考,实现个性化治疗,病理报道应包括各项预后/预测因子,如组织学分级、淋巴/血管侵犯、ER、PR、Her-2 的表达水平。核分级和核分裂计数等,但在多种特殊类型的癌的难以做出上述因素的报道,但肿块的大小、淋巴结的转移情况等对临床预后的评估仍具有重要的意义。

4. 正确判断脉管内癌栓,严格掌握免疫组化标记、FISH 或 CISH 的应用　参考本系列丛书《乳腺病理诊断和鉴别诊断》,注意鉴别腺管状结构的肿瘤(小管癌与Ⅰ级非特殊型浸润性癌)、梭形细胞肿瘤、化生性癌和低级别腺鳞癌和汗管样汗腺瘤等。

(四) 临床病理联系

在上述形态学特点和精选的案例中均做了叙述,在此不再赘述。

(张祥盛　薛德彬)

第二节　病例精选

病例一　小　管　癌

【病例介绍】

女性,37 岁,"查体发现右侧乳腺肿物 1 周",触诊肿物约 1cm,界限较清。彩超示右乳实性占位,直径约1.5cm,界限尚清楚,术前倾向纤维腺瘤,于门诊手术室行右乳包块切除术。术中见右乳外上象限见一肿块,直径 1.5cm,肉眼界限较清。

【病理变化】

1. 巨检　直径 1.5cm 肿物,切面灰白色、实性、质中,有向病变中央收缩改变,无光泽(图 10-1-1)。

2. 镜检　低倍镜下见 90% 以上的肿瘤成分由腺管组成,排列杂乱,并浸润周围脂肪组织,多数管腔形状不规则、成角或被拉长,腔内分泌物少见(图 10-1-2)。高倍镜下,腺管由单层立方或矮柱状上皮细胞构成,形态温和、相对一致。细胞核圆形、卵圆形,深染,核分裂少见(图 10-1-3)。细胞质嗜酸性,部分管腔腔缘可见顶浆分泌现象。肿瘤间质反应明显。

3. 免疫组化　ER、PR 强阳性,Her-2 阴性。肿瘤性腺管周围肌上皮标记 p63、Calponin 均阴性。

【讨论】

乳腺小管癌(tubular carcinoma)预后非常好,由衬覆单层细胞、具有中空管腔的高分化小管结构构成。大多数肿块直径小于2cm,切面星状,周围组织向中央收缩,类似于放射状瘢痕。镜下特征为成角、卵圆形或伸长的中空小管,杂乱排列,肿瘤细胞单层,大小一致,无明显异型,核轻度增大,可见顶浆分泌,这一点与以腺管状生长方式为主的高分化浸润性导管癌不同,后者往往增

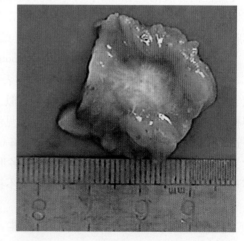

图 10-1-1　肿物切面灰白色、实性,中央收缩状

生更旺炽,肿瘤腺体厚度超过一层,有微乳头、搭桥或微腺结构,核分裂象更多,异型性更明显。间质反应明显,表现为肉芽组织样或促纤维组织增生性改变。小管癌常常同时伴有导管原位癌或平坦型上皮非典型增生,也可出现小叶内肿瘤。将小管癌确定为独立类型已经超过一个世纪,但小管结构占据多少比例才能诊断小管癌仍然没有共识,不同学者提议的比例范围介于 75%～100%。2012 年 WHO 分类建议以 90% 作为实用解决方案,当小管结构介于 50%～90% 同时伴有其他类型浸润癌时,诊断为混合型癌。兼有浸润性小叶癌和

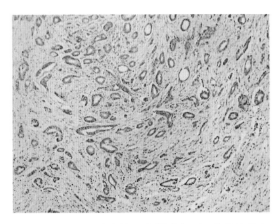

图 10-1-2　成角的腺体浸润性生长,间质呈显著促纤维组织增生

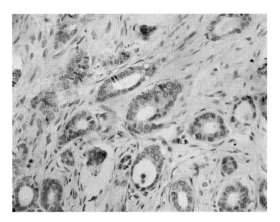

图 10-1-3　单层上皮构成的腺体受增生的间质挤压而成角,有顶浆分泌现象

小管癌成分的肿瘤称为小管小叶癌,最初认为它是浸润性小叶癌的亚型,但是目前研究更倾向于一种具有小叶生长方式的高分化导管癌的变异型。

【鉴别诊断】

1. **硬化性腺病**　小管癌的腺体具有不规则形状和棱角分明的轮廓,需要与硬化性腺病进行鉴别。后者与小管癌的显著区别在于低倍镜下呈小叶状结构,或有融合,小管癌则缺乏这种小叶中心性模式。硬化性腺病腺体致密、挤压拉长,间质内常有不同程度的肌上皮细胞增生,小管癌一般缺乏这一特征。困难病例免疫组化检测肌上皮标记如 p63、Calponin 等可以帮助鉴别诊断。

2. **放射状瘢痕**　病变肉眼改变与小管癌相似,均呈放射状,镜下硬化间质内常有不规则的腺管结构,肌上皮有时不明显,与小管癌形态相似,单纯依靠 HE 切片进行鉴别常常比较困难,需结合 p63、Calponin、SMA 等一组肌上皮标记物进行鉴别。

3. **腺管型高分化浸润性导管癌**　与小管癌比较,其腺管大小、形状更不规则,厚度常为两层或以上细胞,核异型性更明显,核分裂更多。

（李新军　步宏）

★ 专家点评-1

张祥盛教授：小管癌是由分化好、内衬单层上皮的小腺管构成的一种特殊类型的癌。临床上主要表现为可触及的肿块,多位于外周部。>28% 呈多中心性,12%～38% 为双侧性。巨检肿块多<2cm,质硬,边界不清,切面呈星状,灰白或黄白色。小管癌的腺管有棱角、拉长,部分呈逗点状,内衬单层立方或低柱状上皮,形态温和一致,核深染,异型性不显著,核分裂少;腔内分泌物少,无肌上皮,分布杂乱。间质富于纤维母细胞,可黏液样改变。组织学上分为单纯型小管癌(小管>90%)、混合性癌(小管成分 50%～90%)和按其他类型癌诊断的癌(小管成分<50%)。免疫组化 p63、SMA、Calponin 和 S-100 蛋白等阴性。

诊断中注意与含有小管的其他病变鉴别,如硬化性腺病、微腺腺病、腺管型浸润性导管癌、腺管型腺病、放射状瘢痕和乳头腺瘤等,本文讨论中描述的较详细。

单纯型小管癌预后良好,复发和转移均少见。单一病灶的单纯型小管癌适合保守治疗。切缘阴性,周围缺乏导管内癌,则可不需进行术后辅助化疗。

★ 专家点评-2

丁华野教授：小管癌虽然比较少见,但乳腺类似于小管癌的病变很多,而且主要是良性病变(图 10-1-4～图 10-1-10),所以实际工作中,经常会遇到需要与小管癌鉴别的问题,回顾笔者诊断的近 100 例小管癌(包括会诊病例),遇到更多的问题是低诊断,但过诊断也时有发生(主要是在术中快速冷冻切片诊断),小管癌的诊断常成为乳腺病理诊断中的陷阱。小管癌病变有时小而局限,虽然以出现角状腺体为特点之一,但其小腺体通常比较一致,圆形-卵圆形居多,内衬上皮的异型性又不十分明显,促纤维间质反应可很轻微,小腺管周围亦可是硬化性间质，在浸润小叶间时，可不破坏小叶结构，即便是浸润到小叶内亦可保留小叶轮廓，以上小管癌的形态改变都可类似良性病变，特别是术中冰冻切片或粗针穿刺活检，经验不足者容易被其假良性改变所迷惑，作出错误的判断。肌上皮标记物染色阴性是小管癌的免疫组化表型特点，但是由于种种原因，染色结果常不满意，提供不了更多信息。另外，小管癌病变一般都比较小，许多病例都选择了术中冷冻诊断，把病变组织都做了冷冻检查，病理医生只能在冻过的石蜡切片上进行观察诊断，常会遇到更多困难，再加免疫组化染色结果不佳，更是无法得出明确的诊断。另外，某些良性病变亦常出现假恶性表现，如小管状腺病可在脂肪组织中，微腺型腺病缺乏肌上皮，放射硬化性病变瘢痕中的小管挤压变型可呈角状，免疫组化染色肌上皮标记物及 CK5/6 可阴性，穿刺后移位埋陷的良性

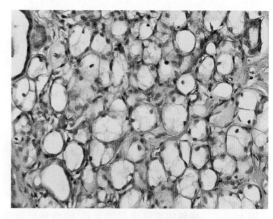

图 10-1-4　硬化性腺病
小腺管密集排列，有些管腔闭塞，衬覆的腺上皮呈立方-扁平状，胞质淡染

上皮与浸润性癌的形态类似（上皮的形态学特征到间质状况）等，均容易引起过诊断。小管癌与其他疾病的鉴别诊断问题请参见《乳腺病理诊断和鉴别诊断》中乳腺小腺管状病变的诊断及鉴别诊断一章。

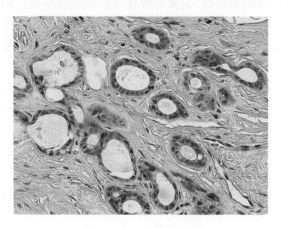

图 10-1-5　小管状腺病
小腺管位于纤维性间质内，圆形-卵圆形，亦见拉长和带角的小腺管，其衬覆的腺上皮呈立方状，肌上皮不明显，管腔内稀薄分泌物

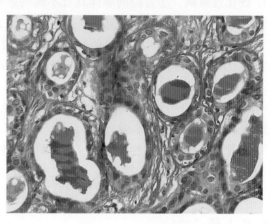

图 10-1-6　分泌型腺病
小腺管呈圆形-卵圆形，管腔内浓缩伊红色分泌物

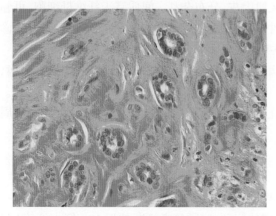

图 10-1-7　放射状硬化性病变
示中央瘢痕区内的小腺管，腺上皮有小核仁，肌上皮不明显，其周围间质内有单个或小簇状分布的瘤细胞

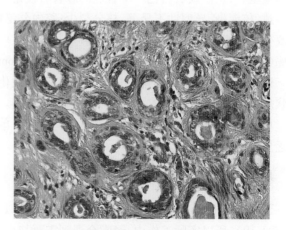

图 10-1-8　乳头腺瘤
小腺管呈圆形-卵圆形，腺上皮有小核仁，周围可见肌上皮，部分管腔内有分泌物

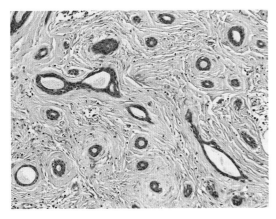

图 10-1-9 汗腺瘤样腺瘤
小腺管呈汗管样,有的呈逗点状

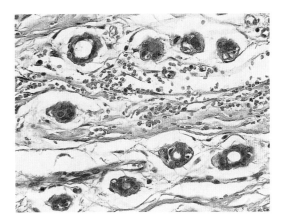

图 10-1-10 穿刺后良性上皮移位埋陷
埋陷于间质内的小腺边缘比较光滑,上皮细胞核较染,结构比较模糊,间质内有出血、水肿

病例二 浸润性筛状癌

【病例介绍】

女性,39 岁,"发现右乳肿块 3 个月就诊"。查体:双侧乳房对称,右乳腺外形正常,皮肤无橘皮样改变,乳头无内陷,乳房外上象限可触及 3cm×3cm×2cm 肿块,质硬,可活动,局部皮肤无红肿、破溃。右腋窝可触及肿大淋巴结,直径约 2cm。肺、肝、肾影像学检查未见异常。临床诊断乳腺癌,手术中冷冻快速病理检查诊断为浸润性癌,行改良根治术。右腋淋巴结 1/14 枚有癌转移。术后化疗。随访 6 年仍生存,无复发和转移。

【病理变化】

1. **巨检** 手术中送检组织灰白色及灰黄色,不规则,附有脂肪,5cm×4.5cm×2.5cm 大小,切面见一灰白色间淡黄色质硬结节,3cm×3cm×1.8cm,无包膜,边界不清。改良根治标本手术残腔周围未见残留肿瘤组织,右腋淋巴结 14 枚,最大者长径 2cm,切面灰白色,质脆。

2. **镜检** 乳腺组织破坏,可见肿瘤组织呈浸润性生长。大部分癌细胞呈巢团状排列,多数巢团外形不规则,边缘形成尖角,少数巢团较大,外形相对规则,巢内有明显的圆形、卵圆形或不规则形空腔,有张力,分布均匀,形成典型的筛状结构(图 10-2-1 ~ 图 10-2-3)。癌细胞较小,细胞核轻-中度异型性,核分裂少见,少数区域肿瘤成分杂乱,排列成不规则小管、腺样结构,范围不足肿瘤的 10%。浸润癌成分周围见少量筛状型导管内癌。

3. **免疫组化** 肿瘤细胞 ER(图 10-2-4)和 PR 强阳性,Her-2、p53 和 PCNA 阳性,CKpan 示肿瘤细胞阳性(图 10-2-5),SMA 示癌巢周围无肌上皮细胞围绕。

【讨论】

乳腺浸润性筛状癌(invasive cribriform carcinoma)是一种少见的特殊类型乳腺癌,约占全部乳腺癌 0.8% ~ 3.5%,在 1983 年由 Page 等首先报道,后来 Venable 等报道了 62 例,提议将其作为独立的病理学实体,并被 2003 版 WHO 分类采纳。浸润性筛状癌是一种形态类似于筛状型导管原位癌的浸润性癌,预后极好,有时混有少量(<50%)小管癌成分。

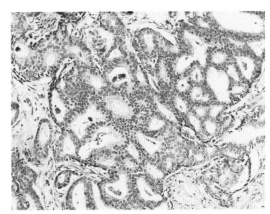

图 10-2-1 具有筛状结构的瘤组织浸润生长

乳腺浸润性筛状癌的平均发病年龄 53 ~ 58 岁(范围 19 ~ 82 岁),男性也可发生。临床表现为不易发现的包块,影像学检查常表现为有毛刺的肿块,常伴有微钙化灶。20% 的病例可为多灶性。

乳腺浸润性筛状癌的特殊之处,首先是组织学显示独特的呈浸润性生长的筛状结构;其次,在诊断中必须注意同时存在的其他类型乳腺癌成分和所占比例;另外,浸润性筛状癌一般预后极佳。

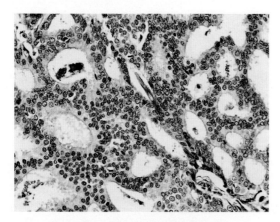

图 10-2-2 较大的筛状瘤细胞片巢

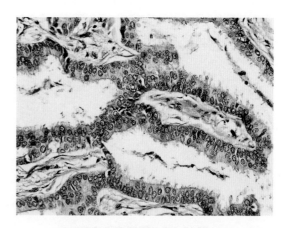

图 10-2-3 癌细胞巢团外形不规则

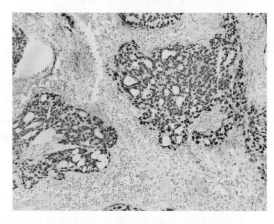

图 10-2-4 肿瘤细胞 ER 弥漫强阳性

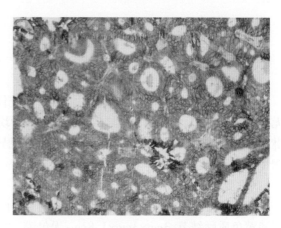

图 10-2-5 CKpan 标记肿瘤细胞阳性

乳腺浸润性筛状癌组织学特征为癌细胞团巢呈筛状结构浸润性生长,癌细胞团巢外形多不规则,且常有成角。肿瘤细胞小,有顶泌现象是其特点之一,间质反应性纤维母细胞增生比较常见。Page 根据肿瘤内筛状结构的比例和伴发成分将其分为经典型和混合型。浸润性癌成分均为筛状结构或以筛状结构为主,并存的其他癌成分为小管癌,且后者所占比例小于 50% 者为经典型;浸润性筛状成分占 50% 以上,伴有非小管癌的其他类型浸润癌为混合型。1990 年 Venable 曾将浸润性筛状癌分类,浸润癌成分均为筛状结构归为单纯性,肿瘤部分区域为筛状结构,其他为小管癌或乳头状癌、小叶癌、浸润性导管癌等成分为混合型。WHO 分类接受了 Page 分类的原则,规定筛状结构大于 90% 可归为经典型,筛状结构为主,仅伴有<50% 的小管癌成分,也为经典型;如果伴有 10% ~40% 的非小管癌成分,属于混合型癌。有报道称经典型发病年龄较混合型大,而肿块略小,肿瘤中微小钙化少见。

将浸润性筛状癌确定为特殊类型乳腺癌的原因之一是其预后很好。多数浸润性筛状癌 ER 和 PR 高表达以及 HER2 阴性(管腔 A 型),提示预后较好。多数病例呈轻-中度核异型性,少数病例为高核级,后者多为混合型癌。

由于常常与小管癌并发,生物学行为类似于小管癌,癌组织的筛状成分的超微结构与小管癌的小管结构相似,曾推测乳腺浸润性筛状癌起源于小管癌,或小管癌是乳腺导管内癌和浸润性筛状癌的过渡。也有作者认为浸润性筛状癌可能直接起源于筛状导管内癌,其 80% 伴筛状型导管内癌,浸润性筛状癌和伴发的导管内癌 34βE12 均呈高表达,提示浸润性筛状癌可能与 34βE12 阳性的导管内癌密切相关。

乳腺浸润性筛状癌目前一般采用改良根治,术后辅以化疗。单纯型和筛状-小管混合型预后较普通浸润性导管癌好,10 年生存率达 90% ~100%。混合型筛状癌预后较单纯型稍差,但仍较普通浸润性导管癌好。文献报道 14.1% ~66.7% 有腋窝淋巴结转移,转移癌仍具有筛状结构。

【鉴别诊断】

1. 筛状型导管内癌 由于肿瘤位于导管内,所以病灶轮廓较规则,周缘可见残留的肌上皮和完整的基底膜。浸润性筛状癌的癌细胞团巢常成角,扭曲不规则,可伴有间质反应。CK5/6 在浸润性筛状癌的阴性表达,诊断价值较高。肌上皮标记免疫组化染色示肿瘤周围无肌上皮,支持浸润性筛状癌的诊断。

2. **腺样囊性癌**　在乳腺少见,属于上皮-肌上皮肿瘤,可以形成筛状结构,但本质为假腺,由肌上皮围成,多为圆形,筛孔内常充满嗜酸性透明基底膜样物质或嗜碱性黏液样物质(葡萄糖胺聚糖)。也可有少量小的真腺管,并表达 CD117,可以清楚地显示导管轮廓,而浸润性筛状癌不表达 CD117。乳腺腺样囊性癌通常呈ER、PR 阴性,而浸润性筛状癌 100% 表达 ER,69% 表达 PR。乳腺浸润性筛状癌呈肌上皮标记阴性,而腺样囊性癌的基底细胞成分表达 SMA、p63 和 Calponin。

3. **神经内分泌癌**　也可见筛状结构,癌细胞较小,异型性也小,但神经内分泌标记阳性,电镜下可见神经内分泌颗粒。

4. **乳腺胶原小球病**　低倍镜下也可呈筛状结构,管腔内有较多基底膜样物质和胶原形成的小球,由肌上皮分化的短梭形细胞包围,有时需要与筛状癌鉴别,但胶原小球病仅局限于终末小叶单位的导管和腺泡,非浸润性病变。

(李新功)

★ **专家点评**

赵澄泉(Chengquan Zhao)教授,李昕(Xin Li)副教授:诊断浸润性筛状癌的关键是认识其浸润性本质,而不是导管内癌。其组织形态与筛状型导管内癌相似,而且常与后者并存。由于浸润性筛状癌不具有肌上皮,所以肌上皮标记物(特别是 p63 和 SMMHC 等常用的乳腺肌上皮标记物)的免疫组化染色有助于鉴别诊断。浸润性筛状癌常常表达 ER 和 PR。另一种常见鉴别诊断是腺样囊性癌,特别少见,并且激素受体常阴性。乳腺胶原小球病是一种非常少见的乳腺良性病变,不要将其与浸润性癌相混淆。

病例三　髓　样　癌

【病例介绍】

女性,43 岁,"发现左乳腺肿物 3 天",彩超提示左乳腺低回声结节,左乳外上象限触及直径约 2cm 的肿物,可推动,界清。术中见肿物界限较清,切除肿物及周围组织送检。

【病理变化】

1. **巨检**　送检组织 1 块,体积 2.5cm×2.5cm×2cm,切面见一个灰红灰白色肿物,实性,质较脆,界限清(图 10-3-1)。

2. **镜检**　低倍镜下肿瘤边界清楚,推挤性生长,部分边缘有纤维性组织包裹,细胞呈合体样,未见导管或腺样结构,癌巢周有较多淋巴细胞浸润。高倍镜下见肿瘤异型明显,有较多核分裂,核空泡状,可见小核仁(图 10-3-2,图 10-3-3)。

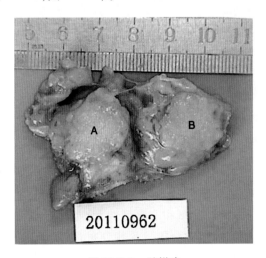

图 10-3-1　髓样癌

A. 肿物切面灰红灰白色,实性,界限清楚;B. 肿瘤灰白色,界限清楚

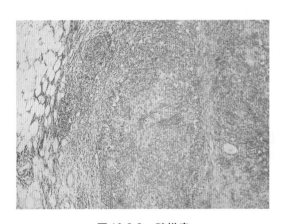

图 10-3-2　髓样癌

肿瘤边界清楚,有纤维性假包膜包裹;细胞呈合体样生长,未见导管及腺泡结构

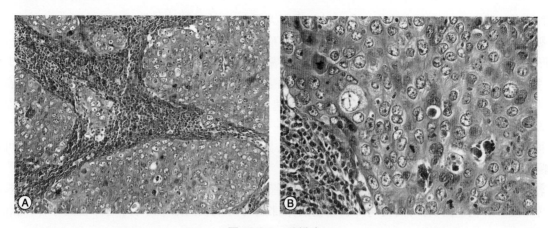

图 10-3-3　髓样癌

A. 合体样细胞,空泡状核,有小核仁,间质较多淋巴细胞浸润;B. A 图高倍

3. **免疫组化**　ER、PR、Her-2 和及 EBV 均阴性,Ki-67 为高增殖活性,CK5/6、EGFR 可阳性,p53 弥漫性强阳性(图 10-3-4)。11% 的髓样癌有 BRCA1 基因突变。

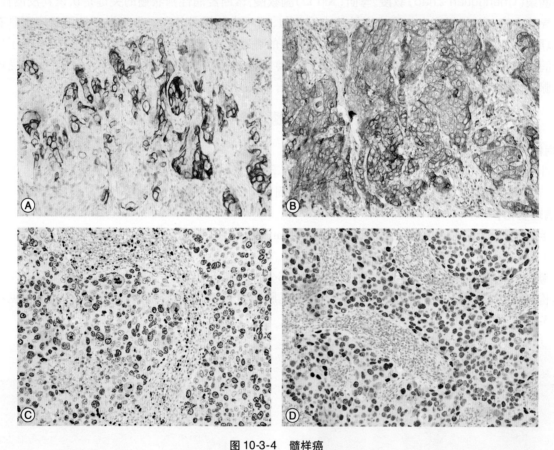

图 10-3-4　髓样癌

A. CK5/6 部分癌细胞阳性;B. EGFR 癌细胞阳性;C. Ki-67 高增殖活性(80%);D. p53 弥漫性强阳性

【讨论】

髓样癌(medullary carcinoma)是一种少见的乳腺癌类型,发生率不超过 1%,发病年龄相对年轻。Moore 等发现 59% 的患者低于 50 岁。2003 年 WHO 分类将将髓样癌分为经典型和非典型性,前者具有 5 项特征:①合体细胞结构在肿瘤组织中的比例>75%,瘤细胞被少量疏松结缔组织分隔呈片状分布,厚度常超过 4 个或 5 个细胞;②瘤细胞不具有腺样或小管样结构;③间质中弥漫性淋巴浆细胞浸润,单核细胞缺乏或显著,有时可见淋巴滤泡和(或)上皮样肉芽肿;④癌细胞常圆形,胞质丰富,空泡状核,有 1 个或数个核仁,核级 2~3 级,核分裂多见;⑤低倍镜下肿瘤边界完整,推挤状,肿瘤外周有清楚的纤维带,这一点也是比较难以把握的诊

断要素。髓样癌淋巴浆细胞浸润常常累及周围正常的乳腺导管小叶单位,肿瘤边界是指浸润性癌边界的表现,而不是指周围的淋巴浆细胞反应。非肿瘤性的腺体或脂肪不应该出现在肿瘤的主体。当肿瘤有显著的合体细胞特征和其他 2 项或 3 项标准时,诊断为非典型性髓样癌。2012 年 WHO 分类使用伴有髓样特征的癌来涵盖"髓样癌、不典型髓样癌和伴有髓样特征的非特殊型浸润性癌"。

　　一般认为髓样癌较常见的浸润性导管癌预后好,Moore 等报道仅有 11.5% 的患者 5 年内死于该肿瘤。但其 10 年生存率报道结果不同,介于 50% ~90% 之间,诊断标准不统一是导致结果不同的原因。因此,为了体现这一乳腺癌亚型的较好的临床预后意义,应严格掌握诊断标准。对仅具有部分髓样癌特点的乳腺浸润性癌应将其归类为伴有髓样癌特征的浸润性导管癌。同时,髓样癌细胞分化差、核级高,也应避免过诊断为高级别浸润性癌。免疫组化,髓样癌通常表现为 ER、PR 及 Her-2 三阴性特点,部分病例 CK5/6、EGFR 阳性,但是不要与基底样乳腺癌相混淆,后者预后很差,属于高度恶性乳腺癌分子亚型。髓样癌与 BCRA-1 相关性乳腺癌具有一定的共同点,例如诊断时相对年轻、组织学上分化差、有淋巴细胞浸润、缺乏性激素受体和伴有 p53 转变。有研究发现 19% 的 BRCA-1 相关性乳腺癌是真正的髓样癌,比例明显高于非 BRCA-1 相关性乳腺癌。

【鉴别诊断】

　　1. 不典型髓样癌或富于淋巴细胞的浸润性导管癌　形态与髓样癌相似,但缺乏上述诊断髓样癌的全部 5 项特征。其通常具有明显的合体细胞生长模式,且具备上述 2 ~3 项标准。

　　2. 淋巴上皮瘤样癌　此型癌通常为浸润性边缘,淋巴细胞浸润灶中含有散在或小巢状癌细胞,合体细胞生长方式少见,更是缺乏成片排列的合体细胞。

(李新军　步宏)

★ 专家点评

　　张祥盛教授:髓样癌是一种特殊类型的浸润性癌,2003 年版 WHO 乳腺肿瘤分类分为经典性和非典型性。2012 年版 WHO 乳腺肿瘤分类更名为伴有髓样癌特征的癌,包括伴有髓样癌特征的浸润性癌——非特殊型和不典型髓样癌。组织来源仍不清楚。基因表达谱和免疫组化研究表明,绝大多数髓样癌或伴有髓样癌特征的浸润性导管癌具有基底细胞样的表型,两者都具有高频率的染色体获得和丢失区域。形态学上髓样癌与基底细胞样癌有很多相同之处。发病率报道不一,自不足 1% ~7%。可见其与三阴癌/基底细胞样癌有重叠。尽管组织学诊断标准困难,重复性差,但预后不同,诊断中要独立诊断。

　　文献中描述髓样癌光镜下具有以下特点:①肿瘤边界清楚(低倍镜下呈现挤压式边缘);②癌细胞分化差,合体型细胞>75%,胞质丰富,核呈空泡状、明显多形、异型,核仁 1 个至多个,核分裂易见;③癌细胞缺乏腺管状结构,排列成大片和宽带状(>4 层癌细胞);④癌巢内、外常有大量密集的淋巴细胞、浆细胞浸润,偶见生发中心和(或)上皮样细胞肉芽肿;⑤多形性细胞核(泡状核,核仁明显);⑥间质稀少,仅少量疏松纤维结缔组织;⑦可有鳞状细胞、梭形细胞、骨或软骨化生;⑧癌旁很少伴发导管原位癌;⑨ER、C-erbB-2 通常阴性;Ki-67 高增殖活性。指定的标准条数越多,往往重复性越低。

　　髓样癌的误诊率较高,特别是肿瘤是否有浸润性边缘常难以判定。因此应简化标准,掌握主要的特点,其中合体细胞生长方式、缺乏腺管结构、淋巴浆细胞浸润和少量肿瘤性坏死(<25%)是诊断乳腺髓样癌最具特征性的形态特点。

　　不典型髓样癌的形态学和髓样癌类似,但缺乏上述髓样癌诊断所必需的全部 5 项特征。其通常具有明显的合体细胞生长方式,且具备上述前 5 项标准的 2 ~3 项,可出现一些不典型的形态学改变。不典型髓样癌在分子分型中属于基底亚型,其预后较差。因为经典型髓样癌有较好的预后,所以必须严格诊断标准,防止误诊。目前倾向不再使用"不典型髓样癌"名称,而将其称为具有髓样癌特征的浸润性癌(carcinoma with mudullary features)或富于淋巴细胞的浸润性癌。

病例四　黏液性囊腺癌和柱状细胞黏液癌

(一) 黏液性囊腺癌

【病例介绍】

女性,55 岁,"因左乳腺乳头溢液(红色的黏稠分泌物)半年",发现肿块 7 天入院。门诊检查发现左乳腺内下象限有一肿块。3cm×2cm 大小,质较硬,活动度较差,无压痛,挤压时乳头有溢液。B 超示子宫双附件未见异常。溢液细胞病理学诊断提示恶性肿瘤。全麻下行乳腺根治术。

【病理变化】

1. **巨检**　灰白灰红色肿块,3cm×2cm×1.5cm 大小,界限清楚,切面呈囊实性,囊内充满血性黏液,实性区灰白灰黄色,呈胶冻状,质地较软。

2. **镜检**　肿瘤囊性区为大小不等、分布不均的囊腔,囊腔衬覆以富含黏液的肿瘤细胞(图 10-4-1A)。部分区域肿瘤细胞为单层柱状细胞,胞质富于黏液,细胞形态温和(图 10-4-1B)。部分区域肿瘤细胞增生、复层化、形成细胞簇突向囊腔内,或形成乳头状结构(图 10-4-1C)。肿瘤内同时可见细胞异型性增大,胞质黏液减少的瘤细胞局灶性聚集,并散在分布于肿瘤中。少量黏液外溢间质,黏液湖中可见呈筛状、乳头状的肿瘤细胞团块(图 10-4-1D)。病变周围伴发增生性病变、腺病、柱状细胞变。

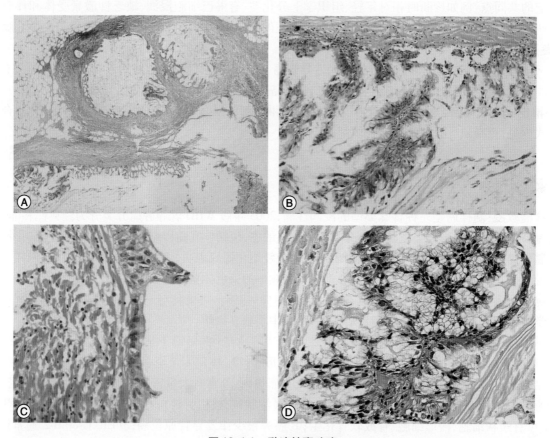

图 10-4-1　黏液性囊腺癌
A. 病变呈大小不等、分布不均的囊性区;B. 肿瘤细胞增生,复层化,呈簇状,乳头状结构;C. 肿瘤细胞呈柱状,富含黏液;D. 漂浮于黏液湖中的乳头状肿瘤细胞巢(大理医学院杨文娟惠赠)

3. **特染及免疫组化**　PAS、AB 和黏液卡红染色肿瘤细胞均阳性(图 10-4-2A),肿瘤细胞 CK7、CK8、CK18、EMA 阳性,HCK 局灶阳性、CK20 阴性(图 10-4-2B、C)。囊壁肿瘤细胞外侧肌上皮细胞 p63、SMA 阴性(图 10-4-2D)。肿瘤细胞 ER、PR、Her-2、TTF-1、CDX-2 和 GCDFP-15 均阴性,Ki-67 阳性率约20%。

(二) 柱状细胞黏液癌

【病例介绍】

女性,45 岁,"发现右乳腺肿块 7 天入院"。门诊检查发现左乳腺内下象限有一肿块。3.5cm×2cm 大小,质较韧,活动度较差,无压痛,乳头无内陷,表面皮肤无橘皮样外观,腋窝淋巴结无增大。挤压时乳头有少量黏液样液体溢液。MRI 检查其他器官无发现异常。B 超示子宫双附件未见肿物。溢液细胞病理学诊断提示恶性肿瘤。全麻下行乳腺肿块切除术。

【病理变化】

1. **巨检**　灰白灰红色肿块,3.5cm×3cm×2.5cm 大小,界限清楚,无包膜。切面呈实性,可见微囊,囊内充

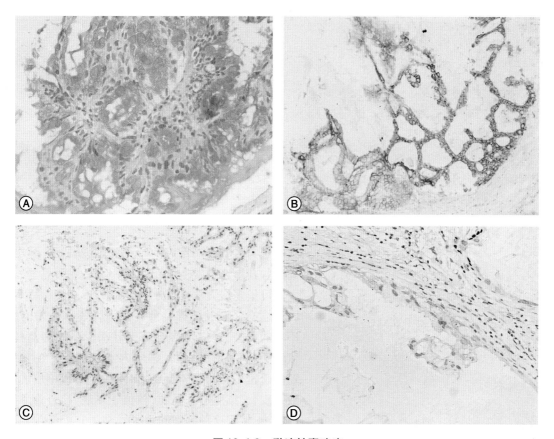

图 10-4-2　黏液性囊腺癌

A. AB 染色,胞质内黏液染色阳性;B. 肿瘤细胞 CK7 阳性;C. 肿瘤细胞 CK20 阴性;D. 囊壁肿瘤细胞外侧肌上皮细胞 p63 阴性(大理医学院杨文娟惠赠)

满黏液样液体,质地较软。

2. **镜检**　肿瘤主要由圆形或不规则腺体构成,疏松或致密排列,腺腔衬覆单层、胞质透明的柱状细胞,胞质内富含黏液,细胞核形态温和,核位于基底,核分裂象少见。有些腺腔闭塞状,类似疏松的实性细胞巢,有些形成微囊,囊内可见子囊或上皮增生,形成乳头(图 10-4-3 ~ 图 10-4-6)。间质疏松,构成纤维结缔组织,少量炎细胞浸润。病变周围伴发增生性腺病。

3. **特染及免疫组化**　肿瘤细胞质内黏液 PAS、AB(pH 2.5 和 1.0)和黏液卡红染色阳性。免疫组化染色肿瘤细胞 CK7 胞质弥漫强阳性;Her-2 阳性(图 10-4-7),p63、SMA、CK20、ER、PR 阴性。Ki-67 阳性率为 20%。

【讨论】

黏液性囊腺癌(mucinous cystadenocarcinoma)和柱状细胞黏液癌(columnar cell mucinous carcinoma)由柱状细胞组成,核位于基底部,具有丰富的胞质内黏液,肉眼观,前者为囊性,后者为实性。2003 年 WHO 分类将

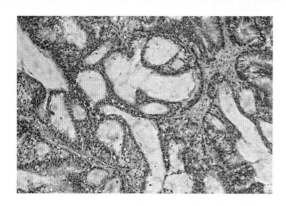

图 10-4-3　肿瘤主要由圆形或不规则的腺体构成

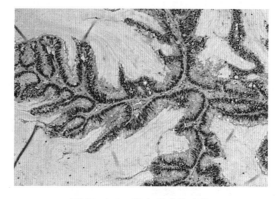

图 10-4-4　囊内乳头状生长

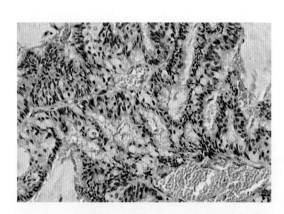

图 10-4-5　腺体排列紧密,腔内衬覆柱状黏液细胞

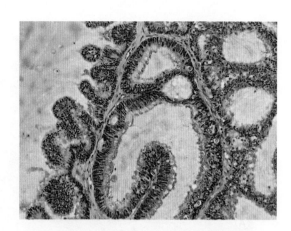

图 10-4-6　大小不等的腺体及微乳头结构

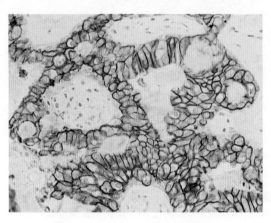

图 10-4-7　Her-2 癌细胞膜阳性

其确定为乳腺浸润性癌的罕见亚型,2012 年 WHO 分类未描述。其形态与发生于胰腺或卵巢的黏液性囊腺癌相似,大体可呈多房囊性(黏液性囊腺癌)或实性(柱状细胞黏液癌),含有黏液胶冻样物质。黏液性囊腺癌常有多个大小不等的囊腔,囊内可含有分支乳头。瘤细胞高柱状,细胞核位于基底,形态温和,胞质内富含黏液。柱状细胞黏液癌由疏密不均的腺体组成,腺体往往衬覆单层的高柱状黏液上皮,瘤细胞形态温和,核位于基底,核分裂象罕见。我们认为,认识这种肿瘤的重要性在于它们必须与乳腺转移性肿瘤鉴别,尤其是起源于卵巢的肿瘤。另外,乳腺黏液性囊腺癌和普通型黏液癌均可出现黏液外渗,但其他形态学表现不同于普通的黏液癌。

乳腺原发性黏液性囊腺癌是由胞质富含黏液的肿瘤性柱状细胞衬覆囊肿壁形成的恶性病变,类似卵巢或胰腺的黏液性囊腺癌。文献中乳腺黏液性囊腺癌只有不超过 10 例报道,而乳腺柱状细胞黏液癌仅有个例报道。患者年龄 49~96 岁(平均年龄 68 岁)。多数患者可扪及乳腺包块,少数由乳腺 X 摄片发现。肿瘤大小 0.8~19cm,可导致皮肤回缩及乳头变形。个别患者病例较长,其形成的巨大肿瘤可穿透皮肤形成溃疡。所有患者病程中均未发现有卵巢癌和(或)胰腺癌的证据。黏液性囊腺癌患者多行乳腺切除术和腋窝淋巴结清扫术。个别患者出现淋巴结癌转移。

黏液性囊腺癌肿瘤界限多清楚。切面呈囊实性,可见多个充满透明至血性黏液的囊腔,实性区呈灰白胶冻状。类似卵巢和胰腺的黏液性囊性肿瘤。柱状细胞黏液癌肉眼观呈实性。

黏液性囊腺癌的组织学特点为:①肿瘤形成大小不等充满黏液的囊腔,囊壁衬覆富含黏液的肿瘤细胞,肿瘤细胞于囊腔内排列呈分支乳头状。②肿瘤细胞有不同程度的异型性,多数区域肿瘤细胞为形态学相对温和的单层柱状细胞,核位于基底部,胞质富于黏液。部分区域肿瘤细胞出现增生、复层化、形成细胞簇突向囊腔内,或形成含有纤维血管轴心的乳头状结构。可见局灶性分布、细胞异型大、胞质内黏液少的瘤细胞。亦可见有黏液柱状细胞向鳞状细胞样转化,表现为细胞有显著的异型性(核分裂很少)、核深染、细胞极向消失、胞质丰富嗜酸性、黏液丧失,部分细胞的胞膜清晰。极少情况伴有肉瘤样成分。③有时黏液样物质可破入间质形成黏液湖,其内缺乏成簇的肿瘤细胞,类似于腹膜假黏液瘤。这一现象还可见于乳腺黏液囊肿样病变、导管内实体型乳头状癌等。④多数病例于肿瘤周围的乳腺组织中可见有导管内癌成分,部分为乳头状管内癌,由含有胞质内黏液的柱状细胞构成。⑤局部有嗜酸性粒细胞浸润。

乳腺柱状细胞黏液癌可以单独出现或与浸润性导管癌伴发。其镜下主要由疏松或致密排列的、圆形或不规则的腺体构成。腺体之管腔可呈闭塞状或形成微囊。腺体衬覆单层、胞质透明的柱状细胞,细胞核形态温和,核位于基底,核分裂象少见。肿瘤细胞的胞质内黏液 PAS、AB(pH 2.5 和 1.0)和黏液卡红染色阳性。免疫组化肿瘤细胞 CK7 胞质弥漫强阳性、Her-2 阳性,CK20 阴性或灶性阳性。Ki-67 增殖指数为 20.5%~70%

不等。ER、PR 呈阴性。缺乏肌上皮(p63、SMA 等阴性)。

【鉴别诊断】

乳腺原发性黏液性囊腺癌属于罕见肿瘤,其鉴别诊断首先是与卵巢、胰腺甚至肠道来源的转移性黏液性癌鉴别。由于乳腺并非卵巢等黏液性囊腺癌的早期转移部位,因此在乳腺出现转移病灶以前,患者应出现原发病灶和其他好发转移部位的临床表现。出现导管原位肿瘤提示乳腺原发。CK7 和 CK20 的免疫组化染色可以辅助鉴别诊断:多数卵巢和胰腺的黏液性癌呈 CK7 阳性、CK20 阳性;多数肠道肿瘤则为 CK7 阴性、CK20 阳性。此外,黏液性囊腺癌需要与乳腺黏液癌(胶样癌)、黏液囊肿样病变以及印戒细胞癌等鉴别。乳腺柱状细胞黏液癌需要与转移性黏液分泌性癌鉴别。

黏液性囊腺癌和柱状细胞黏液癌罕见,关于两者与黏液腺癌是一类肿瘤呈现的不同组织学构象还是两种不同的肿瘤仍有争议。文献中报道的黏液性囊腺癌均为 ER 和 PR 阴性,这与绝大部分黏液腺癌呈 ER 和 PR 阳性不同。2003 年 WHO 分类首次将黏液性囊腺癌和柱状细胞黏液癌作为分泌黏液的癌的亚型与黏液腺癌区分开,但也有文献将其作为乳头状黏液腺癌的囊性变亚型并且归入黏液腺癌中。我们同意将其与黏液腺癌区分开,因为其有许多不同于黏液腺癌的特点(表 10-4-1)。

表 10-4-1 黏液性囊腺癌和黏液腺癌的比较

	黏液腺癌	黏液性囊腺癌(柱状细胞黏液癌)
高柱状瘤细胞	无	有
黏液湖中漂浮的瘤细胞	有	罕见
ER,PR	多数阳性	阴性
神经内分泌标记	B 型(富于细胞型)阳性	阴性
p53,Ki-67	低表达	高表达

【预后】

有关黏液性囊腺癌的预后目前尚不明确,已报道有随访的 8 例中 2 例有淋巴结转移,但无复发和远处转移。由于报道病例数少,随访时间短,其中多数病例的随访期不超过 2 年;有 2 例老年女性患者(79 岁、96 岁)其随访期分别为 9 年和 46 个月,均死于其他疾病。其预后还需更多病例的积累和长时间随访。此外,ER/PR 阴性和部分病例 Ki-67 的高表达与黏液性囊腺癌预后是否存在相关性也需要进一步研究。

(张祥盛 丁华野)

★ **专家点评**

张祥盛教授:2003 年 WHO 分类将黏液性囊腺癌和柱状细胞黏液癌确定为乳腺浸润性癌的罕见亚型,2012 年 WHO 分类未再描述。此癌是由胞质内含有黏液的柱状细胞构成的实体性癌,罕见。发生年龄 49~96 岁(平均年龄 68 岁),表现为单侧乳腺肿块,大小 0.8~19cm。无卵巢癌和(或)胰腺癌。巨检有完整包膜,切面呈囊实性,囊性区充满黏液,实性区呈灰白胶冻状。

光镜下黏液性囊腺癌囊壁衬覆柱状细胞,形态温和,胞质富于黏液,大部分区域为单层,部分区复层、细胞簇或分枝乳头状结构,囊腔内充满黏液。少数情况下,瘤细胞可有明显异型性、胞质内黏液减少,形成间质黏液湖。周围可见导管内癌成分。柱状细胞黏液癌构成于圆形或不规则腺管,疏松或致密排列,腺体衬覆单层柱状细胞,细胞核形态温和,胞质富含黏液,核位于基底,核分裂少见。

瘤细胞 PAS、AB、黏液卡红阳性,CK7 弥漫强阳性、CK20 阴性或灶阳性,Ki-67 阳性率为 20.5%~70% 不等,ER、PR、p63、SMA 等阴性。

诊断时首先要排除来源于卵巢、肠道和胰腺的转移癌,有原发病灶和其他部位转移瘤提示转移性肿瘤,而病变周围见到导管原位肿瘤提示病变属于原发性乳腺肿瘤,行 CK7、CK20、Villin、MG、G-15、ER、PR 检查有助于鉴别。

病例五 浸润性大汗腺癌

【病例介绍】

女性,63岁,"发现左乳包块4个月"。查体:乳腺肤色正常,无橘皮样外观和乳头内陷。肿块位于外上象限,大小2cm×2cm,可推动,质硬,无压痛,活动尚可,边界不清,与皮肤粘连。乳腺钼靶BI-RADS 5类,血液常规和生化检查均正常。临床诊断为乳腺肿瘤,行肿块切除术。

【病理变化】

1. **巨检** 灰白色组织一块,大小5cm×3cm×2cm,切面见肿物一个,大小2cm×2cm×1.8cm,灰白色,质硬,边界不清。

2. **镜检** 肿瘤呈浸润性生长,浸润细胞排列成索状、巢状、小梁状、实性,中央见坏死,部分呈原位癌改变,周围见明显的纤维结缔组织。肿瘤细胞大,胞界清楚,多角形或不规则圆形或矮柱状。胞质丰富,深伊红染,有数量及大小不等的清晰粗颗粒,可见有数量不等的细小空泡,部分近腔缘细胞有胞质顶突(图10-5-1)。

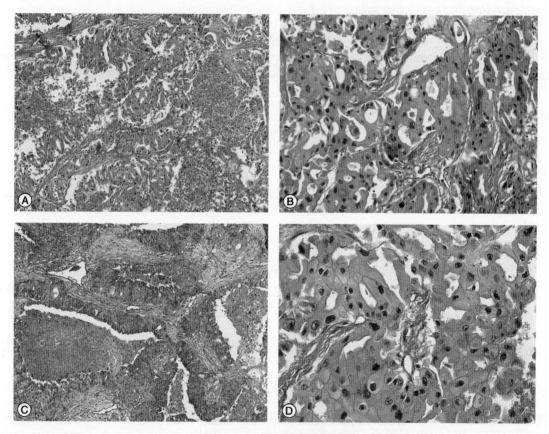

图10-5-1 浸润性大汗腺癌
A. 肿瘤细胞富有嗜酸性胞质,呈片块状生长;B. 肿瘤细胞体积大,胞界清楚,核着色较深;C. 胞质丰富,深伊红染;D. 近腔缘细胞有胞质顶突

3. **免疫组化** 肿瘤细胞E-cadherin阳性(图10-5-2A),GCDFP-15阳性(图10-5-2B),ER、PR和Her-2阴性,Ki-67阳性小于5%。

【讨论】

乳腺浸润性大汗腺癌(invasive apocrine carcinoma)是一种少见的特殊类型乳腺癌,其发病率约占乳腺癌的0.4%~4%。2003年WHO分类将其单独列出,定义为一种90%以上肿瘤细胞显示大汗腺细胞形态特点和免疫表型的乳腺浸润癌。2012年WHO分类将其归入浸润性癌大类内,命名为伴有大汗腺分化的癌。由于大汗腺分化不仅见于非特殊类型的浸润性癌,也可见于一些浸润癌的特殊类型(小叶癌、小管癌、微乳头状癌和髓样癌等),甚至见于导管原位癌和小叶原位癌。研究发现大汗腺癌在临床表现、治疗和预后方面与非特殊性浸润性癌相似,遗传学研究认为大汗腺癌在分子表达谱方面也非独立性肿瘤实体,据此,2012年WHO分

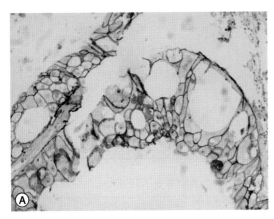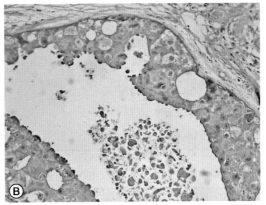

图 10-5-2　浸润性大汗腺癌
A. E-cadherin 呈胞膜阳性；B. GCDFP-15 呈胞质阳性

类取消了"大汗腺癌"名称,将其改为"伴大汗腺分化的癌"。

Krompecher 于 1916 年首先观察到乳腺癌伴有大汗腺化生,1928 年 Ewing 首次报道并详细地描述了乳腺大汗腺癌。各种类型与组织级别的乳腺癌都可以显示大汗腺分化,包括普通型浸润性导管癌、髓样癌、乳头状癌、微乳头状癌、黏液癌、神经内分泌癌以及经典型和多形性浸润性小叶癌等。但是按照 2003 年 WHO 分类标准,只有绝大多数(≥90%)细胞有大汗腺分化才能诊断为大汗腺癌,达不到这个标准的只能诊断为伴有大汗腺化生的乳腺癌。

病变特点:大汗腺癌大体检查多呈实性、棕褐色,浸润性生长,部分肿瘤边界清楚,偶尔伴微囊形成。显微镜下,大汗腺癌的组织结构与其他非特殊类型的乳腺癌相似,其特征性图像是细胞形态学。大汗腺癌通常由两种细胞混合组成。被多数人首先识别的 A 型细胞,具有丰富的颗粒状致密嗜酸性胞质,细胞核或呈空泡状有明显核仁,或深染。B 型细胞也有丰富的胞质,胞质内有清楚的空泡,有时呈泡沫状,类似于组织细胞和皮脂腺细胞。

免疫组化:具有大汗腺特征的细胞常呈 GCDFP-15 阳性,但研究发现,GCDFP-15 阳性率差异极大,为 12%~72%,而且除大汗腺癌之外的多种类型乳腺癌都可有表达。大汗腺癌通常不表达 ER、PR,但 AR 表达率较高,文献报道其表达率高达 97% 或 81% 或 70% 以上,而在浸润性导管癌仅为 62% 或 22%,并且 AR 阳性的乳腺癌多为 ER 阴性(典型的乳腺浸润性大汗腺癌表现为 ER-/PR-/AR+)。Her-2 蛋白表达率为 54%;Her-2 基因扩增率为 52%。

分子学研究:在最初的乳腺癌分子分型之外,新近发现了一种"大汗腺分子(molecular apocrine,MA)"亚型,其特征为雄激素信号通路上调和表达大汗腺标记物,它们并不表现为经典型大汗腺癌的所有组织学特征。MA 肿瘤与 Her-2 亚型肿瘤具有部分共同特征,也具有基底样亚型的部分特征,具有形态学异质性。MA 亚型与大汗腺癌之间的联系及其是否具有相应的临床病理特征和预后意义,是否可能选择用于靶向治疗,有待进一步研究。

【鉴别诊断】

乳腺大汗腺癌有时很难与伴有大汗腺化生的其他乳腺病变相鉴别,尤其是乳腺非典型性大汗腺腺病。鉴别难点主要是化生性大汗腺细胞通常体积较大,并且核仁突出。Malley 等总结了增生性大汗腺病变的细胞异型性,将其定义为细胞核增大(为"正常"大汗腺细胞核的 3 倍),同时伴有核仁增大。他们也制定了大汗腺不典型增生和大汗腺型原位癌的鉴别标准。此外,部分乳腺浸润性大汗腺癌往往需要与硬化性腺病伴大汗腺不典型增生鉴别。其鉴别点关键在于后者有典型的小叶结构,没有浸润;而且后者的细胞核异型性不如前者明显。

另外,乳腺大汗腺癌要与分泌性癌、组织细胞样癌、富于脂质的癌以及嗜酸细胞癌鉴别,其主要鉴别点见表 10-5-1~表 10-5-4。

表 10-5-1　分泌性癌与大汗腺癌的鉴别要点

分泌性癌	乳腺大汗腺癌
伴有不显著核仁的低级别核	伴有显著核仁的大而空泡状核
胞质颗粒状或透明空泡状	胞质颗粒状、嗜酸性
dPAS 显示丰富的胞质内黏液	dPAS 显示红染颗粒状胞质
大部分病例小于 30 岁	并非常见于年轻患者
预后良好	大多显示侵袭性行为

表 10-5-2　组织细胞样癌与大汗腺癌的鉴别要点

组织细胞样癌*	乳腺大汗腺癌
嗜双色到轻度嗜酸性胞质	较强的嗜酸性胞质
胞质空泡状,偶尔颗粒状	胞质颗粒状
胞质边界不清	胞质边界清晰
小核及小核仁	伴有显著核仁的空泡状核
比普通的乳腺癌更具有侵袭性	生物学行为与同分期的普通乳腺癌相似**

* 也有认为组织细胞样癌是伴有大汗腺特征的一种变异型
** 研究结果不一致

表 10-5-3　富于脂质的癌与大汗腺癌的鉴别要点

富于脂质的癌	乳腺大汗腺癌
胞质透明至多空泡状	胞质几乎一致的颗粒状
胞质大多呈局灶性嗜酸性	胞质几乎一致的嗜酸性
细胞内 PASd 阳性物质少见	常见 PASd 阳性
脂肪染色阳性	脂肪染色阴性
GCDFP-15 阳性不等或微弱	GCDFP-15 强阳性

表 10-5-4　嗜酸细胞癌与大汗腺癌的鉴别要点

嗜酸细胞癌	乳腺大汗腺癌
GCDFP-15 阴性	GCDFP-15 弥漫强阳性
抗线粒体染色弥漫强阳性	抗线粒体染色微弱、局灶性
ER、PR 表达率分别为 78% 和 62.5%	通常不表达 ER、PR
Her-2 表达率 25%	Her-2 表达率 54%

【治疗及预后】

在临床治疗与预后方面大汗腺癌无论是原位癌还是浸润性癌,较之其他类型大汗腺癌没有统计学差别。由于大汗腺癌的恶性程度较高,针对其淋巴转移较早,发展较快的特点,术式以标准根治术或改良根治术为宜,手术应尽早实施。放疗和化疗及内分泌治疗的报道较少。乳腺 10 年生存率达 40% 左右。

(张仁亚　张祥盛)

★ 专家点评-1

毛永荣教授:乳腺大汗腺癌在 2003 年 WHO 分类中列为少见的特殊类型乳腺癌,但在 2012 年 WHO 分类中取消了"大汗腺癌"的名称,将其列入浸润性癌内,改称"伴大汗腺分化的癌",其依据源于临床随访和遗传学研究。邵牧民等提出大汗腺癌的 3 条诊断标准:①HE 染色切片内>90% 的癌细胞显示大汗腺细胞学特征;②GCDFP-15 阳性数>50%;③AR 阳性细胞数>20%。此外,大汗腺癌的 ER 和 PR 一般阴性,Her-2 表达率略大于 50%,故大汗腺癌的分子分型多属于 HER2 过表达型或者三阴癌。

大汗腺癌的预后文献报道不一致,一般认为其 10 年生存率与同级别、同分期的普通型浸润性导管癌无明显差异。但有人认为(Japaze 2005)纯大汗腺癌的预后明显好于普通型浸润性导管癌,6 年总生存率分别为 72% 和 52%。

★ 专家点评-2

丁华野教授:笔者认为,对于这种细胞形态学类似于大汗腺的浸润性癌(通常认为是来源于化生的大汗腺细胞),诊断为大汗腺癌还是具有大汗腺特征的癌并无实质性差别,都是一种形态学的描述性诊断。笔者曾诊断过数十例乳腺浸润性大汗腺癌,大部分是导管癌型,少数是小叶癌型,可以出现两种癌的各种形态学表现,也可以主要表现为小管状、微乳头状,甚至出现较多的胞质内黏液(参见《乳腺病理诊断及鉴别诊断》中乳腺大汗腺化生/增生性病变一章)。笔者还观察到,良性大汗腺化生增生细胞 ER、PR、Her-2 及 CK5/6 一般均为阴性,肿瘤性大汗腺细胞 ER、PR 通常阴性,近 50% 浸润性大汗腺癌病例 Her-2 会出现阳性表达,其中许多病例(Her-2 阴性或阳性),CK5/6 出现了不同程度的阳性表达(图 10-5-3 ~ 图 10-5-8),此种"三阴性"、CK5/6 阳性的大汗腺癌是否能代表分子分型中的基底样癌?值得探讨。

实际上,对乳腺大汗腺病变(包括大汗腺癌),整体上均缺乏深入的认识,乳腺大汗腺癌的诊断亦缺乏统一的组织学和分子学分类标准,更没有足够的临床病例来呈现其预后状况。笔者赞同某些学者的意见,浸润性大汗腺癌具有特殊的形态学改变、免疫组化和分子表型,并且可能具有不同的临床行为,有必要单独分型,进一步研究和积累资料。

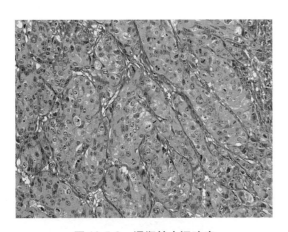

图 10-5-3 浸润性大汗腺癌
呈巢状片状分布

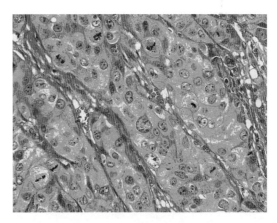

图 10-5-4 浸润性大汗腺癌
癌细胞胞质丰富,呈嗜酸性颗粒状,核巨大、泡状,1 至多个显著的核仁,核分裂明显增加

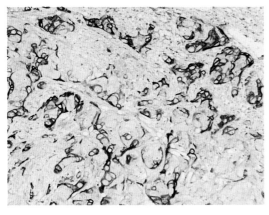

图 10-5-5 浸润性大汗腺癌
CK5/6 阳性

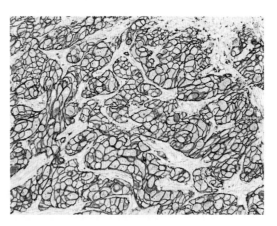

图 10-5-6 浸润性大汗腺癌
Her-2(3+)

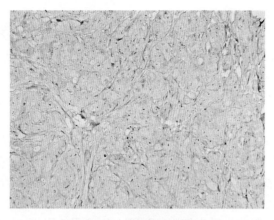

图 10-5-7　浸润性大汗腺癌
ER(−)

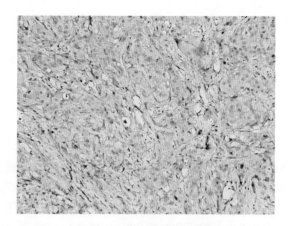

图 10-5-8　浸润性大汗腺癌
PR(−)

病例六　印戒细胞癌

【病例介绍】

女性,48 岁,"左乳腺外上象限触及直径约 3cm 质硬结节就诊",边界不清,与皮肤粘连。

【病理变化】

1. **巨检**　乳腺改良根治标本一个,大小 23cm×11cm×6cm,皮肤面积 12cm×6cm,距乳头 2.3cm 乳腺实质内见一质硬灰白结节,大小 3.5cm×2cm×2cm,切面灰白淡黄色,质硬,边界不清。

2. **镜检**　癌细胞中等大小,圆形,胞界清,胞质内可见圆形淡蓝色或淡红色区,或呈单个较大的圆形空泡,细胞核被挤于细胞一端或偏位,使整个细胞呈印戒状,核轻度异型,核分裂象罕见,癌细胞呈条索状或弥漫浸润于纤维组织内(图 10-6-1)。部分癌细胞小圆形,呈单细胞线状排列,可见癌细胞围绕残留腺管(图 10-6-2)呈"靶状"排列。

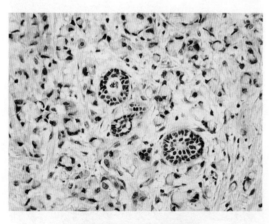

图 10-6-1　印戒细胞癌
癌细胞围绕残余导管

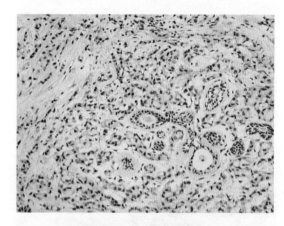

图 10-6-2　印戒细胞癌
肿瘤细胞在间质内弥漫浸润性生长

3. **组织和免疫组化**　AB 染色阳性。瘤细胞 E-cadherin(+)(图 10-6-3),p120 膜阳性(图 10-6-4),ER(+)、PR(+)(图 10-6-5)、C-erbB2(−)、p53(+)。

【讨论】

印戒细胞癌(signet ring cell carcinoma)最常发生于胃、肠等部位,原发于乳腺的印戒细胞癌十分罕见,不同作者的诊断标准并不一致。2003 年 WHO 分类将其归入"产生黏液的癌",并分为两型:其中一型与小叶癌有关,癌细胞含有大的胞质内腔,将细胞核挤压之细胞一端,肿瘤浸润成分具有经典型小叶癌的靶环状结构。另一类型与弥漫性胃癌相似,以细胞内存在嗜酸性黏液为特征,嗜酸性黏液物质充满胞质,并将核挤至细胞一端。2012 年 WHO 分类取消了印戒细胞癌的诊断术语,使用"伴有印戒细胞分化的癌"。使用印戒细胞癌往

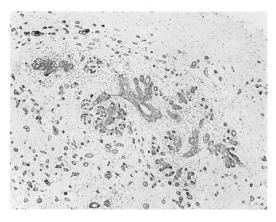

图 10-6-3　癌细胞 E-cadherin 阳性

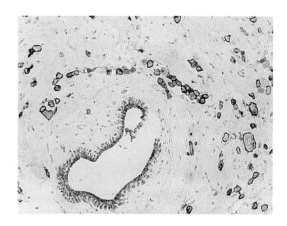

图 10-6-4　癌细胞 p120 膜阳性

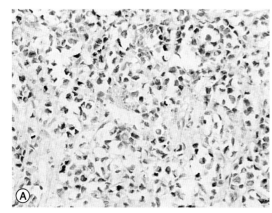

图 10-6-5　印戒细胞癌
A. 癌细胞 ER 阳性；B. 癌细胞 PR 阳性

往被视为高度恶性肿瘤。然而,乳腺的印戒细胞癌少见,且小叶癌和浸润性癌(NST)中常常见到印戒样细胞。WHO 认为乳腺印戒细胞癌的预后尚不清楚,与传统的印戒细胞癌高度恶性不同,不是一个独立的实体亚型,因此提出"伴有印戒细胞分化的癌",从而避免过度治疗。

印戒细胞癌好发于中年女性,多为绝经后妇女,平均发病年龄 50 岁,临床表现为局部肿块,镜下特点是在相当数量的肿瘤细胞质内可见黏液蓄积,形成典型的印戒细胞形态。而因对"相当"一词理解不同,有人主张只有当肿瘤中大多数细胞呈印戒细胞样形态时,才把它归入此类,而另一些人则主张只要有少数印戒细胞掺杂在其中就可以诊断。

关于诊断标准,龚西骗总结为:①HE 染色切片中见典型印戒状癌细胞,AB-PAS 胞质内阳性,无细胞外黏液池。②印戒样癌细胞占全部癌细胞的 20% 以上。③如不伴其他组织学类型成分者,称"纯"印戒细胞癌;同时伴其他组织学类型成分者,称混合型。④无胃肠卵巢等其他部位原发癌灶。

【鉴别诊断】

1. **转移性印戒细胞癌**　转移性印戒细胞癌具有胃肠道、卵巢等原发癌的临床病例和特征表现,肿块常为多灶性、双侧性。免疫组化在鉴别诊断中可提供一定帮助。Nguyen 等认为所有印戒细胞癌具有同样的形态学,单独从形态学上难以区分原发和继发。黏蛋白在腺上皮和腺癌中表达不同。MUC1+/MUC4- 有助于乳腺原发性印戒细胞癌的诊断。Qureshi 等认为所有的胃肠道肿瘤均表达 CK20+/ER-,而乳腺原发性印戒细胞癌 ER、PR 和 GCDFP 阳性率更高(90%)。Madan 等认为胃肠道印戒细胞癌呈 CEA 和 CK20 阳性,而乳腺原发性印戒细胞癌均阴性。

2. **乳腺黏液腺癌**　两者的黏液分布截然不同,印戒细胞癌间质不具黏液湖,几乎全部黏液均位于胞质内,大量胞质内的黏液把细胞核挤到一边,形成戒指状,印戒细胞呈单行线状排列或弥散浸润于纤维间质中。而黏液腺癌的黏液位于细胞外的间质,细胞呈片状、巢状漂浮在"黏液湖"中,肉眼检查乳腺黏液腺癌边界清楚、切面半透明、胶样,且质地软。而印戒细胞癌大体标本见肿瘤与周围组织分界不清,质硬。

(解建军　张仁亚)

★ 专家点评-1

毛永荣教授: 原发乳腺印戒细胞癌罕见,其诊断标准也难以掌握。从病理学角度要掌握单纯性印戒细胞癌的诊断标准并不难。癌细胞为产生细胞内黏液的印戒样细胞,无细胞外黏液。如伴有其他类型的癌则为混合型,要注明混合癌的类型。从临床角度则首先要排除胃、肠等处原发癌的转移。如果临床情况不明则可借助免疫组化标记作出初步判断。做到这两点,对患者的治疗及预后就不会有影响。

印戒细胞癌与产生细胞外黏液的黏液腺癌有着不同的临床过程。前者侵袭性强,预后差,故一定要区分开。至于本癌的病理分型,是归入产生黏液的癌还是小叶癌或导管癌的特殊亚型,需要进一步研究。

产生黏液的癌,以往文献中称为黏液癌,主要包括黏液腺癌及印戒细胞癌。2003 年 WHO 分类中,产生黏液的癌包括黏液癌(胶样癌或黏液腺癌)、黏液性囊性癌、柱状细胞黏液癌和印戒细胞癌。此种组织学分型在不同器官对预后的影响不一样。例如,胃肠道多发的黏液腺癌和印戒细胞癌的预后相对较差,而乳腺原发的单纯型黏液腺癌的预后相对较好。

★ 专家点评-2

丁华野教授: 乳腺部位发生的任何具有特殊形态的浸润性癌,都要排除转移性癌的可能性,印戒细胞癌也是如此,特别是要排除来自消化道的印戒细胞癌。乳腺和消化道(特别是胃)发生的含有胞质内黏液(AB/PAS 阳性)的癌在形态学上非常类似,主要有 3 种胞质类型:①胞质呈空泡状,胞质内有大的空泡,核偏位或细胞呈印戒样,空泡内充有淡染的黏液(HE 切片上常看不清楚),有时空泡内可见有小球样红染物(AB/PAS 染色呈鸟眼状);②胞质呈嗜酸性颗粒状,胞质内可有小的空泡,核中位或偏位,可呈组织细胞样;③胞质呈双嗜性,胞质内无明显空泡,核中位或偏位,可呈浆细胞样(一种分化较差的黏液细胞癌)。乳腺具有印戒细胞特点的癌主要为小叶癌,少数导管癌也可呈印戒细胞样,乳腺的印戒细胞癌,亦可转移到胃肠道,在黏膜固有层内浸润性生长,与胃肠道原发性印戒细胞癌非常类似,同样会带来诊断问题。笔者曾遇到过 2 例胃印戒细胞癌转移至乳腺的病例,临床首发表现为乳腺肿物,而且考虑为乳腺癌,故行手术中冷冻切片检查,这 2 例患者事前均没有注意到胃有病变,而是在乳腺病变诊断为:乳腺组织内有印戒细胞癌浸润,不能排除转移,建议首先检查胃等处后,临床医生才安排患者行胃镜检查,最后明确了胃印戒细胞癌的诊断。回顾上述 2 个病例,其冷冻切片诊断极具挑战性,面对这样的疑难罕见病例,经验不足者一般不容易明确诊断,往往是发不肯定报道,并等待石蜡切片进一步明确;而有经验者一般都能确定组织内浸润的是印戒细胞癌细胞,而且很有可能考虑为原发(特别是浸润性小叶癌),因而就有可能造成乳房被切除的后果。笔者提供其中 1 例的冷冻及石蜡切片的图片(图 10-6-6 ~ 图 10-6-13),与大家共同分享及进行反思。此例的冷冻切片诊断十分困难,科内讨论时有完全不同的意见,有的医生也想到了转移癌的问题,因而也查阅了临床资料记载及询问过手术医生,都没有获得乳腺外脏器可能有病变的线索,上级医生综合了不同方面的意见,最终发出了不肯定冷冻切片诊断报道(乳腺组织中有低分化腺癌细胞浸润,部分呈印戒样,乳腺及胃肠道癌均可有类似的形态改变,建议待石蜡切片及免疫组化染色进一步区分),因而避免了一次错误的手术治疗。

其他部位的癌转移到乳腺一般都是晚期事件,原发部位通常都会有明显的病变,掌握临床病史是病理诊断中的一个重要环节,某些低级诊断错误的发生,其原因就是病理医生懒于向临床医生请教和弄清病史。乳腺转移性印戒细胞癌与原发性印戒细胞癌在浸润方式及细胞形态上都很类似,特别是在冷冻切片上区别两者难度极大,要注意观察病变的全部特征,如病变范围大而弥漫,有更为典型的靶样浸润及列兵状排列,存在小叶内肿瘤等,都是支持原发性癌的证据;如果印戒状癌细胞内混有破碎的黏液性腺管,脉管内出现类似的癌栓等,都提示要排除转移性印戒细胞癌。免疫组化染色对区别两者有比较好的作用,常要用一组抗体,包括 ER、PR、CK7、CK20、GCDFP-15、乳球蛋白等。

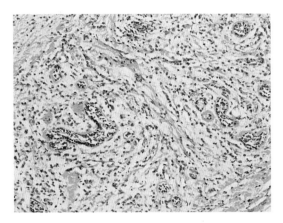

图 10-6-6　乳腺转移性胃黏液细胞癌
冷冻切片,低倍镜下乳腺小叶内、外间质内散布肿瘤细胞(类似于浸润性小叶癌的浸润方式)

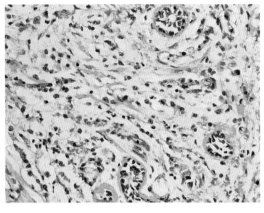

图 10-6-7　乳腺转移性胃黏液细胞癌
冷冻切片,高倍镜下见癌细胞胞质中等,较为淡染-红染,有的核偏位,其间有炎细胞

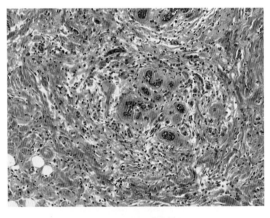

图 10-6-8　乳腺转移性胃黏液细胞癌
石蜡切片,低倍镜下乳腺小叶内、外间质内散布肿瘤细胞(类似于浸润性小叶癌的浸润方式)

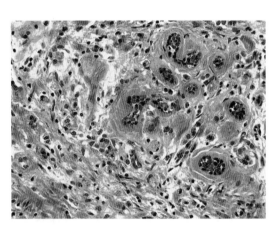

图 10-6-9　乳腺转移性胃黏液细胞癌
石蜡切片,高倍镜下见癌细胞胞质中等,较为淡染-红染,核不规则,有的核偏位,呈印戒样

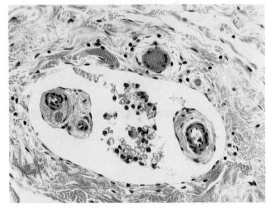

图 10-6-10　乳腺转移性胃黏液细胞癌
石蜡切片:淋巴管内癌栓,癌细胞胞质内充满黏液,有的核偏位,呈印戒样

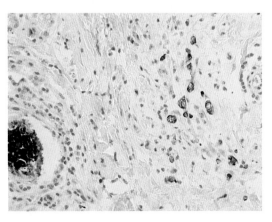

图 10-6-11　乳腺转移性胃黏液细胞癌
部分浸润的癌细胞 CK7 阳性,残留的腺管阳性

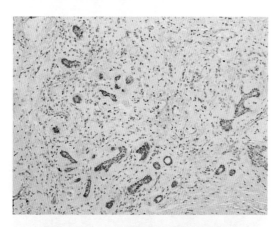

图 10-6-12 乳腺转移性胃黏液细胞癌
浸润的癌细胞 CK20 阴性,残留的腺管阴性

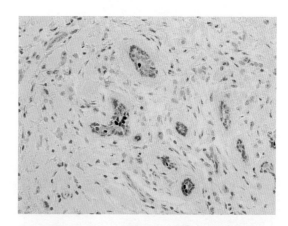

图 10-6-13 乳腺转移性胃黏液细胞癌
浸润的癌细胞 ER 阴性,残留的腺管可见阳性细胞

病例七 黏 液 癌

【病例介绍】

女性,59 岁,"发现左乳肿块半个月入院"。查体:双侧乳房对称,皮肤颜色正常,无乳头内陷及橘皮样改变。左乳房内下象限可扪及一直径约 1.5cm 肿块,活动度尚可,质地稍硬,界限不清,无压痛,挤压乳头无溢液,腋窝部未触及肿大淋巴结。B 超检查见乳腺实质不规则肿块,无包膜,界限不清,回声不均匀,肿块一侧有薄层不规则强回声带。钼靶 X 检查诊断:乳腺肿块,BI-RADS 4A 级。

【病理变化】

1. **巨检** 灰黄色及灰白色不规则组织 1 块,2.5cm×2cm×1.8cm 大小,切面见一不规则结节,1.5cm×1.2cm,无包膜,边界尚清,切面暗红色及灰白色,有黏液光泽,质稍硬,周围为灰白色乳腺组织及淡黄色脂肪组织(图 10-7-1)。

2. **镜检** 癌组织无包膜,与周围乳腺组织界限不清,呈浸润性生长(图 10-7-2)。肿瘤组织有大量细胞外黏液,形成大小不一的黏液湖,黏液湖之间有宽窄不一的纤细纤维成分分隔,并见残留的乳腺导管结构(图 10-7-3)。黏液湖内漂浮有大小、形态不一的癌细胞簇,癌细胞簇呈条索状、腺管状,部分区域呈较大的片巢状(图 10-7-4)。癌细胞异型性不明显,胞质略嗜酸,核圆形,核分裂少见,少数癌细胞簇可见细胞内黏液,癌细胞呈印戒样(图 10-7-5)。周围乳腺组织中未见导管内癌或其他类型浸润性癌成分。

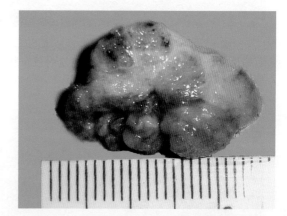

图 10-7-1 乳腺肿块界限尚清,切面有黏液光泽

3. **免疫组化** 癌细胞呈 ER、PR、Her-2、p53、Ki-67、p120 和 E-Cadherin 阳性,Syn、CgA、p16 和 SMA 阴性。其中 ER 在 90% 癌细胞呈强阳性,几乎所有癌细胞 PR 强阳性,Her-2 阳性程度为(++),Ki-67 增殖指数 40%(图 10-7-6 ~ 图 10-7-9)。

【讨论】

2003 年 WHO 分类首次将产生细胞外和细胞内黏液为特征的乳腺癌合并为"产生黏液的癌(mucin producing carcinomas)",其中包括黏液癌(胶样癌)、黏液性囊腺癌和柱状细胞黏液癌、印戒细胞癌。

黏液癌好发于老年人,多超过 60 岁,预后较好。其形态特征是细胞外间质内有大量黏液(2003 年 WHO 分类强调"肉眼可见的大量细胞外黏液"),其中漂浮着癌细胞。癌细胞较小,形态较一致。黏液癌可以为单纯型,仅由单一的黏液癌成分构成;也可以为混合型,包含有明显的其他类型癌的成分,最常见的是与普通型浸润性导管癌成分混合。相当比例的乳腺黏液癌伴有神经内分泌分化。

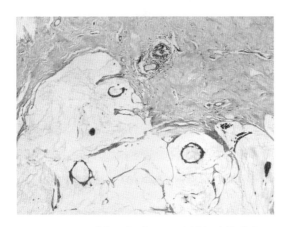

图 10-7-2　肿物无包膜,可见大量细胞外黏液

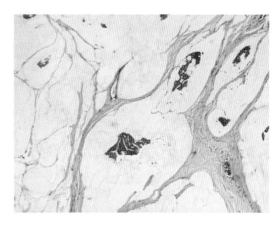

图 10-7-3　黏液湖有纤维间隔,可见残存乳腺

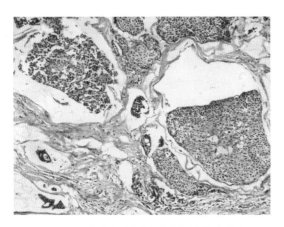

图 10-7-4　黏液湖内漂浮的癌细胞簇大小不一

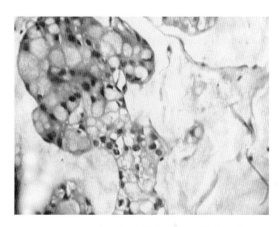

图 10-7-5　少数细胞簇内见印戒样癌细胞

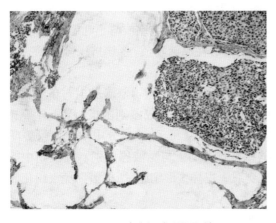

图 10-7-6　肿瘤细胞 ER 阳性

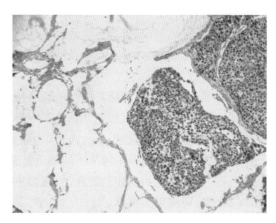

图 10-7-7　肿瘤细胞 PR 阳性

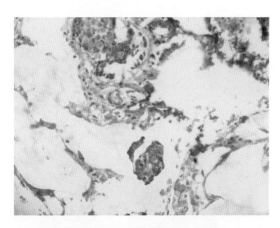
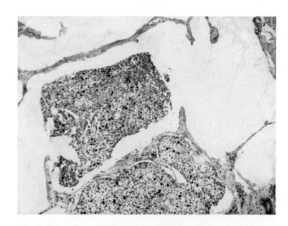

图 10-7-8　癌细胞 Her-2 阳性　　　　　　　　图 10-7-9　　肿瘤细胞 Ki-67 增殖指数约 40%

　　对单纯性黏液癌的定义,意见不一。Rosen 认为 10% 以上为非黏液癌或非黏液性的浸润癌成分为低分化时不应归单纯型黏液癌。单纯型黏液癌大约占全部乳腺癌的 2%,发病年龄范围宽,有研究认为乳腺黏液癌的患者平均年龄和中位年龄均比普通浸润性癌高。乳腺黏液癌的临床表现与一般乳腺癌相似,没有特殊性,影像学检查易与良性病变混淆。肿块的大体检查有一定特点,常显示胶冻状,有黏液光泽。

　　2003 年 WHO 分类中将乳腺单纯型黏液癌进一步分为富于细胞型和少细胞型,富于细胞型可见细胞内黏液和嗜银颗粒,显示神经内分泌分化,但神经内分泌分化并不总是与细胞丰富程度相关。Capella 等将乳腺黏液癌分类为 A、B、AB 三型,A 型者癌细胞簇常呈小梁状、缎带样、花环样,含有大量细胞外黏液,是典型的黏液癌;B 型者癌细胞常排列呈片状、巢状、含多量细胞内黏液,是伴有神经内分泌分化的黏液癌;AB 型者介于两者之间。各种黏液癌的分型并没有显著的预后意义,因此日常工作中并不强调分型。

　　典型的乳腺黏液癌病理诊断并不困难。由于乳腺黏液癌黏液湖中漂浮的细胞簇大小数量不一,切片中黏液湖缺乏细胞成分,可能为诊断造成困难。乳腺黏液癌 60% ~75% 可同时伴有导管原位癌,而有时原位癌周边间质可出现大量黏液,对待这种情况应慎重,如果多处取材,深切蜡块,黏液中仍然不见上皮细胞,不能诊断为伴有黏液癌。在确诊为乳腺黏液癌施行保乳手术时,如果切缘出现间质内黏液湖,即使其中无上皮细胞漂浮,也应怀疑为癌累及。

　　乳腺中含有黏液的病变很多,可以是上皮细胞内的黏液,也可以是间质内的黏液或黏液变性,在诊断中需要注意鉴别。

　　乳腺产生黏液的癌中,黏液性囊腺癌和柱状细胞黏液癌以及印戒细胞癌都与黏液癌不同。黏液性囊腺癌和柱状细胞黏液癌罕见,形态类似于胰腺发生的黏液性囊腺癌,常为多个囊腔,囊内可有分支状乳头,衬覆细胞呈柱状、核位于基底部,胞质含有黏液,免疫组化标记 ER、PR 阴性。印戒细胞癌或与小叶癌相关,含有大的胞质内腔,推挤核至细胞一侧,或与弥漫性胃癌类似,胞质内存在嗜酸性黏液物质,将核挤压至一侧。这些都易与黏液癌区别。

　　特别需要鉴别的病变还包括乳腺黏液囊肿样病变。黏液囊肿样病变由多囊构成,囊腔内衬单层扁平或立方上皮,囊肿可破溃形成黏液湖,尤其黏液湖中有脱落上皮细胞时,可能与黏液癌鉴别困难。Molavi 等提出黏液囊肿样病变中脱落的上皮位于囊肿内,常为条索状或单个细胞,形态温和,黏液成分中缺乏血管等间质结构,邻近黏液囊肿的黏液间质中可见不同程度扩张的导管,这些特点有助于与黏液癌鉴别。黏液湖中的细胞簇存在肌上皮,也是病变为良性的特征,但有报道在黏液癌见到肌上皮样梭形细胞,所以借助免疫组化肌上皮标记物加以证实,应该更为可靠。

　　皮肤原发性黏液癌少见,其也可为单纯型或混合型,还可见导管上皮增生—不典型增生—导管原位癌—癌的形态学变化谱,也有较高的 ER、PR 表达阳性率。因此无论组织形态学还是免疫组化标记都很难与乳腺黏液癌鉴别。诊断中需要结合病例、肿瘤具体部位、肿瘤周边组织来进行鉴别。皮肤原发性黏液癌一般位置浅,周边为皮肤附属器而非乳腺组织。

　　另外,乳腺发生的腺样囊性癌、多形性腺瘤等唾液腺型肿瘤,间质可出现黏液。结节性筋膜炎、黏液纤维肉瘤、黏液性恶性纤维组织细胞瘤、黏液性脂肪肉瘤、黏液样肌纤维母细胞瘤等间叶肿瘤或病变,也存在黏液成分。乳腺纤维上皮性肿瘤,如分叶状肿瘤、纤维腺瘤等间质可显著黏液样。乳腺化生型癌在黏液软骨基质中可见漂浮的癌细胞。这些情况也需要注意与黏液癌鉴别。

另一个可能需要鉴别的病变是结节性黏蛋白病(nodular mucinosis)。本病罕见,为年轻女性发生的良性病变,多位于乳头乳晕下,界限清楚,切面胶冻样,镜下见病变为大小不一、有纤维分隔、富于黏液基质的结节,其中漂浮有细胞成分,但漂浮的不是上皮细胞,而是散在的纤维母细胞和淋巴细胞、浆细胞、肥大细胞。病变不累及乳腺导管、乳腺小叶。结节内的黏液物质为黏多糖,AB 染色阳性,PAS 阴性。

富于细胞型乳腺黏液癌的预后较差,是否具有神经内分泌分化与预后关系不明显。单纯型黏液癌较混合型预后好。单纯型乳腺黏液癌病死率仅为 10%,而混合型病死率为 29%,单纯型乳腺黏液癌腋窝淋巴结转移率为 3%～15%,混合型为 33%～46%。因此在诊断中需要注意说明是单纯型还是混合型,以供临床治疗参考。在区分黏液癌成分和非黏液癌成分时 WT1 是有帮助的标记物,大约 65% 的乳腺黏液癌表达 WT1,而非黏液癌不表达。

(李新功)

★ 专家点评-1

赵澄泉(Chengquan Zhao)教授,李昕(Xin Li)副教授:乳腺黏液癌是常发生在老年妇女,预后较好的一种浸润性导管癌。但当其混有其他浸润癌成分时,其预后与普通的浸润性导管癌没有什么区别。所以在诊断时应注意要多处取材。至于其常伴的神经内分泌分化对临床预后意义不大。大多数乳腺黏液癌表达 ER、PR 和黏液蛋白,如 MUC2(肠型黏液蛋白)和 MUC5(气管型黏液蛋白),而乳腺型黏液蛋白 MUC1 的表达则有所减少。

★ 专家点评-2

皋岚湘主任医师:2003 年版的 WHO 乳腺肿瘤分类将该肿瘤命名为"产生黏液的癌(mucin producing carcinomas)",而 2012 年版的 WHO 乳腺肿瘤分类为"黏液癌和伴印戒细胞分化的癌(mucinous carcinoma and carcinoma with wignet-ring-cell differentiation)"。这种变化引起一些学者的兴趣,是否黏液癌是一种独立的临床病理类型,还是仅仅是一个包含产生黏液的乳头状、实性乳头状、微乳头状和小叶癌的总称。由于大部分资料证明单纯性黏液癌的预后较好,而且有研究表明其遗传学检测有别于低级别的导管和小叶癌,应该是一种独立的类型。但实际上,单纯性黏液癌从形态上看既有少细胞性也有多细胞性,既在黏液湖中呈实性排列也可呈乳头状和微乳头状排列,在免疫表型上一部分有神经内分泌分化,显示是一个异质性的癌。最近文献上有一些关于乳腺黏液微乳头状癌的研究文章,有人认为这类型的癌具有侵袭性,预后与普通单纯性黏液癌有所不同;也有人认为多数黏液癌有微乳头结构,其预后没有特殊性。因此,对这种类型的癌还需更多的关注和研究。

★ 专家点评-3

丁华野教授:笔者曾报道过 26 例以微乳头状结构为特征的乳腺单纯性黏液癌(中华病理学杂志,2012,41(9):613-617),近 2 年有遇到一些类似的病例,目前已诊断过近 40 例以微乳头状结构为特征的乳腺单纯性黏液癌,虽然病例数量还比较少,但通过观察足以提出了自己的倾向性观点,笔者认为以微乳头状结构为特征的乳腺单纯性黏液癌与普通单纯性黏液癌相比较,更具有侵袭性,特别是具有高核级以微乳头状结构为特征的单纯性黏液癌,应给予足够的重视(图 10-7-10～图 10-7-19)。至于这种以微乳头状结构为特征的乳腺单纯性黏液癌是归入黏液癌的微乳头亚型,还是为微乳头状癌的黏液亚型? 笔者认为,分类归属问题并不重要,重要的是要把此种类型的癌筛选出来明确诊断,给临床医生有更多的提示。Shet 等(2008 年)报道了以下因素影响以微乳头状结构为特征的单纯性黏液癌的预后:①淋巴结转移状况;②肿瘤大小;③黏液含量;④肿瘤边缘。笔者认为,患者年轻,肿瘤细胞核级高,Ki-67 增殖指数高及 p53 基因突变都可能是预后不良的重要因素。

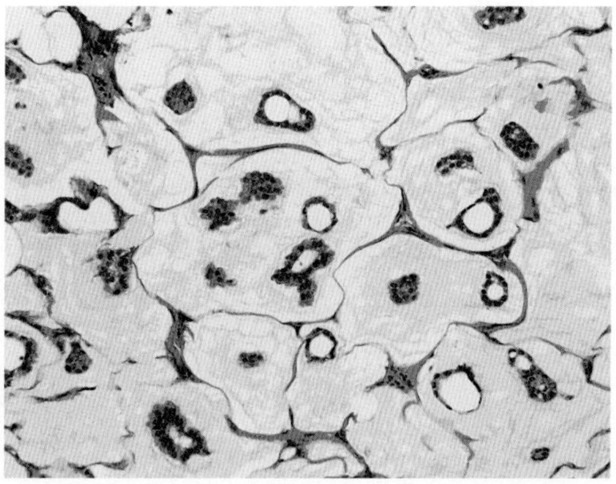

图 10-7-10　单纯性黏液癌、微乳头型、少细胞性

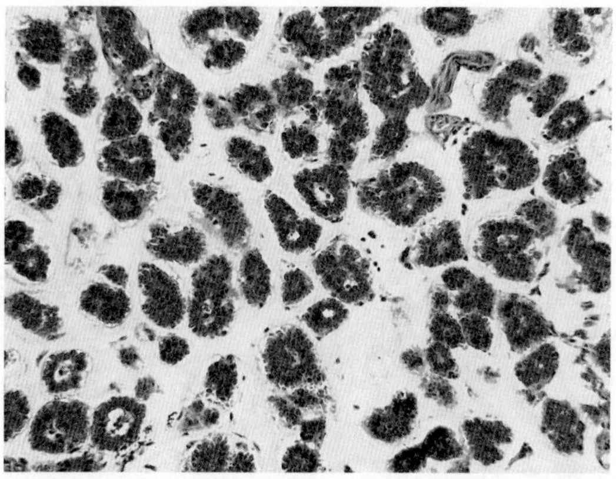

图 10-7-11　单纯性黏液癌、微乳头型、富细胞性

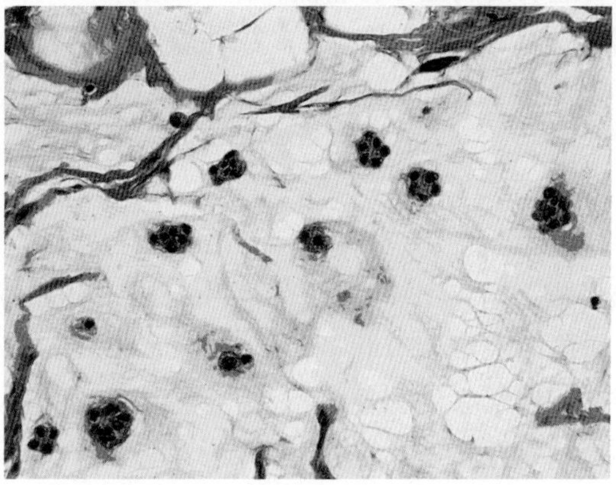

图 10-7-12　单纯性黏液癌、微乳头型
低核级，微乳头小，呈细胞簇样

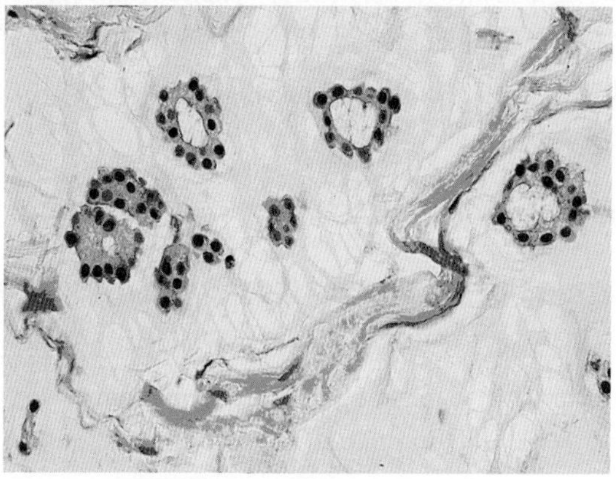

图 10-7-13　单纯性黏液癌、微乳头型
低核级，微乳头呈腺管样，外周部呈锯齿状，部分细胞有毛刺状胞突

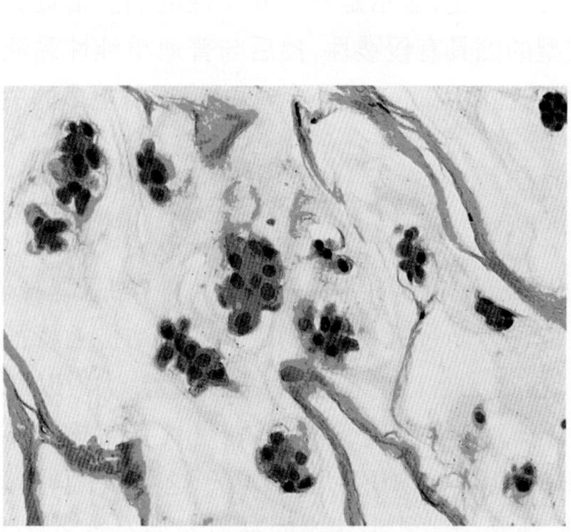

图 10-7-14　单纯性黏液癌、微乳头型
中核级，微乳头呈桑椹状

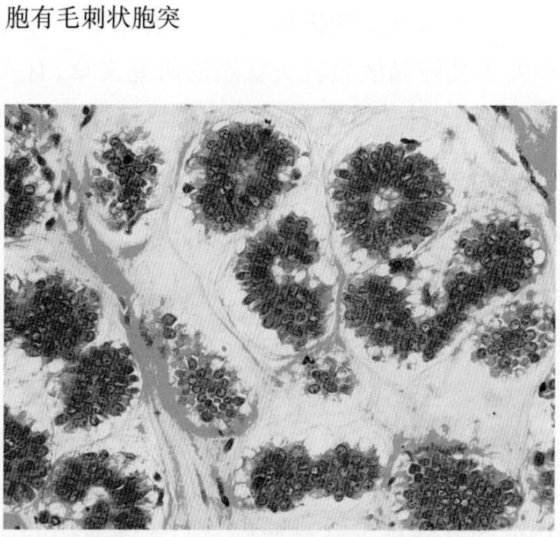

图 10-7-15　单纯性黏液癌、微乳头型
中核级，微乳头呈桑椹、索条状及腺管状，外周部呈锯齿状，部分细胞有毛刺状、网状胞突

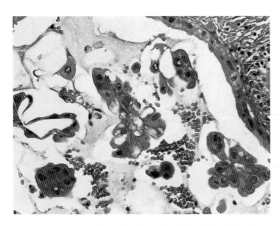

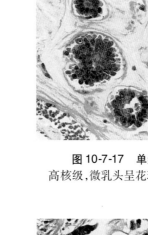

图 10-7-16　单纯性黏液癌、大汗腺微乳头型
中核级,微乳头大小不等,瘤细胞胞质嗜酸性颗粒状、有空泡,核大、核仁明显

图 10-7-17　单纯性黏液癌、微乳头型
高核级,微乳头呈花环样,外周似有黏液性界膜

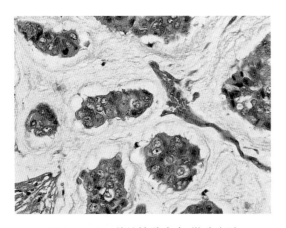

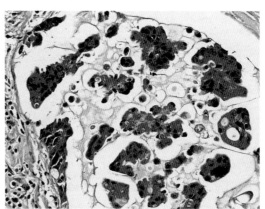

图 10-7-18　单纯性黏液癌、微乳头型
高核级,核异型性显著,核分裂容易见到

图 10-7-19　单纯性黏液癌、微乳头型
高核级,黏液内见有散在单个瘤细胞(均经 EMA 免疫组化染色证实)

病例八　浸润性微乳头状癌

【病例介绍】

女性,57 岁,"双乳触痛 2 个月入院"。2 个月前,患者感双乳触痛,疼痛较剧烈,以双侧乳头及乳晕周围较明显,呈刺痛,伴左乳少许黑褐色溢液。彩超示:左乳 1 点钟处实性占位,双乳囊肿,双乳导管扩张。乳腺钼靶检查示:右乳外上象限小结节影,纤维腺瘤? 左乳上份见形态欠规则结节影,中央区见钙化灶。术中见左乳 12 点距乳头 3cm 腺体内见一大小 0.5cm×0.5cm×0.4cm 肿物,质硬、无包膜、剖面为红褐色质硬肿块,其余乳腺散在直径约 0.5cm 囊肿。

【病理变化】

1. **巨检**　距乳头 3cm 外上象限皮下 2.5cm 见一不规则质韧区,大小 0.5cm×0.5cm×0.4cm,切面灰白灰红色,实性质中,与周围组织界限不清。

2. **镜检**　肿瘤细胞呈微乳头或小管腺泡状,成簇分布,与周围间质形成裂隙。这些乳头缺乏纤维血管轴心,细胞质丰富,核呈低-中级别(图 10-8-1,图 10-8-2)。

3. **免疫组化**　EMA 染色显示细胞巢或腺体外侧面呈清晰的强阳性,说明细胞排列呈"里面朝外"的极性颠倒现象(图 10-8-3)。

【讨论】

2012 年 WHO 分类将乳腺浸润性微乳头状癌(invasive micropapillary carcinoma)定义为中空或桑葚状癌细胞团构成的癌,癌与间质之间存在透明空隙。

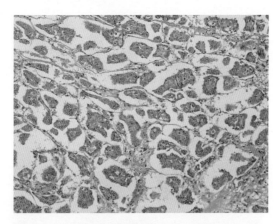

图 10-8-1 肿瘤细胞呈微乳头或小管腺泡状,成簇分布,与周围间质形成裂隙

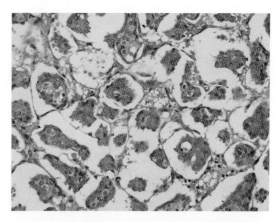

图 10-8-2 乳头缺乏纤维血管轴心,细胞质丰富,核呈低-中级别

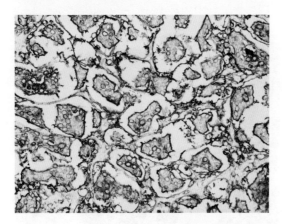

图 10-8-3 EMA 染色强阳性,见于细胞巢或腺体外侧面

乳腺浸润性微乳头状癌由 Siriaunkgul 等(1993)首先描述。单纯型微乳头状癌非常罕见,占所有浸润性乳腺癌的 0.9% ~2%,7.4% 的浸润性癌局部有微乳头状结构。临床表现和大体检查同其他浸润性癌。

镜下,微乳头状癌以不同比例与浸润性导管癌混合存在。单纯型浸润性微乳头状癌的微乳头状癌成分超过 50% ~75%,其主要形态特点是癌细胞呈团分布,癌细胞团边缘与间质之间存在空隙。癌细胞团呈实性桑葚状或中央有假腺腔,其外缘常呈锯齿和(或)毛刺状。桑葚状细胞团类似微乳头,但不是真乳头,没有纤维血管轴心。假腺腔型微乳头的中央假腺腔没有内容物。癌细胞呈立方或柱状,胞质较丰富、呈细颗粒状或均质红染。核常为低-中级别,也可为高级别,核较大,圆形-卵圆形,有 1 个或多个核仁,核分裂少见。间质内可见程度不同的淋巴细胞浸润、微小钙化或砂砾体,常可见脉管内癌栓。部分病例可累及局部皮肤。混合型可见多少不等的浸润性导管癌,两者之间有移行过渡。周围乳腺伴导管内癌(微乳头型和筛状亚型)。免疫组化:EMA 微乳头外缘阳性,E-cadherin 及 p120 微乳头外缘阳性表达缺失,提示浸润性微乳头状癌具有极性倒置(内外翻转,里面朝外,inner-outside)的生长特点,导致癌细胞的顶端面对间质空隙,而不是面对癌细胞围成的中心空隙。CD31、CD34 微乳头中央阴性。

有研究表明,乳腺单纯性浸润性微乳头状癌很少见,大部分病例只是浸润性导管癌的局部表现,只要病灶内出现微乳头状癌成分,其转移倾向也明显高于不伴有微乳头状癌成分的病例。诊断时对单纯型和混合型微乳头状癌加以区分,针对浸润性癌含浸润性微乳头状癌成分,应指出微乳头状癌成分,并注明其所占的比例。浸润性微乳头状癌淋巴管血管侵犯概率和淋巴结转移率高(33% ~91%),淋巴结转移个数也远高于浸润性导管癌。转移率、复发率和病死率均较其他类型乳腺癌高。

【鉴别诊断】

1. **浸润性导管癌** 因制片过程(如固定、脱水等)欠佳,造成癌细胞巢和周围纤维间质分离,形成细胞巢周围的腔隙,形成微乳头状癌的人工假象。在化疗后此现象可较为突出,有文献命名为收缩性癌。癌细胞巢大小不等,细胞核异型显著,其外缘缺乏成角现象,细胞缺乏锯齿状或毛刺状的形态,免疫组化染色癌细胞巢均匀一致 EMA 阳性,无外缘 EMA 阳性、极性倒置现象,E-cadherin 及 p120 阳性表达。

2. **黏液癌** 极少数黏液癌部分区域可呈微乳头状结构,但其周围有丰富的细胞外黏液,形成黏液湖,而不是空隙和纤维间质。部分黏液仅在癌细胞团周围有黏液,黏液稀薄时和微乳头状癌的间隙类似。黏液癌细胞通常比较温和,细胞巢边缘光滑,缺乏锯齿状特点,淋巴结转移率低。肿瘤黏液染色可辅助诊断。

3. **具有微乳头状癌特点的转移性癌(如卵巢浆液性乳头状癌、肺癌和甲状腺癌等)** 有原发癌病例或病灶。周围乳腺组织不见导管内癌,免疫组化染色可辅助诊断:卵巢浆液性乳头状癌 WT1、CA125 阳性;肺癌 TTF-1、Napsin A 阳性;甲状腺乳头状癌 TTF-1、TG 阳性,而乳腺原发者 mammaglobin、GCDFP15 阳性并且可有乳腺原位癌。

4. 脉管内癌栓 脉管之间的距离常比较大,其内癌栓常有多个微乳头,免疫组化染色 CD31、CD34、D2-40 等脉管标记物阳性。

5. 浸润性乳头状癌 表现为含有纤维血管轴心的粗大分枝状乳头,局部可出现微乳头状结构,但微乳头之间缺乏纤维间质分隔。

(张璋 步宏)

★ 专家点评-1

赵澄泉(Chengquan Zhao)教授,李昕(Xin Li)副教授:本病是极为少见的浸润性导管癌亚型。除了在原发部位具有上述特征性形态,其淋巴结转移癌也呈相似的浸润性微乳头状模式。癌组织周围裂隙通常没有内容物,但偶尔也能发现黏液样物质。本病可与黏液癌区分,后者存在大量细胞外黏液,而浸润性微乳头状癌不然。本病免疫染色不同于甲状腺癌,后者 TG 阳性。存在导管原位癌有助于排除转移性卵巢癌及其他部位原发的乳头状癌。本病几所所有年龄均可发生,中位年龄 54 岁。有关本病的临床过程和自然史的研究资料有限,最近一项研究显示本病具有极高的淋巴结转移率,并且早期复发率也高。

★ 专家点评-2

皋岚湘主任医师:同意作者的病例诊断和讨论。赵澄泉和李昕做了很好的补充。乳腺上皮有同时向不同类型癌分化的能力。单纯性的浸润性微小乳头状癌在实际工作中很少遇到,绝大部分是混合性的,最常见的是与非特殊类型的浸润性导管癌混合,其次浸润性黏液癌、小管癌和小叶癌。浸润性微小乳头状癌其单纯性的与混合性的在各方面的统计指标中没有差异,包括淋巴结转移、复发、远处转移和死亡。关键是要找出微乳头状癌的成分,该类型癌的淋巴结转移率高,因此在诊断中不要忽略。需要小心的几点是:①一些浸润性微乳头状癌的细胞核较温和,核分裂可以很少,使组织学分级不高,但不能代表预后较好,此点需要病理和临床医生注意;②前哨淋巴结没有转移并不代表无淋巴结转移,此类型癌容易直接出现腋窝淋巴结转移;③病理判读时要十分注意淋巴管情况,微小乳头状癌极易发生淋巴管内癌栓,哪怕有很少这种癌的成分。

病例九 低级别腺鳞癌

【病例介绍】

女性,40 岁,"发现右侧乳腺包块 4 年",逐渐长大。术中所见:右乳外上象限包块,约 4cm×3cm 大小,边界不清。

【病理变化】

1. **巨检** 灰黄灰白色肿物一个,大小 4cm×3cm×2.5cm,边界不清。切面实性,质中。

2. **镜检** 低倍镜下肿瘤边缘欠清,肿瘤主要由形态温和的梭形细胞构成,部分区域梭形细胞密度相对较高伴胶原化背景。在此区域中可见小管结构和条索状上皮成分(图 10-9-1)。管状结构组成细胞形态温和。部分上皮成分形成角质囊肿样形态,类似鳞状上皮的实性巢(图 10-9-2)。周围伴炎细胞浸润。

3. **免疫组化** 梭形细胞成分表达 CK(图 10-9-3)、34βE12、p63,不同程度的表达 SMA、Calponin 等其他肌上皮标记。实性上皮巢除表达 CK 外,还表达 p63(图 10-9-4)。小管状结构表达 CK。

【讨论】

低级别腺鳞癌(low-grade adenosquamous carcinoma)是一种形态学类似皮肤腺鳞癌的化生性癌,似乎代表着一种独立的临床病理实体,有些人将其归为汗管鳞状上皮肿瘤。患者发病年龄广,肿瘤常为可触及的小肿块,大小通常小于其他类型的化生性癌,中位大小 2~2.8cm(范围 0.5~8.0cm)。大体上,肿瘤质实,切面黄色,边缘不规则。组织学上,低级别腺鳞癌由容易辨认的小腺管和实性条索排列的鳞状分化细胞按不同比例混合而成,浸润性生长于梭形细胞间质中,杂乱分布。腺体常被拉长,腺腔受压,提示汗管瘤样分化,可见充满角化物的微囊;实性细胞巢可含有鳞状上皮细胞、角化珠或鳞状上皮囊腔;间质由形态温和的梭形细胞组成,

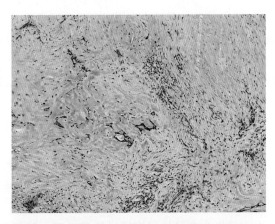

图 10-9-1 胶原化背景中间杂形态温和的梭形细胞、条索状上皮成分及小管状结构

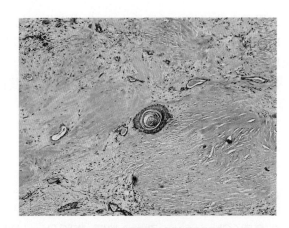

图 10-9-2 肿瘤中可见腺样结构

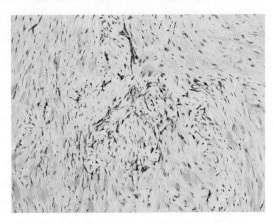

图 10-9-3 梭形细胞成分呈 CK 阳性表达

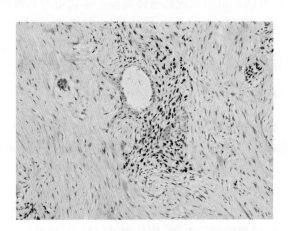

图 10-9-4 梭形细胞成分呈 p63 阳性表达

形成典型的"纤维瘤病样"改变或较明显的胶原化,偶见骨、软骨灶。部分病例梭形间质细胞较丰富,并有细胞学非典型性,提示病变向高级别梭形细胞癌进展。有的低级别腺鳞癌可能与中心硬化性增生性病变,如放射状瘢痕、硬化性乳头状病变或硬化性腺病等有关系,因此,这些肿瘤可以是发生于先前存在的良性硬化性病变基础上的。与腺鳞癌相关的导管原位癌的发生率不定。

低级别腺鳞癌可局部侵袭性生长,复发与明显的浸润性生长方式及局部切除的充分程度有关,淋巴结转移极其少见,与其他类型化生性癌相比预后较好。

免疫组化通常 ER 和 PR 阴性,仅少数病例有 Her-2 过表达。

【鉴别诊断】

1. **乳头部汗管瘤样腺瘤** 本病与低级别腺鳞癌类似,有人认为两者是同一疾病的不同表现,主要鉴别点在于两者发生部位不同:前者发生于乳头,可累及乳晕下乳腺组织,而后者好发于外周的乳腺实质内,很少见于乳晕下乳腺组织及乳头。

2. **反应性鳞状细胞化生** 多见于邻近活检部位的导管和小叶上皮,实质为良性病变,因此,化生的鳞状细胞形态温和,无明显异型,若鳞化区域内或周边存在腺体,则腺体存在腺上皮及肌上皮两层结构,也可为化生的上皮完全取代原有的腺上皮,以上特点不同于低级别腺鳞癌的 3 种成分,即单层腺管、鳞状上皮实性条索及梭形细胞间质。此外,后者为浸润性生长方式,腺管及鳞状细胞分布杂乱无章。

3. **小管癌** 本病腺体多呈卵圆形,明显成角伴两端渐细,常见细胞质顶浆突起,且罕有条索状实性细胞巢。可据此与低级别腺鳞癌鉴别。

(郎志强 步宏)

★ **专家点评-1**

　　张祥盛教授:如同本文讨论所述,低级别腺鳞癌与乳头部汗管瘤样腺瘤类似,有人认为两者是同一疾病的不同表现,主要鉴别点在于两者发生部位不同:前者好发于乳腺实质内,很少见于乳晕下乳腺组织及乳头,而后者发生于乳头,可累及乳晕下乳腺组织。鉴别诊断中肿瘤的发生部位非常重要。

★ **专家点评-2**

　　丁华野教授:低度恶性腺鳞癌是一种少见的化生性癌,很容易被误诊。其一个显著的特点就是浸润于乳腺组织内的小腺管具有鳞状上皮的特点,呈小汗管样且形态温和,小腺管周围的间质富于梭形细胞(CK 及 p63 阴性)。此例小腺管之间的间质有富于细胞区及硬化区,富于细胞区的梭形细胞 CK 及 p63 阳性,鉴于其形态学及免疫组化表型,笔者认为,此例可能是一种更为少见的混合性化生性癌,低度恶性腺鳞癌伴有低级别梭形细胞癌。笔者曾遇到 2 例低度恶性腺鳞癌伴有低级别梭形细胞癌的病例,这 2 例均有低度恶性腺鳞癌的典型特点,而且有比较广泛的梭形细胞区,类似纤维瘤病或反应性促纤维增生性间质,其梭形细胞形态偏于温和,免疫组化染色 AE1/AE3、CK5/6、p63 阳性。低级别梭形细胞癌常可以有鳞化,但不具有低度恶性腺鳞癌的典型特点(如汗管样小管等);低度恶性腺鳞癌的间质增生,可类似于低级别梭形细胞癌,但 CK 及 p63 总是阴性。

病例十　低级别"纤维瘤病样"梭形细胞癌

【病例介绍】

　　女性,66 岁,发现左乳肿块 2 年,无明显疼痛。体检:左乳外上象限触及一肿块,大小 3cm×3cm×2.5cm,质硬,界欠清,可活动。无乳头溢液、内陷等,表面皮肤未见明显异常。腋窝未触及肿大淋巴结。肿块术中送冰冻检查。

【病理改变】

　　1. **巨检**　灰黄色不整形乳腺组织一块,大小 6.5cm×4.0cm×4.0cm,切面见一灰白色结节,大小 2.0cm×2.0cm×2.0cm,界尚清,质硬(图 10-10-1)。

　　2. **镜检**　肿瘤以梭形细胞成分为主,边缘界限不清,浸润周围乳腺及纤维脂肪组织(图 10-10-2A)。梭形细胞平行状或波浪状排列(图 10-10-2B),部分区域呈编织状排列,其间夹杂胶原纤维束(图 10-10-2C)。较少区域细胞呈上皮样,簇状排列,细胞质淡染或透明,细胞核空泡状,可见小核仁(图 10-10-2D)。梭形瘤细胞形态温和,轻-中度异型,部分细胞核长梭形,核两端尖,染色质深染,可见少数核分裂(图 10-10-3A)。局部区域可见腺管与梭形细胞混杂(图 10-10-3B),腺上皮与梭形细胞延续(图 10-10-3C)。肿瘤内可见淋巴细胞、浆细胞等浸润,边缘区域较多(图 10-10-3D)。

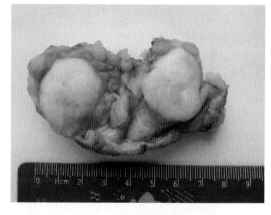

图 10-10-1　灰白色肿块,界限尚清

　　3. **免疫组化**　瘤细胞表达 vimentin(图 10-10-4)、AE1/AE3(图 10-10-5),SMA 呈少量阳性。CK7、S-100、CD34、h-caldesmom、desmin、ALK-1、ER、PR 和 Her-2 均阴性。

【讨论】

　　乳腺纤维瘤病样梭形细胞癌(fibromatosis-like spindle cell carcinoma of the breast,FLSCC)于 1999 年由 Gobbi 首先报道,该病以往被归入化生性梭形细胞癌。近年来,对该肿瘤提出了更为严格的诊断标准,并将其作为乳腺梭形细胞化生性癌中一个独特的亚型。

　　目前报道的乳腺纤维瘤病样梭形细胞癌均为女性,发病年龄 40 ~ 85 岁(平均 63.6 岁)。临床上表现为实性、无痛性、质硬、活动度差的肿块,直径 1.0 ~ 7.0cm,平均 2.9cm。肿瘤切面灰白色、均质,边界较清,但镜下常为浸润性,呈纤维瘤病样生长方式,浸润相邻乳腺组织和纤维脂肪组织。影像学无特异性改变。

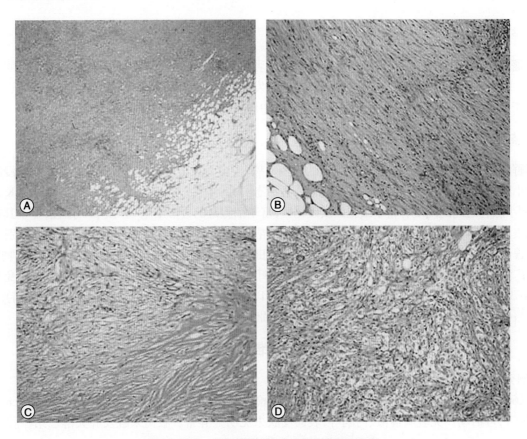

图 10-10-2　低级别"纤维瘤病样"梭形细胞癌
A. 肿瘤边界不清,浸润周围脂肪组织;B. 梭形细胞平行排列,浸润周围脂肪组织;C. 部分区域梭形细胞与胶原纤维夹杂分布;D. 部分细胞上皮样,胞质淡染透明,细胞核空泡状

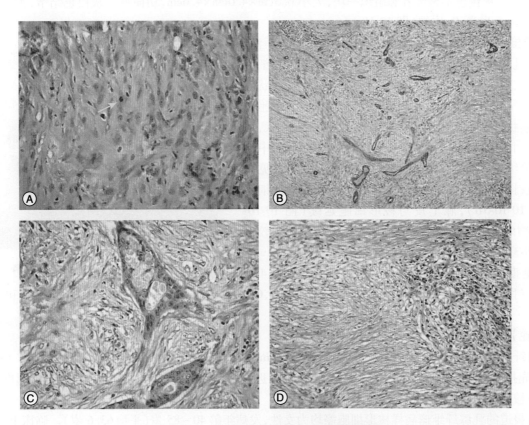

图 10-10-3　低级别"纤维瘤病样"梭形细胞癌
A. 瘤细胞轻-中度异型,可见核分裂;B. 局部区域梭形细胞区域与腺管结构混杂;C. 腺上皮细胞与梭形细胞相延续;D. 肿瘤内可见浆细胞、淋巴细胞浸润

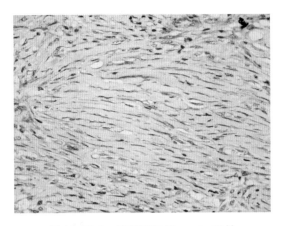

图 10-10-4　梭形细胞 Vimentin 阳性

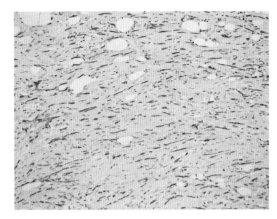

图 10-10-5　梭形细胞 AE1/AE3 阳性

低级别纤维瘤病样梭形细胞癌的诊断标准包括:①肿瘤主要(≥95%)由低级别梭形细胞构成,细胞仅有轻度或轻-中度异型;②浸润性上皮成分不超过肿瘤的5%,且不位于肿瘤周边。一般来说,肿瘤中不出现骨、软骨、巨细胞和中-高级别梭形细胞成分。肿瘤以梭形纤维母细胞样或肌纤维母细胞样细胞增生为主,排列比较疏松,呈互相交错的束状。瘤细胞形态温和或有轻-中度异型,核分裂少见(<2 个/10HPF),少数可达 5 个/10HPF。在梭形细胞束之间可有多少不等的胶原成分,病变内及周边可有程度不同的炎症细胞浸润。除梭形细胞成分外,肿瘤内还可见散在的上皮成分(一般<5%),多为鳞状上皮或腺上皮伴轻度异型,或仅表现为梭形或多边形细胞伴有上皮样分化。少数肿瘤内也可见编织状结构、纤维黏液样间质、假血管瘤样间质等。纤维瘤病样梭形细胞癌可进一步分为单相型和双相型 2 种类型。单相型肿瘤中缺乏明显的上皮成分,但可见上皮样细胞团。这种"上皮样细胞团"是其他梭形细胞病变中所不具备的。双相型肿瘤形态学上可见灶性的浸润性癌区域,或出现肿瘤性的鳞状细胞,这些细胞可与梭形细胞成分相移行。

肿瘤细胞常表达 Vimentin、CK、AE1/AE3、CK34βE12、CK5/6、CK14 和 CK17,低分子量角蛋白 CK7、CAM5.2 较少表达,EMA 部分弱表达。许多病例还表达 SMA、p63、MSA 和 Vimentin。该肿瘤一般不表达 ER、PR、Her-2,但也有表达 ER 的报道。

由于纤维瘤病样梭形细胞癌的形态十分温和,因此容易误诊和漏诊,需要与乳腺的多种梭形细胞病变相鉴别,包括:①纤维瘤病:原发于乳腺者罕见,该病变具有特征性的指状浸润相邻的乳腺实质和纤维脂肪组织,中央缺乏乳腺实质成分,瘤细胞 Vimentin 阳性,局灶 SMA 阳性,β-catenin 核阳性,但上皮标记阴性。②结节性筋膜炎:一种反应性的纤维母细胞增生性病变,好发于 20～40 岁,生长迅速,通常病变较表浅,边界不清。增生的纤维母细胞虽有较多的核分裂,但无异型性,可见红细胞外渗。免疫组化显示 SMA 阳性,上皮标记阴性。③乳腺型肌纤维母细胞瘤:是一种少见的良性肿瘤,生长缓慢,主要发生于男性。肿瘤边界清楚,瘤细胞梭形,呈编织状排列,中间穿插有宽而致密的胶原纤维,肿瘤内无乳腺导管或小叶成分,亦无炎细胞浸润,瘤细胞表达 Vimentin、SMA,多数表达 ER、PR、AR,也可表达 CK、CD34、bcl-2、CD99。④炎性肌纤维母细胞瘤:镜下形态多样,梭形细胞交叉束状或编织状排列,伴有不同程度的浆细胞、淋巴细胞浸润,瘤细胞表达 Vimentin、SMA,有时灶性表达 CK。⑤反应性梭形细胞病变:发生于乳腺粗针活检或细针穿刺后,85% 的病变与乳头状瘤或复杂性硬化性腺病有关,梭形细胞增生伴明显的炎细胞浸润,间质黏液水肿样,富含胶原纤维和薄壁血管,穿刺病例利于诊断。⑥纤维肉瘤:瘤细胞丰富,异型性明显,核分裂多见,呈编织状或鱼骨样排列,瘤细胞不表达上皮标记物。⑦其他梭形细胞病变,如乳腺假血管瘤样间质增生、肌上皮瘤、神经源性、平滑肌源性、滤泡树突细胞肿瘤、恶性黑色素瘤等,均可通过形态学及免疫表型加以区分。

乳腺"纤维瘤病样"梭形细胞癌的预后较好,5 年生存率可达 64%。尽管组织形态温和、淋巴结转移率很低,但仍可局部复发或远处转移并致死,远处转移可发生于肺、骨。目前该类病变的治疗方案主要是局部广泛切除保证切缘阴性并辅以放疗,但也有通过此治疗仍发生远处转移的报道。前哨淋巴结活检有助于判断是否需要行腋窝淋巴结清扫术。对该肿瘤的预后和治疗仍需积累更多的资料。

(杨文涛　毕蕊)

★ 专家点评-1

吴蕴(Yun Wu)教授: "纤维瘤病样"梭形细胞化生性癌是低级别化生性癌的一种罕见亚型。尽管大部分肿瘤都由低级别梭形细胞构成,充分取材、镜下仔细观察整个肿瘤通常可发现少量的上皮成分(例如鳞化、腺癌或原位癌)。上皮成分的存在有助于梭形细胞化生性癌的正确诊断。

对于包括乳腺在内的任何上皮来源的器官组织所发生的梭形细胞肿瘤,鉴别诊断时首先要考虑化生性癌。因此,免疫组化检测细胞角蛋白的表达是必要的。对于化生性癌,高分子量细胞角蛋白如 34βE12(CK903)、CK5/6 和 p63 要比广谱 CK 更为敏感,而低分子量细胞角蛋白标记物通常为阴性。

★ 专家点评-2

张祥盛教授: "纤维瘤病样"梭形细胞癌首由 Gobbi 于 1999 年报道,随着报道病例的增多和研究的深入,近期研究显示它是一种低度恶性化生性癌的一种变异型,可有局部复发和远处转移,通常无腋窝淋巴结受累。肿块呈浸润性生长,镜检>90%~95%的成分为梭形细胞,呈交叉的束带状或席纹状排列,富有胶原性间质。瘤细胞核纤细,轻度多形性,核分裂少,可见灶性上皮样成分或鳞状化生,亦可见到灶性的骨或软骨异源性成分或原位癌成分。确立诊断要强调两点:一是充分的肿瘤取材寻找上皮成分和排除高度恶性肿瘤成分,即使是在温和的梭形细胞病变中,也需要注意寻找有无上皮成分;二是要做一组免疫组化染色,如 34βE12、AE1/AE3、CK7、EMA、SMA 等,CK 阳性是确立诊断的金标准。

治疗方法包括肿块切除并确保切缘阴性,或单纯乳腺切除。主要鉴别诊断见表 10-10-1。

表 10-10-1　纤维瘤病样梭形细胞癌的鉴别诊断

	梭形细胞癌	结节性筋膜炎	纤维瘤病
上皮样区域	+/-	-	-
边缘	浸润性	界限清楚	浸润性
导管和小叶	混杂	不混杂	混杂
束带状改变	短	短	长宽
核分裂	不常见	大量	不常见或局灶可见
细胞角蛋白	阳性	阴性	阴性

★ 专家点评-3

丁华野教授: 2012 年 WHO 乳腺肿瘤分类,将"纤维瘤病样"梭形细胞癌作为化生性癌的一种独立类型列出,笔者认为,这种分类除了为了强调这类化生性癌类似于纤维瘤病且容易误诊外,并没有更多的实际意义,纤维瘤病样梭形细胞癌只是低级别梭形细胞化生性癌的一种形态变化,类似的情况还有结节性筋膜炎样梭形细胞癌、瘢痕样梭形细胞癌、肉芽组织样梭形细胞癌、假血管瘤样间质增生样梭形细胞癌,炎症肌纤维母细胞瘤样梭形细胞癌等。笔者曾诊断过数十例低级别梭形细胞化生性癌,此种类型的化生性癌可以呈现反应性间质病变、良性间叶性肿瘤及低级别肉瘤的各种形态改变,某些病例根本找不到上皮成分,也没有导管内的肿瘤性病变,很容易误诊。免疫组化染色应常规应用一组 CK(特别是高分子量 CK,如 CK5/6、CK14、34βE12)及 p63 来明确诊断,有时 CK 的阳性表达弱而呈局灶性,必须高倍镜下才能明确。最近有报道,恶性叶状肿瘤的间质细胞 CK 及 p63 可呈灶状阳性,而良性叶状肿瘤通常呈阴性,某些增生性纤维-肌纤维母细胞病变 CK 亦可呈阳性。对乳腺形态温和的梭形细胞病变的诊断,必须建立一个诊断思路,即首先要考虑低级别梭形细胞癌,如能排除才能考虑其他梭形细胞病变。

病例十一　鳞状细胞癌

【病例介绍】

女性,58 岁,"右侧乳腺 9 点距乳头 3cm 处可触及一质硬肿物",大小约 6cm×5cm,表面光滑,轻压痛。

【病理检查】

1. **巨检**　灰白色肿物一个,大小 6cm×4cm×3cm,切面呈囊实性(图 10-11-1),囊腔共 3 个,实性区灰白色,乳头状,质稍软,囊壁尚光滑,壁厚约 0.3cm。

2. **镜检**　肿瘤以实性为主,多边形大细胞构成不规则的实性团索及不规则囊腔(图 10-11-2),肿瘤细胞核呈空泡状(图 10-11-3),核仁明显,核膜较厚,可见不同程度的角化,包括单个细胞角化现象,并能见到角化珠形成及明显的细胞间桥(图 10-11-4)。

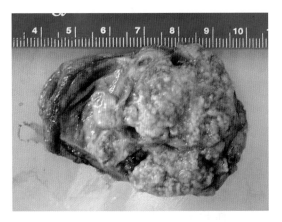

图 10-11-1　巨检肿瘤囊实性,灰白色,颗粒状

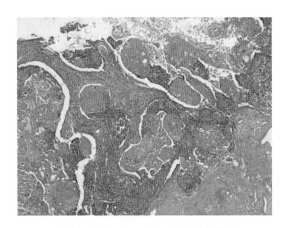

图 10-11-2　癌细胞实性团索及囊腔

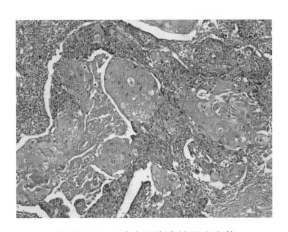

图 10-11-3　肿瘤细胞胞核呈宽泡状

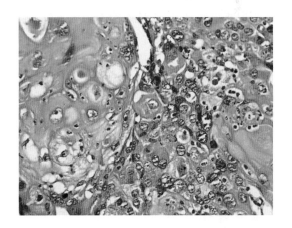

图 10-11-4　可见明显的细胞间桥

3. **免疫组化**　癌细胞 CK5/6(图 10-11-5)、Her-2 和 E-cadherin 阳性,ER 和 PR 阴性。

【讨论】

鳞状细胞癌(squamous cell carcinoma of the breast)常发生于身体原有鳞状上皮覆盖的部位,如皮肤、口腔、唇、子宫颈、阴道、食管等部位。尽管在各类乳腺癌中均可见少量鳞状细胞化生灶,但正常乳腺组织内通常没有鳞状上皮细胞,因此乳腺原发性鳞状细胞癌是乳腺癌中一种极为罕见的类型,约占乳腺癌的 0.04% ~ 0.1%。2012年 WHO 分类将乳腺鳞状细胞癌归入化生性癌。这是一种完全由化生性鳞状细胞癌组成的乳腺癌,鳞状细胞可角化或无角化,或呈梭形细胞形态,肿瘤不是来自于被覆的皮肤,也不应是转移性病变,并且只有超过 90% 的肿瘤组织为鳞状细胞才诊断为乳腺鳞状细胞癌。乳腺鳞状细胞癌临床表现与一般乳腺癌无特征性差别,多发生在中老年妇女。

关于乳腺原发性鳞癌的诊断标准,很多文献都做过广

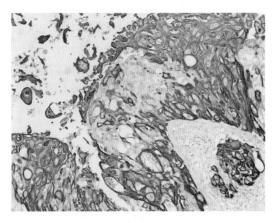

图 10-11-5　癌细胞 CK5/6 阳性

泛的探讨。综合文献得出基本的诊断标准如下：①乳腺癌组织中必须全部或主要为鳞癌成分（>90%），无混杂其他肿瘤成分，并排除腺癌向鳞癌分化的可能；②肿瘤必须与表皮结构无任何关系，排除来源于乳晕、乳头及乳腺皮肤；③其他脏器或组织不存在原发性鳞状细胞癌的可能。

乳腺鳞状细胞癌的病因和发病机制目前仍不清楚，多数学者认为是通过导管上皮细胞鳞状化生而来，也有人认为来自肌上皮细胞的鳞状化生。另一种理论是认为直接从乳腺导管上皮发生的鳞状细胞癌。

乳腺鳞状细胞癌大体标本的病理特点是肿块较大（>4cm），50%的病例呈囊性。有报道显示乳腺超声波检查有助于诊断，表现为在复杂囊性成分中杂有低回声实性区域。

鳞状细胞癌有多种表型，包括大细胞角化型、非角化型和较少见的梭形细胞型以及棘细胞松解型。有时为多种亚型混合型。乳腺鳞状细胞癌多为分化好的角化型鳞状细胞癌，可为发生于囊壁的原位癌或浸润癌，具有典型鳞状细胞特点，细胞多较大呈多边形或不规则形，可见细胞间桥和（或）细胞角化，即单个细胞角化或角化珠。癌细胞质丰富，呈均质嗜酸性。核呈空泡状，核仁明显，可见较多核分裂象。非角化型鳞状细胞癌缺乏细胞角化，但可见细胞间桥。棘细胞松解型鳞状细胞癌，可形成假腺腔，呈假吻合血管腔样结构，腔隙被覆立方-梭形-鞋钉状细胞，可类似于血管肉瘤。管内或囊内鳞状细胞癌有时可见与腺上皮移行。间质内浸润的鳞状细胞癌可失去鳞状细胞的特征变成梭形细胞，两者之间常有过渡。乳腺鳞状细胞癌的分级类似于其他部位的相同肿瘤，主要的分级依据包括核特征以及有无角化和细胞间桥等。

乳腺鳞状细胞癌表达广谱和高分子量角蛋白（CK5 和 CK34βE12），几乎所有的鳞状细胞癌均不表达 ER 和 PR。Her-2 蛋白通常不会过度表达（本例 Her-2 呈强阳性表达），而 EGFR 的阳性率则较高。

最近的文献回顾显示，大约70%的乳腺鳞状细胞癌患者无腋窝淋巴结转移。尚未制定标准的治疗方案，大多数采取手术治疗，以改良根治术为主，辅以其他治疗，包括化疗、激素治疗和放射治疗。

乳腺鳞状细胞癌的预后目前仍存在争议，有人认为其预后较其他类型乳腺癌要好，5 年生存率为63%。总体上，乳腺鳞状细胞癌的预后与相同分期普通乳腺癌没有明显差异。某些致死病例具有明显的梭形细胞成分或坏死和棘层松解，但没有上述组织学特征者也发生了转移。

【鉴别诊断】

1. **乳腺腺鳞癌**　乳腺化生癌的一种，应充分取材确定各种成分的比例。
2. **髓样癌**　其细胞呈扁平多角形，十分近似鳞癌，但其细胞间无细胞间桥及角化现象。
3. **浸润性导管癌伴鳞状分化**　以浸润性导管癌为主，而鳞状细胞成分很少（<10%）。

（李晓霞　张仁亚）

★ 专家点评-1

赵澄泉（Chengquan Zhao）教授，李昕（Xin Li）副教授：乳腺鳞状细胞癌是化生性癌的一种亚型。2003年 WHO 分类将化生性癌分为单纯上皮性化生性癌和上皮-间质混合性化生性乳腺癌。只有大于90%的肿瘤组织为鳞状细胞癌成分才定义为乳腺鳞状细胞癌。鳞状细胞癌常见于身体其他部位，例如皮肤、食管、宫颈和肺等，但乳腺原发者非常少见。据估计其发生率低于所有浸润性乳腺癌的1%。所以在诊断乳腺鳞状细胞癌之前一定要排除由其他部位鳞状细胞癌转移的可能性，尤其是当癌累及到乳腺皮肤时。免疫组化染色可能会有所帮助。几乎所有乳腺鳞状细胞癌不表达 ER 和 PR。部分病例可表达 Her-2 和 EGFR。有些乳腺鳞状细胞癌可局灶性表达 GCDFP15 和 mammaglobin。当乳腺鳞状细胞癌细胞呈梭形时，要加做广谱角蛋白及高分子角蛋白（如 CK5、CK5/634βE12）和 p63 以证实其上皮性质。另外当乳腺鳞状细胞癌呈现棘层松解样表型时，要注意排除血管肉瘤的可能性。加做 CD34、Ⅷ因子染色有助于其鉴别诊断。

乳腺鳞状细胞癌与普通型乳腺导管浸润癌有相似的临床表现、影像学及预后。但腋窝淋巴结较少发生转移。钙化也较少见。

★ 专家点评-2

张祥盛教授：乳腺鳞状细胞癌归为乳腺化生性癌中的一种类型，非常罕见。诊断标准也应严格掌握，一定要先除外转移性鳞癌。2012 年 WHO 分类中化生性癌有 7 种组织学亚型。鳞癌是其中之一，它本身又可分为普通型、角化大细胞型、梭形细胞型及棘层松解型四个亚型。除组织形态学特征外，免疫组化一般为 CK5/6

阳性,p63 阳性,CK5/6、34βE12 阳性,EGFR 阳性,而 ER、PR 多为阴性,仅少数病例 Her-2 过表达 (11% ~46%)。

诊断乳腺原发性鳞状细胞癌一定要排除转移性鳞癌及发生于乳腺皮肤的鳞状细胞癌累及乳腺才能诊断。

病例十二 "筋膜炎样"梭形细胞癌

【病例介绍】

女性,83 岁,"发现左乳外侧肿块 1 个月余"。查体:左侧乳晕处肿物 2cm×2cm。活动度差,界限尚清。周围乳腺及表面皮肤、乳头未见明显异常。腋窝淋巴结无肿大。

【病理改变】

1. **巨检** 乳腺组织一块,大小 3.5cm×3.0cm×3.0cm,切面见一肿块,大小 2.4cm×2.0cm×1.6cm,边界欠清楚。肿瘤切面灰白灰红色,均质细腻,质脆,无出血坏死。

2. **镜检** 病变主要由温和的梭形细胞构成,混杂有少量上皮成分。梭形细胞呈长梭形,大部分瘦小,仅部分核较大,轻度不规则,染色均匀,核膜核仁不清楚,核分裂很难找见。上皮成分有明显的小管埋于其中,为残存的乳腺成分,另有多个细胞黏附,似上皮巢状结构。间质疏松,大部分区域呈黏液样(图 10-12-1)。无出血坏死,未见炎细胞和肥大细胞浸润。

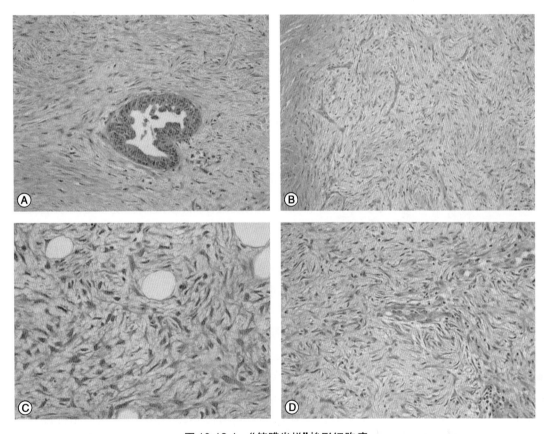

图 10-12-1 "筋膜炎样"梭形细胞癌
A. 在温和的梭形细胞中可见残存乳腺小管;B. 间质疏松;C. B 图放大;D. 在间质疏松的梭形细胞中可见上皮巢样成分

3. **免疫组化** AE1/AE3 梭形细胞和上皮成分均阳性,CK5/6 阳性,梭形瘤细胞 34βE12 和 SMA 阳性(图 10-12-2),EMA 梭形细胞弥漫阳性(图 10-12-3),p63 散在少量细胞阳性,Ki-67 阳性 15% ~20%。

【讨论】

乳腺化生性癌是一组特殊类型乳腺癌,其特点是腺癌与明显的梭形细胞、鳞状细胞和(或)间叶分化区域并存,乳腺导管癌和小叶癌成分不超过肿瘤的 20%。2003 年和 2012 年 WHO 分类中均将化生的梭形细胞癌和鳞状细胞癌单独列出,故"筋膜炎样"梭形细胞癌(spindle cell carcinoma of breast)是一种特殊类型的化生性

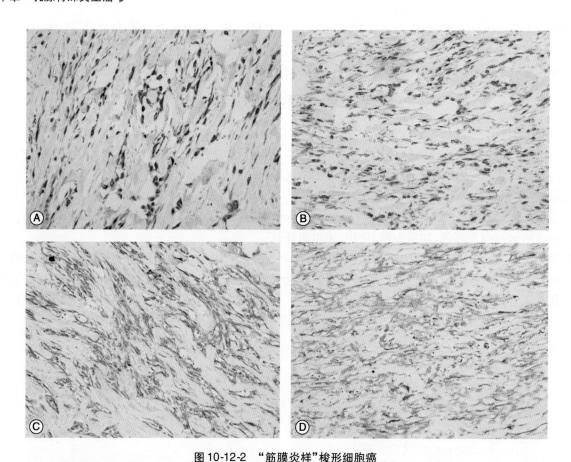

图 10-12-2 "筋膜炎样"梭形细胞癌

A. 梭形瘤细胞 AE1／AE3 阳性；B. 梭形瘤细胞 CK5/6 阳性；C. 梭形瘤细胞 34βE12 阳性；D. 梭形瘤细胞 SMA 阳性

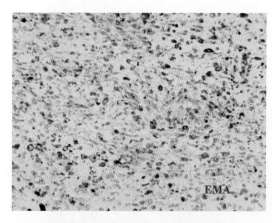

图 10-12-3 EMA 梭形细胞弥漫阳性

癌。2003 年 WHO 分类将其定义为一种伴有大量梭形细胞转化的浸润性癌，梭形细胞既不是鳞状上皮，也不是间叶成分，在本质上更可能是腺性成分。

乳腺"筋膜炎样"梭形细胞癌多发生于绝经后妇女，临床表现为孤立性包块，影像学检查常表现为有毛刺的肿块，很少伴有微钙化灶。少数病例可为多灶性。

"筋膜炎样"梭形细胞癌中的梭形细胞可以呈现从低级别纤维瘤样改变到类似于纤维肉瘤或恶性纤维组织细胞瘤样的高级别肉瘤样表现。Carter 报道 29 例，其中 7 例为低度恶性，13 例高度恶性。本例为低度恶性，其组织学特点为，①病变中梭形细胞区占明显优势，仔细观察可见增生的管状结构和腺样成分；②梭形细胞温和，异型性不明显，核分裂少见；③瘤细胞排列疏松，呈软组织肿瘤的多种排列方式，如波浪状、羽毛状、毛细血管状和车辐状等；④间质常有透明变的胶原纤维及血管瘤样或黏液样改变；⑤常见有鳞状化生和肌上皮分化。

由于"筋膜炎样"梭形细胞癌主要由温和的梭形细胞构成，诊断十分困难，是一种容易误诊的病变。需注意鉴别的病变很多，如纤维瘤病、筋膜炎、手术后反应性肉芽组织和梭形细胞结节、间质假血管瘤样增性、肌纤维母细胞瘤、腺肌上皮瘤、伴有鳞化的良性病变、促纤维增生性乳腺癌、梭形细胞型肌上皮癌、低级别肉瘤、低级别叶状肿瘤和其他化生性癌等。如梭形细胞成分呈高级别肉瘤成分，注意与纤维肉瘤、梭形细胞为主型未分化多形性肉瘤、恶性外周神经鞘瘤、梭形细胞滑膜肉瘤等鉴别。作鉴别诊断时首先头脑中要有梭形细胞癌的概念，其次要多取材仔细寻找上皮成分，免疫组化染色有助于诊断，要选择多种 CK 和肌上皮的抗体。在温和的梭形细胞中见到上皮成分和 CK 及肌上皮标记物阳性是确立诊断的主要依据。

"筋膜炎样"梭形细胞癌预后与肿瘤大小、组织学分级和核分裂活性有一定的相关性。低级别的纤维瘤样梭形细胞癌预后较好,5 年生存率 64% ~100%,只有少数病例术后复发,罕见转移。而高级别肉瘤样梭形细胞癌预后不良,特别是含有普通型乳腺癌成分和异质性肉瘤成分者,预后较差,可发生淋巴结转移和血道转移,平均生存期中位数为 11.5 个月。

(张祥盛　丁华野)

★ 专家点评

张祥盛教授:乳腺实质内的梭形细胞病变,即便是细胞形态很温和,首先要考虑梭形细胞癌(化生性癌),进行上皮标记证实,除此之外再考虑其他的梭形细胞病变;当出现肉瘤样结构时,诊断化生性癌的正确率远远大于诊断肉瘤或癌肉瘤。

病例十三　产生基质的癌

【病例介绍】

女性,60 岁,"发现右乳外侧肿块 3 年余"。查体:乳腺外上象限触及一肿块,大小约 5.0cm×3.0cm×3.0cm,与周围组织粘连,固定。周围乳腺及表面皮肤、乳头未见明显异常。粗针穿刺病理诊断为浸润性癌,而后行乳腺癌改良根治术。

【病理改变】

1. 巨检　乳腺改良根治标本,外侧见一肿块,大小 4.5cm×4.0cm×3.5cm,切面灰白灰红色,质韧,局灶区域半透明胶样感,界限尚清。乳头未见凹陷,周围乳腺未见明显异常。腋窝检出淋巴结多枚。

2. 镜检　病变呈多结节状,与周围组织界限较清楚,边缘呈推挤状。病变中央区域坏死明显(图 10-13-1A),边缘区域可见浸润性癌,越靠近边缘区域癌细胞相对越密集(图 10-13-1B、C)。肿瘤含有丰富的细胞外

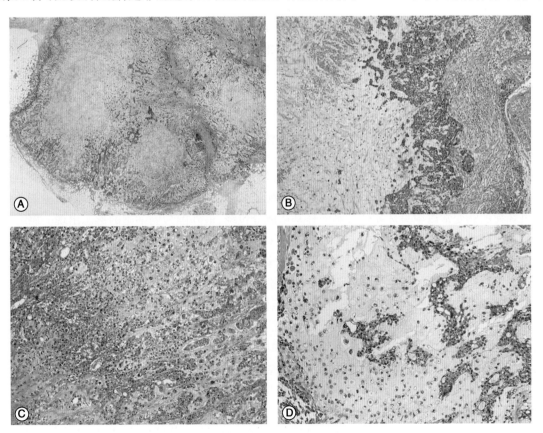

图 10-13-1　产生基质的癌

A. 肿瘤呈结节状,"推挤性"边缘,中央大部分区域可见坏死;B. 越靠近边缘区域癌细胞越密集;C. 肿瘤细胞密集区域伴黏液软骨样基质分泌;D. 细胞稀少区域,明显的黏液软骨样基质分泌,软骨样陷窝形成(左下方)

基质,呈黏液样或黏液软骨样(图 10-13-1D)。癌细胞呈条索状、巢团状浸润间质,部分区域见腺样结构。癌细胞立方形,胞质稀少、红染,细胞核中度异型,可见核分裂。浸润性癌区域与产生基质的区域之间无梭形细胞过渡,而是突然的直接转化。

3. **免疫组化**　癌细胞 ER、PR、Her-2 均阴性,CK、S-100 表达阳性(图 10-13-2A),p63 少量阳性(图 10-13-2B),p53 阳性(图 10-13-2C)。

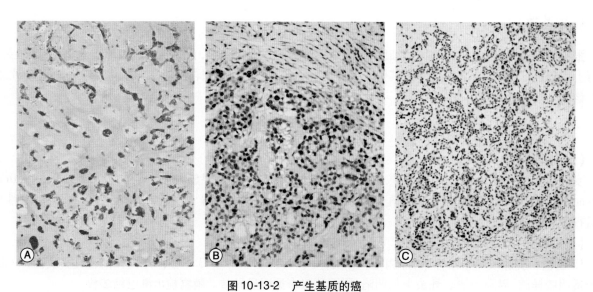

图 10-13-2　产生基质的癌
A. 细胞 S-100 阳性;B. 癌细胞 p63 部分细胞阳性;C. 癌细胞 p53 阳性

【讨论】

产生基质的癌(matrix-producing carcinoma, MPC)是一种罕见的乳腺化生性癌,由 Wargotz 和 Norris 于 1989 年首先报道。它的定义为浸润性癌直接演变为黏液软骨样和(或)骨样基质成分,中间没有梭形细胞过渡。该肿瘤均发生于女性,发病年龄 31～78 岁,中位年龄 50 岁。临床表现为可触及的肿块。影像学特点与一般乳腺癌相似。

大体检查,肿块大小平均 3cm,大者可达 11cm。大体形态可呈结节状、圆形或卵圆形,界限尚清晰;部分病例界限不清,呈浸润性生长。肿瘤切面灰白、灰红色,局部区域呈黏液样,有光泽。绝大多数病例可见灶性的出血、坏死。

镜下,肿块可以结节性、多结节性生长为主,边界呈推挤性,也可呈浸润性生长,边界不清。所有病例均有不同程度的基质成分产生,并常常伴有坏死,中央型坏死最常见,其次有片状坏死、灶性坏死,少部分病例缺乏坏死。中央坏死的病变常以中央坏死灶被黏液样基质成分包绕,最外围为癌细胞的形态出现。癌组织呈条索状、小梁状、巢团状或单个细胞浸润间质。基质成分可以呈黏液样,软骨样,少部分病例可有骨样基质产生。有时肿瘤中可见到透明软骨呈小结节状分布于黏液软骨样背景中。基质成分呈弥漫性、多灶性或单灶性分布。根据形态可将产生基质的细胞分为低级别和高级别。低级别产生基质细胞往往具有小而温和的细胞核,核膜光滑,高级别产生基质细胞往往具有大而不规则的细胞核,核染色质粗糙,可见核仁。个别病例黏液样基质成分中可见印戒样细胞。所有病例的浸润性癌成分直接演变到产生基质的癌,之间缺乏含梭形细胞或破骨巨细胞的肉瘤样区域。病变中的浸润性癌多为高级别癌,并可见导管原位癌及淋巴管血管侵犯。

大部分病例呈三阴性表达(ER、PR、Her-2 均阴性),少数病例可有 ER、PR 的表达,但总是缺乏 Her-2 过表达。多数病例表达 CK5/6、CK14 或 EGFR,具有基底样型乳腺癌的免疫表型。肿瘤细胞可以表达上皮标记物 CK 和 EMA,部分细胞还可 p63 阳性。S-100 蛋白大多呈阳性表达。

MPC 常伴有中央坏死,需要与中央坏死性乳腺癌鉴别。Sasaki 等总结认为,MPC 肿块往往呈膨胀性生长,而中央坏死性乳腺癌呈浸润性生长居多。MPC 从有细胞区到无细胞区为逐渐过渡,而中央坏死性乳腺癌则是突然转化没有过渡。

MPC 在发现时可伴有腋窝淋巴结转移或远处转移。远处转移多见于肺,其次为肝、软组织及软脑膜。笔者曾遇到一例小腿软组织肿块的会诊病例,曾被诊断为软组织肌上皮瘤,后追问病例得知,患者有乳腺癌病例2年,借阅其切片发现为产生基质的癌。乳腺肿块中产生基质的区域与小腿肿块形态一致,免疫表型也相同,故符合乳腺 MPC 转移至小腿。有文献报道 MPC 是一类高侵袭性的肿瘤,侵袭性高于一般的高级别浸润性导管癌。但也有研究者认为 MPC 的预后可能与非特殊类型的浸润性导管癌无区别,造成预后差异的原因主要是由于对照组的年龄、分期等不同。

有研究认为,MPC 中的肿瘤细胞具有上皮和间叶细胞的双重特征,认为该肿瘤细胞可能起源于肌上皮细胞,所以在部分病例中可见肌上皮标志物不同程度的表达,如 CD10、SMA 等,绝大多数的病例 S-100 均为阳性。p53 往往在癌组织中高表达,可用来与良性的肌上皮增生相鉴别。

(杨文涛 毕蕊)

★ 专家点评-1

张祥盛教授:产生基质的癌是一种特殊类型的化生性癌,由 Wargotz 和 Norris 于 1989 年首先报道。其定义为浸润性乳腺癌中的上皮成分直接过渡到骨或软骨样基质,不存在过渡性梭形细胞成分。Wargotz 等将此癌分为弥漫型和周围型两种类型。周围型中肿瘤细胞集中在结节周边,由外向内瘤细胞逐渐减少而软骨样基质逐渐增多,肿瘤中央为出血坏死区。

2012 年新版 WHO 分类把此癌归入伴间叶分化的化生性癌,不再作为一种独立类型。

临床表现无特殊性,巨检切面可见灶状软骨样透明区。镜检癌的成分多为高级别,黏液软骨样基质的分布常为多灶性或弥漫分布,中央常出现坏死,大部分病例缺乏导管原位癌成分,免疫组化标记:CK+,S-100+,p63+,EGFR+。

产生基质的癌是一种恶性程度较高的化生性癌,有较高的局部复发率和远处转移率。有些患者尽管淋巴结无转移,预后仍较差。

在这些病例诊断中需要注意的是,部分病例需要广泛取材才能发现癌性区域。免疫组化分析显示上皮标志物的表达,对诊断很有帮助。

★ 专家点评-2

皋岚湘主任医师:2012 年 WHO 乳腺肿瘤分类将上一版 WHO 中"产生基质的癌"重新命名为"伴间叶分化的化生性癌",属于化生性癌中的一种亚型,其中最常见的是有软骨分化或软骨基质,也可以出现骨、横纹肌甚至是神经胶质分化。本例应该属于伴软骨分化的化生性癌,靠近中央可见黏液软骨样基质。在这组癌中绝大多数是浸润性导管癌伴间叶分化,但任何类型的癌均可以存在。该类型癌无论是上皮成分还是间叶成分通常表达基底细胞标记物,如 CK5/6、S100 和 p63 等,一般 EGFR 阳性,ER、PR 和 Her-2 阴性,与分子分型"基底细胞样癌"表型一致。然而,值得注意的是化生性癌不是一组单纯的、生物学行为一致的癌,不一定都具有高侵袭性。换句话说,就像单纯上皮/腺分化的乳腺癌一样,谱系广泛,存在许多亚型和不同的生物学行为。一组研究显示化生性癌最重要的预后因素是皮肤转移、年龄轻(不超过 39 岁)和淋巴结转移的成分(有鳞状或基质成分),上述 3 点提示预后不好。

病例十四 癌肉瘤型化生性癌

【病例介绍】

女性,58 岁,"左乳腺肿块 20 年",半年前突然长大伴疼痛入院。疼痛呈阵发型,持续时间不定,无乳头溢液,肿块逐渐增大伴疼痛加剧。查体:左乳腺外侧肿块,大小 5cm×5cm,质硬,界不清。CT 显示左乳外上象限类圆形高密度影,大小 4.5cm×4.5cm。局部皮肤暗红色,压痛明显。同侧腋窝触及淋巴结 3 枚。

【病理变化】

1. **巨检** 乳腺癌改良根治术标本 17cm×14cm×8cm,乳头稍下陷,皮肤无橘皮样改变,肿物位于乳头下,大小约 4.5cm×4.0cm,边界欠清,切面灰红色、质脆,部分见出血、坏死。

2. **镜检** 肿瘤组织中有明显的腺癌成分和多形性肉瘤样成分,癌成分呈腺管状、实性巢结构,细胞明显异型,核分裂易见,间有增生的纤维组织,肉瘤成分呈异型性明显的高级别肉瘤,细胞呈明显多形性,并见多核瘤巨细胞,占50%以上,两种成分有些区域分界清楚,有些区域相互掺杂,未见两种成分移行过渡(图10-14-1)。同侧腋窝淋巴结6枚,3枚查见转移,均为转移性腺癌,未见肉瘤样成分。

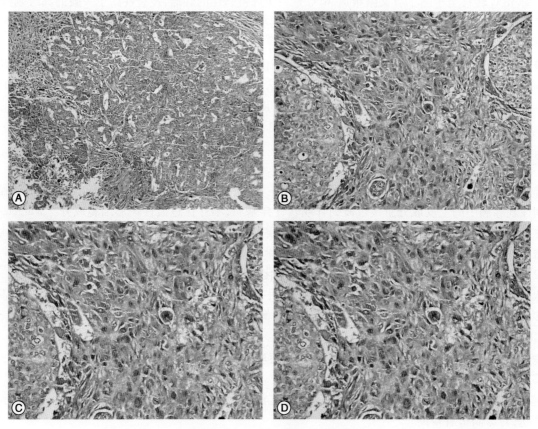

图10-14-1 癌肉瘤型化生性癌

A. 上皮成分为浸润性导管癌,左上角少量肉瘤成分;B. 浸润性导管癌成分;C. 导管原位癌和间叶成分,间叶成分呈恶性纤维组织细胞瘤样形态;D. 恶性纤维组织细胞瘤样成分高倍,可见病理性核分裂

3. **免疫组化** 腺癌处 AE1/AE3 阳性(图10-14-2)、EMA 阳性(图10-14-3)和 Vim 阴性;肉瘤样处 CK、Vim、CD99、CD68、AACT 均阳性、CD34、CD31、Desmin、SMA 和 S-100 均阴性,Ki-67 阳性指数50%。

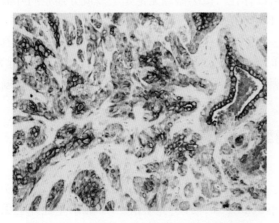

图10-14-2 腺癌处癌细胞呈 AE1/AE3 阳性

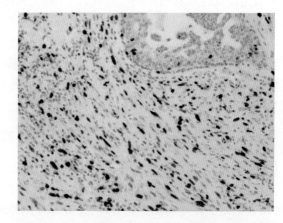

图10-14-3 肉瘤成分 Ki-67 增殖指数50%以上

【讨论】

乳腺上皮和间叶混合性化生性癌(双相化生性肉瘤样癌、癌肉瘤、肉瘤样癌)(sarcoma-like carcinoma)是一种罕见的高侵袭性肿瘤。据报道,约占乳腺恶性肿瘤的0.08%~0.2%。肿瘤内含有恶性上皮性成分(癌),混杂有间叶组织来源的恶性细胞(肉瘤),有明显的组织学、细胞学和免疫组化表达的特点。此瘤大部

分分化较低、级别较高、富于细胞、易见核分裂，主要的成分是高分裂活性的多形性梭形细胞，免疫组化 ER、PR 和 Her-2 阴性（三阴）。真正的癌肉瘤是指在同一肿瘤内上皮和间质均恶性，可由纤维腺瘤上皮及间质均恶变、良性叶状肿瘤上皮及间质均恶变和恶性叶状肿瘤上皮恶变发展而来。其肉瘤样成分不是源于间叶组织，而是上皮成分跨胚层化生的结果，所以在 WHO 分类中将其归为乳腺化生性癌，有四个组织学变异型：即梭形细胞型、癌肉瘤型、破骨细胞样巨细胞型和黏液软骨型。病理确诊的乳腺肉瘤样癌可见恶性上皮成分，软骨肉瘤样分化。肉瘤样癌主要与癌肉瘤相区别，真正的癌肉瘤比较少见，其癌和肉瘤成分是真正的上皮和间叶组织。丁华野等认为：①当有免疫组化或电镜条件，肉瘤样结构纯间叶表达，无上皮表达或形态特点，癌又很明显时，诊断为癌肉瘤；当肉瘤样结构有上皮表型或结构特点时，不管癌成分有无，诊断为肉瘤样癌。②无免疫组化及电镜条件时，光镜下有明确的癌和肉瘤样成分之间的移行过渡，诊断为肉瘤样癌；否则，诊断癌肉瘤或癌伴肉瘤样成分化生（如乳腺癌的梭形细胞、骨、软骨、黏液及巨细胞化生）等均可。

鉴别诊断包括梭形细胞癌、产生间质的癌、纤维肉瘤、骨肉瘤、恶性纤维组织细胞瘤、叶状肿瘤、基质肉瘤。

（丁华野　张祥盛）

★ 专家点评

皋岚湘主任医师：2012 年版 WHO 乳腺肿瘤分类不再使用"癌肉瘤"名称，而将其归类到"伴间叶分化的化生性癌"中。其中间叶成分在形态上可以表现为从异型性不明显、分化较成熟到明显恶性肉瘤谱系之间的任何阶段。肉瘤可以为软骨肉瘤、骨肉瘤、肌源性肉瘤和恶性神经源性肿瘤等各种间叶成分中的一种或多种，该区域不表达上皮标记物，而是表达相应的间叶组织标记物。另外一个特点是，无论上皮成分还是间叶成分均表达肌上皮标记物，并且为 ER/PR/Her-2 三联阴性，与其他类型的化生性癌一样。本例肉瘤样区表达 CK，可能不是真正的间叶成分，笔者认为诊断"分化差的浸润性癌（即肉瘤样癌）"可能更为贴切。

病例十五　大细胞神经内分泌癌

【病例介绍】

女性，51 岁，"发现左乳肿块 2 个月"。查体：乳腺肤色正常，无橘皮样外观和乳头内陷。左乳房 3 点距乳头约 4cm 可触及一 3.5cm×3.0cm×2.0cm 大小包块，推之可动，无红肿、轻压痛。双腋窝部及双锁骨上均未触及肿大淋巴结。全身体格检查、影像和血液常规及生化检查均正常。临床诊断为乳腺肿瘤行肿块切除术。

【病理变化】

1. 巨检　灰黄色不规则组织一块，大小 4.5cm×3.5cm×2cm，切面见一灰白色结节，大小 3.5cm×3.0cm×2.0cm，无包膜，边界欠清，质硬。周围组织呈灰白间小灶状脂黄色，质韧。

2. 镜检　肿瘤细胞排列成巢状及片状，弥漫性生长（图 10-15-1，图 10-15-2），肿瘤细胞体积大，多边形，胞质丰富，淡嗜酸性或透明，核中等大小，染色质细腻，颗粒状（图 10-15-3，图 10-15-4），可见 1~2 个小核仁，

图 10-15-1　低倍镜下肿瘤细胞排列成巢状及片状，弥漫性生长，癌巢间的间质纤维结缔组织多有透明变性

图 10-15-2　癌细胞呈巢状及片状，弥漫性生长

核分裂丰富,12～15 个/10HPF,并可见局灶性坏死区,边缘癌组织内可见乳腺导管。癌的边界处未见纤维包膜,但与周围组织界限清楚,呈推进性生长。间质促结缔组织增生,伴有炎细胞浸润。癌巢间的纤维结缔组织多有透明变性。

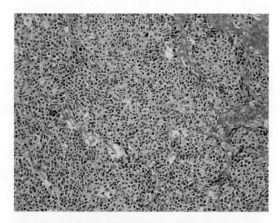

图 10-15-3　肿瘤细胞体积大,为多边形,胞质丰富,淡嗜伊红色或呈透明状,核中等大小,核膜不清

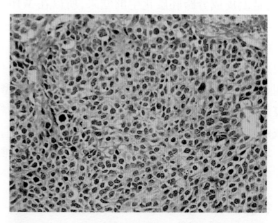

图 10-15-4　癌细胞染色质细腻,核仁及染色质颗粒状细腻

3. **免疫组化**　肿瘤细胞 NSE、Fli-1 和 CD56 阳性(图 10-15-5),CD99 部分阳性,Syn、TTF-1、ER、PR、Her-2 均阴性,Ki-67 阳性指数大于 80%(图 10-15-6)。

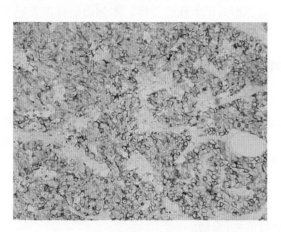

图 10-15-5　瘤细胞 CD56 弥漫阳性

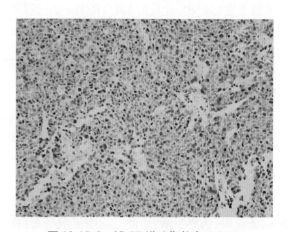

图 10-15-6　Ki-67 增殖指数大于 80%

【讨论】

乳腺神经内分泌癌是否为一个独立类型,历来有争议。近 10 年来,一些重要专著已增加了导管原位癌型神经内分泌癌的内容,而对浸润性神经内分泌癌,宁可称其为乳腺癌伴神经内分泌分化。与此同时,乳腺神经内分泌癌的报道也在增加。

乳腺伴有神经内分泌分化的癌(carcinoma with neuroendocrine differentiation,CNeD)是肿瘤细胞内分泌或生物化学化生的结果,当具有神经内分泌特点的细胞超过 50% 时可称为神经内分泌癌。乳腺神经内分泌癌作为一组独立的疾病,其组织学形态较为复杂。2003 年 WHO 乳腺肿瘤分类将乳腺内分泌肿瘤依据组织学类型、分级、分化程度和是否存在黏液分泌等分为 3 类:①实性神经内分泌癌;②小细胞/燕麦细胞癌;③大细胞神经内分泌癌。实性神经内分泌癌又可出现不同的组织学结构。Sapino 等建议将乳腺神经内分泌癌分为 5 个亚型,分别为实性黏附型、腺泡型、小细胞/Merkel 细胞样、实性乳头型和细胞黏液型。

乳腺神经内分泌癌约占乳腺癌的 2%～5%,好发年龄为 60～70 岁,肿瘤平均最大直径约为 2.8cm。乳腺大细胞神经内分泌癌肿瘤分化差,由拥挤的簇团状大细胞组成,癌细胞质中度到丰富,泡状核,染色质颗粒细腻,核分裂象 18～65 个/10HPF,有局灶性坏死,这些肿瘤显示神经内分泌分化,类似肺的大细胞神经内分泌癌。Sapino 等总结出下列 3 条提示有神经内分泌癌的可能:①细胞实性片状排列,周围有栅栏状结构,或者岛状排列,由纤细的纤维血管分隔;②向产生黏液的方向分化,既可以是细胞内黏液,也可以为细胞外黏液;③低级别的核分级。皋岚湘等认为以下几点也很重要:①胞质嗜酸性细颗粒状或透亮,细胞之间的界限不清楚;②神经内分泌肿瘤的传统核特点,即核淡染,染色质细,核仁不清楚;③出现短梭形细胞。如在乳腺癌中出现上述形态特点,则应注意进行神经内分泌标记物的免疫组化染色,鉴定是否为神经内分泌癌。免疫组化表达同其他类型神经内分泌癌。

【鉴别诊断】

应与转移性特别是肺的大细胞神经内分泌癌、嗜酸细胞癌、大汗腺癌及其他类型的神经内分泌癌等相鉴别。

总之,乳腺神经内分泌癌是一组少见疾病,组织来源尚难确定,随着内分泌指标检测的常规开展,发病率应有所上升。此病易发于老年女性,但值得注意的是年轻女性也可发生。此癌病理形态较为复杂,与其他类型乳腺癌有重叠,需进行内分泌指标检测才能确诊。迄今为止,只有个别患者因远处转移而死亡,提示虽有一定的淋巴结转移率,其预后相对较好,五年生存率可达 94.40%。

(王金义　张仁亚)

★ 专家点评-1

赵澄泉(Chengquan Zhao)教授,李昕(Xin Li)副教授:原发性乳腺神经内分泌癌的诊断目前尚无明确的诊断标准。组织形态学上与其他部位的神经内分泌癌相似,即癌细胞排列成条索样,小梁样或实体腺样。个别的可见假玫瑰花环状。癌细胞核有细腻的花椒盐样的染色质及不明显的核仁。但与小细胞癌不同,此型内分泌癌常有较丰富的淡嗜伊红的细胞质。细胞边界较清晰,呈浆细胞样或梭形。免疫组化染色主要依据 Chromogrania A 和 B 及 Synrptophysin 的表达。然而并非所有的癌细胞都表达这些神经内分泌标记物。这些肿瘤神经内分泌的分化程度与肿瘤大小、分期及预后没有多大联系,重要的是肿瘤的组织学分级。另外在诊断原发乳腺神经内分泌癌前,要排除来自身体其他部位,尤其是肺及消化道转移癌的可能性。浸润癌周围内分泌型原位癌的存在有助于原发神经内分泌癌的诊断。

★ 专家点评-2

毛永荣教授:乳腺神经内分泌癌是一种组织学、组织化学、免疫组化及电镜下具有神经内分泌特征的癌,免疫组化>50% 的肿瘤细胞表达 1 种或多种神经内分泌标记物。

光镜下乳腺神经内分泌癌呈多样性图像:①组织结构多样性,有实性片状、大小不等的巢状、腺泡状、梁索状,这些片巢周边瘤细胞可呈栅栏状排列,甚至有类癌样的结构;②细胞形态的多样性,多为细胞温和均一,中等大小,圆形到卵圆形,多边形或浆细胞样,也可是短梭形到梭形。胞质为嗜酸性,细颗粒状,也可淡染,透明状,有时亦可含细胞内黏液空泡。偶尔细胞多形性、异型性明显;③肿瘤间质的多形性:间质可多少不一,可为纤细的纤维血管间质,可为较宽的硬化性间质,有时可为黏液样间质,甚至形成黏液湖。

2012 年乳腺肿瘤 WHO 分类中将神经内分泌癌称为"伴神经内分泌特征的癌",包括高分化神经内分泌肿瘤、低分化神经内分泌癌/小细胞癌、伴神经内分泌分化的浸润性乳腺癌。

乳腺原发的大细胞神经内分泌癌相当少见,诊断时一定要有足够的依据,并排除肺原发的转移性大细胞神经内分泌癌。

★ 专家点评-3

皋岚湘主任医师:2012 年乳腺肿瘤 WHO 分类将 2000 年 WHO 分类中的"神经内分泌肿瘤"改为"伴神经内分泌特征的癌",实际上又回到以前专业教科书所用的名称。说明对这种癌的认识还有不足和存在争议。不管如何命名,前后 2 版 WHO 均对此组肿瘤的定义为"与胃肠道和肺神经内分泌肿瘤类似的形态学特征"。然而,消化系统肿瘤 WHO 分类对神经内分泌肿瘤的命名、分类和分级作了详细地修订,有很大的变化。消化系统神经内分泌肿瘤泛指起源于肽能神经元和神经内分泌细胞,是一组从惰性、低度恶性到高度恶性的异质性肿瘤。其中高分化神经内分泌肿瘤(neuroendocrine tumor, NET),中文译名为神经内分泌瘤;低分化神经内分泌肿瘤(neuroendocrine carcinoma, NEC),中文译名为神经内分泌癌。按核分裂相数和 Ki67 指数将神经内分泌肿瘤进行分级(G1:核分裂数<1/10HPF,Ki-67 指数≤2%;G2:核分裂数 2~20/10HPF,Ki-67 指数 3%~20%;G3:核分裂数>20/10HPF,Ki-67 指数>20%),G1 和 G2 为神经内分泌瘤,G3 为神经内分泌癌,神经内分泌癌中的小细胞癌不需要用上述分级系统。此外,消化系统神经内分泌肿瘤还包括混合性腺神经内分泌癌和部位特殊及功能性神经内分泌肿瘤。

乳腺 2012 年 WHO"伴神经内分泌特征的癌"亚分类已经接近于消化系统的神经内分泌肿瘤的分类。但与之比较,在乳腺肿瘤 WHO 分类中对该类型的表述较为模糊,其中"高分化神经内分泌肿瘤"没有进行很好的定义,它是指相当于过去的"类癌"还是"不典型类癌",没有明确;而"低分化神经内分泌癌/小细胞癌"是专指相当于肺的"小细胞癌"还是包括了"大细胞神经内分癌"也没有明示。由于定义不十分明确,给病理医生在实际工作中的判读带来困难。按着消化系统的分级方法,乳腺很少有神经内分泌瘤,更多的是神经内分泌癌(大细胞神经内分泌癌和小细胞神经内分泌癌)和伴神经内分泌分化的浸润性乳腺癌(其概念相当于胃肠胰的混合性腺神经内分泌癌,即腺癌和神经内分泌成分均大于 30%)。本例按新的 WHO 分类就不好确定亚分类,根据 Ki-67 指数(>80%),此例应该为低分化神经内分泌癌。从图上看,因肿瘤细胞体积较大(大于 3 个淋巴细胞)且胞质丰富,诊断为大细胞神经内分癌更为贴切。表达 CgA 和突触素是神经内分泌癌公认的特征,其特异性强但敏感性略差,尤其是分化差的神经内分泌癌表达率较低;而 NSE 敏感性强,特异性差。推荐这三种抗体联合应用,对各系统(器官)的神经内分泌癌均适用。因此建议此例加染 CgA,如果阳性更进一步证实为神经内分泌癌的诊断。

病例十六 小细胞癌

【病例介绍】

女性,82 岁。"因左乳肿物半个月入院"。查体:双侧乳腺发育正常,左侧乳腺外上象限距乳头约 3cm 腺体内可触及一大小约 5.0cm×4.0cm 类圆形肿物,质硬,边界欠清,活动度中等,与皮肤无粘连,无触痛;双侧腋窝及锁骨上下未触及明显肿大淋巴结。腹部超声及胸片均未见异常。

【病理变化】

1. **巨检** 左乳腺外上象限距乳头 3cm 处见一肿物,大小为 5.2cm×3.8cm×3.0cm,切面灰白色,质脆,界限不清,部分呈"蟹足"样侵袭性生长。周围乳腺呈灰白间灰红色;腋窝脂肪组织中检出淋巴结 16 枚,大者 1.0cm×0.8cm×0.5cm,小者 0.5cm×0.5cm×0.5cm。

2. **镜检** 肿瘤细胞排列成巢状,细胞巢周围有纤细的纤维血管间质(图 10-16-1,图 10-16-2)。瘤细胞呈弥漫性生长,细胞间可见凝固性、细胞固缩性和碎屑状坏死(图 10-16-3,图 10-16-4)。细胞体积小,呈圆形、不规则形、卵圆形或雀麦形,细胞核深染,可见致密染色质,胞质少,无黏液产生,无明显核仁,部分细胞核较大,胞质极少,核分裂多见(6 个/10HPF)。

3. **免疫组化** NSE 阳性(图 10-16-5),CD56 阳性(图 10-16-6),CD99、Syn 和 CK 阳性,CK7、CK20、E-cadherin、CD3、CD20、ER、PR、CEA、Vim、Her-2 和 TTF-1 均阴性。

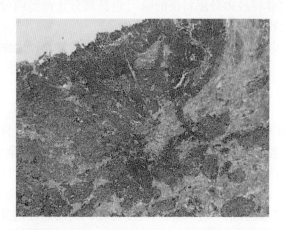

图 10-16-1 肿瘤细胞排列成巢状,周围有纤细的纤维血管间质

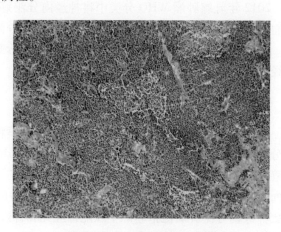

图 10-16-2 图 10-16-1 中倍

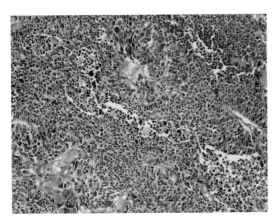

图 10-16-3 肿瘤细胞呈弥漫性生长,细胞间可见坏死

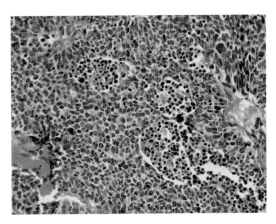

图 10-16-4 癌细胞弥漫性分布

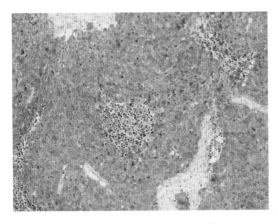

图 10-16-5 瘤细胞 NSE 阳性

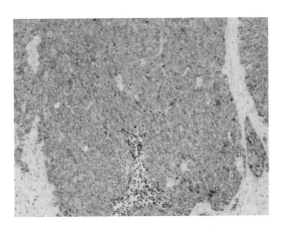

图 10-16-6 瘤细胞 CD56 阳性

【讨论】

小细胞癌最常见于肺,但也可以发生在肺外很多部位,包括涎腺、上呼吸道、胃肠道、胰腺、泌尿道及其他器官。其组织学表现为未分化型,但有不同程度的神经内分泌表达。

乳腺原发性小细胞癌(primary small cell carcinoma,PSCC)是一种罕见的神经内分泌肿瘤,1983 年由 Wade 等首先描述,国外文献已有 30 余例报道。临床和影像学除外乳腺以外部位原发,或者组织学上能证实有原发癌成分,才能诊断 PSCC。目前文献尚没有这种罕见肿瘤的诊断标准。

PSCC 与乳腺其他类型的肿瘤相比没有特殊差别,年龄范围 41 ~ 75 岁,平均 57.6 岁。患者常伴有一个可触及的肿块,大小 0.5 ~ 10.5cm,中位大小 3.5cm。乳腺影像学检查常显示界限清楚。

PSCC 的组织学特征类似于胃肠或肺的神经内分泌肿瘤。尽管 50% 以上的细胞有神经内分泌的标记,也有一半的细胞无免疫反应,但是不能仅仅依赖神经内分泌表达阴性除外 PSCC 的诊断,因此,神经内分泌免疫表型支持 PSCC 的诊断但不是确诊所必需的。本例具备小细胞癌的组织学特征:类圆形淋巴细胞样癌细胞,核深染,染色质细颗粒状,分布均匀,核仁不清,胞质稀少或无,核分裂多见。瘤细胞呈弥漫分布,或呈实性片状,也可见条索状、小梁状,但无明显器官样结构,坏死常见。免疫组化 Syn、CD56 和 NSE 有不同程度的表达。

普遍认为具有内分泌特征的乳腺肿瘤不是来源于先存的内分泌细胞。根据其免疫表型,乳腺小细胞癌的神经内分泌表型可能来自一种特殊类型的化生。Hoang 等报道,利用激光捕获显微切割然后经过杂合子丢失分析 2 例 PSCC,发现在多个染色体区域有相同分子学改变。因此,PSCC 的分子学发病机制需要进一步分析。

【鉴别诊断】

乳腺原发性小细胞癌尚存争议,需要全面评估,排除其他部位隐匿性原发肿瘤转移至乳腺之后,才能考虑乳腺原发。为此,要详细询问病例,全面的临床评估和随后的胸部和腹部的影像学研究。与其他类型浸润性乳腺癌相比,通过胸部 X 线、腹部超声和骨扫描检查,PSCC 出现转移者仅见于部分晚期病例。原发性小细胞癌和转移性小细胞癌的鉴别诊断尤显重要。乳腺小细胞癌组织学形态和免疫组化特征,无法与肺小细胞癌相区别,主要依靠肿瘤首先发生部位的临床所见和乳腺是否具有小细胞癌特点的原位癌成分的组织学特征。Shetty 认为,缺乏原位癌成分、无腋下淋巴结转移、肿块长径大于4.0cm 及 ER 和 PR 阴性,这些特点提示肿瘤来源于乳腺外其他部位。鉴别诊断包括 Merkel 细胞癌、恶性淋巴瘤、类癌及恶性黑色素瘤等,这些可以通过病例、首发部位及相应的检查加以区别,而免疫组化如 LCA、S-100、HMB-45 及一些神经内分泌标记物在鉴别诊断中也起着重要作用。

【治疗与预后】

由于原发性和继发性肿瘤的临床处理不同,因此,认识 PSCC 是极其重要的。从外科角度而言,以往报道的 34 例治疗方法有很大差异:1 例没有切除,9 例单纯切除,1 例保乳术,12 例改良根治术,4 例根治术,事实上仅有 7 例外科治疗无效。文献所报道的病例中,治疗方法显然缺少一致性的意见。Shin 等报道了 7 例化疗患者,尽管没有提供任何更加详细的化疗情况,但这些患者确实接受了化疗。Yamamoto 等使用 CAF 方案辅助化疗了 3 名患者。类似的辅助放疗有 8/34 例,很少有详细的照射区域、入口、剂量等。因此,缺少有关这些罕见肿瘤明确的治疗推荐方案。尽管没有确凿证据证明这种方法比其他方法更好、更有效,但是目前一致意见是:根据病变的大小和分期,PSCC 患者应该采用浸润性上皮性乳腺癌的方法进行治疗。

以前认为这些肿瘤是高度恶性,预后与肺的小细胞癌一样差。然而,文献数据提示,这种肿瘤的预后可能并不像我们想象的那样严重,尤其是早期发现的肿瘤和没有淋巴结转移的病例。随访 1～84 个月(平均 23.9 个月),34 例中 7 例死亡,死亡率为 20.5%。

(王全义 张仁亚)

★ 专家点评

赵澄泉(Chengquan Zhao)教授,李昕(Xin Li)副教授:原发乳腺小细胞癌是一种非常少见的低分化神经内分泌癌。组织形态学上,与其他部位的小细胞癌以及皮肤的 Merkel 细胞癌没有区别。乳腺转移性小细胞癌比乳腺原发性小细胞癌更为常见,所以在考虑此诊断前一定要充分排除这些肿瘤转移至乳腺的可能性。部分乳腺小细胞癌混有乳腺浸润性导管癌或小叶癌。相当一部分病例并存导管原位癌。这些都有助于乳腺原发性小细胞癌的诊断。免疫组化染色可能没有多大帮助,因为其表达模式类似于其他部位发生的小细胞癌,例如 CgA、Syn、CD56 和 TTF-1 等。乳腺小细胞癌通常不表达 CK20,这有助于排除转移性皮肤 Merkel 细胞癌的可能性。ER 和 PR 的阳性表型可能有助于原发性乳腺小细胞癌的诊断。但原发于其他部位的小细胞癌偶尔也表达 ER 和 PR。另外,在免疫组化抗体组合中应包括恶性淋巴瘤和恶性黑色素瘤的标记物。总之,原发性乳腺小细胞癌的诊断要综合临床病例、影像学、病理形态学及免疫组织化学的多方面因素。

病例十七 分泌性癌

【病例介绍】

女性,52 岁,"发现左乳肿块 6 个月"。查体:乳腺肤色正常,无橘皮样外观和乳头内陷。肿块位于左上象限,2.5cm×2.0cm×2.0cm 大小,推之可动,无红肿、轻压痛。腋窝部未触及肿大淋巴结。全身体格检查、影像和血液常规及生化检查均正常。临床诊断为乳腺肿瘤,行肿块切除术。

【病理变化】

1. **巨检** 灰黄色不规则组织一块,4.5cm×3.5cm×2cm 大小,切面见一灰白间灰红色结节,直径 1.2cm,似有包膜,边界较清,质硬。周围组织呈灰白间小灶状脂黄色,质韧。

2. **镜检** 癌组织呈实体性、微囊性和管状结构,在实体巢中散在多少不等、大小不一的囊腺样结构。管腔形状不规则并互相沟通,腔内有粉染均质的甲状腺胶质样分泌物(图 10-17-1,图 10-17-2)。癌细胞异型性小,胞核卵圆形,大小一致,可见 1 个小核仁,胞质丰富淡红染,呈颗粒状或泡沫状,并产生大量胞质内、外的分泌物(图 10-17-3,图 10-17-4)。由于瘤细胞中分泌物多少不一、故癌细胞大小可相差很大。坏死区和核分裂未见。癌肿内小叶结构消失,中央纤维化。边缘癌组织内可见乳腺导管。癌的边界处未见纤维包膜,但与周围组织界限清楚,呈推进性生长。可见促结缔组织增生性间质反应。癌巢间的间质纤维结缔组织多有透明变性。

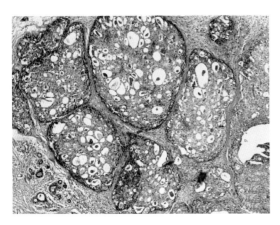

图 10-17-1　纤维组织将肿瘤组织分隔成大小不等的巢状,巢内可见明显微囊

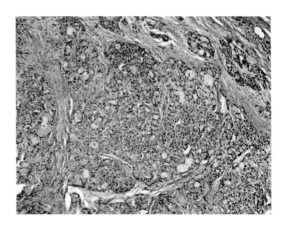

图 10-17-2　癌细胞呈巢状及片状,间质纤维组织增生伴纤维化

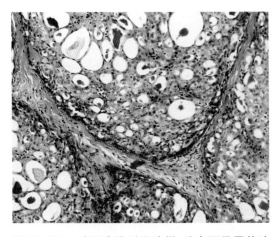

图 10-17-3　瘤细胞排列呈腺样,腔内可见甲状腺胶质样分泌物及吸收空泡

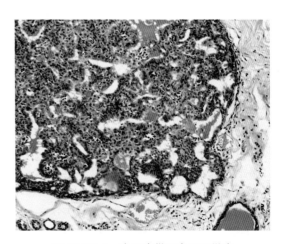

图 10-17-4　癌细胞巢团内明显微囊

3. **特殊染色**　淀粉酶消化的 PAS 染色,细胞内外分泌物均强阳性(图 10-17-5);黏液卡红染色管腔内分泌物呈阳性反应。

4. **免疫组化**　CK、CEA、CK5/6 和 S-100 阳性(图 10-17-6),PR(+20%),Her-2(+),ER 阴性、GCDFP-15和 p53 均为阴性,Ki-67 增殖指数<5%。

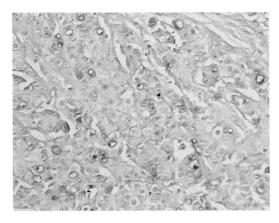

图 10-17-5　瘤细胞及微囊内大小不一的蓝色小体AB-PAS 染色

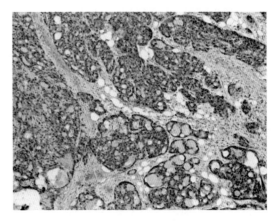

图 10-17-6　瘤细胞 S-100 蛋白强阳性

【讨论】

乳腺分泌性癌(secretory carcinoma of the breast,SCB)是罕见的特殊类型乳腺浸润性导管癌,McDivit 等 1966 年首次报道 7 例,患者均为女性青少年,故称之为幼年性癌。随着报道陆续增多,发现此病可发生于任何年龄,常见于年轻女性,男性也有个别报道,而命名为 SCB。2003 年 WHO 乳腺肿瘤分类中将其列为一个独立的类型,ICO-D 编码为8502/3。其组织发生仍有争论,临床病理诊断上易与其他乳腺肿瘤相混淆,年轻人与老年人的预后有所不同。

SCB 非常罕见,国外约占乳腺癌的 0.15%,国内 0.36%。发病年龄 3~87 岁(平均 25 岁),多发于青少年。而 Ozguroglu 等复习了在 Medline 上报道的 121 例 SCB,其中 17 岁以下者 35 例,50 岁以下者 40 例,50 岁以上者 20 例,年龄不明者 27 例。国内报道与国外病例相比年龄偏高,平均 44.8 岁,明显高于国外报道,提示可能存在东西方人种间的差异。SCB 主要发生于女性,男性亦可发生,男性发病平均年龄 17 岁。左右侧乳腺发生率相等,可发生于乳腺的任何部位,副乳腺也可发生,无双侧乳腺受累的病例报道。一般单发,多见于乳晕周围,常表现为乳头或乳晕区缓慢生长的的可移动性无痛肿块,大小 1~12cm(平均 3cm)。超声显示与其他边界清楚的乳腺良性肿瘤相似,多较小,结节状,大小不一。个别病例表现乳房胀痛或乳头血性溢液。

SCB 组织学特点明显,Akhtar 等根据肿瘤细胞排列方式将其分为微囊性、导管样和实性三种结构。①微囊结构:肿瘤细胞呈团块状排列,其内有大小不等含嗜酸性分泌物的腺囊腔,以微囊为主,可合并成大的囊腔,周围被覆立方上皮细胞,胞质丰富嗜酸或空泡状;②导管样结构:肿瘤细胞排列成大小和形状不同导管状,部分增生呈乳头状;③实性结构:肿瘤细胞呈片状或团块状排列,细胞质内含嗜酸性细颗粒和一些分泌小泡,瘤细胞团中可见少许含红染分泌物的腺样腔隙。近几年有囊性 SCB 的报道。Tavassoli 等将肿瘤细胞分为两种,一种为嗜酸性细胞(A 型细胞),体积较大,圆形或多边形,胞质丰富,呈嗜酸性颗粒状,核大卵圆形,有小核仁;另一种为透明细胞(B 型细胞),胞质空亮或透明,其他形态与 A 型细胞相似。B 型细胞有分泌黏液的特点,分泌物可位于单个细胞质内、管腔内、实体巢中或间质中,分泌物为强嗜酸性,淀粉酶消化后 PAS 染色及 AB 染色均阳性。两种细胞常混合存在,无明显异型性,分裂象很少或缺如。本例肿瘤细胞为混合型,排列呈实性、腺样、筛状及囊泡状,小部分呈小导管状浸润于纤维结缔组织内,其内含有嗜酸性分泌物,周边有吸收空泡。

免疫组化,多数文献报道肿瘤细胞表达 S-100 蛋白、α-乳清蛋白、CD10 及 E-Cadherin,一般不表达 GCDFP-15,SCB 细胞可能来源于导管的基底细胞;ER、PR 一般阴性或低表达,提示该肿瘤可能非激素依赖性;Ki-67 和 Cyclin D1 细胞增殖率低,p53 突变率约占 10%,Her-2 阴性或低表达,可以解释乳腺分泌性癌进展缓慢的临床过程。本例与文献报道基本一致。

【鉴别诊断】

1. **浸润性导管癌** 癌细胞中可有空泡细胞,但与分泌性癌相比,空泡更小、更少,缺乏细胞外腔和大的胞质内腔。

2. **富于脂质癌** 两者癌细胞胞质都可透明空泡化,但富于脂质癌细胞大而圆或椭圆,胞质丰富而透明呈蜂窝状,异型性更明显,PAS 和 AB 染色阴性而脂肪染色阳性。易发生腋窝淋巴结转移,不同于 SCB。

3. **乳腺小叶癌** 癌细胞可含有胞质空泡,但黏液物质不如 SCB 丰富,癌细胞常单行排列,细胞不黏附,而 SCB 细胞常黏附生长成团块状。

4. **大汗腺癌** SCB 细胞有时呈大汗腺样形态,需与大汗腺癌鉴别,后者异型性更加明显,核分裂易见,无大量细胞内外 PAS 染色阳性的分泌物,GCDFP-15 阳性,而 SCB 一般不表达 GCDFP-15。

5. **泌乳腺瘤** 泌乳腺瘤或形态上类似的泌乳性改变主要发生在妊娠期或哺乳期,边界清楚,分泌性腺体增生构成的小叶紧密聚集,肌上皮和基底膜存在。而 SCB 缺乏小叶结构,肌上皮消失,常以微囊状、实体状及管状结构按不同比例组成肿瘤实质。

【治疗与预后】

SCB 预后较好,Ozguroglu 等复习 121 例 SCB,其中转移 6 例,死亡 4 例,没有儿童死亡的病例,这些 SCB 患者诊断后未做化疗,亦未做标准手术,且转移和死亡均发生在 20 岁后。因此,对于 20 岁以下的患者,标准化手术治疗很重要,而因本病罕见,目前尚无儿童 SCB 的治疗标准。多数专家认为如肿瘤体积小,无淋巴结转移,可行局部手术切除肿块,无需预防性放、化疗,以避免肺纤维化、肋骨损伤及化疗副作用。成年人 SCB,依据病变情况可选择改良根治术,如有淋巴结转移,可结合化疗。

(董玮 张祥盛)

★ 专家点评-1

毛永荣教授:2012 年乳腺肿瘤 WHO 分类将乳腺分泌型癌归入特殊型浸润癌中的罕见类型和变异型中,定义为一种罕见的、低级别、染色体异位相关性浸润性癌,具有实性、微囊性和管状结构,可产生细胞内和细胞外分泌物。属于预后较好的浸润性特殊型乳腺癌。儿童及青少年患者预后好于成年人。

组织学特点极似甲状腺滤泡或形成类似于妊娠及哺乳期乳腺的分泌改变,故应注意鉴别诊断。免疫组化特征包括 EMA、α-乳白蛋白和 S-100 常表达阳性,大部分病例 ER 阴性。

★ 专家点评-2

丁华野教授:乳腺分泌型癌是一种罕见的浸润癌,具有显著的临床及病理特征,笔者诊断过 20 余例此种类型的癌,最小年龄只有 11 岁,发现乳头乳晕区下方界限清楚的肿物 3 年,生长缓慢。分泌型癌的病理形态学改变具有多样性,其典型的特征是癌细胞形态比较温和(通常为低核级),并形成细胞内外的微囊,其内有丰富的伊红色分泌物(PAS 阳性),此外,也可形成大囊、巨囊、乳头、微乳头,也可呈导管内癌样或呈腺管状,甚至可呈实性改变,细胞内外的微囊不明显(图 10-17-7 ~ 图 10-17-15)。有两个问题需要强调:一是由于分泌型癌罕见,诊断医生没有见过,不熟悉其病变特征,遇到时考虑到了也不敢诊断;二是某些病变(如大汗腺病变)具有与分泌型癌类似的改变,有的诊断医生在没有确切把握的情况下,就诊断为分泌型癌了。分泌型癌(特别在年轻人)预后好,诊断时必须严格诊断标准。

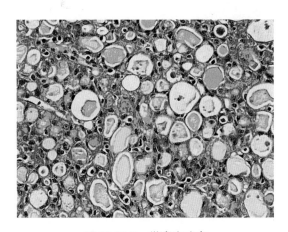

图 10-17-7 微囊泡改变
细胞内外有大小不等的微囊,其内有丰富的伊红色分泌物

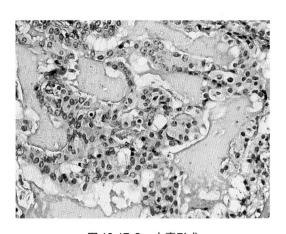

图 10-17-8 大囊形成
瘤细胞形态较为温和一致,排列呈网格状,形成大囊,其中有丰富的伊红色分泌物,近细胞侧有吸收空泡

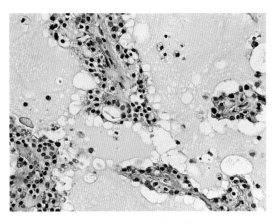

图 10-17-9 巨囊形成
肿瘤形成巨大囊腔,其内充满伊红色蛋白性分泌物,周边有吸收空泡

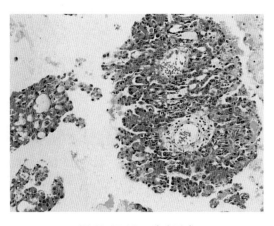

图 10-17-10 乳头形成
乳头有纤维血管轴心,向外逐渐形成微小乳头,瘤细胞有分泌改变

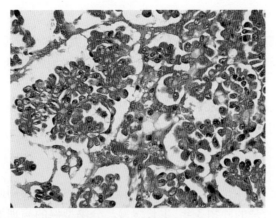

图 10-17-11　微乳头形成
微乳头无纤维血管轴心,周边呈鞋钉-锯齿状,瘤细
胞胞质红,有分泌空泡

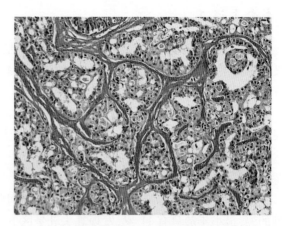

图 10-17-12　导管内癌样
癌巢周边整齐光滑,类似于导管内癌

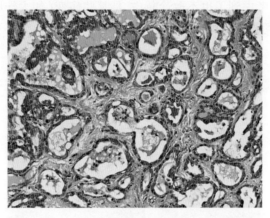

图 10-17-13　腺管状
瘤细胞排列呈大不等的腺管状,其内多少不等的伊
红色蛋白性分泌物

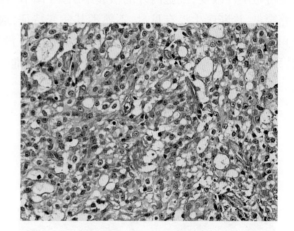

图 10-17-14　实性区
瘤细胞排列呈实性,分泌改变不明显

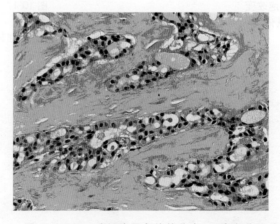

**图 10-17-15　瘤细胞呈岛屿状分布,细胞有分泌改
变,间质明显玻璃样变**

病例十八　浸润性乳头状癌

【病例介绍】

女性,65岁,"右乳腺外上象限触及直径约4cm肿块",质硬,与皮肤粘连。

【病理变化】

1. **巨检**　乳腺改良根治标本,大小25cm×16cm×5cm,皮肤面积15×8cm,距乳头1.5cm乳腺实质内见一质硬灰白色结节,大小3.5cm×3cm×2cm,切面灰白淡黄色,质软,边界清,部分区可见厚薄不一包膜。

2. **镜检**　肿瘤大部分区域边界清楚,边缘被覆硬化胶原纤维,小部分区域呈浸润性生长(图10-18-1),癌组织以典型的乳头状结构为主,乳头大小不等,呈粗短或纤细的乳头状结构(图10-18-2),其中央具有纤维血管轴心,表面被覆单层或多层轻度异型上皮细胞,极性紊乱,可见类似小管癌的顶浆分泌小突起的胞质特征,核分裂少见,乳头完全缺乏肌上皮细胞层(图10-18-3,图10-18-4)。

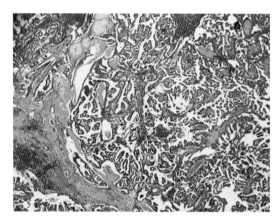

图10-18-1　低倍下示肿瘤边缘被覆硬化胶原纤维,小部分区域呈浸润性生长

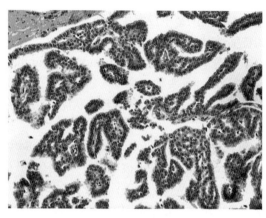

图10-18-2　癌组织以典型的乳头状结构为主,大小不等,呈粗短或纤细的乳头状结构

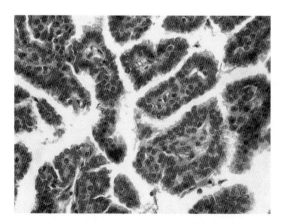

图10-18-3　乳头中央具有纤维血管轴心,表面被覆单层轻度异型上皮细胞,可见类似小管癌的顶浆分泌小突起的胞质特征,核分裂少见,乳头完全缺乏肌上皮细胞层

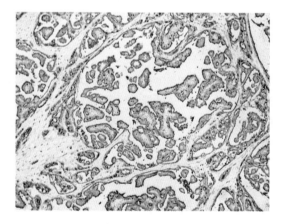

图10-18-4　EMA染色示乳头外侧缘强阳性

3. **免疫组化**　癌细胞EMA(图10-18-4,图10-18-5)、ER及PR阳性,Her-2及p63阴性。

【讨论】

乳腺浸润性乳头状癌(invasive papillary carcinoma)大部分伴有导管内乳头状癌,当导管内乳头状癌出现浸润现象时,通常表现为浸润性导管癌。WHO乳腺肿瘤分类将其定义为:肿瘤位于扩张的导管内,界限较清楚;含有纤细的纤维血管轴心,衬覆肿瘤性上皮细胞;肿瘤内肌上皮细胞缺如;组织形态呈低级别导管原位癌形态或缺乏肌上皮层的分支乳头状结构。根据邻近乳腺组织有无伴随病变,可分为单纯性、伴有导管原位癌

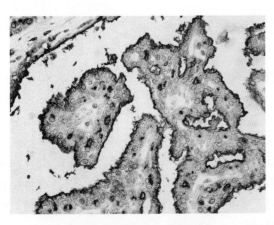

图10-18-5　图10-18-4 高倍

和伴有浸润性的导管内乳头状癌三种类型。

联合运用肌上皮标志和ER、PR的免疫组化染色,对浸润性乳头状癌的诊断起到非常重要的作用。肌上皮染色可以证实肿瘤细胞均为上皮细胞,而肌上皮缺如。肌上皮抗体中SMA、MSA血管内层细胞也可阳性。有时会给判断有无肌上皮带来混淆。此时应联合运用p63抗体,因其仅肌上皮细胞着色,而血管内皮不着色。

【鉴别诊断】

1. **乳腺浸润性微乳头状癌**(invasive micropapillary carcinoma,IMC)　IMC镜检在明显扩张、类似于血管或淋巴管的腔隙中,可见微小乳头状或桑葚状的癌细胞簇呈弥漫、结节状浸润性生长,细胞簇缺乏纤维血管轴心;乳腺浸润性乳头状癌的镜下浸润成分则为有真性轴心的乳头,或呈普通型浸润性导管癌形态,缺乏IMC无轴心微乳头的特征性结构。

2. **乳腺导管内乳头状癌**(intraductal papillary carcinoma)　当病变以导管内乳头状癌为主伴有早期浸润时,与浸润性乳头状癌难以区分,此时应重点观察导管壁及导管外有无浸润成分,若癌组织局限于扩张的导管内或囊腔内者,属于导管内乳头状癌;突破导管基底膜伴有间质浸润时则为浸润性乳头状癌;免疫组化判断两者帮助不大。

3. **包裹性乳头状癌**(encapsulated papillary carcinoma,EPC)　此癌旧称囊内乳头状癌(intracystic papillary carcinoma,IPC),曾被当成一种导管内肿瘤,但是最近有证据认为此肿瘤可能是浸润性的,因为肿瘤周围缺少肌上皮。Wynveen等评估了来自39名患者(女性35名、男性4名)的40例IPC的肌上皮细胞和Ⅳ型胶原的免疫组化染色、临床处理和随访,认为IPC是一种罕见的癌,通常见于绝经后妇女,相同年龄组的男性也可发生。鉴于IPC周围完全缺少肌上皮或仅存部分肌上皮,作者认为IPC很可能与导管内癌和浸润性癌构成了一个形态学谱系,而后者更显著。单纯型IPC很少累及淋巴结,具有惰性生物学行为,预后较好,但是可以局部复发。该型肿瘤ER强阳性表达,激素治疗有效,而局部切除后放射治疗效果尚不清楚。

(解建军　张仁亚)

★ **专家点评-1**

赵澄泉(Chengquan Zhao)**教授,李昕**(Xin Li)**教授**:浸润性乳头状癌是一种非常罕见的乳腺浸润性癌,属于浸润性导管癌的一种亚型。浸润性乳头状癌常伴有原位癌。这些原位癌常为实性乳头状癌、包裹性乳头状癌(囊内乳头状癌)或乳头状原位癌。其组织形态学常与这些原位癌相似,如导管状、筛状或黏液状。伴有黏液的浸润性乳头状癌常与实性乳头状癌相关。当原位癌演变成浸润性乳头状癌时,要特别注意与原位癌巢周边的纤维包膜内埋陷原位癌细胞团相区别。这些原位癌的小团细胞的排列常与其周边的纤维组织相平行。actin和p63免疫组化染色可能会有帮助。癌细胞远离原位癌巢,特别是当其紧密靠近乳腺脂肪组织时,是诊断浸润癌的重要依据。有时这些浸润癌灶周边形成假空隙,这时要与淋巴管内的癌栓相区别。另外要特别注意一点是,如果乳头癌病灶术前做过穿刺活检,可能造成癌细胞脱落于原位癌周边的间质,这种人为因素造成的上皮移位现象易误诊为浸润癌。注意到特殊的临床病例,镜下发现穿刺针道周围的出血、急性炎症反应、脂肪坏死及组织结构的破坏,可避免误诊。

★ **专家点评-2**

毛永荣教授:WHO乳腺肿瘤分类将浸润性乳头状癌列为特殊类型浸润性癌,与浸润性癌(非特殊型)不同,前者浸润性成分中大于90%呈乳头状形态,否则不应归入此类。真正的浸润性乳头状癌很少见,排除其他部位原发的乳头状癌转移至乳腺之后才能诊断。

免疫组化:EMA、ER和PR阳性,Her-2、CK5/6、p63和Calponin均阴性。建议将上述抗体联合应用,对诊断有帮助。

病例十九　腺泡细胞癌

【病例介绍】

女性,58 岁,"发现左侧乳房肿块 6 个月"。表面皮肤无红肿、乳头无内陷,肿物压之无疼痛,逐渐长大。查体:左乳房乳晕外侧触及大小 4cm×3cm 肿块,边界不清,活动性差,双侧腋窝未触及明显肿大的淋巴结。

【病理变化】

1. **巨检**　不整形乳腺组织,表面附有皮肤,6.5cm×5cm×2cm 大小,切面见一肿物,面积 3.5cm×3cm,无明显包膜,界限尚清,灰白色,质地较硬,无出血坏死。

2. **镜检**　肿瘤无包膜,被增生的纤维组织分隔成多结节状。结节内瘤细胞呈腺泡状,紧密排列,细胞质丰富,内含丰富的嗜碱性颗粒,核圆形、深染,位于基底部,核仁不明显,核分裂少见,类似于腮腺腺泡细胞癌的腺泡样细胞(图 10-19-1)。肿瘤内的不同区域还分别可见小而深染的立方形细胞围绕成小腺腔,类似于闰管样结构;有些区域可见细胞质透明、核偏位的空泡样细胞;细胞可有微囊间隙,微囊内有浅染的分泌物(图 10-19-1)。

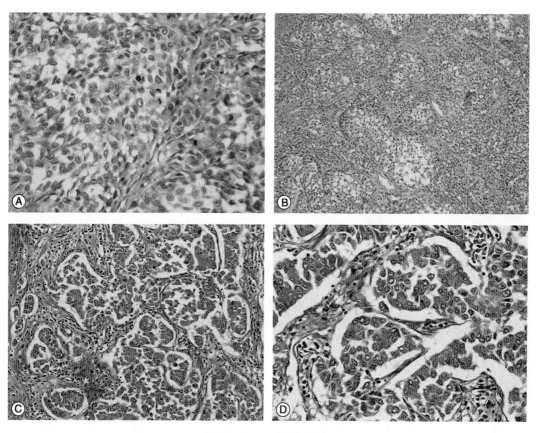

图 10-19-1　腺泡细胞癌

A. 肿瘤细胞质丰富,内含丰富的嗜碱性颗粒,核圆形、深染,核仁不明显,核分裂少见;B. 瘤细胞呈腺泡状结构,类似于腮腺腺泡细胞癌的腺泡样细胞;C. 瘤细胞呈腺泡状结构,胞质内有嗜酸性颗粒;D. 上图放大

3. **组化和免疫组化**　PAS 染色癌细胞胞质有阳性颗粒(抗淀粉酶消化)。免疫组化腺泡样细胞 AAT、CK7、AACT 和 GCDFP-15 阳性,EMA 局灶阳性;闰管样细胞 Syn 阳性;微囊腔隙 CD68 阳性,PCK、CK14、p63、Lys、CEA、CD117 和 ER、PR 均阴性,Ki-67 约 1%,Her-2(++),S-100 灶状弱阳性(图 10-19-2)。

4. **电镜**　选取蜡块脱蜡,常规电镜制片,电镜下瘤细胞质内有大量均质性、大小不等的圆形电子致密颗粒,致密颗粒没有界膜,和线粒体及内质网混杂在一起(图 10-19-3)。

【讨论】

乳腺腺泡细胞癌(acinic cell carcinoma of breast)是一种特殊类型的乳腺癌,在 1996 年由 Roncaroli 等首先报道,被认为是一种罕见的乳腺癌类型,迄今英文文献仅有 11 例报道,国内仅见 2 例报道。2003 版 WHO 乳

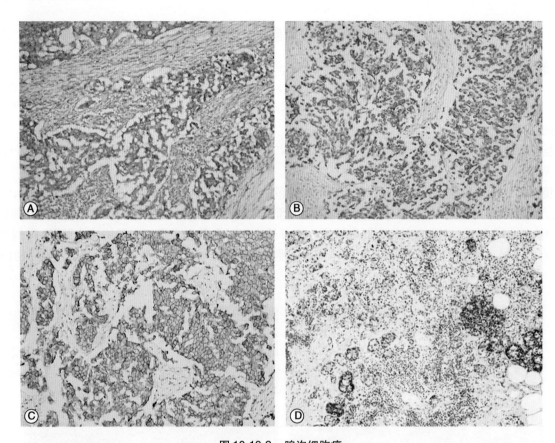

图 10-19-2 腺泡细胞癌
A. 癌细胞 AAT 阳性；B. 癌细胞 AE1/AE3 阳性；C. 癌细胞 Her-2 阳性；D. 癌细胞 S-100 阴性

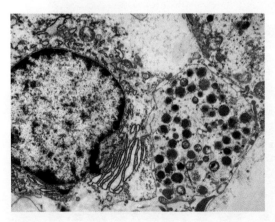

图 10-19-3 瘤细胞质内可见大小不太一致的电子致密颗粒

腺肿瘤分类将其单独列为浸润性乳腺癌的特殊类型予以确认，定义为一种似腮腺腺泡细胞癌（浆液性）分化特征的乳腺癌，其与涎腺同类肿瘤有相似的组织学改变，也得到免疫组化的证实。

乳腺腺泡细胞癌发病年龄 35 ~ 80 岁，平均 56 岁，临床表现为乳腺无痛性肿块，影像学检查常表现为界限尚清楚的肿块，巨检与其他乳腺癌相似，不伴有微钙化灶。所报道的病例均为单发性。

此瘤组织形态与涎腺腺泡细胞癌类似，瘤细胞有 4 种：腺泡样细胞、闰管样细胞、空泡状细胞和透明样细胞，呈实体性、微囊性、乳头囊状型和滤泡型 4 种组织学构型。上述不同类型的瘤细胞和组织构型可在同一肿瘤中同时存在，也可以某种细胞类型和组织构型为主。大多数肿瘤细胞表达抗淀粉酶、溶菌酶、β-抗糜蛋白酶以及 CK、EMA 和 S-100，局部表达 GCDFP-15，不表达 ER。

本例肿瘤以腺泡样细胞构成实性腺泡状结构以及细胞间的微囊结构为主，部分区域可见小片状闰管样细胞及空泡细胞。肿瘤细胞无明显异型性，瘤内亦无出血、坏死。免疫组化腺泡样细胞 CK7、AACT 和 GCDFP-15 阳性，EMA 仅局灶阳性。

【鉴别诊断】

1. **分泌性癌** 肿瘤由实性、微囊和管状结构的瘤细胞组成，瘤细胞质丰富、颗粒状，易与腺泡细胞癌混淆。但分泌性癌癌细胞为丰富的粉染嗜酸性胞质，肿瘤内可见显著的分泌现象，PAS 染色瘤细胞质和腺腔内的分泌物呈强嗜酸性小球状，且多见于儿童和青年，可资鉴别。

2. **微腺型腺病** 肿瘤呈微腺型生长，腔内含嗜酸性胶样分泌物，免疫组化 S-100 阳性，这些特点类似于腺泡细胞癌。鉴别诊断主要依据细胞呈巢状、腺泡状结构,胞质内富含嗜酸性颗粒,EMA、CK、溶菌酶、AACT 强阳性,故作出乳腺腺泡细胞癌的诊断。

3. 转移性腺泡细胞癌 两者从形态上区别困难,要排除转移性腺泡细胞癌(涎腺或胰腺等),才能诊断乳腺原发腺泡细胞样癌。胰腺腺泡细胞癌通常胰淀粉酶阳性,肾癌通常 Vimentin 阳性。

该肿瘤病例较少,预后报道极少,Damiani 等报道了 6 例,其中 1 例术后 5 年健在,3 例术后 1 年生存良好,1 例术后 4 年复发,1 例失访。Damiani 认为肿瘤如果组织学分级较高,并伴有血管浸润者预后较差。腺泡细胞癌的治疗方案有所不同,可采用乳腺根治术辅以新的化疗方法或单纯肿块切除。乳腺原发性腺泡细胞样癌 Her-2 和 p53 阴性,本例 Her-2 阳性,Ki-67 增殖活性低,文献中报道的病例复发和转移率低,表明为低度恶性的癌。

(张祥盛　丁华野)

★ 专家点评

张祥盛教授:乳腺腺泡细胞癌极为罕见,Roncaro li 等于 1996 年首先报道 1 例,迄今仅报道 11 例。2003 年 WHO 乳腺肿瘤组织学分类中把乳腺腺泡细胞癌定义为类似腮腺腺泡细胞癌,表现腺泡细胞(浆液性)分化特征的乳腺癌。2012 年新版 WHO 分类列入罕见和变异型内,定义没有变化。Hamperl 等把乳腺内涎腺类肿瘤分为两型:肌上皮分化的肿瘤和非肌上皮分化的肿瘤。前者占多数,包括良性肌上皮瘤、多形性腺瘤、腺样囊性癌、低度恶性腺鳞癌、腺肌上皮癌及高度恶性的肌上皮癌;后者包括腺泡细胞癌、嗜酸细胞癌和黏液表皮样癌,因此乳腺腺泡细胞癌属于乳腺原发性涎腺类肿瘤的非肌上皮分化的肿瘤。亦可自微腺性腺病发生。镜下改变类似于涎腺的腺泡细胞癌,瘤细胞呈实性、微腺及微囊或混合存在,或以实性为主。有些病变中央呈粉刺样,周围围绕微腺结构。瘤细胞界限清楚,圆形或椭圆形,胞质内富含丰富而透明的胞浆,内含嗜酸性颗粒。细胞核不规则,圆形或卵圆形,核仁清楚。核分裂多少不等。具有微腺体浸润形态。注意与分泌性癌和转移性腺泡细胞癌鉴别。

病例二十　黏液表皮样癌

【病例介绍】

女性,69 岁,"体检时偶尔发现左乳肿块 2 天",无明显不适。查体:左乳房外下象限可触 2cm×1cm 大小肿块,表面光滑,质硬,触痛,边界清楚,移动度尚可。右乳腺正常,双侧腋下淋巴结无肿大。B 超示左乳腺占位。患者有"非典型性肺炎"、"肺纤维化"病例。临床先行左乳腺区段切除,常规病理结果报道后,又行左乳腺扩大切除及前哨淋巴结和腋窝淋巴结清扫,并送病理。

【病理变化】

1. 巨检 左乳腺区段切除标本,大小 5cm×4cm×2cm,切面实性,灰白间灰红色,其中见一结节,3.4cm×2cm×2cm,与周围界清,部分区域似有包膜,切面实性,灰白间灰红色,局灶伴出血。另送左乳腺扩大切除及腋窝淋巴结清扫标本,原手术处未见肿瘤,查见多枚淋巴结。

2. 镜检 肿瘤有纤维性假包膜,瘤细胞呈结节状分叶状分布,结节内可见较多大小不等的囊腔,腔内含有蓝染的黏液(图 10-20-1)。肿瘤细胞以表皮样细胞为主,呈多角形,鳞状细胞样,界限清楚,胞质丰富红染或淡染,未见明显角化,核圆形或卵圆形,居中,可见明显核仁。黏液细胞呈片状分布,并形成较多大小不等的囊腔,大部分黏液细胞呈条索状或散在于黏液中(图 10-20-2 ~ 图 10-20-4),个别腔隙表面可见少许呈泡沫状的大细胞,未见明确的柱状黏液细胞衬覆。中间型细胞较少,小片灶状,细胞较小,圆形,基底细胞样,细胞界限不清,细胞异型性不明显,偶见核分裂。另在其中见到少量体积较大,胞质透明、界限清楚的皮脂腺细胞。

3. 免疫组化 AE1/AE3、34βE12(图 10-2-5)、CK5/6(图 10-20-6)、CK7(图 10-20-7)、E-cadherin(图 10-20-8)、CK14 和 EGFR 阳性,S-100 蛋白、NSE 灶性阳性,Ki67 指数约 6%,p63、CD10、SMA、Calponin、GCDFP-15、Syn、CgA、PR、EP 和 Her-2 阴性。

291

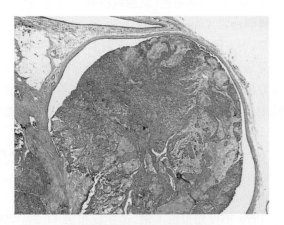

图 10-20-1 黏液表皮样癌
导管内成分,见黏液湖

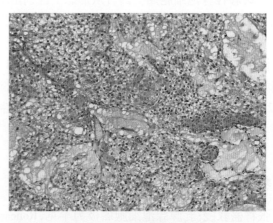

图 10-20-2 黏液表皮样癌
肿瘤呈片状分布,表皮样细胞中有不规则黏液湖

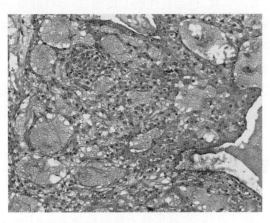

图 10-20-3 黏液表皮样癌
表皮样细胞一致,细胞之间有多少排列,不等的黏
液,形成黏液湖

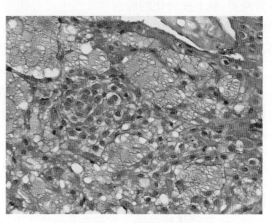

图 10-20-4 黏液表皮样癌
表皮样细胞质红染,铺砖样细胞之间有黏液湖

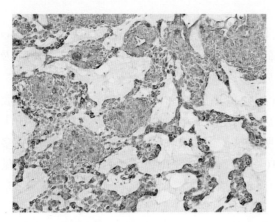

图 10-20-5 癌细胞 34βE12 阳性

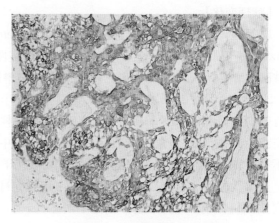

图 10-20-6 癌细胞 CK5/6 阳性

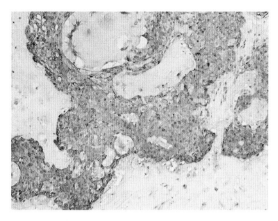

图 10-20-7 癌细胞 CK7 阳性

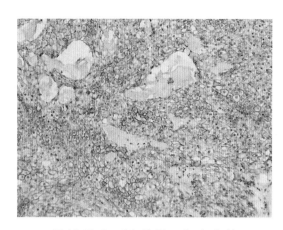

图 10-20-8 癌细胞 E-cadherin 阳性

【讨论】

乳腺黏液表皮样癌(mucoepidermoid carcinoma)最初由 Foote 等(1945 年)描述,迄今国外报道不足 30 例,国内仅见刘光和丁华野等(2007 年)报道 1 例。其形态和生物学行为与涎腺黏液表皮样癌类似,2003 年 WHO 乳腺肿瘤分类将其归在化生性癌中的腺鳞癌。2012 年 WHO 分类将其单列,归入浸润性乳腺癌罕见类型。

乳腺黏液表皮样癌患者均为女性,多发生老年人,年龄在 27~81 岁。肿瘤常位于乳腺深处。

乳腺黏液表皮样癌如同涎腺的黏液表皮样癌一样,组织学上分为低级别(高分化型)和高级别(低分化型)。高分化者,肿瘤一般为圆形,直径 2~3cm,少数超过 5cm,大多有包膜,但多数不完整,甚至完全无包膜。切面呈灰白或灰红色,多为结节分叶状,可有多少不等的小囊腔,内含黏液;低分化者完全缺乏包膜,界限不清,浸润性生长,切面呈灰白色,不分叶,质地均匀,较致密,可有散在的小囊。

肿瘤由黏液分泌细胞、表皮样细胞和中间细胞组成。在高分化肿瘤中,黏液细胞和表皮样细胞丰富,黏液细胞占肿瘤的 50% 以上,中间细胞较少,瘤细胞可形成不规则的片状,常形成大小不等充满黏液的囊腔,囊壁衬里常见黏液细胞。黏液细胞可覆盖于表皮样细胞上,也可夹杂在表皮样细胞之间。较大的囊腔可有乳头突入,腔内有黏液;在低分化肿瘤中,主要为表皮样细胞和中间细胞,而黏液细胞较少,通常不足肿瘤的 10%,瘤细胞异型性明显,核分裂多见,实性团块多,囊腔少,并可见肿瘤向周围组织浸润;介于两者之间的也可称为中分化,三种细胞数量大致相同,表皮样细胞可有轻度异型性,偶见核分裂。笔者报道的 1 例是高分化 MEC,除具有 MEC 的典型改变外,还有明显的导管内癌成分,其形态和浸润部分有同样的形态,再有,肿瘤局部有大片的黏液湖,其内有网状分布的表皮样和中间型细胞,其周边有柱状细胞不典型增生。

WHO 头颈部肿瘤病理学和遗传学分类(2005 年)介绍了一种涎腺黏液表皮样癌的分级系统,确定 5 个组织病理学特点(囊腺性成分的多少、有无神经侵犯、有无坏死、核分裂数以及细胞异型性)进行半定量打分,确定肿瘤分化程度,囊腺性成分<20% 为 2 分,神经侵犯为 2 分、坏死为 3 分、核分裂数>4 个/10HPF 为 3 分,细胞有明显异型性为 4 分,0~4 分为高分化,5~6 分为中分化,≥7 分为低分化,有较好的重复性。这种分级方法适用于乳腺黏液表皮样癌,也可使用 Elston 和 Ellis 的乳腺癌组织学分级系统,两种分级方法具有同样的结果。

表皮样细胞和中间细胞表达高分子量角蛋白,如 CK14 和 34βE12 阳性。黏液细胞 CK7 阳性表达,CK20 通常阴性。p63 在表皮样细胞和中间细胞中阳性表达,黏液细胞阴性。S-100 在中间细胞中可有表达。E-cadherin、PR、ER 也可阳性。SMA、Calponin 等肌上皮标记一般不表达。

【鉴别诊断】

1. **鳞状细胞癌/腺鳞癌** 鳞状细胞癌铺砖样排列,特别是部分癌细胞质透明(富含糖原)时,容易和 MEC 混淆。MEC 通常有 3 种细胞,表皮样细胞、黏液细胞和中间型细胞,AB 染色阳性。

2. **鳞状上皮化生** 通常为局灶性,缺乏细胞内、外黏液和中间型细胞。

3. **浸润性导管癌** 缺乏广泛鳞状上皮分化伴有黏液分泌细胞、细胞外黏液及存在中间型细胞的形态特点。

4. **黏液癌/混合型黏液癌** 混合型黏液癌通常与浸润性导管癌混合存在,虽然可见成片分布的细胞,部分细胞质呈空泡状甚或透明,也可见到细胞外黏液,和 MEC 有相似之处,但黏液癌的细胞比较一致,缺乏 MEC 的 3 种细胞成分,黏液湖内常可见漂浮的细胞。混合型常可见到典型的浸润性导管癌。

5. 腺样囊性癌　特别是实性腺样囊性癌,可有局灶性筛状、管状结构及黏液分泌,和 MEC 有类似的地方需要鉴别。腺样囊性癌实性区由基底样细胞组成,可有肌上皮分化,缺乏中间型细胞,SMA 阳性。

6. 混合瘤(见混合瘤)。

【预后】

乳腺黏液表皮样癌预后一般比较好,其生物学行为取决于分化和分级。高分化者,淋巴结转移及远处转移少见,预后较低分化者好。有作者总结了 14 例,均为改良乳腺区段切除,术后辅以化疗,其中高分化 9 例,随访 4 年均无病生存;低分化 5 例,其中 4 例手术后 7～30 个月死亡,并均有肿瘤远处转移,有人报道 5 例高分化黏液表皮样癌均无淋巴结转移,术后 4～10 年无病生存。目前外科手术仍是乳腺黏液表皮样癌主要的治疗方法,肿瘤切除不干净容易复发。ER、PR 阳性者,内分泌治疗效果好,预后较好。

(张祥盛　董玮)

★ 专家点评

张祥盛教授:黏液表皮样癌是指形态和生物学行为与涎腺黏液表皮样癌类似的癌,肿瘤位于乳腺深处,老年妇女多发。肿瘤由鳞状上皮、腺上皮和中间型细胞构成。高分化型黏液细胞在 50% 以上,表皮样细胞多、中间细胞少,大小不等充满黏液的囊腔。巨检肿瘤体积多较小,有被膜,切面呈结节分叶状,内有多少不等小囊腔。低分化型表皮样细胞和中间细胞多,黏液细胞多<10%,异型性明显,核分裂易见,实性区多,黏液囊腔少;巨检肿瘤缺乏包膜,界限不清,质地较致密,散在的小囊。中分化型 3 种细胞数量大致相同,表皮样细胞可有轻度异型性,偶见核分裂。

免疫组化表皮样和中间细胞 CK5/6、CK14 阳性,34βE12 阳性;黏液细胞 CK7 阳性,CK20 阴性;p63 表皮样和中间细胞阳性;S-100 中间细胞可阳性;E-cadherin、EGFR、PR、ER 可阳性,SMA、Calponin 等阴性

此癌预后一般比较好。与组织学类型有相关性,高分化型,转移少,预后较低分化者好。外科手术切除是主要的治疗方法。肿瘤切除不干净容易复发。

<h1 align="center">病例二十一　嗜酸细胞癌</h1>

【病例介绍】

女性,65 岁。左侧乳腺 1 点距乳头约 5cm 处触及约 3cm×2cm 肿块,质硬,边界不清,表面不光滑,活动差,无压痛。

【病理变化】

1. **巨检**　送检灰白淡黄色组织一块,大小 3cm×2.5cm×2cm,切开切面见一肿物,大小 2cm×1.5cm×1cm,肿物切面灰白色,质地硬,边界不清楚。

2. **镜检**　肿瘤为浸润性癌,伴致密的纤维反应(图 10-21-1),癌细胞呈腺性及实性结构(图 10-21-2),部分见导管内癌成分。癌细胞体积较大,呈圆形或多边形,细胞界限清楚(图 10-21-3),胞质丰富,内含弥漫均匀分布的强嗜酸颗粒(图 10-21-4),无顶浆分泌现象,细胞核大小较一致,呈圆形、卵圆形,核仁清楚,可见核分裂。淋巴结未见癌转移。

3. **免疫组化**　癌细胞 CK、Her-2、EMA 阳性,ER、PR、GCDFP-15 阴性。

【讨论】

嗜酸细胞(oncocyte,希腊语)意为"肿胀的细胞",这种情况是由线粒体蓄积导致的。"嗜酸细胞"一词用于指代线粒体弥漫分布占据胞浆 60% 以上的细胞。该术语于 1931 年由 Hamperl 首先描述于腮腺特殊亚型的上皮性细胞,光镜下表现为细胞大、深嗜酸细胞颗粒性胞质。相同的细胞在甲状腺被 Askanazy 描述的更早(1898 年)。随后电镜证实是嗜酸细胞质内线粒体增多的结果。嗜酸细胞(Askanazy 细胞)有别于甲状腺滤泡内线粒体丰富的细胞,原因是前者整个胞质内均匀分布大量的线粒体,而后者的线粒体主要位于滤泡细胞的一极。1985 年 Ghadially 提出胞质内线粒体容积占 60% 是被广泛接受的嗜酸细胞的临界值。

虽然嗜酸细胞肿瘤可以发生在不同的部位像脑膜、脉络丛、软组织和胃肠道,但是更常见于内分泌和腺上

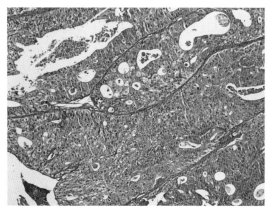

图 10-21-1 癌细胞富有嗜酸性胞质,实性片块状,间有纤维性分割

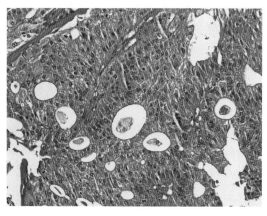

图 10-21-2 癌细胞呈实性结构可见大小不等的微囊

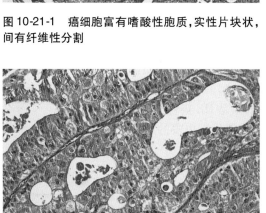

图 10-21-3 癌细胞圆形或多边形,细胞界限清楚

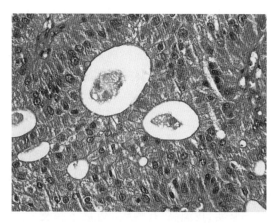

图 10-21-4 胞质丰富,嗜酸性,可见微囊

皮器官,如:甲状腺、腮腺和肾小管。嗜酸细胞肿瘤的定义因器官的不同所含嗜酸细胞特征的肿瘤细胞比例而不同,乳腺是 70% ,甲状腺肿瘤是 75% ,肾脏肿瘤是 100% 。

乳腺嗜酸细胞癌(oncocytic carcinoma)又称恶性嗜酸细胞瘤,是一种少见的特殊类型的乳腺浸润性癌,WHO 定义为肿瘤组织由 70% 以上嗜酸细胞组成。迄今国外有 32 例报道,年龄范围 26～85 岁(中位年龄66.5 岁),淋巴结转移较少见,预后非常好。而国内仅有 1 例报道,年龄 58 岁。由于在光镜下很容易被忽略或者误认为是更常见和熟知的大汗腺癌,乳腺嗜酸细胞癌发生率可能被低估了,其发病率可能比目前认为的更高,应引起临床和病理医生的注意。

肿瘤组织具有明确的分界,瘤组织可以呈腺管样、实性或者乳头状。肿瘤细胞大,圆形或者多角形,胞界清楚,胞质丰富,充满大量弥漫均匀分布的嗜酸性颗粒,核大小较一致温和,圆形到卵圆形,具有明显的核仁,核分裂少见。嗜酸细胞癌抗线粒体抗体弥漫强阳性。而普通乳腺癌抗线粒体抗体均呈弱阳性或者中等强度阳性,阳性颗粒分布于核周或者细胞的一极。当存在肿瘤性腺管样结构时,EMA 可以勾画出其腔缘。不表达GCDFP-15、CgA、Syn 和 SMA,ER、PR 可阳性或阴性。

正常细胞中线粒体的数量变化很大,取决于细胞类型,与这个细胞的能量需求相适应。几乎所有的嗜酸细胞癌的瘤细胞均含有大量的线粒体,一般占据整个胞质,并且不少于 60% 的胞质面积。除线粒体外的细胞器罕见。没有内分泌和外分泌颗粒(或者表示分泌活动的其他特征)。

【鉴别诊断】

1. 大汗腺癌 在形态学上大汗腺细胞和乳腺嗜酸细胞癌具有相似的特征,但是却有实质的区别。光镜下,它们均有大量的嗜酸性颗粒胞质。然而,大汗腺的线粒体通常分布不均匀,大部分位于核周,嗜酸细胞线粒体数量更多,并且弥散分布与整个细胞。大汗腺细胞是分泌活跃的细胞,具有局域突出的微绒毛,发达的高尔基复合体和大量的核糖体。并且显示特征性的空的囊泡。GCDFP-15 在大汗腺细胞胞质表达,并且同样可以检测到编码其蛋白的 mRNA。大汗腺癌细胞异型性明显,核分裂较多。

2. **伴有神经内分泌分化的癌**　嗜酸细胞癌嗜铬蛋白反应阴性以及超微结构显示缺乏分泌颗粒可以将两者鉴别。

3. **嗜酸细胞肌上皮病变**　肌上皮标志物阳性可以将两者鉴别。

4. **颗粒细胞瘤**　一般呈巢状或者片状分布,S-100 蛋白弥漫阳性,上皮和神经内分泌标志物阴性。

【预后】

临床预后因不同的肿瘤各异,肾脏、甲状腺嗜酸细胞肿瘤和 50% 的肝脏嗜酸细胞纤维板层癌预后好,而甲状腺嗜酸细胞肿瘤、腮腺嗜酸细胞癌、嗜酸细胞垂体腺瘤和嗜酸细胞脑膜瘤比起非嗜酸细胞肿瘤而言预后较差。在乳腺,由于报道病例数较少并且缺乏足够的临床随访资料,因此无法准确评估其预后。

(李晓霞　张仁亚)

★ **专家点评**

毛永荣教授:乳腺嗜酸细胞癌少见,且容易误诊为大汗腺样癌的特殊类型浸润性癌。嗜酸细胞(oncocyte,希腊语),意为肿胀细胞,是由大量线粒体蓄积导致的,线粒体弥漫分布占据胞质的 60% 以上。

借助免疫组化可与大汗腺癌鉴别,GCDFP-15 大汗腺癌阳性,嗜酸性细胞癌绝大多数阴性,而 CgA、Syn 阴性可与嗜酸性神经内分泌癌鉴别。除此之外,最主要的鉴别依据是 HE 染色的组织形态学。

部分文献报道提示乳腺嗜酸细胞癌随访 4~7 年预后较好,但仍需更多的随访资料证实。

病例二十二　炎 症 性 癌

【病例介绍】

女性,44 岁,"2 年前在外院行右侧乳腺癌改良根治术,术后病理诊断为浸润性导管癌"。2 个月前发现左侧乳腺由内侧开始出现红肿,并逐渐遍布整个左乳腺,有疼痛感,不伴乳头溢液(图 10-22-1)。查体:右胸壁见纵形长 22cm 切口瘢痕,未触及异常包块。左侧乳腺明显弥漫性增大,紫红色伴水肿,未见乳头破溃及溢液。扪诊乳腺坚实,皮温高,有触痛。左腋下触及一活动度差、质硬淋巴结,直径 2cm,左右锁骨上各触及一活动度差、较固定、质硬淋巴结,直径 1cm。左乳腺钼靶片示:皮肤厚度增加,皮下"网格样"改变,乳腺组织密度增加。临床诊断:①右侧乳腺癌改良根治术后;②双侧锁骨上、右腋下淋巴结转移癌;③左侧炎性乳腺癌?

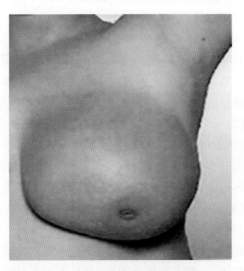

图 10-22-1　乳腺明显肿胀,整个乳腺充血,皮肤光亮,乳头明显内陷

【病理变化】

1. **巨检**　手术中送检不规则灰白色及灰黄色组织一块,表面附有皮肤,6cm×4.5cm×3.5cm 大小,皮肤无异常,切面皮下水肿,深部见一肿块,大小 4.5cm×3.0cm×3.0cm,无包膜,界限尚清,灰黄色,质细腻而脆,无出血坏死。改良根治切除乳房标本手术残腔周围未见残留肿瘤组织,右腋部组织中查见 14 枚淋巴结,大者长径

2cm,切面灰白色,质脆。

2. **镜检** 乳腺组织破坏,皮肤真皮浅层毛细血管扩张充血,皮下及整个乳腺淋巴管及血管内可见成簇的癌栓堵塞。癌细胞簇有的仅 3 ~ 5 个细胞,有的达 10 ~ 20 个细胞。癌细胞簇之间纤维组织增生,并纤维化及玻璃样变性(图 10-22-2,图 10-22-3)。乳腺深部可见明显浸润性癌结构。

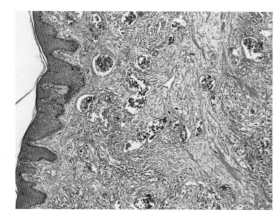

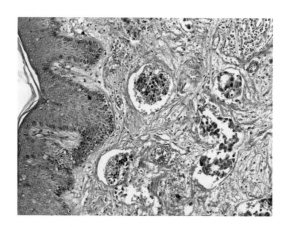

图 10-22-2　炎症性癌
中央可见两处淋巴管内癌栓,右侧为浸润性导管癌

图 10-22-3　增生的纤维组织间多处淋巴管内癌栓

3. **免疫组化** ER(-),PR(-),Her-2 阳性(3+),E-cadherin 阳性,D2-40 癌栓处淋巴管内皮阳性,Ki-67 阳性指数 20% ~ 30%(图 10-22-4)。

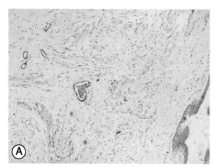

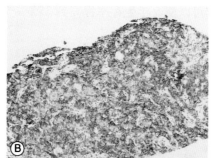

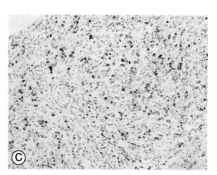

图 10-22-4　炎症性癌
A. D2-40 癌栓处淋巴管内皮阳性;B. 深部肿块癌细胞 E-Cadherin 阳性;C. Ki-67 阳性指数 20% ~ 30%

【讨论】

乳腺炎症性癌(inflammatory carcinoma)是具有独特临床表现的特殊类型乳腺癌。1807 年由 Charles Bell 首先描述,1924 年由 Lee 和 Tannenbaum 首先命名。临床上以乳房皮肤的弥漫性红、肿、热、痛为特征,极似急性炎症,因而得名。曾有许多不同命名,包括炎性乳腺癌(inflammatory breast cancer,IBC)、癌性乳腺炎(carcinoma mastitoides)、急性乳腺癌(acute carcinoma)、丹毒样乳腺癌(carcinoma erysipeloides)和乳腺恶性淋巴管炎(malignant lymphangitis)等。受累乳腺明显增大,表面皮肤发红、发热、触痛及皮肤广泛水肿,病变范围超过整个乳腺的 2/3。由于临床表现酷似乳腺的急性化脓性炎症(红、肿、热、痛和功能障碍),在 WHO 乳腺肿瘤分类中归入临床表现型癌。其实质为乳腺深部存在浸润性癌,引起真皮淋巴管内广泛性癌栓,阻塞淋巴管致使淋巴回流障碍。仅有真皮淋巴管侵犯,缺乏上述急性炎症的特征性临床表现的乳腺癌,不能诊断为炎症性癌。炎症性癌占原发性乳腺癌的比例为 1% ~ 10%。因诊断标准不同,确切的发病率很难统计。

炎症性癌的发病年龄与其他类型癌相似,平均约 52 岁。年轻、妊娠等因素与炎症性癌没有公认的特别联系,但年轻患者常可见癌旁淋巴管、血管浸润。炎症性癌与乳腺炎的临床表现相似,临床上表现为突然发生的乳房增大、变硬、触痛,乳房皮肤广泛红肿、发热、变厚及形成"橘皮样"外观。随病变进展,皮肤红肿可累及胸壁。红肿的面积达乳腺皮肤的 2/3 以上。几天内皮肤颜色可从粉红色,暗红色到紫红色不等,红肿皮肤可累及整个乳腺。临床检查,通常在乳腺中摸不到肿块。可以是原发或继发性肿瘤,在继发性炎症性癌常见局部肿瘤破溃引起皮肤溃疡。

炎症性癌不是真正的炎症性病变,也与炎细胞浸润程度无关。组织学无特殊性,多数为高级别浸润性导管癌,也可为其他型癌,如大汗腺样癌,但较少见于乳头状癌、髓样癌和黏液癌。其典型特征性病变是皮肤真皮内常有广泛性淋巴管和血管内癌栓,并导致周围组织继发水肿,包括胶原纤维分离与水肿,肿瘤间常有中等量的淋巴细胞、浆细胞浸润。

需注意的是,患者皮肤内癌栓的多少与临床患者皮肤红肿的表现不成正比。而且并非每一个炎性乳癌的患者都能在真皮组织内发现淋巴管癌栓,部分病例临床表现为炎症性乳腺癌,但取自红肿区域的标本可能找不到真皮淋巴管癌栓。因此对临床有炎性乳癌表现而没有发现真皮内癌栓的患者不能否定炎性乳癌的诊断。反之,在某些缺乏临床表现的情况下出现淋巴管内广泛癌栓的病例,尚不足以诊断炎症性癌。

【鉴别诊断】

炎症性癌的临床表现很特殊,但如果没有组织学证实则仍然不能诊断。

1. 真正的炎症性病变,如哺乳期的急性化脓性乳腺炎。

2. 乳腺血管瘤或血管肉瘤临床也可表现为整个乳房皮肤表面发红,但组织学鉴别不难。

3. 恶性淋巴瘤或白血病的乳腺浸润,临床鉴别较困难,需细胞学或组织学检查确诊。

【预后】

炎症性癌是进展型乳腺癌的一种,分类为T4d进展期癌。就诊时常有腋窝淋巴结转移,并易发生骨、肺、胸膜、肝、脑等部位远处转移。在系统性全身治疗出现前,单纯以外科手术治疗效果不佳,预后极差,5 年生存率<5%。炎症性癌的激素受体阳性率低,内分泌治疗效果不肯定,目前主张用全身化疗并局部放疗和(或)手术并全身化疗的序贯疗法。全身化疗可以使 5 年生存率提高到 25%～50%。

(张祥盛　张庆慧)

★ 专家点评

张祥盛教授:炎性乳腺癌是具有独特临床表现的一种特殊型乳腺癌。临床由于真皮内淋巴管血管内癌栓,导致受累乳腺整个发红、发热、触痛及皮肤广泛水肿的乳腺癌。有真皮淋巴管侵犯不伴有特征性临床表现,不能诊断炎症型癌。

炎性乳腺癌本质不是炎症性病变,也与炎细胞浸润程度无关,多数为高级别 IDC,也可为其他型癌。主要的诊断依据是皮肤真皮见到淋巴管和血管内癌栓和特殊的临床表现。常有淋巴结/远处转移,预后差。

临床上要注意与急性化脓性乳腺炎鉴别,病理学检查要与乳腺血管瘤或血管肉瘤及恶性淋巴瘤或白血病鉴别,结合临床表现,一般鉴别不难。

病例二十三　富糖原透明细胞癌

【病例介绍】

女性,52 岁,"发现右乳肿块 3 个月"。查体:乳腺肤色正常,无橘皮样外观和乳头内陷。肿块位于右侧乳腺,大小约 7cm×7cm×6cm,触诊检查,肿物质硬可活动,无红肿、压痛。腋下触及肿大淋巴结。全身体格检查、影像和血液常规及生化检查均正常。细针穿刺细胞学可疑恶性病变,随后进行切除活检,最后行乳房改良根治术。乳腺改良根治标本显示乳腺组织中无残余的恶性肿瘤,而腋窝淋巴结有 3/6 转移。

【病理变化】

1. **巨检**　灰白灰黄色组织一块,大小 10.5cm×8.5cm×8cm,切面见一肿物,大小 6cm×5.5cm×5cm,切面灰白色,质硬,边界不清。

2. **镜检**　肿物由大小不等的管腔组成,腔内充满肿瘤细胞,呈筛状和实性结构。单个肿瘤细胞为一致的大、圆、多边形,细胞边界清楚,大量透明胞质和轻度多形性、浓染的核。肿瘤细胞浸润间质呈片状、簇状、束状和单个散在分布,并涵盖了 90% 以上的肿瘤成分(图 10-23-1～图 10-23-4)。

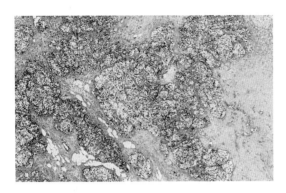

图 10-23-1　肿瘤细胞浸润间质呈片状、簇状分布

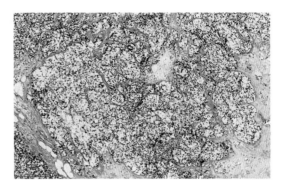

图 10-23-2　癌细胞呈片状浸润性生长,中间有纤细的纤维分割

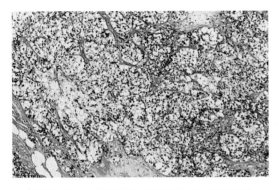

图 10-23-3　巢状分布的癌细胞质空淡、透明

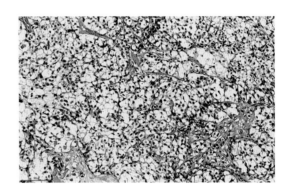

图 10-23-4　胞质丰富透明,核轻度多形和深染

3. **特殊染色**　瘤细胞 PAS 染色阳性,可被淀粉酶消化(图 10-23-5)。

4. **免疫组化**　AE1/AE3、EMA、CK 和 ER 阳性,PR、Her-2、SMA 和 S-100 阴性,GCDFP-15 弱阳性。

【讨论】

乳腺富糖原透明细胞癌(glycogen-rich clear cell carcinoma,GRCC)是一种非常少见的恶性病变,其诊断标准为90%以上的癌细胞质透明且富含糖原。1981 年首先由 Hull 等报道,迄今为止,国外文献已报道仅有几十例,国内也有少数病例报道。临床病理特征和预后还不清楚。Toikkanen 等报道发病率为 1.4%,而 Kuroda 等报道的发病率为 2.7%。发病年龄 41～78 岁,平均 57 岁,男女均可发生。

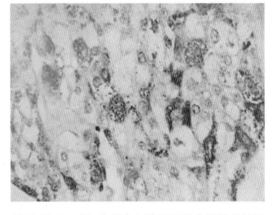

图 10-23-5　癌细胞质内充满 PAS 染色阳性的糖原颗粒(淀粉酶消化)

GRCC 组织学通常具有导管内癌和浸润性导管癌的特点,也可以是浸润性小叶癌、髓样癌或小管癌。导管内癌既可以单独存在,也可以与浸润癌伴发,表现为实性、粉刺样型,也可以是筛状、乳头状型。浸润性癌呈实性巢状、片状分布,少数情况下可见小管或乳头结构。癌细胞呈圆形、多边形或柱状,细胞界限清楚。绝大多数(>90%)癌细胞质呈水样透明,少数也可呈淡染-嗜酸性颗粒状。透明或细颗粒胞质中含有 PAS 染色阳性糖原,可被淀粉酶消化。细胞核卵圆形,中位或偏位、深染,多数为高级核,核仁明显,有明显异型性和多形性,核分裂多少不等。

免疫组化,多数文献报道肿瘤细胞 AE1/AE3、EMA 和 CK 阳性,ER 阳性,一般不表达 PR、Her-2、SMA 和 S-100 蛋白,GCDFP-15 弱阳性。Di Tommaso 报道了一例具有神经内分泌特点的 GRCC。一些细胞 CgA 阳性,大部分细胞 Syn 阳性,肿瘤显示一定程度的内分泌活性。Markopoulos 广泛分析了多种免疫组化染色,并报道了通过淀粉酶预处理的 PAS 染色阳性。本病例与文献报道基本一致。

【鉴别诊断】

GRCC 是一个少见原发恶性肿瘤,必须与印戒细胞癌、富脂质细胞癌、大汗腺癌和分泌性癌等相鉴别,其中透明细胞形态组织化学检测和免疫组织化学方面有帮助。

1. **印戒细胞癌** GRCC 具有 PAS 染色阳性的胞质颗粒且淀粉酶易消化,而印戒细胞癌胞质颗粒 PAS 染色阳性但不易被淀粉酶消化。

2. **富于脂质癌** 细胞质内含脂质呈泡沫状,糖原染色阴性,油红 O 和苏丹黑染色阳性。

3. **分泌型癌** 胞质呈泡沫状、空泡、颗粒状,形成细胞内外微囊-微腺结构,含有黏液性分泌物,PAS 也阳性但不易被淀粉酶消化,黏液卡红染色可阳性可阴性。

4. **大汗腺癌** 除具有空染、空泡状的胞质外,还有胞质嗜酸性的细胞。GCDFP-15 阳性。

5. **转移性肾细胞癌** 乳腺转移一般是恶性肿瘤的晚期事件,通常可查到原发病灶,通过对原发性肾肿瘤的广泛研究被排除。

GRCC 的预后尚无一致的结论,其中大多数报道的预后具侵袭性,只有少数病例具有良好的预后。许多报道提示 GRCC 比典型的浸润性导管癌更具有侵袭性,腋窝淋巴结转移明显高于其他非 GRCC,组织学分级多为中-高级别,预后差。GRCC 的生物学行为还有待积累更多的病例进行观察。

(刘飞飞 张仁亚)

★ **专家点评-1**

张祥盛教授:富糖原透明细胞癌是指肿瘤内>90%的癌细胞胞质透明且富含糖原的癌,乳腺透明细胞性病变常为组织制片的人工现象,或为其他类型的癌,糖元染色弥漫阳性,AB、黏液卡红、油红 O 均阴性具有诊断价值。临床表现和巨检与浸润性导管癌类似,无特征性。光镜下为导管原位癌或各型浸润性癌图像,瘤细胞呈圆形、多边或柱状,界清,胞质水样透明,可呈淡染,核中位或偏位,多数为高核级,核仁显著,异型性和多形性明显。如为小叶癌细胞比较均匀一致,异型性不显著,电镜检查显示胞质内有大量(β)糖原颗粒。

富于脂质癌、分泌型癌、组织细胞样癌、大汗腺癌、透明细胞汗腺瘤、腺肌上皮瘤、透明细胞瘤(糖瘤)、透明细胞化生、透明细胞淋巴瘤、转移性透明细胞恶性黑色素瘤、转移性透明细胞癌等均可见到透明细胞,应注意鉴别。

★ **专家点评-2**

皋岚湘主任医师:乳腺浸润性癌(非特殊类型)中常可见到小部分胞质透明状、富于糖原的癌细胞。但富糖原的透明细胞癌其透明细胞应该占90%以上,且 PAS 染色阳性、淀粉酶消化后 PAS 染色阴性,这是诊断此癌的必需条件。其中导管原位癌成分的癌细胞胞质同样为透明状。浸润性癌常以各种体积的、界限清楚的巢团状结构存在,也可表现为典型的浸润性生长。该肿瘤的一些区域肿瘤细胞也可以出现嗜酸性胞质,就像卵巢和子宫内膜的透明细胞癌一样,表现为透明细胞癌的变异型。因这种类型的癌很少见,其预后情况文献报道不一致。但不管哪一种类型的乳腺癌都需要按免疫表型,淋巴结转移情况和临床分期等情况综合考虑。

病例二十四 皮 脂 腺 癌

【病例介绍】

女性,73 岁,"因发现左乳腺肿块 1 年入院"。体检:左乳腺正中深部触及一肿物,3.5cm×2.0cm 大小,质韧,活动度差,表面无破溃溢液,乳头无内陷,皮肤无橘皮样外观。左腋窝触及肿大淋巴结,融合成团约 2.0cm×1.5cm,活动尚可,肺、肝、肾影像学检查未见异常。行左乳房及腋窝淋巴结清扫术。

【病理变化】

1. **巨检** 改良根治切除乳房标本,表面皮肤及乳头未见异常。乳腺正中深部见一 3.5cm×2.0cm 肿块。切面灰白间淡黄色,面积 3cm×2.5cm,质脆,无包膜,边界欠清。右腋部组织中查见 14 枚淋巴结,大者长径 2cm,切面灰白色,质脆。

2. **镜检** 瘤细胞呈巢团状分布。巢团构成于 2 种细胞,中心细胞质丰富,透明-泡沫状,界限清楚,似皮脂腺样细胞;巢外周的细胞体积较小,呈小的卵圆或梭形,胞质少呈嗜酸性,没有空泡,酷似皮脂腺小叶的结构。瘤细胞核圆、卵圆形,少数呈梭形或不规则形,泡状,异型性不著,0~2个核仁,核分裂少见,部分巢团中心见桑葚样鳞状化生。小叶及细胞巢间有增生的纤维血管间质(图10-24-1)。

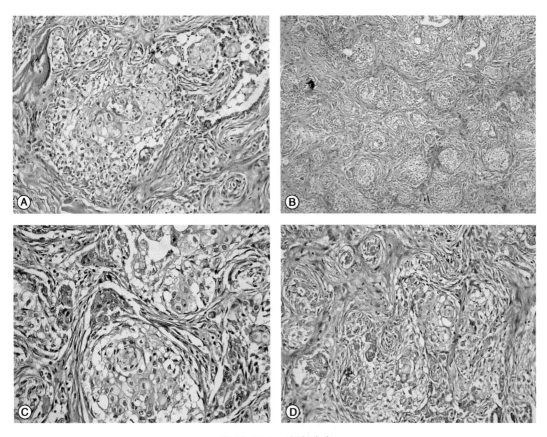

图 10-24-1　皮脂腺癌

A. 癌细胞呈实性巢状,间为增生的纤维组织间质;B. 巢中心细胞质红染似鳞状细胞,周边细胞质丰富,透明-泡沫状,酷似皮脂腺小叶;C、D. 高倍示癌细胞巢结构,中心可见皮脂腺细胞,胞质空亮,并见嗜酸性微小颗粒

3. **免疫组化**　癌细胞呈 CK5/6(图 10-24-2)、p63(图 10-24-3)、AE1/AE3、ER 和 PR 阳性,而 Vimentin、S-100、CEA、GCDFP-15 阴性。

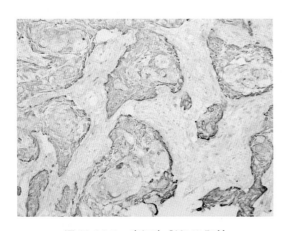

图 10-24-2　癌细胞 CK5/6 阳性

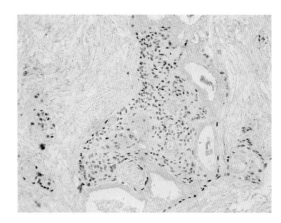

图 10-24-3　癌细胞 p63 阳性

【讨论】

　　乳腺皮脂腺癌(sebaceous carcinoma),也称皮脂腺样癌,是指具有皮脂腺分化的原发性乳腺癌,皮脂腺分化细胞必须占优势才能诊断,否则只能诊断为具有皮脂腺分化的癌。2003 年 WHO 乳腺肿瘤分类将其单独列

为浸润性乳腺癌的特殊类型予以确认,定义为具有皮脂腺分化特点的原发性乳腺癌,必须证明肿瘤不是来源于皮肤皮脂腺。2012 年 WHO 分类强调皮脂腺样细胞要占肿瘤成分的 50% 以上,排除皮肤的皮脂腺癌,归入浸润性癌的罕见类型。此癌的发生可能与乳腺上皮的分化和化生有关。肿瘤位于乳腺内,癌组织和乳腺腺管上皮有移行过渡是诊断乳腺皮脂腺癌的重要依据。

皮脂腺癌十分罕见,国外文献仅 9 例报道,国内只有陈健等(2005 年)报道 1 例。10 例患者 9 例为女性,1 例男性,年龄 45~85 岁。临床上均触及乳腺肿块,肿物大小 2~20cm,界限清楚,切面实性,淡黄色。镜检癌细胞呈叶状或巢状分布,由两种细胞组成,一种是皮脂腺样细胞,界限清楚,胞质丰富,透明或泡沫状;另一种是皮脂腺样细胞外周的小的卵圆-梭形细胞,胞质少呈嗜酸性,没有空泡。两种类型的细胞可排列成类似皮脂腺小叶的结构。细胞核圆-卵圆形,也可为不规则形或梭形,通常只有轻度异型性,核呈泡状,0~2 个核仁,核分裂少见,局部核有明显异型性,核分裂多见。可有灶状桑葚样的鳞状细胞化生,也可出现角化鳞状上皮。小叶及细胞巢间有多少不等的纤维血管间质。有的病例有小叶原位癌成分。

诊断皮脂腺样癌须把握以下标准:①肿物位于乳腺实质内,与皮肤附件没有关系;②具备皮脂腺分化特点及恶性特征;③癌组织与乳腺导管上皮移行结构。此外,皮脂腺样癌成分须占比例尚无定论,一般认为至少应大于 50%。

乳腺皮脂腺样癌 ER、PR 的表达情况,文献报道不一,有认为 ER、PR 高表达,亦有病例 ER 低表达,PR 阴性。有认为 ER、PR 高表达区域为浸润性导管癌区域,而完全向皮脂腺方向分化区域为低表达。一般认为,未分化型细胞具有向较分化型细胞分化的能力,PCNA 阳性部位主要位于未分化型细胞,亦说明未分化型细胞为皮脂腺样癌中增殖能力最强的细胞。苏丹Ⅲ脂肪染色阳性。

【鉴别诊断】

乳腺皮脂腺样癌具有皮质腺分化特点,但亦需与下列肿瘤鉴别。

1. **大汗腺癌** 肿瘤全部或大部分由大汗腺样细胞构成,除有胞质呈空泡/网格泡沫状的细胞外,还有胞质丰富呈均质/颗粒状嗜酸性的典型大汗腺样细胞,还常有顶浆分泌。癌细胞核大,核仁明显,核分裂通常比较多见。呈腺管/泡状分布的大汗腺样细胞可有明显的胞突。免疫组化染色,大汗腺样细胞 GCDFP-15 呈阳性表达。大汗腺癌缺乏皮脂腺小叶样结构及小圆-梭形细胞和鳞化。

2. **富于脂质的癌** 癌组织成片状、条索状或巢状排列,细胞较大,胞质丰富透明、泡沫状或空泡状,有时可为均质嗜酸性。细胞核相对一致,核仁明显。但肿瘤缺乏未分化型细胞,具有导管癌样的不规则浸润特点,没有两型细胞构成的皮脂腺小叶样结构,一般也不出现鳞状上皮分化区域。

3. **富于糖原的透明细胞癌** 胞质透明,糖原染色阳性,脂质阴性,缺乏皮脂腺分化的结构特点。

4. **原发于乳腺部位皮肤附件的皮脂腺癌** 当皮肤皮脂腺癌侵及乳腺时,形态上与乳腺癌较难鉴别。首先应仔细寻找癌组织与乳腺导管上皮移行结构,如果存在应判断为乳腺来源,如果不存在,则需依据肿瘤位置深浅来诊断,肿瘤主体位于皮下者为皮肤原发,主体位于乳腺实质者为乳腺原发。

【预后】

乳腺皮脂腺癌的生物学行为还缺乏了解,有待进一步积累病例。

(张祥盛)

★ **专家点评-1**

张祥盛教授:乳腺皮脂腺癌是罕见肿瘤,2003 年 WHO 乳腺肿瘤分类将其单独列为浸润性乳腺癌的特殊类型予以确认,2012 年 WHO 分类强调皮脂腺样细胞要占肿瘤成分的 50% 以上,位于乳腺内,与皮肤皮脂腺无关,归入浸润性癌的罕见类型,命名为具有皮脂腺分化的原发性乳腺癌。发病年龄 45~62 岁,临床上可触及肿块,肿物大小 2~20cm,界限清楚,切面实性,淡黄色。镜检肿瘤呈小叶状或巢状分布,构成于皮脂样细胞,细胞界限清楚,胞质透明-泡沫状,核呈泡状,核仁,轻度异型,核分裂少,小叶中心可发生鳞状化生。免疫组化染色 AE1/AE3、ER、PR、p63(鳞化上皮)阳性,部分病例 S-100 阳性,Vimentin、CEA、G-15 阴性。诊断时首先要弄清肿瘤的发生部位,排除皮肤的皮脂腺癌。还要注意与大汗腺癌(胞质嗜酸颗粒状,G-15 阳性)、富脂细胞癌(胞质淡薄,细小的空泡状/泡沫状)和透明细胞癌(胞质透明,糖原阳性,脂质阴性)鉴别。

★ **专家点评-2**

皋岚湘主任医师:原发乳腺的皮质腺癌非常少见,但诊断应该不困难,它具有向皮脂腺分化的组织学形态特点,与发生在皮肤和眼眶的皮脂腺癌一致。关键是要排除肿瘤与皮肤附属器有关联之后才能做出乳腺原发性的诊断。有人认为这种癌实际上也可以视作乳腺化生性癌的一个非常少见亚型,正如化生性癌中的鳞状细胞癌一样,乳腺癌也可向皮脂腺分化(化生)。该肿瘤的免疫表型报道不十分一致,本例 ER 和 PR 阳性,但文献中有些病例 ER 和 PR 阴性、且表达 AR。

病例二十五 三阴性乳腺癌

【病例介绍】

女性,39 岁,"发现左乳肿块 2 周"。左乳头下方处触及一枚肿物,体积 4cm×3cm×2cm,质硬、边界欠清,活动度差,肿物与表面皮肤无粘连,腋窝淋巴结不大。手术所见:左乳头下方 4cm×2.5cm×2cm 肿块,质硬,边界不清。

【病理变化】

1. **巨检** 乳腺组织一块,体积 5.5cm×4cm×3cm,临床已剖开,切面见灰白色肿物,面积 3.5cm×3cm,质硬,边界不清。

2. **镜检** 肿瘤细胞呈巢状及片状排列,无腺管形成(图 10-25-1),肿瘤细胞体积较大,异型性明显,细胞核核仁清楚,核分裂多,可见病理性核分裂(图 10-25-2)。肿瘤间质较疏松,可见散在淋巴细胞浸润,肿瘤中央区见带状坏死。部分区域可见癌细胞鳞状细胞分化(图 10-25-3)和梭形细胞/肉瘤样分化(图 10-25-4)。

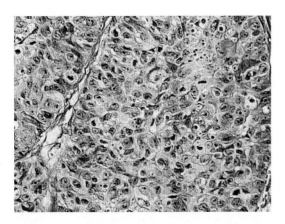

图 10-25-1 瘤细胞呈巢状及片状排列,无腺管形成

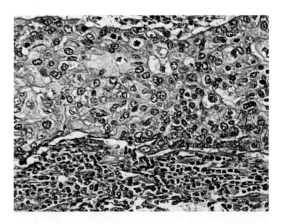

图 10-25-2 肿瘤呈排挤性边缘,瘤细胞高级别核,异型性明显,核分裂易见

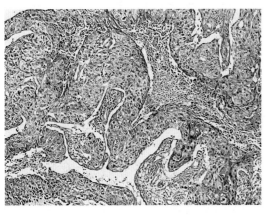

图 10-25-3 癌细胞鳞状细胞分化

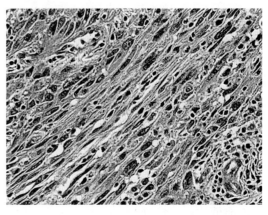

图 10-25-4 癌细胞梭形细胞/肉瘤样分化

3. 免疫组化 ER、PR 及 Her-2 阴性（图 10-25-5），Ki-67 增殖指数 80%，p63、CK5/6、CK5（图 10-25-6）、CK17、CK14、p53 和 EGFR（图 10-25-7）均阳性。

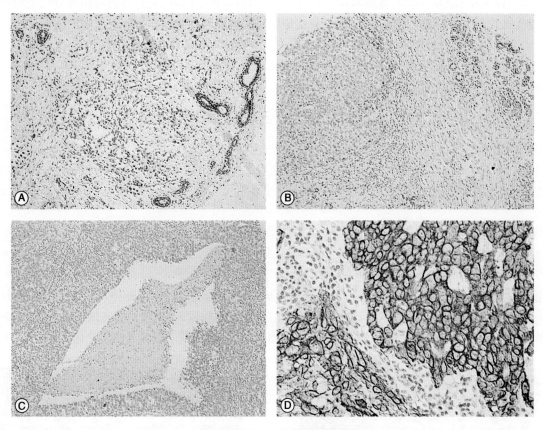

图 10-25-5 三阴性乳腺癌
A. 癌细胞呈 PR 阴性；B. ER 阴性；C. Her-2 阴性；D. CK14 阳性

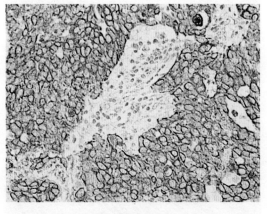

图 10-25-6 癌细胞呈 CK5 阳性

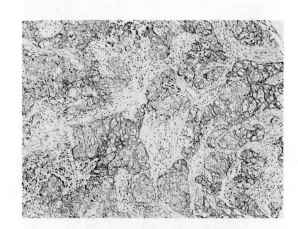

图 10-25-7 癌细胞呈 EGFR 阳性

【讨论】

三阴性乳腺癌（triple-negative breast cancer，TNBC）是指雌激素受体（estrogen receptor，ER）、孕激素受体（progesterone receptor，PR）和 Her-2 均为阴性的乳腺癌。国外资料报道，欧美人群 TNBC 约占乳腺癌总数的 10%~24%，日本为 15.0%，韩国为 14.7%，国内报道约为 10%~25%。TNBC 的发病率存在种族差异。研究发现非洲裔的美国妇女是 TNBC 的好发人群，绝经前妇女的发病率高于绝经后妇女。国内报道中 TNBC 以绝经后患者居多，与国外有关文献报道不同，推测可能与我国 TNBC 患者种族遗传因素或环境因素有关。临床上三阴性乳腺癌肿瘤体积较大，发生局部复发和远处转移的概率较高，与其他类型乳腺癌相比脏器转移率较高，尤其是肺部和脑，而骨转移率较少。由于其缺乏 ER 和 Her-2 的表达，肿瘤对内分泌治疗及赫赛汀靶向治疗不敏感,患者生存时间短、预后差。

三阴性乳腺癌包括在形态学和分子水平上不同的一组异质性乳腺癌。TNBC 大多是高级别非特殊型浸润性导管癌、化生性癌及髓样癌,少数也可以是某些恶性度较低的其他组织学类型的乳腺癌。病理形态学上 TNBC 与基底细胞样癌有很多相似之处,两者的相似特征包括以下几点:①组织学分级高,绝大多数为组织学Ⅲ级;②肿瘤细胞呈巢状、片状结构,大部分肿瘤无导管形成;③核分裂象多,病理性核分裂象多见,Ki67 标记指数高;④肿瘤组织呈膨胀性生长,明显的推挤性边缘,与周围组织分界清楚;⑤癌巢周围间质较为疏松,可见大量淋巴细胞浸润;⑥可观察到癌细胞鳞化或梭形细胞化生。⑦多数肿瘤可见区域性坏死,部分肿瘤可见中心胶原化瘢痕。

化生性癌大多数是三阴性乳腺癌,90% 以上的化生性乳腺癌都具有基底细胞样表型。还有某些组织学类型的乳腺癌,如大汗腺样癌、分泌性癌、腺样囊性癌、黏液表皮样癌、低级别腺鳞癌和鳞状细胞癌等也都是三阴性乳腺癌。但分泌性癌、腺样囊性癌、低级别腺鳞癌及低级别梭形细胞癌的恶性度较低,肿瘤呈局部侵袭性生长,较少发生远处转移。除了具有相同的基因表达谱及免疫表型外,预后良好的三阴性乳腺癌与预后不良的三阴性乳腺癌之间的关系尚不明了。为什么具有相似生物学标记特征的肿瘤预后差别如此之大还不清楚。推测这些差别在某种程度上可能代表了一种分化谱,也可能是表基因学的异常或非遗传性的改变导致了肿瘤在生物学行为上出现了差别。

在分子水平上,三阴性乳腺癌是具有高度异质性一组肿瘤。TNBC 包括了 ER 阴性的不同分子亚型的乳腺癌,其中绝大多数是基底样亚型,约占全部三阴性乳腺癌的 70% ~ 80% ,其次为 Claudin-low 亚型。claudin 基因与上皮细胞紧密连接有关,claudin(紧密连接蛋白) 是紧密连接结构蛋白家族中最重要的一员。claudin-low 型(紧密连接蛋白低表达型)乳腺癌的特征是低表达或不表达腺腔分化标记、高表达上皮-间质转化标记和免疫反应基因,并有癌症干细胞样特征。临床上,大部分此型乳腺癌是三阴浸润性导管癌,预后差,常有高频的化生性癌特征和髓样癌特征。但也有其特点,即 E-cadherin 低表达,肿瘤内有大量免疫细胞反应,高表达上皮间质转化标记物,如 Vimentin 等。此型癌对术前标准化疗的反应介于基底样型和管腔型之间。

临床上,三阴性乳腺癌多发生于有 BRCA1 突变的年轻妇女,80% ~ 90% 伴有 BRCA1 突变的乳腺癌为三阴性,与 BLBC 和 TNBC 相似,BRCA1 突变的遗传性乳腺癌大多为高级别肿瘤,预后较差,肿瘤倾向于内脏转移。分子水平上,大多数 BRCA1 相关乳腺癌也具有 BLBC 及 TNBC 的基因表型,如高表达基底细胞角蛋白、EGFR、TP53 的突变等。最近的研究提示,50 岁以下的三阴性癌应该做遗传学检查,多数患者有 BRCA1 突变携带者。

虽然 TNBC、BLBC 与 BRCA1 突变相关的乳腺癌在发病机制、分子基因型及免疫组织化学染色结果方面具有许多相似之处,但三阴性乳腺癌与基底样乳腺癌及 BRCA1 突变相关的乳腺癌并不等同。从多方面分析,它们之间还是存在某些基因表达谱和免疫表型上的差异,因此尚不能将它们完全等同起来。现在公认它们是由不同基因表达谱组成的异质性肿瘤

【预后】

三阴性乳腺癌临床表现为一种侵袭性病程,与其他类型乳腺癌相比,较早发生局部复发和远处转移,内脏转移率高,较易发生脊髓、脑膜、脑、肝和肺转移,但腋窝淋巴结转移率低。早期复发风险高,复发高峰出现在术后 1 ~ 3 年内,大多数患者在诊断后 5 年内死亡,但对患者进行 10 年随访观察后,三阴性乳腺癌与其他类型乳腺癌之间的差异逐渐缩小。三阴性乳腺癌对内分泌治疗和 Her-2 的靶向治疗均无效,传统化疗仍然是 TNBC 的主要治疗手段,主要推荐以蒽环类以及蒽环类+紫杉醇为基础的化疗,此外,一些针对三阴性乳腺癌的靶向治疗新药不断问世,如西妥昔单克隆抗体、厄洛替尼、达沙替尼、PARP 抑制剂等,但这些药物大多数仍处于临床试验阶段,抗肿瘤疗效还有待证实。随着乳腺癌基因表达谱和分子特征研究不断深入,针对不同类型乳腺癌患者的个性化治疗将不断完善。

(张庆慧)

★ **专家点评**

张祥盛教授:三阴性乳腺癌是一组在形态学和分子水平上不同的异质性乳腺癌。广义地讲,免疫组化染色 ER、PR 和 Her-2 均阴性即为三阴性乳腺癌。类型很多,如大汗腺样癌、分泌性癌、腺样囊性癌、黏液表皮样

癌、低级别腺鳞癌、鳞状细胞癌、富于脂质的癌和来源于微腺性腺病的癌等,其中分泌性癌、腺样囊性癌、低级别腺鳞癌及低级别梭形细胞癌的恶性度较低,肿瘤呈局部侵袭性生长,较少发生远处转移。狭义地讲,是指具有基底细胞样表型的乳腺癌,最常见的组织类型是非特殊类型导管癌(80%),化生性癌、中央坏死的癌和髓样癌,其特征为很少与导管原位癌有关,快速生长和进展,淋巴结转移与肿瘤大小关系不密切,倾向内脏转移(脊髓和脑膜、脑、肝、肺)。病理学特征为实性生长方式,高级别的核,显著的淋巴细胞浸润和地图样的坏死。免疫组化检测 ER 阴性,PR 阴性,Her-2 阴性,基底样标记 CK5/6、CK14、CK17 中至少 1 项为阳性和(或)EGFR 阳性。由于其缺乏有效靶标治疗困难,诊断后有高复发危险,局部复发多于远处转移,从远处转移到死亡进展快速,5 年内死亡率高。因此,诊断标准的掌握一定要严格。

病例二十六　基底细胞样癌

【病例介绍】

女性,56 岁,"自检发现右乳头回缩 3 个月余",不伴乳头溢液或溢血。其母患乳腺癌。查体:右侧乳腺体积增大,乳头内陷,乳头下可及一个大小约 4cm×5cm 的质硬肿物,界限不清,表面不光滑,不伴压痛,未见皮肤红肿,未见橘皮征。左乳未扪及明显肿物。超声检查:右侧乳头外上方可见一个低回声包块,大小为 3.0cm×2.4cm,边界不清,回声不均,未见明显血流信号。右腋下可见肿大淋巴结,1.6cm×0.9cm,皮髓质结构不清。

【病理变化】

1. **巨检**　不规则灰白色肿块样组织一块,4.6cm×3.6cm 大小,无包膜。切面实性,质地脆,可见出血和出血坏死。

2. **镜检**　肿瘤具有明显推挤性边缘,无导管结构,瘤细胞显著多形性、合体细胞样或基底细胞样,核分裂常见(>20 个/10HPF)和细胞凋亡多见,呈现高级别导管癌形态特点(图 10-26-1,图 10-26-2)。肿瘤中央可见瘢痕,部分区见地图样坏死,肿瘤间质极少,其间微血管增生并有少量淋巴细胞浸润。

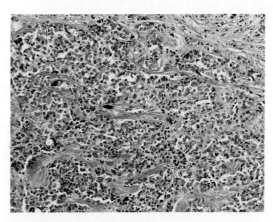 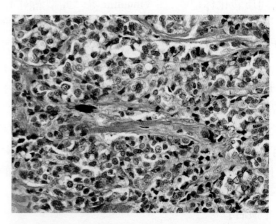

图 10-26-1　肿瘤无腺管状结构,瘤细胞显著多形性、基底细胞样外观,核分裂常见　　图 10-26-2　瘤细胞呈基底细胞样外观,多形性显著,核分裂常见

3. **免疫组化**　CK5/6、CK5、CK17、CK14 和 EGFR 均阳性,ER、PR 及 Her-2 阴性,Ki-67 增殖指数 40%~50%,p63 阳性(图 10-26-3)。

【讨论】

乳腺基底细胞样癌(basal-like breast carcinoma,BLBC)与发生于皮肤的基底细胞癌和食管等部位的基底细胞样鳞癌是完全不同的概念,后两者是建立在组织学形态基础上的分类;而 BLBC 是建立在基因表型的基础上的。乳腺癌是一类高度异质性的恶性肿瘤,无论在组织形态、免疫表型、生物学行为还是治疗反应上都存在着极大的差异。以形态学为基础的分类诊断已难以满足要求日益精确的临床治疗需要。BLBC 是指具有基底细胞基因表型并不同程度的表达基底细胞角蛋白(CK5/6、CK14、CK17)和肌上皮标记物的乳腺癌。其恶性度高,侵袭性强,临床预后差。有人统计,BLBC 在绝经前非洲裔美籍妇女中占到 39%,而绝经后仅为 14%,而其他各族妇女仅为 16%,且无年龄差异。部分 BLBC 的发生与 BRCA1 基因突变有关,大多数基底样乳腺癌是散发性的。

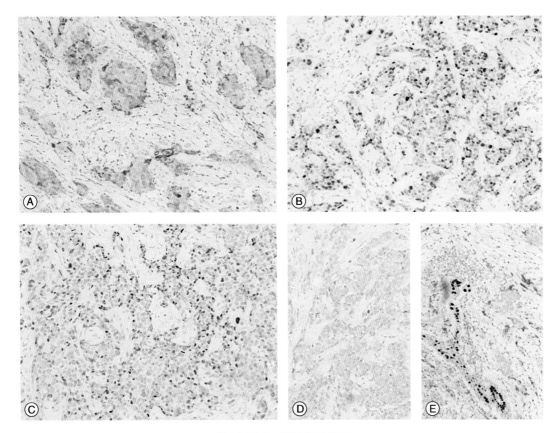

图 10-26-3 基底细胞样癌
A. 癌细胞 CK5/6 阳性；B. 癌细胞 Ki-67 增殖指数较高；C. 癌细胞 p63 阳性；D. 癌细胞 Her-2 阴性；
E. 癌细胞 ER 阴性

随着分子生物学的发展，人们认识到，一些控制细胞生长、凋亡、分化的关键基因异常在肿瘤进展中具有重要作用，可以提示患者预后并为治疗提供有效靶点，因此，从基因表型出发对肿瘤进行分类，成为继形态学分类后的重要分类方法。

2000 年，Perou 等采用基因芯片技术对 42 例乳腺标本进行基因表达谱分析，根据基因表达类型的相似性进行分组，他们发现依据乳腺癌基因表达谱的差异可将乳腺肿瘤分为四个不同的分子亚型。随后，Sorlie 等又进一步扩大样本量，对多组基因芯片数据进行比较，最终将乳腺癌分为 5 种亚型：即管腔 A 型、管腔 B/C 型、正常乳腺样型、Her-2 过表达型以及基底细胞样型。分子分型与组织学相对应观察发现，Her-2 过表达型和基底细胞样型多为高级别肿瘤。管腔型多为分化较好的低级别肿瘤，管腔 B 型的分化常常比 A 型要差一些。基底细胞样型和 Her-2 过表达型的生存时间最短，管腔 A 型生存时间最长，管腔 B 型居中。Her-2 过表达型淋巴结转移率最高（56%），管腔 B 型（47%），基底细胞样型（41%），管腔 A 型（34%），管腔型癌激素受体阳性，适合内分泌治疗；Her-2 过表达型则适合曲妥珠单抗的靶向治疗；目前还没有发现对基底细胞样型存在任何有效的治疗靶点，但目前研究认为基底细胞样型可能的候选靶点包括 EGFR 和 VEGF。乳腺癌的分子分型和相应的免疫标记见表 10-26-1。

表 10-26-1 乳腺癌的分子分型和相应的免疫标记

分子分型	免疫标记
管腔型 A	ER+，和（或）PR+，Her-2−
管腔型 B	ER+，和（或）PR+，Her-2+
正常乳腺样型*	无明显的免疫标记特征
Her-2 过表达型	ER−，PR−，/Her-2+
基底细胞样型	ER−，PR−，Her-2−、CK5/6、CK14 和 CK17 中至少 1 项+，和（或）EGFR+

* 特征不太明确，可能是肿瘤样本中正常乳腺上皮和间质污染造成的人工假象

BLBC 的组织学特点为低倍镜观察,肿瘤具有明显推挤性边缘,无导管结构,癌细胞显著多形性、合体细胞样或基底细胞样,核分裂常见(>20 个/10HPF)和细胞凋亡多见,呈现高级别浸润性导管癌形态特点。肿瘤中央瘢痕多见,有时可见地图样或粉刺样坏死,肿瘤间质极少,其间微血管增生并有中等至多量淋巴细胞浸润。

BLBC 一般表达 CK5/6、CK5 和(或)CK17、CK14,而不表达 ER、PR 及 Her-2 等,同时常伴 EGFR 过表达,而肌上皮相关标志物的表达情况不定。

BLBC 诊断主要根据形态学特征和免疫组化特点,肿瘤呈实性生长方式、高级别核、显著的淋巴细胞浸润和地图样坏死。免疫组化结果显示三阴癌:ER、PR、Her-2 阴性,基底样标记 CK5/6、CK14 和 CK17 中至少 1 项阳性和(或)EGFR 阳性。

(张祥盛　张庆慧)

★ 专家点评

张祥盛教授:基底细胞样癌是三阴性高级别癌。肿瘤通常呈实性巢状结构,细胞巢外周的核呈栅栏状排列,表达基底样角蛋白标记物,如 CK5/6 或 EGFR。基因表达谱检查,大多数高级别肉瘤样乳腺癌归入基底样癌。小细胞成分表达 desmin,支持横纹肌肉瘤,可排除组合性高级别癌和(或)淋巴瘤。不表达 Syn、CgA 可排除小细胞神经内分泌癌成分。

此癌与三阴性乳腺癌有重叠,应注意两者的异同点。

病例二十七　类似于甲状腺高细胞亚型乳头状癌的乳腺癌

【病例介绍】

女性,70 岁,"发现左乳腺肿块 1 周"。查体:左乳内下象限扪及明显的结节,大小 1.5cm×1.2cm,质硬,活动度差,无压痛,乳头无内陷,皮肤无橘皮样外观。未触及肿大的腋窝淋巴结。B 超检查见乳腺实质不规则肿块,无包膜,界限不清,回声不均匀。手术中冷冻快速病理检查诊断为浸润性癌,行乳腺广泛切除术。

【病理变化】

1. **巨检**　灰白灰黄色不规则组织一块,大小 10cm×9cm×8.5cm,切面见一灰白色结节,大小 1.2cm×1.0cm×0.8cm,切面灰白色、质硬,边界不清。

2. **镜检**　低倍镜下肿瘤细胞聚集排列成实性和乳头状结构(图 10-27-1)。乳头紧密排列,呈实性或小梁状。癌巢和乳头由柱状、立方细胞构成,沿乳头基底膜极向有序排列。癌细胞富有胞质,嗜酸性颗粒状,长径超过横径的 3 倍。核呈圆形、卵圆形或杆状,染色质纤细,半透明状,核膜清楚,中度多形性,易见核沟(图 10-27-2),偶见核内嗜酸性假包涵体(图 10-27-3)。核分裂易见,3~5/10HPF,并见凋亡小体。亦可见由真腺腔组成或乳头围绕成的筛状结构。腺体和滤泡样结构充满无定形嗜酸性物质,并见具有扇贝样吸收空泡。乳头及实性条索和癌巢间为增生的纤维组织(图 10-27-4)。

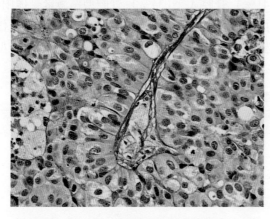

图 10-27-1　肿瘤细胞聚集排列成实性和乳头状结构,瘤细胞沿乳头基底膜极向有序排列

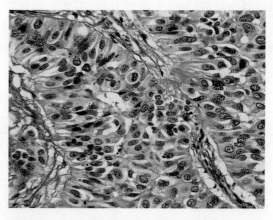

图 10-27-2　癌细胞呈柱状,长径不足横径的 3 倍,易见核沟

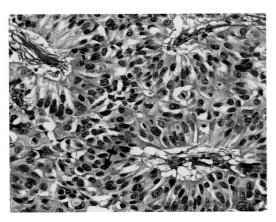

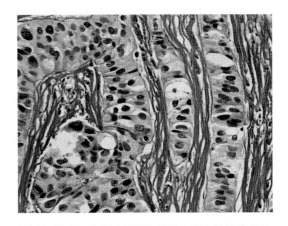

图 10-27-3　核分裂易见,偶见核内嗜酸性假包涵体(箭头示)　　　　图 10-27-4　乳头及癌细胞巢间为增生的纤维组织

3. **免疫组化**　CK7 和 mitochondria 阳性,EMA 局灶阳性,GCDFP-15 部分阳性,TG 和 TTF-1 阴性,AR阳性。

4. **随访**　患者手术后没有进行化疗和放疗,也无进行内分泌治疗。术后已 26 个月,健在,无复发及全身转移迹象。

【讨论】

类似于甲状腺高细胞亚型乳头状癌的乳腺肿瘤(breast tumor resembling the tall cell variant of papillary thyroid carcinoma)由 Eusebi 于 2003 年首先报道 5 例,肿瘤呈乳头状或实性条索和巢状结构,瘤细胞呈高柱状,胞质嗜酸性,核透明,并见核沟和假包涵体,形态学类似甲状腺高细胞亚型甲状腺癌,免疫组化 TTF-1 和 TG 阴性,可排除转移性甲状腺癌,首提出此命名。Masood 等在 2012 年报道 1 例,复习文献报道的 11 例,发现形态学类似甲状腺高细胞亚型乳头状癌,其中 1 例发生了淋巴结和骨转移,1 例发生淋巴结转移,免疫组化和分子生物学检测无甲状腺癌的特征,提出"乳腺高细胞亚型乳头状癌(tall cell variant of papillary breast carcinoma)"的名称,认为是乳腺乳头状癌的变异型。国内未见报道。

类似于甲状腺高细胞亚型乳头状癌的乳腺癌罕见,文献中仅见 12 例报道,加本文 1 例,共 13 例,均为女性,发病年龄 45～80 岁。平均 61 岁,13 例患者均为乳腺可触及的无痛性肿块,12 例单发,1 例多发(2 个肿块,其中 1 个肿块术后病理学检查证实为乳腺内淋巴结转移),共 13 个肿块,大小 0.8～5cm,均数 2.2cm。右侧乳腺 8 例,左侧 5 例。11 例获得随访,时间 5 个月至 9 年,9 例未转移,其中 1 例情况不明,8 例健康存活。2例转移,其中 1 例发生了淋巴结和骨转移,1 例淋巴结转移,分别随访 32 个月和 3 个月均健在。本例 70 岁,左乳腺外下象限肿块,长径 1.2cm,无乳头内陷及皮肤橘皮样外观,组织学特征瘤细胞与文献报道的病例相似,而乳头以呈实性乳头为主,并见较多条索和实性巢,中度异型性。核分裂大于 3 个/10HPF,较多凋亡小体,无淋巴结转移,随访 28 个月患者健在,支持低度恶性乳腺癌的特点。关于诊断名称,我们同意称为"乳腺高细胞型乳头状癌",是否为乳腺乳头状癌的变异型,需积累更多的病例进行多参数对比研究来确定。

类似于甲状腺高细胞亚型乳头状癌的乳腺癌主要发生于 60 岁以上妇女,临床表现为可触及的肿块,巨检肿块界限清楚,质硬,切面呈灰白色,无诊断特异性。组织学特征与高细胞亚型甲状腺乳头状癌相似,肿瘤细胞呈乳头状或聚集排列成实性条索和巢状,乳头和癌巢由柱状、立方细胞构成,胞质丰富,嗜酸性颗粒状,核呈卵圆形或杆状,核的高度超过横径的 3 倍,中度多形性,沿乳头基底膜极向有序排列。可见大量的核沟,偶尔出现核内嗜酸性假包涵体。有些区域可见与甲状腺滤泡相似的结构,腔内充满无定形嗜酸性物质,并见扇贝体样吸收空泡。亦可见由真腺腔组成或乳头围绕成的筛状结构。部分区域腺腔内和增殖的上皮细胞内可见大量砂砾体和颗粒状钙化。

类似于甲状腺高细胞亚型乳头状癌的乳腺癌非常罕见,而甲状腺癌转移至乳腺并不少见。见诸文献,约5% 的乳腺转移性癌来源于甲状腺癌。由于此癌的组织形态学改变与甲状腺高细胞亚型乳头状癌相似,仅凭形态学鉴别原发性还是转移性肿瘤非常困难。免疫组化和分子生物学检测可将两者鉴别开来。甲状腺癌TG、TTF-1 阳性,GCDFP15 阴性,RET 和 BRAF 基因重组阳性,而类似于甲状腺高细胞亚型乳头状癌的乳腺癌则相反。文献中 11 例免疫组化结果表现为 ER5 例阳性,PR3 例阳性,而 TTF-1 和 TG 均阴性。5 例行 RET 和 1 例行 BRAF 基因重组检测均阴性。少数病例少数细胞 EMA、CK19、AR 阳性。CK7 和 mitochondria 弥漫阳性有助诊断。如果知道乳腺可发生类似于甲状腺高细胞亚型乳头状癌的乳腺癌这个病变,进行免疫组化或分子生物学检测,一般能做出诊断。然而如不知道这种肿瘤,知其为癌性病变,形态学又与甲状腺癌相似,往往误诊为转移性甲状腺癌。这也说明病理医生一辈子都要不断学习,因新病种、新进展、新变异层出不穷,我们只能不断向书本杂志学习,向有经验的同道学习。

关于该瘤的生物学行为,文献中报道的 12 例患者均表现为一个非常惰性的临床过程。Eusebi 认为,这种惰性的生物学行为与乳腺癌细胞中富有线粒体有关,这与先前报道的乳腺嗜酸细胞癌的病例相似。

(张祥盛 丁华野)

★ 专家点评

张祥盛教授:类似于甲状腺高细胞亚型乳头状癌的乳腺癌是一种罕见乳腺癌,组织学类似甲状腺高细胞亚型乳头状癌。诊断时首先要排除转移性肿瘤。如在讨论中所述,仅凭形态学鉴别原发性还是转移性肿瘤非常困难。免疫组化和分子生物学检测可将两者鉴别开来。甲状腺癌 TG、TTF-1 阳性,GCDFP15 阴性,而类似于甲状腺高细胞亚型乳头状癌的乳腺癌 CK7 和 mitochondria 阳性,显示 RET 和 BRAF 基因重组。

病例二十八 伴反应性肉芽肿的乳腺癌

【病例介绍】

女性,65 岁,"因左乳腺包块 1 年余入院"。查体:双侧乳腺不对称,左乳腺较右侧乳腺增大,无明显隆起和橘皮样外观,乳头无内陷。左乳腺内上象限可扪及 3cm×3cm×2cm 包块,无压痛,上下活动,边界尚清,同侧腋下及锁骨上下未触及肿大淋巴结。临床诊断:左乳腺肿瘤(性质待查)。行左乳腺肿块单纯切除术并送冷冻切片。冷冻切片诊断为乳腺浸润性癌,行乳腺改良根治切除手术。患者术后恢复良好。

【病理变化】

1. **巨检** 灰白淡黄色组织 1 块,4cm×3cm×3cm,切面有一灰白色结节,长径 2.2cm,质脆,无包膜。改良根治乳腺标本内无残存癌,外形无明显异常。未见腋窝淋巴结肿大。

2. **镜检** 肿瘤为浸润性小叶癌结构,癌细胞体积较小,形态较一致,呈宽索状、单细胞条索或巢状排列,部分区呈实性排列。间质内较多淋巴细胞浸润,纤维组织增生。癌旁可见明显肉芽肿,散在分布,中心没有坏死,多核巨细胞为 Langhans 型,没有星状小体或 Sehaumann 小体。肉芽肿周围无纤维化,亦未发现异物(图 10-28-1 ~ 图 10-28-4)。

3. **特殊染色和免疫组化** 银染及抗酸染色阴性。

【讨论】

伴反应性肉芽肿的乳腺癌(breast carcinoma with granulomatous response)是癌组织出现反应性肉芽肿的浸润性癌。此癌由 Oberman(1987 年)首先报道,国外报道的病例不多,国内丁华野等(2001 年)和陈海玲等

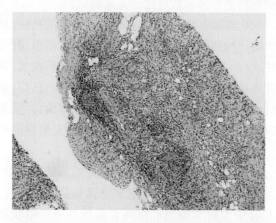

图 10-28-1 癌巢旁的反应性肉芽肿内有凝固性坏死

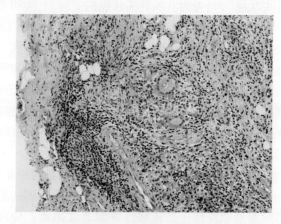

图 10-28-2 浸润性导管癌旁可见反应性肉芽肿

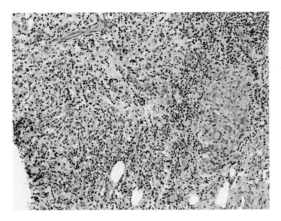

图 10-28-3 反应性肉芽肿靠近癌巢,其内无坏死

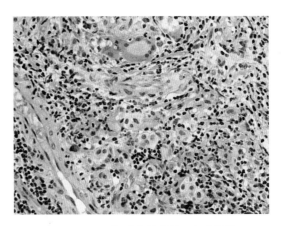

图 10-28-4 间质内较多淋巴细胞浸润

(2007 年)共报道了 10 余例,做了比较详细的描述。在 2003 年和 2012 年 WHO 乳腺肿瘤分类中均未单独列出。

文献中早有报道,0.7% 的乳腺癌局部和(或)腋下淋巴结内可出现肉芽肿性病变,通常认为这是一种对肿瘤性坏死物质(特别是脂质类物质)的反应性改变。伴有反应性肉芽肿的乳腺癌近十几年才有少数病例报道,有文献报道约有 0.3% 的乳腺癌间质中伴有反应性肉芽肿。

患者均为成年妇女,发病年龄 47~70 岁,均以乳腺肿块就诊。临床和病理没有发现全身性肉芽肿性疾病。国内报道发生在年龄为 38~66 岁的妇女,均可触及乳腺肿物,部分有腋窝淋巴结肿大。均无结核病及其他肉芽肿性疾病例。

镜下为浸润性导管癌或浸润性小叶癌,部分病例有明显的导管或小叶原位癌成分,浸润的癌细胞呈实性、宽索状或巢状排列,局部有腺管状结构。部分病例有坏死和不同程度的间质纤维组织增生及淋巴细胞浸润。浸润性导管癌细胞异型性及多形性比较明显,核分裂易见。浸润性小叶癌细胞小而一致。肉芽肿有以下特点:①肉芽肿紧紧围绕导管/小叶原位癌或浸润性癌巢旁散在分布,远离癌巢或癌旁乳腺组织内通常没有肉芽肿;②有坏死的癌组织内或边缘没有肉芽肿;③肉芽肿为结节病样上皮样肉芽肿,肉芽肿内通常没有坏死(少数病例可有坏死),可见多核巨细胞(多为 Langhans 型),没有星状小体或 Schaumann 小体;④肉芽肿一般较小,其内和周围一般没有纤维化,缺少融合性肉芽肿,周围淋巴细胞浸润不明显;⑤抗酸、六胺银染色阴性,无结核分枝杆菌等病原菌;⑥引流淋巴结内亦可出现类似病变。少数病例肉芽肿内见有淀粉样物沉着。肿瘤性坏死周围及癌旁乳腺组织内没有肉芽肿性病变。亦未发现异物。

【鉴别诊断】

1. **伴有破骨细胞样巨细胞的癌** 多核细胞为破骨细胞样巨细胞,无肉芽肿形成。

2. **伴有破骨细胞样巨细胞的化生性癌** 多核巨细胞为破骨细胞样巨细胞,没有肉芽肿结构,有多形性肉瘤样成分。

3. **结核病** 结核病变常与乳腺小叶和导管伴随,可引起乳腺结构的破坏,导管及腺体变形和上皮增生,特别是在冷冻切片诊断时,容易误诊为癌。乳腺结核通常有典型的病变,而且常能查到结核分枝杆菌。

4. **肉芽肿性小叶性乳腺炎** 此病可引起小叶单位的破坏变形,上皮亦可出现明显的增生,而且可以形成肉芽肿,但是病变的特点是以小叶为中心,而且有大量中性粒细胞浸润,甚至形成微脓肿。

5. **反应性间质巨细胞** 见于乳腺良恶性病变的间质内,为单核或多核的巨细胞,核的数量一般不太多,核常浓染,结构不清,具有多形性和异型性,胞质和周围组织的界限不清,散在或密集分布。

6. **伴有结节病的乳腺癌** 结节病常多器官系统受累,病变比较弥漫,肉芽肿可远离癌巢或位于癌旁组织内,周围常有纤维化,界限清楚,可见星状或 Schaumann 小体。

7. **伴有结核病的乳腺癌** 文献中有少数乳腺癌伴结核的报道,我们认为这些病例至少有一部分很可能是伴有反应性肉芽肿的乳腺癌。结核性肉芽肿也见于癌旁组织,常有明显的干酪样坏死,可查出结核菌。

【预后】

乳腺癌中反应性肉芽肿的出现是否有预后意义,还需要积累资料和进一步观察,也可能只是一个形态学问题。

（张祥盛 丁华野）

★ 专家点评

张祥盛教授:伴反应性肉芽肿的癌是指癌组织出现反应性肉芽肿的浸润性癌,罕见,至今未被列入 WHO 的分类中。发病年龄 38~66 岁,乳腺内可触及肿物,无结核病及其他肉芽肿性疾病史。

巨检类似普通型浸润性癌,镜检由两种成分构成:一为浸润性癌,多为高级别浸润性癌,也可见于浸润性小叶癌;二为肉芽肿,以上皮样细胞为主,散在朗格汉斯巨细胞,一般无坏死,散在于癌巢内或周边,肉芽肿体积较小,缺少融合性肉芽肿,其内和周围没有纤维化,周围淋巴细胞浸润不明显。查不出病原菌。引流淋巴结内亦可有类似病变。

伴反应性肉芽肿的癌的诊断首先要排除伴有结核的乳腺癌(肉芽肿分布无规律,常有融合性肉芽肿,干酪样坏死常见,淋巴细胞浸润明显,抗酸染色部分病例可查见结核分枝杆菌)和伴有结节病的乳腺癌(多器官系统受累,分布无规律,可见星状小体,周围常有明显纤维化,呈裸肉芽肿结节)。

癌内发生肉芽肿是否有预后意义仍不清楚,可能只是一种形态学问题。需积累更多资料予以证实。

病例二十九 中央坏死性乳腺癌

【病例介绍】

女性,43 岁,“发现左乳外侧肿块 1 个月余”。查体:乳腺外上象限触及一大小约 2.5cm×2.5cm×2.0cm 肿块,活动尚可,界限较清。周围乳腺及表面皮肤、乳头未见明显异常。

【病理改变】

1. **巨检** 乳腺组织一块,大小 4.0cm×4.0cm×3.0cm,切面见一肿块,大小 2.0cm×2.0cm×1.8cm,边界清楚。肿瘤切面灰白灰黄色,质地较软,中央似有坏死(图 10-29-1)。

2. **镜检** 肉眼观察 HE 切片可见肿瘤边缘清晰,中央为大片淡粉染坏死区域,坏死区周边围绕一圈狭窄的带状蓝色深染区(图 10-29-2A)。镜下肿瘤中央为大片凝固性坏死组成,周边围绕残存的肿瘤细胞(图 10-29-2B)。凝固性坏死区域呈淡粉染,细颗粒状(图 10-29-2C),部分区域可见纤维化及玻璃样变,纤维束互相交错形成网格状结构(图 10-29-2D)。周边带状蓝色深染的为残留的癌细胞区,浸润周围纤维脂肪组织(图 10-29-3A)。中央坏死区与周边残留癌细胞区转化突然,没有纤维组织或肉芽组织的过渡。周边残留的癌细胞异型明显,细胞核空泡状,核仁突出,核分裂易见,无明显腺腔形成,为高级别浸润性导管癌(图 10-29-3B),另见少量高级别导管原位癌(图 10-29-3C)。

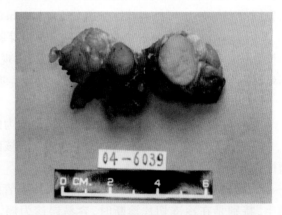

图 10-29-1 大体见肿瘤灰白灰黄色,边界清晰

3. **免疫组化** 癌细胞 ER、PR、Her-2 均阴性(图 10-29-4),CK5/6、CK14 阳性(图 10-29-5A、B),肌上皮标记物 SMA 阳性(图 10-29-5C),Vimentin 阳性(图 10-29-5D)。

【讨论】

中央坏死性乳腺癌(centrally necrotizing carcinoma of the breast,CNC)由 Hasebe 等于 1997 年首先描述为“伴有纤维化区的浸润性导管癌”。1999 年,Tsuda 等发现该癌在免疫表型上显示肌上皮分化,并将其重命名为中央坏死性乳腺癌,并详细描述了诊断标准。但中央坏死或无细胞区占肿瘤面积的多大比例才能称之为 CNC,不同学者持有不同的观点。Tsuda 等将中央性坏死或无细胞区超过肿瘤面积 30% 的病例归入其中,

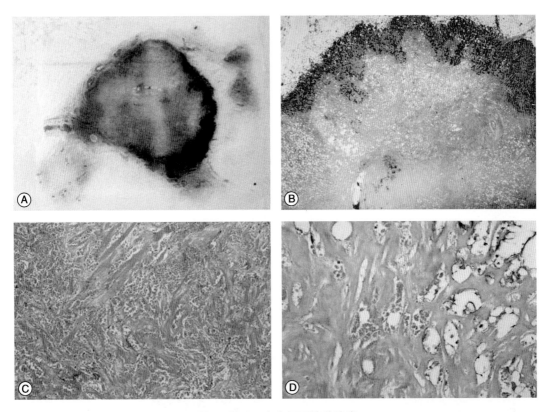

图 10-29-2 中央坏死性乳腺癌

A. HE 切片肉眼观察见肿瘤界限清晰,中央坏死区淡粉染,周边围绕带状蓝色深染区;B. 肿瘤中央广泛坏死,周边残留少量癌组织呈缎带样围绕于坏死组织周围;C. 中央坏死区为凝固性坏死,淡粉染、颗粒状,夹杂有胶原纤维束;D. 部分区域可见玻璃样变的胶原纤维束,相互交织或平行排列

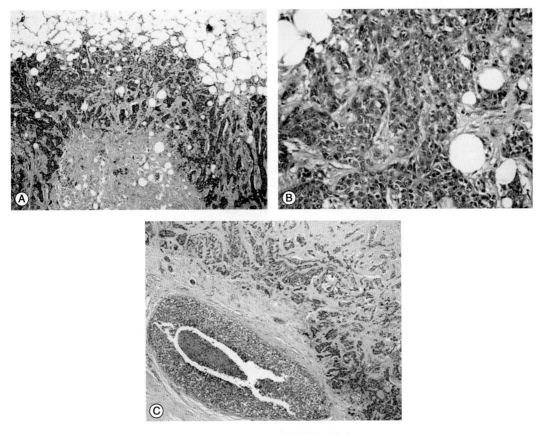

图 10-29-3 中央坏死性乳腺癌

A. 周围残留的癌细胞浸润纤维脂肪组织;B. 残留的癌细胞无明显腺腔形成、细胞异型大、核分裂多见,为高级别浸润性导管癌;C. 浸润性导管癌周围可见高级别导管原位癌

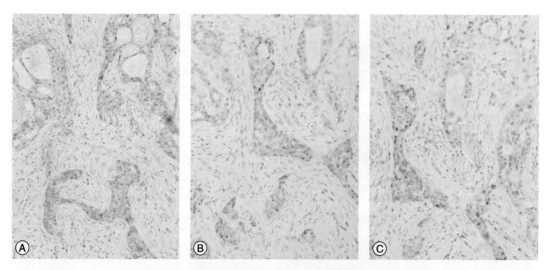

图 10-29-4 中央坏死性乳腺癌
A. 癌细胞 ER 阴性;B. 癌细胞 PR 阴性;C. 癌细胞 Her-2 阴性

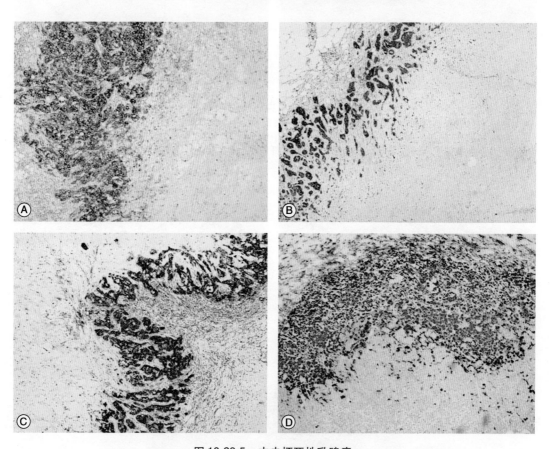

图 10-29-5 中央坏死性乳腺癌
A. 癌细胞 CK5/6 阳性;B. CK14 阳性;C. SMA 阳性;D. Vimentin 阳性

而 Jimenez 等则认为大于肿瘤面积的 70% 才能视为 CNC。复旦大学肿瘤医院采用的 CNC 诊断标准如下:①肿瘤为单中心结节,界限较清楚;②肿瘤中央有大片坏死,伴不同程度的纤维化、玻璃样变或瘢痕形成;③中央坏死或无细胞区大于肿瘤面积的 30%(在显微镜下测量坏死面积,并结合镜下或大体检查的肿瘤总面积);④组织学形态多呈高级别浸润性导管癌。

CNC 占所有乳腺癌的 2% ~3%,好发于中老年女性,平均年龄 54 ~57 岁。CNC 具有高度侵袭性的生物学行为和快速进展的临床经过,28% ~35% 伴有淋巴结转移。

肿瘤直径 1.5 ~5.0cm,5cm 以上少见,一般为单个界限清楚的结节,呈膨胀性生长。肿瘤切面灰白灰黄色,质地较软。HE 切片仅用肉眼观察就能发现明显的特点,表现为中央淡粉染的坏死区,周边围绕带状的蓝色深染区。

中央坏死性乳腺癌镜下以广泛中央性坏死或无细胞区为其典型的形态学特征。有关 CNC 中广泛坏死的机制目前尚不清楚,肿瘤周边残留的癌细胞常具有高增殖活性,提示有可能是肿瘤快速离心式生长但缺少足够的血管生成,从而导致肿瘤中央的大片坏死。中央坏死或无细胞区表现为三种不同的镜下形态:①主要由肿瘤性凝固性坏死组成,伴不同程度的纤维化、玻璃样变或瘢痕形成;②以纤维化或瘢痕组织为主,其中仍可找到多少不等的坏死肿瘤组织残影。中央纤维化或瘢痕区,实质上是早期肿瘤性坏死的继发性改变,在坏死的基础上纤维组织增生进而发生不同程度的纤维化、玻璃样变或硬化,并逐渐取代坏死区域,故部分病例仍可见多少不一的坏死肿瘤组织或细胞鬼影;③梗死,坏死组织中仍可见原有肿瘤组织的结构轮廓,无明显纤维化或玻璃样变。周边残留的癌细胞一般为高级别浸润性导管癌,癌细胞异型性明显,核浆比例增大,细胞核空泡状,核仁明显,核分裂多见。55% ~60% 的病例伴有导管原位癌,一般原位癌的比例占肿瘤总面积<10%。部分病例癌细胞周围间质中可见黏液变性。此外还可见其他形态学改变,包括合体细胞生长方式、淋巴细胞浸润、局灶鳞化、梭形细胞分化等,也可合并有浸润性微乳头状癌。

中央坏死性乳腺癌的免疫表型多为三阴性乳腺癌,具有基底细胞样表型(表达 CK5/6、CK14、CK17 等),可同时有 Vimentin 表达。由于该组病变可表达肌上皮标记物,如 S-100、CK14 等,因此有研究者提出了 CNC 起源于肌上皮或者是癌细胞向肌上皮方向异常分化的结果。由于病例数少,关于 CNC 的起源尚待进一步研究。

中央坏死性乳腺癌具有高度侵袭性,临床进展迅速,复发率高,有肺、脑转移倾向,预后很差。中位生存时间仅 18 ~22.5 个月。肿瘤大小、淋巴结转移与否可能是独立的预后因素,但目前研究结果尚未统一。

(杨文涛　毕蕊)

★ 专家点评

张祥盛教授:中心坏死性癌是指肿瘤中心大片状坏死或纤维化透明变,周边只有少量癌组织,诊断标准包括:①界限清楚的单结节肿块;②中心坏死区>70%,可有纤维的胶原化;③坏死区周围有环状狭窄癌细胞带环绕;④癌呈高级别 IDC 形态,常伴有导管内癌。是否是独立的疾病实体仍有争议。好发于中老年女性,约 30% 有腋窝淋巴结转移。免疫组化具有三阴癌的特点,ER、PR、Her-2 均阴性,CK5/6、CK14、EGFR 常阳性,临床上进展快,复发率转移率高,预后差。

病例三十　起源于微腺型腺病的乳腺癌

【病例介绍】

女性,50 岁,"发现右乳肿块半年余"。体检:右乳外侧触及一肿块,大小 3.5cm×3.0cm×2.0cm,不易推动,周围乳腺及表面皮肤、乳头未见明显异常。粗针穿刺病理诊断为浸润性癌,行乳腺癌改良根治术。

【病理改变】

1. **巨检**　乳腺改良根治标本,外上象限见一肿块,大小 2.5cm×2.0cm×2.0cm,切面灰白色,质地中等,界限不清。乳头未见凹陷、溢液等改变,周围乳腺未见明显异常。腋窝检出淋巴结多枚。

2. **镜检**　病变由微腺型腺病、不典型微腺型腺病、导管原位癌及浸润性癌多种成分构成,并可见各种成分间的相互移行。微腺型腺病区域的腺体小而圆,腺腔内有嗜酸性分泌物,浸润性生长于纤维及脂肪间质中。腺体衬覆单层上皮,周围无肌上皮围绕。腺上皮细胞立方或扁平,细胞核圆,核仁不明显,胞质淡染(图 10-30-1A)。不典型微腺型腺病区域腺体拉长或形态不规则,细胞层次增多,腺腔内分泌物减少。腺上皮细胞体积增大,核有一定异型性,核仁明显(图 10-30-1B)。导管原位癌与不典型增生区域有交叉,癌细胞明显异型,细胞核增大,核仁显著并见核分裂,癌细胞充满腺腔,腔内嗜酸性分泌物消失,但仍然保持着微腺型腺病的生长方式,间质反应不明显(图 10-30-1C)。另有区域可见癌细胞呈条索状、小梁状或单个细胞的生长方式浸润间质,形成浸润性癌灶(图 10-30-1D)。本例腋窝淋巴结未见癌转移。

3. **特殊染色**　PAS 染色显示微腺型腺病基底膜连续,浸润性癌基底膜消失(图 10-30-2)。

4. **免疫组化**　MGACA 及微腺型腺病均表达 S-100(图 10-30-3)、CK7,浸润性癌 ER、PR、Her-2 均阴性,肌上皮标记物 SMA(图 10-30-4)及 MSA 显示微腺型腺病的腺腔周围无肌上皮围绕。

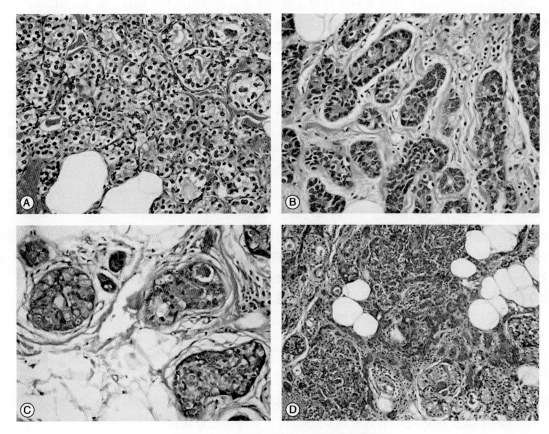

图 10-30-1　起源于微腺型腺病的乳腺癌

A. 小而圆的腺腔,内含嗜酸性物,周围无肌上皮围绕;B. 不典型微腺型腺病(腺腔不规则,上皮细胞异型增大、层次增多,嗜酸性分泌物)减少;C. 微腺型腺病基础上的导管原位癌(具有显著异型的癌细胞充满管腔,嗜酸性分泌物消失);D. 起源于微腺型腺病基础上的浸润性癌

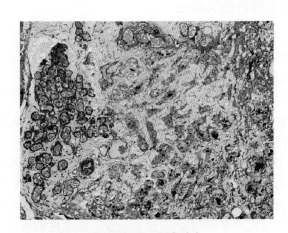

图 10-30-2　PAS 染色

显示微腺体腺病区域基底膜连续(左侧),浸润性癌区域基底膜消失(右下方)

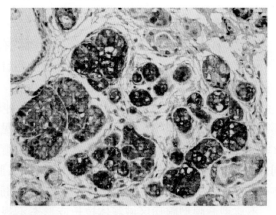

图 10-30-3　微腺型腺病及不典型微腺型腺病 S-100 阳性

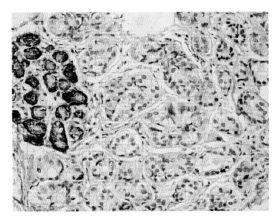

图 10-30-4 微腺型腺病腺腔周围 SMA 阴性(左上角正常导管周围肌上皮阳性)

【讨论】

微腺型腺病是一种少见的良性乳腺疾病,由 McDivitt 等于 1968 年首先报道,也是唯一缺乏肌上皮的乳腺良性上皮性病变。乳腺微腺型腺病均发生于女性,年龄 28~82 岁。据报道约 27% 的微腺型腺病可进一步发展为乳腺癌,即起源于微腺型腺病的癌(carcinoma arising in breast microglandular adenosis,MGACA)。微腺型腺病及 MGACA 在临床上均可表现为乳腺肿块或乳腺组织局部增厚。影像学无特异性改变,可表现为乳腺局部密度增高,部分病例可见微小钙化。

大体上,乳腺微腺型腺病及 MGACA 往往界限不清,大小 3~4cm,灰白色,质地中等。镜下,MGACA 病例中可观察到从经典的微腺型腺病到不典型微腺型腺病,到导管原位癌,直至 MGACA 的连续形态谱。因此,要正确诊断 MGACA,需要熟悉微腺型腺病基础上不同阶段的形态学改变。

微腺型腺病的特征性改变是增生的小腺体在间质中呈浸润性生长,腺体小而圆,周围无肌上皮围绕,腺腔开放,可见嗜酸性分泌物(通常 PAS 和黏液卡红阳性)。腺体由单层扁平或立方上皮细胞构成,细胞核圆,核仁不明显,胞质透明或呈泡沫样。腺腔内缺乏胞质顶突,腺体周围缺乏间质反应。当在微腺型腺病中出现以下形态时需注意是否存在不典型或癌的成分,包括结构复杂性和细胞异型性两方面,结构复杂性包括筛孔结构、实性细胞巢、单个细胞,腺体衬覆上皮由单层增加至数层。细胞异型性包括细胞核的多形性,核仁大,核分裂易见或出现病理性核分裂。

不典型微腺型腺病表现为腺体数量增多、形态不规则,腺体体积增大、结构复杂多变伴有融合。腺上皮细胞异型性增大,可见核仁,偶然可见到核分裂,腺腔内嗜酸性分泌物减少或消失。MGACA 包括导管原位癌和浸润性癌。起源于微腺型腺病的导管原位癌,细胞异型性明显超出不典型微腺型腺病,癌细胞充满腺腔,细胞显著异型,核仁突出,核分裂易见,但增生的异型腺体仍然保留微腺型腺病的结构和生长方式。起源于微腺型腺病的浸润性癌中最常见的是浸润性导管癌,非特殊类型,癌细胞呈条索状、小梁状或单个细胞的生长方式浸润间质。此外文献报道中也有腺样囊性癌、分泌性癌、化生性鳞状细胞癌及产生基质的化生性癌等其他少见类型。

微腺型腺病及 MGACA 均表达 CK7、S-100 蛋白,大部分病例不表达 GCDFP-15 及 EMA。浸润性癌成分呈三阴性(ER、PR、Her-2 阴性)。无论是微腺型腺病还是 MGACA,肌上皮标志物(SMMHC、MSA 和 p63 等)染色均为阴性,提示腺体周围无肌上皮围绕。但在微腺型腺病的腺体周围,基底膜标记物(Ⅳ型胶原、层粘连蛋白、PAS 或网状染色)阳性,提示腺体周围存在基底膜。有报道在 MGACA 中 Ki-67 及 p53 的表达均高于不典型微腺型腺病及微腺型腺病。

微腺型腺病需要与一组具有小腺管结构的乳腺疾病鉴别。首先需要鉴别的是小管癌。微腺型腺病的腺管衬覆单层上皮、缺少肌上皮围绕,且在间质中呈浸润性生长,故易与乳腺浸润性癌,尤其是小管癌相混淆。但小管癌腺腔往往不规则,腔面常有顶浆分泌,小管周围可见导管原位癌,且常伴有间质的反应性增生。小管癌一般 ER、PR 强阳性,但不表达 S-100。其次硬化性腺病也可与微腺型腺病相混淆,硬化性腺病往往以小叶为中心,被挤压的腺体周围有肌上皮围绕,若光镜难以辨别可辅以免疫组化检测。

微腺型腺病及不典型微腺型腺病患者需将病变完整切除,保证切缘阴性,术后需临床随访。切除的标本需充分取材,以排除存在癌变的可能性。MGACA 的治疗目前同一般的乳腺浸润性癌,关于其预后报道不一,腋窝淋巴结可发生转移,远处转移可见于骨、脑、脊髓等处。转移灶形态与原发灶相似。

(杨文涛 毕蕊)

★ **专家点评-1**

张祥盛教授:2004 年 Shen 等报道了 1 例具有微腺型腺病特征的浸润性导管癌(invasive ductal with microglandular adenosis pattern），形态学上类似于起源于微腺型腺病的癌。患者为女性，45 岁，以左乳肿块半年余就诊。体检发现左乳外侧触及一肿块，大小 3.0cm×3.0cm×2.5cm，质地较硬，与周边组织有粘连，粗针穿刺病理诊断为浸润性高分化腺癌，遂行乳腺癌改良根治术。其病变特点是在一个中分化浸润性导管癌中，有大片类似于微腺型腺病分化好的癌性小腺管或小管，无规律地分布在纤维结缔组织和脂肪组织之中，腔内有深嗜酸性混有淡蓝色黏液的分泌物。绝大多数小腺管或小管内衬单层比较均一的卵圆-柱状上皮，核分裂罕见（图 10-30-5）。

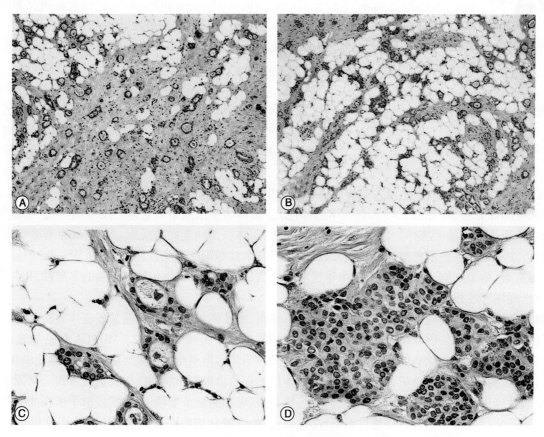

图 10-30-5　具有微腺型腺病结构的浸润性导管癌
A、B. 分化良好的腺体和小管无序的分布于纤维结缔组织和脂肪组织内，酷似微腺型腺病结构；C、D. 腺腔中心部见嗜酸性分泌物，而近腔面含嗜碱性淡蓝色分泌物，纤维结缔组织内可见类似于微腺型腺病样细胞的实性细胞巢

　　此癌病理诊断中易与微腺型腺病、小管癌和硬化性腺病混淆，结合小管的特点和免疫表型，首先排除微腺型腺病和小管癌。此癌不以小叶中心生长，无分层结构，细胞具有恶性瘤细胞特点，并且呈浸润性生长，累及脂肪及纤维组织，免疫组化 p63 阴性，可排除硬化性腺病。

参 考 文 献

1. 丁华野，张祥盛，等. 乳腺病理诊断及鉴别诊断. 北京：人民卫生出版社，2014.

2. 丁华野，皋岚湘. 乳腺//刘彤华. 诊断病理学. 第 3 版，北京：人民卫生出版社，2013.

3. 阚秀，丁华野，沈丹华. 乳腺临床病理学. 北京：北京大学医学出版社. 2014.

4. 丁华野，皋岚湘，张建中，等. 乳腺"纤维瘤病样"梭形细胞癌. 诊断病理学杂志，200512（2）：85-87.

5. 皋岚湘，丁华野，李琳，等. 乳腺神经内分泌癌的临床病理学特点. 临床与实验病理学杂志，2003，19（3）：210-240.

6. 刘光，丁华野，皋岚湘，等. 乳腺黏液表皮样癌临床病理观察. 诊断病理学杂志，2007，14（3）：202-204.

7. 李静，杨光之，丁华野. 乳腺小管癌 29 例病理形态学观察. 临床与实验病理学杂志，2010，26（1）：32-34.

8. 蔺会云，皋岚香，金木兰，等. 以微乳头状结构为特征的乳腺单纯性黏液癌临床病理观察. 中华病理学杂志，2012，41（9）：

613-617.

9. 李静,杨光之,金华,等.乳腺低级别腺鳞癌与乳头汗管瘤样腺瘤的病理诊断及鉴别诊断.中华病理学杂志,2012,41(5): 301-304.

10. 杨光之,李静,金华,等.乳腺表现为扩张性侵袭的乳头状癌的病理形态学观察.中华病理学杂志,2013,42(2):81-85.

11. Brandt SM,Young GQ,Hoda SA. The "Rosen Triad":tubular carcinoma,lobular carcinoma in situ,and columnar cell lesions. Adv Anat Pathol,2008,15(3):140-146.

12. Wheeler DT,Tai LH,Bratthauer GL,et al. Tubulolobular carcinoma of the breast:an analysis of 27 cases of a tumor with a hybrid morphology and immunoprofile. Am J Surg Pathol,2004,28(12):1587-1593.

13. Esposito NN,Chivukula M,Dabbs DJ. The ductal phenotypic expression of the E-cadherin/catenin complex in tubulolobular carcinoma of the breast:an immunohistochemical and clinicopathologic study. Mod Pathol,2007,20(1):130-138.

14. Tavassoli FA,Devilee P. World Health Organization classification of tumors. Pathology and genetics of tumors of the breast and female genital organs. Lyon:IARC Press,2003.

15. Nishimura R,Ohsumi S,Teramoto N,et al. Invasive cribriform carcinoma with extensive microcalcifications in the male breast. Breast Cancer,2005,12(2):145-148.

16. Lim HS,Jeong SJ,Lee JS,et al. Sonographic findings of invasive cribriform carcinoma of the breast. J Ultrasound Med,2011,30(5): 701-705.

17. 郎志强,魏兵,李新军,等.乳腺浸润性筛状癌临床病理分析.临床与实验病理学杂志,2005,20(4):433-437.

18. Louwman MW,Vriezen M,van Beek MW,et al. Uncommon breast tumors in perspective:incidence,treatment and survival in the Netherlands. Int J Cancer,2007,121(1):127-135.

19. Moore OS,Foote FW. The relatively favorable prognosis of medullary carcinoma of the breast. Cancer,1949,2:635-642.

20. Deng Y,Xue D,Wang X,et al. Mucinous cystadenocarcinoma of the breast with a basal-like immunophenotype. Pathol Int,2012,62 (6):429-432.

21. Chen WY,Chen CS,Chen HC,et al. Mucinous cystadenocarcinoma of the breast coexisting with infiltrating ductal carcinoma. Pathol Int,2004,54(10):781-786.

22. Sentani K,Tashiro T,Uraoka N,et al. Primary mammary mucinous cystadenocarcinoma:cytological and histological findings. Diagn Cytopathol,2012,40(7):624-628.

23. Lee SH,Chaung CR. Mucinous metaplasia of breast carcinoma with macrocystic transformation resembling ovarian mucinous cystadenocarcinoma in a case of synchronous bilateral infiltrating ductal carcinoma. Pathol,2008,58(9):601-605.

24. TanPH,Tse GMK,Bay BH. Mucinous breast lesions:diagnostic challenges. J Clin Pathol,2008,61:11-19.

25. Domoto H,Terahata S,Yamazaki T,et al. Mucinous cystadenocarcinoma of the breast showing sulfomucin production. Histopathology, 2000,36:567-569.

26. Honma N,Sakamoto G,Ikenaga M,et al. Mucinous cystadenocarcinoma of the breast. A case report and review of literature. Arch Pathol Lab Med,2003,127:1031-1033.

27. Coyne JD,Irion L. Mammary mucinous ystadenocarcinoma. Histopathol,2006,49:659-660.

28. Chen WY,Chen CS,Chen HC,et al. Mucinous cystadenocarcinoma of the breast coexisting with infiltrating ductal carcinoma. Pathology International,2004,54:781-786.

29. Rakıcıa S,Gonullu G,Gürsel SB,et al. Mucinous Cystadenocarcinoma of the Breast with Estrogen Receptor Expression:A Case Report and Review of the Literature. Case Rep Oncol,2009,2:210-216.

30. Tavassoli FA,Devilee P. World Health Organization classification of tumours,pathology and genetics of tumours of the breast and female genital organs. Lyon:IARC Press,2003.

31. Moritani S,Ichihara S,Hasegawa M,et al. Intracytoplasmic lipid accumulation in apocrine carcinoma of the breast evaluated with adipophilin immunoreactivity:a possible link between apocrine carcinoma and lipid-rich carcinoma. Am J Surg Pathol,2011,35(6): 861-867.

32. 龚西骗.乳腺大汗腺癌.临床与实验病理学杂志,2001,17(1):75-76.

33. Masood S,Rosa M. The challenge of apocrine proliferations of the breast:a morphologic approach. Pathol Res Pract,2009,205(3): 155-164.

34. Farmer P,Bonnefoi H,Becette V,et al. Identification of molecular apocrine breast tumours by microarray analysis. Oncogene,2010, 24,4660-4671.

35. Alex G. Apocrine adenocarcinoma of the nipple:a case report. Cases J,2008,1(1):88.

36. 邵牧民,孟刚,龚西鍮.乳腺大汗腺癌的形态学与免疫表型特征.临床与实验病理学杂志,2005,21(1):14-19.

37. Japaze H,Eminal J,diaze C,et al. 'pure' invasive apocrine carcinoma of the breast:a new clinicopathological entity? Breast,2005,14(1):3-10.

38. FPO'Malley& Bane. An update on apocrine lesions of the breast. Histopatholosy,2008,52,3-10.

39. Tavassoli FA. WHO classification tumours of the breast and female genital organs. Peter Devilee. Lyon:IARC Press,2003.

40. 龚西鍮.乳腺原发性印戒细胞癌.临床与实验病理学杂志,2001,17(1):9-11.

41. NguyenMD,PlasilB,Wen P,et al. Mucin profiles in signet-ring cell carcinoma. Arch Pathol Lab Med,2006,130(6):799-804.

42. Qureshi S S,Shrikhande SV,Tanuja S,et al. Breast metastases of gastric signet ring cell carcinoma:a differential diagnosis with primary breast signet ring cell carcinoma. J PostgradMed,2005,51(2):125-127.

43. Madan A K,Ternovits C,HuberSA,et al. Gastrointestinal metastasis to the breast. Surgery,2002,132(5):889-893.

44. Tavassoli FA,Devilee P. World Health Organization classification of tumors. Pathology and genetics of tumors of the breast and female genital organs. Lyon:IARC Press,2003.

45. Rosen PP. Rosen's breast pathology. 3rd ed. Philadelphia:Lippin-cott. Williams & Wilkins,2009.

46. 杨文涛,李大力.乳腺黏液性和黏液样病变的病理诊断.中华病理学杂志,2009,38(9):633-636.

47. Miyake Y,Hirokawa M,Norimatsu Y,et al. Mucinous breast carcinoma with myoepithelial-like spindle cells. Diagn Cytopathol,2009,37(6):393-396.

48. Chisholm C,Greene JF. Nodular mucinosis of the breast:expanding our understanding with an unusual case. Am J Dermatopathol,2010,32(2):187-189.

49. Domfeh AB,Carley AL,Striebel JM,et al. WT1 immunoreactivity in breast carcinoma:selective expression in pure and mixed mucinous subtypes. Mod Pathol,2008,21(10):1217-1223.

50. 付丽,松山郁生,付笑影,等.乳腺浸润性微乳头状癌形态改变与生物学行为的关系.中华病理学杂志,2004,33:21-25.

51. Zekioglu O,Erhan Y,Ciris M,et al. Invasive micropapillary carcinoma of the breast:high incidence of lymph node metastasis with extranodal extension and its immunohistochemical profile compared with invasive ductal carcinoma. Histopathology,2004,44:18-23.

52. Walsh MM,Bleiweiss IJ. Invasive micropapillary carcinoma of the breast:eighty cases of an underrecognized entity. Hum Pathol,2001,32:583-589.

53. Nassar H,Wallis T,Andea A,et al. Clinnicopathologic analysis of invasive micropapillary differentiation in breast carcinoma. Mod Pathol,2001,14:836-841.

54. Tavassoli F A,Devilee P. World Health Organization of the breast and female genital orginas. lyon:IARC press,2003.

55. 黄文斌,薛德彬.乳腺病理活检解读.北京:北京科学技术出版社.2010.

56. Denley H,Pinder SE,Tan PH,et al. Metaplastic carcinoma of the breast arising within complex sclerosing lesion:a report of five cases. Histopathology,2000,36:203-209.

57. Gobbi H,Simpson JF,Jensen RA,et al. Metaplastic spindle cell breast tumors arising within papillomas,complex sclerosing lesions,and nipple adenomas,Mod Pathol,2003,16:893-901.

58. 史健,杨文涛,陈彤箴,等.乳腺纤维瘤病样梭形细胞癌,临床与实验病理学杂志,2005,21:117-120.

59. Podetta M,D'Ambrosio G,Ferrari A,et al. Low-grade fibromatosis-like spindle cell metaplastic carcinoma:a basal-like tumor with a favorable clinical outcome. Report of two cases,Tumori,2009,95:264-267.

60. Malcolm M. Hayes,Johannes L,et al. Squamous Cell Carcinoma In Situ of the Breast. Am J Surg Pathol,2007,31(9):1414-1419.

61. Honda M,Saji S,Horiguchi S,et al. Clinicopathological analysis of ten patients with metaplastic squamous cell carcinoma of the breast. Surg Today,2011,41(3):328-332.

62. Mokhtar GA. Squamous cell carcinoma of the breast. Saudi Med J,2009,30(10):1346-1349.

63. Makarem JA,Abbas J,Otrock ZK,et al. Primary pure squamous cell carcinoma of the breast:a case report and review of the literature. Eur J Gynaecol Oncol,2005,26(4):443-445.

64. Behranwala KA,Nasiri N,Abdullah N,et al. Squamous cell carcinoma of the breast:clinico-pathologic implications and outcome. Eur J Surg Oncol,2003,29(4):386-389.

65. Tavassoli FA,Devilee P. World Health Organization classification of tumors. Pathology and genetics of tumors of the breast and female genital organs. Lyon:IARC Press,2003.

66. Lakhani SR,Ellis IO,Schnitt S J,et al. WHO classification of tumors of Breast. Lyon:IARC Press,2012.

67. CarterMR,Hornick JL,Lester S,et al. Sspindle cell (sarcoma)carcinoma of breast,a clinicopathologyc and immuohiatochemical analysis of 29 cases,Am J Surg Pathol,2006,30(3)300-309.

68. 张晓波,阚秀,沈丹华.乳腺梭形细胞癌 2 例临床病理观察.诊断病理学杂志,2011,18(1)12-15.

69. 李胜难,罗小红,杨清平,等.乳腺梭形细胞癌的临床病理分析.中国现代实用医学杂志,2008,7(3):9-11.

70. Downs-Kelly E,Nayeemuddin KM,Albarracin C,et al. Matrix-producing carcinoma of the breast:an aggressive subtype of metaplastic carcinoma. Am J Surg Pathol,2009,33:534-541.

71. Shui R,Bi R,Cheng Y,et al. Matrix-producing carcinoma of the breast in the Chinese population:a clinicopathological study of 13 cases. Pathol Int,2011,61,415-422.

72. Ninomiya J,Oyama T,Horiguchi J,et al. Two cases of breast cancer with cartilaginous and osseous mataplasia. Breast Cancer,2005, 12:52-56.

73. Kusafuka K,Muramatsu K,Kasami M,et al. Cartilaginous features in matrix-producing carcinoma of the breast:four cases report with histochemical and immunohistochemical analysis of matrix molecules. Mod Pathol,2008,21(10):1282-1292.

74. Sasaki Y,Tsuda H,Ueda S,et al. Histological differences between invasive ductal carcinoma with a large central acellular zone and matrix-producing carcinoma of the breast. Pathol Int,2009,59:390-394.

75. Popnikolov NK,Ayala AG,Graves K,et al. Benign myoepithelial tumors of the breast have immunophenotypic characteristics similar to metaplastic matrix-producing and spindle cell carcinomas. Am J Clin Pathol,2003,120(2):161-167.

76. Beatty JD,Atwood M,Tickman R,et al. Metaplastic breast cancer:clinical significance. The American Journal of Surgery,2006,191: 657-664.

77. Tse GM,Tan PH,Putti TC,et al. Metaplastic carcinoma of the breast:a clinicopathologic review. J Clin Pathol,2006,59:1079-1083.

78. Hennessy BT,Giordano S,Broglio K,et al. Biphasic metaplastic sarcomatoid carcinoma of the breast. Annals of Oncology,2006,17: 605-613.

79. Esses1K M,Hagmaier R M,Blanchard SA,et al. Carcinosarcoma of the breast:two case reports and review of the literature. Cases Journal,2009,2:15.

80. Fatma O E,Turkoz P,Turker I,et al. Metaplastic Breast Carcinoma:Case Series and Review of the Literature. Asian Pacific J Cancer Prev,2012,13(9):4645-4649

81. Rosen PP. Rosen's breast pathology. 2nd ed. Philadephia:Lippincott W illiams& W ilins. 2001.

82. Kim JW,Woo OH,Cho KR,et al. Primary large cell neuroendocrine carcinoma of the breast:radiologic and pathologic findings. J Korean Med Sci,2008,23(6):1118-1120.

83. Bourhaleb Z,Uri N,Haddad H,et al. Neuroendocrine carcinoma with large cells of the breast:case report and review of the literature. Cancer Radiother,2009,13(8):775-777.

84. Tavassoli FA,Devile P. WHO classification of tmnours,pathology and genetics of tomours of the breast and female organs. Lyon: IARC,Press,2003.

85. Sapino A,Righi L,Cassoni P,et al. Expression of the neuroendocrine phenotype in carcinomas of the breast. Sernin Diagn Pathol, 2000,17:127-137.

86. Kitakata H,Yasumoto K,Sudo Y,et al. A case of primary small cell carcinoma of the breast. Breast Cancer,2007,14(4):414-419.

87. Latif N,Rosa M,Samian L,et al. An unusual case of primary small cell neuroendocrine carcinoma of the breast. Breast J,2010,16 (6):647-651.

88. Christie M,Chin-Lenn L,Watts MM,et al. Primary small cell carcinoma of the breast with TTF-1 and neuroendocrine marker expressing carcinoma in situ. Int J Clin Exp Pathol,2010,30;3(6):629-633.

89. Cesaretti M,Guarnieri A,Gaggelli I,et al. Small cell carcinoma of the breast. Report of a case. Ann Ital Chir,2011,82(1):61-64.

90. Samli B,Celik S,Evremel T,et al. Primary neuroendocrine small cell carcinoma at the breast. Arch Pathol Lab Med,2000,124(2): 296-298.

91. Tavassoli FA. WHO classification tumours of the breast and female genital organs. Peter Devilee. Lyon:IARC Press,2003.

92. Haji AG,Sharma S,Vijaykumar DK,et al. Primary mammary small-cell carcinoma:A case report and review of the literature. Indian J Med Paediatr Oncol,2009,30(1):31-34.

93. Jochems L,Tjalma WA. Primary small cell neuroendocrine tumor of the breast. Eur J Obstet Gynecol Reprod Biol,2004,115: 213-233.

94. Yamamoto J,Ohshima K,Nabeshima K,et al. Comparative study of primary mammary small cell carcinoma,carcinoma with endocrine features and invasive ductal carcinoma. Oncol Rep,2004,11:825-831.

95. McDivitt RW,Stewart FW. Breast carcinoma in children. JAMA,1966,195:388-390.

96. 宋敏,米小轶,高苏,等.中老年女性乳腺分泌性癌.诊断病理学杂志,2000,7:15-16.

97. 马遇庆,杨重庆,刘冬戈.乳腺分泌性癌的临床病理和免疫组织化学分析.临床与实验病理学杂志,2007,23(2):147-150,155.

98. Ozguroglu M,Tascilar K,Ilvan S,et al. Secretory carcinoma of the breast. Case report and review of the literature. Oncol,2005,68(2-3):263-268.

99. Izumi J,Komaki K,Hirokawa M,et al. Secretory carcinoma of the breast with a cystically dilated intraductal component:report of a case. Surg Today,2003,33:110-113.

100. Tavassoli FA. WHO classification tumours of the breast and female genital organs. Peter Devilee. Lyon:IARC Press,2003.

101. 张仁亚,金鲁明,宋化著,等.乳腺浸润性微乳头状癌1例及文献复习.临床与实验病理学杂志,2004,20(1):120-121.

102. Wynveen CA,Nehhozina T,Akram M,et al. Intracystic papillary carcinoma of the breast:An in situ or invasive tumor? Results of immunohistochemical analysis and clinical follow-up. Am J Surg Pathol,2011,35(1):1-14.

103. 王占东,杨杰,王晓玲,等.乳腺原发性腺泡细胞癌临床病理诊断.临床与实验病理学杂志,2007,23(3):283.

104. 刘永桥,扬丽,杨秀萍.乳腺腺泡细胞癌1例.诊断病理学杂志,2011,18(3):236-237.

105. Matoso A,Easley SE,Gnepp DR,et al. Salivary gland acinar-like differentiation of the breast. Histopathology,2009,54:262-263.

106. Damiani S,Pasquinelli G,Lamovec J,et al. Acinic cell carcinoma of the breast:an immunohistochemical and ultrastructural study. Virchows Arch,2000,437:74-81.

107. Tanahashi C,Yabuki S,Akamine N,et al. Pure acinic cell carcinoma of the breast in an 80-year-old Japanese woman. Pathol Int,2007,57:43-46.

108. Hirokawa M,Sugihara K,Sai T,et al. Secretory carcinoma of the breast:a tumour analogous to salivary gland acinic cell carcinoma? Histopathology,2002,40:223-229.

109. Chang ED,Lee EJ,Lee AW,et al. Primary Acinic Cell Carcinoma of the Breast:A Case Report with an Immunohistochemical and Ultrastructural Studies. J Breast Cancer,2011,14(2):160-164.

110. Di Tommaso L,Foschini MP,Ragazzini T,et al. Mucoepidermoid carcinoma of the breast. Virchows Arch,2004,444(1):13-19.

111. Basbug M,Akbulut S,Arikanoglu Z,et al. Mucoepidermoid Carcinoma in a Breast Affected by Burn Scars:Comprehensive Literature Review and Case Report. Breast Care (Basel),2011,6(4):293-297.

112. Camelo-Piragua SI,Habib C,Kanumuri P,et al. Mucoepidermoid carcinoma of the breast shares cytogenetic abnormality with muco-epidermoid carcinoma of the salivary gland:a case report with molecular analysis and review of the literature. Hum Pathol,2009,40(6):887-892.

113. Cinel M,Aksoy S,Dede DS,et al. Oncocytic carcinoma of the breast:rare histology. Am Surg,2010,76(5):E25.

114. Ragazzi M,de Biase D,Betts CM,et al. Oncocytic carcinoma of the breast:frequency, morphology and follow-up. ,2011,42(2):166-175.

115. Pusiol T,Franceschetti I,Piscioli I. Oncocytic carcinoma:review of the literature. J Oral Maxillofac Surg,2009,67(9):2035-2037.

116. 吴强,龚西骗,饶慧蓉,等.乳腺嗜酸性细胞癌1例及文献复习.临床与实验病理学杂志,1999,15(2):110-111.

117. 龚西骗.少见乳腺癌.临床与实验病理学杂志,2002,18(3):326-331.

118. Fattaneh A. Tavassoli,Peter Devilee. Pathology & Genetics Tumours of the Breast and Female Genital Organs. 2003.

119. Kuroda H,Sakamoto G,Ohnisi K,et al. Clinical and pathological features of Glycogen-rich clear cell carcinoma of the breast. Breast Cancer,2005,12(3):189-195.

120. Markopoulos C,Mantas D,Philipidis T,et al. Glycogen-rich clear cell carcinoma of the breast. World J Surg Oncol,2008,29(6):44.

121. Di Tommaso L,Pasquinelli G,Portincasa G,et al. Glycogen-rich clear cell breast carcinoma with neuroendocrine differentiation features. Pathologica,2001,93(6):675-680.

122. Markopoulos C,Mantas D,Philipidis T,et al. Histopathological and immunohistochemical findings in a case of glycogen-rich clear cell carcinoma of the breast,. Rinsho Byori,2006,54(1):27-30.

123. Thondavadi SR,Krishnamurthy J,Gubbanna VM. A case report of glycogen-rich clear cell carcinoma of breast. Indian J Pathol Microbiol,2010,53(2):374-375.

124. 陈健,郭瑞峰,梁化印,等.乳腺皮脂腺样癌临床病理诊断.临床与实验病理学杂志,2005,20(3):273-276.

125. Kinkor Z,Meciarová I,Havlícek F. Primary sebaceous carcinoma of the breast;three casuistic reports. Ceska Gynekol,2010,75(1):50-53.

126. Hisaoka M,Takamatsu Y,Hirano Y,et al. Sebaceous carcinoma of the breast:case report and review of the literature. Virchows Arch,2006,449(4):484-488.

127. Varga Z,Kolb SA,Flury R,et al. Sebaceous carcinoma of the breast. Pathol Int,2000,50(1):63-66.

128. Murakami A,Kawachi K,Sasaki T,et al. Sebaceous carcinoma of the breast. Pathol Int,2009,59(3):188-192.

129. Tan PH,Harada O,Thike AA,et al. Histiocytoid breast carcinoma:an enigmatic lobular entity. J Clin Pathol,2011,64(8):654-659.

130. Gupta D,Croitoru CM,Ayala AG,et al. E-cadherin immunohistochemical analysis of histiocytoid carcinoma of the breast. Ann Diagn Pathol,2002,6(3):141-147.

131. 王芳,杨红鹰.基底细胞样乳腺癌的研究进展.诊断病理学杂志,2011,18(5):384-386.

132. Foulkes WD,Brunet JS,Stefansson IM. et al. The Prognostic Implication of the Basal-Like(Cyclin high/p27 low/p53+/ Glomeruloid-Microvascular-Proliferation+)Phenotype of BRCA1-Related Breast Cancer. Cancer Res,2004,64:830-835.

133. Nielsen TO,Hsu FD,Jensen K,et al. Immunohistochemical and clinical characterization of the basal-like subtype of invasive breast carcinoma. Clin Cancer Res,2004,10:5367-5374.

134. Tang P,Wang J,Bourne P. Molecular clssification of breast carcinoma with similar terminology and different definitions,are they the same? Human Pathol,2008,39:506-513.

135. Carey LA,Perou CM,Livasy CA,et al. Race,Breast cancer subtypes,and survival in the Carolina breast cancer study. J Am Med Assoc,2006,295:2492-2502.

136. Siziopikou P K,Cobleigh M. the basal subtype of breast carcinomas may represent the group of breast tumors that could benefit from EGFR-targeted therapies. The Breast,2007,16:104-107.

137. Eusebi V,Damiani S,Ellis IO,et al. Breast Tumor Resembling the Tall Cell Variant of Papillary Thyroid Carcinoma Report of 5 Cases. The American Journal of Surgical Pathology,2003,27(8):1114-1118.

138. Cameselle-Teijeiro J,Abdulkader I,Barreiro-Morandeira F,et al. Breast tumor resembling the tall cell variant of papillary thyroid carcinoma:a case report. Int J Surg Pathol,2006,14(1):79-84.

139. Tosi AL,Ragazzi M,Asioli S,et al. Breast tumor resembling the tall cell variant of papillary thyroid carcinoma:report of 4 cases with evidence of malignant potential. Int J Surg Pathol,2007,15(1):14-19.

140. Chang SY,Fleiszer DM,Mesurolle B,et al. Breast tumor resembling the tall cell variant of papillary thyroid carcinoma. Breast J,2009,15(5):531-535.

141. Masood S,Davis C,Kubik M J. Changing the Term "Breast Tumor Resembling the Tall Cell Variant of Papillary Thyroid Carcinoma" to "Tall Cell Variant of Papillary Breast Carcinoma". Adv Anat Pathol,2012,19:108-110.

142. Fiche M,Cassagnau E,Aillet G,et al. Breast metastasis from a tall cell variant of papillary thyroid carcinoma. Ann Pathol,1998,18:130-132.

143. 陈海玲,魏兵,步宏,等.伴被骨细胞样巨细胞及反应性肉芽肿的乳腺癌.临床与实验病理学杂志,2007,23(2):137-142.

144. 喻林,杨文涛,蔡旭,等.中央坏死性乳腺癌的临床病理分析.中华病理学杂志,2009,38(10):657-662.

145. Jimenez RE,Wallis T,Visscher DW. Centrally necrotizing carcinomas of the breast:a distinct histologic subtype with aggressive clinical behavior. Am J Surg Pathol,2001,25(3):331-337.

146. Tsuda H,Takarabe T,Hasegawa F,et al. Large,central acellular zones indicating myoepithelial tumor differentiation in high-grade invasive ductal carcinomas as markers of predisposition to lung and brain metastases. Am J Surg Pathol,2000,24(2):197-202.

147. Livasy CA,Karaca G,Nanda R,et al. Phenotypic evaluation of the basa-like subtype of invasive breast carcinoma. Mod Pathol,2006,19(2):264-271.

148. Kim MJ,Ro JY,Ahn SH,et al. Clinicopathologic significance of the basa-like subtype of breast cancer:a comparision with hormone receptor and Her2/neu-overexpressing phenotypes. Hum Pathol,2006,37(9):1217-1226.

149. Fattaneh A. Tavassoli,Vincenzo Eusebi. Tumors of the Mammary Gland//Atlas of tumor pathology. 4nd ed. Washington DC:Armed Forces Institute of Pathology,2009.

150. Rosen PP. Adenosis and microglandular adenosis//Rosen PP. Rosen's breast pathology. 3rd ed. Philadephia:Lippincott Williams and Wilkins,2009.

151. Khalifeh IM,Albarracin C,Diaz LK,et al. Clinical,histopathologic,and immunohistochemical features of microglandular adenosis and transition into in situ and invasive carcinoma. Am J Surg Pathol,2008,32(4):544-552.

152. 水若鸿,成宇帆,杨文涛.起源于乳腺微腺体腺病的浸润性癌3例临床病理学观察.中华病理学杂志,2011,40(7):471-474.

153. Salarieh A,Sneige N. Breast carcinoma arising in microglandular adenosis:a review of the literature. Arch Pathol Lab Med,2007,131(9):1397-1399.

154. Acs G,Simpson JF,Bleiweiss JJ,et al. Microglandular adenosis with transition into adenoid cystic carcinoma of the breast. Am J Surg Pathol,2003,27(8):1052-1060.

155. Bastawisy A,Gaafar R,Eisa S,et al. Inflammatory breast cancer:is it really a separate entity? Ecancermedicalscience,2012, 6:250.

156. Cristofanilli M,Valero V,Buzdar AU,et al. Inflammatory breast cancer (IBC) and patterns of recurrence:understanding the biology of a unique disease. Cancer,2007,110(7):1436-1444.

157. Hance KW,Anderson WF,Devesa SS,et al. Trends in inflammatory breast carcinoma incidence and survival:the surveillance,epidemiology,and end results program at the National Cancer Institute. J Natl Cancer Inst,2005,97(13):966-975.

158. Bauer K,Brown M,Cress R,et al. Descriptive analysis of estrogen receptor (ER)-negative,progesterone receptor(PR)-negative, and HER-2-negative invasive breast cancer,the so-called triple-negative phenotype:A population-based study from the California cancer registry. Cancer,2007,109(9):1721-1728.

159. Morris G,Naidu S,Topham A,et al. Differences in breast carcinoma characteristics in newly diagnosed African-American and Caucasian patients:A single-institution compilation compared with the National Cancer Institute's Surveillance,Epidemiology,and End Results database. Cancer,2007,110(4):876-884.

160. CHARLES M. PEROU Molecular Stratification of Triple-Negative Breast Cancers The Oncologist,2011,16(suppl 1):61-70.

161. Lin Sun,Lin Zhang,Shasha Ren,et al. Clinicopathologic features and related prognosis factors analysis of the basal and non-basal phenotype of triple negative breast cancer Chinese-German Journal of Clinical Oncology,2010,9(5):249-252.

162. Prat A,Parker J,Karginova O,et al. Phenotypic and molecular characterization of the claudin-low intrinsic subtype of breast cancer. Breast Cancer Res,2010,12:68.

163. Carey L,Winer E,Viale G,et al. Triple-negative breast cancer:disease entity or title of convenience? Nat Rev Clin Oncol. ,2010,7 (12):683-692.

164. Lehmann BD,Bauer JA,Chen X. Identification of human triple-negative breast cancer subtypes and preclinical models for selection of targeted therapies. J Clin Invest. ,2011,121(7):2750-2767.

第十一章　纤维上皮性肿瘤

第一节　概　述

（一）概念

纤维上皮性肿瘤是一组异质性的双向分化的肿瘤,同时存在上皮和间质成分的增生,主要包括纤维腺瘤和叶状肿瘤,两者均起源于小叶内特化间质细胞。纤维腺瘤是年轻女性最常见的良性肿瘤,2012 年版 WHO 乳腺肿瘤分类中列举了普通型纤维腺瘤(管内型和管周型)、黏液性纤维腺瘤、细胞性纤维腺瘤、复杂性纤维腺瘤和幼年性纤维腺瘤五种组织学类型,并把错构瘤归入纤维上皮性肿瘤这一章内。叶状肿瘤发病年龄比纤维腺瘤大 15 ～ 20 岁,国内年轻患者并非罕见。包括非特指型 9020/1、叶状肿瘤,良性 9020/0、叶状肿瘤,交界性 9020/1、叶状肿瘤,恶性 9020/3 和导管周间质肿瘤,低级别。

乳腺间质包括特化间质(小叶内间质)和非特化间质(小叶外间质),纤维腺瘤和叶状肿瘤均能产生独特的细胞外基质。特化间质内的细胞外基质为淡蓝色黏多糖类物质,而非特化间质内的成纤维细胞位于嗜酸性胶原中。纤维腺瘤和叶状肿瘤起源于特化间质细胞,其特点是产生黏液样基质;而假血管瘤样间质增生则来源于非特化间质的肌成纤维细胞,产生胶原性基质。因此,细胞外基质的性质能帮助识别纤维上皮性病变中的细胞来源。

（二）临床表现

一般情况下,纤维腺瘤患者较年轻,多为单侧乳腺单发性肿块,亦可多发性双侧发生,瘤体较小,通常长径 1 ～ 3cm,很少超过 5cm,界限清楚,与周边组织无粘连。叶状肿瘤患者常表现为>4cm 的肿块或短期内快速增长的无痛性肿块,肿瘤多为单侧单灶发生,平均大小 4 ～ 5cm,有大至 45cm 的报道,肿瘤边界清楚,触之活动,质硬或韧,呈圆形、分叶状或不规则形,少数肿瘤体积巨大(>10cm)可造成皮肤紧绷伴浅表静脉扩张,但溃疡罕见。影像学检查显示肿块常为圆形、或分叶状,通常边界清楚,伴有裂隙或囊腔,有时可见钙化灶。

（三）病理组织学类型及形态学特征

1. **纤维腺瘤**　普通型纤维腺瘤有两种不同的生长方式(管周型和管内型),但无临床意义。黏液瘤样的黏液性纤维腺瘤是指在间质内含有丰富的淡染蓝-灰色细胞外基质(黏多糖),使间质显得非常疏松,多发生于 50 ～ 60 岁女性,文献报道与 Carney 综合征有关。细胞性纤维腺瘤因间质细胞丰富而命名,其组织学特点与良性叶状肿瘤有共同之处,应注意两者的鉴别。复杂性纤维腺瘤约占所有纤维腺瘤的 16% ～ 23%,多见于老年患者。其内可含有>3mm 的囊、硬化性腺病、钙化和(或)乳头状大汗腺化生。复杂性纤维腺瘤患者继发乳腺癌的相对风险是普通人群的 2.5 ～ 3.0 倍。幼年性纤维腺瘤主要发生于青春期患者,其特点为间质细胞数目增多并呈束状排列,上皮呈管周型生长方式伴普通型导管增生,酷似男性乳腺发育的上皮改变。有时肿瘤体积非常大而致乳腺变形,因而有人称其为巨大纤维腺瘤。小叶原位癌或导管原位癌偶尔可发生于纤维腺瘤内。浸润性癌也可原发于或累及纤维腺瘤,通常以后者居多。

纤维腺瘤比较基因组杂交方法分析未发现 DNA 拷贝数的改变,克隆性研究发现,上皮和间质都以多克隆性为主,虽然在间质增生的区域也可观察到提示间质进展的单克隆性。纤维腺瘤的 DNA 甲基化频率不及叶状肿瘤。大多数纤维腺瘤在完整切除后都不复发。一项研究表明,缺乏复杂性特征的纤维腺瘤继发乳腺癌的风险不会增加。

2. 叶状肿瘤 叶状肿瘤是一组纤维上皮性肿瘤,组织学特征为双层上皮细胞沿裂隙排列,周围包绕过度增生富有细胞的间质成分,形成复杂的叶状结构。1981 年版 WHO 乳腺肿瘤分类中将其称为叶状肿瘤或叶状囊肉瘤,2003 年版 WHO 分类中保留"叶状肿瘤"这一名称,2012 年版 WHO 沿用了 2003 年版的分类,同时增加了一些诊断细节。

患者常表现为单侧、质硬的无痛性乳腺肿块,与皮肤无粘连。非常大的肿瘤(>10cm)可使皮肤紧绷,出现明显的浅表静脉扩张,偶见溃疡形成。

肿瘤由上皮和间质两种成分组成,上皮成分为良性,包括腺上皮和肌上皮细胞,偶见大汗腺化生和鳞状上皮化生。上皮成分形成腺管或被覆于囊腔、裂隙表面,围绕上皮成分的过度增生的间质成分是真正的肿瘤成分,即肿瘤呈分叶状突入不同程度扩张延伸的管腔内。间质成分过度增生是诊断叶状肿瘤的基本条件,其定义是指至少在一个低倍视野(4×10 倍)中缺乏上皮成分。核分裂的计数一定要在肿瘤中细胞最丰富、生长最活跃的区域。

根据肿瘤的间质细胞密度、细胞异型性、核分裂及肿瘤边缘情况将其分为良性、交界性和恶性 3 个级别,其中良性较多见。

良性叶状肿瘤间质细胞通常多于纤维腺瘤。间质梭形细胞的核形态一致,核分裂罕见,常<5/10HPF。紧邻上皮的区域间质细胞较远离上皮区更丰富,间质细胞稀疏的区域可见玻璃样变性或黏液变性,偶见奇异型间质巨细胞、脂肪、软骨和骨化。肿瘤边界呈推进性生长,通常缺乏浸润性现象。

恶性叶状肿瘤间质细胞核明显多形性、间质过度生长,致使在一个低倍视野(4×10 倍)中仅见间质而缺乏上皮成分。核分裂≥10/10HPF,间质细胞弥漫性增多,肿瘤界限不清,边界可见舌状浸润。瘤内含有异源性肉瘤成分,如横纹肌肉瘤、骨肉瘤、软骨肉瘤和脂肪肉瘤等,即便缺乏其他特征也可诊断为恶性叶状肿瘤。

交界性叶状肿瘤的间质细胞较良性丰富,可弥漫性分布,但不具有恶性叶状肿瘤的全部恶性组织学特点,核分裂 5~9/10HPF。局部可复发,通常不转移。

(四) 病理诊断及鉴别诊断思路

在纤维上皮性肿瘤中,最常见也是最困难的问题是纤维腺瘤与叶状肿瘤的鉴别,笔者认为,实际上其中更多出现的问题是叶状肿瘤[特别是早期和(或)不典型叶状肿瘤]误诊为纤维腺瘤。其次是良、恶性叶状肿瘤的区别。某些不典型/交界性病变常难以明确诊断。

纤维上皮性肿瘤的诊断需密切联系临床,及时和临床医生沟通,获得准确的临床信息(包括影像学)。对于复发病例,应复查先前所有的病理切片。

病理医生在诊断纤维上皮性肿瘤时,通常似乎更加重视和强调间质的状况,如间质过度生长、细胞密度、细胞学特征、叶状结构及生长方式等,往往忽视了对其他组织学特征的仔细观察,然而这些组织学改变也同样能提供重要的诊断信息,如病变的内部构型、腺管分布、结构及腺体内衬细胞的特征等。特别是对不典型病变[缺乏间质过度生长、细胞异型性、核分裂活性和(或)叶状结构]的全部特征进行全面的综合分析至关重要。

纤维腺瘤及叶状肿瘤均起源于小叶内特化间质,叶状肿瘤常在纤维腺瘤的基础上发生。纤维腺瘤的间质细胞缺乏侵袭和刺激腺体生长的能力,组织学改变缺乏异质性,腺管和间质分布规律(其间质和腺体比例保持恒定,不同区域间变化不大)、协调一致,形成有序排列(间质与腺管,特化与非特化间质)的内部结构(图 11-0-1)。叶状肿瘤间质细胞有过度增殖能力,具有浸润性生长的潜能,能刺激陷入肿瘤内的腺体增生。组织学改变具异质性、腺管和间质分布排列紊乱、间质相对于腺体过度生长,形成混乱无序的内部结构(图 11-0-2)。

笔者曾诊断过数百例叶状肿瘤,根据笔者的经验以及有关文献情况,认为出现以下情况应考虑到叶状肿瘤:

1. 40 岁以上的妇女发生的纤维上皮性肿瘤,应考虑到是否有可能是叶状肿瘤。青春期女性诊断叶状肿瘤或大于 40 岁的妇女诊断纤维腺瘤均要小心,需有充分的诊断依据及合理的解释。国内年轻人发生叶状肿瘤的病例并非罕见,而且有增多趋势(不一定代表国内整体情况),需要提高警惕。

2. 生长较快的纤维上皮性肿瘤应考虑到叶状肿瘤。少数纤维腺瘤可生长较快(如妊娠期、使用某些激素等)。伴出血梗死时,肿物亦可快速增大。

3. 复发性纤维腺瘤应考虑叶状肿瘤。良、恶性叶状肿瘤均具有局部复发潜能(但不一定会复发)。目前

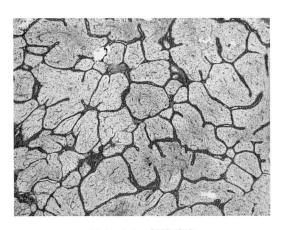

图 11-0-1　纤维腺瘤
腺管和间质按比例有规律的分布,排列有序,间质
一致

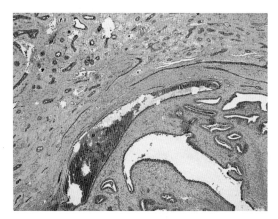

图 11-0-2　纤维腺瘤伴叶状肿瘤
纤维腺瘤(左上方)上皮与间质分布有序,叶状肿瘤
腺管扩张,形状不规则,间质上皮分布紊乱

国内诊断的"纤维腺瘤或富细胞性纤维腺瘤"有较高的复发率,笔者会诊的复发性纤维腺瘤病例(组织切片),基本上都是叶状肿瘤。另外,必须对"纤维腺瘤"复发与多发性纤维腺瘤加以区分。

4. 肉眼观察,肿瘤体积较大,界限欠清,切面有裂隙,囊腔形成及叶状结节时,应考虑到叶状肿瘤。

5. 组织学上纤维上皮性肿瘤内出现结构紊乱,间质和腺体比例出现明显区域性差异,间质有过增生趋势时,应考虑到叶状肿瘤(图 11-0-3,图 11-0-4)。

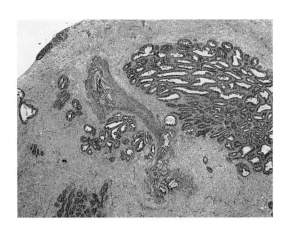

图 11-0-3　叶状肿瘤
肿瘤内出现结构紊乱,间质和腺体比例失调,出
现复杂小叶样结构

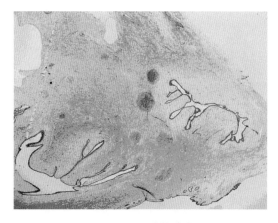

图 11-0-4　叶状肿瘤
间质过度生长

6. 纤维上皮性肿瘤不同区域的间质细胞密度变异较大且无规律,含有富细胞区及少细胞区,且两种区域相混杂,甚至有的区域细胞密度较纤维腺瘤还低时,应考虑叶状肿瘤(图 11-0-5)。不能因间质细胞稀少而排除叶状肿瘤。幼年性纤维腺瘤间质可富于细胞,且可以有核分裂。

7. 纤维上皮性肿瘤中出现不同类型基质[黏液样和(或)胶原性]且呈不规则混合时,应考虑到叶状肿瘤。大于 40 岁的妇女发生的纤维腺瘤,如果间质出现富于细胞的黏液样改变时,应考虑叶状肿瘤(图 11-0-6)。

8. 开放或狭窄腺管周围的间质细胞增多,近腺管处的细胞更为密集,呈"袖套"样分布,间质常呈黏液样改变,应考虑叶状肿瘤。叶状肿瘤的早期,此种病变可能不明显,

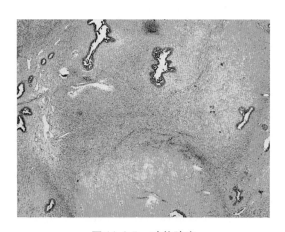

图 11-0-5　叶状肿瘤
肿瘤间质的异质性,混杂有富细胞区及少细胞区

但常能观察到病变形成趋势(图 11-0-7)。

9. 间质核分裂增多是叶状肿瘤的一个特点,一般情况下,在近腺管周围的间质中更容易观察到核分裂,但在远离腺体的间质细胞内发现核分裂,对诊断叶状肿瘤更有意义(图 11-0-8,图 11-0-9)。叶状肿瘤不同区域核分裂活性变数很大,某些区域很难找到核分裂,不能因缺少核分裂而排除叶状肿瘤。另外,不同人观察同一病例同一张切片,所得到的核分裂指数常会有较大的差别,笔者认为,在熟知核分裂形态变化的前提下,花费足够的时间和用心观察是必需的。

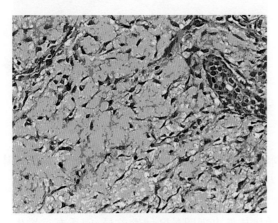

图 11-0-6　叶状肿瘤
间质富于细胞的黏液样变

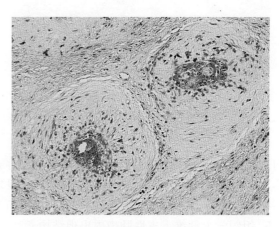

图 11-0-7　叶状肿瘤
"袖套样"改变,间质黏液样变,近管周细胞密集

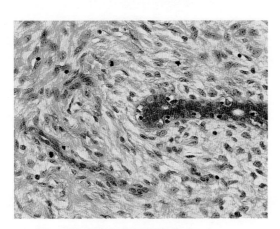

图 11-0-8　叶状肿瘤
近腺管处间质细胞核分裂增多

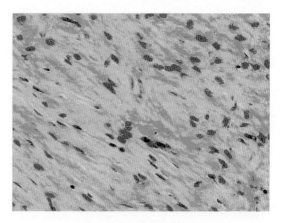

图 11-0-9　叶状肿瘤
远离腺管处间质细胞核分裂增多

10. 出现叶状结构(间质和上皮增生所致)时(图 11-0-10),应考虑到叶状肿瘤。但许多叶状肿瘤并不明显、甚至缺乏,不能因缺少叶状结构而排除叶状肿瘤。某些管内型纤维腺瘤,由于穿刺标本,或标本处理过程的某些原因,组织松散分离,可类似于叶状结构(图 11-0-11)。

11. 具有浸润性边缘,梭形细胞浸润周围脂肪组织,包绕、穿透、分割乳腺小叶时,应考虑到叶状肿瘤(图11-0-12)。

12. 腺管及腺上皮增生且分布异常,如管内型的小管丧失串珠状外观,管周型纤维腺瘤的小管增大或扩张,出现不规则分支;出现普通导管和(或)柱状上皮细胞增生、反应性不典型性(细胞增大、核亦增大,可见核仁、出现核分裂)等时,应考虑到叶状肿瘤(图 11-0-13 ~ 图 11-0-15)。幼年性纤维腺瘤常有旺炽性导管增生(微乳头、筛状、实性),也可有柱状细胞增生。当纤维腺瘤周围有广泛显著的乳腺增生病时,纤维腺瘤内亦可出现普通导管增生。

13. 纤维上皮肿瘤出现小叶样结构和(或)复杂小叶样结构时,要考虑到叶状肿瘤(图 11-0-3,图 11-0-16)。

14. 间质内出现大量脂肪组织、有明显假血管瘤样间质增生和(或)显著的浆细胞浸润时,应考虑到叶状

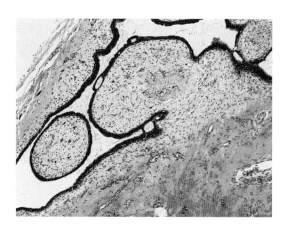

图 11-0-10　叶状肿瘤

间质增生,向扩张的导管内突出,形成叶状结构

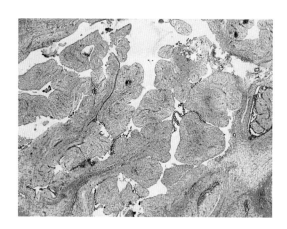

图 11-0-11　纤维腺瘤

组织松解,形成假叶状结构

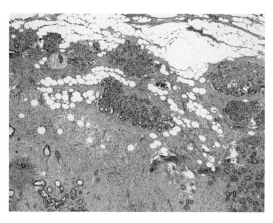

图 11-0-12　叶状肿瘤

浸润性边缘,肿瘤浸润脂肪组织及小叶周围

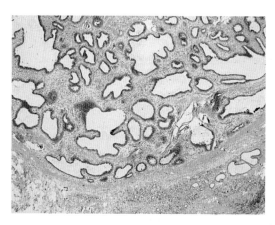

图 11-0-13　叶状肿瘤

腺管不同程度扩张,形状不规则,分布紊乱

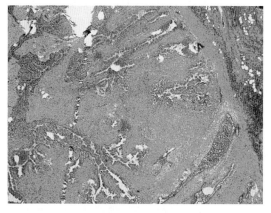

图 11-0-14　叶状肿瘤

肿瘤内分枝状导管上皮明显增生

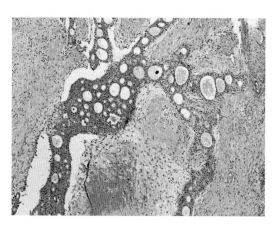

图 11-0-15　叶状肿瘤

叶状肿瘤内低级别导管内癌

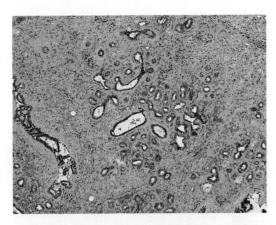

图 11-0-16　叶状肿瘤
肿瘤内出现被间质穿插分割的小叶样结构

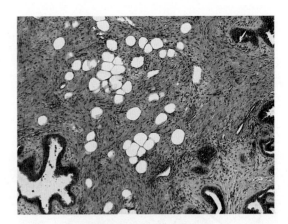

图 11-0-17　叶状肿瘤
肿瘤中心部位出现脂肪组织

肿瘤(图 11-0-17,图 11-0-18)。

15. 上皮出现广泛鳞化或大汗腺化生时,应考虑到叶状肿瘤(图 11-0-19,图 11-0-20)。

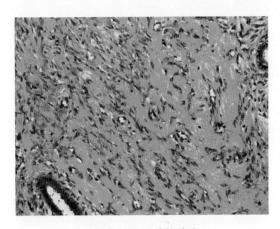

图 11-0-18　叶状肿瘤
肿瘤间质呈明显假血管样间质增生

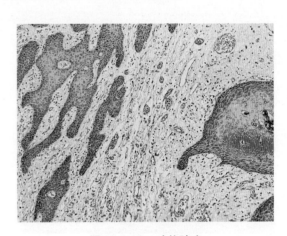

图 11-0-19　叶状肿瘤
肿瘤内有明显的鳞化

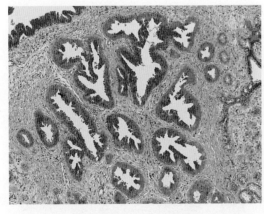

图 11-0-20　叶状肿瘤
肿瘤局部有明显大汗腺化生增生

见诸文献,纤维腺瘤和良性叶状肿瘤(虽具有复发潜能,手术得当很少会复发)有类似的临床预后,因此,某些不典型或交界性病变,当组织学上难以辨别时,为避免过度治疗,采用不肯定或描述性诊断,可能是一种明智的选择,如纤维上皮性肿瘤,考虑为(倾向为、不排除)叶状肿瘤。又如纤维腺瘤,部分区域呈叶状改变(提示为早期叶状肿瘤)。

(五)临床与病理联系

1. 组织学上明确鉴别良性叶状肿瘤和纤维腺瘤可能很困难,尤其是区分富有细胞性纤维腺瘤和良性叶状肿瘤。理论上讲,良性叶状肿瘤的间质细胞应更丰富,叶状结构更明显,间质细胞分布不均,邻近上皮处更丰富。实际上间质细胞丰富程度的低限很难确定,两者的区别完全取决于人为判断。如患者较年轻,巨检瘤体较小,有完整包膜,组织学不伴有脂肪、骨、软骨、横纹肌等,多为纤维腺瘤。相反则为叶状肿瘤。笔者注意到,近年叶状肿瘤的年轻患者有增多趋势,且瘤体亦较小。

2. 确诊恶性叶状肿瘤时要注意两种现象:一是高级别肿瘤特点的区域非常局限,由于取材不充分而低诊;二是由于间质肉瘤样成分的过度生长,难以找见上皮性成分而诊断为单纯性乳腺肉瘤。多种 CK 的免疫组化检测可与化生性癌区别。

3. 良性叶状肿瘤亦可复发,复发率为10%～17%,复发的病例主要见于体积较小,瘤组织呈小芽状突入周围乳腺组织内,外科切除时被遗漏所致。交界性叶状肿瘤可以复发,但很少发生转移。而恶性叶状肿瘤的转移率高达22%。因此,叶状肿瘤的分级对判断预后非常重要,但是如何进行分级的标准并不统一。WHO推荐根据间质细胞丰富程度、细胞多形性、核分裂计数、肿瘤边界或边缘的情况以及间质分布方式或间质过度生长的半定量评估区分良性、交界性和恶性叶状肿瘤。而WHO的诊断标准中用于区分良性和交界性肿瘤的核分裂计数并不明确,也没有说明诊断时是需要满足全部的标准还是其中的几条。M. D. Anderson肿瘤中心根据多年的经验并权衡每个病理学参数的预后意义,制定了自己的诊断标准,用于诊断各型叶状肿瘤(见本文叶状肿瘤吴蕴教授的点评)。

4. 切除活检诊断为叶状肿瘤者,应该报道肿瘤边缘距切缘的距离,以利临床确定扩大切除范围。扩大切除1～2cm,叶状肿瘤无论是良性还是恶性,如果切除不彻底都容易复发。对于年龄偏大,伴有显著间质增生的不典型纤维腺瘤样病变要提高警惕。

5. 发生转移的叶状肿瘤罕见,几乎所有的内脏器官均有报道,但主要转移到肺和骨骼,值得注意的是,转移瘤的成分主要为间质成分,很少见到上皮成分,复发后级别升高。目前,除组织学改变和手术切缘的状态最为可靠外,没有一个可靠的指标预测复发或转移,应引起重视。叶状肿瘤内上皮成分可以呈增生、非典型增生甚至原位癌,可能导致间质病变的漏诊,而临床意义有限。但有作者认为,发生在叶状肿瘤内的这些病变,其生物学行为类似原发于乳腺内的病变(唐平教授咨询)。叶状肿瘤内的浸润性癌首先要排除乳腺内的浸润性癌累及叶状肿瘤,生物学行为与原发性乳腺浸润性癌相似。

(丁华野　张祥盛)

第二节　病例精选

病例一　复杂性纤维腺瘤

【病例介绍】

女性,16岁,"发现右乳肿物1个月",逐渐长大。查体:右乳腺外上象限触及一肿物,体积约5cm×4cm,边界清楚,质地较韧。乳头无内陷。乳腺皮肤肤色正常,无红肿及橘皮样改变。腋窝未触及肿大淋巴结。

【病理变化】

1. 巨检　送检类圆形肿物一个,大小5cm×3.6cm×2.4cm,表面光滑,切面灰红灰白色,质均,边界清楚,包膜完整。

2. 镜检　肿瘤界限清楚,周边有包膜,主质呈典型管内型纤维腺瘤结构,增生的间质挤压腺体,使腺体扭曲、拉长(图11-1-1);另见导管内乳头状瘤样增生(图11-1-2),乳管扩张,内衬细胞可见胞突及大汗腺化生(图11-1-3,图11-1-4)。

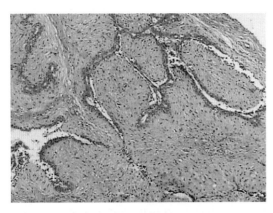

图11-1-1　复杂性纤维腺瘤
肿瘤界限清楚,间质有黏样变,导管拉长呈裂隙状改变

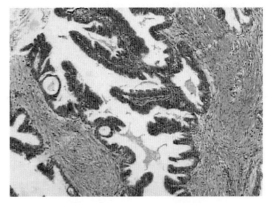

图11-1-2　复杂性纤维腺瘤
腺管扩大、扭曲,腺上皮呈乳头状增生

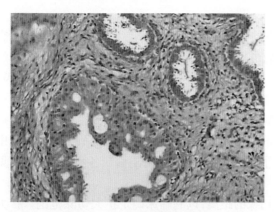

图 11-1-3 复杂性纤维腺瘤
大汗腺化生增生

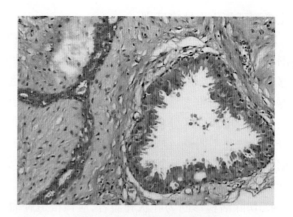

图 11-1-4 复杂性纤维腺瘤
大汗腺化生并柱状上皮病变

【讨论】

纤维腺瘤是乳腺常见良性肿瘤,一般表现为年轻女性单发的乳腺肿块。据报道,从青春期到 25 岁左右的女性单发的纤维腺瘤发生率为 7% ~ 13%。在一般人群中这个年龄组常见的单发纤维腺瘤被报道的发生率为 2.2%,并且随着年龄的增长而减少。高年龄组的纤维腺瘤则比较少见。复合性纤维腺瘤首次被 Dupont 报道,约占已确诊纤维腺瘤的 15% ~ 22%。

纤维腺瘤是由间质和上皮成分构成的良性的乳腺纤维上皮性肿瘤。特征性表现为间质和腺体成分均增生。纤维腺瘤有管内型和管周型两种生长方式,前者增生的间质挤压腺体使腺体扭曲、拉长呈裂隙状改变;后者间质围绕管腔腺体呈开放状态。含有大于 3mm 的囊肿、硬化性腺病、上皮钙化或乳头状大汗腺化生的纤维腺瘤称为"复杂性纤维腺瘤"(complex fibroadenoma)。在不同肿瘤或同一肿瘤的不同区域混杂的成分不同,可为单一成分或几种成分的混合。Sklair-Levy 对 401 例乳腺纤维腺瘤做了详细的组织学观察,发现复合性纤维腺瘤 63 例,占 15.7%,组织学特征见表 11-1-1。而国内复合性纤维腺瘤报道很少,我国发病率低还是被忽略,值得进一步探讨。两者发生乳腺癌的风险不同,在一项临床随访研究中,复合型纤维腺瘤以后发生乳腺癌的风险为正常人的 2.5 ~ 3.0 倍,而缺乏这些改变的纤维腺瘤风险约为 1.5 倍。

表 11-1-1 63 例复合性纤维腺瘤的组织学特征

组织学特征	No	%
硬化性腺病	36	57
大汗腺化生	5	8
囊肿	1	1.6
钙化	4	6.3
硬化性腺病和大汗腺化生	2	3.2
硬化型腺和钙化	6	9.5
钙化、硬化型腺病和大汗腺化生	1	1.6
大汗腺化生和囊肿	4	6.3
大汗腺化生、硬化型腺病和囊肿	1	1.6
囊肿、硬化型腺病和钙化	3	4.8
合计	60	100.00

(张祥盛)

★ **专家点评-1**

牛昀教授:复杂性纤维腺瘤在 1994 年首次被 Dupont 报道。当时在一个大样本纤维腺瘤病例的回顾性研究中,Dupont 将具有大于 3mm 囊肿、硬化性腺病、上皮性钙化或乳头状大汗腺化生的纤维腺瘤归类为复杂性纤维腺瘤。近来,WHO 将复杂性纤维腺瘤正式写入 2012 年版《WHO 乳腺肿瘤组织学分类》,其间间隔了近二十年的时间,正说明学者们对该类纤维腺瘤亚型的认识有一个过程。因为有随访数据证明复杂性纤维腺瘤发生乳腺癌的风险是正常人群的2.5~3倍,而普通纤维腺瘤仅为1.5倍,所以显示出复杂性纤维腺瘤的诊断是具有临床意义的。

需要注意和进一步说明的是:①虽然学者们描述复杂性纤维腺瘤是含有一种或多种复杂性病理学特征的纤维腺瘤。但在实际临床病理诊断时,如果纤维腺瘤仅伴有囊肿或仅伴有上皮性钙化这类单一成分时,复杂性纤维腺瘤的诊断要慎重。要先排除伴有其他病变的可能,然后宁可做一个描述性的诊断。②因叶状肿瘤常可出现瘤内上皮成分的增生、乳头状增生和大汗腺化生,也常出现囊性扩张的导管,需要按照叶状肿瘤的生长方式和间质特征进行鉴别诊断。③应注意囊肿、硬化性腺病等病变与纤维腺瘤的关系,是位于瘤内还是瘤旁,以便于准确判断是否属于复杂性纤维腺瘤,或是纤维腺瘤瘤旁伴发一些良性增生性改变。④复杂性纤维腺瘤内如有上皮的不典型增生,建议在诊断中特别注明,以引起临床医生重视嘱患者注意随诊。⑤对于复杂性纤维腺瘤,术前临床医生和影像医生常会误为癌,故出现术中冰冻或活检结果与临床和影像不符的情况。此时病理医生要注意与临床的沟通。⑥我国乳腺病理分类中有一类纤维腺瘤被称之为囊性增生性纤维腺瘤,即在纤维腺瘤的背景中伴有囊肿、大汗腺化生、腺病、导管上皮增生,导管乳头状增生等两种或两种以上改变。目前尚未有权威性分类确定囊性增生性纤维腺瘤是否等同于复杂性纤维腺瘤。⑦我国报道复杂性纤维腺瘤的资料很少,并不表明我国发生率低。主要原因可能为,其一过去认识不足,将复杂性纤维腺瘤仅仅简单地报道为纤维腺瘤,或误为叶状肿瘤、幼年性纤维腺瘤等;其二将复杂性纤维腺瘤归入囊性增生性纤维腺瘤。

★ 专家点评-2

柳剑英教授:复杂性纤维腺瘤在日常病理诊断工作中并不少见,尚未得到应有的关注。复杂性纤维腺瘤是对上皮成分复杂的乳腺纤维腺瘤的笼统称呼。对于乳腺纤维腺瘤而言,正常乳腺组织发生的上皮化生和增生性病变,在其几乎都可以发生。不同类型的乳腺上皮或腺体增生性病变其预后意义不一,如单纯性囊肿几乎可以忽略,而大汗腺乳头状增生或旺炽型单纯增生则需要注意,尤其当病变同时累及纤维腺瘤内外组织时更要小心。因此,对于一个复杂性纤维腺瘤,诊断时最好对其复杂情况加以说明,而不仅仅是给出一个笼统的诊断名词。

病例二　幼年性纤维腺瘤

【病例介绍】

女性,18岁,"发现右乳肿物7个月余",逐渐长大,近期增长较快。查体:右乳偏外上象限触及一巨大肿物,体积约9cm×7cm,边界清楚,质地较韧。乳头无内陷。乳腺皮肤肤色正常,无红肿及橘皮样改变。腋窝未及肿大淋巴结。

【病理变化】

1. **巨检**　送检类圆形肿物一个,大小9cm×7cm×6cm,表面光滑,切面灰红灰白色,质均,边界清楚,包膜完整。

2. **镜检**　病变形态与普通型纤维腺瘤相似,由导管上皮和纤维间质两种成分组成(图11-2-1A~D)。部分呈管内型生长方式,增生的间质将导管挤压,使导管扭曲、拉长(图11-2-1);部分呈管周型生长方式,间质围绕开放的导管(图11-2-1)。形态与普通型纤维腺瘤不同的是,导管上皮细胞和其周围的间质细胞均明显增生,导管上皮呈复层或乳头状、筛状等,无异型性,肌上皮也有明显增生(图11-2-1)。间质细胞成分较丰富,偶见核分裂,无明显多形性和异型性(图11-2-1)。

3. **免疫组化**　SMA肌上皮及间质肌纤维母细胞阳性(图11-2-2),p63肌上皮阳性,ER、PR腺上皮阳性。

【讨论】

幼年性纤维腺瘤(juvenile fibroadenoma)为主要发生在青春期和年轻妇女的富于细胞的纤维腺瘤,又称富于细胞的纤维腺瘤。这种类型较为特殊,虽名为幼年型,但也可以见于成年女性。发病率比较低,约占乳腺纤维腺瘤发病率的4%。常见于20岁以下青春发育前期和青春发育初期的女性。

肿物大多数为单发、无痛性肿块,但也可以为多发性和双侧性。肿瘤常生长迅速,体积较大,大小平均2~3cm,亦可大至20cm以上并可导致乳腺变形。肿块边界清楚,与正常腺体组织有明显的分界线,与皮肤无粘

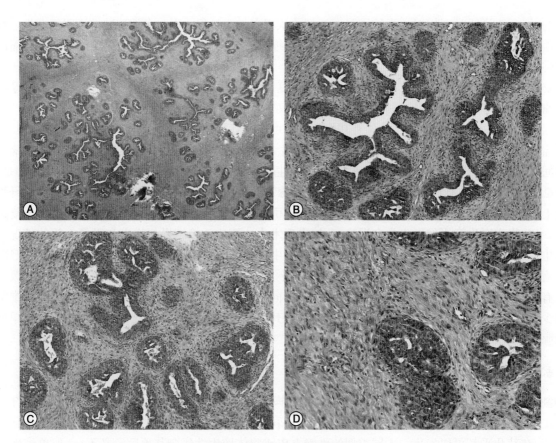

图 11-2-1　幼年性纤维腺瘤

A. 病变呈小叶状结构,由导管上皮和纤维间质两种成分组成;B. 管内型生长方式,增生的间质将导管
挤压,使导管扭曲、拉长;C. 管周型生长方式,间质围绕开放的导管;D. 导管上皮细胞和其周围的间质
细胞均明显增生,细胞外基质为胶原性。导管上皮呈复层或筛状等,无异型性,肌上皮也有明显增生

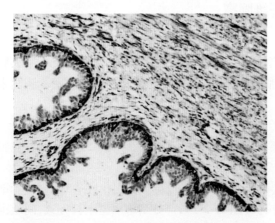

图 11-2-2　SMA 肌上皮及周围间质内肌纤维母细胞阳性

连,表面光滑,活动度好,切面性质基本同纤维腺瘤。镜下幼年性纤维腺瘤主要的形态特征是间质细胞和上皮细胞均明显增生。前者间质丰富,间质细胞的数量多少不一,一般无异型性,缺乏核分裂,但有时可以有或多或少的核分裂,尤其是青春期患者。上皮增生可呈导管增生、小叶增生或导管小叶均增生。上皮增生常呈簇状突起,类似于男性乳腺发育或少女型乳腺肥大的增生特征。

这种病变有多种名称,如少年纤维腺瘤;与大小有关,称为巨大纤维腺瘤;与富于细胞相关名称时称为胎儿型或富于细胞性纤维腺瘤。当富于细胞时,主要以上皮细胞增生为主并特别明显时,也可诊断为纤维腺瘤伴上皮非典型增生。当间质细胞增生非常明显时,可诊断为纤维腺瘤富于间质细胞等。近年来国外有些作者将纤维腺瘤分为成人型和幼年型,前者指常见的纤维腺瘤,后者过去归在良性叶状囊肉瘤内,巨纤维腺瘤、富于细胞的纤维腺瘤内。一些学者认为巨大纤维腺瘤是幼年性纤维腺瘤的同义词,但是其他学者认为巨大纤维腺瘤指具有正常组织学特征的巨大纤维腺瘤。巨大纤维腺瘤是基本结构与管内型纤维腺瘤相似,只是瘤体较大,其直径大于7cm。Millis 等建议不要用巨大纤维腺瘤的名称,以免混淆。

幼年性纤维腺瘤的发生,一般认为与内分泌激素对局部乳腺组织的刺激有关。好发于青少年女性,往往发生在月经来潮后 1~3 年。一般认为乳腺的发育从月经来潮前 3~5 岁开始,我国女孩 9 岁时乳腺发育者占同龄人的 1/3,10 岁时占 1/2,至乳腺发育成熟时仍有 1/3 女孩无月经。处于青春发育前期和发育初期的女童,在卵巢性激素的作用下,首先是乳腺间质纤维组织和皮下脂肪增多,随后是乳腺导管系统增生,随着腺管的延长、扩张及分支出现,小管的末端逐渐形成乳小叶芽和乳腺小叶,在这一过程中如果雌激素刺激过强或乳腺组织的反应特别敏感,或是缺少雌激素拮抗物如黄体酮及雄激素等,则可能引起乳房的肥大。若刺激引起的增生性病变局限于乳腺某一处,会形成乳腺纤维增生症,或导致末梢导管的不规则出芽(乳小叶芽),上皮增大,引起导管的扩张和囊肿形成,发展成为纤维腺瘤。现代观点认为乳腺纤维腺瘤是生理性生长和退化的异常,而不是肿瘤,其细胞来源是成纤维细胞而不是肌上皮,培养细胞的上皮部分有雌激素受体。

幼年性纤维腺瘤主要与良性叶状肿瘤鉴别。叶状肿瘤较少见,占所有乳腺肿瘤的 0.3% ～1%,占乳腺纤维上皮性肿瘤的 2.5%,通常好发于成年人,亚洲国家发病年龄略年轻,平均 25～30 岁,儿童很少发生。明显可触及的肿物,具有迅速生长的历史,通常表现为单侧、质硬无痛性乳腺肿块。不累及皮肤,肿瘤平均直径4～5cm。巨大肿瘤(>10cm)可见皮肤浅静脉扩张,但溃疡罕见。肿瘤呈圆形、境界可以清楚,伴有裂隙或囊状,有时可见大片状钙化灶。较大的肿瘤也可有坏死或梗死。良性叶状肿瘤边界通常清楚,偶尔可以出现瘤组织呈小芽状突入周围乳腺组织内。组织学形态特征是向管腔内生长的方式,并伴有叶状突起。间质细胞较纤维腺瘤更丰富,细胞核无或轻微异型性,可见核分裂,但<3 个/10 个高倍镜视野。间质成分常见黏液样变和透明变性。偶尔出现脂肪、软骨或骨化生。

(穆殿斌　张祥盛)

★ 专家点评-1

赵澄泉(Chengquan Zhao)教授,李昕(Xin Li)教授: 幼年性纤维腺瘤的组织学特点是上皮成分和间质成分都明显增生。常表现为管内型和管周型生长方式。但无论是增生的上皮细胞或是间质细胞都没有明显的细胞异型性。核分裂少见。无异常核分裂。间质可出现局部的黏液变性或透明样变性。其主要的鉴别诊断是与良性叶状肿瘤的鉴别。良性叶状肿瘤的特点是间质成分相对于上皮成分的明显过度增生,挤压上皮成分呈裂隙状。低倍镜下呈明显的叶状。有时间质增生在靠近上皮周围更加活跃,常见核分裂。另外假血管瘤样间质增生在良性叶状肿瘤中也较常见。幼年性纤维腺瘤其导管内微乳头状增生很常见,不要将其过诊为 ADH。幼年性纤维腺瘤的发生主要是由于雌激素过度刺激所致。大多数肿瘤呈惰性生长,并自发性退化。所以在治疗上如果没有明显地迅速增大及相应的临床症状,可采取密切临床观察等保守手段,以防止由外科手术可能造成的患者发育中乳腺胚芽的损伤,进而导致乳腺的永久性畸形。

★ 专家点评-2

丁华野教授: 幼年性纤维腺瘤是纤维腺瘤的一种变异型,常发生于青春期女性,但也可见于其他年龄段(年龄大者要特别慎重)。其组织学改变和典型的纤维腺瘤不完全相同,幼年性纤维腺瘤常呈胶原性间质(普通型纤维腺瘤间质常有黏液样变),间质细胞通常为管周型生长模式(普通型纤维腺瘤一般或管内型生长模式),常有普通型旺炽型导管增生(普通型纤维腺瘤通常缺乏导管上皮增生)。诊断幼年性纤维腺瘤需与良性叶状肿瘤鉴别,特别是不典型叶状肿瘤和早期叶状肿瘤(常缺乏间质过度生长、叶状结构等),此时,更要关注整体组织构上的变化,幼年性纤维腺瘤虽然富于间质细胞,导管上皮亦可有明显增生,但其组织结构缺乏异质性改变,腺管和间质分布规律,协调一致。叶状肿瘤容易出现组织结构的异质性改变,腺管和间质分布排列紊乱、有不同性质的间质且相对于腺体过度生长,出现扩张的腺管及复杂的小叶样结构等。

★ 专家点评-3

柳剑英教授: 幼年性纤维腺瘤是一种主要发生于青春期前后这一特定生理情况下的乳腺纤维腺瘤,其他年龄段比较少见。其组织学特点为富细胞性间叶组织围绕导管增生,基质黏液不明显,而胶原纤维常较丰富,导管上皮经常呈乳头状和微乳头状增生。多数情况下肿瘤界限清楚,甚至有假包膜。有时局灶界限不清,此时需要与青春期乳腺肥大症相鉴别。两者发病年龄相似,组织学表现有重叠,尤其当青春期乳腺肥大发生在单侧乳腺时,容易与体积较大的幼年性纤维腺瘤相混淆。青春期乳腺肥大症是一种发生于青春期女性乳腺的雌激素异常反应性增生,以纤维间质的增生为突出表现,间质内可见导管,而小叶形成不明显。为弥漫性病变,没有包膜。一般随月经来潮而逐渐缓解,影响美容者才需手术。

幼年性纤维腺瘤由于雌激素的刺激往往生长较快,且多处于乳腺发育期而不易被察觉,因此常常体积较大,这并非其特点,"乳腺巨大纤维腺瘤"的名称应该废弃。

病例三　囊性纤维腺瘤

【病例介绍】

女性,27 岁,"发现双侧乳腺肿物 3 年",未行治疗。近期体检发现左侧乳腺 3 枚肿物,大者 2.3cm×1.7cm,小者 1.5cm×1.2cm,实性,质韧,与周围边界清楚,活动度好。右侧乳腺肿物 3 枚,2 枚呈实性,1 枚呈囊性,边界清楚,触之活动,与周边组织无粘连。X 线提示肿物边界清楚,中心见囊,囊壁较厚。B 超显示肿块边缘锐利,中心低回声,壁较厚且不规则。行双侧乳腺肿块切除术。术后随访 17 个月,患者状况良好,无复发。

【病理变化】

1. **巨检**　左侧乳腺肿物 3 个,灰白色,结节状、表面较光滑,切面灰白色,可见细小裂隙,韧;右侧乳腺肿物 3 个,其中 2 个灰白及灰红色,约花生米大小,表面光滑,切面灰白色,实性,韧,有包膜。另一肿物圆形,界限清楚,灰白及淡黄色,直径 2cm,切面大部为囊性,囊内含淡黄色黏稠乳酪样物,囊壁厚 0.2cm,囊内壁见多个乳头,似囊内乳头状瘤样。

2. **镜检**　肿块中心为一个充满黏稠分泌物的囊腔,囊壁的一些区域显示典型的纤维腺瘤的外观,并见间质纤维组织增生挤压导管的现象(图 11-3-1,图 11-3-2)。有些区域见粗乳头,突向囊腔内。一些区域显示顶泌汗腺化生并有顶浆分泌。

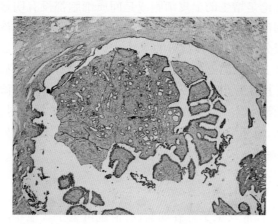

图 11-3-1　囊性纤维腺瘤
病变呈囊状,囊壁较厚,肿瘤位于囊内

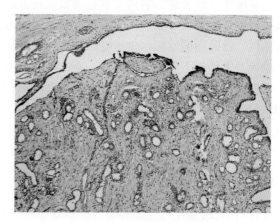

图 11-3-2　囊性纤维腺瘤
肿瘤呈囊状,部分被覆有腺上皮,囊内为典型的纤维腺瘤

【讨论】

乳腺囊性纤维腺瘤(cystic fibroadenoma)十分罕见,据认为与纤维腺瘤的退行性变有关。纤维腺瘤是年轻女性常见的乳腺肿瘤,在 2003 年版 WHO 乳腺及女性生殖器官肿瘤病理学和遗传学分类中归类于乳腺的纤维上皮性肿瘤中。乳腺纤维腺瘤是一种良性的双向分化的肿瘤,由上皮成分和间叶成分共同构成。由于有研究显示纤维腺瘤的间叶成分与上皮成分均为多克隆性,有意见认为乳腺纤维腺瘤不是真正的肿瘤,而是正常小叶成分增生的结果。临床上,很多病例是由于患者自检发现的,表现为边界清楚的孤立性无痛肿块。多数纤维腺瘤呈管内型或管周型两种生长方式。管内型纤维腺瘤中,增生的纤维组织挤压腺体,使腺体扭曲、拉长,呈裂隙状改变;管周型纤维腺瘤中,纤维组织围绕管腔生长,管腔呈开放状态。临床所见的乳腺纤维腺瘤组织学形态常常并非单纯的管内型或管周型,往往以一种组织学结构为主,也掺杂其他类型的结构。有作者将含有大于 3mm 的囊肿、硬化性腺病结构、钙化或乳头状顶泌汗腺化生的纤维腺瘤称为复合性纤维腺瘤(complex fibroadenoma)。另外,根据肿瘤的不同特点,又有幼年性纤维腺瘤、巨大纤维腺瘤、囊内纤维腺瘤、黏液性纤维性腺瘤、复合型纤维腺瘤等分类。不过,一般认为这些分类缺乏临床实际意义,仅有少数文献提示复合型纤维腺瘤患者发生乳腺癌的风险高于正常人群和其他类型乳腺纤维腺瘤患者。

肿瘤大部为囊肿结构的纤维腺瘤称为囊性纤维腺瘤。囊性纤维腺瘤多见于年长妇女,平均发病年龄为47 岁,较一般纤维腺瘤平均发病年龄 28.5 岁明显为高,而且肿瘤直径平均为 1.3cm,小于一般纤维腺瘤的平均直径2.5cm,两组比较差异明显(*P*<0.001)。尽管囊性纤维腺瘤非常罕见,但在乳腺囊性病变的鉴别诊断中应该考虑到。乳腺纤维腺瘤可出现多种继发性退行性改变,如纤维组织的黏液变性、玻璃样变性、钙化或骨化、梗死等,也可发生脂肪化生、平滑肌化生、骨软骨样化生和上皮的顶泌汗腺化生,以及囊肿形成等。这些改变与病程有关,随发生肿瘤的时间推移,退行性改变出现的机会增加。囊性纤维腺瘤多见于年长妇女,病程一般较长,而肿瘤较小,这些事实支持囊性纤维腺瘤为普通型纤维腺瘤发生退行性囊性改变的意见。纤维腺瘤的继发性退行性变化可以单独发生,也可以混杂出现。

影像学检查有助于囊性纤维腺瘤的诊断。多数纤维腺瘤X线检查显示为均质、圆形或椭圆形、边界清楚的肿块,与乳腺增生病、乳腺癌明显不同。但X线检查不易区分肿物实性或囊性。超声检查有利于乳腺囊实性病变的鉴别,囊性纤维腺瘤表现为轮廓清楚,具有不规则的厚壁囊性病变。

【鉴别诊断】

乳腺的囊性病变可见于多种肿瘤、乳腺增生及其他疾病,包括单纯性囊肿,创伤性囊肿和术后液体聚集、脓肿、乳汁潴留性囊肿、囊肿为主的乳腺增生病、囊内乳头状瘤、囊内乳头状癌。需要与囊性纤维腺瘤鉴别的主要有单纯囊肿、积乳囊肿、囊内纤维腺瘤、复合型纤维腺瘤及导管内乳头状肿瘤。

1. **单纯囊肿**　内衬上皮也可为导管上皮或顶泌汗腺化生性上皮,类似于囊性纤维腺瘤,但囊肿外周缺乏纤维腺瘤成分。囊性纤维腺瘤为普通型纤维腺瘤的退行性改变,在囊肿结构外围可见典型纤维腺瘤成分。单纯囊肿根据内衬上皮和囊内物的离子成分可分为两组,即内衬乳腺叶间导管上皮的囊肿和衬覆化生性顶泌汗腺上皮的囊肿。衬覆顶泌汗腺化生上皮的囊肿囊内物含钠较低而含钾较高,切除后较衬覆导管上皮的囊肿易于复发。

2. **积乳囊肿**　积乳囊肿大体可表现为囊肿内为淡黄色黏稠油脂样物,可能与囊性纤维腺瘤混淆。但积乳囊肿常发生于怀孕、哺乳期,或停止哺乳后2～3年的妇女。囊肿被覆立方形或扁平上皮,胞质内含脂类而呈泡沫状。囊肿外围也缺乏纤维腺瘤结构。

3. **囊内纤维腺瘤**(intracystic fibroadenoma)　又称导管内纤维腺瘤,是管内型纤维腺瘤的一种特殊类型,瘤体多较小,是较大导管旁发生的纤维腺瘤向扩张的大导管腔内突出生长而成。因而肿瘤被覆一层由导管壁构成的囊壁,囊内的肿瘤有蒂与囊壁相连,切开后肿瘤可以翻出囊腔,镜下见囊壁衬以单层立方上皮,上皮也可因受压而变扁平。肿瘤增生的腺管和纤维组织从蒂部伸入囊内,形成纤维腺瘤,多为管内型,也可形成分叶状或乳头状充满囊腔。

4. **复合型纤维腺瘤**　为含有大于3mm的囊肿、硬化性腺病样结构、上皮成分钙化、乳头状顶泌汗腺化生的纤维腺瘤,有时囊肿可能较大,类似囊性纤维腺瘤。但复合型纤维腺瘤常具有其他结构,囊性纤维腺瘤中不见硬化性腺病样结构及钙化等改变。

5. **导管内乳头状瘤及癌**　其特点为导管内或囊内为乳头状肿瘤结构,轴心为纤维血管的乳头分支突向腔内,被覆上皮、肌上皮。肌上皮的存在与否可以用来判别病变的良恶性质。囊性纤维腺瘤虽然可有乳头状结构,但一般较少,多被覆顶泌汗腺化生性上皮。

(李新功　温黎　张祥盛)

★ **专家点评**

牛昀教授: 囊性纤维腺瘤比普通纤维腺瘤发病年龄较晚,有学者认为是纤维腺瘤的一种退行性改变。术前影像学检查可以显示一个伴有实性成分的囊性病变,影像学上常需要与单纯囊肿、外伤后积液囊肿、脓肿、纤维囊性变、囊性乳头状瘤、囊性乳头状癌等进行鉴别。病理学诊断典型的囊内型纤维腺瘤应在肉眼检查中看到明确的囊肿结构,镜下可见纤维腺瘤的大部分成分为囊肿结构。

在临床病理诊断中需要特别注意鉴别诊断的有复杂性纤维腺瘤、导管内纤维腺瘤、导管腺瘤、叶状肿瘤、导管内乳头状瘤及导管内乳头状癌。含有大于3mm的囊肿、硬化性腺病样结构、上皮成分钙化、乳头状大汗腺化生的纤维腺瘤被称为复杂性纤维腺瘤。当复杂性纤维腺瘤中所含囊肿较大时容易与囊性纤维腺瘤相混淆,区分两者有力的依据是纤维腺瘤中还有硬化性腺病样结构、上皮钙化等其他病变,则可明确诊断为复杂性纤维腺瘤。导管内纤维腺瘤是管内型纤维腺瘤的一种特殊类型,瘤体多较小,是较大导管旁发生的纤维腺瘤向扩张的大导管腔内突出生长而成,因而肿瘤被覆一层由导管壁构成的囊壁。导管腺瘤是一种完全位于或至少部分位于较大导管腔内的边界清楚的良性腺体增生性病变,由导管细胞构成的腺管结构主要分布于病变周围,中央可见致密的瘢痕样纤维化病灶,镜下形态与纤维腺瘤相差较大。一些叶状肿瘤也具有明显的囊性结构或囊实型结构,但一般体积会比较大,分叶状结构更典型,间质具有叶状肿瘤的组织学特征。而与导管内乳头状瘤及癌的辨别主要为是否具有纤维脉管束这种特征性结构,有无肌上皮成分又可以助于分辨其良恶性。

病例四 黏液型纤维腺瘤

【病例介绍】

女性,33 岁,"因查体发现右侧乳房肿块 3 天就诊"。患者既往身体健康,无肿瘤家族史。查体:右乳房外上象限肿块,约 3.5cm×2.5cm×2cm,界限清楚,活动,无压痛,乳头及乳房皮肤未见异常。左乳房未触及肿块。检查肾上腺、甲状腺、垂体等部位,均未见异常,全身皮肤也未见片状色素沉着。以"乳腺肿瘤"行乳腺肿块切除手术。

【病理变化】

1. **巨检** 结节状肿物,2.5cm×2.0cm×1.8cm,表面灰白色,光滑,似有包膜。切面实性,灰白色,半透明状,质地较软。

2. **镜检** 肿瘤有厚薄不一的纤维性假包膜(图 11-4-1),可见腺管样和条索样结构,分布于蓝染的黏液中(图 11-4-2),腺管结构内衬立方或扁平上皮,胞质稍嗜酸性,腺腔内空虚,外围见胞质透明的肌上皮细胞,黏液样基质中见分散的短梭形或星形上皮细胞。肿瘤细胞无异型性,未见核分裂。

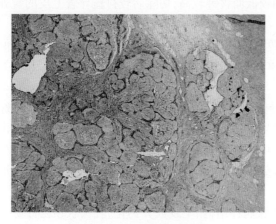

图 11-4-1 黏液型纤维腺瘤
肿瘤边缘常有圆弧形突入周围乳腺组织

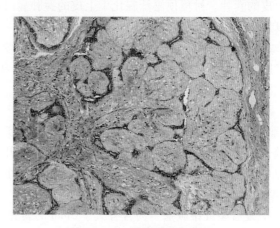

图 11-4-2 黏液型纤维腺瘤
间质明显的黏液样改变,其内细胞稀少,部分小腺管呈细长裂隙样、甚至不明显

【讨论】

乳腺纤维腺瘤是最常见的乳腺良性肿瘤,患者多为青年妇女,随病程延长肿瘤呈退缩趋向。肿瘤多为单发,约 20% 患者为单侧多发或双侧发生。纤维腺瘤是一个双向分化的肿瘤,具有上皮和间叶两种成分。上皮成分为导管型上皮,立方或矮柱状,核圆形,形态较一致,外层附肌上皮细胞,形成典型的双层结构。间叶成分多为疏松结缔组织,其中的梭形细胞为纤维母细胞,CD34 阳性,可混杂散在的 FXⅢa 因子阳性的树突状吞噬细胞,缺乏弹力纤维,与乳腺小叶间质类似。乳腺纤维腺瘤的组织学结构多样,一般根据上皮和间叶成分的分布结构分为管内型和管周型,也有幼年性纤维腺瘤、巨大纤维腺瘤、囊内纤维腺瘤、囊性纤维腺瘤、复合型纤维腺瘤等分类。多数组织学分型缺乏实际的临床意义,但有文献提示复合型纤维腺瘤患者发生乳腺癌的风险高于正常人群和其他类型乳腺纤维腺瘤患者。

黏液型纤维腺瘤(myxoid fibroadenoma)是纤维腺瘤间叶成分的广泛黏液样改变。乳腺纤维腺瘤可出现多种特殊的组织学变化并继发性退行性改变,因此形态多样。这些特殊形态包括玻璃样变性、钙化或骨化、黏液变性、间叶成分出现多核巨细胞、特殊纤维细胞、梗死、泌乳改变等,也可发生脂肪化生、平滑肌化生、骨软骨样化生和上皮的顶泌汗腺化生、鳞状化生,以及囊肿形成等。间叶组织的玻璃样变、钙化和骨化多见于老年患者,肿瘤病程较长,影像学检查即可发现;间叶成分中出现多核巨细胞,与鼻腔或其他部位的息肉样病变中出现多核巨细胞一样,属于反应性改变;间叶成分高度纤维化,富于细胞,似层板结构,可伴有单核细胞浸润;出血梗死多在妊娠期妇女发生,肿瘤可呈红色外观;泌乳改变表现为上皮细胞胞质量的增加,出现空泡、腺腔扩张而呈分泌状态;脂肪化生、平滑肌化生、骨软骨样化生出现时可能难以与错构瘤鉴别,但肿瘤总有典型纤维腺瘤结构,而错构瘤中的乳腺成分常常显示小叶结构;顶泌汗腺化生在大约15%的病例出现,化生细胞GCDFP-15阳性,常见于复合型纤维腺瘤;鳞状化生少见,当出现较多时应注意与叶状肿瘤鉴别。纤维腺瘤间叶成分的黏液变并不少见,当黏液变非常突出而广泛时,可称为黏液型纤维腺瘤。黏液型纤维腺瘤多数与其他类型纤维腺瘤并无明显不同,但发现多发性高度黏液变的纤维腺瘤时,应当考虑Carney综合征可能。

　　Carney综合征是一种罕见的遗传性疾病,1985年由Carney首先描述,为由黏液瘤、皮肤色素沉着、内分泌功能亢进所组成的临床综合征。Carney综合征的发病与PRKAR1A基因有关,所以PRKAR1A基因又称为CNC1基因。PRKAR1A基因位于17q22-24,编码蛋白激酶A(PKA)的调节亚基,在cAMP信号传导通路中有重要作用。PRKAR1A基因作为一种抑癌基因,其突变可能与内分泌肿瘤的发生有关。此外,位于2p16的CNC2基因在Carney综合征发病中可能也发挥一定作用。Carney综合征的临床表现复杂多样且个体差异明显,即使在同一个家族,表型变异也不少见。多发性内分泌肿瘤和皮肤、心脏累及是本病的基本特点。皮肤损害多数患者表现为唇、眼睑、耳和生殖器等部位直径2～10mm的棕色或黑色斑点状皮肤色素沉着。可伴有皮肤和心房的黏液瘤,以及肾上腺、垂体、甲状腺、睾丸等部位的多种内分泌肿瘤,表现内分泌亢进。色素性神经鞘瘤是Carney综合征的高度特异性肿瘤,在非Carney综合征患者罕见。另外乳腺导管腺瘤、乳房黏液瘤、骨软骨黏液瘤也见于Carney综合征。对一组Carney综合征病例的分析显示,21%伴有乳腺病变,患者多为女性,也可为男性,年龄6～64岁,平均30岁。伴发的乳腺病变主要是良性的间叶组织改变,以乳腺小叶内积累大量黏液样物质为特征,可以累及一个或多数小叶。仅累及一个小叶的情况称为小叶黏液样变,累及成簇的少量小叶的病灶称为结节性黏液样变,而累及大量聚集小叶的病变被称为黏液样纤维腺瘤。病变可以单发或多发,其中多发性或双侧乳腺发生者占38%。所以在发现乳腺纤维腺瘤具有大量黏液样改变时,应做进一步深入检查,以除外Carney综合征。

(温黎　李新功)

★ 专家点评

　　丁华野教授:多数学者接受黏液型纤维腺瘤这一命名,认为是纤维腺瘤的一种变异型。有的学者认为,至少部分"黏液型纤维腺瘤"是黏液瘤样的病变。与普通纤维腺瘤相比,黏液型纤维腺瘤似乎更多见于年岁较大的妇女(>50岁),组织学特征是间质广泛显著的黏液样改变,其内漂浮稀少梭形细胞(体积较小,无异型性),肿瘤边缘常有圆弧形突出,肿瘤内可卷入脂肪组织,黏液样基质亦可侵入周围脂肪组织,肿瘤内的小腺管常呈萎缩性改变,呈细长裂隙样、甚至不明显,腺上皮扁平,可有大汗腺化生。Carney综合征时,乳腺发生的黏液型纤维腺瘤,其周围亦常有乳腺小叶的黏液样变。黏液型纤维腺瘤主要是与叶状肿瘤鉴别,叶状肿瘤的间质也可出现明显的黏液样改变,而且常有富于细胞区及无细胞的黏液池,黏液样变区常与胶原变区无规律混杂存在的异源性变化。

病例五　纤维腺瘤内小叶原位癌

【病例介绍】

　　女性,26岁,"发现左乳腺肿物2年",无痛,逐渐长大,近半年生长较快。无疼痛及局部红肿,也无乳头溢液。查体:双侧乳腺基本对称,乳头无内陷。乳腺皮肤无红肿及橘皮样改变。右乳外上象限近乳晕处可及一肿块,约3.0cm×2.0cm大小,质地中等,边界尚清,活动度可,与表面皮肤无粘连,压之轻微痛。右腋下未触及明显肿大淋巴结,左乳未触及肿块。临床诊断右乳增生症伴纤维腺瘤,行局部肿块切除术。

【病理变化】

　　1. **巨检**　灰白色不整标本一块,4cm×3.6cm×2.0cm大小,切面见一类圆形结节,直径2.5cm,切面淡灰色,湿润,质中,边界清楚,可见包膜。其周边组织呈灰白色,质地稍硬,未见出血坏死。

　　2. **镜检**　肿瘤界限尚清楚,周边有包膜,肿瘤大部分为管周型纤维腺瘤结构,腺体扭曲、拉长、扩张,另一部分似膨大的腺泡,细胞明显增生,充塞管腔,呈实性结构,细胞较一致,细胞间黏附性较差,均匀分布,小叶构型基本保存(图11-5-1);不形成微管构型。

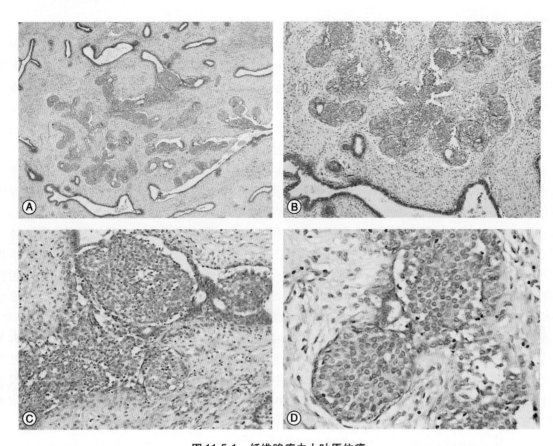

图 11-5-1 纤维腺瘤内小叶原位癌
A. 肿瘤由纤维腺瘤和小叶原位癌构成；B. 癌成分腺泡膨大，细胞明显增生，充塞管腔，呈实性结构；
C、D. 示癌细胞一致，细胞间黏附性较差

3. 免疫组化 p120 胞质阳性，34βE12 阳性（图 11-5-2），E-cadherin 阴性，CK5/6 阴性，Ki-67 阳性（10% ~ 15%）。

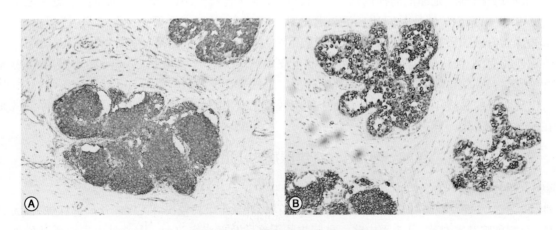

图 11-5-2 纤维腺瘤内小叶原位癌
A. p120 胞质阳性；B. 34βE12 阳性

【讨论】
　　纤维腺瘤内癌（carcinoma within fibroadenoma）是指发生于纤维腺瘤中的上皮成分癌变，以小叶癌最常见，导管癌相对较少见。一般癌组织局限于纤维腺瘤内，或仅小灶状向周围乳腺组织浸润，呈明显浸润性癌者罕见。乳腺纤维腺瘤是女性最常见的良性肿瘤，而纤维腺瘤内癌非常少见，在 1931 年首次由 Cheatle 报道，迄今文献记载仅 200 余例，国内报道 10 余例。Buzanowski-Konarky 等回顾分析了 43 年内的 4000 例纤维腺瘤，其中仅 5 例为纤维腺瘤内癌，发生率约为 0.1%。

发病年龄 15～83 岁,平均 44 岁,比单纯纤维腺瘤平均年龄晚 10～20 年。临床上一般无症状,个别患者可有疼痛。66% 的患者乳腺可触及肿块,肿块多位于外上象限,活动,与周围组织无粘连,局部淋巴结无肿大。影像学通常提示为典型纤维腺瘤,部分肿块内可见微小钙化灶。术前往往诊断为良性肿块。肿瘤大小 0.5～10cm 不等,质地中等,如癌变区出现纤维化、钙化,则质地较硬。

纤维腺瘤内癌组织学形态与普通乳腺癌相似,但不同组织学类型的发生率存在差别,依次为小叶原位癌(66.9%)、导管原位癌(12.4%)、浸润性导管癌(11.0%)和浸润性小叶癌(3.4%)。这种差异可能与纤维腺瘤发生于终末导管小叶单位有关。其他类型,如黏液癌、乳头状癌、鳞状细胞癌仅有零星的个案报道。2005 年 Blanco 报道首例腺样囊性癌。约 40% 的纤维腺瘤内癌病例在腺瘤外乳腺组织中可找到癌,主要是导管原位癌、小叶原位癌、浸润性导管癌,或几种类型的组合。约 10%～15% 患者同时或滞后发生对侧乳腺癌。腋窝淋巴结转移率比较低,迄今为止仅有零星个案报道。

纤维腺瘤内癌需与叶状肿瘤内癌相鉴别。叶状肿瘤一般体积较大,间叶成分为明显的管内生长方式,形成分叶状结构;间叶成分增生明显,超过典型纤维腺瘤的程度,表现为细胞密度较纤维腺瘤高;交界性肿瘤可见核异型性和少量核分裂;恶性分叶状肿瘤则可见显著核分裂活性(>10/HPF),并可见骨肉瘤、软骨肉瘤、横纹肌肉瘤等异源性肉瘤成分。

【预后】

纤维腺瘤内癌的治疗一般采用根治性乳房切除术、改良根治术或乳房切除保留胸大肌手术,最近也有学者推荐保乳手术。局部切除者需加放疗或密切随访。纤维腺瘤内癌预后较好。Pick 等报道 39 例纤维腺瘤内原位癌,14 例行肿块切除,术后 2 例复发(14.3%),1 例发生转移(7.1%);25 例行乳房切除术,术后仅 1 例发生转移(4.0%)。15 例纤维腺瘤内浸润性导管癌患者,仅 3 例(20%)死亡。

(丁华野　张祥盛)

★ **专家点评**

牛昀教授:纤维腺瘤内癌是指纤维腺瘤的上皮成分发生癌变,一般情况下癌组织局限于纤维腺瘤内,或仅小灶状向周围乳腺组织浸润。纤维腺瘤内癌罕见,但所报道的癌类型包括了小叶原位癌、浸润性小叶癌、导管原位癌、浸润性导管癌,其他特殊类型癌如黏液癌、乳头状癌、鳞状细胞癌、腺样囊性癌也偶有个案报道。纤维腺瘤内癌的组织学形态与普通乳腺癌相似,但不同组织学类型的发生率存在差别。文献报道显示小叶原位癌是纤维腺瘤内癌中最为常见的类型,这可能与纤维腺瘤也是发生于终末导管小叶单位有关。

纤维腺瘤内小叶原位癌在临床病理学诊断时,需要注意的和鉴别诊断的是:①要区分是纤维腺瘤内上皮成分发生癌变(即真正起源于纤维腺瘤的癌),还是瘤外乳腺癌沿导管累及到纤维腺瘤内的;②要区分是纤维腺瘤内上皮成分发生癌变,还是叶状肿瘤内上皮发生的癌变,需注意观察肿瘤的整体结构和间质细胞的密度、异型性、核分裂象等;③要确定纤维腺瘤内仅仅是原位癌,还是已经伴有浸润,要除外瘤内纤维化成分形成的假性浸润;④要区分是小叶原位癌还是导管原位癌,因为两者的临床处理应有明显的不同,E-Cad 和 p120 免疫组化染色很有帮助;⑤要注意观察瘤旁情况,因部分纤维腺瘤内癌的病例在其瘤旁也同时存在癌组织;⑥纤维腺瘤内小叶原位癌的临床资料随访数据目前还尚少,国外文献一般认为其临床处理和预后与普通的乳腺癌相同。但要注意,国外对于小叶原位癌一般仅是临床密切随访不是乳房切除,而国内常常有过度治疗倾向。综上各项所述,纤维腺瘤内癌的病理诊断应观察更仔细,临床治疗应考虑更全面,既避免过度治疗也利于降低复发的可能性。

<h2 align="center">病例六　良性叶状肿瘤</h2>

【病例介绍】

女性,43 岁,"发现左乳肿块 5 个月",逐渐长大。查体:肿物位于内上象限,直径约 5cm,质韧,边界尚清,活动度可。乳头直径 1.3cm,无内陷。乳腺皮肤肤色正常,无红肿及橘皮样改变。腋窝未及肿大淋巴结。

【病理变化】

1. **巨检**　灰白灰黄色组织一块,大小 7.5cm×6cm×4.5cm,切面见一肿物,大小 5.5cm×4cm×4.5cm。切面灰白色,质均,部分区域有黏滑感,可见有狭长的裂隙及囊腔,内有叶状凸起略呈菜花样,病变与周围分界清楚。

2. **镜检**　低倍镜下,病变表现为向管腔内生长的方式,并伴有凸入扩张腔内的叶状突起(图 11-6-1A)。

叶状突起的表面被覆上皮成分,上皮下为大量过度增生的纤维间质(图11-6-1B)。高倍镜下,见上皮成分由腺上皮和肌上皮组成,部分区域腺上皮有轻度增生,无异型性(图11-6-1C)。上皮下间质过度增生,间质细胞轻度增加,呈束状或编织状排列,无异型性,核分裂少见,部分区域有明显黏液样基质(图11-6-1D)。

3. **免疫组化** p63周边肌上皮阳性,Ki-67间质细胞阳性3%~5%。

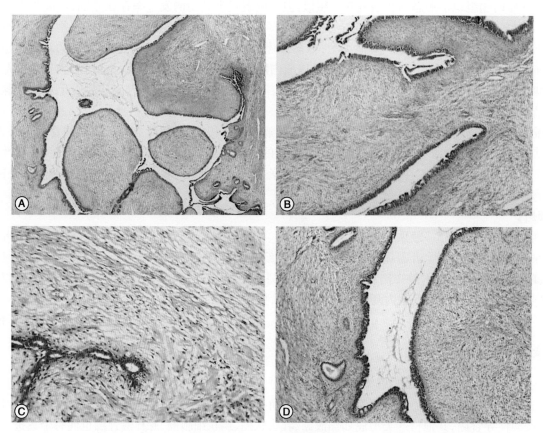

图 11-6-1 良性叶状肿瘤

A. 显示向管腔内生长的方式,并伴有凸入扩张腔内的叶状突起;B. 叶状突起的表面被覆上皮成分,上皮下为大量过度增生的纤维间质;C. 上皮成分由腺上皮和肌上皮组成;D. 上皮下间质过度增生,间质细胞轻度增加,呈束状或编织状排列,无异型性,核分裂少见

(穆殿斌 张祥盛)

★ **专家点评**

柳剑英教授:良性叶状肿瘤(benign phyllodes tumor)占乳腺叶状肿瘤的比例最高,也是乳腺叶状肿瘤诊断中问题最多的。究其原因,主要有两条:其一是理论问题,迄今为止对于乳腺良性叶状肿瘤与纤维腺瘤的关系尚未理清;其二是实际操作问题,包括良性在内的乳腺叶状肿瘤的诊断标准不好把握。目前通用的诊断指标中,除了分裂象和间质结节的定义计较清晰外,其他三个指标的定义都比较笼统,而且各个指标的权重系数不明,因此这种需要加工综合的半定量标准有一定的主观性。

虽然良性叶状肿瘤与纤维腺瘤同属良性肿瘤范畴,但是两者的临床处理方式不同。根据目前的NCCN指南,包括良性在内的原发性乳腺叶状肿瘤的治疗原则都是扩大切除1cm,而后者即使切除不净也无大碍。因此需要尽可能把两者区分开。

良性叶状肿瘤最突出的组织学表现是叶状结构的形成,这是间叶细胞过度增生并且保留了与上皮相互依存关系的结果。这也是它与纤维腺瘤鉴别的主要依据。纤维腺瘤最突出的组织学特点是上皮和间叶组织的分布具有均衡性,具体表现为整个肿瘤内上皮和间叶成分的比例一致、间叶成分在腺管周围的分布均匀、间叶细胞的密度一致。而良性叶状肿瘤在纤维腺瘤的背景上出现腺管周围或裂隙两侧的间叶成分比例失衡,表现为叶状结构的形成;间叶细胞的密度不一,尽管肿瘤内经常见到间叶细胞稀少的寡细胞区,但几乎总能找到间叶细胞丰富区,尤其是靠近上皮的"生发层"。以上两点有助于良性叶状肿瘤与管内型纤维腺瘤的鉴别。需要注意的是,在粗针穿刺活检或切除标本中,经常见到组织分离形成的假性叶状结构,这时尤其需要结合间叶细胞丰富程度等其他指标进行综合判断。

良性叶状肿瘤与纤维腺瘤同属纤维上皮性肿瘤谱系,必然存在组织学上有部分重叠的"灰区"病变,单纯依靠常规组织学切片已经很难解决,有待于从蛋白和基因水平上进一步深入研究。

病例七　交界性叶状肿瘤

【病例介绍】

女性,48岁,"发现右乳肿块3个月",逐渐增大。查体:肿物位于外上象限,约5cm×4cm大小,质韧,边界尚清,活动度可,表面略呈结节状。乳头直径1.5cm,无内陷。乳腺皮肤肤色正常,无红肿及橘皮样改变。腋窝未及肿大淋巴结。

【病理变化】

1. **巨检**　右乳单纯切除标本,体积15cm×13m×6cm。切面见一肿物,体积6cm×5cm×4.5cm,灰红色,质细,呈多结节状,部分区域可见狭长的裂隙,有叶状凸起,边界尚清,无包膜。

2. **镜检**　低倍镜下,病变边界不清,局部可见瘤组织呈小芽状突入周围乳腺组织内(图111-7-1A)。形态特征与良性叶状肿瘤相似,表现为伴有凸入扩张腔内叶状突起的腔内型生长方式(图11-7-1B)。叶状突起的表面被覆上皮成分,上皮下为大量过度增生的富于细胞的纤维间质。高倍镜下,见上皮成分由腺上皮和肌上皮组成,呈良性形态,无异型性(图11-7-1C)。上皮下间质成分过度增生,间质细胞较丰富,有一定异型性,核分裂较多见,未见坏死(图11-7-1D)。

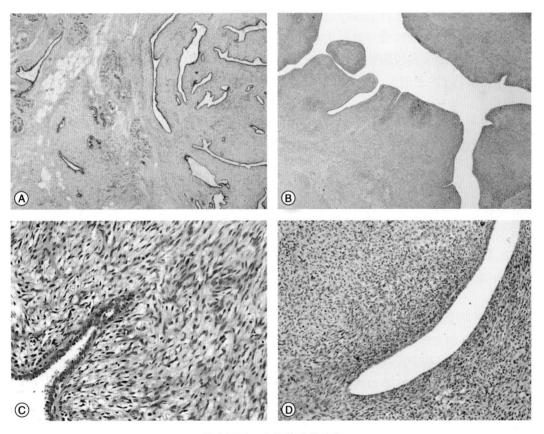

图11-7-1　交界性叶状肿瘤

A. 病变边界不清,瘤组织呈小芽状突入周围乳腺组织内;B. 病变呈凸入扩张腔内叶状突起的腔内型生长方式;C. 上皮成分由腺上皮和肌上皮组成,呈良性形态,无异型性;D. 上皮下间质成分过度增生,间质细胞较丰富,有一定异型性,核分裂较多见,未见坏死

(穆殿斌　张祥盛)

★ **专家点评-1**

丁华野教授：叶状肿瘤与纤维腺瘤的诊断思路已在本章前言中进行了简述，但是两者之前的鉴别并没有一个被广泛接受的标准，特别是遇到不典型病例，诊断常常会遇到困难。近年来，粗针穿刺活检日益增多，在一个取材局限甚至没有取到主要病变的标本上进行诊断也并非易事，冷冻切片诊断由于各种原因也常会碰到难解的问题。为避免过度治疗，对于那些诊断十分困难的病例，没有必要强求一定要做出明确肯定的诊断，采用不肯定或描述性诊断，可能是明智和更加负责任的选择，建议专科病理会诊也不失为一种有效的诊断途径（见前言）。

★ **专家点评-2**

柳剑英教授：交界性叶状肿瘤（borderline phyllodes tumor）的诊断是一种"无奈诊断"。当面对的叶状肿瘤具有某些恶性指征但又不完全相符时，交界性叶状肿瘤便成为我们的护身符。从治疗原则来讲，无论良性、交界性还是恶性叶状肿瘤，目前 NCCN 都建议采用扩大切除 1cm 的手术方法，诊断结果似乎对其影响不大。但是，在生物学行为上，交界性叶状肿瘤除了有比良性叶状肿瘤更高的复发性以外，少数病例具有恶性叶状肿瘤的特征，即发生转移。从目前的文献资料来看，显著的间质过度增生和浸润性生长方式是交界性叶状肿瘤的重要组织学特点，具体表现为间叶成分所占的比例显著增高，间叶细胞的密度增大，以及出现远离腺管的间叶细胞离散性生长和浸润性生长。

需要与交界性叶状肿瘤进行鉴别的肿瘤很多，包括青春期女性乳腺肥大症、幼年性纤维腺瘤、富细胞性纤维腺瘤、纤维瘤病等。对于发生于 20 岁以下的乳腺巨大双相性病变，如果以管周型生长为主、且间质细胞比较丰富时首先要除外幼年性纤维腺瘤和单侧性女性乳腺肥大，需要密切联系临床和影像学，大体检查也非常重要。富细胞性纤维腺瘤一般是指间质细胞比较丰富、但结构上又不具备叶状肿瘤特点的纤维腺瘤。乳腺纤维瘤病呈显著的浸润性生长，肿瘤细胞呈长梭形，有大量胶原纤维形成。梭形肿瘤细胞呈长束状排列，与导管和小叶内腺泡的关系不如叶状肿瘤密切，甚至可以见到肿瘤结节中小叶内间质豁免受累而保留的现象。

诊断交界性叶状肿瘤的目的是要把常规组织学上不具有高度恶性表型但是又具有高复发性和转移潜能的肿瘤识别出来，这或许已经超出了常规组织学的能力范围，需要蛋白和基因水平的进一步佐证。

病例八 恶性叶状肿瘤（低级别）

【病例介绍】

女性，36 岁，"左乳肿物 2 次切除术后复发 1 个月"。查体：左乳外上象限距乳头 6cm 处触及一肿物，约 3cm×2cm 大小，质韧，边界尚清，活动度可，表面略呈结节状。乳头直径 1.5cm，无内陷。乳腺皮肤肤色正常，无红肿及橘皮样改变。腋窝未及肿大淋巴结。

【病理变化】

1. **巨检** 送检灰红淡黄色组织一块，体积 7.5cm×6cm×3cm。切面见一肿物，体积 3cm×3cm×2cm，切面不均质，灰红色，质细，略呈结节状，边界尚清，无包膜。

2. **镜检** 低倍镜下，肿瘤与周围组织分界不清，边界呈浸润性，浸润周围乳腺组织及脂肪组织（图 11-8-1A）。肿瘤可见小的裂隙样腔隙，腔隙内偶见小的叶状突起，突起的表面被覆上皮成分（图 11-8-1B、C）。病变主要为大量过度增生的纤维间质组成，上皮成分较少。高倍镜下见上皮成分由腺上皮和肌上皮组成，呈良性形态，无异型性（图 11-8-1D）。间质细胞非常丰富，呈短梭形，排列呈束状或编织状，瘤细胞异型性明显，核分裂多见，未见坏死（图 11-8-2）。

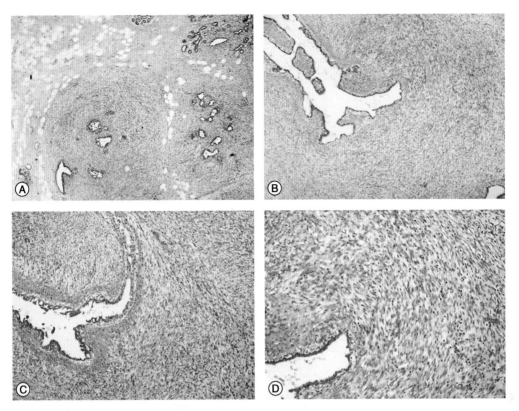

图 11-8-1 恶性叶状肿瘤,低级别

A. 肿瘤与周围组织分界不清,浸润周围乳腺组织及脂肪组织;B、C. 间质细胞密集,有过增生趋势,可见小的裂隙样腔隙,腔隙表面被覆上皮成分;D. 上皮成分由腺上皮和肌上皮组成,呈良性形态,无异型性

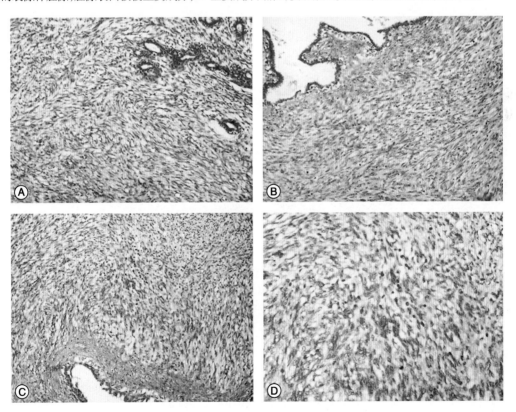

图 11-8-2 恶性叶状肿瘤(低级别)

A～C. 病变主要为大量过度增生的纤维间质组成,上皮成分较少,间质细胞非常丰富,呈短梭形,排列呈束状或编织状;D. 瘤细胞异型性明显,核分裂多见,未见坏死

(穆殿斌 张祥盛)

病例九 恶性叶状肿瘤(高级别)

【病例介绍】

女性,53 岁,"发现左乳肿块 2 个月",增长较快。查体:肿物位于乳晕下,约 7cm×6cm 大小,质韧,边界尚清,活动度差。乳头直径 1.2cm,无内陷。乳腺皮肤略有红肿。腋窝未及肿大淋巴结。

【病理变化】

1. **巨检** 左乳单纯切除标本,体积 21cm×18cm×8cm,切面见一肿物,大小 7cm×6cm×4.5cm,切面灰红灰白色,质细软,鱼肉状,局部见出血坏死,无包膜,与周围组织分界不清。

2. **镜检** 低倍镜下,肿瘤可见小的裂隙样腔隙,腔隙内偶见小的叶状突起,突起的表面被覆上皮成分(图 11-9-1A)。病变主要为大量过度增生的纤维间质组成,上皮成分较少,大片区域不见上皮成分。病变边界不清,浸润周围正常乳腺组织(图 11-9-1B)。高倍镜下见上皮成分无异型性,呈良性形态,在大量过度增生的间质成分之间可见少量受挤压的上皮成分。间质细胞非常丰富,呈类圆形或短梭形,排列呈束状或编织状(图 11-9-1C)。瘤细胞异型性明显,核分裂多见,局部见灶状地图样坏死(图 11-9-1D)。

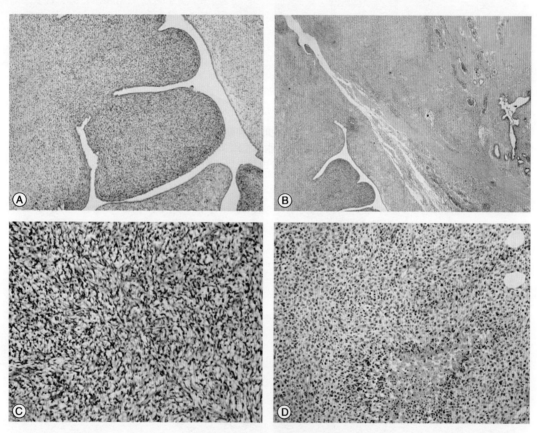

图 11-9-1 恶性叶状肿瘤(高级别)

A. 肿瘤可见裂隙样腔隙,腔隙内有叶状突起,表面被覆上皮成分;B. 病变边界不清,浸润周围正常乳腺组织;
C. 间质细胞非常丰富,排列呈束状或编织状;D. 瘤细胞异型性明显,核分裂多见,局部见灶状地图样坏死

(穆殿斌 张祥盛)

★ **专家点评-1**

柳剑英教授:正如本例所示,大部分乳腺恶性叶状肿瘤(malignant phyllodes tumor)的组织学诊断没有问题。以下情况可能出现诊断疑问:①当肿瘤内缺乏典型叶状结构或肿瘤内上皮存在非典型性增生或原位癌时,需要与化生性癌相鉴别;②当肿瘤内上皮存在显著的肌上皮增生时,需要与恶性腺肌上皮肿瘤相鉴别;③当肿瘤内间叶成分弥漫性增生而几乎不见上皮时,需要与原发性和转移性肉瘤相鉴别。免疫组化对于肿瘤成分的识别具有一定的辅助作用。值得注意的是,据国外文献报道,叶状肿瘤、尤其是恶性叶状肿瘤的间叶细胞有相当比例的高分子量 CK 表达率,这就为其与化生性癌的鉴别带来很大的麻烦。一般而言,原发性恶性

叶状肿瘤常常体积较大,对大体标本的仔细检查和全面恰当的取材是正确诊断的前提,对于有疑问的病例一定要多多取材、寻找叶状肿瘤的蛛丝马迹。

★ 专家点评-2

丁华野教授:特别是病变不典型或是在穿刺标本时,少数叶状肿瘤病例需要与化生性癌和软组织肿瘤鉴别,笔者认为,在没有明显诊断特征(癌还是叶状肿瘤)的梭形细胞病变,其诊断思路应该首先排除化生性癌。免疫组化染色,叶状肿瘤可有 CK 表达,化生性癌亦可有明显的 vimentin、SMA、CD10 等表达,对于经验不足者,可能会增加误判的机会。需要强调的是,免疫组化染色必须选择一组 CK(如 CK5/6、CK14、34βE12、AE1/AE3、CK7 等)及 p63(虽然有报道少数叶状肿瘤可 p63 阳性,但绝大数文献均认为 p63 在梭形细胞化生性癌有很高的阳性率,而叶状肿瘤的间质细胞及软组织肿瘤均极少有表达)。对免疫组化染色结果的判断,必须建立在对病变全面仔细的观察及深入综合分析的基础上,两者的鉴别诊断问题详见《乳腺病理诊断及鉴别诊断》第十九章乳腺低级别的梭形细胞病变的诊断及鉴别诊断及第十五章叶状肿瘤病理诊断及鉴别诊断。

少数梭形细胞化生性癌的形态学改变可非常类似于叶状肿瘤,容易引起误诊。笔者提供 1 例与同道共同分享。患者女,48 岁,右乳外上象限肿物,直径约 3.5cm,边界相对清楚。原病理诊断考虑为交界性叶状肿瘤,建议专科病理会诊。镜下:病变呈双相性改变,梭形细胞明显增生,区域性疏密不等,细胞有轻度异型性,其中见有散在分布的腺管,腺管周围的梭形细胞更为密集,呈"袖套"状,亦可见拉长管腔狭小的腺管,其周围的梭形细胞亦较远处更为丰富(图 11-9-2 ~ 图 11-9-6)。免疫组化染色显示,CK5/6、CK14、34βE12、AE1/AE3及 p63 阳性(图 11-9-7 ~ 图 11-9-9),会诊病理诊断为梭形细胞化生性癌。提请注意,梭形细胞化生性癌中可以出现类似于叶状肿瘤的拉长管腔狭小的腺管,亦可有扩大的管腔;甚至可以出现与叶状肿瘤相似"袖套"状结构,两者的梭形细胞更是无法从形态学上加以区分。

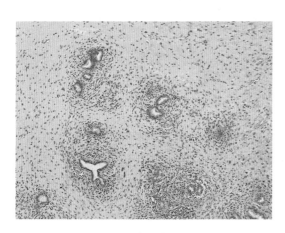

图 11-9-2 梭形细胞化生性癌
"袖套"状结构

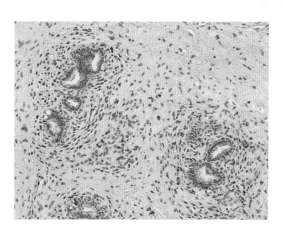

图 11-9-3 梭形细胞化生性癌
"袖套"状结构,梭形细胞于腺管周围密集分布

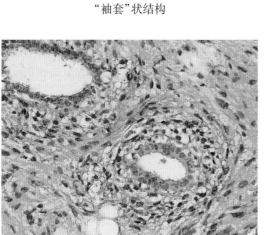

图 11-9-4 梭形细胞化生性癌
腺管周围"袖套"状排列的细胞似呈上皮样

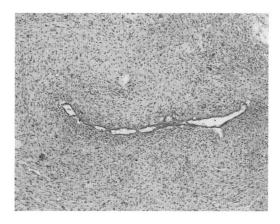

图 11-9-5 梭形细胞化生性癌
拉长管腔狭小的腺管,其周围的梭形细胞较远处更为丰富

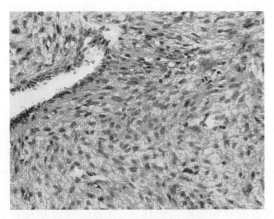

图 11-9-6　梭形细胞化生性癌

腺管周围密集分布的梭形细胞,异型性不明显,可见核分裂

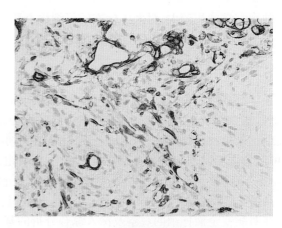

图 11-9-7　梭形细胞化生性癌

34βE12 阳性

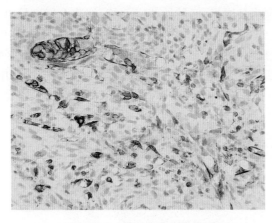

图 11-9-8　梭形细胞化生性癌

CK5/6 阳性

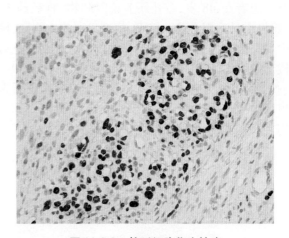

图 11-9-9　梭形细胞化生性癌

p63 阳性

病例十　恶性叶状肿瘤,伴有异源性成分(高分化脂肪肉瘤及高分化软骨肉瘤)

【病例介绍】

女性,46 岁,"发现左乳肿块 3 个月",近期增长较快。查体:肿物位于乳腺外上象限,约 5cm×5cm 大小,质韧,边界不清,活动度差。乳头直径 1.2cm,无内陷。乳腺皮肤无明显改变。腋窝未及肿大淋巴结。

【病理变化】

1. 巨检　左乳肿物:灰白灰黄色组织一块,体积 7cm×6cm×5cm,切面见一肿物,大小 5cm×5cm×4cm,切面呈结节状,有裂隙。部分区域灰红灰黄色,质细软,部分呈胶冻样,局部见出血;部分区域灰白色,略呈半透明样。无包膜,与周围组织分界不清。

2. 镜检　病变边界不清,浸润周围正常乳腺组织。肿瘤内可见小的裂隙样腔隙,腔隙内偶见小的叶状突起,突起的表面被覆上皮成分(图 11-10-1A、B)。病变主要为大量过度增生的纤维间质组成,上皮成分较少,大片区域不见上皮成分。上皮成分无异型性,呈良性形态,间质细胞非常丰富,呈类圆形或短梭形,排列呈束状或编织状,瘤细胞异型性明显,核分裂多见(图 11-10-1B)。在过度增生的纤维间质内可见明显的分化不成熟的脂肪成分,呈高分化脂肪肉瘤图像(图 11-10-1C、D)。另外,还可以见到灶状的软骨化生,软骨成分同样分化不成熟,呈高分化软骨肉瘤图像(图 11-10-1E、F)。

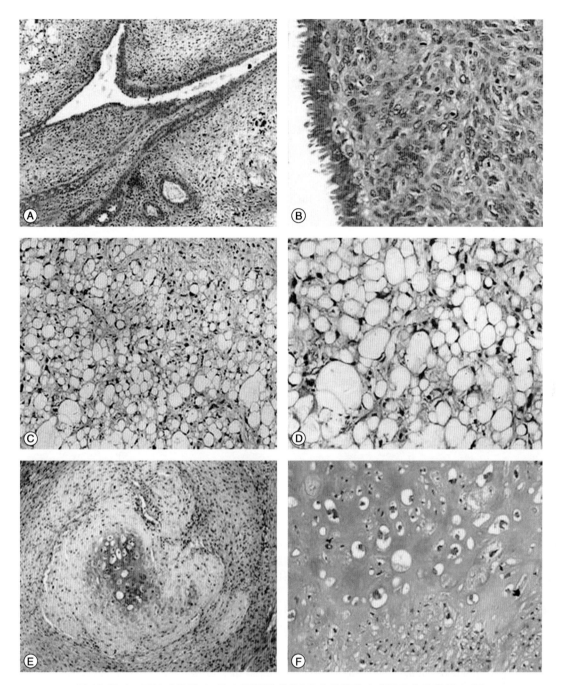

图 11-10-1　恶性叶状肿瘤,伴有异源性成分(高分化脂肪肉瘤及高分化软骨肉瘤)
A. 肿瘤可见裂隙样腔隙,腔隙内见小的叶状突起,表面被覆上皮成分;B. 上皮成分无异型性,呈良性形态,间质细胞非常丰富,排列呈束状或编织状,瘤细胞异型性明显,核分裂多见;C、D. 可见明显的分化不成熟的脂肪成分,呈高分化脂肪肉瘤图像;E、F. 纤维间质内可见灶状的软骨化生,呈高分化软骨肉瘤图像

（穆殿斌　张祥盛）

病例十一　恶性叶状肿瘤,伴有破骨样多核巨细胞

【病历介绍】

女性,50 岁,"右乳腺包块 4 年渐增大",轻微疼痛。查体:右乳腺乳头上方包块约 5×5cm,质韧,移动,无明显触痛。

【病理变化】

1. **巨检**　标本为不规则形组织一块,7cm×4cm×3cm 大小,切面见一类圆形囊腔,囊腔直径 3cm,腔内一肿物,2.5cm×2cm×1.5cm大小,似乳头状,切面灰白色,质较脆。临床诊断:乳腺纤维瘤囊性变。

2. **镜检**　肿瘤呈叶状结构,间质显著多于腺体,将腺体挤压呈裂隙状,有些区域间质细胞稀疏,有些区域富有细胞,其内散在较多破骨样多核巨细胞,核数量3~10个,无异型性,少部分区域见灶状软骨成分,软骨陷窝清楚,核膜核仁清楚,可见双核细胞及核分裂(图11-11-1)

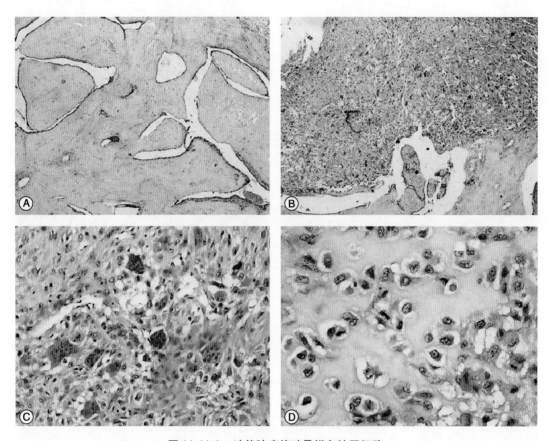

图11-11-1　叶状肿瘤伴破骨样多核巨细胞
A. 肿瘤呈叶状结构,间质明显多于上皮;B. 间质细胞较丰富,其内可见多核巨细胞;C. 破骨样多核巨细胞散在于明显异型的梭形细胞间质内,无异型性;D. 软骨肉瘤成分

3. **免疫组化**　CKp、CK8/18导管上皮阳性;S-100脂肪及软骨样区域阳性;CD117梭形细胞散在阳性;SMA、CD34和p63阴性。

【讨论】

乳腺叶状肿瘤(phyllodes tumor)是一组呈分叶状,由间质和上皮两种成分组成的具有双向分化特点的肿瘤。其组织学特征为,裂隙状分布的双层上皮细胞(腺上皮和肌上皮)被过度生长的富于细胞的间质成分围绕,形成典型的叶状结构。

叶状肿瘤较少见,约占乳腺肿瘤的0.3%~1%,乳腺纤维上皮肿瘤的2.5%。好发于中年妇女,平均年龄40~50岁,较纤维腺瘤年长15~20岁,罕见于年轻妇女及男性。但是,据报道亚洲妇女发病年龄较轻,平均25~30岁。恶性叶状肿瘤较良性者平均年长2~5岁。叶状肿瘤通常为单侧、质硬、无痛性乳腺肿块。肿瘤大小不一,平均直径4~5cm,大者可达10cm以上。

肉眼检查叶状肿瘤一般边界较清楚,但无明确包膜,恶性者可侵犯周围正常乳腺组织而使边界不清。体积较大的肿瘤切面常可见囊腔及裂隙,呈分叶状,可有灶状变性、坏死或梗死,体积较小的肿瘤分叶结构可不明显,与纤维腺瘤相似。

组织形态学叶状肿瘤典型的表现是向管腔内生长的方式,并伴有叶状突起。肿瘤由上皮和间质两种成分组成,上皮成分为良性,含腺上皮和肌上皮细胞,围绕上皮成分的过度增生的间质成分是真正的肿瘤成分。上皮成分较少有增生,偶尔可有鳞形上皮化生和大汗腺化生。有时间质成分显著增生而上皮成分很少,这时需要多取材、仔细寻找上皮成分,以免误诊为乳腺其他间叶性肉瘤。

根据间质成分（肿瘤成分）的细胞密度、细胞异型性、核分裂数及边界情况等，WHO 将叶状肿瘤分为良性、交界性和恶性三级（表 11-11-1）。

表 11-11-1 叶状肿瘤的组织学分级

观察指标	良性	交界性	恶性
肿瘤边界	清楚，呈推挤状	清楚，灶状区可浸润	浸润性
间质细胞丰富程度	轻度，不均质，可弥漫	中度，不均质，可弥漫	显著，弥漫
间质细胞的非典型性	轻度/无	轻度/中度	显著
核分裂象数	少（<3/10HPF）	中（5~9/10HPF）	多（>10/10HPF）
间质分布	均匀	不均匀	明显过度增生
异源性间质分化	罕见	罕见	易见
所占比例（%）	60%~75%	15%~20%	10%~20%

1. 良性叶状肿瘤 间质细胞较纤维腺瘤更丰富，细胞核无或轻微异型性，核分裂少见，偶尔出现怪异的瘤巨细胞不是恶性指征。常常在靠近上皮成分的区域间质细胞较丰富，而远离上皮成分的区域间质细胞较稀疏，呈现区带状分布（这种情况在纤维腺瘤也很常见）。间质成分常见黏液样变和透明变性。偶尔出现脂肪、软骨或骨化生。较大的肿瘤也可有坏死或梗死。良性叶状肿瘤边界通常清楚，偶尔可以出现瘤组织呈小芽状突入周围乳腺组织内，如果外科切除时被遗漏，则成为局部复发的根源。

2. 恶性叶状肿瘤 间质显示明显的肉瘤性质，通常为纤维肉瘤改变，细胞异型性明显，核分裂多见，可见病理性核分裂。异源性分化如脂肪肉瘤、软骨肉瘤、骨肉瘤或横纹肌肉瘤等也可出现，如本组病例5即是恶性叶状肿瘤同时伴有脂肪肉瘤和软骨肉瘤成分。如果有这些异源性肉瘤成分时应在诊断中标明，同时在乳腺发现上述肉瘤时也要想到恶性叶状肿瘤的可能。恶性叶状肿瘤由于肉瘤成分过度增生，常需要检查多个肿瘤部位的切片才能发现上皮成分。肿瘤边界常为浸润性，与周围分界不清。

3. 交界性叶状肿瘤 介于良性和恶性两者之间，显示中间分化特点。

叶状肿瘤伴破骨样多核巨细胞是指在叶状肿瘤内出现较多破骨样巨细胞，破骨巨细胞的大小不一，胞质丰富淡染，细胞核多少不等，杂乱排列于胞质内，散在或灶状分布，位于增生的间质中，酷似伴破骨样巨细胞的浸润性癌。破骨巨细胞本身缺乏吞噬含铁血黄素、淋巴细胞、红细胞现象。此外，有时还可见到细胞核形态与破骨样巨细胞相似的组织细胞散在分布，多发生于恶性和交界性类型。叶状肿瘤中伴破骨样多核巨细胞的发生机制不明，与预后无关。本例为恶性叶状肿瘤伴异源性软骨肉瘤。破骨样巨细胞呈灶状分布。

伴破骨样巨细胞主要与乳腺间质巨细胞鉴别。乳腺间质巨细胞为性质相同的一类细胞，见于多种乳腺病变中，多核巨细胞多核（2~15个），异型性差别很大，有的核温和，无明显异型性，而有些异型性显著，染色质浓染，形状不规则，核膜核仁不清楚，核互相重叠，细胞核排列成线性或花环状，核分裂少见，胞浆少，细胞边界不清楚，随机分布于小叶之间，很少位于小叶内，有时非常丰富，甚至多于10个/HPF。核分裂报道不一，通常核分裂罕见，但也有极个别报道核分裂易见，多至4个/10HPF。背景缺乏炎症变化（详见间叶性肿瘤及瘤样病变章）。

叶状肿瘤不论良性、交界性还是恶性都有复发倾向，多数复发与手术切除不彻底有关，因此均应做扩大切除（应包括肿瘤边缘外1~2cm正常乳腺组织）。局部扩大切除能使大多数肿瘤得到安全治疗。组织学分级是影响预后的主要因素，良性、交界性、恶性其复发率和转移率分别为：7%、25%、27%；0%、4%、22%。5年生存率分别为良性96%、交界性74%、恶性66%，平均90%。

【鉴别诊断】

最主要的鉴别诊断是与纤维腺瘤尤其是幼年性纤维腺瘤的鉴别。两者之间鉴别有时非常困难，至今还没有一个非常可靠和被普遍接受的鉴别标准。对于叶状肿瘤，扩大化的管内型生长方式和间质细胞密度增加是其形态特征，间质的数量和形态决定这一肿瘤是诊断为纤维腺瘤还是叶状肿瘤。虽说间质细胞丰富是最重要的形态特征，但是有时叶状肿瘤也可以间质细胞不丰富，此时诊断要依据其他特征，如间质细胞核的多形性、较多核分裂、病变的结构和间质过度增生等，如果上述情况都不明显，有人称其为分叶状纤维腺瘤或具有叶状构象的纤维腺瘤。所谓间质过度增生,多数文献采用的定义是:至少一个低倍镜视野(40×)内缺乏上皮成分的间质增生。

根据笔者有限的经验,综合考虑下列因素可能有助于叶状肿瘤和纤维腺瘤的鉴别:

1. **年龄**　叶状肿瘤一般年龄较大,大多数在30~40岁以上,20岁以下者罕见,故肿瘤镜下形态在叶状肿瘤与纤维腺瘤之间界限模糊、鉴别困难时,20岁以下多倾向纤维腺瘤,40岁以上多倾向叶状肿瘤。20岁以下诊断叶状肿瘤要特别慎重,除非形态很典型。

2. **大体形态**　叶状肿瘤一般体积较大,平均4~5cm,边缘常呈结节状。切面常有明显裂隙,有时呈菜花样。而纤维腺瘤切面多呈颗粒状,有时也略呈分叶状,直径一般不超过4cm。但是,纤维腺瘤也有巨大型,故只要形态是典型的纤维腺瘤,即使直径超过10cm依然要诊断纤维腺瘤。

3. **镜下形态**　间质细胞丰富和间质过度增生是叶状肿瘤的主要形态特征。幼年性纤维腺瘤也常常有间质细胞增生,且可以有核分裂,尤其是在年轻患者,但也会同时伴有上皮细胞的明显增生。核分裂在幼年性纤维腺瘤与良性叶状肿瘤之间的鉴别价值不应过分强调。如果间质成分虽然较多但间质细胞较稀疏、核形态较一致,多倾向纤维腺瘤;如果间质细胞核有一定多形性并有核分裂,多考虑叶状肿瘤。

4. **伴随情况**　如果上皮有较多鳞状化生或间质有脂肪、骨、软骨、横纹肌等化生,多考虑叶状肿瘤;如果上皮有较多大汗腺化生或呈纤维囊性病形态,多考虑纤维腺瘤。

(穆殿斌　张祥盛)

病例十二　恶性叶状肿瘤伴间质瘤巨细胞

【病例介绍】

女性,22岁,"因发现右乳肿物3个月入院"。肿物最初发现时约有鸽蛋大小,3个月来迅速增大至拳头大小。半年前曾行左乳肿物切除术,病理诊断为纤维腺瘤。B超显示左乳内低回声肿物,范围约11cm×4.6cm,边界尚清,肿瘤内部回声欠均匀,探及片状液性暗区。

【病理变化】

1. **巨检**　灰白肿物一个,10cm×7cm×5.5cm,切面灰白色,质韧,分叶状。

2. **镜检**　肿物界限清楚,部分区域可见纤维包膜,肿瘤内部呈分叶状结构,腺体扩张呈裂隙状,类似于管内型纤维腺瘤,但部分肿瘤于脂肪中浸润性生长(图11-12-1)。上皮细胞形态温和,未见明显增生,但间质细胞增生过度,胞核呈梭形或卵圆形,核大,核膜增厚,染色质粗颗粒状,靠近核膜,核仁明显,核分裂易见,尤以靠近腺上皮区为著。部分区域间质细胞密集排列,可见巨大奇异瘤巨细胞,单核或多核,巨大、深染,多形性异型性显著(图11-12-2,图11-12-3)。肿物镜下未见明显异源性成分。

【讨论】

恶性叶状肿瘤是叶状肿瘤恶性的病变,既往被称为"叶状囊肉瘤",此外叶状肿瘤还包括良性叶状肿瘤和

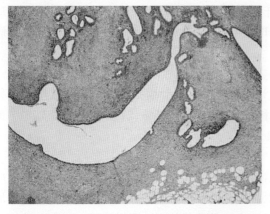

图11-12-1　恶性叶状肿瘤伴间质瘤巨细胞
肿瘤呈分叶状结构,腺体扩张呈裂隙状,部分肿瘤于脂肪中浸润性生长

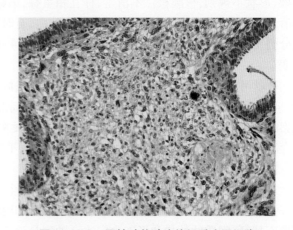

图11-12-2　恶性叶状肿瘤伴间质瘤巨细胞
间质细胞密集,异型显著,尤以靠近腺上皮区为著,腺管被覆柱状腺上皮,有胞突

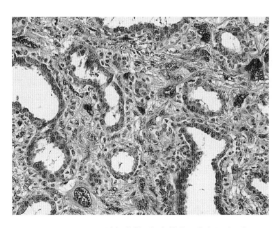

图 11-12-3　恶性叶状肿瘤伴间质瘤巨细胞
腺管之间有巨大奇异瘤巨细胞,单核或多核,有显著多形性异型性

交界性叶状肿瘤,由于叶状肿瘤大部分为良性,因此既往广泛使用的"叶状囊肉瘤"概念现在被认为是不恰当的。叶状肿瘤是一种少见的纤维上皮性肿瘤,占全部乳腺原发肿瘤的 0.3% ~1%,好发于中年妇女,平均发病年龄 11 ~50 岁,其中恶性叶状肿瘤患者较良性叶状肿瘤患者年长 2 ~5 岁,在拉丁系白种人,尤其是出生在中、南美洲的白种人中,恶性叶状肿瘤更多见。偶尔 PTs 可见于男性患者。

临床上,PTs 通常为单侧、质硬、无痛性乳腺肿块,不累及皮肤,有些体积较大的肿瘤可造成皮肤紧绷伴浅表静脉曲张,但溃疡罕见。PTs 的平均大小为 4 ~5cm,影像学检查为圆形、边界清楚、含裂隙的包块,有时伴有粗糙的钙化。恶性 PTs 由于边界呈浸润性生长而不是推挤状,肉眼上与周围正常乳腺组织分界尚不清楚,切面灰白至灰褐色,有的病例可见出血坏死。

镜下 PTs 由上皮和纤维性间质两种成分构成,典型的表现为向管腔内生长伴有突入扩张腔隙内的叶状突起。PTs 的上皮成分为良性腺体,由腺上皮和肌上皮构成,腺上皮较少出现增生,偶见大汗腺化生和鳞状上皮化生,也可见到导管癌或小叶癌的存在。PTs 的间叶成分疏密不等,差异较大,细胞密度不均,在靠近上皮的区域间质细胞更丰富,疏松区可出现透明变性或黏液样变,但总的来说 PTs 的间质细胞要比纤维腺瘤的间质成分更丰富。恶性 PTs 的间质成分增生显著,表现为过度增生(即在一个低倍镜视野下看不到上皮成分),核异型明显,核分裂多见。由于没有单个指标可明确区分良性、交界性和恶性 PTs,2003 版 WHO 乳腺分类列举了一组参考指标用于三者的区分,对于恶性 PTs 的诊断意见如下:间质细胞密度显著增大、细胞多形性显著、核分裂多见(>10 个/10HPF)、边界呈浸润性、间质明显过度增生、异源性间质分化易见。对于镜下出现的异源性分化如脂肪肉瘤、骨肉瘤、软骨肉瘤或横纹肌肉瘤,在诊断时应明确标出,因为有研究显示除纤维黏液性间质外,具有其他类型肉瘤的叶状肿瘤恶性程度更高。

良性、交界性、恶性 PTs 均可复发,复发率分别为 7% 、25% 和 27% ,转移率分别为 0 、4% 和 22% ,提示其转移复发频率与恶性程度相关。PTs 可转移到身体的所有器官,以肺和骨最常见,腋窝淋巴结转移少见。有时肿瘤还直接侵犯胸壁,造成纵隔受压。PTs 的复发多发生在两年内,而多数死亡病例发生在诊断 5 年后。因此,为防止肿瘤的复发转移,对 PTs 患者的建议治疗方式为扩大切除。若有任何侵及筋膜的可疑现象,应当将肿瘤连同其下方的肌肉一并切除,除非认为已有淋巴结受累,一般不需要切除腋窝淋巴结。术后放、化疗效果不明显。由于几乎全部病例表达 PR,有研究者提出内分泌治疗或许有效。

免疫组化:CD34、bcl-2 常呈阳性表达,几乎全部病例 PR 阳性,约 1/3 的病例 ER 阳性,可有不同程度的 p53 过表达。

【鉴别诊断】

1. 纤维腺瘤　当纤维腺瘤较大时,有时可造成与叶状肿瘤的鉴别困难,但肿瘤大小不应作为诊断指标,应注意肿瘤的间质是否过度增生并形成分叶状结构。若间质细胞增生显著、异型性明显,核分裂多见,应首先考虑 PTs 的可能。

2. 其他类型肉瘤　恶性 PTs 多表现为纤维肉瘤样改变伴有上皮性成分及裂隙状结构,有时伴有混合性成分,其他类型肉瘤多无此特点。因此应多部位充分取材,以免漏掉肿瘤内的上皮成分。

3. 癌肉瘤　本病比较罕见,表现为上皮、间叶双相分化的肿瘤,其肉瘤成分与恶性 PTs 相似,但上皮成分也为恶性,而恶性 PTs 的上皮成分多为良性,若 PTs 中伴有浸润癌或 DCIS 时,应注意与癌肉瘤区分,后者的上皮成分全部为恶性,且无裂隙状结构,而恶性 PTs 则具有 PTs 的大体及镜下特征,除伴发癌外,仍有正常的上皮成分,若组织学上鉴别困难,可借助免疫组化,癌肉瘤不表达 PR 和 CD34。

4. 梭形细胞癌　本病为化生性癌的一个亚型,其内可有良性或恶性的上皮成分,但其无分叶状结构,免疫组化表达 p63 及多种 CK,不表达 CD34、bcl-2 等。

（郎志强　步宏）

★ 专家点评

吴蕴(Yun Wu)教授:叶状肿瘤是一类纤维上皮性肿瘤,含有上皮成分和间叶成分。顾名思义,叶状肿瘤具有叶状结构,即间质细胞长入被覆上皮和肌上皮(管内型)的腔隙中,形成叶状突起(管内型生长方式)。"叶状结构"的存在有助于鉴别良性、交界性叶状肿瘤与其他良性的纤维上皮性肿瘤,如富于细胞性纤维腺瘤和幼年性纤维腺瘤(后两者没有叶状结构)。对于恶性的叶状肿瘤,"叶状结构"并非是诊断的必需条件,而往往"叶状结构"在恶性叶状肿瘤中并不常见。但是,如果镜下可见上皮成分及间叶成分,且符合恶性肿瘤的诊断标准,即可诊断为恶性叶状肿瘤。

根据间质的细胞丰富程度、核分裂计数、细胞异型性、肿瘤边界以及间质是否过度生长这5个病理学参数,可将叶状肿瘤分为良性、交界性和恶性,但其诊断标准并不明确。如最常用的WHO的诊断标准,用于区分良性和交界性肿瘤的核分裂计数并不明确,也没有说明诊断时是需要满足全部的标准还是其中的几条。根据多年的经验并权衡每个病理学参数的预后意义,M. D. Anderson肿瘤中心制定了自己的诊断标准,用于诊断各型叶状肿瘤。

叶状肿瘤——提示恶性潜能的组织学特征(MDACC标准):

1. 间质过度增生,一个2X视野内未见上皮结构;
2. 浸润性边界;
3. 核分裂>4/10HPF;
4. 明显的间质异型性。

叶状肿瘤的标准(MDACC标准):

上述4点均出现——恶性

间质过度增生伴有

其他一个或多个特征——恶性

显著的核异型性、核分裂>10/10 HPF——恶性

缺乏间质过度增生

但出现其他一个或多个特征——交界性

缺乏上述4项特征——良性

病例十三 叶状肿瘤内导管原位癌

【病例介绍】

女性,36岁,"发现右乳腺肿物1年半",无痛,逐渐长大,近半年生长较快。无疼痛及局部红肿,也无乳头溢液。查体:双侧乳腺基本对称,乳头无内陷。乳腺皮肤无红肿及橘皮样改变。右乳外上象限近乳晕处可及一肿块,约4.0cm×2.5cm大小,质地中等,边界尚清,活动度可,与表面皮肤无粘连,压之轻微痛。右腋下未触及明显肿大淋巴结,左乳未触及肿块。临床诊断为乳腺癌,行局部肿块切除活检术。

【病理变化】

1. **巨检** 灰白色不整标本一块,5cm×4.6cm×3.0cm大小,切面见一类圆形结节,长径4.5cm,切面淡灰色,湿润,质中,边界清楚,可见包膜。其周边组织呈灰白色,质地稍硬,未见出血坏死。

2. **镜检** 肿瘤界限尚清楚,周边有包膜,肿瘤大部分为典型叶状肿瘤结构,纤维性的间质占明显优势,其内富有梭形细胞。另有上皮细胞明显增生区,细胞形态较单一,被覆于纤维性叶状结构表面或充塞管腔,几呈实性结构(图11-13-1)。

【讨论】

乳腺叶状肿瘤(phyllodestumors,PT)是一种少见的纤维上皮性肿瘤,约占整个乳腺原发性肿瘤的的0.3%~1%,全部纤维上皮性肿瘤的2%~3%。世界卫生组织对乳腺PT的组织学分类是根据肿瘤的间质细胞密度、细胞异型性、核分裂及肿瘤边缘情况,将其分为良性、交界性和恶性3个级别,其中良性较多见。一般认为PT来源于小叶内或导管周间质,亦可由纤维腺瘤发展而来。约30%的PT间质成分显示恶性,纤维肉瘤样分化最常见,异源性肉瘤成分少见,包括骨肉瘤、软骨肉瘤、横纹肌肉瘤、平滑肌肉瘤和血管肉瘤等。叶状肿

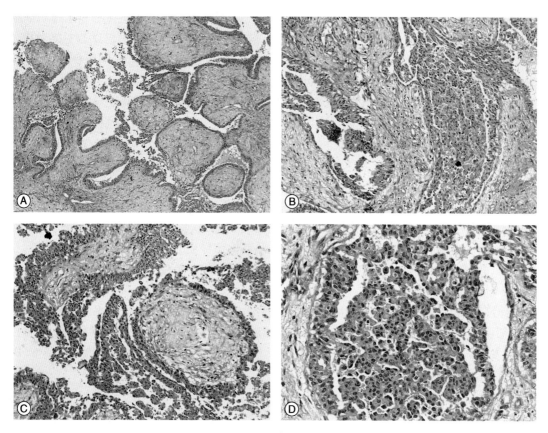

图 11-13-1 叶状肿瘤内导管原位癌

A. 肿瘤内典型叶状肿瘤成分;B. 纤维性的间质和导管原位癌成分,上皮细胞明显增生,充塞管腔,呈实性结构;C. 纤维性叶状结构表面上皮细胞明显增生,细胞形态较单一;D. 癌细胞形态一致,充塞管腔,几乎呈实性结构

瘤内的上皮性成分恶变罕见,表现为导管上皮不典型增生、导管或小叶原位癌、浸润性导管和小叶癌、鳞状细胞癌、小管癌、腺样囊性癌等。好发于中年女性,平均 44 岁,较单纯纤维腺瘤平均年龄晚 10~20 年。临床上一般无症状,个别患者可有疼痛。绝大部分患者乳腺可触及肿块,肿块多位于外上象限,活动,与周围组织无粘连,伴局部淋巴结转移者罕见。影像学通常提示为典型纤维腺瘤改变,部分肿块内可见微小钙化灶。术前往往诊断为良性肿块。肿瘤大小 0.5~10cm 不等,质地中等,癌变区出现纤维化、钙化,则质地较硬。巨大肿瘤(>10cm)可造成皮肤紧绷伴浅表静脉扩张,偶见溃疡形成。文献中报道最大者达 45cm。

叶状肿瘤伴癌包括三种情况:一种为 PT 伴发同侧或对侧乳腺原位或浸润性癌;第二种为 PT 中的上皮成分癌变;第三种既有 PT 中的上皮成分癌变,又同时伴发同侧或对侧乳腺原位或浸润性癌。第二种情况 PT 的上皮成分恶变称为叶状肿瘤内癌(carcinoma within phyllodes tumors),非常罕见,占 PTs 的 0.4%~2%。Tan 报道 335 例 PT,其中伴有 DCIS 和 LCIS 者仅 2 例。Aziz 等(2010)报道 1 例并复习文献,共 39 例患者(41 个癌灶),其中同侧乳腺伴癌者 15 例,对侧 6 例,瘤内上皮成分癌变者 17 例,既有 PT 中的上皮成分癌变,又伴发同侧或对侧乳腺原位或浸润性癌者 3 例。记录组织学类型者 38 例,其中原位癌 20 例(22 个癌灶,DCIS 15 例,LCIS 5 例,DCIS 和 LCIS 并存 2 例),浸润性癌 18 例(20 个癌灶),其中 IDC 15 例,ILC 3 例,乳头小管癌 1 例,小管癌 1 例。Yoshinorinio 复习文献 27 例 PT 内癌,28 个癌灶中 CIS 15 个。Kuo 复习文献 PT 内浸润性癌 19 例,其中非特殊性浸润性癌 13 例,鳞状细胞癌 3 例,小管癌、乳头状癌和乳头小管癌各 1 例。

良性、交界性和恶性 PT 均可伴发 CIS 和浸润性癌,癌可位于 PT 内或与同侧或对侧乳腺癌并存。Aziz 等复习的 39 例叶状肿瘤伴癌中,恶性 PT 19 例,伴发癌灶 22 个,癌主要发生于同侧或对侧乳腺,限于 PT 内者仅 7 例。浸润性导管癌 6 例,DCIS 10 例,浸润性小叶癌 2 例,LCIS 4 例。恶性 PT 间质含有异源性成分者 8 例(47%),主要是脂肪肉瘤,随访 3~51 个月,5 例死于 PT 转移,瘤内均含癌,其中 1 例腋窝 1 枚淋巴结查见转移灶。良性 PT 和恶性 PT 相比,瘤内含癌和浸润性癌发生率较高,而伴发同侧和对侧乳腺癌者较低。伴癌的 16 例良性 PT(含 3 例复发患者)中 10 例为瘤内含癌,同侧乳腺伴癌 5 例,对侧乳腺 1 例。瘤内含癌的 10 例中,浸润性癌 6 例,浸润性小叶癌、乳头小管癌和小管癌各 1 例,另 1 例为鳞状细胞癌和显示透明细胞、腺体分泌和鳞状上皮分化的浸润性癌混合。经随访 2 例死于乳腺病变,其中 1 例 1 枚淋巴结查见转移癌,另 1 例 4 枚淋巴结查见转移癌。交界性 PT 伴癌者仅 3 例,2 例瘤内及同侧乳腺均伴发 DCIS,另 1 例瘤内间质主要为脂肪肉瘤并瘤内含 DCIS,而在瘤周伴发 LCIS 和浸润性癌。

PT 内癌组织学形态与普通乳腺癌相似,依次为小叶原位癌、导管原位癌、浸润性导管癌和浸润性小叶癌。其他类型,如小管癌、乳头状癌、鳞状细胞癌仅有零星的个案报道,少见情况为导管原位癌、小叶原位癌、浸润性导管癌,或几种类型的组合。约 10% 的 PT 内癌查见腋窝淋巴结转移。

【鉴别诊断】

1. **纤维腺瘤内癌**　纤维腺瘤内癌一般体积较小,间叶成分呈典型的管内或管周生长方式,分叶状结构少见;间叶细胞密度较 PT 低,且分布均匀。

2. **癌肉瘤性化生性癌**　恶性 PT,尤其是间质成分含有骨肉瘤、软骨肉瘤、横纹肌肉瘤者,上皮成分癌变,呈典型癌特点。此为真正的癌肉瘤;而癌肉瘤性化生性癌,其肉瘤样成分不是源于间叶组织,而是上皮成分跨胚层化生的结果,故形态学有明确的癌和肉瘤样成分之间的移行过渡,免疫组化肉瘤样成分上皮表型。

【预后】

PT 内癌的治疗一般采用根治性乳房切除术、改良根治术或乳房切除保留胸大肌手术,最近也有学者推荐保乳手术。局部切除者需加放疗或密切随访。PT 内癌预后较好。文献中 16 例 PT 内原位癌,14 例行肿块切除,术后 2 例复发(14.3%),未见转移;25 例行乳房切除术,术后仅 1 例发生转移(4.0%)。15 例 PT 内浸润性导管癌患者,仅 2 例死亡。

(张祥盛)

★ **专家点评**

丁华野教授:乳腺叶状肿瘤内的导管/小叶原位癌少见,浸润性癌罕见,化生性癌更为罕见,笔者曾遇到过 3 例叶状肿瘤内化生性癌,主要表现为肉瘤样的梭形细胞,其形态特征与叶状肿瘤的间质成分极为相似,单从组织形态学上区别两者非常困难(甚至是不太可能的事)。在实际工作中,化生性癌与叶状肿瘤同存于 1 个肿瘤内的情况十分罕见,而遇到的更多问题是化生性癌与叶状肿瘤存于不同的病例,而且彼此需要进行区别。因为乳腺化生性癌和叶状肿瘤的预后及治疗有很大不同,所以有必要竭尽全力进行鉴别。乳腺化生性癌的间叶样成分和叶状肿瘤过度增生的间质一样,可出现从假良性到恶性的各种各样的形态变化,甚至根本找不到上皮成分;叶状肿瘤常出现不典型的改变,特别是粗针穿刺活检标本有时只取到间叶性成分或只残有少量腺体,叶状肿瘤复发病例一般也只有梭形细胞成分,无论何种情况都会出现诊断问题。两者的鉴别应常规进行免疫组化染色辅以诊断,通常需要应用一组 CK(特别是 CK5/6、CK14、CK34βE12 等)及 p63 标记物,需要强调的是 CK5/6 等高分子 CK 在乳腺化生性癌梭形细胞成分中的表达常呈局灶性且比较弱,低倍镜观察时容易疏漏阳性结果,一般需要高倍镜下认真观察。叶状肿瘤的间质细胞 p63 通常阴性(有报道可表达),而绝大多数化生性癌阳性。化生性癌的肉瘤样细胞和叶状肿瘤的间质细胞亦常有类似的间叶性免疫组化表型,如均可表达 SMA、S100、vimentin、CD68 等均可阳性,无鉴别诊断意义。最近有报道,恶性叶状肿瘤的间质细胞 CK 及 p63 可灶状阳性,而良性叶状肿瘤通常阴性,某些肉瘤细胞 CK 亦可阳性,特别是在粗针穿刺标本中鉴别诊断需格外慎重,诊断时要充分留有余地。

病例十四　乳腺导管周间质肉瘤

【病例介绍】

女性,51 岁,"2 年前右乳房发现肿物"。肿物"杏核"大小,不规则,活动,轻压痛,在外院手术。术后 9 个月局部又发现肿块,初"豆粒"大,渐长至"小枣"大,再次在外院手术,两次手术后病理检查均诊断为神经纤维瘤。因又发现右乳肿块 7 天,来院就诊,距原手术部位 2cm,术中切取部分病变送检,冷冻快速病理诊断考虑乳腺叶状肿瘤,中间型。

【病理变化】

1. **巨检**　不规则结节状组织,6.5cm×6cm×2cm,附有皮肤,切面在脂肪组织中见 3.5cm×2.8cm 区域灰白及灰红色,湿润感,质较韧,无包膜。

2. **镜检** 病变呈多结节状,结节以开放的乳腺导管为中心,周围为具有轻度异型性的梭形细胞形成的宽带,呈套袖样围绕导管。梭形细胞稍肥胖,胞质丰富,核圆形、长圆形或不规则,核分裂 3 ~ 4/HPF。结节大小不一,多数相当于增生的小叶大小。结节间有纤维或纤维脂肪组织分割,互相不融合(图 11-14-1 ~ 图 11-14-3)。

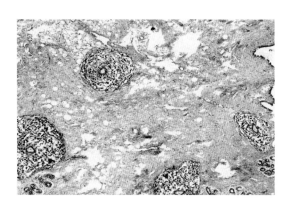

图 11-14-1 导管周间质肉瘤
肿瘤结节状,被纤维脂肪分隔

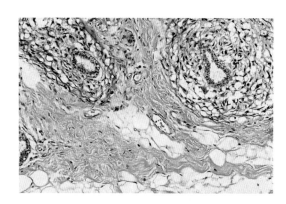

图 11-14-2 导管周间质肉瘤
梭形瘤细胞围绕导管呈袖套样

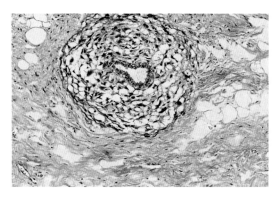

图 11-14-3 导管周间质肉瘤
瘤细胞有较多核分裂

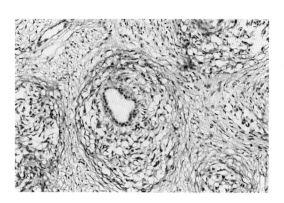

图 11-14-4 导管周间质肉瘤
导管周间质肉瘤广泛 Vimentin 阳性

3. **免疫组化** 瘤细胞 Vimentin 弥漫强阳性(图 11-14-4),S-100 蛋白、EMA、NSE 阴性,导管上皮 ER、PR 阳性,肌上皮细胞 MSA 阳性。

【讨论】

乳腺的导管周间质肉瘤(periductal stromal sarcoma)是一种罕见的肿瘤,以往被混同于叶状肿瘤,而叶状肿瘤也被视为细胞增生性管周间质肿瘤(hypercellular periductal stromal neoplasms),管周间质肉瘤这一名词长期不恰当地被当做叶状肿瘤的同义词。但是这一组肿瘤与一般叶状肿瘤不同的特殊形态早已引起注意,关于没有叶状结构的叶状肿瘤的报道零星见于文献,被描述为多灶性叶状肿瘤、伴有脂肪化生的叶状肿瘤、梭形细胞表达 CD34 阳性的叶状肿瘤等。国际乳腺病理学专家 2002 年在里昂达成共识,认为乳腺管周间质肉瘤是一种独立的疾病单元,不同于叶状肿瘤。这一共识在 2003 年版 WHO 肿瘤分类《乳腺与女性生殖系统肿瘤病理学与遗传学》有所体现,分类中尽管仍将管周间质肉瘤归于叶状肿瘤项下,将其作为叶状肿瘤的一个亚型,但特别指出,管周间质肉瘤这一名称最好限用于罕见的、没有界限的、双向分化性病变,这种病变以梭形细胞围绕在管腔开放的小管周围增生为特点,没有叶状突起,常为低度恶性,可复发,极个别演化为经典的叶状肿瘤,其 ICD-O 编码与恶性叶状肿瘤相同。

2003 年 Burga 等详细总结描述了 20 例乳腺管周间质肉瘤,指出其是乳腺的一种具有良性导管上皮和肉瘤性梭形间质细胞的双向性肿瘤,无叶状结构,低度恶性,部分或全部可能发展成为叶状肿瘤。患者绝大多数为女性,肿瘤常发生在绝经期前后的妇女,发病年龄 37 ~ 89 岁,中位年龄 53. 3 岁,仅 1 例报道肿瘤发生于 14

岁男孩。右侧乳腺稍多见。部分病例有乳腺恶性肿瘤家族史。大多数导管周间质肉瘤具有一个或多个结节状肿块,界限清楚,直径0.6~6cm(平均2.97cm),肿块实性,切面灰白色或灰红色,有时可见散在的小囊,囊内充满清亮的液体。部分病例可无明确肿块,而仅见多发性薄壁小囊。镜下见大小不等的非融合性多结节是本瘤的特点,部分肿瘤与周围乳腺组织有界限。结节由开放性小管和导管周围的梭形细胞形成,也可包绕乳腺小叶或在小叶内生长,但无叶状结构,不破坏导管和小叶结构。常浸润周围致密纤维和脂肪组织,形成孤立肉瘤性"袖套"样结构或孤立性"袖套"状结节,结节直径0.25~7.5mm。瘤细胞核分裂3~14/10HPF(平均4.7~6.2/10HPF)。Burga概括了AFIP提出的管周间质肉瘤的组织学特点:①肿瘤以梭形肉瘤样细胞为主,瘤细胞密度不一,具有不同程度的异型性,围绕开放的叶间导管和小导管,没有叶状结构;②脂肪组织将病变分割为不相融合的多数结节;③梭形间质细胞核分裂多于3/10HPF;④浸润周围纤维脂肪组织。其后文献报道,管周间质肉瘤可具有脂肪母细胞样细胞,也可具有黏液样基质。免疫组化:大部分病例肉瘤样成分示CD34弥漫阳性,Vimentin弥漫强阳性,部分病例CD117弱阳性,导管上皮ER、PR均阳性,肌上皮细胞MSA阳性。

　　由于报道较少,尚无规范的治疗方式。目前一般采用手术切除,切除范围应具有足够的正常组织边缘,不需要切除腋窝淋巴结。虽然手术后均重视辅助治疗,但文献报道还不足以证明辅助放疗或化疗能够获益。随访1~72个月(平均25.3个月),10%的病例手术后复发,并可能伴转移,扩大广泛手术切除应该是必要的。

　　一般文献均报道管周间质肉瘤是低级别的恶性肿瘤,但龚西骗等2003年报道1例高度恶性上皮细胞型导管周间质肉瘤(periductal stromal sarcoma,high-grade,epithelial cell type),值得重视。该例肿瘤有5种组织结构模式(图11-14-5~图11-14-8):①袖套状病灶,瘤细胞围绕开放的导管生长,在腺-肌上皮与致密纤维间隔之间形成环形宽带,分散的纤维脂肪组织中;②花冠状病灶,1~2层细胞在紧贴导管腺-肌上皮的薄层纤维外方呈放射状生长;③结节状病灶,单个终末导管小叶单位病变融合,或几个终末导管小叶单位病灶融合,形成大小不一的结节,结节间为纤维脂肪组织;④浸润性片状病灶,多个终末导管小叶单位病变完全融合,弥漫成片,无分隔,但原终末导管小叶单位的导管腺-肌上皮细胞仍可见;⑤单个导管明显扩张,有舌状突起伸入管腔。肿瘤具有4种不同的细胞,包括大多角形细胞、小多角形细胞、柱状细胞和梭形细胞。免疫组化Vimentin弥漫阳性、CD99弱阳性、CD117弱阳性,EMA大多角形细胞阳性,CD34袖套周围梭形细胞强阳性、多角形细胞阴性。CK、S-100蛋白、SMA、Desmin阴性。肌上皮细胞SMA、S-100蛋白阳性。

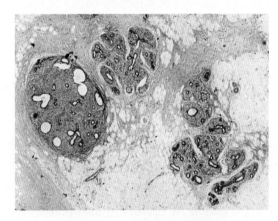

图11-14-5　导管周间质肉瘤
病变累及单个TDLU和融合性TDLU

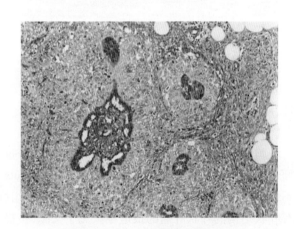

图11-14-6　导管周间质肉瘤
融合性片状浸润灶,原有导管腺肌上皮保存,局部浸入脂肪组织

　　导管周间质肉瘤与叶状肿瘤的关系一直是一个被关注的问题。因为叶状肿瘤与纤维腺瘤均为纤维上皮性肿瘤,以往认为两者关系密切。但后来研究显示,纤维腺瘤的间质成分与上皮成分均为多克隆性,应为增生性病变,而叶状肿瘤的间质成分为单克隆性,具有肿瘤的特点,上皮成分为多克隆性,属于陷入的非肿瘤成分。叶状肿瘤由纤维腺瘤进展而来的理论受到挑战。管周间质肉瘤组织形态上与叶状肿瘤有相似之处,均为梭形间质细胞的肿瘤性增生,具有良性导管成分和肉瘤性间质,在个别报道中也有管周间质肉瘤少数结节见肿瘤突向管腔的现象,以致被认为是叶状肿瘤的早期病变,并被认为部分或全部可能发展成为叶状肿瘤。龚西骗

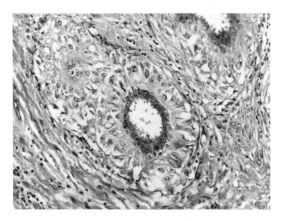

图 11-14-7　导管周间质肉瘤
柱状瘤细胞绕管腔呈花冠状排列

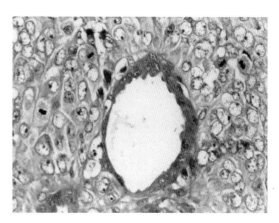

图 11-14-8　导管周间质肉瘤
大多角形上皮样瘤细胞,核分裂多见

等认为乳腺的高度恶性、上皮细胞型导管周间质肉瘤是一种极为罕见的恶性纤维上皮肿瘤亚型,可能是乳腺恶性叶状肿瘤的最早期病变,亦可能是一种独特的类型。但综合文献可知,叶状肿瘤发生于小叶间质,管周肉瘤起源于导管周间质,两者起源有差别。而且管周间质肉瘤多发于绝经期前后妇女,发病年龄比叶状肿瘤年龄高 10 岁。这些资料难以证明叶状肿瘤由管周间质肉瘤发展而来。叶状肿瘤与管周间质肉瘤的关系仍存在争议,有待深入研究。

【鉴别诊断】

1. **导管周间质增生（periductal stromal hyperplasia）**　Burga 等在报道 20 例管周间质肉瘤的同时,报道了 7 例管周间质增生,年龄 24 ~ 66 岁,中位年龄 41.4 岁。临床也表现为乳腺肿块,肿块大小 2.2 ~ 9.0cm(平均 4.4cm),病变亦呈结节状,腺管和导管周围梭形细胞轻度增生,排列呈"袖套"状,但间质细胞无或仅有轻度不典型增生,核分裂象 0 ~ 2/10HPF,这些均与导管周间质肉瘤不同(表 11-14-1)。

表 11-14-1　导管周间质肉瘤和导管周间质增生的鉴别

	管周间质肉瘤	管周间质增生
肉眼检查	多结节性,可融合或被脂肪组织分隔	结节不融合
镜下检查	开放的腺管和导管周围显著的肉瘤样梭形间质细胞增生,呈袖套样,细胞疏密不一,伴不典型性,无叶状结构	结节状,间质细胞轻度增生,围绕腺管和导管周呈"袖套"状。细胞无或有轻微不典型性
核分裂象	在瘤细胞最密集区,核分裂≥3/10HPF	核分裂<3/10HPF
浸润情况	浸润周围乳腺纤维脂肪组织	无浸润性生长

2. **叶状肿瘤**　好发于中年妇女,常为单侧乳腺质硬、无痛性肿块,组织学特征为具有双层上皮细胞的导管呈裂隙状,周围为过度增生的富于细胞的间叶成分,形成叶状结构,无多结节"袖套"样结构,间质可有脂肪、软骨和骨化生,恶性者可有脂肪肉瘤、骨肉瘤、软骨肉瘤或横纹肌肉瘤等异源性分化,可与导管周间质肉瘤鉴别。导管周间质肉瘤伴异源性脂肪母细胞样细胞分化时,可类似叶状肿瘤伴脂肪肉瘤。

3. **乳腺软组织肉瘤**　各种软组织肉瘤均可能在乳腺发生,但其各具特征性的组织学形态,可显示不同的分化方向,免疫表型也各有区别。

4. **结节性黏蛋白增多症**　罕见,为良性乳腺病变,临床表现为边界不清的、缓慢生长的乳腺包块,常分叶状,质软,位于乳头下。结节含有大量黏液样基质和稀疏的纤维母细胞,可能需与具有黏液基质的管周间质肉瘤鉴别,但病灶中的梭形细胞胞质淡染,形态温和,结节被具有纤细血管的纤维间隔分隔,不累及小导管、小叶和皮肤附属器,也无上皮成分。

5. **梭形细胞癌**　属于乳腺化生性癌,常为界限清楚的实性包块,由呈腺管样的腺癌成分与肿瘤性梭形细胞混合组成,梭形细胞表达上皮性标记物 CK7,超微结构观察见梭形细胞胞质内含有空腔,属腺癌成分。管周间质肉瘤中的导管为良性上皮成分,梭形细胞不表达上皮标记物。

6. **腺肌上皮肿瘤**　肿瘤由增生的肌上皮围绕小的被覆上皮的腺腔构成,肌上皮可呈层状、套状增生,具有明确的肌上皮细胞形态。恶性者浸润性生长,非典型性可不明显,核分裂也不甚多,免疫组化表达 SMA、S-100蛋白等肌上皮标记物。

(李新功　张祥盛)

★ 专家点评-1

赵澄泉(Chengquan Zhao)教授,李昕(Xin Li)教授:尽管管周间质肉瘤被认为是叶状肿瘤的一种亚型。但它缺乏叶状肿瘤那样的叶状结构,而是形成以开放的良性乳腺导管为中心套袖样的间质增生,呈多结节状。结节间有纤维或纤维脂肪组织分割,互相不融合。该肿瘤界限不清,常不规则地浸润周围乳腺组织。大多数管周间质肉瘤呈低度恶性肉瘤,个别可演变成典型的叶状肿瘤,极少数病例从一开始就表现为高度恶性肉瘤。

★ 专家点评-2

柳剑英教授:导管周间质肉瘤,既往又称导管周间质肿瘤,是乳腺恶性纤维上皮双相性肿瘤的一种特殊亚型。导管周间质增生可以单独发生,也可以与叶状结构共存,在交界性叶状肿瘤比较常见。有些病例首发时以导管周间质肉瘤为突出表现,而复发时则出现典型的叶状结构。上述现象提示导管周间质肿瘤与叶状肿瘤可能是一类肿瘤的两种不同生长方式。

病例十五　乳腺肌样错构瘤

【病例介绍】

女性,29 岁,"发现右乳肿块 4 个月余"。体检:乳腺双侧对称,无橘皮样外观及乳头内陷。右乳外上象限触及一肿块,大小 2.5cm×2.5cm×2.0cm,可推动,无红肿、压痛。腋窝未触及肿大淋巴结。MRI 显示为境界清楚的类圆形结节,内部不均匀强化,伴局灶性透明晕环(图 11-15-1A)。临床诊断为纤维腺瘤,行肿块切除术。

【病理改变】

1. **巨检**　灰黄色不整形乳腺组织一块,大小 4.5cm×4.0cm×3.0cm,切面见一灰白灰黄色结节,直径 1.5cm,界清,似有包膜,质韧。周围组织灰白灰黄色,质软(图 11-15-1B)。

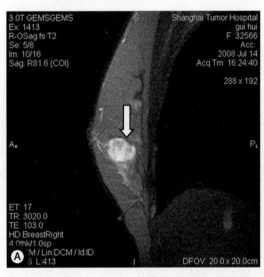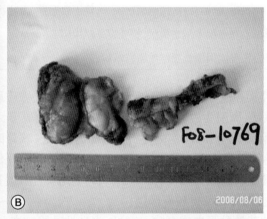

图 11-15-1　肌样错构瘤

A. MRI 显示界限清楚的类圆形结节,内部不均匀强化,伴局灶性透明晕环;B. 肿瘤组织界清

2. **镜检**　镜下肿瘤大部分境界尚清,小灶区域与周围脂肪组织相混杂(图 11-15-2A)。由乳腺导管、小叶及灶性分布的脂肪组织构成(图 11-15-2B)。部分导管扩张伴分泌物潴留,导管上皮增生,大汗腺化生。间质细胞梭形,呈平行或交叉束状排列,胞质嗜酸性或淡染,核呈雪茄烟样或细长型,灶区呈平滑肌瘤样形态(图 11-15-2C)。部分导管周围肌上皮细胞与肌样细胞束有移行(图 11-15-2D)。肌样细胞未见明显的异型性及核分裂象。

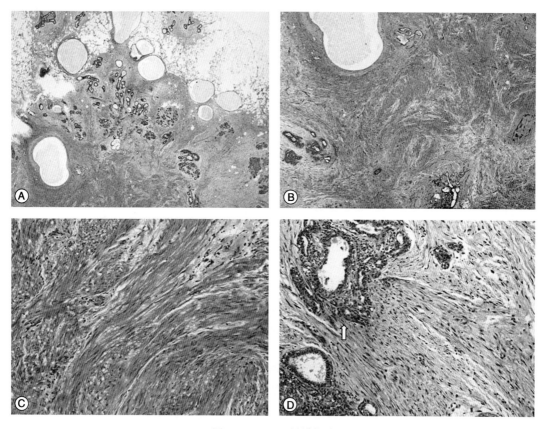

图 11-15-2 肌样错构瘤
A. 肿瘤灶性边缘界限不清,与周围脂肪相混杂;B. 肿瘤由扩张导管、肌样梭形细胞、纤维间质等构成;
C. 梭形细胞胞质嗜酸性,束状或平行排列;D. 梭形细胞与导管周围肌上皮有一定移行(箭头所示)

3. **免疫组化** 肌样成分 α-SMA(图 11-15-3A)、desmin(图 11-15-3B)、h-caldesmon(图 11-15-3C)、Calponin 和 Vimentin 弥漫强阳性。不表达 S-100、p63。导管上皮表达 CK7 及 CK。

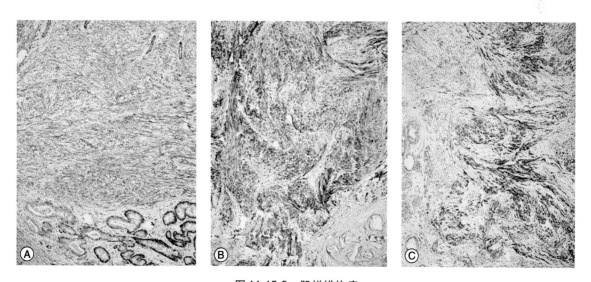

图 11-15-3 肌样错构瘤
A. 肌样成分 α-SMA 强阳性;B. 肌样成分 desmin 强阳性;C. 肌样成分 h-caldesmon 强阳性

4. **电镜** 胞质中存在大量肌动蛋白丝,梭形密体及丰富的细胞器,包括粗面内质网、高尔基体和线粒体;具有明显的胞膜下密斑和连续的基板;未见胞质内角蛋白丝和桥粒(图 11-15-4)。

【讨论】
乳腺肌样错构瘤(myoid hamartoma,MH)是一种罕见的乳腺良性增生性病变,于 1973 年由 Davis 等首先

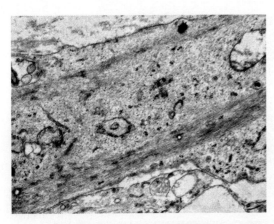

图 11-15-4　肌样错构瘤

肌样细胞呈肌纤维母细胞分化的超微结构特征：胞质中存在大量肌动蛋白丝和梭形密体；具有明显的胞膜下密斑和连续的基板；未见胞质内角蛋白丝和桥粒

报道。MH 以间质中的肌样细胞束为特征性的形态学表现。MH 中肌样成分的组织学起源仍未完全明确，目前有血管壁来源、乳头、乳晕部平滑肌来源、乳腺间质中的肌纤维母细胞来源以及肌上皮来源等多种观点。Rosen 等提出大多数 MH 实质上是腺病瘤伴肌上皮细胞成分的平滑肌肌样分化。最近 Tommaso 等引入了"肌样间质-上皮性病变（myoid stromo-epithelial lesions）"的概念作为 MH 的同义词，提出 MH 中的肌样间质具有双重起源：大多数起源于间质肌纤维母细胞，少数起源于肌上皮细胞，并将其分为两型：①1 型，肌样细胞直接起源于导管的肌上皮细胞层；②2 型，肌样细胞与纤维间质混合，与肌上皮无移行过渡。Tommaso 的研究结果表明，1 型病变同时表达平滑肌（desmin，SMA）和肌上皮标记（CK14，p63），超微结构上显示肌上皮分化；2 型仅表达平滑肌标记，超微结构上呈肌纤维母细胞分化。Magro 等认为 MH 起源于一个共同的乳腺间质干细胞，后者可进一步分化为平滑肌、脂肪组织、骨和软骨。

绝大部分患者为女性，仅有 1 例发生于男性的报道。一般病程较长，可达 5 年以上。MH 最容易发生在乳腺的外上象限，临床上往往表现为可触及的界限清楚的肿块，大小 2～11cm，常被诊断为纤维腺瘤。MH 的影像学特征与普通的乳腺错构瘤相似，表现为界限清楚的肿块，少数病例边缘可见放射性透亮晕环。当病变较典型时，影像学即可明确错构瘤的诊断。

大体上，肿瘤为界限清楚的实性肿块，常有一薄而完整的纤维包膜。肿瘤呈圆形或椭圆形，分叶状，切面灰白色，纤维样，质硬或偏软，脂肪组织往往不明显。少数病例可见大小不等的囊腔，内含棕黄色液体。

MH 的组织学形态不一，主要是由乳腺导管、小叶及间质成分的比例不等所致，独有的特征是间质成分呈平滑肌或肌纤维母细胞分化的肌样细胞形态。大部分病例中，肌样细胞呈束状排列，形成灶区的平滑肌瘤样形态，散在分布于纤维间质之中。其中可见大致正常的乳腺导管、小叶和灶性成熟脂肪组织。少数病变以肌性成分为主，肌样成分弥漫成片，仅有少量脂肪和纤维组织夹杂其中。肌样细胞平行或交叉束状排列；胞浆强嗜酸性或淡染，核呈细长梭形或雪茄烟样。肌样细胞的上皮样分化，有时可形成浸润性小叶癌样形态，在粗针穿刺活检标本中容易引起误诊。MH 通常缺乏明显的细胞异型性和核分裂，但有个例报道乳腺错构瘤的间质中含大量异型细胞。有时，间质成分可出现明显的假血管瘤样间质增生或黏液样变性。MH 中上皮成分的形态学改变包括：硬化性乳腺病、囊性变、大汗腺化生、普通型导管上皮增生、乳头状增生等。

大多数病例肌样间质强表达 Vimentin、SMA 和 MSA；desmin 和 Calponin 常显示不同程度的阳性，少数表达 S-100、p63 等肌上皮标记物。复旦大学附属肿瘤医院总结的 5 例病例中，肌样梭形细胞均强表达 α-SMA、MSA 和 Vimentin，平滑肌特异性标记物 h-caldesmon 有 3 例表达，S-100 蛋白和 p63 各 1 例表达。

电镜下，大多数病例肌样细胞显示肌纤维母细胞分化，少数呈肌上皮分化。

【鉴别诊断】

1. **纤维腺瘤**　两者最易混淆，少数情况下，肌样错构瘤的组织学特征也可出现于纤维腺瘤之中。但纤维腺瘤具有特征性的管周或管内生长方式，肿瘤内部较少出现正常的乳腺小叶，一般没有明显的肌样成分和脂肪组织。少数情况下，纤维腺瘤间质可伴不同程度的平滑肌分化，此时需依据其主要的病变特点（如裂隙样或受挤压的腺体等）作出诊断。

2. **男性乳腺发育样增生**　当 MH 中导管和小叶成分较少，且伴导管上皮增生时，可类似于男性乳腺发育样增生。但 MH 一般境界清楚，有包膜；其缺乏男性乳腺发育样增生中特征性的腺管周围黏液水肿样间质，间质淋巴细胞浸润，微乳头状导管上皮增生等特点。

3. **乳腺增生病**　MH 有时容易与乳腺增生病相混淆。但乳腺增生病一般没有包膜，病变中缺乏肌样成分和脂肪组织，影像学及大体形态上均缺乏明显的肿块。MH 影像学和大体形态上则具有可识别的界限清晰的肿块。

4. 乳腺梭形细胞病变　当 MH 中肌样成分占绝对优势时,需与一系列乳腺梭形细胞病变鉴别:①叶状肿瘤:由梭形细胞构成,但是以纤维细胞构成而不是平滑肌细胞,并且绝大多数肿瘤具有叶片状结构。②低度恶性的纤维瘤病样梭形细胞癌:形态类似于纤维瘤病,肿块界限不清,浸润性生长于周围脂肪组织中,免疫组化显示梭形细胞表达上皮标记,不表达平滑肌标记。③纤维瘤病:呈浸润性生长,界限不清,背景疏松水肿或黏液样,细胞成分少,h-caldesmon、desmin 多阴性,容易与 MH 区分。④平滑肌瘤:完全由平滑肌成分构成,很少含有内陷的乳腺导管和小叶。肌纤维母细胞瘤由束状排列的肌纤维母细胞和宽大的玻璃样变胶原组成,病变中缺乏乳腺导管和小叶。⑤梭形细胞型腺肌上皮瘤:以导管周围肌上皮增生为主,缺乏脂肪成分,S-100、p63、CD10 等肌上皮标记常呈强表达。⑥偶尔,肌样成分呈上皮样的分化,胞质丰富,细胞核偏位,可被误诊为小叶癌。结合临床及影像检查,并行免疫组化染色可明确诊断。

　　乳腺错构瘤是一种良性病变,一般经完整切除后能治愈,无需其他辅助治疗。但文献中也有关于乳腺错构瘤恶变和复发的相关报道。起源于乳腺错构瘤的恶性肿瘤极其少见,目前仅有 15 例报道,组织学类型包括导管原位癌、小叶原位癌、浸润性导管癌或浸润性小叶癌。复发的最主要原因可能是肿块切除不完整。复旦大学附属肿瘤医院病理科总结的 5 例乳腺肌样错构瘤中有 2 例局部复发,镜下均显示病灶境界不清,其中 1 例肌样间质中出现少量核分裂,据此推测这些形态特征可能预示 MH 具有复发潜能。

(杨文涛 毕蕊)

★ **专家点评**

牛昀教授:早在 1971 年 Arrignoi 等首次引入了乳腺错构瘤的名称,典型的乳腺错构瘤由乳腺导管、小叶、纤维和脂肪组织等以不同比例混合而成。1973 年 Davies 等首先描述了乳腺肌样错构瘤,它是乳腺错构瘤的一个非常少见的变异型,其中出现的平滑肌组织或肌纤维母细胞分化的肌样间质是乳腺肌样错构瘤区别于普通乳腺错构瘤的特征性成分。2003 年版 WHO 乳腺肿瘤组织学分类提到了乳腺错构瘤有 3 个变异型,即腺脂肪瘤、腺冬眠瘤和肌样错构瘤,但未做具体描述。文献报道乳腺肌样错构瘤肉眼观察为界限清楚的实性肿块,常有薄而完整的纤维性包膜。瘤内的肌样成分表达平滑肌标记物,而超微结构上可能显示肌纤维母细胞分化。

　　乳腺肌样错构瘤的临床病理诊断应注意与一些肿瘤及瘤样病变进行鉴别:①与纤维腺瘤的鉴别诊断,纤维腺瘤具有特征性的管周或管内生长方式,肿瘤内部一般不出现正常的乳腺小叶,没有明显的肌样成分和脂肪组织。但少数情况下,纤维腺瘤间质可伴不同程度的平滑肌分化,与乳腺肌样错构瘤鉴别时可依据纤维腺瘤主要的病变特点做出诊断。②当乳腺肌样错构瘤中肌样成分为主时,需注意与某些梭形细胞病变相鉴别,包括平滑肌瘤、肌纤维母细胞瘤、梭形细胞型腺肌上皮瘤、低度恶性的纤维瘤病样梭形细胞癌、神经鞘瘤、纤维瘤病等。平滑肌瘤由单一的平滑肌细胞成分构成,很少含有内陷的乳腺导管、小叶和脂肪组织。肌纤维母细胞瘤由束状排列的肌纤维母细胞和粗大的玻璃样变胶原带组成,一般没有乳腺导管和小叶被卷入瘤中,梭形或卵圆形肌纤维母细胞常呈 ER、PR 阳性表达。梭形细胞型腺肌上皮瘤中梭形肌上皮围绕小的被覆腺上皮的腺腔呈实性增生,鉴别诊断主要依靠形态学,免疫组化帮助有限。因为梭形肌上皮细胞同样表达平滑肌标志物如 SMA、actin 等,对于梭形肌上皮细胞强阳性表达的 S-100、p63 等肌上皮标记物,肌样错构瘤也可表达。梭形肌上皮细胞高分子量角蛋白如 CK14、CK5/6 阳性可能有参考价值。神经鞘瘤缺乏肌样细胞束、也缺乏乳腺上皮成分和脂肪组织。纤维瘤病无完整包膜,呈浸润性生长,有粗大的纤维束形成指状突起向脂肪组织伸展,背景疏松水肿或黏液样,desmin 阴性,平滑肌特异性标记物 h-caldesmo 阴性。低度恶性的纤维瘤病样梭形细胞癌形态类似于纤维瘤病,肿块界限不清,浸润性生长于周围脂肪组织中,免疫组化染色显示梭形细胞表达上皮标记,不表达平滑肌标记物。③如果肌样错构瘤的肌样细胞呈上皮样分化,有可能类似浸润性小叶癌样形态,在病理诊断尤其在术中冰冻时特别要警惕。行免疫组化染色并结合肉眼检查所见,结合临床病史及影像学表现,可除外浸润性小叶癌。

病例十六　错　构　瘤

【病例介绍】

　　女性,21 岁,"发现左乳腺肿块 1 个月",无任何不适。查体:左乳腺外上象限触及一肿物,1.8cm×1.5cm 大小,界限清楚,无压痛。乳头及皮肤正常。

【病理变化】

1. **巨检**　灰白灰黄色乳腺组织一块,2.2cm×1.8cm×1.5cm大小,切面见一结节,直径1.5cm,界限清楚,似有包膜。灰白灰黄色,质软,无出血坏死。

2. **镜检**　肿瘤界限清楚,由增生的乳腺小叶和大片脂肪组织构成,两者界限不清,增生的乳腺小叶结构存在,小叶内特化间质不清,小叶内腺泡数目从几个到几十个不等,细胞无异型性,而脂肪组织穿插于小叶之间(图11-16-1~图11-16-4)。

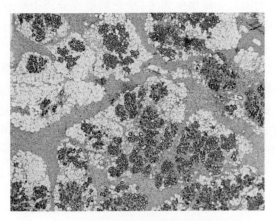

图 11-16-1　错构瘤
乳腺组织呈小叶状,结构清楚,间有脂肪组织

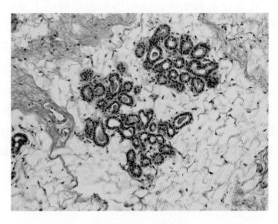

图 11-16-2　错构瘤
小叶结构清楚,小叶内间质消失,脂肪组织穿插于其间

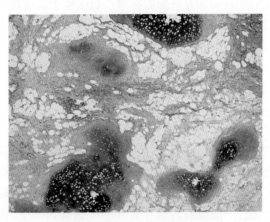

图 11-16-3　软骨脂肪瘤
肿瘤以脂肪组织为主,其内散在软骨小岛

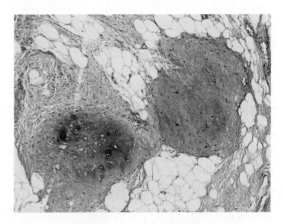

图 11-16-4　软骨脂肪瘤
软骨小岛位于脂肪组织内

【讨论】

乳腺错构瘤是指由乳腺导管、小叶、胶原间质和脂肪组织组成的瘤样病变。以往文献中也称为纤维腺脂肪瘤和腺脂肪瘤。约占乳腺良性肿瘤的4.8%,好发年龄为11~50岁,但也可发生于任何年龄。乳腺影像学检查病变显示界限清楚的致密影,周围可绕有透亮空晕。大体上表面光滑、界限清楚、呈圆形或扁圆形,有部分包膜,大小差别很大,最大者达20cm。切面外观取决于组成成分的不同比例。当病变含有较多纤维间质时与正常乳腺组织难以区分,而病变内含有大量脂肪时则类似于脂肪瘤。

肿瘤界限清楚,由于所含各种结构不同,切面可类似正常乳腺组织、脂肪瘤或纤维腺瘤。镜检肿瘤由乳腺导管、小叶、纤维间质和脂肪组织以不同比例混合组成。病变部分区域这些成分随意排列,而另一些区域,组织结构类似于正常乳腺组织。上皮可有大汗腺化生,间质也可见假血管瘤样间质增生。有些错构瘤间质内含有平滑肌细胞,此时该病变称为"肌样错构瘤"。罕见情况下脂肪组织内可见软骨样小岛,此时应称为"软骨脂肪瘤"。肿瘤的上皮和间质部分均表达激素受体。

(张祥盛)

★ **专家点评**

牛昀教授：错构瘤从广义上说是某一器官内正常组织在发育过程中出现错误的组合、排列，因而导致的类瘤样病变或畸形(有少数学者认为是真性肿瘤)。具体到乳腺错构瘤，文献和书籍上多描述为一种由成熟纤维结缔组织、脂肪组织、乳腺导管和小叶以不同比例混合构成的良性肿瘤或瘤样病变。2003 年版 WHO 乳腺肿瘤组织学分类对乳腺错构瘤的定义为一种境界清楚的通常有包膜的肿块，可包含乳腺组织中所有的组成成分。根据 2012 年 WHO 乳腺肿瘤组织学分类，乳腺错构瘤归类于纤维上皮性肿瘤，其定义同 2003 年版。

依据各组成成分的相对比例，乳腺错构瘤可分为不同的亚型，如纤维性或纤维囊性错构瘤、腺脂肪瘤、肌样错构瘤、软骨性错构瘤、伴骨化的错构瘤等。应当注意的是：①典型的错构瘤通常有完整的菲薄的包膜，临床手术时易于完整剥离摘除。病理医生在进行肉眼检查时，不要仅仅关注于标本的切面情况而忽略标本表面的包膜(时常是菲薄的包膜，用取材镊子可以轻轻提起)。取材时一定要包括包膜，否则镜下仅见到一些正常的乳腺导管小叶和脂肪纤维组织，可能造成诊断无从下笔。确诊要靠肉眼检查及镜下检查的密切结合。②对较大的标本取材要充分，要注意在不同切面不同颜色区域取材，例如在肿瘤切面大部分为黄色(脂肪组织)时，要注意寻找取材白色区(可能含有乳腺腺体)。同时，也要防止漏掉错构瘤中的不典型增生甚或癌变的成分。③乳腺错构瘤应与脂肪瘤、纤维腺瘤、腺病等鉴别。发生于乳腺的脂肪瘤一般位于皮下，脂肪瘤中不含有乳腺导管和小叶成分，而乳腺错构瘤的脂肪组织中混有乳腺导管和小叶。纤维腺瘤由增生的腺体和纤维组织构成，乳腺导管常见挤压变形，应不存在正常结构的小叶，间质没有明显的脂肪，而乳腺错构瘤中混有脂肪组织，且乳腺导管常没有挤压变形。乳腺腺病一般没有明显的界线，更无明显包膜，患者伴有经前期胀痛症状，而乳腺错构瘤有完整的包膜，一般为无痛性肿块。

参 考 文 献

1. 丁华野,张祥盛,等.乳腺病理诊断及鉴别诊断.北京:人民卫生出版社,2014.

2. 丁华野,皋岚湘.乳腺//刘彤华.诊断病理学.第 3 版.北京:人民卫生出版社,2013.

3. 阚秀,丁华野,沈丹华.乳腺肿瘤临床病理学.北京:北京大学医学出版社,2014.

4. Sklair-Levy M,AlweissT,Mally B Sklair-Levy M. Incidence and Management of Complex Fibroadenomas. Women's Imaging,2008, 190:214-218.

5. Kuijper A,Mommers EC,van der Wall E,et al. Histopathology of ibroadenoma of the breast. Am J Clin Pathol,2001,115:736-742.

6. 龚西骗,丁华野.乳腺病理学.北京:人民卫生出版社,2009.

7. Tavassoli F A,Devilee P. World health organization classification of tumours. Pathology and genetics of tumours of the breast and female gential organs. Lyon:IARC Press,2003.

8. Hawkins R E,Schofield J B,Fisher C,et al. The clinical and histologic criteria that predict metastases from cystosarcoma phyllodes. Cancer,1992,69:141-147.

9. Tavassoli FA,Devilee P. World Health Organization classification of tumors. Pathology and genetics of tumors of the breast and female genital organs. Lyon:IARC Press,2003.

10. 武忠弼,杨光华.中华外科病理学.北京:人民卫生出版社,2002.

11. Durak MG,Karama I,Canda T,et al. Cystic Fibroadenoma of the Breast:A Case Report. Cilt,2011,27(3):254-256.

12. Doshi DJ,March DE,Crisi GM,et al. Complex cystic breast masses:diagnostic approach and imaging-pathologic correlation. Radiographics,2007,27(1):53-64.

13. Doshi DJ,March DE,Crisi GM,et al. Complex cystic breast masses:diagnostic approach and imaging-pathologic correlation. Radiographics,2007,27:53-64.

14. Berg WA,Campassi CI,Ioffe OB. Cystic lesions of the breast:sonographic-pathologic correlation. Radiology,2003,227:183-191.

15. Durak M G,Karama I,Canda T,et al. Cystic Fibroadenoma of the Breast:A Case Report. Cilt,2011,27(3):254-256.

16. Doshi DJ,March DE,Crisi GM,et al. Complex cystic breast masses:diagnostic approach and imaging-pathologic correlation. Radiographics,2007,27(1):53-64.

17. Halászlaki C,Takács I,Butz H,et al. Novel genetic mutation in the background of Carney complex. Pathol Oncol Res,2012,8(2):

149-152.

18. 陆孝禹,殷于磊,卢晨,等.乳腺纤维腺瘤内癌 2 例.临床与实验病理学杂志,2004,20(1)42.

19. Blanco M,Egozi L,Lubin D. Adenoid cystic carcinoma arising in a fibroadenoma. An Diag Pathol,2005,9:157-159.

20. Shin JH,Choi HY,Lee SN,et al. Microinvasive ductal carcinoma arising within a fibroadenoma:A case report. Acta Radiol,2006,47(7):643-645.

21. Stafyla V,Kotsifopoulos N,Grigoriades K,et al. Lobular carcinoma in situ of the breast within a fibroadenoma. A case report. Gynecol Oncol,2004,94(2):572-574.

22. Abe H,Hanasawa K,Naitoh H,et al. Invasive ductal carcinoma within a fibroadenoma of the breast. Int J Clin Oncol,2004,9(4):334-338.

23. Tavassoli F A,Devilee P. World health organization classification of tumours. Pathology and genetics of tumours of the breast and female gential organs. Lyon:IARC Press,2003.

24. Chua C L,Thomas A,Ng BK. Cystosarcoma phyllodes—Asian variations. Aust N Z J Surg,1988,58:301-305.

25. Nishimura R,Hasebe T,Imoto S,et al. Malignant phyllodes tumour with a non-invasive ductual carcinoma component. Virchous Arch,1998,432:89-93.

26. Tavassoli F A,Devilee P. World Health Organization of the breast and female genital orginas. lyon:IARC press,2003.

27. Silver SA,Tavassoli FA. Oseeosarcomatous differentiation in phyllodes tumours. Am J Surg Pathol,1999,23:815-821.

28. 回允中 主译. ROSAI&ACKERMAN 外科病理学. 北京:北京大学医学出版社,2006.

29. Roa JC,Tapia O,Carrasco P,et al. Prognostic factors of phyllodes tumor of the breast. Pathol Inter,2006,56:309-314.

30. Tse GM,Putti TC,Kung FY,et al. Increase p53 protein expression in malignant mammary phyllodes tumors. Mod Pathol,2002,15:734-740.

31. Kuroda N,Jin YL,Hamauzu T,et al. Consistent lack of CD34-positive stromal cells in the stroma of malignant breast lesions. Histol Histopathol,2005,20:707-712.

32. Tavassoli FA,Devilee P. World Health Organization classification of tumors. Pathology and genetics,tumors of the breast and female genital organs. Lyon:IARC Press,2003.

33. Burga AM,Tavassoli FA. Periductal stromal tumor:a rare lesion with low-grade sarcomatous behavior. Am J Surg Pathol,2003,27(3):343-348.

34. Masbah O,Lalya I,Mellas N,et al. Periductal stromal sarcoma in a child:a case report. J Med Case Reports,2011,5(1):249.

35. Rao AC,Geetha V,Khurana A. Periductal stromal sarcoma of breast with lipoblast-like cells:a case report with review of literature. Indian J Pathol Microbiol,2008,51(2):252-254.

36. Tomas D,Janković D,Marusić Z,et al. Low-grade periductal stromal sarcoma of the breast with myxoid features:Immunohistochemistry. Pathol Int,2009,59(8):588-591.

37. 龚西骝,孟刚,杨枫.乳腺上皮样型管周间质肉瘤病理特征及与叶状肿瘤比较观察.临床与实验病理学杂志,2003,19(3):229-235.

38. Tommaso L,Pasquinelli G,Damiani S. Smooth muscle cell differentiation in mammary stromo-epithelial lesions with evidence of a dual origin:stromal myofibroblasts and myoepithelial cells. Histopathology,2003,42:448-456.

39. Margo G,Bisceglia M,Michal M,et al. Spindle-cell lipoma like tumor,solitary fibrous tumor and myofibroblastoma of the breast:a clinico-pathological analysis of 13 cases in favor of a unifying histogenetic concept. Virchows Arch,2002,440:249-260.

40. Ravakhah K,Javadi N,Simms R. Hamartoma of the breast in a man:First case report. Breast J,2001,7(4):266-268.

41. Agabiti S,Gurrera A,Amico P,et al. Mammary hamartoma with atypical stromal cells:a potential diagnostic dilemma. Pathologica,2007,99(6):434-437.

42. 喻林,沈旭霞,杨文涛,等.乳腺肌样错构瘤临床病理分析及文献复习.临床与实验病理学杂志,2010,26(3):275-279.

43. Yu L,Yang W,Xu X,et al. Myoid harmatoma of the breast:clinicopathologic analysis of a rare tumor indicating occasional recurrence potential. Breast J,2011,17:322-324.

第十二章　腺肌上皮病变

第一节　概　　述

(一) 概念

2012 年乳腺肿瘤 WHO 分类中将全部或大部分由肌上皮构成的病变称为肌上皮病变,而上皮-肌上皮病变则由上皮和肌上皮两种细胞构成。肌上皮病变包括肌上皮增生、胶原小体病和肌上皮癌(恶性肌上皮瘤);上皮-肌上皮病变包括多形性腺瘤、腺肌上皮瘤、伴有癌的腺肌上皮瘤和腺样囊性癌。

(二) 组织学类型

组织学类型见表 12-0-1。

表 12-0-1　肌上皮和上皮-肌上皮病变的分类

	肌上皮病变	上皮-肌上皮病变
良性	肌上皮增生	多形性腺瘤
	胶原小体病	腺肌上皮瘤
恶性	肌上皮癌	伴有癌的腺肌上皮瘤
		腺腔上皮来源的癌
		肌上皮来源的癌
		上皮-肌上皮癌
		腺样囊性癌

(三) 形态学特点

1. **胶原小球病**　胶原小体病是一种良性肌上皮病变,常见于导管内乳头状瘤以及普通型导管增生(UDH)、腺病和其他乳腺疾病。1987 年 Clement 等人首次报道,胶原小体病的特点为管腔内可见肌上皮细胞围绕的富含胶原的无细胞性嗜酸性、玻璃样变的小体,组织学改变似筛状导管原位癌或腺样囊性癌。估计发病率在手术切除标本中不到 1%,在细胞学材料中约占 0.2%。临床常因触及乳腺其他包块,行单纯乳腺包块切除或活检术,偶然镜下发现。

发病年龄 30~90 岁不等(平均年龄 52 岁±11 岁)。在乳腺 X 线照相中表现为可疑的团块或异常的密度影,这或许与微钙化有关。

镜下表现为单发或多发病灶,直径大小从 0.1~0.3cm 不等。主要累及终末小叶单位的终末导管或腺泡。导管或腺泡体积增大,形成筛孔状结构,腔内见界限清楚细胞性球形小体(20~100μm),部分病例可伴有钙化。小球内含嗜酸性胶原样或弱嗜碱性细丝,细丝呈同心圆、分层状或放射状排列。这些纤维是肌上皮细胞的产物,小球管腔周见增生的肌上皮和上皮细胞围绕小体,形态温和,扁平、圆形或卵圆形。特殊染色:小球内由基底膜物质(Ⅳ型胶原和层粘连蛋白)和基质组成。小球 AB、PAS 都可阳性。免疫组化:周围增生肌上皮细胞表达 SMA 和 p63、Calponin;基底膜样物质Ⅳ型胶原阳性。

胶原小球病少部分独立发生,大部分和良性病变相关,如乳头状瘤,乳头状导管增生,放射状瘢痕,硬化性腺病,以及非典型性导管增生(ADH)。少数病变与癌相关,尤其是小叶原位癌。总体说来胶原小球是良性病变,病变与小叶癌并发的病例需要长期及多量病例积累,以明确其是否癌前期病变或肿瘤性病变。

2. 腺肌上皮瘤　腺肌上皮瘤(adeno myoepithelioma)是指完全由肌上皮细胞组成的乳腺良性肿瘤。此瘤极罕见,1974 年 Comeron 首先报道,文献仅为少数个案报道,1991 年 WHO 分类将其界定为独立疾病类型。发病年龄 17 ~ 73 岁,平均 60 岁。

巨检肿瘤与周围界限清楚,常呈结节状,大小 1.3 ~ 5cm。质实,切面灰白色或灰黄色,可见出血。镜检典型的腺肌上皮瘤是多结节、分叶状病变,由上皮和肌上皮共同构成,肌上皮细胞常为主要成分,形态多样,可为上皮样、浆细胞样、梭形细胞样、透明细胞样或几种细胞的混合,最常见的为梭形细胞及透明样细胞。梭形细胞呈长梭形,胞质嗜酸性,似上皮样细胞,细胞核圆形或卵圆形,核膜薄,细胞界限不清。透明样细胞呈大多角形或圆形,胞质透亮,核仁突出,有时肿瘤完全由这样的细胞构成,称为透明细胞肌上皮瘤,很可能误诊为透明细胞癌或腺样囊性癌。Tavassoli 描述了腺肌上皮瘤的三种变异型:①梭形细胞型,以梭形肌上皮细胞为主,有少量腺上皮围成腔隙;②小管型,以圆形小管增生为特征,肌上皮增生常不明显;③分叶型,增生的肌上皮形成实性细胞巢,周围的腺上皮腔隙受挤压。恶性腺肌上皮瘤也称为伴有癌的腺肌上皮瘤,由腺肌上皮瘤中的腺腔上皮与肌上皮同时或分别恶变而来,因此,是一组谱系复杂的肿瘤。2012 年 WHO 乳腺肿瘤分类将伴有癌的腺肌上皮瘤分为以下三种情况:腺腔上皮来源的癌、肌上皮来源的癌、上皮-肌上皮癌(同时来源于腺腔上皮和肌上皮的癌)。

免疫组化对确立诊断非常重要,肌上皮细胞 SMA、p63、Calponin、SMMHC、CD10 和 S-100 均阳性,GFAP 也可阳性。CK5、CK5/6、CK14 和 CK17 等高分子量角蛋白抗体在大部分肌上皮病变中均有表达。最近文献报道 P75NTR 也是乳腺肌上皮细胞的标记,在正常乳腺、乳腺良性病变及原位癌中表达,而在浸润癌中不表达。故可与浸润癌鉴别。

3. 腺样囊性癌　腺样囊性癌(adenoid cystic carcinoma,ACC)又名腺囊性基底细胞癌、圆柱瘤样癌,为一种具有低度恶性潜能的癌,组织学改变类似于涎腺 ACC。

ACC 罕见,占所有乳腺癌的比例<0.1%。确诊时平均年龄 64 岁。约 50% 的病例发生在乳晕下。可有疼痛。乳腺 X 线和超声影像无特异性。

大体检查通常是界限清晰的肿瘤。直径 0.5 ~ 12cm(平均 3cm)。偶见粉色、褐色、灰色微囊肿。镜检 ACC 与涎腺、皮肤和肺发生的同名肿瘤相似,由上皮和肌上皮细胞排列成经典的管状或筛状结构。也可见到实性亚型,具有显著的基底样特征。偶见原位性病变,很难与浸润性成分鉴别。

肿瘤细胞围绕两种形态结构:真腺腔和假腺腔。真腺腔由腔面的小细胞围绕组成,含有中性 PAS 阳性黏液。假腺腔由内陷的间质(间质腔)构成,周围包绕着基底-肌上皮细胞。这些假腺腔形状不一,大多圆形,含有着染奥辛蓝的黏液样酸性间质,以及含毛细血管的胶原束,通过基底膜和Ⅳ型胶原免疫组化染色可以勾画出这些间质。有时假腺腔内充满球形或柱状玻璃样物,通过超微结构及免疫组化证实为基底膜。

免疫组化表达平滑肌肌动蛋白、p63、Calponin 和高分子量角蛋白(CK14,5/6),而 CD10 染色阴性。腺腔细胞表达 CK7、CK8/18、CD117 阳性表达。乳腺 ACC 的腺腔细胞可发生鳞状上皮化生、伴发于腺肌上皮瘤、低级别汗管瘤样(腺鳞)癌,提示这些混合性上皮-肌上皮肿瘤之间存在密切联系。ACC 为三阴癌,不表达 ER、PR 和 Her-2。65% 的病例表达 EGFR。

ACC 必须要与胶原小体病鉴别,也要与浸润性筛状癌鉴别,后者表现为单层细胞排列成圆形腺腔,且 ER 阳性。具有基底样特征的 ACC 实性亚型需要与小细胞癌、实性乳头状癌、化生性癌鉴别,主要根据间杂出现导管和免疫组织表型来判断。

ACC 是一种低度恶性肿瘤,单纯乳腺切除即可治愈。组织学类型与预后未得到证实。如同涎腺 ACC,乳腺 ACC 很少经淋巴系统扩散,很少累及区域淋巴结,并且大多数病例预后良好。局部复发与切除不完全有关,乳腺 ACC 的 5 年和 10 年生存率分别是>95% 和 90%。

(四) 诊断与鉴别诊断

由于肌上皮细胞兼有间叶和上皮双重特点,肌上皮肿瘤形态可以多种多样。上皮-肌上皮肿瘤有时单凭 HE 染色难以辨认肌上皮。免疫组化标记可较容易的帮助辨别。肌上皮细胞表达 Actin、Calponin、S-100 蛋白、SMMHC、p63 和 CD10 等。肌上皮细胞也可同时表达高分子量细胞角蛋白,如 CK5/6、CK14、CK17 等。

值得注意的是,不同的肌上皮细胞标记物有不同的敏感性和特异性,因此,用免疫组化标记肌上皮细胞及其相关病变时应当多种抗体联合使用,多数学者提倡采用2 ~ 3 种抗体的组合。另外,应当根据所检测的肌上皮病变的不同类型选择不同的抗体组合,因为可能有的抗体在某些病变中的作用不如其他抗体更敏感或更特异。比如,良性硬化性病变中的肌上皮细胞可能具有不同于正常肌上皮细胞的免疫表型特点;同样,正常肌上皮细胞和导管原位癌中的肌上皮细胞也具有不同的抗体敏感性;腺泡肌上皮细胞的肌丝发育不如导管中的肌上皮,因而两者的染色也可能有所不同。有些抗体已经做成鸡尾酒抗体以标记肌上皮,如 p63/CK14。

良性上皮-肌上皮病变的腺上皮成分不同程度的表达 ER,但肌上皮细胞不表达 ER,所以肌上皮癌(恶性肌上皮瘤)激素受体完全阴性。对于肌上皮癌/化生性癌的诊断,最好选用一组抗体来检测,包括广谱细胞角蛋白、高分子细胞角蛋白、p63 和肌丝抗体等。几乎所有肌上皮化生性癌均灶状表达至少一种角蛋白或 p63,EGFR 的表达也很常见。另外,腺样囊性癌的细胞膜一致强表达 CD117。

(五)　临床与病理联系

除了肌上皮癌(恶性肌上皮瘤)具有化生性癌的表型并有转移倾向;恶性腺肌上皮瘤具有侵袭性、易复发和转移等特点以外,肌上皮肿瘤患者的预后总体而言较好。新版 WHO 乳腺肿瘤分类将肌上皮癌划归入化生性癌的范畴,而将腺样囊性癌划归上皮-肌上皮病变。腺样囊性癌由上皮和肌上皮两种细胞构成,因此,将其划归上皮-肌上皮病变也有一定道理。乳腺腺样囊性癌预后极好,仅有极少数淋巴结转移的报道,远处转移也不常见,因腺样囊性癌死亡的病例非常罕见。在文献报道的 182 例乳腺腺样囊性癌中仅 4 例出现腋下淋巴结转移,故目前主张对乳腺腺样囊性癌进行单纯切除术或肿块切除辅以放射治疗,而不主张进行腋下淋巴结清扫术。有作者建议对乳腺腺样囊性癌的组织学分级可采用与涎腺腺样囊性癌相似的分级系统,根据肿瘤中实性区域的多少将乳腺腺样囊性癌分为 3 级:Ⅰ级无实性区域,Ⅱ级实性区域<30%,Ⅲ级实性区域>30%。但是,这个分级系统与预后的关系以及术后辅助治疗意义,文献报道不一。腺肌上皮瘤为良性肿瘤,最佳处理方法是局部切除。但切除不净可导致病变复发,尤其是小管型。恶性腺肌上皮瘤为侵袭性肿瘤,易复发和转移,从首次切除到复发的时间为 8 个月到 5 年不等。约有 40% 的病例发生远处转移,文献报道肿瘤多转移至肺,也可转移至肝、脑、骨及甲状腺等器官,发生转移的肿瘤直径多超过 2cm。发生转移的患者预后差,病情进展迅速,治疗效果不良。

有观点认为,肌上皮肿瘤之所以少见而且级别较低,是因为正常肌上皮细胞具有肿瘤抑制的特性,它释放多种蛋白酶抑制剂,并表达其他已知的肿瘤抑制蛋白(请参阅《乳腺病理诊断和鉴别诊断》第二十一章)。

(穆殿斌　张祥盛)

第二节　病　例　精　选

病例一　胶原小球病

【病例介绍】

女性,54 岁,"发现左乳肿物 1 个月入院",肿物质韧,光滑,形态欠规则,界不清,无压痛。无乳头溢液等。彩超示:左乳实性均匀增厚:腺病? 术中见左乳 12 点钟方向距乳头 3cm 处局限增厚质韧区,大小 2cm×1.5cm×1.0cm,形状不规则,边界不清,剖面呈白色,质软,实性,与皮肤胸壁无粘连。

【病理变化】

1. **巨检**　灰白灰黄色已剖开不整形组织一块,大小 3cm×2.0cm×2.0cm。切面实性,质中偏软。

2. **镜检**　腺病背景中导管扩张,内见数个有张力的圆形腔隙,周围围绕着扁平、圆形及卵圆形的细胞,腔隙内无细胞成分为含嗜伊红物质和少量黏液性物质。这些基底膜样物质呈同心圆状或放射状排列(图 12-1-1,图 12-1-2)。

3. **免疫组化**　圆形腔隙周围细胞 p63 和 SMA 均性。

【讨论】

胶原小球病(collagenous spherulosis)是一种少见的良性病变,显微镜下类似于非典型性导管增生,筛状的导管原位癌,以及腺样囊性癌。1987 年 Clement 等人首次报道了这种病变,描述它为显微镜下偶然发现的管腔内的富含胶原,嗜伊红,或呈星形的纤维小球簇。估计发病率在手术切除标本中不到 1%,在细胞学材料中约 0.2%。临床常因触及乳腺其他包块,行单纯乳腺包块切除或活检术,偶然镜下发现。发病年龄 30～90 岁

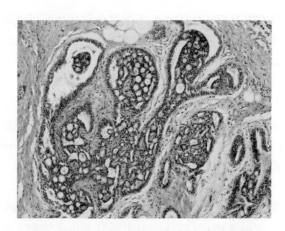

图 12-1-1　扩张的导管内见数个有张力的圆形腔隙

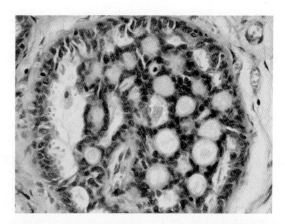

图 12-1-2　圆形腔隙周围围绕着扁平、圆形及卵圆形的细胞,腔隙内无细胞成分为含嗜伊红物质和少量黏液性物质

不等(平均年龄 52 岁±11 岁)。在乳腺钼靶检查中表现为可疑的团块或异常的密度影,这或许与微钙化有关,今后随着乳腺癌筛查工作的开展,胶原小球病例的数量会呈现上升趋势。

镜下表现为单发或多发病灶,直径大小 0.1~0.3cm 不等。主要累及终末小叶单位的终末导管或腺泡。导管或腺泡体积增大,形成筛孔状结构,腔内见界限清楚细胞性球形小体(20~100μm),部分病例可伴有钙化。小球内含嗜酸性胶原样或弱嗜碱性细丝,细丝呈同心圆、分层状或放射状排列。这些纤维是肌上皮细胞的产物,小球管腔周见增生的肌上皮和上皮细胞围绕小体,形态温和,扁平、圆形或卵圆形。特殊染色:小球内由基底膜物质(Ⅳ型胶原和层粘连蛋白)和基质组成。小球 AB、PAS 都可阳性。

免疫组化:周围增生肌上皮细胞表达 SMA 和 p63、Calponin;基底膜样物质Ⅳ型胶原阳性。

电镜下,肌上皮细胞紧紧围绕着富含胶原和层粘连蛋白的小球,这种典型的排列使细胞核和丰富的胞浆丝形成锯齿状。

胶原小球大部分和良性病变相关,如乳头状瘤,乳头状导管增生,放射状瘢痕,硬化性腺病,以及非典型性导管增生(ADH)。少数病变与癌相关,尤其是小叶原位癌。总体说来胶原小球是良性病变,病变与小叶癌并发的病例需要长期及多量病例积累,以明确其是否癌前期病变或肿瘤性病变。

【鉴别诊断】

1. **腺样囊性癌**　通常表现为大体肿物,虽然也有筛状结构,并由基膜样物质组成。这种物质更为致密,结节更为紧密,极少变性,AB-PAS 染色可阳性。但在镜下表现为间质内浸润性生长。胶原小球病通常是镜下改变,位于终末导管小叶单位内。免疫组化腺样囊性癌:Calponin 和 CD117 有助于鉴别胶原小球和腺样囊性癌。SMA 和 p63 在胶原小球和腺样囊性癌中均有表达,而 Calponin 在胶原小球内表达。此外,CD117 仅在腺样囊性癌的上皮细胞中表达,而在单纯的胶原小球和筛状 DCIS 中无表达。

2. **筛状型导管原位癌**　小叶原位癌累及胶原小球部分区域,其形态类似于筛状型 DCIS。应用 E-cadherin 和 p120 可明确瘤变上皮的小叶属性。筛状型 DCIS 管腔内见筛孔状结构,腺腔形成规整,有张力,腺腔内含蛋白分泌物和坏死物,而非基底膜样物质。导管内由单形一致的细胞组成,有一定的极向排列,导管内单形一致的上皮之间未见肌上皮存在。

3. **浸润性筛状癌**　虽然有筛状结构,但腔内不见基底膜样物质,而含分泌物及坏死物。筛状结构由单一的肿瘤细胞组成,不含肌上皮。常见小管癌和筛状型 DCIS 共存。

4. 在 LCIS 组,胶原小球和 LCIS 混合在一起形成了一种非常类似于筛状导管原位癌(DCIS)的形式,易误诊为 DCIS。在这种难以确定的情况下,细胞粘合素 E 免疫染色可以作为一种辅助诊断的方法,它在小叶肿瘤细胞呈阴性而在导管增生性病变中呈阳性。肌上皮细胞标志 SMA 和 p63 能显示出胶原小球中衬在小球周围的肌上皮细胞,而混杂在胶原小球中的其他上皮细胞(良性的、增生的或肿瘤性的)对这些肌上皮细胞标志则缺乏免疫反应。通过仔细观察形成空隙的细胞属性,管腔内容物以及非典型细胞的黏着特性,可以鉴别胶原小球累及 LCIS 和 DCIS。胶原小球累及 LCIS 时,非典型的小叶细胞并不直接毗邻容纳小球的空隙,有一层肌上皮细胞隔在中间。非典型细胞如果存在于"筛状"区域,并不呈现典型的朝向第二层管腔的极性,扁平的肌上皮细胞直接毗邻容纳基底膜样物质的小球。

（章璋　步宏）

★ **家点评**

牛昀教授: 胶原小球病(collagenous spherulosis,CS)又称胶原小体病,是镜下很少见的乳腺良性病变,定义为一种由于乳腺导管和(或)腺泡上皮、肌上皮细胞增生,产生丰富的基膜样物质,形成的特殊形态学图像。曾经的同义名有粘蛋白状小球病(mucinous spherulosis)、小球病(spherulosis)、腺样囊性增生病(adenoid cystic hyperplasia)等。胶原小球病的组织学特点为腺管内上皮细胞呈筛状增生,筛孔中间有界限清楚的直径 20 ～ 100μm 无细胞性球形小体。这些小体呈嗜酸性和细丝状,细丝呈同心圆、分层状或放射状排列。小体周围肌上皮和腺上皮细胞增生。胶原小体病变周围常伴有纤维囊性病变、硬化性腺病、放射状瘢痕或导管内乳头状瘤等良性增生性病变。

胶原小球病在 1987 年由 Clement 等描述,在近年来被病理学家们在专业书刊和学术论文中常常提到,其原因为:

1. 部分胶原小球病病例在临床上可形成一个肿块,25% 的胶原小球病病例有相关的钙化出现,乳腺钼靶检查特别是普查时可见,就诊手术的人因此增多,故病理医生应该熟知这种病变。

2. 胶原小球病具有鉴别诊断意义,与之需要鉴别的首要是腺样囊性癌,另外还有筛状导管内癌、小叶原位癌、导管上皮增生或不典型增生和导管内乳头状瘤等。前两者从镜下形态学、免疫组化检测和组织化学特染三个方面的鉴别,前文已详述,需要提醒的是区别腺样囊性癌和胶原小球病仅用肌上皮标记物是一个陷阱;小叶原位癌缺乏胶原小体病的结构特点,细胞具有单一性,常有细胞内黏液,E-Cad(－)、肌上皮细胞(－)、Ⅳ型胶原(－);导管上皮增生或不典型增生与胶原小球病相比,上皮细胞形成的网状或筛孔样结构不规则一些,其内无物质或有少许浆液性分泌物而非球形小体和基膜样物质;胶原小体病与导管内乳头状瘤鉴别虽在文献书籍里没有提及,但在实际工作中,尤其在低倍镜下胶原小体病非常貌似导管内乳头状瘤。乳头状瘤是腺上皮肌上皮细胞被覆在纤维血管轴心,免疫组化染色会显示肌上皮的存在,此时应做 CD34 染色显示乳头状瘤纤维血管轴心的血管内皮更有帮助。

3. 胶原小体病变可伴有或与下列几种病变共存,如小叶原位癌、浸润性小叶癌、浸润性导管癌或低度恶性的叶状肿瘤,胶原小体病的出现值得重视,提示要仔细寻找观察其旁的病变。

病例二　腺肌上皮瘤

（一）肌上皮瘤

【病例介绍】

女性,37 岁,"乳头溢液 4 个月,发现左乳腺肿瘤就诊",断为左乳腺浸润性黏液癌伴导管内癌及腺病。入院查体同时发现右侧乳腺外上象限肿块,边界清,活动,约 2cm×2cm×2cm 大小,表面皮肤无异常,与左侧乳腺肿瘤一并切除送检。

【病理变化】

1. **巨检**　类圆形肿瘤,大小 2cm×1.6cm×1.4cm,切面实性、灰白色,质较硬,边界清。

2. **镜检**　肿瘤表面被覆纤维性假包膜及少量脂肪组织、乳腺组织。肿瘤由疏密不等的腺体及大小不等的细胞巢团或条索状结构组成;腺上皮呈低柱状或立方形位于腺腔内侧或细胞巢中部;肌上皮细胞多边形,胞质大多透明,少量嗜酸性,围绕在腺管周围,单层、多层或巢团状排列(图 12-2-1)。部分区域腺体及细胞巢团密集,间质少,黏液样;部分区域腺体及细胞巢团稀疏,间质丰富,玻璃样变性。

3. **免疫组化**　SMA、S-100 蛋白、CD10、p63、Calponin 肌上皮细胞阳性,;CK5/6 部分腺上皮、少量肌上皮细胞阳性;EMA、CAM5.2、CK7 腺上皮细胞阳性(图 12-2-2);GCDFP-15 腺上皮、肌上皮均弱阳性。

（二）腺肌上皮瘤

【病例介绍】

女性,36 岁,"发现左乳肿块 2 个月"。查体:左乳外上象限触及一不规则肿物,体积约 1.5cm×1.5cm×

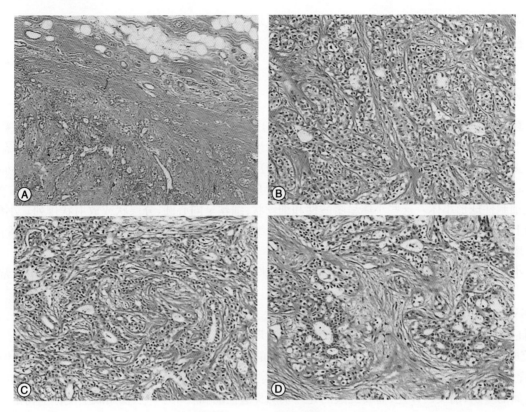

图 12-2-1　腺肌上皮瘤

A. 肿瘤边界清,表面见少量乳腺组织、脂肪组织;B. 肿瘤细胞呈腺管及条索状排列,间质黏液样。肿瘤由密集的腺管及周围的肌上皮细胞组成,腺上皮呈低柱状或立方形,肌上皮细胞围绕在腺管周围,单层、多层或巢团状排列,间质少,黏液样;C. 肌上皮细胞呈多边形,胞质透明或嗜酸,围绕在腺管周围,间质少;D. 肌上皮细胞呈鞘状分布在腺管周围,单排或呈多层形成巢团状

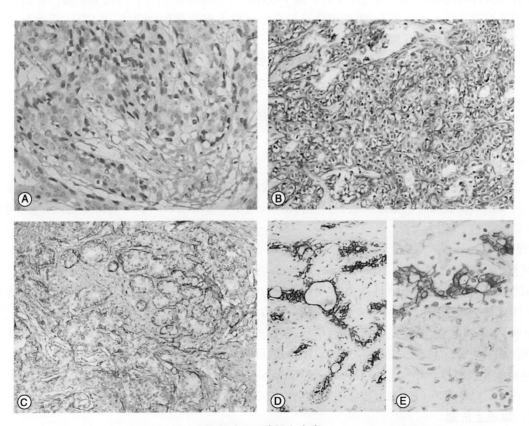

图 12-2-2　腺肌上皮瘤

A. 肌上皮细胞 p63 核阳性;B. CD10 肌上皮细胞阳性;C. SMA 肌上皮细胞阳性;D. CAM5.2 腺上皮细胞阳性;E. CK7 腺上皮细胞阳性,周围肌上皮细胞阴性

1cm 大小,质韧,边界不清。乳头直径 1cm,无内陷。乳腺皮肤肤色正常,无红肿及橘皮样改变。腋窝未及肿大淋巴结。

【病理变化】

1. **巨检** 不规则组织一块,体积 2.5cm×2cm×2.5cm,切面灰白灰红色,质均,与周围分界不清,无包膜。

2. **镜检** 病变由弥漫性增生的圆形或不规则形腺管组成,腺管内衬立方到低柱状上皮细胞,外围有明显

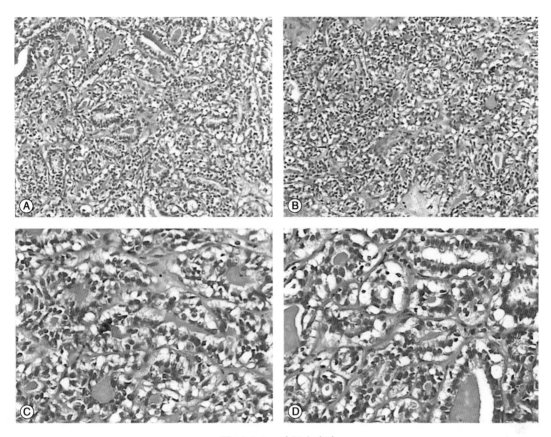

图 12-2-3 腺肌上皮瘤

A. 病变由弥漫性增生的圆形或不规则形腺管组成,腺管内衬立方到低柱状上皮细胞,外围有明显的肌上皮细胞层增生;B. 肌上皮细胞有丰富的透明的胞质,部分腺上皮细胞被增生的肌上皮推挤,挤向管腔,使管腔闭锁;C、D. 部分管腔内有嗜酸性分泌物

的肌上皮细胞层增生,肌上皮细胞有丰富的透明的胞质,部分腺上皮细胞被增生的肌上皮推挤,挤向管腔,使管腔闭锁(图 12-2-3)。部分管腔内有嗜酸性分泌物(图 12-2-3)。免疫组化染色清楚地显示肌上皮的增生。

3. **免疫组化** SMA、p63、CD10 肌上皮阳性,腺上皮阴性(图 12-2-4),而 CK 腺上皮阳性,肌上皮阴性。

肌上皮肿瘤、腺肌上皮瘤病等乳腺病变混淆。2003 年 WHO 乳腺肿瘤分类中将其明确定义为由明显的、通常呈实性增生的肌上皮细胞组成的病变,增生的肌上皮细胞形态不一,围绕被覆上皮的小腺腔。少数腺肌上皮瘤病例的腺上皮和肌上皮成分可分别或同时发生恶变(恶性肌上皮瘤)。

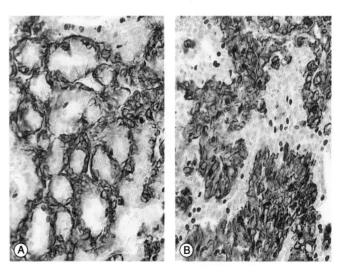

图 12-2-4 免疫组化

A. SMA 显示肌上皮阳性,腺上皮阴性;B. SMA 肌上皮阳性

患者多为成年女性,发病年龄较广,平均 58 岁。临床多无症状,常为查体或偶尔触及无痛性肿块被发现。一般为单侧乳腺发生的单发、圆形、边界清楚的无痛性肿物,最大径 1 ~ 7cm,平均 2.5cm。影像学无特殊表现。已有男性病例的报道。

显微镜下观察,AME 多呈小叶状或腺管状结构,也可由不同结构类型混合而成,但均有腺上皮和肌上皮两种细胞成分。腺上皮细胞立方形或低柱状,胞质嗜酸性,位于腺腔内侧,构成管状或乳头状结构的腔隙,腺腔内可见分泌物,PAS 染色阳性。围绕腺腔周围的肌上皮细胞呈层状、套状或结节状增生。肌上皮细胞呈梭形、多角形或浆细胞样,胞质丰富,透明或嗜酸性,细胞核梭形或卵圆形。间质常见纤维间隔伴中央玻璃样变性或梗死。极少数病例可见皮脂腺、顶泌汗腺、软骨或鳞状化生,并可伴有钙化、骨化,也可有黏液上皮分化。

多数作者赞同的 AME 诊断标准包括:围绕腺上皮腔隙周围的肌上皮细胞显著增生,呈层状、巢状,也可呈腺管状、小囊状、小叶状、乳头状结构;肌上皮细胞多边形或梭形,无非典型性;可伴有顶泌汗腺化生;间质可硬化或梗死。

根据 AME 镜下结构不同,Tavassoli 将其分为三个组织学亚型:①小叶型,此型较常见,肿瘤包膜完整,其纤维包膜向肿瘤内伸展,将肿瘤分割呈明显结节状或小叶状。乳腺小叶腺管增生,数量增多;肌上皮细胞明显增生,形态各异,胞质从透明状、嗜酸性到玻璃样变(浆细胞样),增生的肌上皮围绕在被覆深染上皮细胞的腺腔周围,呈层状、套状、条索状、结节状或实性片状排列;此型较常见间质透明变性或梗死。②腺管型,此型 AME 大多肿瘤边界不清楚,以大小不等增生的腺管为主,当肌上皮细胞增生显著时,腺管可受压闭塞。③梭形细胞型(实体型),实性增生的梭形肌上皮细胞围绕衬覆上皮的不规则腔隙,腺管上皮细胞呈立方形或扁平,可顶泌汗腺化生,核圆形、卵圆形,胞质丰富、嗜酸性;肌上皮细胞呈梭形,间质少。

免疫表型:腔内侧的腺上皮细胞上皮性标记 EMA、低分子量细胞角蛋白(CK7、CAM5.2)阳性;周围胞质透明或嗜酸性的肌上皮细胞对肌上皮标记物如 SMA、CD10、S-100 蛋白、Calponin、p63 等呈阳性反应;CK5/6 除肌上皮阳性外,部分腺上皮也可阳性;GCDFP-15 腺上皮阳性,但本例肌上皮同时表达弱阳性,与文献报道有差别。

【鉴别诊断】

1. **腺管型** AME 需与管状腺瘤鉴别,后者可有明显的肌上皮细胞,但缺乏 AME 典型的肌上皮增生,且肿瘤边界清楚,而腺管型 AME 边界不清。

2. 小叶型和梭形细胞型 AME 需与多形性腺瘤鉴别,后者间质中常见软骨黏液样区和骨化区及鳞状上皮,而 AME 不具有以上成分。

3. AME 中增生细胞有时类似浸润性癌的生长方式,较难与浸润性癌鉴别,特别在冰冻切片时由于细胞肿胀、肌上皮观察困难、切片质量等问题,有可能误诊为浸润性导管癌或小叶癌,需要警惕。

4. 当 AME 中梭形细胞增生明显时,应注意与平滑肌肿瘤、纤维性肿瘤、肌纤维母细胞性肿瘤鉴别,这些肿瘤均无腺上皮成分,必要时可通过免疫组化鉴别。

5. AME 中增生的肌上皮细胞多为透明肌上皮细胞时,需与分泌性癌、富脂质癌、富于糖原透明细胞癌等鉴别,后者无肌上皮细胞,可通过免疫组化鉴别。

乳腺腺肌上皮瘤的腺上皮和肌上皮可分别或同时恶变,由此发生的癌仍然保留其腺肌上皮瘤的背景(图 12-2-5)。良性病变核分裂<2/10HPF。诊断恶性 AME 的标准主要包括:①核分裂象>5/10HPF;②细胞丰富,有明显异型性;③肿瘤出现浸润性生长和卫星灶;④肿瘤内有坏死(图 12-2-3);⑤DNA 倍体分析为非整倍体。

【预后及治疗】

乳腺 AME 大多为良性,预后良好,局部完整切除是最有效、可行的治疗。少数患者出现局部复发,需要局部扩大切除。2006 年 Nadelman 等报道 2 例良性乳腺 AME 转移至肺,其乳腺原发灶及肺转移灶的组织形态学温和,缺乏恶性特征。对此类组织学表现良性、但具有转移灶的乳腺 AME 应视为低度恶性肿瘤。

关于 AME 的分子遗传学资料较少。Tellez 等观察 5 个病例,其中 1 例出现 BRCA1 基因微卫星不稳定性及 HPC1 基因杂合子丢失,而 HPC1 基因杂合子丢失一般见于前列腺癌和结直肠癌,这些分子遗传学改变在 AME 出现的意义还需要进一步研究。

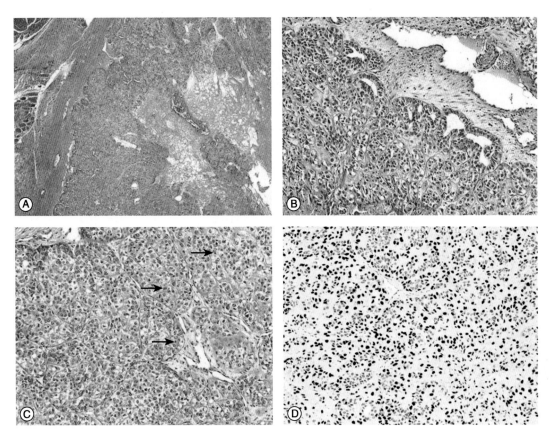

图 12-2-5　恶性腺肌上皮瘤

A. 肿瘤边界不规则,浸润周边的横纹肌;B. 高倍镜下可见增生的腺上皮和肌上皮;C. 瘤细胞中度异型,可见核分裂;D. 肌上皮 p63 阳性

（穆殿斌　温黎）

★ 专家点评

毛永荣教授:乳腺腺肌上皮瘤是一种较少见的乳腺良性肿瘤。因为人们对它与纤维腺瘤中肌上皮增生、腺病中肌上皮增生如何界定还有一定的困难,故病理医师常愿意诊断为常见的纤维腺瘤,腺病或腺肌上皮增生症。按 Tavassoli 将腺肌上皮瘤分为三型:梭形细胞型、腺管型及小叶型。及认识到界限清楚的肿瘤内,腺上皮及肌上皮同时增生,加上免疫组化辅助则诊断就不会困难了。

良性腺肌上皮瘤单纯切除后预后较好。恶性腺肌上皮瘤则预后较差,除复发外,还可转移。诊断标准为:上皮或肌上皮成分过度增生且有明显的细胞异型性,核分裂象增加>3 ~ 5 个/10HPF(Ki-67 增殖指数高);坏死;肿瘤向周围组织呈浸润性生长,并出现卫星灶。恶性腺肌上皮瘤组织学上可为肌上皮癌或上皮-肌上皮癌等。

鉴别诊断中除文章描述外,还要与腺样囊性癌鉴别(表 12-2-1)。

表 12-2-1　腺肌上皮瘤和腺样囊性癌的鉴别

	腺肌上皮瘤	腺样囊性癌
细胞构成	腺上皮,肌上皮(多角形和梭形)	腺上皮,变异肌上皮(多角形),基底样细胞
其他成分	几无	基底膜样物质,黏液分泌是其重要特征
结构	导管内乳头状瘤的变型 ——单发或多发结节状起源于小叶 ——多腺瘤样结节,或融合	复杂:筛状、小管/腺状、梁索/网状、实体型、基底样、微囊状,皮脂腺分化、鳞化、腺肌上皮瘤样区,汗腺瘤样区
生长方式	主要是非浸润性	浸润性

续表

	腺肌上皮瘤	腺样囊性癌
免疫表型	相对稳定	可存在明显的变异 腺上皮:CK7,基底型 CK(CK5/6 等),CD117 变异肌上皮:SMA、p63、基底型 CK 基底样细胞:SMA、p63、CK7、基底型 CK、CD117

病例三 腺肌上皮癌

【病例介绍】

女性,56 岁,"发现右乳肿块 2 个月"。查体:右乳外上象限触及一不规则肿物,体积约 3.5cm×2.5cm×2cm 大小,质韧,边界不清,活动度差。乳头无内陷。乳腺皮肤肤色正常,无红肿及橘皮样改变。腋窝未及肿大淋巴结。

【病理变化】

1. **巨检** 不规则瘤样组织一块,体积 3.5cm×2cm×2cm,切面灰白灰红色,质均,与周围分界不清,无包膜。

2. **镜检** 肿瘤细胞分化比较差,由两种类型的细胞构成,一种是低分化浸润性导管癌细胞,呈不规则巢团状分布,高核级,异型性和多形性明显。另一种瘤细胞为梭形,内有透明细胞,核仁明显,核分裂象多见,位于腺上皮的外周。有的病例两种细胞成分混杂在一起,癌巢内可见较多梭形细胞。在少数病例,局部可出现类似腺肌上皮瘤的区域(图 12-3-1 ~ 图 12-3-4)。

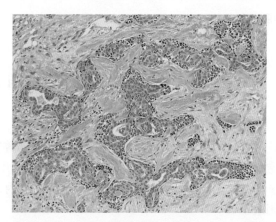

图 12-3-1 肿瘤由两种类型的细胞构成,不规则的巢团状分布

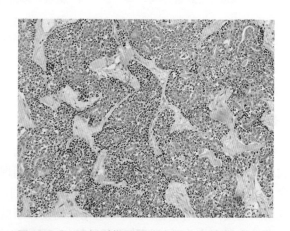

图 12-3-2 不规则巢团周边为肌上皮细胞,中心为腺上皮细胞

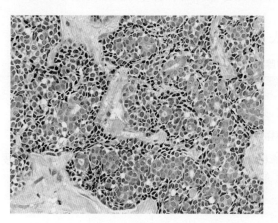

图 12-3-3 腺上皮及肌上皮两种类型细胞

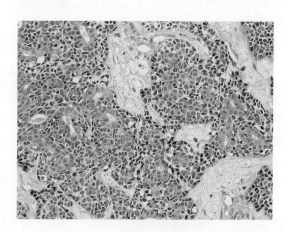

图 12-3-4 腺上皮及肌上皮两种类型细胞

3. 免疫组化　梭形细胞 p63、SMA、CD10（图 12-3-5）阳性，浸润性导管癌细胞 EMA 和 CK（低分子量）阳性（图 12-3-6），SMA 阴性。

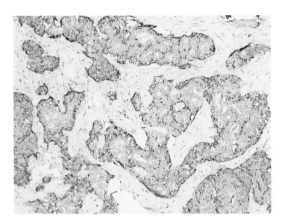

图 12-3-5　CD10 梭形细胞阳性

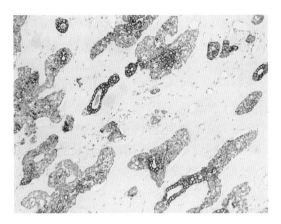

图 12-3-6　CK18 腺上皮阳性

【讨论】

乳腺腺肌上皮癌（adenomyoepithelial carcinoma of the breast，AMC）首先由 Hamperl 于 1970 年描述，表现为围绕腺上皮腔隙的肌上皮呈层状或套状增生，是一种非常少见的乳腺肿瘤。多数 AMC 手术切除后易局部复发，临床生物学行为良性，患者预后较好。然而，确有少数 AMC 的肌上皮和腺上皮发生恶变而成为恶性 AME。恶性 AME 极为罕见，文献报道均发生于女性，多见于老年，年龄分布 26～86 岁。肿瘤一般表现为圆形结节，直径 1～9cm。

多数认为，恶性 AMC 由 MC 中腺上皮与肌上皮同时或分别恶变而来，因此，是一组谱系复杂的肿瘤。WHO 乳腺肿瘤分类（2003 版）认为，根据恶变成分不同，恶性 AME 可以为源自 AME 的肌上皮癌、上皮癌、肉瘤或癌肉瘤，也可以表现为同时包括恶性上皮与肌上皮成分。

恶性 AME 恶性成分不同，形态也有所差异。一般地恶性 AME 具有 AME 的背景特点。典型病变呈浸润性生长，肿瘤细胞巢被增生的间质纤维分割呈岛状或结节状，结节由腺上皮和肌上皮细胞组成，腺上皮细胞具有红染胞浆，呈管状或腺泡状位于结节中心，有的腺管或腺泡结构不明显；肌上皮呈层状或套状围绕腺管生长，有时呈乳头状结构。肌上皮病变有时非常明显，出现成片的胞浆透明的梭形细胞巢；还会发生黏液变性、出现软骨样基质，甚至出现成熟或不成熟的骨化生。肿瘤细胞异型性明显，核分裂象增多，坏死常见。间质可见侵袭性的肌上皮和腺上皮成分。如果只有腺上皮恶变，则一般为浸润性导管癌，也有恶变为腺样囊性癌的报道。

AME 及恶性 AME 是十分罕见的乳腺肿瘤，病例积累有限，从良性至恶性是一个连续的谱系，因此鉴定良、恶性 AME 有时非常困难。肿瘤转移，包括淋巴结或远隔器官转移，是诊断恶性 AME 可靠的指标。如何鉴别尚未发生转移的 AME 的良、恶性，是普遍关心的问题。综合文献报道，鉴别恶性常用的形态学指标有以下几个：①核分裂象：良性 AME 核分裂少见，一般不多于 2/10HPF，而恶性 AME 核分裂则明显增多，一般多于 2/10HPF；②细胞学异型：包括细胞体积大、核仁明显、浓集的染色质等；③肿瘤边缘出现浸润性肌上皮等恶性成分；④肿瘤坏死；⑤周围组织浸润；⑥肌上皮细胞过度增生；⑦卫星结节；⑧DNA 多倍体分析为非整倍体。恶性 AME 可分为两种类型，一种具有明显的恶性特征；另一种则在整体上更偏向于良性，但仔细观察，有灶状细胞不典型性和核分裂增多。但有关局灶恶性特征在诊断中的意义，还有不同意见，有作者就认为，局灶核分裂增多，甚至高达 10/10HPF，但肿瘤总体核分裂不明显增加，并不足以诊断恶性。此外，有文献报道，具有良性形态特征的 AME，却发生转移，而转移瘤的形态也并不具有恶性特征。可见，对 AME 恶性的判断，更倾向于依据临床生物学，形态学并非完全可靠。还有作者建议，可以仿照叶状肿瘤的诊断，将 AME 分为良性、低度恶性和恶性。总之，如何确切对 AME 进行分类和诊断，尚需进一步深入积累研究。

恶性 AME 具有腺上皮与肌上皮双向表达免疫表型。暗细胞来源于腺上皮，表达 CK8/18、AE1/AE3、EMA 等腺上皮标志物；亮细胞来源于肌上皮，表达 SMA、CD10、Calponin、p63 等肌上皮标志物，但有时强度不一致。

腺上皮有时还表达 E-cadherin,可能来源于导管上皮。恶性 AME 具有较高的增殖指数,p53 阳性表达;有研究证实,恶性 AME 中 p53 基因在编码区第 270 位碱基出现基因突变(T 突变为 G)。

值得注意的是,恶性 AME 的 ER、PR、Her-2 均不表达,而不同程度地表达基底细胞/肌上皮的标志物,如 CK5/6、p63、SMA 等,因此具有乳腺基底细胞样癌的表型特点。

Jones 等人用比较基因组杂交的方法,研究了浸润性导管癌、肌上皮癌及 1 例恶性 AME 的原发瘤及转移瘤的染色体改变。浸润性导管癌平均有 8.6(3.6 ~ 13.8)个染色体改变,而肌上皮癌仅为 2.1(0 ~ 4)个。肌上皮癌多发生 16q(3/10)、17p(3/10)、11q(2/10)、16p(2/10)的缺失,这些改变在浸润性导管癌也常出现。在所研究的 1 例恶性 AME 中,原发瘤腺上皮和肌上皮均有 11q23-q24 和 16q22-q23 缺失,此外,肌上皮成分还有 10q25 和 12q24 缺失;肝转移瘤形态上均为梭形肌上皮成分,表现为 2q35-q37、11q23-q24、12q24 和 16q22-q24 的缺失与 6q12-q16 的扩增。作者认为,腺上皮与肌上皮同出现 11q 和 16q 缺失,提示两种细胞有可能为同一来源,而 12q 的改变在发生转移时起重要作用。但是,相关资料很少,恶性 AME 的分子遗传学尚需更多研究。

【鉴别诊断】

恶性 AME 是乳腺罕见病变,应与高级别浸润性导管癌、化生性癌、乳腺肉瘤、恶性肌上皮瘤等鉴别。

1. **浸润性导管癌** 高级别浸润性导管癌,腺腔结构不明显,排列呈巢团状,易与恶性 AME 相混淆,特别是以恶性肌上皮为主、暗细胞与亮细胞差别不明显的病例鉴别尤为困难。但是,恶性 AME 具有 AME 的背景特点,一般有腺上皮与肌上皮成分;还可以借助免疫组化进行鉴别。

2. **化生性癌** 恶性 AME 的一些区域梭形细胞成分为主,有时还会有软骨或骨等异源性成分,而且两者都具有基底细胞样癌的免疫表型特点。鉴别的方法是多取材、多切片,恶性 AME 会总出现 AME 的背景特点。

3. **乳腺肉瘤** 乳腺肉瘤少见,当出现以梭形细胞为主时,需要与恶性 AME 鉴别。恶性 AME 总有腺体成分。免疫组化染色对鉴别也很有帮助,肌上皮标志物恶性 AME 阳性表达,而肉瘤则不表达。

4. **恶性肌上皮瘤** 梭形细胞浸润性生长,非典型性不明显,核分裂一般不超过 3 ~ 4 个/10HPF,有时有明显的胶原聚集和显著的中心性透明变性,但恶性肌上皮瘤没有 AME 的背景。

【预后】

恶性 AME 具有侵袭性高、易复发和转移等特点,发生转移的患者预后极差。文献报道肿瘤多转移至肺,也可转移至肝、脑、骨及甲状腺等器官,发生转移的肿瘤直径多超过 2cm。病情进展迅速,治疗效果不良,行根治术及放疗后生存期一般较短(12 ~ 64 个月),但 Bult 等人曾报道 1 例乳腺恶性 AME 切除 12 年后发生甲状腺转移。

(张祥盛　丁华野)

★ 专家点评

牛昀教授:本例乳腺腺肌上皮癌应属于上皮-肌上皮病变中的一种病变,双重起源于上皮和肌上皮细胞,这是一种非常少见的乳腺肿瘤。对这类肿瘤,因有几种不同的同义词或命名归类,诊断上易出现不统一性,显得有些混乱。

在 2003 年版 WHO 乳腺肿瘤分类中提到的是,在少数腺肌上皮瘤病例中,腺肌上皮瘤的上皮、肌上皮或两种成分均可一起发生恶变形成恶性腺肌上皮瘤(malignant adenomyoepithelialioma)。但 2003 年版把良性、恶性腺肌上皮瘤却归类于肌上皮病变项下,看来似乎并不是十分恰当。2012 年版 WHO 乳腺肿瘤分类就比较明确了,肌上皮病变是由纯的肌上皮细胞构成或主要为肌上皮细胞构成,肌上皮病变包括了肌上皮增生、胶原小球病和肌上皮癌,后者又称为恶性肌上皮瘤,现已被归类于化生性癌。在 2012 年版 WHO 乳腺肿瘤分类中,多形性腺瘤、腺肌上皮瘤、腺肌上皮瘤伴癌(adenomyoepithelialioma with carcinoma)和腺样囊性癌被归属于上皮-肌上皮病变。其中,腺肌上皮瘤伴癌又可分为 3 种情况,衍化自腺腔上皮的癌、衍化自肌上皮的癌以及同时来自这两种上皮的上皮-肌上皮癌(epithelial-myoepithelial carcinoma),肿瘤的背景仍保持腺肌上皮瘤的形态特征。上皮-肌上皮癌是上皮和肌上皮两种成分均为恶性的腺肌上皮瘤的同义词;而腺肌上皮瘤伴癌是恶性腺肌上皮瘤的同义词。

所以,本节病例腺肌上皮癌根据其形态学特点,按照 2012 年版 WHO 乳腺肿瘤分类,也可被更具体地称为上皮-肌上皮癌。

该肿瘤病变肉眼检查体积一般较大(>2cm),部分边界清楚,部分具有边缘浸润,常出现囊性变、坏死和钙化。组织学表现上皮成分可为非特殊型浸润性癌、未分化癌或化生性癌,细胞呈明显的不典型性,核分裂象显著增多,坏死经常出现。上皮-肌上皮癌的病理诊断要点是找到同时存在的腺上皮和肌上皮成分。免疫组化染色有重要的辅助诊断作用。肌上皮免疫染色标记物包括 CK14、CK5/6、p63、Actin、MSA、SMA、平滑肌-重链肌球蛋白、Calponin、CD10、S100 蛋白等,但在临床病理诊断时,不必要全都使用,一般选择 3 种比较特异的肌上皮标记物如 p63 等组合即可。另外,肌上皮对 ER、PR、Her-2 和 desmin 均呈阴性反应。如果有高分级恶性成分显示突出的肌上皮分化,就需要腺腔上皮细胞的免疫染色标记物如低分子量细胞角蛋白 CK8/18 及 CK7,来证实腺上皮成分的存在,以区别于纯的恶性肌上皮肿瘤。

肿瘤中腺腔上皮细胞 ER、PR 的免疫染色常为阴性或微弱阳性呈斑片状着色,Her-2 表达阴性,这些免疫表型一方面有些鉴别诊断意义,同时对指导治疗和估测预后有重要意义,应该作为必检的指标。该瘤一旦诊断建议与临床沟通,因为淋巴结转移的概率很小,因此没有腋淋巴结切除的手术指征,除非临床检出阳性淋巴结;另外,几乎没有客观证据支持放疗或化疗有作用。文献报道该类肿瘤局部复发潜能和转移潜能较大,转移多会累及肺,也可以在肝、脑和其他部位。但这些文献报道的多是发生于涎腺部位的上皮-肌上皮癌的研究经验,乳腺部位的该类肿瘤的病理学特性和临床预后还有待于积累更多的病例。

病例四　多形性腺瘤

【病例介绍】

女性,36 岁,"查体发现右侧乳房肿块 1 周就诊"。患者既往身体健康,无肿瘤家族史。查体:右乳房外上象限肿块,约 1.5cm×1.5cm×1cm,界限清楚,活动,无压痛,乳头及乳房皮肤未见异常。左乳房为触及肿块。行乳腺肿块切除手术。

【病理变化】

1. **巨检**　结节状肿物,1.5cm×1.3cm×1cm,表面灰白色,光滑,似有包膜。切面实性,灰白色,可见半透明软骨样区,质地较韧。

2. **镜检**　肿瘤有厚薄不一的纤维性假包膜(图 12-4-1),略呈分叶状,可见腺管样和条索样结构,分布于黏液、软骨样基质中(图 12-4-2),腺管结构内侧衬立方或扁平上皮,胞质稍嗜酸性,腺腔内有红染分泌物,外围见胞质透明的肌上皮细胞(图 12-4-3),黏液样、软骨样基质中见分散的短梭形或星形肌上皮细胞(图 12-4-4)。肿瘤细胞无异型性,未见核分裂象。

3. **免疫组化**　腺上皮细胞 CKpan、EMA 阳性(图 12-4-5,图 12-4-6),肌上皮细胞 SMA、S-100 蛋白阳性(图 12-4-7,图 12-4-8)。

【讨论】

乳腺多形性腺瘤(pleomorphic adenoma of the breast)在 WHO 乳腺肿瘤分类中的定义为一种少见的、形态学类似涎腺多形性腺瘤(良性混合瘤)的病变。所谓多形性腺瘤,是以组织结构多形性而不是肿瘤细胞多形

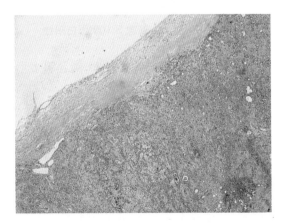

图 12-4-1　肿瘤由纤维性假包膜

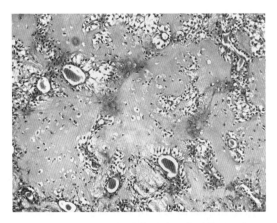

图 12-4-2　黏液、软骨基质中散布腺管样结构

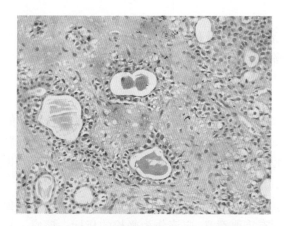

图 12-4-3　腺管结构的两种上皮细胞

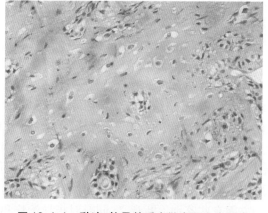

图 12-4-4　黏液、软骨基质中散布肌上皮细胞

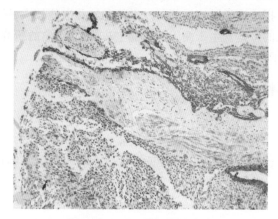

图 12-4-5　上皮细胞表达 CKpan

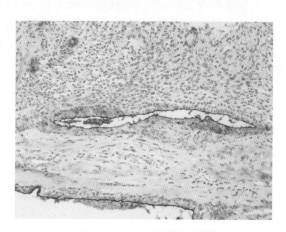

图 12-4-6　上皮细胞表达 EMA

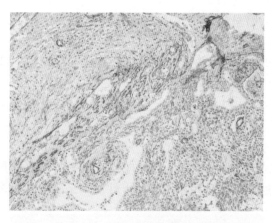

图 12-4-7　肌上皮细胞 MSA 阳性

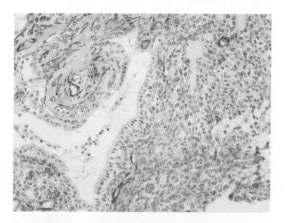

图 12-4-8　肌上皮细胞 S-100 蛋白阳性

性为特征的肿瘤,在涎腺肿瘤中属于最常见的类型,但在乳腺非常罕见,至 2008 年,仅有 70 例乳腺多形性腺瘤被报道。

乳腺多形性腺瘤常见于女性,发生在男性的只有 3 例报道。患者年龄 19～85 岁。肿瘤多位于乳晕下区,也有报道称肿瘤在导管内生长,被认为与大导管乳头状瘤有关,属于一种伴显著软骨化生的导管内乳头状瘤。乳腺多形性腺瘤可在正常乳腺发生,也可在导管增生症或乳癌的背景上发生。80% 病例发现有乳腺包块,20% 有乳头溢液。一般表现为最大径数厘米的小结节,报道中最大的肿瘤长径 17cm,重 2300g,在手术切除前病史长达 30 年,应该属于罕见情况。肿瘤偶尔可以多灶发生。

临床和影像学检查可以类似乳腺癌。乳房摄影显示高密度肿块,边界不甚清楚,常见钙化灶。超声检查见边界不清的不规则肿块,内部回声不均匀,背侧回声增强。细胞学检查具有很大的挑战性,在吸取材料不足时可能误诊。手术中快速冷冻切片检查也可能误诊为恶性。

大体检查显示为分叶状、界限清楚的质硬结节,切面坚实,有黏液光泽或软骨样区。组织学与涎腺发生的相似。低倍镜显示肿瘤由不完整的假包膜,假包膜各处厚薄不一,肿瘤组织可伸入其中。肿瘤组织多样,有上皮、肌上皮、间叶或间质成分。上皮细胞可立方、基底样、鳞状,可成片、巢状、条索样排列,或形成导管样结构。导管结构内衬立方上皮,外围肌上皮细胞。肌上皮细胞短梭形、透明细胞样、浆细胞样。间叶成分黏液样、软骨样或玻璃样变,在黏液间质中有梭形和星形细胞。有时可见骨化区域。

超微结构观察和免疫组化均显示肿瘤由两种细胞构成。上皮细胞表达低分子量 CK、EMA、CEA,肌上皮细胞表达 SMA 和 S-100 蛋白。另外,黏液样和软骨样基质中的梭形、星形细胞也表达肌上皮标记物 SMA、S-100蛋白、Calponin 和 CK14。

倍体分析显示与涎腺一样,乳腺腺-肌上皮分化的良性肿瘤多为二倍体肿瘤。

细胞遗传学研究显示,涎腺多形性腺瘤常有染色体改变,最常见为 8q12、12q15 和 6p21 的异常。8q12 异常的靶基因是致多形性腺瘤基因 1(pleomorphic adenoma gene 1,PLAG1),是一种发育调节锌指基因。8q12 易位可导致 PLAG1 活化,在多形性腺瘤的发生中起重要作用。12q15 和 6p21 重排可导致高迁徙率族蛋白基因(high mobility group protein gene)活化,HMGI-C and HMGIY 肿瘤蛋白表达异常。尽管与涎腺肿瘤比较,乳腺多形性腺瘤的细胞遗传学改变还需要更深入的评估,但已有的少数对乳腺多形性腺瘤细胞遗传学的研究发现,上皮细胞和肌上皮细胞免疫组化 HMGI-C 和 HMGI(Y)阳性,石蜡包埋组织荧光原位杂交证实有 12q15、6p21 基因重排,表明乳腺多形性腺瘤的组织发生类似涎腺肿瘤。

乳腺的部分良性或恶性肿瘤与涎腺或汗腺的常见肿瘤形态非常相似,因为乳腺本身就是由汗腺演化而来,并且汗腺肿瘤与涎腺肿瘤形态上也极相似。乳腺多形性腺瘤不仅与涎腺多形性腺瘤形态结构非常相似,与皮肤软骨样汗腺瘤也非常相似,因为这些肿瘤的起源可能相同。

【鉴别诊断】

1. **乳腺恶性多形性腺瘤** 现在使用的名称为"癌在多形性腺瘤中(cacinoma ex pleomorphic adenoma)",是来自多形性腺瘤的上皮性恶性肿瘤,在乳腺罕见报道。恶性成分多为低分化腺癌或未分化癌。癌成分可能局限于多形性腺瘤中,也可能侵袭破坏所谓包膜和周围组织,需要多取材避免漏诊。

2. **乳腺化生性癌** 特点为腺癌成分与明显的梭形细胞、鳞状细胞和间叶组织分化的区域并存,具有软骨样化生成分时需要与多形性腺瘤鉴别,化生性癌没有肌上皮成分,但可存在局灶导管内癌成分或浸润性癌。

3. **乳腺黏液癌** 在穿刺活检小标本中,具有黏液成分可能提示黏液癌,但多形性腺瘤也可有黏液成分,鉴别可能困难。如果能证实具有肌上皮细胞,则是多形性腺瘤的特点。

4. **乳腺腺样囊性癌** 同样具有上皮肌上皮成分,但具有特征性的筛状结构。

5. **乳腺原发性软骨肉瘤** 不具有上皮、肌上皮成分,软骨组织显示不同程度的低分化,具有显著细胞间变是肉瘤的特点。

乳腺多形性腺瘤是良性肿瘤,预后非常好,临床的治疗一般选择完整切除肿瘤。手术后只有少数病例有复发,而即使手术后复发,患者也仍然长期生存。

(姜辉 李新功)

★ **专家点评**

赵澄泉(Chengquan Zhao)教授,李昕(Xin Li)副教授:这是一种罕见的类似涎腺混合瘤的乳腺良性肿瘤。其特点是肿瘤组织的多样性和多形性。它由良性的上皮细胞,肌上皮细胞及黏液样、软骨样或玻璃样的间叶成分组成。鉴别诊断方面尤其需要与乳腺化生性癌和黏液癌区别开。肌上皮细胞成分的存在可将多形性腺瘤与其他浸润性癌区别开来。

病例五 腺样囊性癌

【病例介绍】

女性,48 岁,"在农村妇女乳腺癌、子宫颈癌两病普查中发现左乳肿块 1 周"。查体:双侧乳房对称,无乳头内陷及皮肤橘皮样改变。左乳房内侧可扪及一直径约 1.5cm 质硬肿块,边界尚清,表面欠光滑,活动度尚可,与皮肤及胸壁无粘连,无触痛,挤压乳头无溢液。左腋未触及肿大淋巴结。彩超示左乳腺低回声肿块,界限尚清楚,周边有完整浅声晕包绕,后方回声无衰减。彩色多普勒示其内有点状血流信号。脉冲多普勒取样为动脉血流频谱,RI 0.94。手术中冷冻病理检查诊断为腺样囊性癌,行左乳房单纯切除手术,未做左腋淋巴结清扫。手术后2年复查无复发转移。

【病理变化】

1. **巨检** 手术中送检标本不规则,2.5cm×2.5cm×2cm大小,灰白色,附脂肪,稍硬。切面灰白色,夹有淡黄色脂肪组织,中央有1.7cm×1.5cm×1.2cm灰白色质硬区,实性,可见少数粟粒大散在小囊。单纯切除左乳房标本见手术残腔周围乳腺组织灰白色,质地韧,未见肿瘤结构。乳头及乳房皮肤无异常。

2. **镜检** 乳腺肿瘤以大量基底样细胞为主,瘤细胞体积较小,胞质少,嗜碱性,核圆形或不规则成角样,排列紧密,形成布满大小不一筛孔的细胞片巢,筛孔内为嗜碱性黏液样物质(图12-5-1,图12-5-2),细胞片巢间为黏液样间质,可见小血管分布。部分区域见条索或小管样结构,似涎腺基底细胞腺瘤样,小管内见嗜酸性黏液样物质(图12-5-3)。肿瘤与周围乳腺组织分界大致清楚,部分区域见少量瘤组织向周围纤维组织不规则浸润(图12-5-4)。未见肿瘤组织侵犯神经束。

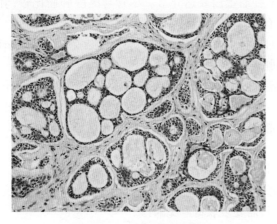

图12-5-1 肿瘤的筛状结构

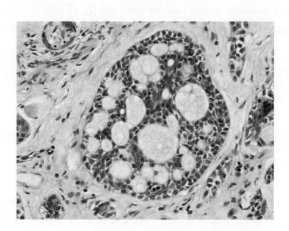

图12-5-2 筛状结构由基底样肌上皮细胞构成

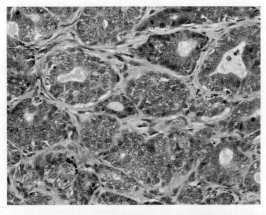

图12-5-3 腺管样结构,腔内有黏液物质

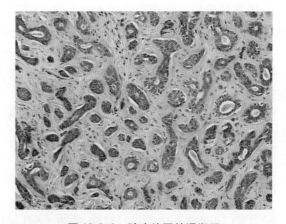

图12-5-4 肿瘤外围的浸润区

3. **免疫组化** 上皮性标记物CK、EMA阳性细胞多分布于癌细胞巢内部,或围成腺腔结构(图12-5-5,图12-5-6)。肌上皮标记物SMA、p63、S-100蛋白显示肌上皮细胞成分阳性,阳性细胞分布于细胞巢外围、筛状结构的筛孔内侧(图12-5-7)。CD117标记阳性,阳性细胞分布与上皮性标记物一致(图12-5-8)。

【讨论】

乳腺的腺样囊性癌(adenoid cystic carcinoma of the breast)在2003年版WHO乳腺及女性生殖器官肿瘤病理学和遗传学分类中定义为一种具有低度浸润潜能,组织学类似涎腺相应肿瘤的乳腺癌。涎腺的腺样囊性癌由Billroth于1859年首先报道,因为肿瘤组织学形态中见玻璃样或黏液样圆柱结构,被称为圆柱瘤(cylindro-

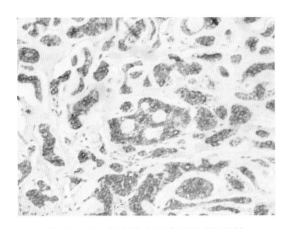

图 12-5-5 部分肿瘤细胞显示 CK 阳性

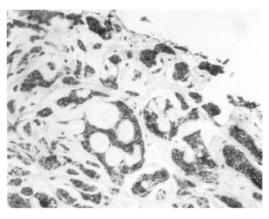

图 12-5-6 部分肿瘤细胞显示 EMA 阳性

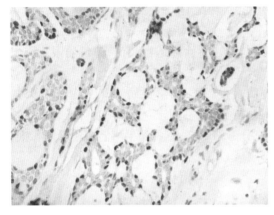

图 12-5-7 p63 显示肌上皮细胞的分布

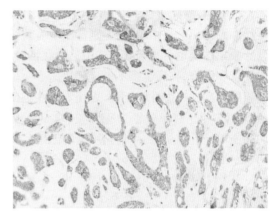

图 12-5-8 部分肿瘤细胞 CD117 阳性

ma)。其后,Ewing 确定了其恶性性质,并命名为腺样囊性癌。WHO 2005 年版头颈部肿瘤病理学和遗传学分类将涎腺腺样囊性癌定义为由上皮细胞和肌上皮细胞构成的,具有管状、筛状、实性等不同形态学结构的基底样细胞肿瘤。这个定义勾勒出了腺样囊性癌的基本组织学特点。腺样囊性癌在涎腺比较常见,偶尔也可发生于肺、子宫颈等部位,发生于乳腺者十分罕见,发病率约为 9.2/10 万,大约占乳腺所有恶性肿瘤的 0.1%。

乳腺腺样囊性癌 50% 发生于乳晕及乳晕周围区域,双侧乳房发病机会均等,肿块可疼痛或触痛,可为囊性。孤立结节是最常见表现。患者多为成年女性,男性及儿童发生者极罕见。肿块实性,界限较清楚,但无包膜,淡红色、灰褐色或灰白色,长径 0.7~12cm,平均 3cm,可有明显微囊。

乳腺腺样囊性癌的病理组织学结构类似涎腺发生者,可概括为两种细胞、两种囊腔、三种排列。两种细胞指导管上皮细胞和变异的肌上皮细胞。导管上皮形成数量不一的小管,散布于肿瘤中,基底细胞样肌上皮细胞组成肿瘤的主体,胞质少,核圆形或卵圆形,有 1~2 核仁,核质比 1:1,常形成筛状结构。两种囊腔就是指上皮细胞构成的真腺腔和筛状结构的假腺腔。三种排列指腺样囊性癌的三种基本形态,即梁状-管状、筛状、实性巢团状。筛状型最常见,也最有特征性,肿瘤细胞排列成大小不一的巢,其间具有圆柱形微囊腔隙,形成筛状,类似莲藕的切面,这些筛孔为假腺管型的孔,由肌上皮增生、间质内折内陷形成,多为圆形,筛孔内常充满嗜酸性透明物质或嗜碱性黏液样物质。透明物质呈小球状或圆柱状,超微结构和免疫组化证实为基底膜物质,嗜碱性黏液样物质为葡萄糖胺聚糖,PAS 染色弱阳性,alcian 蓝染色强阳性。肿瘤中腺上皮细胞具有嗜酸性胞质,核圆形,可有小核仁,胞质较基底样细胞丰富,形成真性分泌腺腔结构,腺腔较小,识别有时困难,腔内可含嗜酸性颗粒状中性黏液分泌物,淀粉酶消化后 PAS 阳性。管状型肿瘤细胞排列成小管状或条索状,小管由双层细胞构成,管腔外围为肌上皮细胞,管腔内有红染液体,PAS 染色阳性,条索结构周围见玻璃样间质。实性型瘤细胞构成大小不一的团块,形成的筛孔或腺管较少。除腺上皮、肌上皮细胞外,Tavassoli 等发现在 14% 病例有皮脂成分,偶然数量较多。肿瘤外围有时可见浸润,一般没有导管原位癌成分,间质可似正常乳腺间质或促纤维组织增生性、黏液样,可有明显脂肪组织。最近有报道,在乳腺腺样囊性癌中见 Vimentin 阳性,

CK、CD68、SMA、S-100、ER、PR 阴性的间质型多核巨细胞。部分区域可见鳞状化生,这种情况未见于涎腺。特别与涎腺发生者不同的是不见侵犯神经。

关于乳腺腺样囊性癌的细胞遗传学研究只发现在 16p 和 17q 有缺失,而周围并发的管状腺病存在 1q、5p、8q、10q、11p 和 11q 的重复和 1p、10q、11q、12q、14q、15q 和 16q 的缺失,提示管状腺病与腺样囊性癌的发生并无关联。

Ro 根据乳腺腺样囊性癌实性区成分的多少对肿瘤进行分级,无实性区为Ⅰ级,实性区<30% 为Ⅱ级,实性区>30% 为Ⅲ级,认为实性区成分越多,患者预后越差。不过,Ro 分级系统的意义并没有得到完全认同。

乳腺腺样囊性癌有时伴发腺肌上皮瘤或低度恶性汗管瘤样癌(腺鳞癌),提示的这些上皮、肌上皮混合型肿瘤之间存在密切关系。

乳腺腺样囊性癌的筛状结构与筛状癌非常相似,鉴别有时很困难。除仔细的形态学观察外,免疫组化检测有助鉴别诊断。乳腺浸润性筛状癌不具有肌上皮成分,肌上皮标记阴性。CD117 在腺样囊性癌表达于腺上皮细胞,可以清楚地显示导管轮廓,在浸润性筛状癌和筛状导管内癌不表达。乳腺腺样囊性癌是 ER、PR 阴性乳腺癌,浸润性筛状癌表达 ER、PR。CD10 也常用来标记肌上皮细胞,在正常乳腺肌上皮表达良好,但不表达于腺样囊性癌的肌上皮细胞,在鉴别诊断中需要注意。

乳腺胶原球病也可为筛状结构中见到红染胶原球状小体,与腺样囊性癌结构相似,但仅局限于终末小叶单位的导管和腺泡,临床也多不形成肿块。

乳腺腺样囊性癌恶性程度低,表现为惰性临床过程,与涎腺发生者类似,罕见局部淋巴结转移,95% 为局限性,5、10、15 年生存率分别为 98.1%、94.9%、91.4%。因此在治疗上不同于一般乳腺癌,一般采用肿块的局部切除或单纯乳腺切除,不清扫腋窝淋巴结。诊断时必须充分考虑到这一点,如果不能严格诊断标准,误诊率可达 50% 以上。

(李新功 温黎 姜辉)

★ 专家点评

赵澄泉(Chengquan Zhao)教授,李昕(Xin Li)副教授:与发生在其他部位不同,在乳腺这是一种低度性浸润癌。其特点是它由两种类型的细胞组成:导管上皮细胞(CK,CD117 和 EMA 免疫组化染色阳性)和基底细胞型的肌上皮细胞(p63,SMA 和 S-100 阳性)。它们分别形成所谓的真腺腔和筛状结构的假腺腔。腺腔内或腺腔外常有基底膜样物质(Collagen Ⅳ 或 Laminin 阳性)。乳腺腺样囊性癌不伴有管内癌,常 ER 和 PR 阴性,这点与浸润性筛状癌不同。乳腺腺样囊性癌最重要的免疫组化染色是 CD117 和 p63 均阳性。

病例六 实体型腺样囊性癌

【病例介绍】

女性,62 岁,"发现右乳肿块入院"。行右乳改良根治术,未发现腋下淋巴结转移(0/10)。

【病理变化】

1. **巨检** 肿块灰白灰黄色,质偏硬,边界尚清楚,无明显包膜,切面灰白色,最大径 2cm。

2. **镜检** 肿物由大小不一的实性细胞巢构成(图 12-6-1),浸润性生长,呈地图样、岛状或花环状,部分区域见筛状或小梁状结构,间质纤维黏液样,有玻璃样变区。肿瘤细胞呈基底细胞样,中等大小,在细胞片巢外围呈栅栏状排列(图 12-6-2)。瘤细胞胞质较少,核圆或卵圆形,染色质均匀,可见小核仁。瘤细胞轻到中度异型性,增生活跃区核分裂≥5/10HPF。实性细胞巢中可见灶性细胞质较多、嗜酸性、核圆形、具有小核仁的导管腺上皮分化,形成润管样小腺腔,腔内可见红染或蓝染分泌物(图 12-6-3)。部分区域见筛状或大小不一的假性腺腔,腔隙内可见红染基底膜样物质(图 12-6-4)。

3. **免疫组化** 瘤细胞 CD117(图 12-6-5)、S-100 蛋白阳性(图 12-6-6),Vimentin 胞质阳性,CD10 胞膜及核旁点状阳性。导管腺上皮分化细胞 AE1/AE3、CK7(图 12-6-7)、CK14、CK5/6 阳性(图 12-6-8),瘤细胞 ER、PR、Her2/neu 阴性,肌上皮标记物 MSA、Calponin、p63 可阳性(图 12-6-9),神经内分泌细胞标志物 Syn 及 CgA 阴性。

4. **特殊染色** PAS 染色显示基底膜样物质阳性(图 12-6-10)。

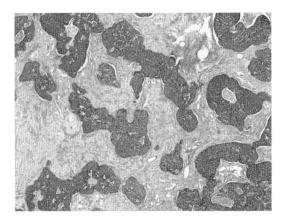

图 12-6-1　肿瘤组织呈不规则巢状排列,散布于纤维性间质中

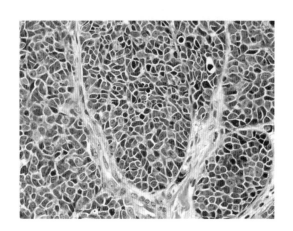

图 12-6-2　瘤细胞具有基底细胞样特点

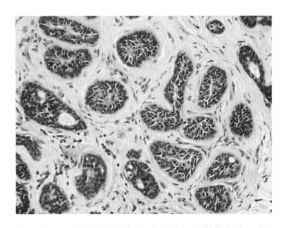

图 12-6-3　瘤细胞巢中间腺腔结构,腔内为分泌物

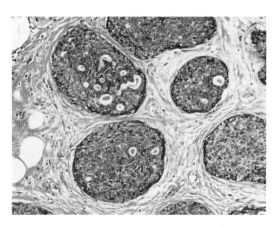

图 12-6-4　瘤细胞巢中见筛状结构,腔隙内为红染基底膜样物

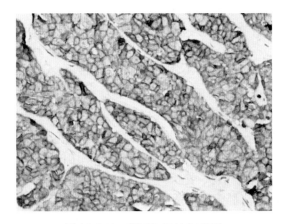

图 12-6-5　瘤细胞 CD117 阳性

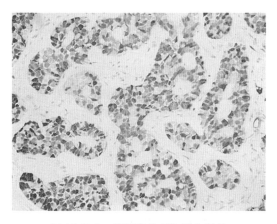

图 12-6-6　瘤细胞 S-100 蛋白阳性

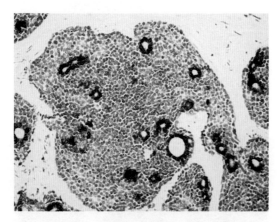

图 12-6-7　腺上皮分化细胞 CK7 阳性

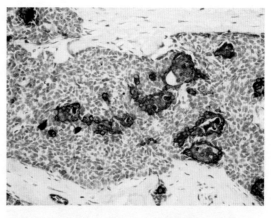

图 12-6-8　腺上皮分化细胞 CK5/6 阳性

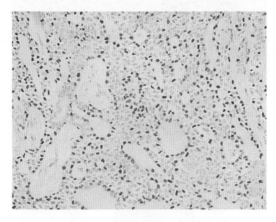

图 12-6-9　p63 显示肌上皮成分阳性

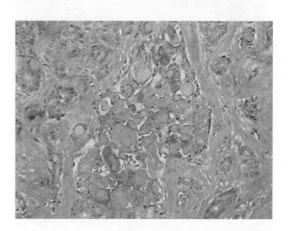

图 12-6-10　PAS 染色显示基底膜样物质阳性

【讨论】

乳腺腺样囊性癌(adenoid cystic carcinoma,ACC)罕见,约占乳腺恶性肿瘤0.1% ~ 1%,形态与发生于涎腺的腺样囊性癌相似。具有基底细胞样特征的乳腺实体型腺样囊性癌(solid variant mammary adenoid cystic carcinoma)被认为是乳腺 ACC 中更罕见的亚型。乳腺各部位均可发生,大部分病例发生于乳晕下或乳晕周围。临床表现为生长缓慢、界清、活动的实性肿块,部分病例可有疼痛。肿瘤可发生于任何年龄,主要为绝经后妇女。

已有的病例报道肿瘤直径1.1 ~ 15.0cm,平均3.7cm,呈结节状,大部分境界较清,无包膜。部分病例肿瘤切面可见微囊。

ACC 的组成细胞包括以下类型,第一种为基底样细胞,通常细胞质较少,细胞核圆形或卵圆形,含有1 ~ 2个核仁,核质比约为1∶1。这些细胞衬覆于假腺腔周围,腔隙内常含有嗜酸性无定形物质。第二种细胞内衬于真性腺腔,通常含有嗜酸性胞质,细胞核圆形,有时可见小核仁,核质比较基底样细胞大,为腺上皮样细胞。第三种细胞位于基底样细胞周围,超微结构显示其为肌上皮细胞,细胞边界不清,胞质嗜双色性或透亮。细胞核大小一致,有时可见明显的小核仁。核圆形或卵圆形,有的细胞核不规则,呈一定的角度。这种成角状的细胞核是腺样囊性癌的特征,多见于胞质淡染或透亮的细胞。肿瘤呈筛状、管状-小梁状和实体型生长。筛状型ACC 最常见,表现为圆形或椭圆形细胞巢,内为筛网状微囊腔隙,腔隙内含透明或嗜碱性黏液样物质,特殊染色 AB 或 PAS 染色阳性,肿瘤间质常有玻璃样变或黏液变。管状-小梁状型中的组成细胞与筛状结构相似,肿瘤细胞围绕小的囊样腔隙。管状型中更易见到假性腔隙和间质的相延续,真性腔隙也更明显,衬覆上皮内层为腺上皮细胞,外层为肌上皮细胞。实体型腺样囊性癌少见,肿瘤由大小不一的实性结构组成,实性区域超过90%,可表现为地图状、圆形或花环样岛状。肿瘤细胞的形态与筛状型和管状型相似,但细胞更丰富且异型性更大,核分裂象多见,可≥5 个/10HPF,并出现灶性的导管腺上皮分化。上述三种类型可混合存在。具有基底细胞样特征的乳腺实体型腺样囊性癌的不同之处是瘤细胞具有显著的基底细胞样特征,胞质少,胞界不清,核圆或卵圆形,核仁不明显,典型区域见肿瘤细胞巢周边细胞呈栅栏状排列,具有一定程度的异型性。具有基底细胞样特征的瘤细胞不仅见于实体型,也可见于筛状型、管状-小梁状型。乳腺腺样囊性癌的组织学起源尚不清楚,其中的基底样细胞可能是低分化或未分化的原始肿瘤细胞,具有分化为腺样、鳞状、黏液样上皮细胞以及皮脂腺、肌上皮细胞的潜能,这种分化可以是双向或单向的,所以腺样囊性癌可能存在不同比例的各种细胞成分。

多数乳腺腺样囊性癌为 ER、PR、Her-2 阴性,CD117 阳性。免疫组化染色显示腺上皮分化细胞 CK7、CK14、CK5/6、EMA 等标记阳性,bcl-2 和 CD10 可阳性,E-cadherin 和 β-catenin 可不同程度的阳性,肌上皮细胞 p63、SMA、S-100 蛋白等标记可阳性,但不同病例阳性程度和数量不同。基底样细胞 Vimentin、CK14、CK5/6、S-100 蛋白等标记阳性。Ki-67 阳性指数<10%。Laminin 和 IV 型胶可显示基底膜样物质。

【鉴别诊断】

1. **胶原小球病**　是一种累及小叶和小导管的良性病变,多为偶然发现。形态学上表现为圆形、无细胞性、嗜酸性或透明变性状无定形物质,其周围为肌上皮标记阳性细胞。胶原小球不呈浸润性生长,而仅见于原先存在的导管、小叶或上皮增生性病变。

2. **浸润性筛状癌**　具有明显的筛状结构,但筛孔中非玻璃变性样物质,而为坏死物质。免疫组化标记,浸润性筛状癌 ER、PR 阳性而 ACC 多为阴性,浸润性筛状癌筛孔周围为上皮细胞,表达上皮标记而肌上皮标记阴性,而 ACC 筛孔周围多为肌上皮标记阳性,部分真腺腔周围上皮标记也可阳性。

3. **小细胞癌**　细胞体积小,较一致,但不具备腺样囊性癌的筛状结构。而基底细胞样特征的乳腺实体型腺样囊性癌缺少小细胞癌的明显坏死和大量核分裂,也不表达神经内分泌细胞的免疫表型。

4. **基底细胞样表型的乳腺癌**　是一组基因表达谱确定的预后较差的高级别乳腺癌,大部为实性结构,核分裂易见,有推挤性边缘、地图样坏死,间质淋巴细胞浸润、间质较少,中心见纤维化或无细胞区,免疫组化也常为 ER、PR、Her-2 阴性。没有腺样囊性癌的筛状结构。

乳腺 ACC 预后极佳,10 年生存率达 90% 以上,很少发生淋巴结或远处转移。由于病例较少,其治疗和预后判断,尚需要进一步积累资料。

（李新功　张祥盛　姜辉）

★ 专家点评

张祥盛教授:乳腺具有基底样特征的实体型腺样囊性癌是新近报道一种罕见浸润性癌,与经典型腺样囊性癌相比,恶性度高,预后不良,可发生腋窝淋巴结和远处转移。经典型腺样囊性癌根据瘤内实性区的多少分三级:Ⅰ级:没有实性区;Ⅱ级,实性区<30%;Ⅲ级,实性区>30%。而具有基底样特征的实体型腺样囊性癌肿瘤的实性区>90%,瘤细胞呈基底样,体积较大,显著多形性,核分裂≥5/10HPF,实性细胞巢呈地图状,梁-索状,花环状结构,常见肿瘤细胞点状或粉刺样坏死。间质黏液变、胶原化和玻璃样变性明显。

具有基底样特征的实体型腺样囊性癌中的基底样细胞是相对原始的前体细胞,缺乏显著的肌上皮分化,但具有多潜能分化的功能,可以进一步向导管上皮或肌上皮分化,故免疫组化 S-100、SMMHC 和 SMA 在该瘤中罕见表达,p63 可不表达。肌上皮标志物的表达缺乏并不能排除基底样特征的实体型腺样囊性癌的诊断。

Rosen 的意见,此癌的预后较同等大小的分化差的浸润性癌好。

参 考 文 献

1. 丁华野,张祥盛,等.乳腺病理诊断及鉴别诊断.北京:人民卫生出版社,2014.

2. 丁华野,皋岚湘.乳腺//刘彤华.诊断病理学.第 3 版,北京:人民卫生出版社,2013.

3. 阚秀,丁华野,沈丹华.乳腺肿瘤临床病理学.北京:北京大学医学出版社,2014.

4. Tavassoli F A,Soares J,Devilee P. World Health Organization classification of tumours. Pathology and genetics of tumours of the breast and female genital organs. Lyon:LARC Press,2003.

5. Tamura G,Monma N,Suzuki Y,et al. Adenomyoepithelioma of the breast in a male. Hum Pathol,1993,24(6):678-681.

6. 廖秋林,赖日权,陈晓东,等.男性乳腺腺肌上皮瘤 1 例.临床与实验病理学杂志,2003,19(4):455.

7. 陈定宝,戴林,宋秋静,等.乳腺腺肌上皮瘤临床病理观察.诊断病理学杂志,2006,13(4):275-277.

8. 项晶晶,吴能定,宋琦,等.乳腺腺肌上皮瘤4例临床病理分析.诊断病理学杂志,2003,10(3):150-153.

9. Nadelman CM,Leslie KO,Fishbein MC. " Bnigen ",metastasizing adenomyoepithelioma of the breast:a report of 2 cases. Arch Pathol Lab Med,2006,130(9):3349-1353.

10. Salto-Tellez M,Qutti TC,Lee CK,et al. Adenomyoepithelioma of the breast:description of allelic imbalance and microsatellite instability. Histopathology,2005,46(2):230-231.

11. Ahmed AA,Heller DS. Malignant adenomyoepithelioma of the breast with malignint proliferation of epithelial and myoepithelial elements:a case report and review of the literature. Arch Pathol Lab Med,2000,124(4):632-636.

12. Fan F,Smith W,Wang xy,et al. Myoepithelial Carcinoma of the Breast Arising in an Adenomyoepithelioma:Mammographic,Ultrasound and Histologic Features. Breast Journal,2007,13(2):203-210.

13. Mizukami Y,Takayama T,Takemura A,et al. Pleomorphic adenoma of the breast[J]. Radiat Med,2008,26(7):442-445.

14. Diaz NM,McDivitt RW,Wick MR. Pleomorphic adenoma of the breast:a clinicopathologic and immunohistochemical study of 10 cases. Hum Pathol,1991,22(12):1206-1214.

15. Iyengar P,Cody HS 3rd,Brogi E. Pleomorphic adenoma of the breast:case report and review of the literature. Diagn Cytopathol,2005,33(6):416-420.

16. Sato K,Ueda Y,Shimasaki M,et al. Pleomorphic adenoma (benign mixed tumor) of the breast:a case report and review of the literature. Pathol Res Pract,2005,201(4):333-339.

17. 丁洪基,王东关.乳腺恶性多形性腺瘤一例.肿瘤防治杂志,2002,9(3):374.

18. 2John BJ,Griffiths C,Ebbs SR. Pleomorphic adenoma of the breast should be excised with a cuff of normal tissue. Breast J,2007,13(4):418-420.

19. Ghabach B,Anderson WF,Curtis RE,et al. Adenoid cystic carcinoma of the breast in the United States (1977 to 2006):a population-based cohort study. Breast Cancer Res,2010,12(4):R54.

20. Shin SJ,Rosen PP. Solid variant mammary adenoid cystic carcinoma with basaloid features:a study of nine cases. Am J Surg Pathol,2002,26(4):413-420.

21. 周若骥,胡春燕,喻林,等.具有基底细胞样特征的乳腺实体型腺样囊性癌的临床病理学观察.中华病理学杂志,2012,41(12):803-807.

22. Glazebrook KN,Reynolds C,Smith RL,et al. Adenoid cystic carcinoma of the breast. AJR Am J Roentgenol,2010,194(5):1391-1396.

23. Cabibi D,Cipolla C,Maria Florena A,et al. Solid variant of mammary "adenoid cystic carcinoma with basaloid features" merging with "small cell carcinoma". Pathol Res Pract,2005,201(10):705-711.

第十三章　间叶性肿瘤及瘤样病变

第一节　概　　述

（一）概念

乳腺间叶性肿瘤和瘤样病变是指由间叶细胞组成的良性、交界性及恶性肿瘤和瘤样病变,与发生于机体软组织和皮肤的间叶性肿瘤类似,但一些疾病主要发生于乳腺。

（二）组织学类型和形态学改变

乳腺间叶性肿瘤及瘤样病变可按生物学行为分为良性和恶性两大类,再根据组织起源或分化进一步分型。也可根据形态学基本特征,分为梭形细胞病变和非梭形细胞病变两大组,再考虑其组织起源或分化方向,并进一步分型。这种分类方法也是实际工作中非常有用的总体诊断和鉴别诊断思路。乳腺间叶性肿瘤及瘤样病变的诊断标准与其他部位的相应病变基本相同,但是也可能具有特殊性,例如,乳腺肌纤维母细胞瘤具有相对的器官特异性,而乳腺血管肿瘤多为恶性。

1. **组织学类型**　Rosen 按生物学行为将乳腺间叶性肿瘤及瘤样病变分为良性、交界性和恶性三类,良性间叶性肿瘤和瘤样病变包括乳腺疾病伴间质巨细胞、瘢痕、纤维瘤、结节性筋膜炎、假血管瘤样间质增生(束状型)、血管瘤、血管瘤病、非典型性血管病变、血管周肌细胞肿瘤、巨细胞性肌纤维母细胞瘤、肌纤维母细胞瘤、脂肪瘤、血管脂肪瘤、颗粒细胞瘤、外周神经鞘瘤、平滑肌瘤、错构瘤、黏液瘤、黏蛋白沉积症、髓样化生;交界性间叶性肿瘤包括纤维瘤病、炎性肌纤维母细胞瘤;恶性间叶性肿瘤(肉瘤)包括脂肪肉瘤、血管肉瘤、横纹肌肉瘤、骨肉瘤和平滑肌肉瘤等。

2012 年 WHO 的乳腺肿瘤分类,列举了 13 种:①结节性筋膜炎;②良性血管病变;③假血管瘤样间质增生;④肌纤维母细胞瘤;⑤韧带样型纤维瘤病;⑥炎性肌纤维母细胞瘤;⑦脂肪瘤;⑧颗粒细胞瘤和良性外周神经鞘瘤;⑨血管肉瘤;⑩脂肪肉瘤;⑪横纹肌肉瘤;⑫骨肉瘤;⑬平滑肌瘤和平滑肌肉瘤。

2. **常见乳腺间叶组织肿瘤和瘤样病变的临床表现和形态学改变**

（1）结节性筋膜炎(nodular fascisti):结节性筋膜炎是一种纤维母细胞/肌纤维母细胞克隆增生性非瘤性疾病。典型的表现是生长迅速、伴触痛或疼痛。术前病程通常<3～4 个月,并且大多数病例的直径<5cm。若不切除,病变可在 1～2 个月后自动消退。男、女性乳腺均可发生。

结节性筋膜炎发生于皮下组织,少数情况下见于乳腺实质,表现为界限清楚的灰白色结节,无包膜,结节中央可见囊性变。组织学上由短束状排列的肥胖纤维母细胞/肌纤维母细胞组成。间质疏松、黏液样或微囊状,并含有红细胞漏出间质和薄壁血管。有些病例含有破骨细胞,有些则表现为瘢痕样的玻璃样变性。免疫组化显示,病变细胞 SMA 阳性,Desmin 少数病例阳性。CK、S-100 和 CD34 通常阴性。易与发生于乳腺的其他的良性和恶性梭形细胞病变混淆,如纤维瘤病、低级别梭形细胞化生性癌(纤维瘤病样型)以及活检后的反应性梭形细胞结节,应注意鉴别。

（2）血管病变:乳腺良性血管病变(benign vascular lesions)是一组发生于乳腺的良性成熟性血管增生,包括血管瘤、血管瘤病、小叶周血管瘤、假血管瘤样间质增生、Masson 瘤等。交界性血管病变有非典型性血管病变、网状型血管乳头状内皮瘤(Dabska 瘤)和上皮样血管内皮瘤;恶性血管病变有血管肉瘤和放疗后血管肉瘤。

1）血管瘤：大多数血管瘤是乳腺影像学偶尔发现。大体检查显示为界限清楚的红色或深棕色海绵状病变。一般小于2cm。镜检血管瘤的特点为大小不等、分化良好的血管增生，血管腔可互相连接但很少吻合，血管腔被覆的内皮细胞既无核异型性也无核分裂。依据构成血管的结构和数量分为毛细血管血管瘤、海绵状血管瘤和复合型血管瘤，与软组织的血管肿瘤相似。

2）血管瘤病：乳腺血管瘤病是一种非常罕见的血管病变，良性血管以连续的方式弥漫性增生浸润于乳腺组织，形成乳腺内肿块，大小0.9～11cm不等。孕期患者的乳腺可迅速增大。大体检查血管瘤病表现为红色的海绵状病变，酷似血管肉瘤。

乳腺血管瘤病镜下表现为不同大小、互相吻合的血管结构增生浸润于乳腺小叶之间的间质内，取代而不破坏小叶结构，这是与高分化血管肉瘤鉴别的重要特征。血管瘤病可局限于乳腺间质内，但也可浸润其下方的胸肌。血管壁薄，由缺乏核异型性或核分裂的内皮细胞被覆，腔内可充满红细胞或为空白，血管结构均匀地分布于整个病变中。

目前尚未获得该病变相关的遗传学资料。血管瘤病尽管是良性病变，但易局部复发，因此通常需要完整切除。亦有行乳房缩小整形术和异维甲酸治疗乳腺弥漫性血管瘤病的报道。

3）小叶周血管瘤：小叶周血管瘤为显微镜下偶然发现的血管病变，大小<2mm，病变血管位于小叶周边的间质内，亦可累及小叶内间质，由界限清楚的薄壁毛细血管团组成，血管腔内充满红细胞。其他类型的血管瘤，如海绵状血管瘤、毛细血管瘤、静脉血管瘤也可发生。肿瘤界限清楚。乳腺影像学发现的病例在穿刺活检后常因血管破裂而出血。血栓形成继发乳头状内皮增生也可发生。血栓性管腔内或周围的纤维性间质中可见微钙化。

4）假血管瘤样间质增生：假血管瘤样间质增生是一种由间质肌纤维母细胞增生形成的良性病变，构成于相互吻合、被覆梭形细胞的裂隙样假血管腔结构。病变位于小叶间非特化间质内，大部分病变主要或全部由间质细胞构成（所谓的结节性或成瘤性PASH），少数情况下，PASH生长迅速，并累及双侧乳腺，或继发于叶状肿瘤、纤维腺瘤，男性和女性乳腺发育症的患者，出现含有巨细胞的PASH。PASH也可发生于腋窝和外阴的副乳组织中。

假血管瘤样间质增生（PASH）多见于绝经前女性，平均年龄为37岁，但也可见于绝经后女性、儿童及男性。

PASH表现为界限清楚、无包膜的分叶状结节，大小1～12cm（平均6cm），切面棕粉色到黄白色，质硬或质韧、均质状。镜检PASH为混有上皮成分的肌纤维母细胞增生。乳腺小叶和导管结构被多量玻璃样变的间质分开。间质细胞在致密的胶原间质中形成复杂的腔隙，通常互相吻合。胞核细小的肌纤维母细胞围绕在腔隙周围，似内皮细胞。PASH通常缺乏核分裂和异型性。正常乳腺组织的结构无破坏，亦无坏死和脂肪浸润。PASH的肌纤维母细胞表达Vimentin，并不同程度地表达CD34、Actin、desmin、Calponin和PR，而内皮细胞标记阴性。PASH组织学必须与真性血管病变鉴别，尤其是容易混淆的血管肉瘤。与PASH不同，血管肉瘤被覆的是恶性内皮细胞、互相吻合的真性血管腔。

目前尚无此病相关的遗传学资料。文献报道PASH的复发率为13%～26%。局部复发与结节性PASH的不完整切除有关，也有可能是残留的乳腺间质仍然对相同的激素刺激敏感，因而即便肿瘤完整切除也可复发。

5）非典型性血管病变（atypical vascular lesion，AVL）：乳腺的非典型性血管病变是指乳腺癌患者保乳手术加放疗后在皮肤发生的血管增生性病变，Fineberg和Rosen于1994年首先报道，临床表现非常有特点，放疗后6年左右，照射野的乳腺皮肤内发生一个或多个肉色、棕色或红色斑点或丘疹，1～60mm大小。镜检显示真皮浅层或深层内不同大小的扩张血管，血管腔可吻合并呈复杂的分枝状。病变血管可在真皮胶原束之间蔓延。被覆于血管的内皮细胞单层排列，细胞肥胖、核仁明显。可能是血管肉瘤的前驱病变。

目前报道的患者多为良性病程，虽然也有复发或再发的可能。极少数患者可继发血管肉瘤，但确切的发生率尚不清楚。

6）血管肉瘤（angiosarcoma）：乳腺血管肉瘤分为原发性（原发于乳腺实质）和继发性（原发于皮肤、胸壁或乳腺癌手术及术后放疗后的乳腺实质）两类。原发性血管肉瘤罕见，发病率约为所有原发性乳腺恶性肿瘤的0.05%。继发性血管肉瘤分两种情况：一是发生于浸润性乳腺癌乳腺切除术加放疗后的胸壁；二是继发于乳癌根治术后患者的手臂,为慢性淋巴水肿(Stewart-Treves综合征)所致。血管肉瘤是乳腺最常见的放射相关性肉瘤。

原发性血管肉瘤发生于15~75岁(中位年龄40岁)的女性,仅极少数发生于男性。肿瘤位于深部乳腺组织,表现为无痛性肿块。约12%的患者表现为弥漫性乳腺增大。当肿瘤累及其上皮肤时,皮肤颜色继而变为红蓝相间。影像学通常不特异。少数病例为双侧发病。继发性血管肉瘤的发病率自20世纪80年代末以来显著增加,反映出乳腺癌保乳手术加术后放疗治疗的流行趋势。从放疗到发生血管肉瘤的间隔时间为30~156个月(平均84~120个月)。好发于老年女性。放疗到发生血管肉瘤的中位间隔时间为5~6年,部分病例可短至2年。通常仅累及皮肤,少数病例也可发生于乳腺实质或累及双侧乳腺。肿瘤多数呈多灶性,可能与先前或同时发生的乳腺皮肤非典型性放疗后血管增生有关。

巨检血管肉瘤呈海绵状、出血性外观,界限不清,大小1~25cm不等(平均5cm)。分化差的肿瘤可含有更多的实性纤维化样区域。镜检高分化血管肉瘤表现为互相吻合的血管腔穿插于脂肪组织和小叶间质中。肿瘤性血管腔不同程度地扩张或成角。被覆的内皮细胞核显著、深染,但核分裂不多见,并且通常缺乏内皮细胞复层化。低分化血管肉瘤易于诊断为恶性,因为吻合的血管腔与梭形或上皮样细胞形成的实性区域混合存在,通常可见血湖、坏死灶和多量核分裂。界于高分化和低分化之间的血管肉瘤表现为内皮细胞复层化或形成乳头,核分裂易见,但缺乏实性细胞区。免疫组织化学CD31、CD34或D2-40染色有助于低分化肿瘤的诊断。

乳腺血管肉瘤的分级没有预后价值,并且即便是形态学低级别的肿瘤也常有转移。主要转移至肺脏、皮肤、骨和肝脏,而腋窝淋巴结罕见转移。中位无复发生存率不到3年,而中位总体生存率不到6年。

(3) 肌纤维母细胞瘤(myofibroblastoa):乳腺肌纤维母细胞瘤是一种构成于纤维母细胞和肌纤维母细胞的良性间叶肿瘤。常发生于25~87岁的女性和男性,偶与男性乳腺发育症相关。

肿块通常界限清楚、无包膜,0.9~11cm大小,多数不超过3cm。镜检肿瘤具有广泛的形态学谱系。瘤细胞呈梭形或卵圆形,富有胞质、淡染或强嗜酸性,胞核圆形或卵圆形,含有1~2个小核仁,核分裂罕见,<2/10HPF。排列成杂乱交叉的短束状,并被明显嗜酸性的厚胶原带分割。多数病例含有不同程度的脂肪成分。值得注意的是,一些病例可表现为富有细胞、异型、浸润性边界、显著的上皮样/蜕膜样细胞和广泛的间质黏液变性或纤维化。偶尔可见灶状平滑肌、软骨或骨化生。

肿瘤细胞弥漫表达desmin和CD34,不同程度地表达α-SMA、BCL-2、CD99、CD10,以及ER、PR和AR。H-caldesmon表达于2%~10%有平滑肌分化的肌纤维母细胞瘤。

大多数乳腺肌纤维母细胞瘤13q14染色体缺失。切除后无局部复发的倾向。

(4) 韧带样型纤维瘤病(desmoid-type fibromatosis):纤维瘤病(韧带样型)是一种无转移潜能的局部浸润性病变,起源于纤维母细胞或肌纤维母细胞,可发生于乳腺实质内,但通常起源于胸肌筋膜而蔓延至乳腺。此瘤罕见,发病与先前创伤史尤其是手术史相关,包括假体植入。

巨检肿块界限不清,直径0.3~15cm,切面灰白色、质硬。镜检与发生于其他部位的纤维瘤病相同,由长而弯曲、相互交叉的温和梭形细胞束组成。细胞数量多少不等,可见胶原非常丰富的区域。肿瘤边缘呈浸润性,可侵犯周围正常结构。

约80%的病例肿瘤细胞核表达β-catenin;CK、CD34阴性。罕见情况下,ER弱表达。

乳腺纤维瘤病可发生于有家族性结肠腺瘤性息肉病的患者,但多数为散发性。文献报道45%的病例存在β-catenin基因的激活突变,33%的病例存在结肠腺瘤性息肉病基因(APC)的突变或5q染色体缺失。20%~30%的病例有局部复发。通常于诊断后3年内复发,肿瘤复发与不完整切除有关。

(5) 炎性肌纤维母细胞瘤(inflammatory myofibroblastic tumor):炎性肌纤维母细胞瘤是由肌纤维母细胞性梭形细胞组成的低度恶性肿瘤,伴有显著的炎性细胞浸润,多为浆细胞。非常罕见,文献报道不足20例。

巨检肿块界限清楚,直径通常<5cm。切面实性,白色至黄色或灰色。组织学上由成束的肌纤维母细胞构成,细胞质略嗜酸性,胞核卵圆形或梭形。细胞异型性通常不明显。诊断性标志是伴有显著的炎症细胞浸润,主要为浆细胞,偶见淋巴细胞或中性粒细胞。免疫表型瘤细胞SMA阳性,desmin和(或)CK有时阳性。约50%的病例表达ALK。

约50%的病例存在2p23染色体的ALK(间变性淋巴瘤受体酪氨酸激酶)基因重排,从而产生不同的融合基因,最常见的是 TPM3-ALK,并激活 ALK 受体酪氨酸激酶。IMT 患者的预后不能根据组织形态来预测,多数为良性,局部复发率 10% ~ 25%,复发与肿瘤部位有关。

(6) 脂肪瘤(lipoma):脂肪瘤是一种由成熟、无异型性的脂肪细胞构成的良性肿瘤。位于乳房皮下组织,而非深部的乳腺实质,通常单发,偶见多发。巨检和镜检改变与其他部位的脂肪瘤一样。脂肪瘤的变异型包括血管脂肪瘤、纤维脂肪瘤、梭形细胞脂肪瘤、冬眠瘤和软骨脂肪瘤。脂肪瘤是良性病变,切除后即可治愈。

(7) 颗粒细胞瘤(granular cell tumor):颗粒细胞瘤是一种胞质内含有嗜酸性颗粒、起源于外周神经施万细胞的良性肿瘤。通常单发,约 18% 多发。临床表现为不规则的实性肿块,影像学表现为界限不清或毛刺状、不伴微钙化的肿块。少数病例皮肤皱缩、乳头内陷或累及胸肌筋膜,酷似恶性肿瘤。

肿块位于乳腺实质内,界限清楚、直径通常大于 5cm,切面灰白、质地均一。镜检瘤细胞呈圆形或多角形,界限清楚或模糊,胞质丰富、内含抗淀粉酶 PAS 阳性的颗粒,胞核圆形或卵圆形,大小及形状一致,核仁清楚。核分裂少见,呈片状、簇状或条索状结构,周边呈浸润性生长。

瘤细胞弥漫强表达 S100 和 CD68,强表达 PGP9.5,灶性表达 CEA 和 Vimentin。而 myoglobin、GFAP、溶菌酶和 CK 染色阴性,Ki-67 增殖指数通常较低(<20%)。

颗粒细胞瘤的理想的治疗方法为局部扩大切除。切除不完整,可复发。提示恶性的特征包括肿瘤体积大(>5cm)、细胞丰富、核多形性、核仁明显、核分裂增多、存在坏死和局部复发。

(8) 脂肪肉瘤(liposarcoma):脂肪肉瘤是一种显示纯脂肪细胞分化的软组织恶性肿瘤,非常罕见。文献报道的脂肪肉瘤约占乳腺所有肉瘤的 5% ~ 10%。患者多为女性,年龄 19 ~ 76 岁(中位年龄 47 岁)。罕见情况下为双侧发病。患者最常见的表现是缓慢增大的肿块,有时伴有疼痛。

乳腺脂肪肉瘤通常界限清楚,约 1/3 具有浸润性边界。据最大宗病例研究报道,脂肪肉瘤的平均大小为 8cm(范围 3 ~ 19cm)。组织病理学和免疫组织化学与其他部位的脂肪肉瘤相同。目前,MDM2 和 CDK4 对高分化和未分化脂肪肉瘤具有相当好的特异性和敏感性。

与其他部位一样,乳腺脂肪肉瘤存在冗环状或巨型标志染色体,该染色体源自 12 号染色体长臂,其特点是存在 12q14-15 区(主要是 MDM2,CDK4 和 HMGA2)的基因扩增。多数黏液样脂肪肉瘤具有 t(12;16)(q13;p11),从而导致 DDIT3-FUS 基因融合。极少数病例具有 t(12;22)(q13;q12)。多形性脂肪肉瘤具有非特异性复杂核型。

与其他部位相同,乳腺高分化脂肪肉瘤/非典型性脂肪瘤性肿瘤的治疗为切缘干净的扩大切除术。乳腺多形性脂肪肉瘤的远隔转移率为 30% ~ 50%,最常转移至肺。恶性叶状肿瘤中的异源性脂肪肉瘤分化对叶状肿瘤的治疗或预后无明显影响。

(9) 横纹肌肉瘤(rhabdomyosarcoma):横纹肌肉瘤是一种显示不同程度骨骼肌分化的恶性肿瘤,极其罕见,恶性叶状肿瘤或化生性癌中的异源性横纹肌母细胞分化相对较多见。发生于乳腺原发单纯性横纹肌肉瘤基本都是腺泡状型。原发于乳腺的胚胎性横纹肌肉瘤极为罕见。乳腺腺泡状横纹肌肉瘤,无论原发性还是转移性,有时均需鉴别浸润性小叶癌或淋巴瘤。含有横纹肌母细胞分化的肿瘤,首先要排除叶状肿瘤中的异源性分化。

腺泡状横纹肌肉瘤的遗传学改变为 2 号和 13 号染色体稳定的相互易位所产生的 AX3-FOXO1 融合基因,而胚胎性横纹肌肉瘤的特点是 11p 染色体的杂合性缺失,预后不良。

(10) 骨肉瘤(osteosarcoma):骨肉瘤是一种有明确的骨样或骨分化而无其他谱系分化(如上皮、纤维上皮或神经鞘)的恶性肿瘤,约占所有乳腺肉瘤的 12%。均为女性,中位年龄 64.5 岁(年龄范围 27 ~ 89 岁)。肿块大小 1.4 ~ 13cm,多为 5cm 左右,界限清楚,质硬或质硬如石,具体取决于骨化成分所占的比例。较大的肿瘤可见坏死和空洞形成。乳腺骨肉瘤的组织学特点与其他骨外骨肉瘤相似。1/3 以上的病例具有软骨成分。已报道的变异型有纤维母细胞型、富于破骨细胞型、骨母细胞型和毛细血管扩张型。

骨肉瘤中存在复杂的遗传学改变,可不同程度地表达多种细胞-信号传导的配体和受体,包括 VEGF、IGF、EGF、AKT、PDGF、MAPK 和可能影响治疗和预后的 p70S6 激酶。

乳腺骨肉瘤为高度侵袭性病变,5 年总体生存率为 38%。进行局部切除治疗的病例 2/3 以上出现复发,而行乳腺切除术治疗的病例复发率为 11%。通常转移至肺而无腋窝淋巴结累及。转移病例多于首诊后 2 年内死亡。

(11) 平滑肌瘤和平滑肌肉瘤(leiomyoma and leiomyosarcoma):乳腺的良性和恶性平滑肌肿瘤均很罕见,

不到所有乳腺肿瘤的1%。最常发生于皮肤表浅部位,尤其是乳头-乳晕复合体周围,男女均可发病,而发生于乳腺实质的深部病变更为罕见,均为女性。肌纤维母细胞瘤过去常被误认为是(深部)平滑肌瘤。乳腺平滑肌瘤和平滑肌肉瘤患者多为40~50岁及70~80岁的成人。

皮肤或乳头的平滑肌瘤和平滑肌肉瘤体积较小,直径0.5~1.5cm,边界不清。位于乳腺实质的罕见,平滑肌瘤界限清楚,直径1~14cm。乳腺实质的平滑肌肉瘤与其他软组织部位的平滑肌肉瘤一样,可伴坏死和出血。组织学改变和免疫表型与其他部位的平滑肌肿瘤相同。

平滑肌瘤和皮肤平滑肌肉瘤的最佳治疗是完整切除,但乳腺实质的平滑肌肉瘤首选乳腺切除术。乳腺平滑肌肉瘤不发生淋巴结转移。由于乳腺平滑肌肉瘤太罕见,目前尚无明确的预后参数,但皮肤病变几乎从不转移。

(12) CD10阳性的乳腺非特殊型肉瘤(mammary NOS-Type sarcoma with CD10 expression,NSCD10):乳腺肉瘤多数有特征性组织形态和(或)免疫表型,依据其分化方向,可以诊断为血管肉瘤、横纹肌肉瘤、脂肪肉瘤、平滑肌肉瘤等;但还存在少数肉瘤,并没有特征性组织形态及免疫表型,以往多诊断为间质肉瘤、多形性肉瘤或恶性纤维组织细胞瘤。利用免疫组化通过回顾性研究发现,CD10阳性是此瘤最显著的特点,Leibl命名为CD10阳性的乳腺非特殊型肉瘤。此瘤罕见,迄今仅报道7例。

瘤细胞稳定表达肌上皮标记物CD10。其他常用的4种肌上皮标记物CD29、SMA、p63、Calponin,在所报道的7例中,有6例表达其中至少1种,有3例出现2种表达。此外,NSCD10还表达Vimentin而不表达CK,也不表达maspin、S-100、平滑肌肌球蛋白(SMM)、GFAP、肌源性标记物(包括caldesmon、desmin)、不表达ER和PR,仅有1例表达AR。值得注意的是,多数NSCD10出现EGFR高表达。

从形态学上讲,NSCD10无特征性结构,主要由交织排列的梭形细胞构成,夹杂多少不等的胶原纤维;有的病例有黏液样背景和出血,血管丰富,肿瘤细胞黏附性差。胞质嗜酸或双嗜,细胞核明显多形,浓染或呈泡状核,染色质颗粒粗。核分裂多见,并出现病理性核分裂。而眼观受累乳腺明显增大,表面皮肤充血,血管显露,温度升高,乳头变平坦,乳晕变红色。肿物界限不清,切面无包膜,质地细腻,呈鱼肉状,中心明显出血坏死,呈典型高级别肉瘤改变。

(三)诊断思路

1. 梭形细胞病变　乳腺间叶性肿瘤及瘤样病变最常见的形态学表现为梭形细胞病变,乳腺梭形细胞病变首先要排除梭形细胞癌,必须做免疫组化予以证实或排除。其次是排除叶状肿瘤的可能性,因为恶性叶状肿瘤可能存在显著的间质过度生长,肿瘤的上皮性成分可能难以识别,而活检小组织也可能未取到叶状肿瘤的上皮性成分。第三是依据梭形细胞有无细胞学异型性,将乳腺梭形细胞病变分为两组,但是两组病变可能存在重叠,例如梭形细胞癌可能无明显细胞学异型性,应根据形态学分组,从而鉴别诊断。

常见的梭形细胞病变的类型如下:

(1) 温和梭形细胞:瘢痕、纤维瘤、纤维瘤病、假血管瘤样间质增生(束状型)、肌纤维母细胞瘤、炎性肌纤维母细胞瘤、腺肌上皮瘤、梭形细胞(化生性)癌。

(2) 非典型梭形细胞:梭形细胞(化生性)癌、恶性叶状肿瘤、结节性筋膜炎、原发性肉瘤、转移性恶性肿瘤、梭形细胞(肉瘤样)癌、恶性黑色素瘤。

梭形细胞肿瘤中有两个陷阱:一个是把结节性筋膜炎,易误诊为肉瘤,诊断时要注意病史,一般情况下,结节性筋膜炎病史较短,镜检肌纤维母细胞呈"细胞培养样"结构,SMA阳性呈"双轨状"以及红细胞漏出等;另一个是貌似良性的梭形细胞,实为纤维瘤病样梭形细胞癌,应注意鉴别。

2. 非梭形细胞病变　乳腺非梭形细胞病变包括血管病变、颗粒细胞瘤和腺泡状软组织肉瘤,以及多种非特异性病变中偶然发现的间质巨细胞等。其中,乳腺的血管病变较为特殊,在此简要说明。

曾经非常强调区分乳腺实质内血管病变还是乳腺皮肤的皮下血管病变,并认为前者大多数为恶性肿瘤,而后者几乎均为良性病变。国内甚至有人武断地认为,乳腺血管病变无良性。实际上,不能仅根据病变部位确定诊断,因为已有大量文献可靠地证实乳腺实质内确实存在良性血管瘤,并且,血管肉瘤可以累及乳腺皮肤和皮下组织。

Rosen列举的乳腺血管瘤和其他良性血管病变如下:

(1) 乳腺实质内良性血管病变

1) 小叶周围型血管瘤。

2) 血管瘤:毛细血管型、海绵状型、复合型型。

3）血管瘤病（淋巴管瘤病）。

4）静脉性血管瘤。

5）动脉瘤/动静脉瘘。

（2）乳腺皮下组织血管瘤：血管脂肪瘤、海绵状血管瘤、毛细血管型血管瘤、幼年型血管瘤、乳头状血管内皮增生。

血管肉瘤是最常见的乳腺原发性肉瘤，了解患者的年龄、有无乳腺癌术后放疗史和发生部位对诊断非常重要。原发性血管肉瘤一般相对年轻（中位年龄35～40岁），病变位于乳腺实质；而继发性血管肉瘤相对年老（中位年龄59～69岁），发生于乳腺癌放治后或乳癌根治术后腋窝和手臂慢性淋巴水肿（Stewart-Treves综合征）患者，前者常累及乳腺皮肤、胸壁和（或）乳腺实质。后者发生于腋窝或前臂，现已极少出现。

乳腺的非典型性血管病变发生于乳腺癌保乳手术加放疗治疗的患者，巨检发现在乳腺皮肤一个或多个1～60mm大小的肉色、棕色或红色斑点或丘疹，镜检病变位于皮下。

（3）肉瘤成分：乳腺的真性肉瘤罕见，不管见到哪种成分的肉瘤，如脂肪肉瘤、横纹肌肉瘤、软骨肉瘤和骨肉瘤等，首先要多取材，寻找上皮成分，其次是行一组抗体的免疫组化染色，排除恶性叶状肿瘤的异源性成分和化生性癌，叶状肿瘤含有异源性肉瘤成分远远多于原发性肉瘤。

（四）临床病理联系

1. **梭形细胞病变** 炎性肌纤维母细胞瘤的形态学不能预测其生物学行为，大多数病例为良性，局部复发率取决于解剖学部位。乳腺外病例转移率<5%，多为ALK阴性病例；乳腺病例的转移未见报道。乳腺纤维瘤病可发生于有家族性结肠腺瘤性息肉病的患者，但多数为散发性。局部复发率20%～30%。通常于诊断后3年内复发，肿瘤复发与不完整切除有关。

2. **非梭形细胞病变** 颗粒细胞瘤切除不完整，可复发。血管瘤病为良性，但局部复发也有报道。乳腺不典型性血管病变可能是血管肉瘤的前驱病变。迄今报道的病例多为良性病程，虽然也有复发或再发的可能。极少数患者可继发血管肉瘤，但确切的发生率尚不清楚。有乳腺癌手术史和放疗史的妇女应当密切随访受照射乳腺的皮肤，并对任何皮肤异常及时活检。

（张祥盛　薛德彬）

第二节　病　例　精　选

病例一　乳腺疾病伴间质巨细胞

（一）乳头腺瘤并间质巨细胞

【病例介绍】

女性，57岁，"右乳肿块1个月入院"。右乳头外侧偏上3cm×2cm大小肿块，质硬，边界不清，活动度差。手术所见：肿块位于右乳外上方，大小3cm×2.4cm，肿块有包膜，内见乳头状新生物并有乳酪样物质。

【病理变化】

1. **巨检** 乳腺组织两块。大者体积4.5cm×3.3cm×2.7cm，切面见灰红色肿物，切面面积2.5cm×2.3cm，部分有包膜，部分边界不清。肿物边缘见扩张的导管，略呈乳头状外观，质地细腻。小者体积4.5cm×3.3cm×2cm，切面灰白灰黄色，质韧。

2. **镜检** 病变位于乳头表皮下，周围界限尚清，可见巢状、腺管样结构。瘤细胞巢呈实性或可见不规则筛孔，部分巢状结构中央瘤细胞排列似有方向性，呈流水样。腺管结构衬覆单层柱状细胞，可形成不规则乳头，似导管内乳头状瘤，部分腺管内衬上皮显示顶泌现象，腺管内可见红染分泌物。巢状和腺管结构外围可见沿基底膜排列的立方形或梭形肌上皮细胞。瘤巢周围见纤维组织增生，并纤维化。其间可见单核和多核巨细胞，细胞体积较大，界限不清，染色质呈颗粒状，核膜清楚，可见核仁（图13-1-1，图13-1-2）。

（二）纤维腺瘤伴间质巨细胞

【病例介绍】

女性，21岁，"发现右乳肿物1个月"，逐渐长大。查体：右乳偏外上象限触及肿物，体积约2cm×2cm，边界

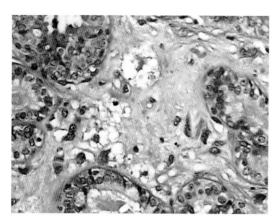

图 13-1-1　间质内可见单个核的巨细胞

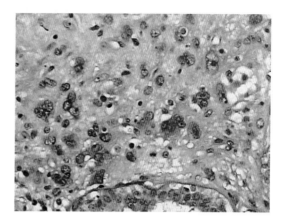

图 13-1-2　间质内可见单个核和多核的巨细胞

清楚,质地较韧。乳头无内陷。乳腺皮肤肤色正常,无红肿及橘皮样改变。腋窝未及肿大淋巴结。

【病理变化】

1. **巨检**　送检类圆形肿物一个,大小 2cm×2cm×1.4cm,表面光滑,切面灰红灰白色,均质,边界清楚,包膜完整。

2. **镜检**　肿瘤界限清楚,周边有包膜,主质呈典型管周型纤维腺瘤结构,增生的间质挤压腺体,使腺体扭曲、拉长,部分腺泡管腔扩张;间质大部分区域呈黏液样,部分区为增生的纤维组织,其间可见较多多核巨细胞,散在分布,核数量 3~10 个,轻度异型性,未见核分裂(图 13-1-3,图 13-1-4)。

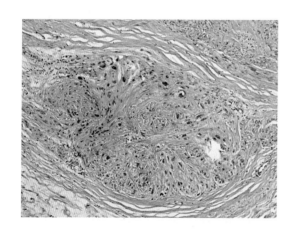

图 13-1-3　管周型纤维腺瘤,间质中较多多核巨细胞

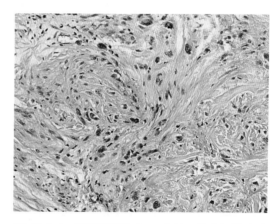

图 13-1-4　间质巨细胞 3~5 个核不等未见核分裂

【讨论】

乳腺间质巨细胞(stromal giant cells,SGC)为伴随病变,主要发生于纤维腺瘤、叶状肿瘤、糖尿病性乳腺病、男性乳腺发育症、假血管瘤样间质增生、乳腺癌、乳头腺瘤及乳腺癌新辅助化疗后等。1979 年首先由 Rosen 描述,为罕见的良性间质改变,迄今仅有少数报道,国内丁华野报道 10 例。由于其形态特殊,异型性明显,常被误认为恶性肿瘤细胞。因此,有必要对乳腺 SGC 的形态学及免疫表型特点进行详细分析与讨论,提高病理医师对 SGC 的认识,避免误诊。

Rosen 等人连续观察了 200 例乳腺癌切除标本,其中 9 例伴发 SGC,多数具有多个细胞核,将其命名为多核间质巨细胞(multinucleated stromal giant cell,MSGC)。目前认为,MSGC 与单核 SGC 为性质相同的一类细胞,因此也有使用多形性间质巨细胞(pleomorphic stromal giant cell)一词进行描述。在各种不同病变中,多为多核巨细胞(2~15 个),异型性差别很大。有的核温和,无明显异型性,而有些异型性显著,染色质浓染,形状不规则,核膜核仁不清楚,核互相重叠,细胞核排列成线性或花环状。胞质少,细胞边界不清楚,随机分布于小叶之间,很少位于小叶内。核分裂少见,偶见生理性核分裂。背景缺乏炎症变化。免疫组化,SGC 表达 Vimentin、CD68 和 p53,部分表达;CD34、Actin 和 SMA;不表达 desmin、CK、S-100、ER 和 PR。本组三例分别发生于乳头腺瘤、纤维腺瘤和叶状肿瘤内,发生于纤维腺瘤者可见核分裂。

乳腺 SGC 的组织来源还不清楚,一般认为 SGC 来源于间叶细胞,但究竟源自纤维组织细胞、肌纤维母细胞或者导管周围间质纤维母细胞等,意见还不统一。乳腺 SGC 出现的原因也不清楚。最初 Rosen 观察到伴有乳腺 SGC 的乳腺癌患者年龄在 40~50 之间,认为 SGC 的出现是对激素改变的修复性反应,SGC 与男性乳腺发育症伴发的报道也支持这一观点。然而,更多的报道显示,SGC 的年龄分布趋势并不明显。此外,还有认为 SGC 的出现可能与接受放疗或者肥大细胞浸润有关,但并未得到广泛认可。

与睾丸等组织的出现的 SGC 不同,乳腺 SGC 似乎并非衰老变性细胞。乳腺 SGC 表达细胞增殖抗体 Ki-67;而 Ki-67 表达见于细胞周期 G0 期之外的细胞,据此推测,乳腺 SGC 应当具有很强的增殖活性。而且,Ryška 的研究发现,多数乳腺 SGC(5/6 例)出现 p53 阳性表达,而 p53 是重要的抑癌基因,在维持细胞正常生长、抑制恶性增殖中起着重要作用,其阳性表达往往意味着发生了基因突变,在多种肿瘤的转化中起重要作用,据此,我们认为乳腺 SGC 可能为肿瘤性病变。

【鉴别诊断】

乳腺 SGC 形态特殊,多形奇异型明显,需要与分化差的浸润性癌、破骨细胞样巨细胞等进行鉴别。

1. 多形性浸润性癌　乳腺 SGC 异型明显,有时还以浸润性方式出现在纤维脂肪中,易与乳腺癌混淆;特别是在与乳腺癌伴发的病例中,进行保乳手术时,乳腺 SGC 出现在切缘时,判断尤为重要。癌细胞更具上皮的特点,核结构清晰,核分裂多。免疫组化对两者鉴别非常有意义,乳腺癌细胞总是表达上皮性标志物,而乳腺 SGC 则不表达。

2. 新辅助化疗后残存的癌细胞　化疗可使癌细胞变性、坏死消失,也可引起间质纤维化及反应性间质巨细胞,特别是残留的少量散在癌细胞需要和间质巨细胞鉴别,有时不太容易区别。残留的癌细胞失去结构特点,细胞肿大不规则,胞质比较丰富,红染颗粒状,核深染结构不清。

3. 破骨细胞样巨细胞　破骨细胞样巨细胞亦常与分化差的乳腺癌或化生性癌共存,可能为组织细胞起源的反应性改变,具有多个小而一致的核,胞质嗜酸性丰富。破骨细胞样巨细胞侵入癌细胞巢内或巢周间质内,核无异型性,中央分布,无染色质浓染,胞质嗜酸,间质内血管增生,有出血及含铁血黄素沉积。破骨细胞样巨细胞一般表达 lysozyme、CD68、antitrypsin 等组织细胞标志物,而 SGC 则不表达,细胞核有异型性,核互相重叠排列成线性或花环状,胞质少,界限不清。可资鉴别。

4. 间质肉瘤变　纤维腺瘤、良性叶状肿瘤或伴有间质巨细胞其他病变间质巨细胞广泛密集分布时,可误为肉瘤变。间质巨细胞可以有多形性和一定的异型性,但核的结构往往不清楚,核分裂也罕见,而且也缺乏梭形细胞。间质肉瘤变有更明显的异型性及核分裂活性,而且常有异型梭形细胞。

【预后】

尽管乳腺 SGC 来源不明,但是其出现并不具有独立预后意义。在以良性肿瘤切除的病例中,随访中并无一例发生复发、转移,包括那些以浸润性方式生长或出现在切缘部位的病例,这些提示乳腺 SGC 具有很强的惰性。而对于具有较多核分裂的乳腺 SGC,积累的病例及随访时间尚少,还难有定论。

(张祥盛　丁华野)

★ 专家点评-1

吴蕴(Yun Wu)教授: 乳腺间质巨细胞罕见,多为在乳腺肿块性病变中偶尔发现。其主要特征是原有病变富有细胞,且有多形性,核分裂罕见,提示此种细胞为退变性改变,如同在神经鞘瘤内见到的巨细胞相似。

乳腺间质巨细胞是一种良性病变,需与其他恶性肿瘤,特别是并存原位癌或浸润癌术后新辅助治疗后改变鉴别。行 CK 免疫组化染色易与浸润性癌区别。

乳腺间质巨细胞与在多形性癌、肉瘤或恶性叶状肿瘤中的恶性间质细胞不同,后者的背景细胞较多核分裂。值得注意的是,乳腺间质巨细胞可见于良性纤维上皮性肿瘤内。在良性病变中没有预后意义。

★ 专家点评-2

丁华野教授: 乳腺纤维腺瘤及乳腺发育症等疾病中的间质巨细胞与分叶状肿瘤(缺乏间质过度增生及叶状结构时)间质中的单核-多核巨细胞的鉴别常会出现困难,笔者有几点经验供参考:①注意病变的整体结构特征,分叶状肿瘤可缺少间质过度增生及叶状结构的改变,但仍可寻觅到诊断分叶状肿瘤的其他足丝马迹,如腺体及间质分布紊乱,比例失调,腺管的衬覆腺上皮柱状细胞化,腺管明显扩张呈分支,旺炽性导管增生及微乳头状增生等。②注意其背景特点,间质巨细胞的周围通常是少细胞性纤维-胶原化或疏松间质,即使有些细胞,也无任何异型性;分叶状肿瘤单核-多核巨细胞周围的间质常富于细胞,且多少会有异型性。③乳腺间质巨细胞的形态学特征显示一种退行性改变,可以是单核也可为多核巨细胞,可有程度不同的多形性,但缺乏异型性,胞质少,细胞边界不清楚,核常深染、重叠,形状不规则,核仁不清楚,核分裂罕见;分叶状肿瘤的单核-多核巨细胞通常有明显的多形性及异型性,泡状核、核仁明显,常具有核分裂活性,可见异常核分裂。另外,还有一种情况值得注意,分叶状肿瘤也可出现这种反应性间质巨细胞,此时与其间质的肿瘤性单核-多核巨细胞进行鉴别是有意义的,因为可能会涉及到分叶状肿瘤的分级。笔者认为,特别是在这类相似的细胞比较密集且出现核分裂时,不要强求区分两者,鉴别困难时,把这类细胞视作为肿瘤性细胞,可能是一种有实际意义的选择。

病例二　结节性筋膜炎

【病例介绍】

女性,44岁,"因发现左乳肿块1个半月,渐增大就诊"。患者于1个半月前无意中发现左乳房肿物,花生米大小,活动时不适,近来渐增大。查体:左乳外上象限可触及3cm×2.5cm大小肿块,质地稍韧,边界不清,活动度稍差,但与胸壁组织无粘连。局部无水肿、轻触痛。乳腺皮肤颜色未见异常,无橘皮样外观和乳头内陷。左侧腋窝部未触及肿大淋巴结。右侧乳腺未见异常。B超检查见肿物界限不清,不均匀等回声,不能除外癌。血常规及生化检查结果均在正常范围。临床诊断乳腺肿瘤,行肿物切除手术。手术中快速冷冻病理检查见病变由梭形细胞构成,无上皮分化证据,界限不清,间质黏液样,有散在淋巴细胞浸润,考虑为结节性筋膜炎。

【病理变化】

1. **巨检**　不规则乳腺组织,4.5cm×3.5cm×3cm大小,切面灰白色,夹杂淡黄色脂肪组织。其中见2.8cm×2.5cm×1.5cm结节,灰白色,部分区域有黏液样光泽,无坏死,无包膜,边界不清,有放射状条索样结构伸入周边脂肪组织,质稍韧。

2. **镜检**　病变无包膜,与乳腺组织无清楚界限,边缘向周围脂肪组织伸入(图13-2-1　图13-2-2)。病变由较肥胖的梭形细胞构成,呈不规则束状或编织状排列(图13-2-3,图13-2-4),部分区域略显杂乱,细胞较稀疏,胞质淡嗜伊红染色,核卵圆形或略不规则,核膜清楚,染色质较细,可见小核仁,核分裂易见,但无病理性核分裂。部分区域间质疏松,黏液样,梭形细胞在黏液基质中呈星形

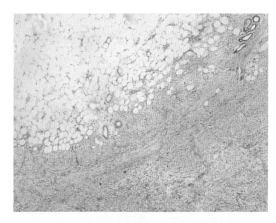

图13-2-1　病变无包膜,一侧见乳腺组织

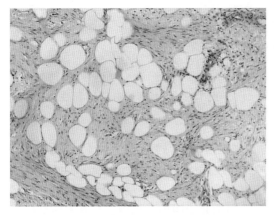

图13-2-2　梭形细胞在脂肪组织中穿插

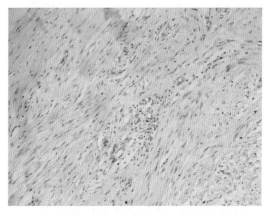

图13-2-3　梭形细胞呈束状排列

（图13-2-5,图13-2-6）。可见散在的淋巴细胞,局部可见毛细血管周红细胞外渗（图13-2-7）。周围乳腺组织小叶结构未见异常。

3. 免疫组化　梭形细胞 Vimentin、SMA 阳性（图13-2-8,图13-2-9）,CKpan、EMA、S-100 蛋白、CD34 阴性。

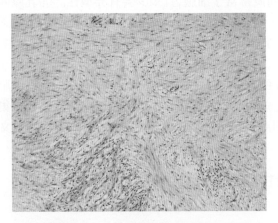

图 13-2-4　梭形细胞呈编织状排列

图 13-2-5　病变中的黏液样区域

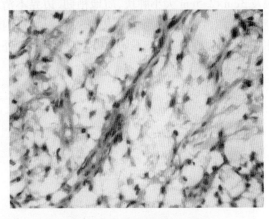

图 13-2-6　病变的黏液样间质

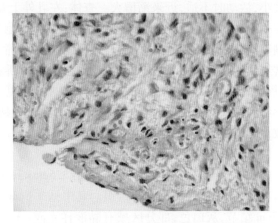

图 13-2-7　病变内见毛细血管旁红细胞外渗

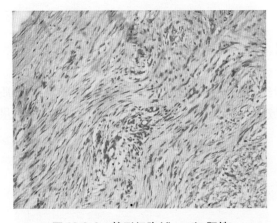

图 13-2-8　梭形细胞 Vimentin 阳性

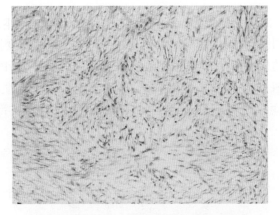

图 13-2-9　梭形细胞 SMA 阳性

【讨论】

　　结节性筋膜炎(nodular fasciitis)在 1955 年由 Konwaler 等首先报道,由于病变常显示富于梭形细胞,核分裂较多,临床生长迅速,而易误诊为软组织肉瘤,所以又被称为假肉瘤型筋膜炎(pseudosarcomatous fasciitis)。结节型筋膜炎是一种结节状肌纤维母细胞增生性病变,发生于皮下或浅筋膜,常在局部形成肿块,少数病例有外伤史,故曾被认为与外伤或感染有关,但缺乏充分的证据,多数病例并无明确的病因。尽管本病被称为筋膜"炎",但实际上并非炎症性病变。本病可发生于任何年龄,以 20～40 岁多见,20～30 岁为发病高峰年龄段,

10岁以下的儿童和60岁以上老年人较少发生。病程一般较短,常为1~2周,多数都不超过3个月,短期内快速生长成为本病的重要临床特点,只有极少数患者就诊时发病时间超过1年。不同性别发病情况无明显差异。病变可发生于全身各部位体表,但以上肢最多见,尤其是前臂屈侧,其次为躯干,主要是胸壁和背部,头颈部也为多发部位,包括眼睑、面部、颈部、口腔、腮腺区、外耳区等,发生于下肢者较少见,手足为罕见部位。除体表软组织外,还有发生于膀胱、外阴、神经内、淋巴结包膜、关节内的报道。

发生于乳腺的病例报道极少,而且其中的大多数实际发生于乳房区的皮下组织,而不是真正发生于乳腺实质。临床表现为皮下、浅筋膜孤立性结节,有时位置较深,累及肌肉,病变生长迅速,可有酸胀、触痛、麻木或感觉异常。超声波检查及CT或MRI检查均表现为皮下或肌肉内软组织肿块,直径多在5cm以下,周边界限不清,缺乏诊断性特点。病变的大体形态常显示为灰白色质韧肿块,无包膜,多数界限尚清,圆形或卵圆形,部分界限不清,边缘可见病变呈蟹足样伸入邻近脂肪组织或骨骼肌组织。当病变含有较多黏液成分时,质地可较软,有黏液光泽,甚至呈胶东样,似黏液瘤。肿块直径一般在2~3cm大小,文献报道最大者达8cm。病变由增生的肌纤维母细胞构成,具有黏液样基质,常见红细胞外渗和淋巴细胞浸润,成为结节性筋膜炎显微镜下的基本特点。但不同病例的组织学图像可以显示相当大的差别,因此存在多种不同的组织形态学分型。

Bernstein和Lattes将结节性筋膜炎分为经典型、反应型(修复型或肉芽肿型)、富于细胞型、化生型、增生型等五个亚型,Shimuzu等将结节性筋膜炎分为黏液型、富于细胞型、纤维型三种亚型,也有作者甚至提出可以分为十多个亚型,这种情况反映了结节性筋膜炎组织学形态的多样性和复杂性,也是造成误诊的重要原因,但组织学分型并没有预后意义。结节性筋膜炎病灶中增生的肌纤维母细胞呈梭形或胖梭形,形态、大小基本一致,没有显著的异型性和多形性,细胞质略红染,核染色质较细,可见核仁,核分裂多少不一,但不见病理性核分裂。肌纤维母细胞呈束状或编织状排列,也可杂乱无章分布缺乏方向性。多数病例细胞较稀疏,间质疏松、黏液样,可出现微囊样结构,被描述为“破渔网”状。肌纤维母细胞在黏液基质中呈星形,类似组织培养或在肉芽组织中所见的纤维母细胞。部分病例可见数量不等的破骨样多核巨细胞。病变周边常可见较多薄壁毛细血管,散在多少不等的淋巴细胞浸润,似肉芽组织结构。病变无包膜,可向周围脂肪组织、纤维组织、骨骼肌等延伸。不同的组织学形态代表了病变的不同时期。病程较短者基质黏液样,其后纤维组织成分增生,细胞逐渐丰富,而病程较长者肌纤维母细胞及纤维母细胞减少,胶原纤维形成,甚至出现钙化或骨化。

免疫组化显示肌纤维母细胞的特点,梭形细胞表达vimentin、SMA、MSA,不表达CD34、S-100蛋白和CK、EMA,也不表达ER、PR。超微结构显示肌纤维母细胞和纤维母细胞的分化特征。关于结节性筋膜炎细胞遗传学的研究资料较少,少数文献报道结节性筋膜炎存在不同的染色体异位和重排,提示可能为肿瘤性病变,但Koizumi等采用HUMARA-甲基化-特异性PCR方法对结节性筋膜炎的研究显示病变呈多克隆性,仍支持结节性筋膜炎为反应性增生性病变。

【鉴别诊断】

1. **低度恶性纤维瘤病样梭形细胞癌**　由Sneige等于2001年提出,为乳腺梭形细胞癌的一个特殊亚型,罕见,但以梭形纤维母细胞样或肌纤维母细胞样瘤细胞成分为主,与结节性筋膜炎形态接近。肿瘤无包膜,呈浸润性生长,可见灶性分布的上皮细胞分化的纺锤形、多边形细胞,部分可出现鳞状上皮或腺上皮分化。发现上皮细胞分化,且肿瘤细胞同时表达CK和vimentin是纤维瘤病样梭形细胞癌的证据。

2. **黏液纤维肉瘤**　好发于老年人,肿瘤细胞显示不同程度的异型性,可见病理性核分裂,黏液基质中有时可见假脂肪母细胞,存在核深染的异型瘤细胞和多核瘤细胞。

3. **未分化肉瘤**　即恶性纤维组织细胞瘤,多发于老年人,好发于深部组织,体积常较大,瘤细胞具有明显异型性,可见病理性核分裂。

4. **纤维肉瘤**　发生部位一般较深,体积较大,可见梭形细胞呈特征性的鱼骨样或人字形排列。

5. **平滑肌肉瘤**　具有平滑肌分化的特征,核长圆形,胞质丰富,嗜伊红染色,免疫组化表达与结节性筋膜炎也有差异。

6. **纤维瘤病**　病变中梭形细胞多平行排列,长束状,侵袭样生长,β-catenin阳性,灶性表达actin,临床易复发。

尽管可能有20%的误诊率,典型部位发生的结节性筋膜炎并不是一个非常难于诊断的软组织病变,但由于发生在乳腺者极罕见,所以可能误诊。结节性筋膜炎局部切除多可治愈,也有自发性消退的报道。

(李新功　温黎)

★ **专家点评-1**

王曦(Xi Wang)教授:以上讨论中对结节性筋膜炎的形态学描述非常到位。"细胞培养样"的肌纤维母细胞是其标志性的形态学特征。这里提供一个高倍镜下的图片以供参考(图13-2-10)。肌纤维母细胞通常SMA染色阳性,但与真正的平滑肌细胞的染色不同,呈所谓的"电车轨道状"。提供一高倍镜下图片(图13-2-11),读者可参照邻近的小血管来理解两者染色的差异。

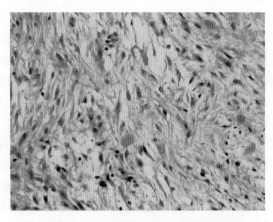 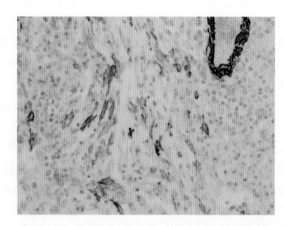

图13-2-10 "细胞培养样"的肌纤维母细胞　　　　图13-2-11 肌纤维母细胞SMA阳性呈"电车轨道状"

乳腺梭形细胞病变的鉴别诊断应首先考虑在乳腺较为常见的病变。如化生性癌和叶状肿瘤,而不是轻易地诊断其他肉瘤。因为乳腺原发的其他肉瘤非常罕见。除广泛采样以排除恶性上皮成分(化生性癌)或叶状结构及良性上皮(恶性叶状肿瘤)的存在外,免疫组化应包括针对上皮的一组抗体,而不是单一的广谱CK。p63和高分子量CK都应包括在内。这首先是因为梭形细胞化生性癌有可能局部角蛋白阳性,而p63对化生性癌的敏感性和特异性都非常高。其次,结节性筋膜炎及其他鉴别诊断中的病变,如纤维瘤病也可能局部角质蛋白阳性,所以,一组抗体可避免双向的片面性。

★ **专家点评-2**

丁华野教授:特别要注意部变的部位,绝大多数乳房区的结节性筋膜炎发生于皮下组织(可累及乳腺),而乳腺癌均发生在乳腺实质内。某些乳腺低级别梭形细胞化生性癌可非常类似于结节性筋膜炎,这类化生性癌又可称为结节性筋膜炎样梭形细胞化生性癌,有较好的预后。在乳腺实质内遇到结节性筋膜炎样的梭形细胞病变,首先应该想到的是梭形细胞化生性癌,而不是结节性筋膜炎。

病例三　假血管瘤样间质增生

【病例介绍】

女性,47岁,"发现左乳肿物1个月入院",肿物质韧,光滑,形态规则,边界清楚,活动好,无压痛。无乳头溢液等。彩超示:左乳实性占位:癌? 双乳囊肿。术中见左乳3点钟方向距乳头6cm处见一质韧包块,大小2cm×1.5cm×1cm,形状规则,边界较清,剖面呈白色,与皮肤胸壁无粘连。

【病理变化】

1. **巨检**　已剖灰黄灰白色不整形组织一块,切面见一大小为2cm×1.5cm×1.5cm的灰白色肿块,界尚清,质中偏软。

2. **镜检**　致密胶原和瘢痕样间质内见相互吻合的裂隙样腔隙。腔隙内无内容物或含少量红细胞。一些腔隙的边缘衬覆梭形/扁平细胞,似内皮细胞。衬覆细胞形态温和,胞质少,核深染,不见核分裂象(图13-3-1,图13-3-2)。

3. **免疫组化**　显示腔隙衬覆细胞Vimentin、CD34(图13-3-3)、desmin阳性(图13-3-4)。

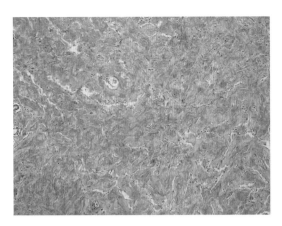

图 13-3-1 致密胶原和瘢痕样间质内见相互吻合的裂隙样腔隙

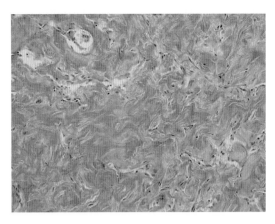

图 13-3-2 腔隙内无内容物或含少量红细胞,一些腔隙的边缘衬覆梭形/扁平细胞

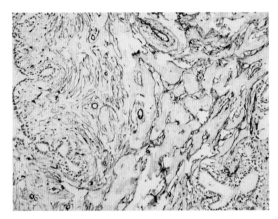

图 13-3-3 腔隙衬覆细胞呈 CD34 阳性表达

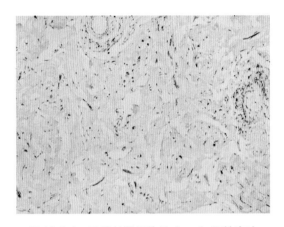

图 13-3-4 腔隙衬覆细胞呈 desmin 阳性表达

【讨论】

假血管瘤样间质增生(pseudoangiomatous stromal hyperplasia,PASH)是一种良性乳腺间质肌纤维母细胞增生性瘤样病变。其命名体现了 PASH 在组织学形态上类似血管病变。好发于男性乳腺发育症及绝经前女性,提示激素因素与 PASH 发生和发展相关。临床上可广泛累及乳腺,形成可触及的包块(结节性假血管瘤样间质增生),有时与纤维腺瘤不易区分。大体肿块多数境界清楚,直径 2~15cm,平均 5cm,切面灰白色,质韧。但常作为一伴随病变,是显微镜下的偶然发现,常伴随有纤维腺瘤、(男性)乳腺增生症或恶性乳腺疾病等。镜下病变是由间质和上皮成分混合组成:在致密胶原和瘢痕样间质见复杂的、相互吻合的裂隙状假血管腔。这些裂隙在组织学上可表现为扩张样或不易察觉。低倍镜下,假血管瘤样间质增生可类似高分化血管肉瘤。裂隙状腔隙内既可无细胞衬覆,也可以衬覆细长的肌纤维母细胞,细胞无异型,胞核小、圆形或卵圆形,无核分裂象。假血管瘤样腔隙在冰冻切片中也可见到,提示 PASH 不是人工制片造成的假象。裂隙周间质内肌纤维母细胞可成束状增生,被认为是肌纤维母细胞肿瘤谱系的一端,又称为富于细胞型 PASH。此时,假血管瘤样结构不明显。假血管瘤样间质增生一般分布在小叶内或小叶间。在男性乳腺发育病变中,假血管瘤样间质增生常围绕导管分布。周围导管上皮可有不同程度的增生。Rosen 等提到不典型 PASH 病变,见于青少年,表现为显著细胞非典型性、多形性、多核细胞和核分裂象。这些病例提示部分肌纤维母细胞肉瘤可起源于 PASH,尚需充分的临床预后评估。邻近裂隙的梭形细胞 CD34、Vimentin 阳性,desmin、SMA 及 Calponin 不同程度的表达,FⅧ抗原、CD31 及 CK 阴性。肌纤维母细胞偶尔表达 PR,而 ER 表达弱或缺失。PASH 是良性病变,广泛局部切除即可治愈。通常复发见于切除不净。

【鉴别诊断】

1. 高分化血管肉瘤 PASH 的裂隙状空腔相互吻合可误诊为高分化血管肉瘤。但裂隙缺乏内皮细胞,内衬梭形细胞无异型及核分裂象,病变缺乏坏死,无浸润脂肪均有别于高分化血管肉瘤。免疫组化梭形细胞

CD34、Vimentin、SMA 阳性，FⅧ、CD31 阴性可与血管肉瘤区别。

2. **非典型血管病变**　常见于乳腺癌术后放疗患者，表现为放疗区皮肤红色丘疹或斑丘疹。镜下皮肤真皮内扩张的血管形成复杂、分支状结构，相互吻合。内皮细胞肿胀，细胞核明显，但无明显的核仁和核分裂象。慢性炎细胞浸润于周围。结合病史及内皮细胞性质可进行鉴别诊断。

3. **血管瘤病**　是一种弥漫性和持续性的血管增生，多累及躯体的很大一部分，或病变呈连续性分布，有时可为多灶性。多数发生在 20 岁以内，发病年龄不超过 40 岁。大体呈界限不清的肿块，可类似脂肪瘤。镜下由大的厚壁静脉、海绵状毛细血管或大的营养性血管组成。大的静脉旁或血管壁内见成簇的小血管。弥漫性浸润周围软组织，可由皮下垂直浸润至骨骼肌、骨。

（张璋　步宏）

★ 专家点评-1

吴蕴(Yun Wu)教授：PASH 是一种良性病变，常因其他临床症状如无定形的微小钙化而行粗针穿刺活检时发现。PASH 也可表现为临床或影像学所见的肿块。PASH 的组织学特征为增生的肌纤维母细胞排列形成不明显狭窄的空隙，酷似小的血管腔。然而，其肿瘤细胞缺乏真正的血管标记物如 FⅧ和 CD31 的表达，也缺乏低级别血管肉瘤中的细胞异型性。一种少见的亚型是"Fascicular variant"，又称为富于细胞型 PASH，其病灶由成束状排列的肌纤维母细胞构成，缺乏典型的"假血管样"区域。当肌纤维母细胞形成长束状排列时，富于细胞型 PASH 应与纤维瘤病相鉴别。然而，富于细胞型 PASH 周边常可见到典型的 PASH 区域，这一点有助于正确诊断。相对而言，乳腺纤维瘤病通常是浸润性生长，肿瘤细胞核表达 β-catenin。

鉴于 PASH 是一种良性病变，粗针穿刺活检证实为 PASH 而临床显示为良性病变时，可不需手术切除。若临床怀疑有其他恶性病变，则需行切除活检。

★ 专家点评-2

丁华野教授：乳腺假血管瘤样间质增生是一种（非特化间质内的）纤维母细胞-肌纤维母细胞增生性病变，增生过程可分割小叶或包裹固有腺体形成双相性形态学改变。笔者观察到，假血管瘤样间质增生性病变可形成界限比较清楚的结节，其内的腺管常被覆呈柱状细胞特点的腺上皮，腺腔常有不同程度的扩张，其形状不规则，某些时候可出现旺炽性导管增生，增生细胞可有不典型性，有时病变内可存在脂肪组织（似为浸润所致）。笔者认为，以上形态学改变至少在某种程度上具有纤维上皮性肿瘤（特别是叶状肿瘤）的特点，特别是富于细胞型假血管瘤样间质增生，细胞密集，可出现异型性及核分裂，此时更是与叶状肿瘤难以区分。笔者怀疑某些假血管瘤样间质增生性病变与分叶状肿瘤似存在着某种关系，其可能是叶状肿瘤的早期表现或能发展成为叶状肿瘤。不管怎样去考虑，如果一个纤维上皮性肿瘤有显著广泛的假血管瘤样间质增生，一定要想到分叶状肿瘤的可能性。另外，特别是富于细胞型假血管瘤样间质增生，尤其是在粗针穿刺诊断时，需要和化生性癌鉴别。乳腺化生性癌可出现假血管瘤样间质增生样改变，虽然局部的形态学改变可非常类似，但整体变化及免疫组化表型不同。

★ 专家点评-3

皋岚湘主任医师：假血管瘤样间质增生是一种良性增生性病变，关于它的组织形态和鉴别诊断作者已进行了较完整的论述。同意上述专家点评观点。但目前对它的流行病学和病因至今仍不十分清楚。最近有一些文献报道：①该疾病虽然多见于绝经前女性和男性乳腺发育症，也可以发生于任何年龄，包括绝经后妇女、年轻女性和儿童，甚至 9 个月婴幼儿。②病因与女性激素关系密切，绝大部分病例表达 PR，认为肌纤维母细胞对内源性和外源性激素异常反应是引起 PASH 的重要因素。③PASH 有一种伴有多核巨细胞的亚型，假血管裂隙衬覆单核梭形细胞和多核巨细胞，在胶原基质中也散在多核巨细胞，这些细胞均表达 CD34 而不表达血管内皮和组织细胞的标记物。④PASH 是良性病变，一般只需采用保守治疗和观察，但有乳腺癌家族史的患者要警惕，有人建议手术切除治疗。

病例四　纤 维 瘤 病

【病例介绍】

女性,83 岁,"发现右乳外侧肿块 3 个月余"。查体:左侧乳晕处肿物 3cm×2cm 大小。活动度差,界限尚清。周围乳腺及表面皮肤、乳头未见明显异常。腋窝淋巴结无肿大。

【病理改变】

1. 巨检　乳腺组织一块,大小 3.5cm×3.0cm×3.0cm,切面见一肿块,大小 2.4cm×2.0cm×1.6cm,边界不清。切面灰白色,质地韧硬,无出血坏死。

2. 镜检　镜下纤维瘤病由形态一致、温和的梭形细胞组成,细胞质淡染、嗜酸性、界限不清,细胞核卵圆-狭长、两端尖细;核分裂少见。细胞排列呈长而宽广的束状,呈指状浸润性边缘,将周围的导管或小叶埋陷。少量淋巴细胞浸润,病变边缘最为显著(图 13-4-1)。

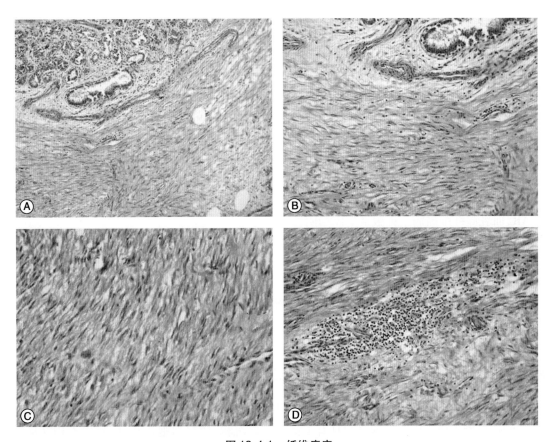

图 13-4-1　纤维瘤病

A~D. 病变由形态一致、温和的梭形细胞组成,中等密度,细胞质嗜酸性、界限不清,细胞核卵圆-狭长、
　两端尖细;核分裂少见。可有少量慢性炎细胞浸润

3. 免疫组化　Vimentin 阳性,SMA 部分细胞阳性,Actin、desmin、CD34 和 S-100、CK、ER、PR、AR 及 p63 均阴性。β-catenin 核阳性(图 13-4-2)。

【讨论】

乳腺纤维瘤病(fibromatosis)是一个浸润性潜在恶性的梭形细胞增生性病变,由纤维母细胞或肌纤维母细胞组成,并有不同数量的胶原沉积,具有局部侵袭性。可以发生在人体任何部位,尤其是躯干和四肢。发生于乳腺者罕见,占全部乳腺病变不足 0.2%。育龄期女性较绝经前后女性多见,偶见男性。发病年龄 13~80岁,平均年龄 46 岁,中位年龄 40 岁。常表现为孤立性、无痛性、质硬的肿块,可有皮肤或乳头皱缩,乳头溢液罕见,临床检查及影像学与癌难以区分。多为单发,亦有双侧发病。文献中有乳腺再造假体植入后纤维瘤病的报道。

镜下,纤维瘤病由温和的、形态一致的梭形细胞组成,细胞质淡染、嗜酸性、界限不清,细胞核卵圆-狭长、

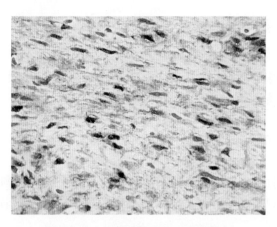

图 13-4-2　梭形细胞核 β-catenin 阳性

两端尖细;核分裂少见,但局部甚至可以大量出现。细胞排列呈长而宽广的束状,呈指状浸润性边缘,将周围的导管或小叶埋陷。细胞与间质胶原比例多少不等,外周通常比中央更富于细胞,具有丰富间质胶原者呈瘢痕样外观。间质可能出现黏液样变,有时会非常显著并与结节性筋膜炎相似。淋巴细胞浸润常见,病变边缘最为显著。与围绝经期或绝经期患者相比,生育期的女性患者更富于细胞,核分裂象更活跃,核轻度异型性更明显。

【鉴别诊断】

1. **外伤（包括手术）后瘢痕**　纤维瘤病与外伤(包括手术)后瘢痕组织学改变相似,鉴别非常困难。当病变中有含铁血黄素沉积、脂肪坏死、组织细胞和异物巨细胞反应,并缺乏长束状结构与外周埋陷的导管和小叶,倾向于瘢痕,更重要的是患者有外伤或手术史;但对曾行手术切除的纤维瘤病患者,区分瘢痕或是纤维瘤病残留,则非常困难,甚至不可能。

2. **纤维瘤病样化生性癌**　纤维瘤病样化生性癌也构成于温和的梭形细胞,与纤维瘤病非常相似,需要认真寻找是否出现上皮样细胞巢或导管内癌成分,更重要的是进行一系列的 CK 免疫组化。化生性癌 CK、p63 阳性,而纤维瘤病阴性,β-catenin 阳性。

3. **糖尿病性乳腺病**　伴有大量胶原沉积和较多淋巴细胞浸润的糖尿病性乳腺病与某些纤维瘤病极易于混淆,但是,糖尿病乳腺内的胶原已发生玻璃样变性,细胞成分较少,淋巴细胞位于血管周和小叶周,临床上有糖尿病史。

4. **脂肪瘤样肌纤维母细胞瘤**　可出现指状浸润生长的图像,类似纤维瘤病,但 70% 以上病例细胞表达 ER、PR 和 AR,而乳腺纤维瘤病三种激素受体均阴性。

5. **结节性筋膜炎**　界限相对清楚,无指状浸润性边缘,核分裂多见,与纤维瘤病的炎细胞呈灶性集聚性分布不同,炎细胞呈散在分布于病灶内。

【预后】

与乳腺外纤维瘤病的 57% 的复发率相比,乳腺纤维瘤病具有较低的复发率,仅为约 25%,复发多数发生于手术后 3 年内,亦有术后 6 年复发者。

（张祥盛　张庆慧）

★ **专家点评-1**

吴蕴(Yun Wu)教授:笔者发现数项特征有助于识别纤维瘤病。首先,纤维瘤病的细胞密度在低倍镜下仅为中等程度,这可能主要是因为细胞之间具有丰富的胶原沉积,使得细胞相互分隔,而不相互接触。其次,纤维瘤病规则有序的梭形细胞呈长束状排列,不像纤维肉瘤和平滑肌肉瘤那样具有明显的编织状结构。第三,纤维瘤病的细胞核形态温和,淡染,有微小核仁。细胞核甚至不如病变中的内皮细胞那样明显。最重要的鉴别诊断是纤维瘤病样化生性癌。化生性癌除了具有形态学特征(上皮成分、细胞学多形性更明显以及慢性炎症细胞),使用 p63 和高分子量细胞角蛋白等免疫组化非常有助于确定诊断。

★ **专家点评-2**

皋岚湘主任医师:同意吴蕴教授的意见,乳腺纤维瘤病十分罕见,首先需要与纤维瘤样化生癌鉴别。一部分病例可能是来源皮肤浅筋膜累及到乳腺组织。大概有 10% 的家族性大肠腺瘤性息肉病的患者伴发乳腺纤维瘤病。非常罕见的病例可以出现核旁胞质内包涵体,与婴儿指/趾纤维瘤病(包涵体性纤维瘤病)类似。当侵犯深部肌组织时,邻近的肌纤维萎缩,损伤的肌细胞可表现为核肿大、浓染的多核细胞,不要将它判断为肿瘤细胞。免疫表型与发生在腹壁的纤维瘤病一致,CK、S-100 蛋白阴性,少量表达 Actin,不表达激素受体。CD34 也是阴性,但在判读时要远离陷入的小叶导管结构,因为在它们周围可以残留的正常乳腺基质成分。细胞核表达 β-catenin 是该肿瘤特征之一,绝大部分病例可以检测到 β-catenin 基因(CTNNB1)突变。乳腺粗针穿刺活检组织诊断纤维瘤病十分困难,利用 CTNNB1 突变和 β-catenin 表达的检测是纤维瘤病与其他肿瘤十分有用的鉴别诊断方法,可指导临床进一步外科正确治疗。

病例五　炎性肌纤维母细胞瘤

【病例介绍】

女性,35 岁,"发现左乳腺肿块 1 年入院"。查体:肿块大小 5cm×4.5cm,质中,活动可。乳头无内陷,皮肤无橘皮样外观。临床诊断为乳腺纤维腺瘤合并囊性增生病,行乳腺单纯切除。左腋窝未触及肿大的淋巴结。

【病理变化】

1. **巨检**　带乳头及皮肤的(左)乳腺切除标本一件,11cm×8cm×3cm 大小。切面乳晕外侧下方有一肿块,4.0cm×3.6cm×1.6cm 大小,边界欠清,质硬。切面灰白色,无包膜。

2. **镜检**　肿瘤挤压周围乳腺组织,瘤细胞呈梭形,大小较一致,呈相互交错的束状排列,间有较多胶原纤维,其间混有脂肪组织。梭形细胞核呈短梭形,横切面为卵圆形,似上皮样细胞,染色质细,核仁核膜不清,胞质丰富,明显红染,肿瘤内可见较多浆细胞、淋巴细胞和嗜酸性粒细胞浸润,并见簇集状分布的淋巴样细胞(图 13-5-1 ~ 图 13-5-4),但无明显侵蚀腺体组织。间质呈明显灶性黏液样变性,可见散在的肥大细胞。

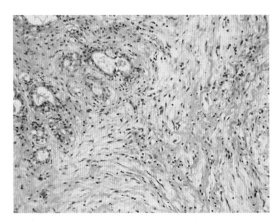

图 13-5-1　瘤细胞呈梭形,大小较一致,呈相互交错的束状排列

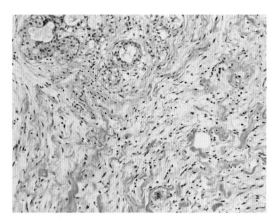

图 13-5-2　肿瘤内可见较多浆细胞、淋巴细胞和嗜酸性粒细胞浸润

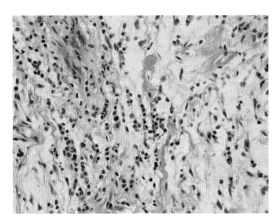

图 13-5-3　肿瘤内较多炎细胞浸润,散在或成片分布

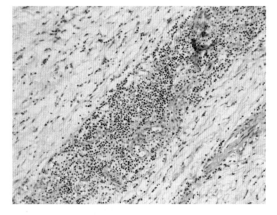

图 13-5-4　肿瘤内较多炎细胞浸润,散在或成片分布

3. **免疫组化**　Vimentin、ALK(图 13-5-5)、Actin、SMA 和 S-100 阳性,CK、EMA 和 LCA 瘤细胞阴性,CD34 血管阳性。

【讨论】

炎性肌纤维母细胞瘤(inflammatory myofibroblastic tumor,IMT)是炎性假瘤的一种类型,发生于乳腺者非常罕见。以往名称很多,应用最多的是炎性假瘤,其他有浆细胞肉芽肿、纤维黄色瘤、组织细胞瘤等,其本质是炎症反应性病变还是真性肿瘤目前仍不确定。见诸文献,本病可能是一组病变,有些病例是炎症反应性病变,

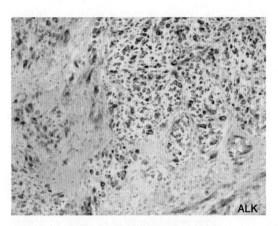

图 13-5-5　瘤细胞 ALK 阳性

而另一些病例瘤细胞 ALK 阳性,分子生物学检测 2P23 异位,肺外 IMT 复发率达 25%,表明是真性肿瘤。2003 版 WHO 软组织和骨肿瘤病理学和遗传学分类将其单独列出予以确认,定义为一种特殊类型的病变,由肌纤维母细胞性梭形细胞和浆细胞、淋巴细胞、嗜酸性粒细胞等炎性细胞构成。2012 版 WHO 乳腺肿瘤分类中定义为一种低度恶性肿瘤。IMT 发生部位广泛,包括肝脏、甲状腺、胰腺、泌尿道、腹膜、腹膜后、淋巴结、胃肠道、中枢神经系统等,儿童和年轻人的软组织和肺最常发生。乳腺 IMT 少见,迄今国外文献报道不足 30 例。临床表现为可触及的、分界清楚的质硬包块。

乳腺和乳腺外的 IMT 形态学改变相似,由增生的梭形肌纤维母细胞、纤维母细胞和炎症细胞三种成分构成。肌纤维母细胞呈梭形,胞质较丰富,周围有水肿性黏液样背景,呈相互交错的束状或无规律的分布,伴有较多浆细胞、淋巴细胞和嗜酸性粒细胞浸润,血管增多,类似肉芽组织、结节性筋膜炎或其他反应性病变。增生的纤维母细胞呈梭形,胞体相对瘦小,呈紧密的束状排列,伴有不同程度的黏液样和胶原化区域,以及弥漫性炎细胞浸润、包括浆细胞聚集灶和淋巴样结节,类似纤维瘤病、纤维组织细胞瘤或平滑肌肿瘤。在上述两种成分中可见神经节样肌纤维母细胞,核空泡状、核仁嗜酸性、胞质丰富嗜双色。炎症细胞主要为浆细胞、淋巴细胞和嗜酸性粒细胞等。偶见钙化和骨化生。

IMT 中的梭性细胞形态学和免疫表型具有肌纤维母细胞特点,几乎所有病例 Vimentin 阳性。SMA 和 MSA 局灶至弥漫阳性,多数病例 desmin 阳性。约 1/3 病例 CK 局灶性阳性。myogenin、肌球蛋白和 S-100 阴性。ALK 约 50% 的病例胞质阳性。ALK 阳性对确诊很有帮助。

电镜观察,IMT 显示瘤细胞具有肌纤维母细胞和纤维母细胞的分化特征,梭形细胞有发育不好的 Golgi 体、丰富的粗面内质网和细胞外胶原。某些细胞有胞质细丝和密斑。

【鉴别诊断】

IMT 应与发生在乳腺的其他良、恶性梭形细胞病变鉴别,包括梭形细胞癌、良性软组织病变/肿瘤、低级别软组织肉瘤和肌纤维母细胞瘤等,显著的炎性细胞成分是炎性肌纤维母细胞瘤有别于其他病变的重要特征。

【预后】

文献中除 1 例双侧乳腺病变术后 5 个月复发外,多数乳腺 IMT 生物学行为良性。目前尚无判定 IMT 生物学行为的组织学特征,尚需更多的病例长期随访来准确判定其生物学行为。肺外 IMT 复发率约为 25%,是否复发与肿瘤的发生部位以及是否为多结节性有关。

(张祥盛)

★ 专家点评

王曦(Xi Wang)教授:最重要的鉴别诊断是梭形细胞化生性癌,因为后者肿瘤细胞之间通常也会夹杂炎症细胞。一旦发现癌成分,无论是浸润性癌或原位癌,位于梭形细胞肿瘤内或其周围,都有助于诊断化生性癌。不能仅凭免疫组化结果来鉴别 IMT 与化生性癌,正如讨论中所述,大概 1/3 的 IMT 呈细胞角蛋白弱阳性,而 40 岁以上患者的 IMT 通常阴性。再次强调,使用包括 p63 和高分子量角蛋白在内的一组上皮性标记物进行免疫组化检测,是必需的鉴别手段。

病例六　肌纤维母细胞瘤

【病例介绍】

女性,59 岁,"发现右乳腺肿块 6 个月",近期似有长大。查体:乳腺外上象限触及一个直径约 2~3cm 包块,表面光滑,边界清,压痛不明显。局部麻醉下行乳腺肿物切除术。

【病理变化】

1. **巨检**　灰白灰红色卵圆形肿物,无明显包膜,境界清楚,2.5cm×2.5cm×2.0cm 大小,切面灰白色,实

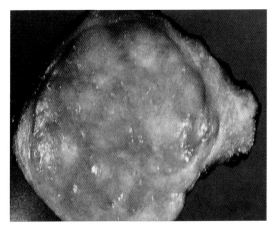

图 13-6-1　肿物境界清楚,灰白灰红色,无明显包膜

性,稍硬。无出血、囊性变及坏死(图 13-6-1)。

2. **镜检**　肿瘤界限清楚,无包膜。肿瘤组织主要由梭形细胞构成,大小较一致,胞质淡嗜酸性,横断面胞质透亮似上皮样细胞,细胞核卵圆形及短梭形,染色质疏松,着色均匀一致,可见小核仁,未见核分裂。瘤细胞短束状排列,间质可见玻璃样变性的胶原纤维束,与瘤细胞核平行。无出血、坏死,可见分化成熟的束状交错排列的平滑肌样细胞及散在、分布不均的成熟脂肪细胞。胶原纤维束内小血管丰富,其间可见少许淋巴细胞、浆细胞及中性粒细胞散在分布。瘤体周边有少许正常的乳腺组织被挤压(图 13-6-2)。

3. **免疫组化**　肿瘤组织 Vimentin 普遍呈阳性表达,Actin、desmin 阳性和 SMA 阳性,CD99、CD68、EMA、S100、NF、GFAP、MYOD1 和 CK(图 13-6-3)阴性,CD34 阳性,Ki-67 阳性约 9%。

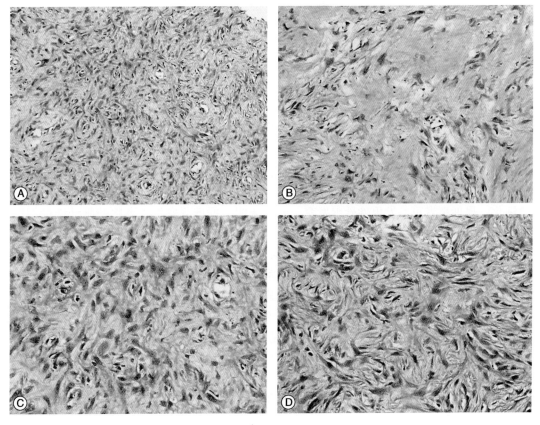

图 13-6-2　镜检

A. 肿瘤由大小较一致梭形细胞构成;B. 瘤细胞间可见纤维化;C. 瘤细胞胞质淡嗜酸性,核卵圆形及短梭形,染色质疏松,着色均匀可见小核仁,未见核分裂;D. 间质胶原纤维束与瘤细胞核平行

【讨论】

乳腺肌纤维母细胞瘤(myofibroblastoma of the breast,MFB)在新版 WHO 乳腺肿瘤组织学分类中归于间叶性肿瘤,其来源于乳腺小叶内和小叶间间质中纤维母细胞和平滑肌细胞等。MFB 非常少见,由 Wargotz 等(1987)首先报道。肿瘤构成于梭形肌纤维母细胞,呈短束状杂乱分布,间质内含有玻璃样变的粗大胶原纤维条带,有些病例间质内较多肥大细胞浸润,常伴有数量不等的脂肪组织。MFB 通常发生在 40~87 岁的男、女乳腺组织中,发病高峰年龄是 50~75 岁。为孤立性、生长缓慢的结节或肿块,肿瘤不止发生于乳腺实质,亦可好发于从腋窝至腹股沟中部的解剖学"乳线"部位。最常见于会阴腹股沟区,其他部位有腹壁、臀部、背部和

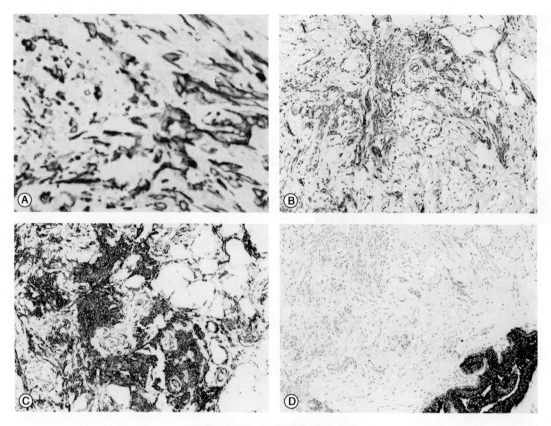

图 13-6-3 肌纤维母细胞瘤
A. SMA 阳性;B. CD34 灶状阳性;C. desmin 阳性;D. CK 阴性

阴道壁等。发病部位是皮下组织,但也可位于腹壁肌肉、阴道后壁和睾丸旁。肿瘤或表现为无痛性肿物,或于外科手术时偶然发现,如腹股沟疝修补术。病变偶有触痛或疼痛。乳腺钼靶扫描肿块呈结节状,均质,界限清楚且缺乏微钙化。男性患者可并发男性乳腺发育。病因未明。据推测发生于乳腺的肌纤维母细胞瘤与患者激素水平有关,常见于男性乳腺发育症和抗醛固酮治疗的老年男性。随着病例的报道增多,发现此瘤组织学改变复杂,有近 10 余种组织学亚型,成为一个组织学谱系。

Magro 等对 MFB 作了深入的研究,认为此瘤组织学变化为广泛的谱系。其主要诊断标准如下:①肿瘤为纯间叶性肿瘤,无上皮成分;②间质内穿插宽带状玻璃样变的胶原纤维束;③低核分裂活性 0~2/10HPF,无病理性分裂;④无坏死;⑤瘤内或瘤间成分变异很大;⑥细胞类型有梭形细胞、上皮样细胞,偶见蜕膜样细胞;⑦瘤细胞缺乏或轻度不典型性,中度或局灶重度者罕见;⑧常见的生长方式为筋膜状、巢状、实性,罕见呈腺泡状、梁状或裂隙状;⑨间质呈黏液样或玻璃样变的纤维性间质,亦可伴有异源性成分,如脂肪组织等;⑩肿瘤边缘呈膨胀性生长,偶见浸润性边缘。

MFB 组织结构复杂,细胞形态变异较大,依据其细胞形态、组织结构以及间质成分,分为如下组织学类型。

1. 经典型 肿瘤由一致、双极性、卵圆形至梭形细胞构成,细胞中等密度,核卵圆形及短梭形,染色质疏松,着色均匀一致,可见小核仁,弥漫分布或聚集成团巢,肿瘤界限清楚,挤压乳腺实质形成假包膜,肿瘤内散布宽大的玻璃样变的胶原束(图 13-6-4),缺乏乳腺导管和小叶,无出血坏死,核分裂 0~1/10HPF,不少病例可见肥大细胞,偶尔可见软骨样化生。对临床生物学无影响。

2. 富于细胞亚型 肿瘤富于细胞,密度明显增大,核有灶状重叠,轻度异型,部分区域可呈编织状或人字形排列,间有嗜酸性胶原带状结构(图 13-6-5),可见微小型浸润。平滑肌/软骨化生罕见。免疫组化 CD34 和 desmin 阳性,SMA+/-。分子遗传学检测 13q,16q 丢失。此型与梭形细胞/多形性脂肪瘤存在细胞遗传学相关性。

3. 上皮样细胞亚型 上皮样细胞型 MFB 罕见,瘤细胞全部或主要(>50%)由上皮样细胞组成,此型易误诊。肿瘤边界清楚,上皮样瘤细胞与少量(10%~40%)圆形、多边形、梭形瘤细胞混合组成,胞质丰富,核分

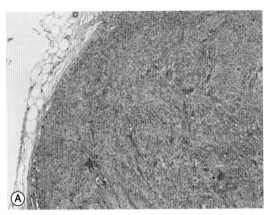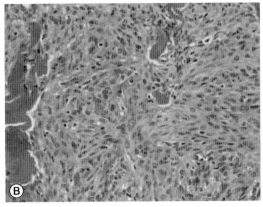

图 13-6-4 经典型

肿瘤界限清楚,挤压乳腺实质形成假包膜,瘤细胞呈筋膜状排列,肿瘤内散布宽大的玻璃样变的胶原束

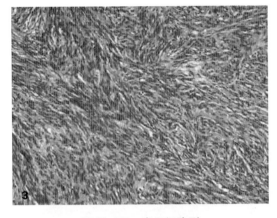

图 13-6-5 富于细胞型

肿瘤富有细胞,瘤细胞呈纤维母细胞样外观,编织状排列,间有嗜酸性的胶原束

裂少见(0~2个/10HPF),瘤细胞核轻度至中度异型性(图13-6-6)。瘤细胞有以下几种生长方式:蜂窝状、单细胞、单列、实性巢团和成簇。瘤组织内均含10%~40%不等的成熟脂肪组织。这些脂肪细胞和不典型的上皮样瘤细胞紧密混合,酷似浸润性小叶癌的生长方式。瘤细胞可同时表达 Vimentin、desmin、SMA、CD34、bcl-2、CD99、CD10、ER、PR 和 AR。这些标记的表达对此瘤的诊断至关重要。鉴别诊断包括浸润性癌、束状型假血管瘤性间质增生、梭形细胞脂肪瘤和含有脂肪组织的孤立性纤维性肿瘤。肿瘤界限清楚,挤压乳腺实质形成假包膜,肿瘤内散布宽大的玻璃样变的胶原束。除免疫组化表达不同外,瘤内缺乏导管和小叶、分裂活性很低、无不典型分裂、缺乏坏死和纤维化间质有助于鉴别。

4. **蜕膜样型 (deciduoid-like MFB)** 瘤细胞较大,圆形、卵圆形或多角形,富有嗜酸性胞质,界限清楚,核大,圆形,空泡状,含1~2个明显的核仁,呈巢状实性或梁索状排列,类似蜕膜细胞(图13-6-7)。

5. **脂肪瘤亚型** 此型 MFB 含有数量不定的脂肪组织,脂肪细胞形态和大小一致,核无多形性,无脂母细胞,通常呈小灶状,穿插于瘤细胞之间。若瘤内含成熟脂肪组织大于50%,有的达75%时称脂肪瘤样亚型(图13-6-8)。组织学特点为:肿瘤边界清楚,病灶内缺乏乳腺导管和小叶,瘤细胞呈梭形或呈上皮样结构,无不典

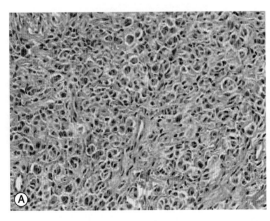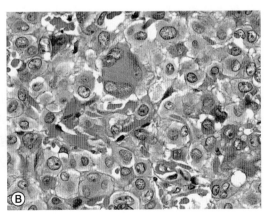

图 13-6-6 上皮样细胞型

A. 肿瘤构成于单核、双核、或多核嗜酸性上皮样细胞,核明显多形性,呈单细胞或小巢状排列,间有嗜酸性胶原束;B. 瘤细胞界限清楚,富于嗜酸性胞质,核膜清楚,核仁小而明显。主要为单核,间有少量多核巨细胞

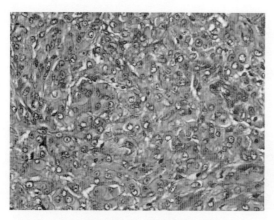

图 13-6-7　蜕膜样型
肿瘤构成于体积较大的嗜酸性蜕膜样细胞,核呈空泡状,1~2个明显核仁

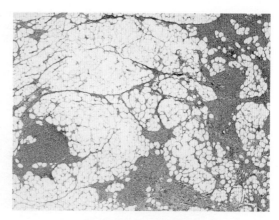

图 13-6-8　脂肪瘤亚型
瘤内成熟的脂肪组织占优势(50%以上),梭形细胞成分呈指状穿插于脂肪组织内,假浸润状生长,间有玻璃样变的胶原束

型性,核分裂缺如或罕少,间有胶原纤维束,无坏死,缺乏平滑肌分化的征象。Vimentin、CD34、desmin、SMA、ER、PR 和 AR 阳性,caldesmon、CK、EMA、S-100 和 p63 阴性。

6.**浸润性亚型**　此型组织学改变与脂肪瘤样亚型有重叠,主要不同点为周边呈浸润性生长,可侵入小叶或小叶间脂肪组织内,易误诊纤维瘤病。细胞无不典型性和分裂活性(图 13-6-9)。通过特征的免疫组化有助于鉴别。

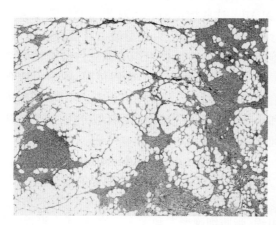
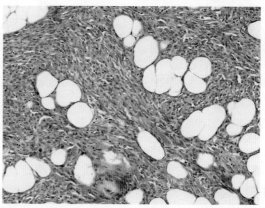

图 13-6-9　浸润性亚型
梭形细胞成分呈指样浸润于脂肪组织内

7.**胶原化或纤维亚型**（collagenized/fibrous MFB）
此型梭形细胞数量减少,散布于高度胶原化的间质中,宽带状的胶原纤维束有些似经典型 MFB 的改变,大部分内见不规则的裂隙,类似假血管瘤性间质增生(图 13-6-10)。

8.**黏液样亚型**（myxoid MFB）　黏液样亚型是指几乎整个病变构成于黏液样间质,间有散在的梭形或星网状细胞,典型的宽带状胶原束缺乏,其内可见不典型细胞,核有轻到中度多形性(图 13-6-11,图 13-6-12),行免疫组化染色有助鉴别。

9.**混合型**　混合型 MFB 是指在同一个肿瘤内有两种或两种以上组织学亚型,如上皮样亚型和脂肪瘤样亚型混合,富于细胞亚型和上皮样细胞亚型,富于细胞亚型和胶原/纤维化亚型混合等。

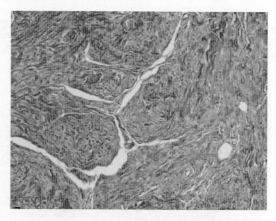

图 13-6-10　胶原化或纤维亚型
主要为致密的玻璃样变的间质和宽带状胶原纤维束,其内细胞成分较少,可见人为的血管瘤性间质增生样裂隙

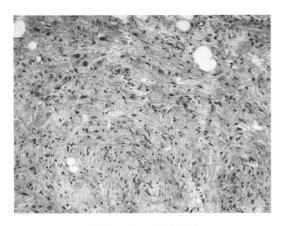

图 13-6-11 黏液样型
肿瘤主要由不典型性的梭形细胞构成,间质富有黏液,间有嗜酸性胶原束

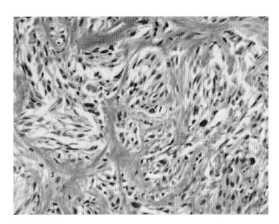

图 13-6-12 黏液样型
梭形细胞核轻度-中度多形性,呈巢状排列,周有较厚的嗜酸性胶原束包绕

另外,在 MFB 中可见不典型细胞、多核细胞、多核小花朵样巨细胞和异源性成分。不典型细胞类同平滑肌瘤内的奇异性细胞,数量不等,单核或多核,常见于富于细胞亚型、上皮样细胞亚型、蜕膜样细胞亚型。多核细胞、多核小花朵样巨细胞与多形性脂肪瘤内的多核细胞相似,多见于上皮样细胞亚型。异源性成分有平滑肌、骨或软骨组织,罕见。偶见血管外皮瘤样结构,要注意与孤立性纤维性肿瘤鉴别。

免疫表型对此瘤的诊断和鉴别诊断非常重要,典型的 MFB 内的梭形细胞弥漫性 desmin 和 CD34 双表达,Actin 表达变化较大,不同程度表达 Vimentin、SMA、bcl-2、CD99 和激素受体(ER、PR 和 AR)。部分病例表达 ALK。上皮样细胞表达 ER 和 PR,可能更容易与浸润性癌混淆。

【鉴别诊断】

1. MFB 应与结节性假血管瘤样间质增生、结节性筋膜炎、细针穿刺后梭形细胞结节、梭形细胞脂肪瘤、血管平滑肌脂肪瘤、孤立性纤维性肿瘤、低度恶性纤维母细胞性肉瘤、皮肤隆突性纤维肉瘤、炎性 MFB、纤维瘤病、良性外周神经鞘瘤、血管周细胞瘤、平滑肌瘤、低级别恶性纤维瘤病样癌、恶性肌上皮瘤、低度恶性纤维肉瘤、梭形细胞脂肪肉瘤、滤泡状树突状细胞瘤等进行区分。鉴别诊断主要靠免疫组化,即使如此,一些病例仍难以区分。

2. **化生性癌** MFB 呈 CK 阴性,而化生性癌 CK 阳性。

3. **结节性筋膜炎** 此病构成于肥胖的肌纤维母细胞样细胞和炎性反应,灶性微囊形成和黏液样间质改变明显,并见红细胞外渗,desmin 阴性等有助于和 MFB 鉴别。

4. **纤维瘤病** 此瘤为单形性纤维母细胞增生,中度富有细胞,浸润性边界、指状延伸入乳腺实质;腺体陷入其中。β-catenin 阳性。

5. **梭形细胞脂肪瘤** 肿瘤有完整包膜,瘤内更丰富的脂肪组织和肥大细胞。

6. **孤立性纤维性肿瘤** 温和的梭形细胞单个混杂于纤细的胶原中(有时为粗大胶原),血管外皮瘤样生长方式,desmin 阴性,而 CD34 阳性(表 13-6-1)。

表 13-6-1 MFB 的鉴别诊断

	肌纤维母细胞瘤	结节性筋膜炎	纤维瘤病	梭形细胞脂肪瘤
边缘	界限清楚	界限清楚	浸润性	界限清楚
导管和小叶混杂	无	无	有	无
核分裂象	不常见	大量	不常见或局灶易见	不常见
炎性浸润	周边	中央	周边	N/A
SMA	+	+	+	−
desmin	+	−	−	−
CD34	+	灶性+	−	+

【治疗和预后】

此瘤为良性,局部切除为主要的治疗方式,绝大部分患者术后呈良性经过。仅少数病例切除后数年复发。

(张祥盛)

★ 专家点评-1

王曦(Xi Wang)教授:正如讨论所述,肌纤维母细胞瘤具有一组形态学谱系,但其经典型/原型的形态学却是相当直观的。有助于将其与乳腺其他良性/恶性梭形细胞肿瘤相区分的一些关键特征包括:①肿瘤边界清楚(相对于绝大多数恶性肿瘤和纤维瘤病);②细胞学形态温和,核肥硕,形成短束状(相对于平滑肌肉瘤),随机分布;③宽厚的胶原束;④肿瘤内没有正常/异常的上皮成分(相对于叶状肿瘤或化生性癌)。除了纯粹的病理学研究,本病与某些乳腺良性梭形细胞肿瘤的鉴别可能不太重要,因为后者非常罕见于乳腺,并且临床处理方式或多或少具有相似性。因此,需要纳入鉴别诊断的病变可能比想象中还少。再次强调,最重要的鉴别诊断是梭形细胞化生性癌,以上关键特征和免疫组化染色有助于鉴别。

★ 专家点评-2

张祥盛教授:肌纤维母细胞瘤为孤立性、生长缓慢的结节状肿块,位于乳腺实质,大小为 0.9 ~ 10cm,圆形、略分叶、界限清楚,缺乏囊性变和出血。镜检经典型肿瘤细胞呈卵圆形至梭形细胞,形态一致,双极性,缺乏异型性、坏死,核分裂罕见,弥漫分布或聚集成巢团,密度中等。间有宽大的玻璃样变性胶原束和肥大细胞。偶尔见软骨样化生,但对临床生物学无影响。缺乏乳腺导管和小叶,但挤压乳腺实质形成假包膜。该瘤有多种变异型,本文做了较详细的介绍。

乳腺梭形细胞病变需要鉴别的疾病很多,如化生性癌、反应性梭形细胞病变/结节性筋膜炎、纤维瘤病、梭形细胞脂肪瘤、孤立性纤维性肿瘤等,鉴别诊断要综合分析,包括临床表现、巨检形态、组织学改变等,免疫组化对鉴别诊断非常重要。

★ 专家点评-3

皋岚湘主任医师:关于经典型乳腺肌纤维母细胞瘤(MFB)的形态特点作者和点评专家已作了很详细的介绍。该肿瘤在组织学上有较为广泛的形态谱,除了经典型外,正像上述所说的还有许多少见的亚型,表明它来源于具有向不同细胞系分化能力的前驱间质细胞。最近有文献报道了 2 例乳腺栅栏状肌纤维母细胞瘤,形态与神经鞘瘤相似,但弥漫表达 desmin 和 CD34,不表达神经源性标记物,灶状表达 SMA,显示为纤维母细胞和肌纤维母细胞属性。除此之外,它们也具有经典型 MFB 的特点:①纯粹的间质病变,缺乏上皮成分;②含有许多嗜酸性瘢痕样胶原纤维;③可以找到灶状经典型 MFB 区域;④不同程度的表达 bcl-2、CD99、CD10 和雌孕激素受体;⑤FISH 分析显示有 FOXOI/13q14 融合基因缺失。表明它们是 MFB 罕见亚型。对于大多数经典性 MFB 的病理诊断通常不困难,但如果 MFB 表现为少见的组织学形态,存在判读陷阱,做出正确的诊断对病理医生是一个挑战。因此,需要了解 MFB 的其他少见亚型,并能利用免疫组化和分子生物学检测方法做出正确诊断。

病例七 颗粒细胞瘤

【病例介绍】

女性,62 岁,"发现左乳肿块 3 年,疑为乳腺癌就诊"。患者 3 年前无意中发现左乳肿块,无痛,未及时就诊。近期参加妇女乳腺癌、子宫颈癌普查,B 超显示左乳外上方实性肿块,边界呈星芒状,考虑为乳癌。查体:双侧乳房对称,左乳腺肤色正常,无橘皮样外观,无乳头内陷。肿块位于外上象限,约 3cm×2.5cm×2.0cm 大小,活动度尚好,无压痛。腋窝部未触及肿大淋巴结。全身检查,体温正常,心肺无异常,血液常规及生化检查均正常。临床诊断乳腺肿瘤行肿块切除术。

【病理变化】

1. **巨检** 不规则组织一块,淡黄色,不光滑,无包膜,4.5cm×3.5cm×2.5cm 大小。切面灰白及淡黄色,中央见一灰白色质硬区,2.5cm×2cm×1.5cm,界限不清,边缘可见灰白色条索样结构呈放射状伸入周围组织。

未见坏死。

2. **镜检** 乳腺组织和周围纤维脂肪组织中见散在的浸润性生长的肿瘤组织,呈条索、小巢、小片分布,无清楚界限(图13-7-1,图13-7-2)。瘤细胞体积较大,上皮样,圆形、卵圆形或多边形,细胞间界限较清楚,胞质丰富,颗粒状,略嗜酸性染色,部分细胞可见红染球形小体,周边有空晕(图13-7-3),多数圆形,界限清楚,部分界限模糊,形态较不规整。神经束周围建肿瘤细胞紧密包绕,但未见被破坏(图13-7-4)。肿瘤组织中间灶状淋巴细胞聚集,散在分布,未见生发中心(图13-7-5)。

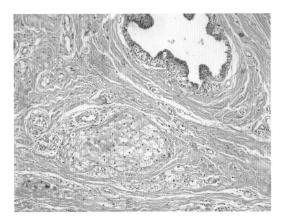

图 13-7-1 乳腺组织中见肿瘤结构

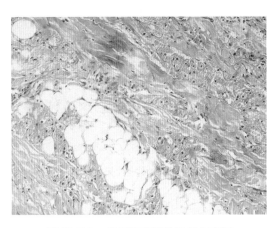

图 13-7-2 瘤细胞在脂肪组织中穿插

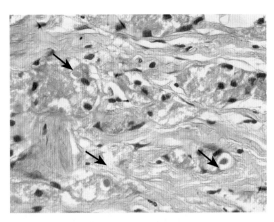

图 13-7-3 瘤细胞上皮样,胞质颗粒状,可见球形小体(箭头)

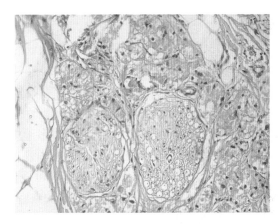

图 13-7-4 瘤细胞紧密包绕神经束

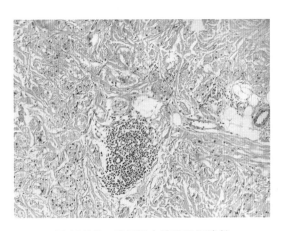

图 13-7-5 瘤组织中的淋巴细胞灶

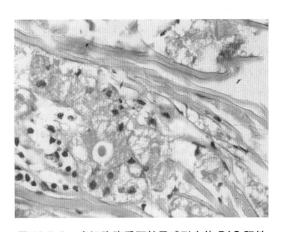

图 13-7-6 瘤细胞胞质颗粒及球形小体 PAS 阳性

3. **特殊染色** 淀粉酶消化后 PAS 染色,见瘤细胞胞质颗粒和球形小体均阳性着色,呈紫红色(图 13-7-6)。

4. **免疫组化** 瘤细胞 CKpan、EMA、ER、PR、SMA 阴性;S-100 蛋白、CD68 阳性(图 13-7-7,图 13-7-8)。

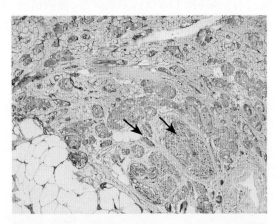

图 13-7-7 肿瘤细胞和神经束(矢示)S-100 蛋白阳性

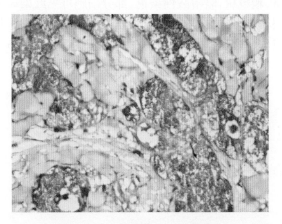

图 13-7-8 肿瘤细胞 CD68 阳性

【讨论】

颗粒细胞瘤(granular cell tumor)是少见的软组织肿瘤,由 Abrikossoff 在 1926 年首先报道,最初被认为是横纹肌来源的肿瘤,称颗粒性肌母细胞瘤(granular cell myoblastoma),后来发现与神经组织有密切关系,免疫组化及超微结构观察证实来源于神经鞘施万细胞,又被称为颗粒细胞神经鞘瘤、颗粒细胞神经纤维瘤等。颗粒细胞瘤半数发生于皮肤及皮下组织,近 1/3 发生于舌,其余在乳腺、消化道、呼吸道、泌尿生殖道。位于乳腺者约占 5% ~15%,其中多数病例可能位于胸壁的皮下,而非真正发生在乳腺实质。颗粒细胞瘤一直归为软组织肿瘤,但在 WHO 软组织肿瘤分类(2002)和神经系统肿瘤分类(2000)中均未被收入,而出现在皮肤肿瘤分类(2006)中,同时分别在乳腺、外阴肿瘤等的分类中提及。WHO 乳腺肿瘤分类将乳腺颗粒细胞瘤定义为一种公认起源于施万细胞的肿瘤,由含有嗜酸性颗粒性胞质的细胞组成。

乳腺颗粒细胞瘤可发于任何年龄,女性多于男性。临床、影像学,甚至标本的大体形态,都类似乳腺癌,针吸活检、手术中冷冻快速病理检查往往难以确诊。通常表现为乳腺实质内包块,质硬,无痛。10% ~15% 可为多发性。界限不清,多在 3cm 以下。表浅者可使皮肤皱缩,甚至乳头内陷和皮肤破溃,部分病例可能累及胸壁筋膜。典型影像学显示为边缘呈星芒状的致密肿块阴影,肿块肉眼检查见切面灰白色、淡黄色或灰褐色,浸润性生长,在乳腺组织或纤维脂肪组织中呈条索状穿插。显微镜下也见肿瘤无包膜,界限不清,呈浸润性生长,瘤细胞呈实性巢团、簇状、条索状排列。细胞圆形、卵圆形、多边形,部分合体状,部分稍呈胖梭形,体积较大。具有丰富的嗜伊红小颗粒性胞质,并可见数量不一的圆形嗜酸性小球,这些小球周边有空晕,被认为是残存的"巨大"溶酶体。胞质内细小颗粒及圆形小球均为抗淀粉酶消化的 PAS 阳性。瘤细胞核小,圆形或卵圆形,大多位于中央,无明显异型性。核染色质细,粉尘状,可见小核仁。少数核可固缩,深染,有轻度多形性,核分裂罕见。间质可水肿样或纤维性。肿瘤组织可浸润周围乳腺小叶,与脂肪组织穿插交叉。瘤细胞片巢间隔有宽窄不一纤维结缔组织和小血管,可见粗大的胶原束,有灶性淋巴细胞浸润。部分区域可见肿瘤于神经束关系密切,肿瘤细胞包绕神经束,并可能与神经鞘细胞有移行过渡。由于胞质颗粒含有大量水解酶(如酸性磷酸酶等),组织化学 Luxol 固蓝染色阳性。免疫组化标记 S-100 蛋白强阳性,CD68 阳性,Vimentin、PGP9.5、NSE 阳性,SMA、myogenin、desmin 阴性,EMA、CK 阴性,Ki-67 阳性细胞<1%。Fine 等发现颗粒细胞瘤还表达 calretinin 和 α-inhibin。超微结构观察显示胞质内充满膜包被的溶酶体复合物,也可含有胞质内船形结晶——成角小体(augulated bodies),类似 Gaucher 细胞,早期文献曾因此称之为 Gaucher 细胞神经纤维瘤。

【鉴别诊断】

1. **乳腺大汗腺癌** 冷冻快速切片中,浸润性分布的颗粒细胞可能误诊为大汗腺癌。大汗腺癌免疫组化表达 CK,病变中可伴有导管内癌成分,这些均与颗粒细胞瘤不同。

2. **腺泡状软组织肉瘤** 可为转移性或原发,罕见。瘤细胞体积较大,具有颗粒状胞质,类似颗粒细胞瘤。

但呈明显的腺泡状排列,细胞巢间为窦状血管网,胞质内颗粒较粗,核较大且空泡状,可与颗粒细胞瘤鉴别。

3. 转移肝细胞癌　癌细胞具有异型性,核大,可具有大核仁,临床有肝癌的其他表现。

4. 其他　包括副神经节瘤(呈器官样排列,细胞巢由窦状血管分隔,细胞体积略小,胞质颗粒较细)、黄色瘤(瘤细胞胞质为泡沫样,而非颗粒状。病变细胞呈片巢分布,不成浸润性)、冬眠瘤(嗜酸细胞型冬眠瘤胞质可为颗粒状,但同时有大小不一的多个脂肪空泡,脂肪染色阳性)等。

乳腺颗粒细胞瘤的治疗一般为局部完整切除,预后好。有局部复发的报道,但复发与异时性多发灶难以区别。

需要注意,边界不清、累及邻近组织和神经束在其他肿瘤常作为恶性的证据,但在颗粒细胞瘤并不提示为恶性。文献曾报道,显示良性组织学形态的乳腺颗粒细胞瘤出现了腋淋巴结的累及,这种情况如何认识,成为颗粒细胞瘤病理诊断中最大的难题。恶性颗粒细胞瘤确实存在,其组织学或生物学显示恶性特征,但更为罕见,约占所有颗粒细胞瘤的2%以下。文献报道的患者年龄30~70岁,平均50岁,可以发生于四肢、躯干、头颈、腹腔、盆腔、外阴,只有4%发生在乳腺。一般临床表现为局部无痛性肿胀,发现孤立性结节,近期生长加快,可有感觉过敏、受累神经麻痹等神经症状,是肿瘤累及神经的表现。肿块较良性者为大,平均达5cm,部分见坏死。肿瘤位于深部、近期生长快是提示恶性的特点。Gamboa根据自己的经验将恶性颗粒细胞瘤分为两组:Ⅰ型为临床生物学行为恶性,但组织学形态类似良性;Ⅱ型者临床进展过程和组织学形态都显示恶性特点。这种分型并未获得一致认同。其他作者使用Gamboa分型的观察研究显示,Ⅰ型和Ⅱ型肿瘤预后无大差别,分型缺乏预后意义,但观察病例中54%为Ⅰ型,更表明仅靠组织学形态有时难于判断颗粒细胞瘤的性质。目前,对恶性颗粒细胞瘤的诊断指标仍缺乏统一标准。Fanburg-Smith提出5个判别恶性颗粒细胞瘤的指标:瘤细胞呈梭形、核空泡状并有大的核仁、核分裂≥2/10HPF、肿瘤性坏死、高核质比和多形性。满足3条或更多指标可诊断为恶性,具备2条为不典型颗粒细胞瘤,需要进一步观察。一般认为,诊断恶性颗粒细胞瘤至少要有瘤细胞显示一定程度的多形性,核分裂较多,可见凝固性坏死。其中核分裂最重要,≥5/50HPF是重要诊断条件。实际工作中需参考肿瘤大小、有无坏死、肿瘤部位深浅,并紧密结合临床表现出的生物学行为来判断。Ki-67阳性指数高、p53阳性表达可能提示恶性。肿瘤细胞倍体分析显示恶性颗粒细胞瘤可为非整倍体、多倍体和二倍体,良性颗粒细胞瘤表现为二倍体和多倍体,当出现非整倍体时提示恶性。恶性颗粒细胞瘤的细胞遗传学研究仅有1例报道,核型为44~47,XY,+X,del(1)(?),add(20)(q13),-22,+mar[cp11],与恶性神经鞘膜瘤相似,提示两者的组织发生有一定相关性。恶性颗粒细胞瘤为高度恶性肿瘤,34%有复发,62%有肝、胰腺、骨、心脏、肾等器官的转移,38%死于肿瘤,平均生存期约为2.5年。现已证实化疗和放疗不能显著改善临床过程,治疗采用局部广泛切除,必要时加区域淋巴结清扫。影像学检查有助发现微小隐匿的转移灶。

(李新功　温黎)

★ 专家点评-1

王曦(Xi Wang)教授:由于乳腺颗粒细胞瘤常表现为形态不规则的包块和皮肤及乳头的变化,在影像学检查及临床体检中常被疑为乳腺癌。病理医生在做诊断时,特别是在冰冻切片和细针穿刺活检时应注意不要被临床病史所误导。

乳腺颗粒细胞瘤的鉴别诊断应主要注意排除各种形式的乳腺原发性癌,因为其临床处理和预后的差别很大。大汗腺癌当然是重要的鉴别诊断之一,但也应注意排除浸润性小叶癌,特别是组织细胞样(histiocytoid)小叶癌,其常表现为条索或块状分布及不规则浸润,以及相对多的胞质和相对较小的胞核,都是易与颗粒细胞瘤混淆的特征。与大汗腺癌一样,角质蛋白阳性可协助诊断。另外,Dr. Rosen在他的书中提到,乳腺硬化性导管癌(scirrhous carcinoma)有较丰富的胶原纤维和弹力纤维沉着,也应与颗粒细胞瘤鉴别。

乳腺颗粒细胞瘤通常为良性,虽然恶性型颗粒细胞瘤也有报道,但确实非常罕见。Gamboa在1955年发表的文章中指出,形态学不能预示其临床行为。但近年的观点仍认为恶性颗粒细胞瘤有一定的形态学依据可循,所以,在形态学上没有非典型性的情况下,应诊断为良性,而不应造成患者不必要的恐慌。

关于颗粒细胞瘤的原位复发,Fletcher在他的软组织肿瘤学习班中曾指出,良性颗粒细胞瘤一般不会复发,即便不完全切除也不会复发。换句话说,如颗粒细胞瘤原位复发就应引起警惕。此观点是否得到全病理学界的认可尚不清楚。但多数文献中提及良性颗粒细胞瘤复发时都似乎不能确定是否为多发性肿瘤。

★ 专家点评-2

丁华野教授：在乳腺疾病的病理诊断中，反应性泡沫状组织细胞聚积（导管内或导管外间质内）是一种比较常见的现象，某些时候容易与其他疾病混淆，颗粒细胞瘤就是其中之一。特别是术中快速冰冻切片诊断时，两者需要进行鉴别。泡沫状组织细胞是由于单核-组织细胞吞噬了脂质胞质呈泡沫状而得名，根据其胞质特点有3种类型：胞质淡染泡沫状、褐色颗粒（脂褐素）泡沫状及嗜酸性颗粒（似为溶酶体）泡沫状组织细胞。泡沫状组织细胞常呈片状或散在分布，也可呈巢状分布，其结构特点可与浸润性生长的颗粒细胞瘤有类似之处；后两种类型的泡沫状组织细胞胞质内的褐色和嗜酸性颗粒也容易与颗粒细胞瘤胞质内的嗜酸性颗粒混淆。颗粒细胞瘤细胞的胞质更为丰富，嗜酸性颗粒的立体感更强及均质，其周围的间质一般比较干净。免疫组化染色，颗粒细胞瘤S-100蛋白弥漫强阳性。

病例八　横纹肌肉瘤

【病例介绍】

女性，31岁，"无意中发现左乳肿块就诊"。查体：左乳头凹陷，乳晕下方扪及一质硬肿块，边界不清，无压痛，活动差。左腋窝触及一肿大淋巴结，长径约2.5cm，质硬，无压痛，活动差。全身其他部位未查见肿块。

【病理变化】

1. **巨检**　肿瘤呈不规则的椭圆形，5.3cm×4.5cm×4.0cm大小，稍硬，边界尚清楚，无包膜。切面灰白色，质地均匀细腻，呈鱼肉状，未见明显出血坏死。

2. **镜检**　瘤细胞呈原始小圆细胞样，圆形、卵圆形或小多边形，核深染，核分裂易见，胞质少。瘤细胞呈片状和巢状排列，片巢中央部分瘤细胞黏附性差，细胞松散，脱落，形成腺泡状结构，腺泡状结构之间为纤维血管性间隔（图13-8-1）。送检左腋窝淋巴结结构破坏，可见大片转移性肿瘤，结构和细胞形态与乳腺肿瘤一致。淋巴结边缘可见残存的淋巴滤泡（图13-8-2）。

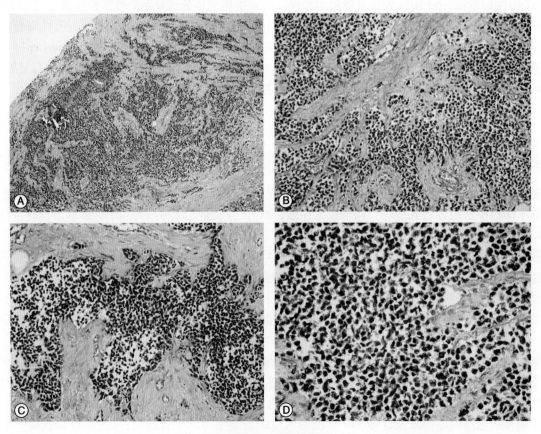

图13-8-1　横纹肌肉瘤
原始小圆细胞呈片巢状分布，形成小腺泡样结构，有纤维间隔

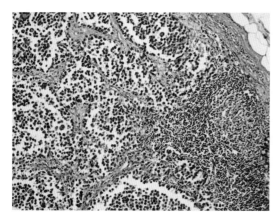

图 13-8-2　淋巴结转移的横纹肌肉瘤

3. 免疫组化　肿瘤细胞 desmin、MyoD1、myogenin 阳性(图 13-8-3)，AE1/3 个别核旁点状阳性，Lyso+/−，LCA、CD43、KP1、MPO、CAM5.2、E-cadherin 和 34βE12 均阴性。

【讨论】

乳腺的横纹肌肉瘤(rhabdomyosarcoma)，在 2003 年版 WHO《乳腺及女性生殖器官肿瘤病理学和遗传学》分类中被定义为一种由显示不同分化程度的骨骼肌细胞组成的肿瘤。原发的乳腺横纹肌肉瘤十分罕见，大约只占所有横纹肌肉瘤的 0.2%。更多原发于乳腺的具有横纹肌肉瘤形态的肿瘤，常为乳腺化生性癌或恶性叶状肿瘤的异源性成分。部分儿童或年轻病例是来自其他部位的转移性横纹肌肉瘤。

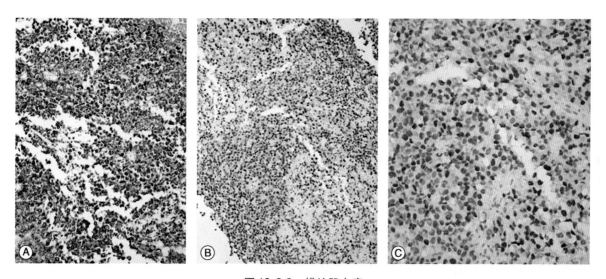

图 13-8-3　横纹肌肉瘤
A. 瘤细胞 desmin 阳性；B. 瘤细胞 MyoD1 阳性；C. 瘤细胞 myogenin 阳性

乳腺原发性横纹肌肉瘤与其他部位软组织发生的横纹肌肉瘤具有相同的临床和组织学特点。根据肿瘤的临床特点、组织学形态、细胞和分子遗传学特征，横纹肌肉瘤被分为 3 个主要类型，即胚胎性横纹肌肉瘤、腺泡状横纹肌肉瘤和多形性横纹肌肉瘤。其发病年龄和临床特点有所不同。胚胎性横纹肌肉瘤发生于儿童和青少年，具有胚胎型骨骼肌分化的表型和生物学特征，80% 的病例出现非随机性染色体异常，包括 +2q、+7、+8、+12 和 +13，部分病例显示 1p11-q11 和 12q13 重排，预后好于其他类型；腺泡状横纹肌肉瘤是原始的小圆细胞肿瘤，青少年多见，显示恶性程度高，75% 左右的病例含有特征性的 t(2;13)(q35;q14)，产生 PAX3/7-FKHR 融合基因；多形性横纹肌肉瘤好发生于成人，由异型性明显的大圆形、多边形、梭形细胞构成，细胞遗传学显示 1p22/1p23、7p、18/18q、20/20p 增加，10q23、15q21/q22、3p、5q32/pter、13 丢失，瘤细胞多形性，为高度恶性。

乳腺横纹肌肉瘤患者最多见的临床表现为乳房部位逐渐增大的无痛性肿块，体积常常较大，质地韧硬，活动度不一，晚期肿块常与胸壁固定。超声检查示低回声，内部回声不均匀。CT 平扫为软组织密度，较周围骨骼肌密度稍低，增强后显示中等强化。MRI 检查 T_1WI 表现等或稍低信号，T_2WI 等或稍高信号，增强后轻到中等强化。

巨检为边界清楚的圆形或椭圆形肿物，大小不一，长径自 1~19cm，由均匀一致的灰黄或灰白色组织构成。切面结节状，有时可以见到漩涡状结构伴有扩张的血管腔隙。原发性乳腺横纹肌肉瘤组织学检查多为腺泡状亚型，占 96%，而所有部位发生的横纹肌肉瘤中腺泡状亚型少于 25%。瘤细胞呈圆形、卵圆形或小多边形，核深染，核分裂易见，胞质少，核质比例高。肿瘤细胞较松散，成巢状、片状分布，被纤维血管这种分隔呈腺泡状结构。部分病例肿瘤细胞密集,实性片巢排列,不显示明确腺泡状结构,被称为实性腺泡状横纹肌肉瘤,诊断常常更困难。因肿瘤细胞分化较低,免疫组化常不表达 myglobin,可以表达 MyoD1 和 myogenin 核阳性,有时表达 CD99。

乳腺继发性转移性肿瘤比较少见,大约只有 0.5% ~3% 的乳腺外恶性肿瘤会发生乳腺转移,但是乳腺的横纹肌肉瘤有相当比例是转移性的。横纹肌肉瘤,特别是胚胎型和腺泡型,是好发于儿童的恶性肿瘤,占所有儿童恶性肿瘤的 4% ~8%,而其中发生乳腺转移者大约占 6%,患者一般在 10 岁以上。可能因为横纹肌肉瘤主要为血行转移,乳腺部位,特别是外上象限,血运丰富,青春期乳腺尤其如此,所以乳腺成为青少年横纹肌肉瘤转移的好发部位。对 20 年 189 例转移性软组织横纹肌肉瘤的系列研究显示,3.7%(7 例)转移到乳腺,这些病例均为女性,肿瘤为腺泡状亚型,呈多灶(2~5 处)转移,其中 3 例原发肿瘤位于手足。综合文献报道显示,转移性乳腺横纹肌肉瘤具有三个显著的特点:多为腺泡状亚型,几乎均为青少年,双侧乳腺转移率高。发生于成年女性的病例、肿瘤为胚胎型亚型的病例、原发瘤位于头颈部和躯干的病例也有报道,但所占比例少。

乳腺横纹肌肉瘤的诊断主要依靠病理组织学检查,粗针活检、切取活检、手术中冷冻快速病理检查可以做出诊断。细针吸取细胞学检查对明确诊断也有帮助。

乳腺的横纹肌肉瘤仅通过病理组织学或细胞学检查无法鉴别属于原发性抑或为转移性,两者的组织学和细胞学形态并无差别,但两者的治疗原则显然会有所不同,因此在决定治疗方案时,首先明确肿瘤是原发性还是转移性是非常重要的。这种鉴别主要依据临床资料。发生于儿童的乳腺肿块绝大多数为良性病变,诊断乳腺横纹肌肉瘤,首先应该追问有无其他部位横纹肌肉瘤的病史,或者进行全身性检查,注意发现其他部位有无原发病灶。横纹肌肉瘤患者出现乳腺肿块,特别是双侧性乳腺肿块、多灶性乳腺肿块,也应首先想到转移性肿瘤的可能性。

乳腺横纹肌肉瘤一般采用局部肿瘤切除,也可酌情采用改良根治切除,手术后辅以放疗、化疗。大约 77% 的肿瘤可以手术完整切除,术后化疗放疗有效,1/4 以上病例可以获得长期生存。部分病例可能复发转移,转移部位可以为肺、脑等,也可能为乳腺。

【鉴别诊断】

1. **淋巴造血系统恶性肿瘤**　乳腺发生的淋巴造血系统肿瘤多为淋巴瘤和髓系肉瘤。淋巴瘤很罕见,只占所有乳腺恶性肿瘤的 0.04% ~0.5%,占所有结外淋巴瘤的 1.7% ~2.2%。发生年龄分布广泛,最多见于 50~60 岁。临床常表现为生长迅速的乳腺肿块,边界较清,质地较韧,活动,部分病例伴有肿块表面皮肤青紫色改变。淋巴瘤的组织学类型可以是弥漫大 B 细胞淋巴瘤、MALT 淋巴瘤、淋巴母细胞淋巴瘤、霍奇金淋巴瘤等,分别表达相应的淋巴细胞标记,不表达 desmin、MyoD1、myogenin 等肌源性标记,MALT 淋巴瘤还可见特征的淋巴上皮病变。髓系肉瘤是一组罕见的由髓系细胞来源的髓外发生的实体瘤,误诊率高达 47%,乳腺是其可能发生的部位。瘤细胞质中常可显示颗粒,常有嗜酸性粒细胞浸润,表达 CD13、CD33、CD117、MPO 等髓细胞相关标记物。

2. **浸润性小叶癌**　癌细胞较小,胞质较少,黏附性较差,在腺泡型浸润性小叶癌中显示聚集成小巢或腺泡状,与腺泡状横纹肌肉瘤可能混淆。但前者结构较实,少有细胞退变脱落的变化,癌细胞表达 ER、PR 和各种上皮标记,不表达肌源性标记。

3. **原始神经外胚层肿瘤(PNET)**　具有高度侵袭性,属高度恶性肿瘤,好发于儿童和青少年,肿瘤同样由小圆细胞构成,瘤细胞形态相对一致,片状或分叶状分布,可见菊形团结构,分化差的肿瘤可见瘤细胞内有糖原存在。免疫组化表达 CD99,不表达肌源性标记。细胞遗传学检测有特征性的 t(11;22)(q24;q12),FISH 可检测出 EWS-FLI-1 融合基因。

4. **促结缔组织增生性小圆细胞肿瘤**　好发于儿童和青少年的腹腔和盆腔内,少数发生于其他部位,侵袭性强,易转移。小圆细胞略呈上皮样,成巢分布,周围围绕大量增生的纤维结缔组织,可有玻璃样变性或纤维黏液样。有时见菊形团。免疫组化显示瘤细胞多向分化,表达 Vimentin、AE1/AE3、desmin、NSE、WT1,其中 Vimentin 和 desmin 呈核旁点状着色,不表达 myogenin 和 MyoD1。细胞遗传学检测显示 t(11;22)p12;q12),FISH 可检测出 WT1-EWS 融合性 mRNA。

（李新功）

★ **专家点评-1**

王曦(Xi Wang)教授: 与其他肉瘤一样,并没有证据表明横纹肌肉瘤的发生与横纹肌有关,所以,横纹肌肉瘤发生在乳腺并不奇怪,但非常罕见。

本例的形态学特征除以上所描述的之外,还有几点可供诊断时参考。首先,在所提供的照片中,虽然放大倍数不高,但仍可见少数细胞具有较丰富的嗜酸性物质,提示横纹肌母细胞(rhabdomyoblast)的存在。据说只有大概30%的腺泡型横纹肌肉瘤含有横纹肌母细胞,但如果存在,可强烈提示诊断。其次,本例肿瘤间质中含有丰富胶原,呈致密的玻璃样变,是腺泡型横纹肌肉瘤的另一特点。它既可与血管组织一起形成其特征性的"筛状结构",也可取代肿瘤细胞形成大片的胶原化区域。这种筛状结构在淋巴结的转移瘤中仍然被保存,说明不是一种局部反应,而是该类型肿瘤与生俱来的一种特征。第三,图13-8-2中可见少量多核巨细胞的存在,其核呈周边分布,核的形态与单核肿瘤细胞一致,通常悬浮在"腺泡"中。这种多核巨细胞也是该型肉瘤的一种形态学表现。

因为本病例是发生在32岁的女性的乳腺肿物,而乳腺的原发肉瘤非常少见,理论上应与伴有横纹肌肉瘤成分的其他乳腺恶性肿瘤鉴别,如恶性叶状肿瘤伴异质成分和癌肉瘤。鉴别诊断的关键在于充分取材,以排除局部良性上皮和叶状结构的存在(恶性叶状肿瘤)或局部恶性上皮的存在(癌肉瘤)。

★ **专家点评-2**

皋岚湘主任医师: 同意王曦教授的意见。乳腺纯粹的横纹肌肉瘤相当罕见,本例为32岁,需要充分取材除外恶性叶状肿瘤或伴有横纹肌肉瘤成分的化生性癌。尤其是对于小标本(如粗针穿刺活检)和细胞学检查,虽然能够做出肉瘤的诊断,但诊断为纯粹性的肉瘤要慎重,需要完整切除肿瘤并获得充分取材后方能确定。

病例九　高分化脂肪肉瘤

【病例介绍】

女性,46岁,"发现右乳肿物10余天就诊"。肿物位于外上象限,直径约3cm大小,质硬,无触痛,边界欠清,与周围组织粘连。表面皮肤无异常,无乳头溢液。腋窝未触及肿大淋巴结。乳腺钼靶片:考虑良性可能性大。右乳肿物细针穿刺细胞学涂片:可见分化良好的导管上皮细胞、淋巴细胞及少量异型细胞,建议局部切除。冰冻后石蜡切片诊断为乳腺原发性高分化脂肪肉瘤,遂行第二次扩大切除。

【病理变化】

1. **巨检**　类圆形肿物,2cm×4cm大小。切面灰黄色、分叶状,未见明显包膜,质脆,大部分区域界限尚清(图13-9-1)。

2. **镜检**　肿物由大小不一的脂肪细胞、梭形细胞、黏液样区域及硬化区域混合而成,慢性炎细胞散在或灶状浸润。肿瘤细胞局灶异型以及核深染,梭形间质细胞少数核大、深染。脂肪母细胞多见,胞质可见单个或多个脂肪空泡,细胞核可见空泡压迹。肿瘤中见残存乳腺导管及小叶,周围少量正常乳腺组织,可见肿瘤成分浸润性生长(图13-9-2~图13-9-5)。

3. **免疫组化**　S-100、Ki-67、Vimentin均阳性,NF、ALK、SMA、desmin均阴性(图13-9-6)。

【讨论】

乳腺脂肪肉瘤相当少见。大约3%的乳腺恶性肿瘤为肉瘤,其中只有0.3%为脂肪肉瘤。1857年,Virchow首先描述了它的组织学特征。脂肪肉瘤分为非典型性脂肪性肿瘤(ALT)/高分化脂肪肉瘤(well differentiated liposarcoma,WDL)、去分化脂肪肉瘤、黏液样脂肪肉瘤、多形性脂肪肉瘤、混合性脂肪肉瘤5型。据文献报道乳腺的脂肪肉

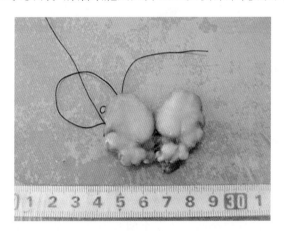

图13-9-1　肿物大体呈灰黄色,分叶状,界限尚清

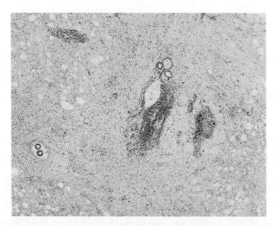

图 13-9-2　肿瘤成分由炎症区域、梭形细胞区域、脂肪瘤样区域构成,并见残存乳腺导管

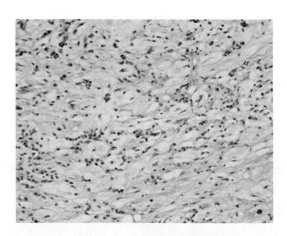

图 13-9-3　肿瘤黏液样区域

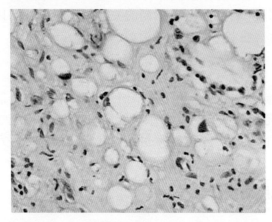

图 13-9-4　显示脂肪母细胞,胞质一个或多个脂肪空泡,将细胞核挤至一侧呈印戒细胞样或见多个压迹

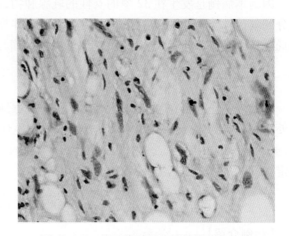

图 13-9-5　显示脂肪母细胞的核内包涵体

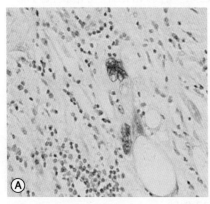
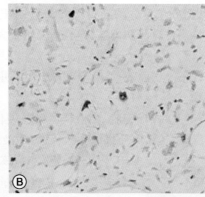
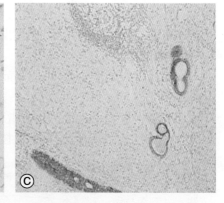

图 13-9-6　高分化脂肪肉瘤

A. S-100 脂肪细胞及脂母细胞染色阳性;B. Ki-67 脂母细胞核阳性,可看到明显的核压迹,呈扇贝样;C. CK 示残存的导管上皮阳性,肿瘤细胞及梭形间质细胞阴性

瘤以上 5 种类型均可见到,并以黏液样型多见,其中 WDL 又可分为 4 种亚型,分别是:脂肪细胞性(脂肪瘤样)、硬化性、炎症性以及梭形细胞型,同一肿瘤中常见多种亚型并存。

乳腺脂肪肉瘤多见于女性,偶见男性患者报道。发病高峰年龄在 50~60 岁,11~76 岁均有报道。肿瘤生长缓慢,病史往往大于一年,有的病例甚至达到 20 年,最大可长至儿头大。肿瘤往往无痛、多见单侧单发,少见单侧多发者。根据纤维及黏液成分比例的不同,触诊硬度会有所不同。切除不彻底则复发,血道转移多见,常常死于肺转移。临床上与乳腺癌容易鉴别,可与乳腺癌同时发生或在其化疗后发生。与乳腺纤维腺瘤等境界清楚的肿瘤难鉴别,细针穿刺学有时会误诊为良性。影像学与脂肪瘤难鉴别。多行乳腺单纯切除,分化差的加以放疗,淋巴结转移者加淋巴结清扫,分化好的脂肪肉瘤则行扩大切除术。

WDL 境界清楚,分叶状。根据脂肪细胞、纤维成分及黏液成分的含量不同呈黄色至白色,质地根据各成分比例的不同而有不同。4 个亚型的镜下形态特点如下:脂肪细胞性脂肪肉瘤:由大小不一的脂肪细胞构成,局灶可见到细胞核的异型性,并见到散在分布的核深染的间质细胞以及数量不等的脂肪母细胞;硬化性脂肪肉瘤:它与前者的不同之处在于它有多量的纤维性胶原;炎症性脂肪肉瘤:属罕见类型,肿瘤中有显著的慢性炎细胞浸润,有时甚至可以掩盖本来的脂肪成分,此时应仔细寻找奇异型多核间质细胞的存在;梭形细胞型脂肪肉瘤:细胞形态良善,可见到纤维性或黏液性背景以及非典型性脂肪瘤性成分。免疫组化:S-100、Ki-67、Vimentin 均阳性,其中 S-100、Ki-67 可清晰的显示出脂肪母细胞核的形态。

【鉴别诊断】

乳腺的脂肪肉瘤与软组织的脂肪肉瘤诊断相同。本病例冰冻切片显示为黏液性背景下以梭形细胞为主体的病变形态,应与乳腺梭形细胞化生性癌相鉴别。可待石蜡切片多取材及免疫组化进一步诊断。

1. **乳腺恶性病变**　叶状肿瘤间质成分伴脂肪分化时,可发生脂肪肉瘤变,需与乳腺 WDL 相鉴别。当肉瘤变的间质过度增生,上皮成分缺乏时,两者的鉴别较为困难。此时应在肿瘤与正常乳腺组织交界处充分取材,仔细寻找乳腺组织中残存之裂隙状上皮成分,而乳腺脂肪肉瘤中可见残存乳腺导管或小叶形态,从而鉴别。有文献报道,乳腺脂肪肉瘤可在纤维腺瘤的基础上发生,另外,它的缓慢生长而后加快的病史特点,不禁使人猜测,乳腺脂肪肉瘤有可能从良性乳腺病变转化而来。因此乳腺错构瘤/腺脂肪瘤中之脂肪成分,理论上推测也可发生肉瘤变,这一观点有待于进一步证实。

2. **乳腺良性病变**　梭形细胞脂肪瘤/多形性脂肪瘤,它们是一个组织学谱系的两个极端的表现,两者均含有梭形细胞成分,前者可有慢性炎细胞浸润及黏液变性,后者可出现梭形细胞的核深染,但两者均无脂肪母细胞,且梭形细胞均为 CD34 强阳性,S-100 罕见阳性。乳腺组织内发生脂肪瘤的情况比较少见,大都发生于皮下脂肪内。

3. **脂肪母细胞瘤**　外观呈分叶状,由成熟脂肪细胞及各个不同发育阶段的脂肪细胞构成,间质可为黏液样并见丛状毛细血管,类似黏液性脂肪肉瘤。但本病常见于 3 岁以下儿童,而乳腺脂肪肉瘤罕见儿童报道。

4. **脂肪肉芽肿、限局性脂肪萎缩**　两者均无细胞的非典型性及异型性。

另外,在乳房这一部位,非肿瘤性脂肪组织中偶尔也可见到着色深和轻度增大并含有核内假包涵体的脂肪母细胞,但是有脂母细胞的病变并非一定就是肉瘤,还要结合其他形态特点以及有无浸润性边缘等。最后,尽管真正的脂肪肉瘤可以出现在乳房,但此部位发生良性病变的概率更大,因此应严格掌握诊断标准。

【治疗及预后】

多行乳腺单纯切除,分化差的加以放疗,淋巴结转移者行根治术。分化好的脂肪肉瘤行扩大切除术即可。其预后与发生部位有关,容易切除干净的部位则预后好。去分化者预后差。本例患者经扩大切除术后,未经放化疗,随访 3 年,无复发。

(任平　祁晓莉)

★ **专家点评-1**

王曦(Xi Wang)教授:乳腺脂肪肉瘤非常罕见,而乳腺脂肪坏死和硅酮肉芽肿更加常见,后两者在组织学上可能类似高分化脂肪肉瘤。因此,在考虑脂肪肉瘤的可能性之前,先将这些病变排除,就显得非常重要。出现脂母细胞并不足以诊断脂肪肉瘤,只有在恰当背景下出现脂母细胞才有诊断意义。S-100 蛋白免疫组化染色无法区分脂母细胞与良性脂肪细胞,因此,这种情况下 S-100 并无多大诊断作用,换言之,它只能提示阳性细胞属于脂肪细胞性质。目前,MDM2 和 CDK4 对高分化和未分化脂肪肉瘤具有相当好的特异性和敏感性。鉴于上述考虑因素,乳腺部位的高分化脂肪肉瘤,只有 MDM2 和 CDK4 均为阳性时,笔者才会作出诊断。

★ **专家点评-2**

皋岚湘主任医师:非常同意王曦教授的意见,对于高分化脂肪肉瘤和去分化脂肪肉瘤用基因检测诊断更为准确。在国内大多数基层医院开展这方面的工作有困难,但目前已有 MDM2 和 CDK4 商品化的抗体,可用于脂肪肉瘤的诊断。2012 年软组织和骨肿瘤 WHO 分类中将高分化脂肪肉瘤统称为非典型脂肪肿瘤,因为该肿瘤如果生长在表浅部位且切除干净,一般不复发和转移。发生在乳腺的脂肪肉瘤最常见的是来源于叶状肿瘤,原发性极其少见。本例首先要考虑来源于叶状肿瘤,因为发生在任何部位的非典型脂肪肿瘤/高分化脂肪肉瘤通常表现为脂肪源性的肿瘤细胞呈膨胀性生长、界限清楚或有包膜,穿插在其他组织中浸润性生长非常罕见。本例肿瘤内可见到乳腺导管组织,尤其是免疫组化表达 CK 的图(图 13-9-6C)显示有扩张的导管和挤压拉长的导管。

病例十　骨 肉 瘤

【病例介绍】

　　女性,51 岁,于 2006 年 11 月因"发现左乳腺肿块在外院手术",病理诊断为"腺肌上皮瘤,间叶成分恶变",行局部肿块切除术。2007 年 3 月,原手术处又出现肿块,临床再次行肿块切除术。送检会诊切片为第二次手术标本。

【病理变化】

　　1. 巨检　肿块结节状,无明显包膜,大小 5.5cm×4cm×4cm,切面灰白色,部分区域灰红色,质软,鱼肉状,可见不规则分布的片状灰白色及灰黄色钙化样区域,并可见棕黄色砂砾样斑点,质地硬。肿瘤局部伴有不同程度的出血、坏死。

　　2. 镜检　肿瘤细胞形态多样,异型性明显,呈圆形、卵圆形、多边形,胞质略嗜碱性,部分细胞形态呈短梭形,较肥胖,胞质丰富,类似骨母细胞,核分裂多见,并可见少量瘤巨细胞和散在的破骨细胞样巨细胞。肿瘤中可见红染致密的不规则骨样组织,花边样、网格样肿瘤性骨组织及小灶状软骨组织。肿瘤性骨及骨样组织排列紊乱,外形极不规则,骨小梁粗细宽窄不等,差别很大,缺乏成熟倾向,无黏合线。肿瘤性骨小梁缺乏成熟的骨细胞,肿瘤性骨小梁之间为异型性明显的瘤细胞(图 13-10-1)。

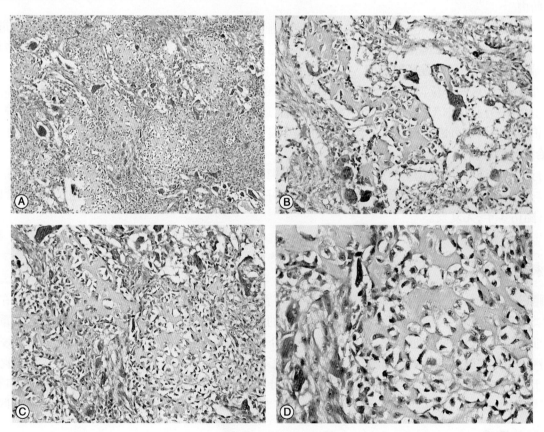

图 13-10-1　乳腺骨肉瘤

A. 肿瘤界限尚清楚,由异型性明显的肿瘤细胞及不规则分布的骨组织构成;B. 肿瘤中见红染小梁状骨样组织,有钙化;C. 肿瘤性骨组织呈网格样分布; D. 骨小梁纤细,无成熟骨细胞,周围为异型性明显的瘤细胞成分

3. **免疫组化**　Vimentin 弥漫阳性,SMA 灶性阳性,CD68(Ki-1)破骨样巨细胞阳性;AE1/3、EMA、desmin、CD34、CD99、CD117 及 S-100 蛋白阴性(图 13-10-2)。

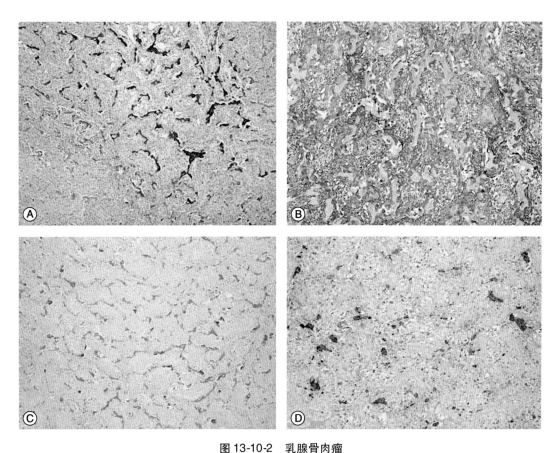

图 13-10-2　乳腺骨肉瘤
A. AE1/阴性;B. Vimentin 阳性;C. desmin 阴性;D. CD68(KP-1)破骨样巨细胞阳性

【讨论】

乳腺肉瘤在乳腺所有恶性肿瘤中不足 1%,主要类型为纤维肉瘤、恶性纤维组织细胞瘤、未分化高级别肉瘤等,乳腺原发性骨肉瘤(osteosarcoma)罕见,大约占所有乳腺原发肉瘤的 12%。

由于有些文献报道的病例没有严格区别伴有骨肉瘤样成分的化生性癌及叶状肿瘤,故难以确切估计其发病率。2003 年版 WHO《乳腺和女性生殖系统肿瘤的病理学和遗传学》中的乳腺肿瘤组织学分类对乳腺骨肉瘤定义为一种由产生骨样基质和骨组织的梭形细胞组成的恶性肿瘤,部分病例同时伴有软骨组织。除骨肉瘤以外,乳腺尚有许多肿瘤可伴有骨或软骨分化,有些非肿瘤性病变也可伴有骨化。乳腺组织的病理性骨形成多为膜内化骨,没有骨髓组织形成。伴有骨和软骨分化的乳腺肿瘤大致可分为 4 组:伴间质化生的导管内乳头状肿瘤、叶状肉瘤、间质肉瘤和化生性癌。在化生性癌,是上皮细胞成分化生为骨和软骨,在叶状肉瘤、导管内乳头状肿瘤则是间质细胞成分化生为骨和软骨。乳腺骨肉瘤属于骨外骨肉瘤,骨外骨肉瘤可发生在人体许多部位,分布较广泛,一般多见于股部肌肉内和腹膜后,其次为臀部和肩部,少数发生于腹腔,也可发生于一些器官,包括甲状腺、肾脏、膀胱、结肠、心脏、睾丸和阴茎等。在乳腺,可以来自原先存在的良性或恶性病变,也可能起源于正常组织的间叶转化。

乳腺原发性骨肉瘤好发生于年龄较大的女性,以 50 ~ 65 岁较多发,文献报道中病例年龄范围为 27 ~ 89 岁,平均 64.5 岁,发病年龄明显高于骨原发骨肉瘤的患者。部分患者(6% ~ 10%)有外伤或局部放射史。

乳腺骨肉瘤临床表现为逐渐增大的乳腺质硬肿块,多数境界清楚、可活动,少数为不规则或多结节状肿块。约 1/5 患者伴有局部疼痛,12% 的病例可有乳头血性溢液和乳头内陷。X 线检查表现为界限清楚的肿块影,分叶状,有局灶或显著的钙化区。部分病例肿瘤周边见蛋壳样钙化。由于肿瘤表现为界限清楚的阴影,影像学易误为良性肿瘤,约 33% 曾误诊为纤维腺瘤。

乳腺骨肉瘤肿块一般较大,大小 1.4 ~ 13cm,多数约 5cm 左右,多数病例界限清楚,质地可细腻、鱼肉样、骨化较多时肿块较硬,甚至骨样坚硬,肿块较大者可有出血坏死和囊性变,部分病例肿块周边可显示重度钙化。

乳腺骨肉瘤与其他部位骨外骨肉瘤的组织学形态一致。肿瘤细胞形态可表现为梭形细胞样、上皮样,可为小圆细胞、透明细胞,也可见单核或多核瘤巨细胞,并见有肿瘤细胞成骨现象。肿瘤性骨样组织多呈纤细的网格状或花边样,排列紊乱。1/3病例可伴软骨成分。肿瘤既可界限清楚,也可呈局部浸润性生长。肿瘤中可见散在的、数量不等的破骨细胞样多核巨细胞。

免疫组化,骨组织表达 osteocalcin 和 osteonectin,梭形肿瘤细胞 Vimentin 阳性,而不表达 ER、PR 和 Her-2,也不表达 EMA、CK 等上皮标志物。肿瘤中的破骨细胞样多核巨细胞表达巨噬细胞标志物 CD68(KP-1)。

乳腺是转移瘤好发部位,乳腺原发性骨肉瘤的诊断,必须首先经过全身影像学检查以除外原发于骨的骨肉瘤乳腺转移。

如同骨的骨肉瘤一样,乳腺骨肉瘤也是一种具有高度侵袭性的肿瘤,常早期复发和血行转移,但未见腋窝淋巴结转移的报道。治疗应完整切除肿块,并保证有足够的正常组织边缘,无肿瘤组织残留。如果腋淋巴结不肿大,可不做清扫或切除。部分病例报道提示术后辅助化疗有益。完整切除肿瘤,术后辅助化疗、放疗,5年生存率为38%。局部切除后67%复发,患侧乳房切除后11%复发。可发生远处器官转移,肺转移最多见,其他转移部位包括肝、皮下组织、脑、心等。伴发转移的部分病例在诊断后2年内死亡。肿瘤体积大、边界浸润明显和坏死常与侵袭性行为相关。

【鉴别诊断】

1. 化生性癌　乳腺的化生性癌是特殊型浸润性癌,涉及一组不同的肿瘤,包括鳞状细胞癌、伴有梭形细胞化生的腺癌、腺鳞癌和上皮-间叶成分混合型化生性癌。需要与乳腺骨肉瘤鉴别的主要是伴有骨、软骨化生的癌。化生型癌在浸润性癌的成分中混合异源性间叶成分,其中骨、软骨成分可以为良性形态或肉瘤样。化生性癌中,癌的成分表达上皮标记,梭形细胞成分也可局灶表达 CK,软骨成分表达 S-100 蛋白,也可同时表达 CK。与骨肉瘤鉴别诊断取决于有无上皮成分和有无上皮性标记物的表达。鉴别化生性癌和骨肉瘤是重要的,化生性癌需要按原发癌的治疗方案处理,与骨肉瘤有不同。

2. 转移性骨肉瘤　乳腺原发性骨肉瘤和来自骨的转移性骨肉瘤,在形态上无法区别。但转移性骨肉瘤患者经全身影像学检查可以发现原发病灶。乳腺原发骨肉瘤患者年龄一般较大,与骨的骨肉瘤好发于青少年不同。

3. 恶性叶状肿瘤　叶状肿瘤是一组双向分化的肿瘤,结构形态与管内型乳腺纤维腺瘤类似。组织学形态特征为双层上皮细胞衬覆的腺体,周围间叶成分过度生长,细胞丰富,呈叶状突向腺腔内,形成所谓叶状结构,挤压腺体呈裂隙样。叶状肿瘤的间叶成分可伴有脂肪、软骨和骨化生。恶性叶状肿瘤边界不规整、侵袭样,间质成分肉瘤变,常为纤维肉瘤样,也可为异源性分化,表现为骨肉瘤样,需要与乳腺骨肉瘤鉴别。乳腺骨肉瘤不具有裂隙样的上皮成分,也看不到典型的叶状生长方式。

4. 骨化性肌炎　骨化性肌炎是一种局限性、自限性的修复性病变,好发于青少年的四肢或躯干深部组织,可有外伤史。镜下显示分带结构,病灶中央为增生的纤维性病变,比较幼稚,有一定异型性,外周为含有骨母细胞的骨组织形成的骨壳,生长迅速,可能误为骨外的骨肉瘤。但骨肉瘤没有明确的分带结构,细胞异型性较大,花边样瘤骨组织常居于病灶中心部,而梭形细胞成分位于外周。

(李新功　张祥盛)

★ **专家点评-1**

王曦(Xi Wang)教授:骨外骨肉瘤的定义为恶性间叶性肿瘤伴有骨基质、骨或软骨的生成。其诊断条件为:①与正常骨结构无关;②有新生骨质或骨的生成;③无上皮成分存在。

乳腺原发的骨肉瘤极其罕见。相反,乳腺内伴有骨或软骨分化的病变则相对较多。这其中包括反应性的病变(如乳腺假体周围的纤维膜、骨化性筋膜炎)、良性肿瘤(如纤维腺瘤、良性叶状肿瘤)和恶性肿瘤(化生性癌和恶性叶状肿瘤)均可有骨质形成或骨化。过去许多文献中报道的乳腺骨肉瘤经常显示与另一双向性肿瘤有关,如癌肉瘤,从严格的意义上讲,并不能归类为乳腺原发的骨肉瘤。本例患者2006年11月切除的"恶性腺肌上皮伴间叶成分恶变"应该在鉴别诊断中加以考虑,恶性腺肌上皮瘤或恶性肌上皮瘤伴骨质形成或骨化均有文献报道。虽然本例肿瘤 AE1/AE3 和 S-100 均阴性,但这并不能排除其从前一肿瘤化生而来的可能性。当然,这种分类也许只有学术讨论价值,并没有太大临床意义。

骨肉瘤的诊断主要依靠影像学和病理形态学。免疫组化在目前对骨肉瘤的诊断没有帮助。Osteonectin 是由成骨细胞产生的蛋白,它的存在只标志骨的形成,而不能区分反应性或肿瘤性骨生成,更不能区分良性或恶性。Osteonectin 除可由成骨细胞生成外,还可由人体中其他细胞生成,如软骨细胞、纤维母细胞、内皮细胞等,因此不具特异性。CD68 更不是破骨细胞的特异标记。所以说,就目前而言,免疫组化对于骨肉瘤没有诊断价值。

★ **专家点评-2**

丁华野教授: 此例诊断乳腺原发性骨肉瘤可能会引起争议。患者第一次手术病理诊断为恶性腺肌上皮瘤(间叶成分恶性),4 个月后肿瘤原位复发,病理诊断为原发性骨肉瘤,原发和复发肿瘤的病理诊断出现如此大的差距,需要有一个合理的解释。笔者赞同王曦教授观点,认为首先应该寻求按一元化解释,恶性腺肌上皮瘤与骨肉瘤有无可能是同一肿瘤的异源性表现? 在笔者诊断为化生性癌的病例,其中有 20 余例出现了明显的骨肉瘤样成分,某些病例也伴有恶性腺肌上皮瘤和(或)恶性肌上皮瘤样改变。笔者认为,化生性癌的特点之一就是伴有肌上皮分化,患者第一次手术的恶性腺肌上皮瘤及复发后的骨肉瘤,很有可能是化生性癌的不同表现(成分)。

病例十一　平滑肌肉瘤

【病例介绍】

女性,63 岁,"发现乳腺肿块就诊"。乳腺肿物质硬,边界较清楚。表面皮肤无异常,无乳头溢液,腋窝未触及肿大淋巴结。

【病理变化】

1. **巨检**　肿物类圆形,直径 2.4cm,切面灰白色,细腻,呈鱼肉状,无包膜。

2. **镜检**　肿瘤细胞梭形、短梭形为主,略呈编制状排列,胞质嗜酸性,核多呈梭形,两端钝圆。其间可见类圆形、不规则、单核或多核异型肿瘤细胞,显示一定程度的多形性,细胞核染色深,大小形状不一,异型性明显,核分裂象易见(图 13-11-1,图 13-11-2)。

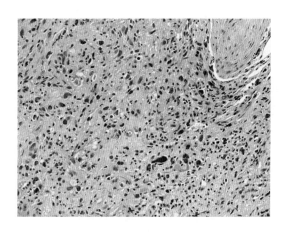

图 13-11-1　梭形细胞肿瘤显示多形性

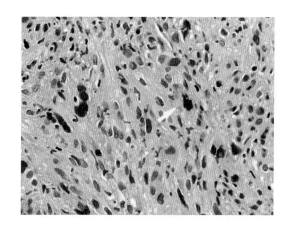

图 13-11-2　肿瘤细胞核分裂象(矢示)易见

3. **免疫组化**　caldesmon、myosin(SMMHC)、SMA 阳性;CAM5.2、34βE12、CK17、CK14、p63、HMB45、melan-A、S-100 蛋白、CD34 及 LCA 均阴性(图 13-11-3)。

【讨论】

乳腺发生的肉瘤相当少见,发病率不到乳腺全部恶性肿瘤的 1%,包括血管肉瘤、脂肪肉瘤、横纹肌肉瘤、骨肉瘤、平滑肌肉瘤(leiomyosarcoma)等类型,其中平滑肌肉瘤最为罕见。乳腺平滑肌肉瘤由 Crocker 和 Murad 在 1968 年首先报道,最初诊断为纤维肉瘤,后经组织学及电镜证实为平滑肌肉瘤。免疫组化技术的广

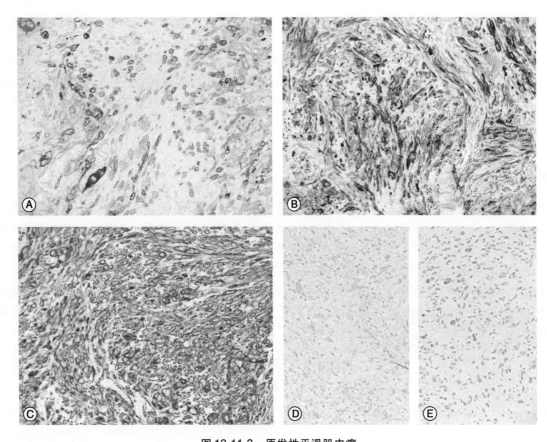

图 13-11-3　原发性平滑肌肉瘤
A. 瘤细胞 caldesmon 阳性；B. 瘤细胞 myosin 阳性；C. SMA 阳性；D. CK5 阴性；E. AEL-3 阴性

泛应用,使平滑肌肉瘤的诊断更为可靠。乳腺平滑肌肉瘤可为原发性或继发性,多数为原发性,继发性者可来源于子宫平滑肌肉瘤和腹膜后平滑肌肉瘤,继发性肿瘤患者常同时见肺、肝、骨等部位播散,预后差。

乳腺平滑肌肉瘤的发病年龄可为 24 ~ 86 岁,但最常见于 50 岁左右的中年女性,也可见于青少年。文献有发生于男性的报道。肿瘤最常见于乳头乳晕部,边界清楚,活动或与周围组织固定,生长较缓慢,可有疼痛。有些患者肿瘤生长较快,切除后较早复发,晚期发生扩散转移。肿块位于乳腺内者,影像学表现为高密度、分叶状、边缘清楚的软组织肿块。

肿块一般境界较清楚,大小不一,通常 2 ~ 4cm 左右,切面灰白色,质地较细腻,呈鱼肉状,也可见编织状纹理,部分为多结节状。文献报道最大的乳腺平滑肌肉瘤 12cm×10cm 大小,表面破溃,生长迅速。肿瘤的组织学形态与身体其他部位的平滑肌肉瘤一致,分化良好者主要由梭形细胞构成,可呈编织状排列,类似富细胞性平滑肌瘤,但细胞有不同程度的异型性和核分裂增多,部分区域瘤细胞核排列成栅栏状。分化差者瘤细胞呈明显的多形性。瘤细胞大小不一,核染色质粗,核仁大,核分裂易见。瘤细胞排列紊乱,部分呈条索或实性团块状,类似低分化癌。可见肿瘤性坏死,坏死周边的瘤细胞近血管排列,呈血管外皮瘤样结构。分化极差者可呈多形性未分化肉瘤或多形型横纹肌肉瘤样改变,呈去分化的表现。间质可出现纤维化、玻璃样变、黏液样变性和钙化等。在肿瘤的边缘可见乳腺导管和小叶的增生性改变,类似于化生性癌或叶状肿瘤。

关于子宫和深部软组织平滑肌肉瘤的细胞遗传学研究较多,而乳腺平滑肌肉瘤的相关研究很少。现有的少数对乳腺平滑肌肉瘤细胞遗传学的研究显示,其染色体改变包括 13q11 ~ q21 缺失、10q23 ~ qter 缺失和频繁的 17p 或 17q 获得。13q 包含已知的 2 个肿瘤抑制基因,其中 RB1 位于 13q14,而 BRCA2 位于 13q12。17p 包含涉及许多细胞监控机制的蛋白调控基因,可影响细胞的生长和增殖。这些结果与以往多数对子宫平滑肌肉瘤细胞及深部软组织平滑肌肉瘤遗传学的研究一致,提示无论发生部位有何不同,肿瘤抑制基因缺失、肿瘤基因获得都是平滑肌肉瘤发生的重要因素。

肿瘤细胞显示平滑肌分化,通常至少有局灶性 desmin、SMA 和 Vimentin 阳性,有时出现 CK、S-100 蛋白和 EMA 灶状弱阳性。

【诊断和鉴别诊断】

平滑肌肿瘤包括平滑肌错构瘤、平滑肌瘤和平滑肌肉瘤,平滑肌错构瘤为一种真皮的平滑肌束增生,通常为先天性,好发于躯干和肢体,呈大小不一的斑块状,可伴皮肤色素沉着和多毛症。平滑肌瘤多发生于女性生殖道,特别是子宫,部分发生于皮肤,少数发生于呼吸道和消化道。平滑肌肉瘤根据发生部位可分为主要发生于腹膜后的深部软组织平滑肌肉瘤、发生在真皮或皮下的浅表性平滑肌肉瘤和发生于中等至大血管的平滑肌肉瘤。发生在乳头-乳晕区的平滑肌肉瘤属于浅表性平滑肌肉瘤。平滑肌肿瘤细胞具有正常平滑肌的超微结构,胞质含有大量与细胞长轴平行排列的微肌丝,微肌丝间有许多致密体,质膜内层有致密斑。质膜下可见微吞饮囊泡,细胞外有完整基板围绕。通过常规切片判断一个软组织肿瘤的平滑肌分化一般并不特别困难。梭形的细胞形态,丰富的嗜酸性胞质,两端钝圆的杆状、雪茄样长圆形核,核两端的胞质空泡,都是平滑肌分化的特征。但确定一个平滑肌肿瘤的性质,有时则相对困难。不同部位发生的平滑肌肿瘤,其恶性的判断标准并不相同。对子宫平滑肌肉瘤的研究较多,曾将肿瘤细胞的核分裂指数≥10/10HPF 作为诊断的阈值,其后 Bell 等提出了子宫平滑肌肉瘤的三项特征,即瘤细胞弥漫性中-重度异型性、肿瘤性凝固性坏死、核分裂≥10/10HPF,以至少明确存在以上 2 条作为诊断指标,成为现今广泛使用的诊断标准。但在实际工作中,仍然有一些病例难以确定性质,出现了"恶性潜能未定"的诊断术语,而高核质比、是否浸润、有无脉管侵犯,也作为次要标准在诊断时被考虑。对于发生于软组织的平滑肌肿瘤,良恶性的诊断标准不同于发生于子宫的平滑肌肿瘤。一般来说,如果肿瘤体积较大,且能看到核分裂,就要考虑为恶性。同样体积较大、可见少量核分裂(1 ~ 5/10HPF)的平滑肌肿瘤,如果发生于绝经前妇女的盆腔或腹膜后,则不能诊断为肉瘤,因为这些肿瘤的发生可能与性激素关系密切,核分裂并不是可靠的诊断依据。在实际工作中,核分裂尽管可能是最先引起注意的,但却可能是最后加以考虑的因素。WHO 乳腺肿瘤病理学和遗传学分类(2003)对乳腺平滑肌肿瘤的定义中指出,乳腺恶性平滑肌肿瘤体积大,核分裂多。肿瘤大小和核分裂指数应该是乳腺平滑肌肉瘤的诊断参数。要注意的是,乳腺平滑肌肉瘤中有部分位于真皮,而真皮平滑肌肉瘤多在 2cm 以下。必须综合考虑肿瘤大小、肿瘤性凝固性坏死的存在、核分裂指数,结合临床表现、肿瘤有无浸润性生长的情况,才能做出正确诊断。还应注意,乳腺平滑肌肉瘤的诊断应在除外具有良恶性平滑肌分化的病变以后才能做出,同时需排除转移性平滑肌肉瘤。

1. **梭形细胞肌上皮瘤** 由梭形肌上皮细胞构成的肿瘤,浸润性生长,常缺乏显著的非典型性,核分裂不多,可有明显胶原聚集和中心型透明变性。

2. **化生性癌** 乳腺化生性癌可以具有混合性异源性间叶成分,未分化梭形细胞可能需要与平滑肌肉瘤鉴别,但化生性癌中总可以找到癌的成分。免疫组化上皮标记阳性的结果需要认真评估,因为平滑肌肉瘤也可有不同程度的 CK 或 EMA 的表达。

3. **恶性叶状肿瘤** 叶状肿瘤发生于乳腺小叶或导管周围间质,具有明显的双向分化,肿瘤中可见导管成分,肿瘤组织呈叶状突起凸入管腔,包括良性、交界性和恶性。恶性叶状肿瘤的恶性成分为梭形间质细胞,一般呈纤维肉瘤样改变,缺乏平滑肌细胞的特征。

4. **肌纤维母细胞瘤** 为肌纤维母细胞构成的良性梭形细胞肿瘤,变异型可出现浸润性边缘,可伴有不同程度的核多形性,有时可出现平滑肌成分。肿瘤缺乏坏死,核分裂较少见,间质可见散在肥大细胞。

针吸活检的诊断价值:尽管有文献报道通过细针穿刺细胞学检查确诊了乳腺平滑肌肉瘤,但细针穿刺细胞学检查和粗针穿刺活检一般获得的材料非常少,难以准确进行鉴别诊断,常常只能描述性诊断为恶性梭形细胞肿瘤、非典型梭形细胞,或笼统诊断为肉瘤、梭性细胞肉瘤,甚至可能误诊为叶状肿瘤、分化低的癌。使用针吸活检技术诊断乳腺平滑肌肉瘤,还需积累更多的经验。

【治疗及预后】

乳腺平滑肌肉瘤常行乳腺单纯切除或广泛切除治疗,切除时应尽量确保切缘无肿瘤结构残余。手术后可有局部复发和转移,但未见腋窝淋巴结转移的报道。发生转移的患者预后很差,约 25% 的患者因肿瘤转移死亡。

[温黎 张祥盛 赵澄泉(Chengquan Zhao)]

★ **专家点评**

王曦(Xi Wang)教授:乳腺梭形细胞病变的鉴别诊断有时可能非常复杂,然而,处理这类病变时,首要任务是区分良恶性,其次是排除肉瘤样癌的可能性。本例形态学明显恶性,免疫组化染色的目的是通过使用包括 p63 和所有高分子量细胞角蛋白在内的一组抗体,彻底排除肉瘤样癌。本例恰当地演示了这类病变的处理方法。目前,乳腺平滑肌肉瘤与其他肉瘤的鉴别诊断相对而言不太重要。

病例十二　腺泡状软组织肉瘤

【病例介绍】

女性,15 岁,"发现左乳包块 7 个月"。查体:左乳外上象限扪及一质韧包块,形态不规则,大小 6cm×5cm,边界欠清,表面尚光滑,活动度一般。术中见包块位于左乳外上象限,乳房后间隙,约 6cm×5cm×5cm,质韧,表面可见丰富的曲张血管,深面与胸大肌部分粘连。

【病理变化】

1. 巨检　灰红色结节一个,大小 6.5cm×5cm×5cm,带部分包膜,切面灰褐色实性,质稍软,略呈分叶状。

2. 镜检　肿瘤间质为薄壁窦状血管,将瘤细胞分隔成大小、形状不等、界限清楚的细胞巢,即所谓的器官样结构。细胞巢显示中心变性、坏死、失去细胞黏附性,而形成假腺泡样结构。少数区域,巢样结构不显著或完全缺乏(图 13-12-1),肿瘤由大颗粒细胞组成一致的细胞团块,血管腔隙很少或不易识别(图 13-12-2)。瘤细胞体积较大,圆形或多角形,界限清楚,核呈空泡状,可见小核仁。胞质丰富、颗粒状、嗜酸性,有时为空泡状。核分裂少见。网状纤维染色显示肿瘤细胞巢有嗜银染色的纤维包绕(图 13-12-3,图 13-12-4)。

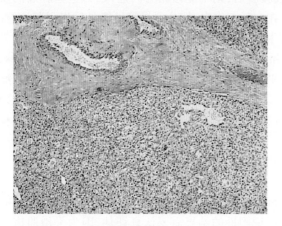

图 13-12-1　瘤细胞胞质丰富、嗜酸性,核空泡状,呈巢状排列,间有薄壁小血管

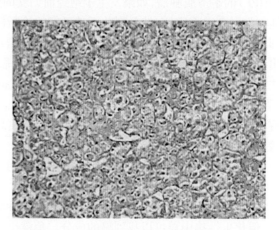

图 13-12-2　瘤细胞呈巢状排列,间有薄壁小血管

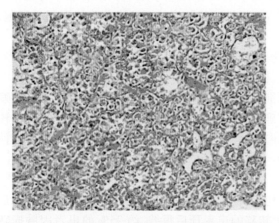

图 13-12-3　瘤细胞胞质嗜酸性,核空泡状,呈巢状排列

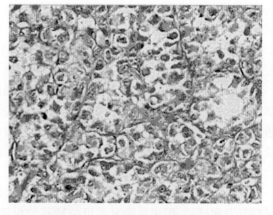

图 13-12-4　瘤细胞间有薄壁小血管

3. **特殊染色和免疫组化**　PAS 染色后瘤细胞胞质可见红染颗粒,消化 PAS 染色瘤细胞胞质有抗淀粉酶消化的阳性颗粒(图 13-12-5)。网状纤维染色瘤细胞巢间毛细血管网阳性(图 13-12-6)。瘤细胞 S-100 弱阳性,Vimentin、myogenin、MyoD1、desmin、SMA、CK、CEA、EMA、CgA、Syn、CD56、NSE、MBP、Calponin、CD68、HMB45、CKpan、CD45、D2-40 阳性;Ki-67 阳性率5%;微血管阳性:CD34(图 13-12-7)、CD31、F8;TFE3 核阳性(图 13-12-8)。

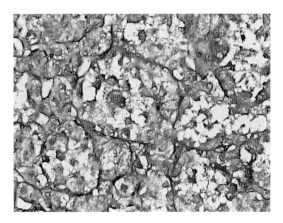

图 13-12-5 PAS 阳性,胞质内可见阳性颗粒

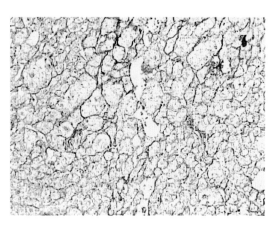

图 13-12-6 网状纤维染色,腺泡间毛细血管网阳性

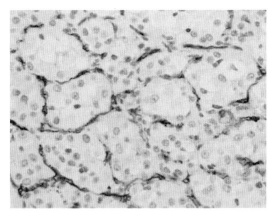

图 13-12-7 CD34 显示窦状血管

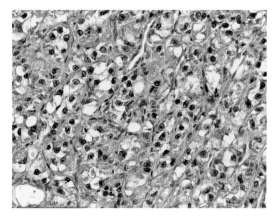

图 13-12-8 瘤细胞核 TFE3 阳性

【讨论】

腺泡状软组织肉瘤(alveolar soft part sarcoma,ASPS)系临床与形态学很独特的软组织肉瘤,由 Christopherson 等(1952 年)首先确定并命名。ASPS 罕见,发病率约占所有软组织肉瘤的 0.5% ~ 0.9%。主要见于青少年,15 ~ 35 岁最常见。婴儿和儿童少见。成人主要发生在下肢,股前区最常见。婴儿、儿童最常累及头颈部,尤其是眼眶和舌。少见部位包括纵隔、女性生殖道、膀胱、胃肠道和骨等。乳腺的腺泡状软组织肉瘤非常罕见。

乳腺 ASPS 症状常不明显,容易漏诊。肉眼观察肿瘤界限不清、软而易碎,切面黄白或灰红色,常见大范围坏死和出血,肿瘤周围常见扭曲、管腔开放的血管。显微镜下,不同的病例组织学图像差异很小,组织结构的一致性也是该肿瘤的特征之一。低倍镜下,致密的纤维组织将肿瘤分割成大小不等的若干部分,每一部分由若干个界限明确的巢状或聚集的瘤细胞团组成,即所谓的器官样或巢状结构,这些细胞团由薄壁、窦状毛细血管相互分隔。多数病例显示聚集的细胞团块中心变性、坏死、细胞黏附性丢失形成假腺泡结构。这种结构不应与腺泡结构更不规则的腺泡状横纹肌肉瘤混淆。少见情况下,巢样结构不显著或完全缺乏,肿瘤仅由大颗粒细胞组成一致的细胞团块,血管腔隙很少或不易识别,弥漫性增生,不形成巢状结构,这种类型更常见于婴幼儿和儿童。肿瘤细胞呈上皮样大而圆或常为多角形,大小和形状差异小,细胞界限清楚,核呈空泡状,有小核仁。细胞质丰富、颗粒状、嗜酸性,偶有透明或空泡状胞质。核分裂少见。细胞多形性不明显。少见病例出现核多形性,核分裂增多和凝固性坏死;极少见梭形细胞和黄色瘤样改变。细胞内常见斜方形或棒状型结晶包含物,HE 染色不太明显。网状纤维染色显示肿瘤细胞巢有嗜银染色的纤维包绕。肿瘤边界常有许多扩张的静脉,可能是肿瘤内多发性动静脉分流所致,此结构类似于血管外皮瘤和副节瘤。血管浸润几乎见于所有病例,多见于肿瘤组织周边处,也是肿瘤早期转移倾向的原因。

PAS 染色对诊断很有帮助,显示胞质内含数量不等的糖原和特征性抗淀粉消化的、PAS 阳性的斜方形或棒状型结晶,结晶数量不等。有些病例几乎每个细胞都能见到,有的难以识别或缺乏。Weiss 等的经验是至少80%的肿瘤有典型结晶物,其余仅为PAS阳性的颗粒,可能为结晶前体。这些结晶是原发和转移性腺泡状软组织肉瘤的特征。

ASPS的免疫组化研究虽然较多,但仍未获得统一的阳性结果。骨骼肌标记desmin有时阳性,尤其是冰冻切片,MyoD1常为胞质阳性(不是核),而myogenin总是阴性。1/4病例有S-100和NSE表达,但无诊断价值或组织起源意义。瘤细胞一般不表达CK、EMA、NF、GFPA、SYN。几乎所有瘤细胞显示中等强的核TFE3表达,与大多数正常细胞相反,TFE3是ASPS较特异的免疫组化标志。

ASPS的细胞遗传学已经确认特异性改变,即der(17)t(X;17)(p11;q25),最近发现这种易位由TFE3转录因子基因(源于Xp11)伴ASPL(位于17q25)融合所致。ASPL/TFE3融合蛋白定位于核,可能具有异常转录因子功能。尽管在肉瘤中出现ASPL/TFE3融合对ASPS有高度的特异性和敏感性,但在儿童和年轻人肾癌的少数独特类型中也有同样的基因融合。

ASPS的诊断主要靠病理形态学观察,免疫组化无特异性标记。主要的鉴别诊断包括:转移性肾细胞癌、副神经节瘤和颗粒细胞瘤。腺泡状横纹肌肉瘤有时也可能与ASPS混淆,这可能是名称类似而非组织学。肾细胞癌,原发或转移灶常类似ASPS,但大多数病例因缺乏PAS阳性结晶容易与ASPS区分。细胞质灰色染色和胞质内脂肪不是很可靠的鉴别特征,因为每个特征都可见于变性的ASPS。EMA染色阳性支持肾细胞癌的诊断,因ASPS缺乏EMA表达。TFE3也有帮助,但必须牢记,儿童肾细胞癌和颗粒细胞瘤也可有TFE3表达。ASPS和肾细胞癌均呈糖原染色阳性,但颗粒细胞瘤和副节瘤缺乏。与ASPS相反,副节瘤CgA和Syn强阳性表达,S-100显示细胞巢周边的支持细胞,而细胞巢的瘤细胞CgA和Syn强阳性、S-100阴性不同于颗粒细胞瘤。颗粒细胞瘤细胞边界不清,S-100瘤细胞强阳性表达,不同于ASPS。临床特征也有鉴别价值,原发性肾细胞癌后腹膜影像学可以证实;肾细胞癌、副节瘤和恶性颗粒细胞瘤主要见于40岁以上,很少见于25岁以下,此外,尚未见发生于四肢的真正的副节瘤。发生于乳腺的腺泡状软组织肉瘤非常少见,诊断时应首先排除转移可能。

【预后】

虽然肿瘤生长缓慢,但ASPS最终的预后还是很差,特征为病程延长,晚期转移。大宗文献报道显示,存活2年者为77%,5年者为60%,10年者为38%;仅有局限性病变5年存活为71%,而有转移者为20%。最重要的预后指标为,诊断时年龄、肿瘤大小和转移。组织学特征不能预见ASPS的预后。儿童预后好于成人。发生于乳腺的腺泡状软组织肉瘤非常少见,生物学行为需积累更多病理证实。

(张祥盛)

★ **专家点评**

张祥盛教授:腺泡状软组织肉瘤是一种罕见的软组织肿瘤,在乳腺ASPS报道仅6例,由于病变本身独特的形态、不明确的组织起源和难以预测的临床行为,长期以来备受关注。近年来,细胞遗传学和分子遗传学已经阐明这种肿瘤具有特殊的染色体异常,从而也部分解释了该肿瘤女性相对多见的原因,其异常基因产物TFE3可以作为诊断较为特异性的标记。相信随着新的免疫标记和FISH技术在病理诊断的更为广泛的应用,腺泡状软组织肉瘤的诊断会变得更为容易和准确,对该病变的了解也会不断的加深。

病例十三 恶性外周神经鞘瘤

【病例介绍】

女性,79岁,"发现左乳肿物半个月"。肿物位于外上象限下方,直径约4cm,质硬,无触痛,边界欠清,与周围组织粘连。表面皮肤无异常,无乳头溢液。腋窝未触及肿大淋巴结。乳腺CT显示不均匀、低密度肿块,浸润周围乳腺组织,肿瘤长径最大者7.0cm,考虑恶性肿瘤可能性大。冰冻切片诊断为乳腺梭形细胞肉瘤,遂行乳腺扩大切除术。

【病理变化】

1. **巨检** 肿物类圆形,位于皮下,7.4cm×5.5cm大小。切面灰黄色,大部分区域界限尚清,未见明显包膜,质脆。

2. **镜检** 肿瘤位于皮下,界限清楚(图13-13-1),肿瘤由排列紧密、条束状生长的梭形细胞构成。瘤细胞核染色深,核形不规则、不对称、核端呈圆形或锥状,核分裂易见,胞质丰富,淡伊红色,呈弥漫性生长或形成交替分布的细胞丰富区和细胞稀疏区,稀疏区瘤细胞呈细长的波浪状(图 13-13-2 ~ 图 13-13-4),血管周瘤细胞密集。

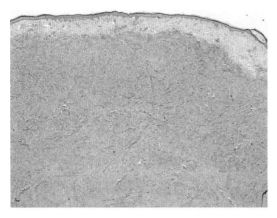

图 13-13-1　肿瘤位于皮下,界限清楚

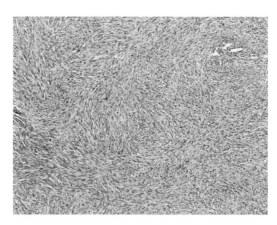

图 13-13-2　瘤细胞呈梭形,核深染,明显异型性,细胞密度不均

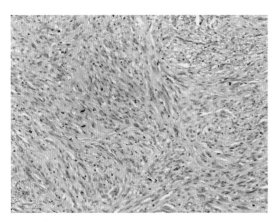

图 13-13-3　图 13-13-2 中倍易见核分裂

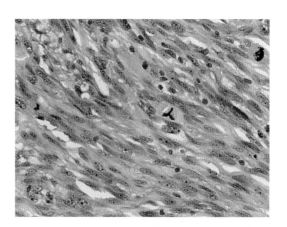

图 13-13-4　图 13-13-2 高倍可见病理性核分裂

3. 免疫组化　S-100 灶状弱阳性(约 40%)(图 13-13-5),NF 蛋白、PGP9.5 弱阳性,Vimentin 阳性,desmin、CD34、SMA、CK 和 p63 阴性。

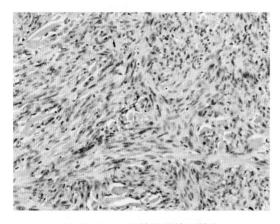

图 13-13-5　恶性外周神经鞘瘤
瘤细胞 S-100 灶状弱阳性

【讨论】

乳腺恶性外周神经鞘瘤(malignant peripheral nerve sheath tumor, MPNST)是指来源于周围神经或显示神经鞘细胞或神经束衣细胞分化的一种罕见的恶性肿瘤,发病率约占全部神经源性肿瘤的 2%。大多数病例来源于神经纤维瘤或伴发神经纤维瘤病(NF-1),可发生在任何年龄,40 ~ 50 岁多发。亦可发生于小儿,Medina-Franco 报道 1 例 4 岁女孩,在 von Recklinghausen 病的基础上发生。无性别差异。乳腺外主要累及四肢、躯干和头颈部。发生在乳腺者非常罕见。迄今报道不足 10 例。

乳腺外和发生于乳腺的 MPNST 组织学改变一样,以瘤细胞及组织结构特点分为经典型、上皮样细胞型和腺样型。经典型最常见,梭形细胞核着色深,有明显异型性和多形性,纵横交错排列,呈弥漫性生长或形成交替分布的细胞丰富区和细胞稀疏的黏液样区,稀疏区瘤细胞呈细长的波浪状,血管周瘤细胞密集。上皮样 MPNST 是一种少见亚型,约占所有 MPNST 的 5%,常呈结节样生长,大部分起源于较大的神经,主要由上皮样细胞和少量梭形细胞构成,瘤细胞大部分肥硕,多角形,小部分胖梭形,胞质丰富,嗜酸性或嗜双色性,部分细胞胞质透明,具有明显的上皮样形态,肿瘤细胞排列成片状、巢状或短索状,周边隔以纤维性间质,构成隐约可见的结节。肿瘤总是表现有坏死。腺样型上皮样成分占绝对优势。瘤细胞排列成腺样,酷似腺癌。发生在乳腺的 MPNST 均为经典型,可见灶状上皮样分化。

免疫组织化学结果:S-100、Vimentin、MBP、NSE 弥漫强阳性,支持周围神经元性肿瘤的诊断,CK、CEA、EMA、HMB-45、bcl-2、CD68 等阴性可排除间变性癌、上皮样肉瘤、恶性黑色素瘤、双相型滑膜肉瘤等形态近似的肿瘤。在缺乏典型结构时,诊断很大程度上依赖于肿瘤与神经关系和(或)免疫组化,普通的 MPNST 瘤组织对 S-100 的免疫反应常呈灶状阳性并且表达较弱,而弥漫性强阳性表达为良性外周神经肿瘤的特点。

【鉴别诊断】

1. **神经纤维瘤**　瘤细胞排列稀疏,无编织状结构,细胞缺乏不典型性,一般无分裂象。S-100 弥漫阳性。

2. **促结缔组织增生性恶性黑色素瘤**　组织形态鉴别困难,免疫组化易于鉴别,S-100 弥漫性阳性(如弥漫性阳性即排除 MPNST),HMB45 和 Melan A 阳性,超微结构可见黑色素小体。

3. **单相型滑膜肉瘤**　常发生在关节附近,有明显裂隙形成,vimentin、EMA 及 CK 阳性,bcl-2 常阳性,S-100 阴性。细胞遗传学 t(x;18)可明确诊断。

【预后】

肿瘤来源于 NF-1、瘤体较大、大片坏死、瘤细胞密度较高、有明显不典型和高核分裂(50/10HPF)者,预后不良。

(张祥盛)

病例十四　血　管　瘤

【病例介绍】

女性,5 岁,"发现右乳肿物 10 余天"。查体:右乳外上象限查见一肿物,直径约 2cm,质韧,边界清,活动度好,无压痛。临床诊断乳腺肿物行肿物切除。

【病理变化】

1. **巨检**　灰红淡黄色组织一块,体积 4.5cm×3.5cm×2.5cm,切面查见两个肿物,大者直径 2cm,灰白色,边界清楚有包膜。小者直径 0.8cm,暗红色海绵状,边界清楚,无明显包膜。

2. **镜检**　大肿物为典型纤维腺瘤。小肿物由大小不等、形态较规则的血管腔样结构组成,管腔相互独立,内有较多红细胞(图 13-14-1)。血管壁薄,内衬一层不连续的扁平内皮细胞,管壁之间有少量间质(图 13-14-2)。病变与周围组织分界清楚。

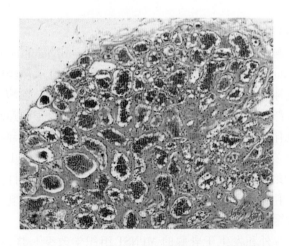

图 13-14-1　大小不等、形态较规则的血管腔样结构,管腔相互独立,内有较多红细胞,边界清楚

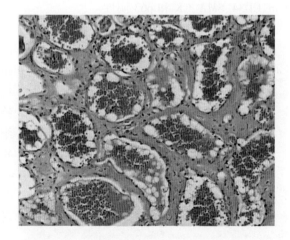

图 13-14-2　血管壁薄,内衬一层不连续的扁平内皮细胞,管壁之间有少量间质

【讨论】

乳腺血管瘤(angioma)是一种由成熟血管构成的良性肿瘤或畸形。男女均可发生,发病年龄从 18 个月~

82岁。乳腺良性血管瘤比较少见,病变极少形成临床可触及的肿块,多数是由于其他病变行乳腺切除或乳腺活检时偶然发现,如本例即是因为乳腺纤维腺瘤切除而偶然发现。随着影像学检查的应用,增加了血管瘤的检出率。

乳腺良性血管瘤的诊断并不困难,重要的是要注意和乳腺高分化血管肉瘤鉴别。两者组织形态的主要鉴别点是,良性血管瘤的血管腔呈分离的、独立或简单分支状,相互不通连,没有复杂的分支,内皮细胞无明显异型性。相反,高分化血管肉瘤血管腔分支复杂,相互交织、吻合、连通。内皮细胞有不同程度的异型性。另外,良性血管瘤通常比较小,一般不超过2cm,边界清楚。而高分化血管肉瘤常大于2cm,常浸润周围乳腺组织或脂肪(表13-14-1)。乳腺良性血管瘤很少见,以往常常见到将乳腺高分化的血管肉瘤误诊为良性血管瘤。因此,国内曾经有人认为乳腺血管肿瘤都是恶性的,这显然有些武断。

表13-14-1　血管瘤和高分化血管肉瘤的鉴别诊断

	血管瘤	高分化血管肉瘤
大小	<2cm	>2cm
境界	界限清楚	明显浸润性生长
纤维性间隔	有	无
血管吻合	无(血管瘤病除外)	有
与小叶的关系	位于小叶周围	自小叶周浸润小叶

(穆殿斌)

★ 专家点评

毛永荣教授:乳腺血管瘤是较少见的良性肿瘤,一般发生在乳腺皮肤的浅表部位。如果发生在深在部位,诊断时一定要慎重,需与分化良好的血管肉瘤鉴别。如果是弥漫性血管瘤,临床上可触及包块,则可诊断血管瘤病。对于有临床症状的血管瘤,应仔细观察整个病变,要排除分化良好的血管肉瘤。

鉴别诊断还有假血管瘤样间质增生,这是一种乳腺间质肌纤维母细胞增生性瘤样病变,由复杂的、相互吻合的裂隙状假血管腔构成,其腔内可有可无肌纤维母细胞衬覆。这种病变一般分布在小叶内或小叶间。

病例十五　小叶周血管瘤

【病历介绍】

女性,15岁,"发现右乳肿物20余天"。查体:左乳外下象限查见一肿物,直径约1.5cm,边界不清,活动度好,质韧,无压痛。乳头无内陷,皮肤正常。临床诊断乳腺肿物行肿物切除。

【病理变化】

1. 巨检　灰红色组织一块,体积2.5cm×1.5cm×1.5cm,切面查见一个肿物,大者直径1.2cm,灰红灰白色,似有小的裂隙,边界尚清。无包膜。

2. 镜检　乳腺小叶结构存在,在小叶内和小叶周可见大小不等、形态较规则的毛细血管腔样结构,有些管腔开放,有些内皮细胞构成实性团块,类似软组织内毛细血管瘤样结构。管腔壁薄,无平滑肌,相互独立,腔内可见红细胞(图13-15-1 ~ 图13-15-4)。内衬单层扁平内皮细胞,管壁之间有少量间质。病变与周围组织分界清楚,无包膜。

【讨论】

乳腺实质的良性血管病变包括小叶周围型血管瘤、血管瘤、静脉性血管瘤和血管瘤病。乳腺血管瘤被分为海绵状(由扩张的血管构成,其内充满红细胞)、毛细血管型(由紧密的小血管构成,有时类似化脓性肉芽肿,呈小叶状分布)和复合型(兼有类似海绵状血管瘤中扩张的血管和毛细血管瘤中的小血管)。一般认为少见的良性病变。有作者统计555例因乳腺癌切除的标本,发现7例,占1.2%,有人对连续性210例法医尸检中,发现乳腺小叶周围型血管瘤23例,占11%。诊断乳腺实质内血管病变时要注意排除乳房皮下组织的良性血管病变。

小叶周围型血管瘤(perilobular hemangioma)是乳腺良性血管病变较为常见的类型,男女均可发生,发病年龄自18个月至82岁,一般临床上无明显症状,多为镜下或影像学偶尔发现。显微镜下,病变可主要局限在

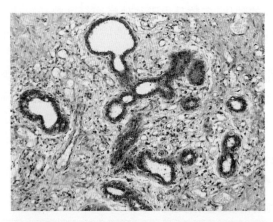

图 13-15-1　小叶结构存在,其内可见较多毛细血管

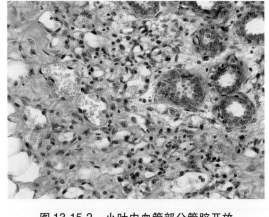

图 13-15-2　小叶内血管部分管腔开放

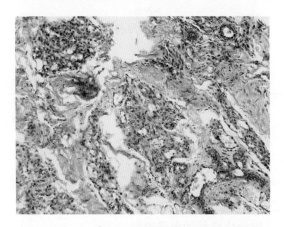

图 13-15-3　小叶间血管管腔闭合,形成实性团块

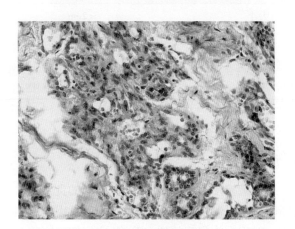

图 13-15-4　图 13-15-3 放大

小叶周,也可完全或部分在小叶内,也可位于小叶外或小叶内外均受累。病变可接近于导管,或者与小叶或导管都没有关系。典型的病变为丛状分布的毛细血管和发育不好的海绵状血管,间有小叶或中末导管上皮,病变边界一般不清楚,少数病例血管可扩展至邻近的脂肪组织和纤维间质中。有时可见到吻合性薄而细的血管,没有平滑肌层,在血管裂隙中常含红细胞。间质中通常没有淋巴细胞浸润。

认识良性血管病变的重要意义在于和低级别血管肉瘤鉴别。一般而言,良性血管病变界限清楚,缺乏血管肉瘤特有的相互吻合的血管腔、内皮细胞增生和非典型性。然而,一些血管肉瘤会有分化极好的区域,与良性血管病变相似。相反,一些良性血管病变可有细胞或结构的非典型性。因此,如果病变未完整切除或者仅仅是粗针穿刺活检标本,可能无法区分良性血管病变和低级别血管肉瘤。

(董玮　张祥盛)

★ **专家点评**

张祥盛教授:乳腺小叶周血管瘤是乳腺血管组织良性肿瘤之一。由于巨检一般难触及肿瘤,显微镜下才发现肿瘤,故称显微血管瘤。病变并不是完全局限在小叶周,也可完全或部分在小叶内,或位于小叶外或导管外。病变可接近于导管,或者与小叶或导管都没有关系。典型的病变为丛状分布的毛细血管和发育不好的海绵状血管,病变边界一般不清楚,少数病例血管可扩展至邻近的脂肪组织和纤维间质中。有时可见到吻合性薄而细的血管,没有平滑肌层,在血管裂隙中常含红细胞,但不出现内皮细胞乳头状增生及核分裂活跃。间质中通常没有淋巴细胞浸润。

病例十六　血管肉瘤

【病例介绍】

女性,36 岁,"左侧乳房肿块 2 年",因近半年肿块渐大,局部皮肤变红、刺痒就诊。患者于 2 年前无意中发现左乳房肿块,约小枣大,无疼痛不适,未曾就医。近半年肿块生长快,活动时疼痛,自行热敷,疼痛可缓解,表面皮肤日渐发红,并有刺痒感。查体见右乳房无异常,左侧乳房肿胀,较右侧增大,左乳房乳晕内上方皮肤有 3cm×2.5cm 不规则暗红色区,乳头无内陷、局部皮肤无橘皮样改变(图 13-16-1),皮温较右侧乳房稍高,其深部可扪及4cm×3cm×2cm 肿块,界限不清,活动度差,与皮肤粘连,质地韧。B 超检查见实性低回声团块,边界尚清楚,团块内回声不均匀,可见数个小囊状液性回声区,团块内及周边区域血流较丰富。

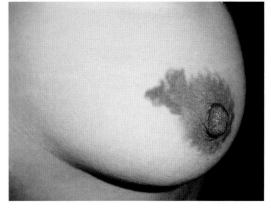

图 13-16-1　左乳房肿胀,皮肤见暗红色改变

【病理变化】

1. 巨检　灰白色不规则组织,6cm×5cm×4cm,附有梭形皮肤,皮肤 7cm×3cm。切面见灰白色及淡黄色,皮肤下方见 3.8cm×2.5cm×2.2cm 暗红色间灰白色区,形态不规则,鱼肉状,质地脆,与皮肤紧密相连,界限较清楚,似有包膜。

2. 镜检　肿瘤界限清楚,有厚薄不均的纤维性假包膜。肿瘤梭形、上皮样或不规则形,呈束状、片状或弥散分布。部分区域见陈旧性出血灶,有大量含铁血黄素沉积(图 13-16-2),并见大片出血区,血湖样,其中见少数梭形瘤细胞(图 13-16-3)。肿瘤细胞异型性明显,核大,不规则,染色深或空泡样,核膜厚,染色质粗糙,部分可见 1 到多个嗜碱性大核仁(图 13-16-4)。肿瘤分化较好的区域可见不规则血管腔形成,腔扩张或闭塞,内衬不规则肿瘤细胞(图 13-16-5)。瘤组织中未见明显坏死灶。

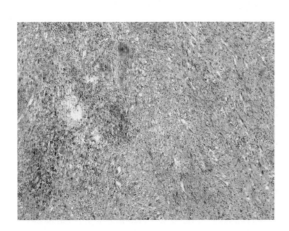

图 13-16-2　肿瘤细胞梭形,可见陈旧出血灶

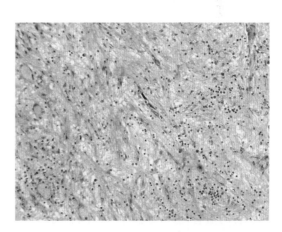

图 13-16-3　大片出血区中见梭形瘤细胞

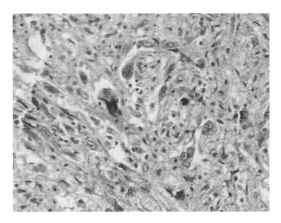

图 13-16-4　肿瘤细胞显著异型性

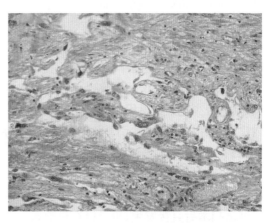

图 13-16-5　瘤细胞衬覆不规则血管腔

3. **免疫组化** 肿瘤细胞 CD31、CD34、Vimentin 阳性（图 13-16-6，图 13-16-7），desmin、Actin、myosin、SMA、S-100 蛋白、CKpan、EMA 阴性。

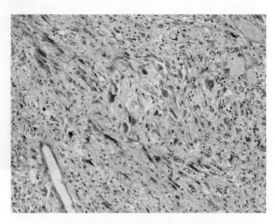

图 13-16-6 瘤细胞 CD31 阳性

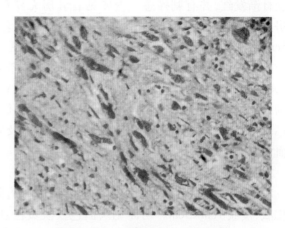

图 13-16-7 瘤细胞 Vimentin 阳性

【讨论】

乳腺血管肉瘤（angiosarcoma）是器官特异性肿瘤，相当罕见，约占乳腺恶性肿瘤的 0.05%，但又是乳腺肉瘤中最常见的类型，占乳腺肉瘤的 8%。2003 年 WHO 乳腺肿瘤病理学和遗传学分类中将乳腺血管肉瘤定义为一种由具有内皮细胞形态学特征的肿瘤性细胞组成的恶性肿瘤，包括以前命名的血管性肉瘤、血管母细胞瘤、淋巴血管肉瘤、化生性血管瘤等。实际上，乳腺发生的血管肉瘤包括 3 种亚型：①乳腺实质内原发性血管肉瘤；②乳腺癌根治切除手术并发生淋巴水肿后，在同侧上肢皮肤和软组织中继发的血管肉瘤，又称 Stewart-Treves 综合征；③乳腺根治术并局部放疗后，皮肤或乳腺实质发生的继发性血管肉瘤。

乳腺原发性血管肉瘤由 Schmidt 在 1887 首先报道，发病年龄广泛，平均 38 岁，妊娠期或哺乳期发病者占 6% ~ 12%，也可发生于男性。两侧乳房发病无差异，一般位于乳腺深部，常以迅速增大的无痛性肿块为首发症状，也有约 1/3 患者可无症状，12% 表现乳房弥漫增大。肿瘤位置较浅时皮肤可能发红或青紫，易误为外伤所致。一般影像学检查对确诊帮助不大，MRI 更适合血管肉瘤这类软组织肿瘤的检查。细针穿刺吸取活检特异性不高，假阴性约 37%。乳腺血管肉瘤大小 1 ~ 20cm，平均 5cm，大体观察，肿块外周可有多发的蓝紫色结节，囊性间隙充满血液或血块，被灰白色实性组织围绕，有局灶坏死。分化好的肿瘤切面海绵状、周边充血样。低分化的肿瘤质地较硬，界限不清。组织形态多样性是血管肉瘤的组织学特点之一，也是诊断的困难所在。具有血管内皮细胞的形态和功能的分化是血管肉瘤的诊断依据。组织学分级常采用 Donnell 分级系统：Ⅰ 级由互相吻合的血管构成，穿插于小叶间质内，肿瘤性血管腔较宽，开放，互相吻合，充满红细胞，内皮细胞单层分布，没有或少有乳头结构，内皮细胞核深染，分裂象罕见，类似良性血管肿瘤。Ⅱ 级 ≥75% 成分由 Ⅰ 级肿瘤形态构成，在整个肿瘤中有散在的实性瘤细胞灶，增生的内皮细胞突入管腔形成小簇或乳头，有时局灶瘤细胞丰富，瘤细胞呈多角形或梭形。Ⅲ 级可见互相吻合的血管与实性内皮细胞或梭形细胞区混杂，有坏死和较多核分裂。>50% 区域具有高级别恶性特征，可见细胞学恶性的内皮细胞团或实性乳头，瘤细胞具有空泡状核，有明显的核仁。同一肿瘤的不同部分可能显示不同的分化程度，需要多处取材，全面观察才能做出正确的分级。肿瘤组织学分级与发病年龄及预后有相关性。Ⅰ 级平均发病年龄 43 岁，Ⅱ 级平均 34 岁，Ⅲ 级平均 29 岁。Ⅰ 级 5 年生存率为 91%，Ⅱ 级为 68%，Ⅲ 级为 31%。乳腺血管肉瘤易发生远处转移，主要转移至肺、皮肤、骨、肝，但极少见腋窝淋巴结转移。高级别乳腺血管肉瘤预后极差。超微结构观察，Weiber-Palade 小体是正常内皮细胞存在的特异性小管状细胞器，被认为对血管肉瘤的诊断和鉴别具有决定性意义，但并非所有病例都能见到。

1949 年 Stewart 和 Treves 报道乳腺根治术继发淋巴水肿患者发生上臂皮肤血管肉瘤，后将长期大面积严重淋巴水肿继发血管肉瘤的情况命名 Stewart-Treves 综合征。这种病例的患侧上肢水肿可以在乳腺癌切除伴腋淋巴结清扫术后直接发生，也可以在根治术后乳腺和腋窝辅助放疗后发生。水肿一般开始发生于上肢并蔓延至前臂，最后扩展到手背及手指。患者年龄 37 ~ 60 岁，平均 64 岁，水肿在根治术后 12 个月内出现。肿瘤出现时间可在 1 年至数十年后,多数患者在 10 年左右。患者预后差,中位生存时间仅 19 个月,以肺转移最多。近年来,随着根治手术减少、保乳辅助放疗增加,继发性肿瘤多发生在乳腺皮肤,而非手臂。

放疗后血管肉瘤 1987 年有第一例报道,包括两种情况:①浸润癌术后放疗患者,肿瘤在胸壁发生。潜伏期 30~156 个月,平均 70 个月。发病年龄大于原发血管肉瘤患者,范围 61~78 岁。肿瘤局限于皮肤内。②乳癌保守治疗后患者,半数仅侵犯皮肤,单独累及乳腺者极少见。81% 为多灶性,组织学分级多为 Ⅱ~Ⅲ 级,放化疗效果均不佳。与 Stewart-Treves 综合征不同,放疗与肿瘤发生间隔时间越短,淋巴水肿越轻,甚或不发生。

由于最初病变发生于淋巴管,Stewart-Treves 综合征和放疗后血管肉瘤可能称为脉管肉瘤更合适。

乳腺血管肉瘤免疫组化 FⅧ、CD31、CD34、desmin、Vimentin 阳性。1/3 病例表达 CK,尤其是上皮样型。Laminin 和胶原Ⅳ能够勾画不明显的血管结构,在诊断时可以参考。Von Willebrand 因子是最具特异性的血管标记物,但最不敏感。

乳腺血管肉瘤的细胞遗传学研究极少。对软组织血管肉瘤的细胞遗传学研究发现,几乎都有复杂的细胞遗传学异常,常见有 5pter-p11、8p12-qter、20pter-q12 获得,4p、7p15-pert 丢失,Y 和涉及 22q 的异常。

【鉴别诊断】

1. **假血管瘤性间质增生**　可与良性或恶性乳腺肿瘤伴随发生,可局限,也可弥漫性,裂隙状空腔互相吻合成复杂生长方式,无内衬上皮,位于小叶间或小叶内间质,可见小叶结构存在,不见侵入小叶的生长方式,不伴出血。

2. **乳头状血管内皮增生**　病变界限清楚,位于血管内,细胞无非典型性,无实性区。

3. **良性血管肿瘤**　曾经有人极端地认为,几乎所有乳腺血管肿瘤均为恶性。但临床确实可发良性血管肿瘤。良性血管肿瘤主要与低级别血管肉瘤鉴别,一般<2cm,围绕导管或小叶生长,少见血管不规则吻合。血管肉瘤多为不规则、互相吻合的薄壁血管或腔隙。

其他需要注意鉴别的病变还包括叶状肿瘤、乳腺间质肉瘤、化生性癌、肌上皮瘤、纤维瘤、纤维肉瘤、脂肪肉瘤和放疗后梭形细胞增生性病变等。

乳腺血管肉瘤对放化疗均不敏感,手术是主要的治疗手段。由于乳腺血管肉瘤早期即血行转移,即使晚期也罕见淋巴结转移,所以建议采用局部广泛切除或全乳腺切除,不加淋巴结清扫。新近文献介绍,对 EGFR 阳性患者使用抗血管生成治疗有一定疗效。

（李新功　温黎）

★ 专家点评

吴蕴(Yun Wu)教授:乳腺原发性血管肉瘤十分罕见。其组织学分级尤为必要,因为这与预后相关。高级别的血管肉瘤与良性病变不难区分。真正的挑战在于如何正确诊断低级别血管肉瘤,其鉴别诊断包括血管瘤、淋巴管瘤、血管脂肪瘤、乳头状血管内皮增生(Masson 瘤)和假血管瘤样间质增生(PASH)。乳腺小叶旁的血管瘤相对常见。在 Rosen 乳腺病理学一书中作者给出了一些鉴别要点有助于区分低级别血管肉瘤和血管瘤(表 13-16-1)。

表 13-16-1　血管瘤和低级别血管肉瘤的鉴别诊断

特　点	血管瘤	低级别血管肉瘤
肿瘤大小	通常小于 2cm	通常大于 2cm
肿瘤边界	边界清楚	呈浸润性
血管腔	一般不出现血管腔吻合	血管腔吻合显著存在
分布	围绕小叶和导管	侵入小叶,致使腺泡分散

随着乳腺保守治疗(乳腺癌局切术加术后放射治疗)的普及,放疗后血管肉瘤的发生率有所升高。病变常为高级别血管肉瘤,位于皮肤而非乳腺实质,诊断并不困难。但是放疗后发生的不典型血管增生(AVL)对于缺乏相应经验的诊断医生却并非易事。AVL 镜下可见灶区扩张并相互吻合的血管,血管壁由单层核深染的内皮细胞组成,病变累及真皮乳头层和网状层。认识 AVL 的重要性在于该病变可能复发,且部分患者可进

437

展为放疗后血管肉瘤。

　　诊断血管肉瘤的另一挑战来自于如何区分上皮样血管肉瘤(EA)和癌。将上皮样血管肉瘤误诊断为癌偶有发生。EA 有时可无明显的血管形成区,因此诊断为癌时需排除 EA 的可能性,同时仔细寻找可能为 EA 的证据,如胞质内空泡伴或不伴血红细胞。必要时可行免疫组化检测血管标志物 CD31 和 CD34,有助于鉴别诊断。需要注意,此时行 CK 染色并无鉴别作用,因为两种病变 CK 均为阳性表达。

病例十七　上皮样血管内皮瘤

【病例介绍】

　　女性,27 岁,"左乳肿块 3 个月入院"。右乳头外侧偏上 4cm×2.5cm 大小肿块,质硬,边界不清,活动度差。手术所见:肿块位于右乳外上方,大小 3cm×2.4cm,肿块有包膜,易剥离,完整取出。

【病理变化】

　　1. **巨检**　灰白灰红色肿块 10cm×7cm×6cm 大小,表面粗糙。切面灰红灰黄色,分叶不明显,质脆,与周围组织分界清,但未见明显包膜。

　　2. **镜检**　肿瘤位于乳腺实质,界限不清(图 13-17-1)。瘤细胞呈不规则的巢状、小片状排列,间有小的细胞内管腔,形成细胞内空泡,瘤细胞核常偏位,类似印戒状细胞,个别微血管腔内偶见红细胞(图 13-17-2 ~ 图 13-17-4)。增生的瘤细胞呈上皮样或组织细胞样形态,圆形或多边形,细胞界限清楚,胞质丰富,部分瘤细胞胞质可见淡嗜伊红色细微颗粒。细胞核中等大小,圆形、类圆形或不规则形,有些呈扭曲状,核膜光滑,较薄,染色质分散,部分瘤细胞的染色质位于核中央,呈半核沟状,有些瘤细胞可见粗大的染色质颗粒及小核仁。核分裂不易查见,未见病理性核分裂。瘤细胞间为增生的纤维组织间质,其内血管较丰富,另可见一些较大的厚壁血管,部分厚壁血管壁玻璃样变性。肿瘤边缘呈浸润性生长。

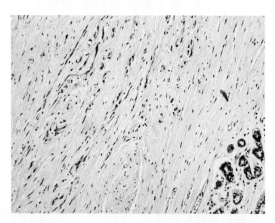

图 13-17-1　肿瘤位于乳腺实质,界限不清

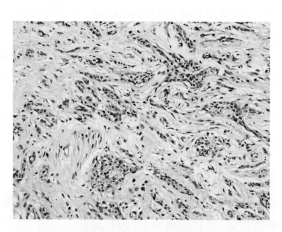

图 13-17-2　瘤细胞呈条索状、巢状及单个散在分布

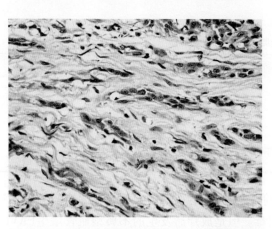

图 13-17-3　圆形、类圆形或不规则形瘤细胞,有些呈扭曲状、条索状分布,间有较多胶原纤维

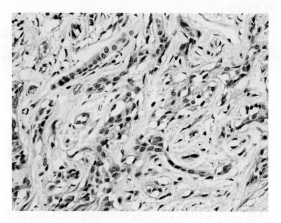

图 13-17-4　圆形、类圆形或胞质内有空泡的瘤细胞,条索状分布

3. **免疫组化**　瘤细胞 CD34(图 13-17-5)、CD31 强阳性(图 13-17-6),CK 部分细胞阳性,SMA(-),Vim(-),HMB-45(-),NSE(-),CD99(-),S-100(-),结蛋白阴性。

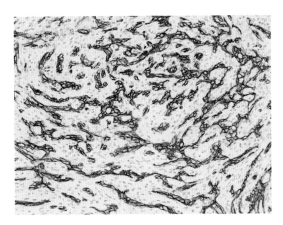

图 13-17-5　CD34 瘤细胞弥漫性阳性

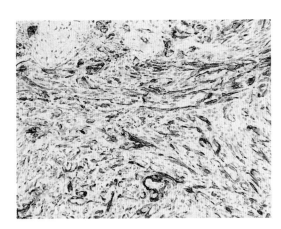

图 13-17-6　CD31 瘤细胞弥漫性阳性

【讨论】

上皮样血管内皮瘤(epithelioid hemangioendothelioma)由 Weiss 等于 1982 年首先报道,此瘤罕见,多发生于成人,儿童罕见。两性均可发生。既可见于体表和深部的软组织,也可发生于实质脏器,如肺、肝、骨、脑、心、淋巴结、甲状腺等实质器官,肢体远端皮下软组织最多见,易被误诊为转移性癌或其他血管源性肿瘤。发生于乳腺的上皮样血管内皮瘤罕见,Rosai 等于 1979 年应用组织细胞样错构瘤(histiocytoid haemangiom)首次描述此瘤。Insabato 于 1999 年首次报道发生于乳腺的上皮样血管内皮瘤。见诸文献,迄今报道不足 10 例。WHO(2002)新版软组织肿瘤分子病理学和遗传学分类将其归为恶性。而不是以往的中间性肿瘤。其组织来源为内皮细胞,并可以转移,故认为其是一种低度恶性的的血管肉瘤。在软组织者复发率>10%,>20% 的病例转移到局部淋巴结、肺或肝等。范钦和的研究发现大部分病例瘤细胞图像温和,核分裂少见,少数(约 25%)病例有明显的核多形性和异型性,极少数病例可见大的血管腔形成。核分裂>1/10HPF,局部区域有梭形细胞或坏死,相对容易发生转移,而图像温和者很少发生转移。本例瘤细胞有异型性不著,未见病理性核分裂及坏死,应属低度恶性。

【鉴别诊断】

1. **转移性癌**　由于瘤细胞成实性巢状或条索状排列,胞质内可见空泡,有的呈印戒细胞样,间质为玻璃样变性的胶原纤维时,易误诊为转移性癌。但转移癌细胞较上皮样血管内皮瘤的瘤细胞异型性更明显,分裂象和病理性分裂象更易见到,很少形成以血管为中心的组织结构,印戒细胞胞质内无红细胞,癌细胞常异型性明显,核分裂多,易见病理性核分裂,免疫组化 CK7、CK20、Villin、PAS、AB 染色等。CD34 强阳性,而 CK 部分细胞弱阳性。

2. **上皮样血管瘤**　瘤细胞胞质丰富,嗜酸,有些呈空泡状,呈小巢状或呈片状分布在纤维化的间质中,瘤细胞无异型性,常伴有嗜酸性粒细胞、淋巴细胞浸润。而上皮样血管内皮肉瘤的血管为原始的、幼稚的、处于细胞水平的伪血管,瘤细胞有异型性和核分裂。

3. **上皮样血管肉瘤**　具有上皮样结构的血管肉瘤,瘤细胞异型性较上皮样血管内皮瘤显著,除了肿瘤性内皮细胞呈上皮样外,具有血管肉瘤的特点,如大片出血、坏死、早期发生血道转移等。治疗以局部扩大切除为主。

4. **炎性假瘤**　浸润性生长,边界不清,纤维母/肌纤维母细胞增生,中性粒细胞、浆细胞、嗜酸性粒细胞浸润等,从现代观点看,大部分是炎性肌纤维母细胞。IHC:ALK、CD34、Vimentin。

值得注意的是针对 CD34 和 CD31 的抗体能够识别近乎全部血管肿瘤,包括低分化血管肉瘤。CD31(血小板内皮细胞黏附因子)是一种对内皮细胞分化更敏感和特异的抗体。几乎所有的良性和恶性血管肿瘤均表达 CD31,而 CD34 阳性的肿瘤较多:如胃肠道间质瘤、孤立性纤维性肿瘤、隆突性皮肤纤维肉瘤、上皮样肉瘤,原始的淋巴造血系统肿瘤等。因此对血管肉瘤的诊断最谨慎的方法是应用一组血管标记物,如 CD34、

CD31、CD105 和 F-Ⅷ等,进行免疫组化染色,以排除其他诊断。如果这些标记物呈阳性,则支持血管源性肿瘤的诊断。

（张祥盛　丁华野）

病例十八　乳头状淋巴管内血管内皮细胞瘤（Dabska 瘤）

【病例介绍】

女性,10 岁,"右乳下方右胸壁淋巴管瘤术后 3 年入院",右乳下方有一大小约 1cm×1cm 肿块。

【病理变化】

1. **巨检**　带皮肤组织一块:4cm×3cm×2cm,上附皮肤:3cm×0.5cm,剖开见肿块:2.5cm×2cm×2cm,有包膜,质中。

2. **镜检**　肿瘤由扩张的薄壁脉管组成,内皮细胞立方形或柱状,胞质少,淡嗜伊红,核呈鞋钉样或火柴头样突向腔内,未见核分裂。部分脉管内形成乳头状结构,表面衬覆鞋钉样内皮细胞,中央为玻璃样间质轴心,脉管周围较多淋巴细胞浸润(图 13-18-1 ~ 图 13-18-4)。

3. **免疫组化**　瘤细胞表达 CD31、CD34、FⅧ和 Vimetin,不表达 CK 和 NSE。

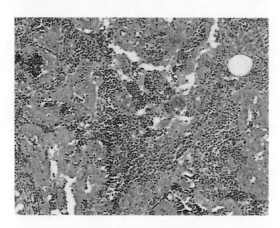

图 13-18-1　肿瘤由扩张的薄壁脉管组成,脉管周围较多淋巴细胞浸润

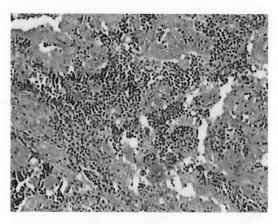

图 13-18-2　肿瘤由扩张的薄壁脉管组成,管壁有玻璃样变性,脉管周围较多淋巴细胞浸润

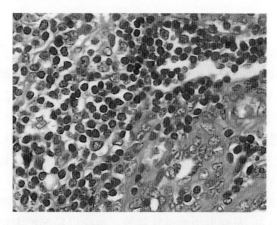

图 13-18-3　脉管内皮细胞立方形或柱状,胞质少,淡嗜伊红,核膜清楚,染色质纤细,可见小核仁,部分细胞呈鞋钉样突向腔内,脉管周围较多淋巴细胞浸润

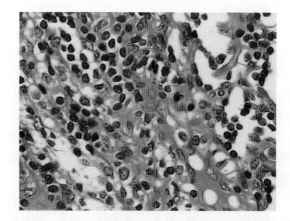

图 13-18-4　脉管衬覆立方形或柱状内皮细胞

【讨论】

此瘤由波兰医生 Dabska 于 1969 年首先描述,故称 Dabska 瘤(Dabska tumor),由于肿瘤由扩张的薄壁脉管组成,内皮细胞呈乳头状结构,又称血管内乳头状血管内皮瘤,乳头衬覆的细胞呈靴钉状,故名鞋钉样血管内皮瘤,由于肿瘤内血管呈网状,似睾丸网,又名网状型血管乳头状内皮瘤,为一种以内皮细胞管腔内增生形

成乳头状结构为特征的罕见的低度恶性血管内皮瘤,主要发生于儿童的皮肤和皮下组织内,周界不清,可有囊性变。发生于深部组织及内脏的亦有报道。发生于乳腺的 Dabska 瘤至今尚未见报道。本例为 10 岁女孩,胸壁发生淋巴管瘤切除后 3 年,发现乳腺内肿块。

乳头状淋巴管内血管内皮细胞瘤(pappillary intralymphatic angioendothelioma)由扩张的薄壁脉管组成,内皮细胞立方形或柱状,胞质少,淡嗜伊红,核呈鞋钉样或火柴头样突向腔内,核分裂不多见。有时可形成乳头状结构,表面衬覆的内皮细胞呈鞋钉样,中央为玻璃样间质轴心,少数病例,脉管内乳头结构似副睾网结构,间质内较多淋巴细胞浸润。

【鉴别诊断】

1. **网状内皮细胞瘤** 组织学可见特征性长形、窄的分支状血管网,类似于正常睾丸网结构,免疫组化一般 VEGFR-3 和 D2-40 阴性。部分乳头状淋巴管内血管内皮细胞瘤可见灶状网状内皮细胞瘤成分,有些网状内皮细胞瘤也可见到乳头状淋巴管内血管内皮细胞瘤的成分,两者可能存在部分重叠。

2. **乳头状血管内皮增生** 病变主要位于血管腔内,小儿纤细的乳头突入血管腔内,乳头被覆单层内皮细胞,细胞肥胖,但无异型性,管腔内常见红细胞和血栓。

【治疗和预后】

网状型血管乳头状内皮瘤为中间型血管瘤,属低度恶性,治疗以手术切除为主,要适当扩大切除,以防复发。

(张祥盛)

病例十九 CD10 阳性的乳腺非特殊型肉瘤

【病例介绍】

女性,45 岁,"发现右乳腺肿块 6 年,进行性增大",近 5 个月开始疼痛,呈持续性隐痛。查体:双侧乳腺明显不对称,右侧乳腺明显肿大,乳头平坦,乳晕扩大,呈红色,表面皮肤血管增多,皮下呈暗红色,似有淤血改变。左乳腺触及肿物,质地较硬,边界不清楚,与周边组织粘连较著。无乳头溢液,腋窝未触及肿大淋巴结。临床行乳腺改良根治术。

【病理变化】

1. **巨检** 标本大小 15cm×16cm×8cm,梭形皮肤大小 15.5cm×5.3cm,乳头下可见一境界清楚的类圆形肿物,大小 12cm×12cm×8cm,切面呈囊实性。无包膜,细腻,呈鱼肉状,中心明显出血坏死及囊性变。

2. **镜检** 肿瘤细胞异型性明显,呈梭形、短梭形及不规则形,略呈编制状排列,胞质嗜酸性,核多呈长圆形,两端尖圆。其间可见类圆形、不规则、单核或多核异型肿瘤细胞,显示一定程度的多形性,细胞核染色深,大小形状不一,异型性明显,核分裂易见(图 13-19-1 ~ 图 13-19-4)。

3. **免疫组化** 肿瘤细胞 CD10 强阳性(图 13-19-5A),主要是膜阳性,EGFR 阳性(图 13-19-5B),Ki-67 阳性指数较高(图 13-19-5C),Vimentin 阳性(图 13-19-5D),CD29、SMA 和 p63 灶状部分细胞阳性,CAM5.2、34βE12、CK17、CK14、HMB45、melan-A、S-100 蛋白、CD34、Calponin、LCA、desmin、h-caldesmon、ER 和 PR 均

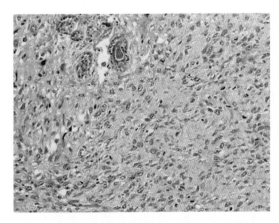

图 13-19-1 肿瘤细胞构成于梭形和上皮样细胞

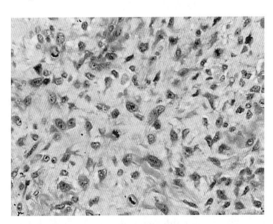

图 13-19-2 上皮样瘤细胞,明显异型,核分裂多

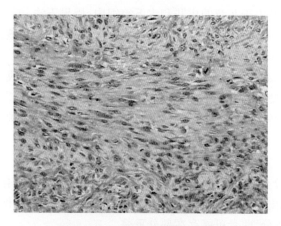

图 13-19-3　梭形细胞呈束状排列

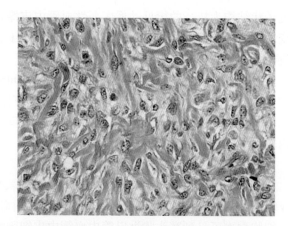

图 13-19-4　上皮样细胞间有粗大的胶原束

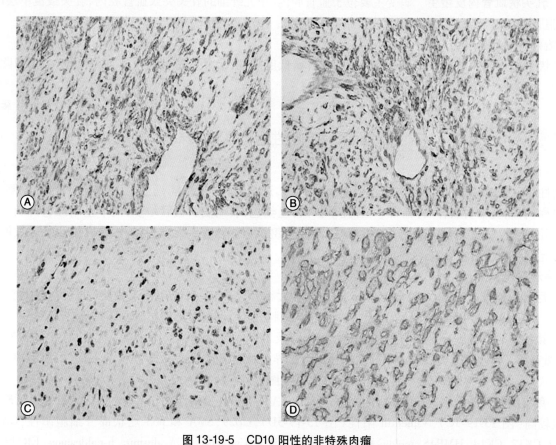

图 13-19-5　CD10 阳性的非特殊肉瘤

A. 瘤细胞 CD10 弥漫阳性；B. 瘤细胞 EGFR 阳性；C. 瘤细胞 Ki-67 指数较高；D. Vimentin 阳性

阴性。

【讨论】

乳腺肉瘤本属罕见，多数有特征性组织形态和（或）免疫表型，依据其分化方向，可以诊断为血管肉瘤、横纹肌肉瘤、脂肪肉瘤、平滑肌肉瘤等；但还存在少数肉瘤，并没有特征性组织形态及免疫表型，以往多诊断为间质肉瘤、多形性肉瘤或恶性纤维组织细胞瘤。

Leibl 等利用免疫组化通过回顾性研究发现，CD10 阳性的乳腺非特殊型肉瘤（mammary NOS-Type sarcoma with CD10 expression, NSCD10）最显著的特点是多数肿瘤细胞稳定表达肌上皮标记物 CD10。其他常用的 4 种肌上皮标记物 CD29、SMA、p63、Calponin，在所报道的 7 例中，有 6 例表达其中至少 1 种，有 3 例出现 2 种表达。此外，NSCD10 还表达 Vimentin 而不表达 CK，也不表达 maspin、S-100、平滑肌肌球蛋白（SMM）、GFAP、肌源性标记物（包括 caldesmon、desmin）、不表达 ER 和 PR，仅有 1 例表达 AR。值得注意的是，多数 NSCD10 出现 EGFR 高表达。

从形态学上讲,NSCD10典型地表现为无特征性结构,主要由交织排列的梭形细胞构成,夹杂多少不等的胶原纤维;有的病例有黏液样背景和出血,血管丰富,肿瘤细胞黏附性差。胞质嗜酸或双嗜,细胞核明显多形,浓染或呈泡状核,染色质颗粒粗。核分裂多见,并出现病理性核分裂。眼观受累乳腺明显增大,表面皮肤充血,血管显露,温度升高,乳头变平坦,乳晕变红色(图13-19-6)。肿物界限不清,切面无包膜,质地细腻,呈鱼肉状,中心明显出血坏死,呈典型高级别肉瘤改变(图13-19-7)。

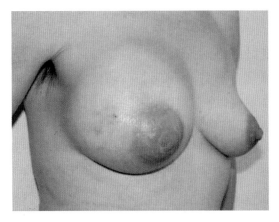

图13-19-6 肿瘤累及整个右侧乳腺,体积明显增大,乳头平坦,乳晕呈红色,皮肤血管显露,明显增多,呈暗红色淤血状

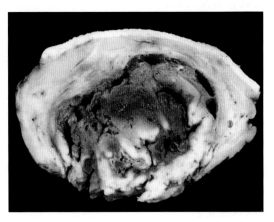

图13-19-7 肿物界限不清,切面灰白灰红色,无包膜,细腻,呈鱼肉状,中心明显出血坏死

NSCD10的组织学起源尚不清楚。由于NSCD10稳定表达CD10,不同程度表达其他肌上皮标记物,推测其可能起源于肌上皮,但是正如Leibl等指出的那样,这些所谓的肌上皮标记物无一绝对特异,因此断定其起源于肌上皮并不可靠。而深入研究NSCD10与化生性癌的关系则为揭示NSCD10的本质提供了有益线索。NSCD10与化生性癌在免疫表型上有很多相似之处,两者不同程度表达CD10、CD29、SMA、p63、calponin等肌上皮标记物,多数表达EGFR,而且阳性率接近。从CK在化生性癌的表达情况看,肿瘤分化愈差,CK表达愈弱,且通过淋巴道转移率愈低。由此可见,从典型的乳腺癌、分化渐差的化生性癌到NSCD10,似乎是一个从癌逐渐向肌上皮分化的肉瘤化过程。据此,Leibl等推测,NSCD10可能是化生性癌脱离上皮分化、趋向肌上皮分化的一个极端。如果从肿瘤起源于干细胞角度理解,可以这样认为,肿瘤自多能干细胞或定向干细胞发生后,典型的乳腺癌基本趋向上皮分化,化生性癌仍然保留上皮分化的特点,但同时也向肌上皮/基底细胞方向分化,而NSCD10则基本向肌上皮分化。但确切的机制尚待进一步讨论和证实。

【鉴别诊断】

乳腺NSCD10极为罕见,形态学不特异,首先必须排除肉瘤型化生性癌,还须排除叶状肿瘤及特殊类型肉瘤,方可诊断。主要需鉴别的肿瘤:

1. 化生性癌 由于化生性癌较常见,且具有通过淋巴道转移潜能,治疗与NSCD10并不相同,必须鉴别。更值得注意的是,化生性癌形态多变,免疫表型与NSCD10有很多相似之处,有时鉴别并不容易。免疫组化染色对鉴别非常有帮助,甚至是唯一有效办法。化生性癌总会表达CK,多数表达基底细胞型CK,还不同程度地表达S-100、maspin等,这些标记物在NSCD10一般不表达,可资鉴别。

2. 叶状肿瘤 叶状肿瘤由乳腺间质与上皮共同增生而形成特殊的分叶状双相结构,一般与NSCD10较易鉴别,但在间质明显过度增生或复发的病例,往往缺少典型结构,且间质细胞CK免疫组化标记阴性,易与NSCD10混淆。一种有效的方法是充分取材、多切片观察,叶状肿瘤总会出现双相结构。免疫组化染色对鉴别也很有帮助。叶状肿瘤的间质细胞CD34标记往往阳性,而NSCD10则否。肌上皮标记也很有意义,叶状肿瘤仅会出现局灶CD10和p63阳性,其他肌上皮标记物通常阴性;NSCD10则CD10标记稳定阳性,其他肌上皮标记物也会有不同程度的表达。

3. 平滑肌肉瘤 在特殊类型肉瘤中,多数具有特殊形态,辅之以免疫组化,鉴别并不困难。但NSCD10肿瘤细胞有时胞质嗜酸明显,细胞核卵圆形、两端钝圆,与平滑肌肉瘤相似。不过,平滑肌肉瘤一般不表达或仅局灶表达CD10,而表达肌源性标记物(如desmin、h-caldemon等),可助鉴别。

【预后】

NSCD10 的提出仅是近年之事,病例积累极其有限,因此对其临床病理、诊断、治疗及预后判断还很难把握,阐明其本质更需时日。在 Leibl 等报道的 7 例之中,其中 6 例临床病理资料完整,患者均为女性,年龄分布 23~88 岁,中位年龄 50 岁,肿瘤直径 2~11cm,平均 4.8cm。3 例进行了腋窝淋巴结清扫,均未发现淋巴结转移;全身检查 1 例出现肺转移,其余 5 例未发现远处转移。由于多数 NSCD10 出现 EGFR 高表达,提示靶向治疗可能具有潜在价值。

(张祥盛 丁华野)

病例二十 乳腺孤立性纤维性肿瘤

【病例介绍】

女性,49 岁,"发现左乳腺肿物 3 年"。3 年前发现乳腺外上部肿物直径约 2cm,无明显不适,近 3 个月生长较前快,来院就诊。细针穿刺涂片未发现肿瘤细胞。查体:左乳较右乳增大,左乳可见浅静脉扩张,可触及一约 6cm×5cm×4cm 肿块,表面皮肤正常,肿块光滑,质硬,边界清,活动好,无压痛。右乳未见明显异常。双侧腋窝、锁骨上、下均未触及肿大淋巴结。双侧钼靶:①左乳占位性病变;②双侧乳腺小叶增生。入院行肿物切除术,术后未作任何治疗。

【病理变化】

1. **巨检** 带皮肤结节状肿物一个,表面皮肤未见异常。切面见一肿块,6cm×5cm×5cm 大小,有包膜,实性,切开分界较清楚,灰白色,灰白间灰黄,部分区域灰红色,均质,质中。

2. **镜检** 肿瘤组织边界清,血管较丰富,呈分支状;瘤细胞围绕血管呈放射状或弥漫排列,瘤细胞短梭形或卵圆形,形态温和,核周有空隙,核分裂象罕见。呈束状、席纹状、波浪状排列,并围绕在大小不一的分支状、血窦样、裂隙样血管周围,血管壁厚薄不一,部分血管壁胶原化且增厚(图 13-20-1,图 13-20-2)。

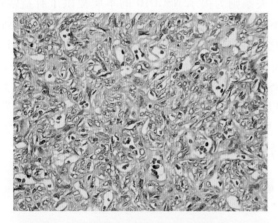

图 13-20-1 肿瘤内血管丰富,瘤细胞短梭形或卵圆形,形态温和,呈束状、波浪状排列

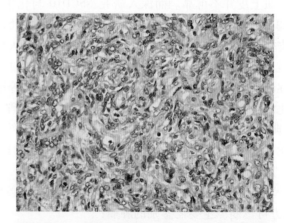

图 13-20-2 肿瘤内血管丰富,瘤细胞短梭形或卵圆形,形态温和,呈束状排列

3. **免疫组化** 瘤细胞弥漫表达 CD34(图 13-20-3)、CD99、Bcl-2(图 13-20-4)、Vimentin、S-100、CK(AE1/AE3)、p63、CD10、CK5/6、Actin、desmin、SMA、MC、CR、CD117 和 HMB45 均阴性。

【讨论】

孤立性纤维性肿瘤由 Klemperer 和 Rabin 于 1931 年首先报道,因早期报道的病例几乎均发生在胸膜、腹膜与浆膜有关,故认为其来源于间皮或间皮下间叶细胞,称为局限性间皮瘤、纤维性间皮瘤或局限性纤维性间皮瘤等。后来发现可以发生在胸膜以外许多部位,电镜和免疫表型为非间皮性,更名为 SFT。发生于乳腺的孤立性纤维性肿瘤非常罕见,仅见个案报道。

WHO(2002)软组织肿瘤分类已将血管外皮瘤/孤立性纤维性肿瘤(hemangiopericytoma-solitary fibrous tumor,HPC/SFT)归入纤维母细胞性/肌纤维母细胞性肿瘤类。定义为一种常见的间叶性肿瘤,性质可能为纤维母细胞性,有明显的血管外皮瘤样分支状血管,过去大多被诊断为血管外皮瘤。过去诊断的血管外皮瘤的形态与孤立性纤维性肿瘤的细胞丰富去相似,可能为纤维母细胞性肿瘤。有多种生物行为。

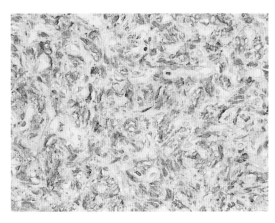

图 13-20-3　CD34 瘤细胞弥漫性阳性

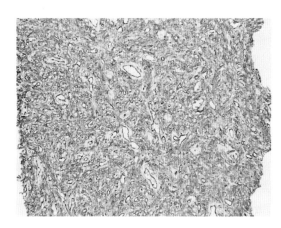

图 13-20-4　BCL-2 瘤细胞弥漫性阳性

HPC/SFT 发病年龄 19～85 岁,高峰年龄 40～60 岁,女性略多见。好发于深部软组织,尤其胸膜、身体的四肢及腹膜后。本例 49 岁,发生于乳腺外上象限,非常罕见。多数临床表现为生长缓慢的无痛性肿块,位于深部者常常长到较大引起周围脏器压迫或阻塞症状,5% 的患者由于肿瘤产生胰岛素样生长因子可伴有低血糖症状,切除肿瘤后消失。

肿瘤为圆形、界限清楚的肿块,直径 1～20cm,以 5～10cm 最多见,可见出血囊性变,但坏死不常见。镜下肿瘤组织的形态孤立性纤维性肿瘤/血管外皮瘤包含了一个很宽泛的组织学谱系,至少包括四种组织学类型,即纤维型(经典型)、富有细胞型(传统的血管外皮瘤)、成脂肪细胞型(脂肪瘤样血管外皮瘤)和富有巨细胞型(巨细胞性血管纤维瘤)。随着细胞和纤维间质比例的不同而改变,经典的 HPC 为富于细胞的一端。经典的 SFT 为透明变性的为另一端,多数病例具有这两种特征。经典的 HPF 由丰富的裂隙样、鹿角状血管网及其周围紧密排列的圆形、卵圆形或短梭形细胞构成。经典的 SFT 由富于细胞区与细胞稀疏区组成。富于细胞区为温和的短梭形或卵圆形细胞,胞质少或不清,核染色均匀,常见鹿角状血管;稀疏区瘤细胞呈纤细的梭形,呈无结构或无模式性生长,其他较为常见的排列有席纹状、条索状、鱼骨状、波浪状等。另一种形态学特征表现为,瘤细胞间有粗细不等、形状不一的胶原纤维。HPC/SFT 的亚型:①脂肪瘤样 HPC/SFT:肿瘤中含有比例不等的成熟脂肪组织,没有脂肪母细胞。应与脂肪肉瘤鉴别。②伴有巨细胞的 HPC/SFT:又称巨细胞血管纤维瘤,主要见于眼眶。镜下为典型的 SFT 富含不规则分布的窦隙样假腺腔,内衬不连续的畸形多核巨细胞,巨细胞 CD34、CD99 和 bcl-2 阳性,CD68 阴性。恶性 HPC/SFT 的标准:肿块体积>5cm^3,核分裂象>4 个/10HPF,细胞丰富,出现不成熟和多形性瘤细胞,灶性出血坏死。而 1～3 个/10HPF,提示具有低度恶性潜能。本例因肿瘤体积>5cm^3,核分裂象 1～2 个/10HPF,可见多形性瘤细胞,无出血坏死,考虑具有低度恶性潜能。

HPF/SFT 的确诊需依靠免疫组化。CD34 大多呈弥漫强阳性,有些为局灶性阳性,即使恶性和分化不良的 HPC/SFT 也有表达,几乎所有病例 Vimentin 都为阳性,bcl-2 和 CD99 大多为阳性,S-100、EMA、CK 和 desmin 几乎均为阴性。

【鉴别诊断】

1. **血管肉瘤**　起源于血管内皮细胞的恶性肿瘤,又称恶性血管内皮瘤。肿块境界不清,浸润周围脂肪组织,切面可呈海绵状、蜂窝状。镜下瘤组织内血管丰富,血管腔大小不一,相互连接、吻合,分支成网状,腔内衬覆的内皮细胞有异型,可有实性内皮细胞和梭形细胞混合存在,可伴局灶坏死和大量核分裂象。

2. **滑膜肉瘤**　具有双向分化,细胞以梭形为主,部分区域血管丰富,可形成血管外皮瘤样结构,但 CK 和 Vimentin 均可阳性。

3. **炎性肌纤维母细胞瘤**　呈分叶状、结节状生长,灰白、灰黄色或出血,质地偏韧,有砂砾感,镜下可见梭形、星形的纤维母细胞呈席纹状或束状排列,有时可见核大、异型的细胞,间质伴黏液样变性或玻璃样变及淋巴细胞、浆细胞浸润。免疫组化 Vimentin 阳性,SMA、Actin 和 desmin 可阳性,但 CD34、bcl-2 和 CD99 大多是阴性。

【治疗和预后】

形态良性者一般局部完整切除肿瘤即可,恶性者可采用根治术加放疗或化疗。然而乳腺的 HPF 和孤立性纤维性肿瘤非常罕见,目前报道的病例和治疗经验有限,化疗和放疗效果不确定。普遍认为,瘤细胞异型性小、无核分裂或核分裂象<2~3个/10HPF者预后良好;若核分裂>6个/10HPF、有坏死、细胞异型性明显者,常有复发和转移。有必要长期随访,因为10年后有可能复发。

（张祥盛　董玮）

★ 专家点评

丁华野教授:乳腺大多数间叶性肿瘤及瘤样病变均为梭形细胞病变,其梭形细胞从良性-恶性有着类似或不同的形态学表现。我们在诊断这类病变时,必须建立一种诊断思路,即在遇到乳腺梭形细胞病变时,不管其形态学是良性、还是恶性,不管形态学改变多么类似于间叶性良性增生性病变(如反应性纤维-肌纤维母细胞增生、瘢痕组织等)、瘤样病变(结节性筋膜炎、纤维瘤病等)或良、恶肿瘤性病变(如炎症肌纤维母细胞瘤、纤维肉瘤等),也不管免疫组化染色间叶性标记物(如SMA、vimentin等)是否有明确的阳性表达,都必须首先想到排除化生性癌的可能性,只有彻底排除化生性癌后,方能考虑间叶性梭形细胞病变的诊断,如果没有充分的证据排除化生性癌,一定不要轻易诊断间叶性梭形细胞病变。在日常临床病理诊断工作中,如果我们建立了上述乳腺梭形细胞病变的诊断思路,就可以减少不必要的漏诊或误诊。在实践这种诊断思路的过程中,需要着重强调以下问题:①应把询问与采集病史作为病理诊断过程中的一个必不可缺少的环节,如在冰冻切上观察到一个界限比较清楚的梭形细胞病变,其内分散有上皮细胞簇,此时就要联想到患者先前是否有过穿刺等情况,就是病史中没有记载(临床医生也可能不清楚),也要积极询问及索要有关病史,一旦了解到此患者数天前曾经做过粗针穿刺的历史,就能基本排除了梭形细胞化生性癌,而考虑为反应性梭形细胞病变。获得准确无误的病史信息,能更好地避免漏诊或误诊。②准确充分取材及复切切片是明确诊断的重要内容,病理诊断中的漏诊或误诊有时是由于取材的错误(取材部位不准确没有切到病变,取材组织少、没有取到典型病变)而造成的,乳腺形态温和的梭形细胞病变的诊断更是这样,如某一体积比较大的梭形细胞肿瘤标本病例,反复取材有数十块组织之多,也只是在1块组织上发现明确的上皮性癌巢,因此明确了化生性癌的诊断。③免疫组化染色在乳腺梭形细胞病变的诊断中具有十分重要的作用,针对梭形细胞病变,必须选择一组CK抗体,特别是高分子量CK(如CK5/6、CK14、34βE12),此外,p63(肌上皮、鳞状上皮分化的标记物)的免疫组化染色也是必不可少的。对免疫组化染色结果的判读常需要在高倍镜下进行,因为上述标记物的阳性表达常呈局灶性和(或)表达较弱,低倍镜下容易判读为阴性。④在乳腺粗针穿刺标本上诊断梭形细胞病变可能会有更大的困难,但仍应遵循排除化生性癌后方能考虑间叶性梭形细胞病变的诊断思路。今后,由穿刺造成的反应性梭形细胞病变会更多的出现在后续病变切除的标本或术中冰冻切片的诊断中,病理医生应有所警惕。

参考文献

1. Rosen PP. Multinucleated mammary stromal giant cells:a benign lesion that simulates invasive carcinoma. Cancer,1979,44(4):1305-1308.
2. Tse GM,Law BK,Chan KF,et al. Multinucleated stromal giant cells in mammary phyllodes tumours. Pathology,2001,33(2):153-156.
3. Ryska A,Reynolds C,Keeney GL. Benign tumors of the breast with multinucleated stromal giant cells. Immunohistochemical analysis of six cases and review of the literature. Virchows Arch,2001,439(6):768-775.
4. Comunoğlu N,Comunoğlu C,Ilvan S,et al. Mammary pseudoangiomatous stromal hyperplasia composed of predominantly giant cells:an unusual variant. Breast J,2007,13(6):568-570.
5. Huo L,Gilcrease MZ. Fibroepithelial lesions of the breast with pleomorphic stromal giant cells:a clinicopathologic study of 4 cases and review of the literature. Ann Diagn Pathol,2009,13(4):226-232.
6. Ozben V,Aydogan F,Karaca FC,et al. Nodular Fasciitis of the Breast Previously Misdiagnosed as Breast Carcinoma. Breast Care (Basel),2009,4(6):401-402.
7. Hayashi H,Nishikawa M,Watanabe R,et al. Nodular fasciitis of the breast. Breast Cancer,2007,14(3):337-339.
8. Squillaci S,Tallarigo F,Patarino R,et al. Nodular fasciitis of the male breast:a case report. Int J Surg Pathol,2007,15(1):69-72.

9. 王坚,朱雄增. 软组织肿瘤病理学. 北京:人民卫生出版社,2008.

10. Koizumi H,Mikami M,Doi M,et al. Clonality analysis of nodular fasciitis by HUMARA-methylation-specific PCR. Histopathology, 2005,47(3):320-321.

11. Nascimento A F,Raut C P,Fletcher C D M. Primary angiosarcoma of the breast:clinicopathologic analysis of 45 cases. Mod Pathol, 2007,20(suppl 2):43A.

12. Brenn T,Fletcher CD. Radiation-associated cutaneous atypical vascular lesions and angiosarcoma:clinicopathologicpathologic analysis of 42 cases. Am J Surg Pathol,2005,29(8):983-996.

13. Fisher CJ,Hanby AM,Robinson L,et al. Mammary hamartoma—A review of 35 cases. Histopathology,1992,20:99-106.

14. Ferreira M,Albarracin CT,Resetkova E. Pseudoangiomatous stromal hyperplasia tumor:a clinical,radiologic and pathologic study of 26 cases. Mod Pathol. 2008,21:201-207.

15. Park SB,Kim HH,Shin HJ,et al. Inflammatory pseudotumor (myoblastic tumor) of the breast:a case report and review of the literature. J Clin Ultrasound,2010,38(1):52-55.

16. Khanafshar E,Phillipson J,Schammel DP,et al. Inflammatory myofibroblastic tumor of the breast. Ann Diagn Pathol,2005,9(3):123-129.

17. Haj M,Weiss M,Loberant N,et al. Inflammatory pseudotumor of the breast:case report and literature review. Breast J,2003,9(5):423-425.

18. Magro,G. Mammary Myofibroblastoma A Tumor With a Wide Morphologic Spectrum Arch Pathol Lab Med,2008,132:1813-1820.

19. Magro G,Gangemi P,Greco P. Deciduoid-like myofibroblastoma of the breast:a potential pitfall of malignancy. Histopathology,2008,52:652-654.

20. Uchoa DM,Cuz DB,Schaefer PG,et al. Myofibroblastoma Arising inMammary Hamartoma:A Case Report. Pathology reseach international,2010,10:4061.

21. Landeyro J,Díaz ML,Raventós A,et al. Cytological diagnostic clues in fine needle aspiration of breast myofibroblastoma:A case report. Diagn Cytopathol,2012,40(12):1170-1111.

22. Zhang Y,Jorda M,Goldblum JR. Perianal mammary-type myofibroblastoma. Ann diag pathol. 2010,14:358-360.

23. Brown AC,Audisio RA,Regitnig P. Granular cell tumour of the breast. Surg Oncol,2011,20(2):97-105.

24. Papalas JA,Wylie JD,Dash RC. Recurrence risk and margin status in granular cell tumors of the breast:a clinicopathologic study of 13 patients. Arch Pathol Lab Med,2011,135(7):890-895.

25. Aneiros-Fernandez J,Arias-Santiago S,Husein-Elahmed H,et al. Cutaneous granular cell tumor of the breast:a clinical diagnostic pitfall. J Clin Med Res,2010,2(4):185-188.

26. 王坚,朱雄增. 软组织肿瘤病理学. 北京:人民卫生出版社,2008.

27. Di Tommaso L,Magrini E,Consales A,et al. Malignant granular cell tumor of the lateral femoral cutaneous nerve:report of a case with cytogenetic analysis. Hum Pathol,2002,33(12):1237-1240.

28. Scaranelo AM,Bukhanov K,Crystal P,et al. Granular cell tumour of the breast:MRI findings and review of the literature. Br J Radiol,2007,80(960):970-974.

29. Tavassoli FA,Devilee P. WHO classification of tumors. Pathology and genetics of tumors of the breast and female genital organs. Lyon:IARC Press,2003.

30. Ohi S. Characterization,anticancer drug susceptibility and atRA-induced growth inhibition of a novel cell line (HUMEMS) established from pleural effusion of alveolar rhabdomyosarcoma of breast tissue. Hum Cell,2007,20(2):39-51.

31. Fletcher CDM,Unni KK,Mertens F. World Health Organization Classification of Tumours. Pathology and Genetics of Tumours of Soft Tissue and Bone. Lyon:IARCPress,2002.

32. Dausse F,Balu-Maestro C,Chapellier C,et al. Rhabdomyosarcoma of the breast. Clin Imaging,2005,29(5):337-341.

33. Rasinariu A,Andreiuolo F,Terrier P,et al. Primary spindle rhabdomyosarcoma of the breast in an adult female. Cytopathology,2011,22(2):137-139.

34. Sheen-Chen SM,Eng HL,Ko SF. Metastatic rhabdomyosarcoma to the breast. Anticancer Res,2005,25(1B):527-529.

35. D'Angelo P,Carli M,Ferrari A,et al. Breast metastases in children and adolescents with rhabdomyosarcoma:Experience of the Italian Soft Tissue Sarcoma Committee. Pediatr Blood Cancer,2010,55(7):1306-1309.

36. Tan GC,Shiran MS,Hayati AR,et al. Alveolar rhabdomyosarcoma of the left hand with bilateral breast metastases in an adolescent female. J Chin Med Assoc,2008,71(12):639-642.

37. Da Silva BB,Lopes-Costa PV,dos Santos LG,et al. Primary embryonal rhabdomyosarcoma of the breast. South Med J,2007,100(2):

226-227.

38. Nogi H,Kobayashi T,Kawase K,et al. Primary rhabdomyosarcoma of the breast in a 13-year-old girl:report of a case. Surg Today,2007,37(1):38-42.

39. Tavassoli F A,Devilee P. World health organization classification of tumours. Pathology and genetics of tumours of the breast and female gential organs. Lyon:IARC Press,2003.

40. Binh MB,Sastre-Garau X,Guillou L,et al. MDM2 and CDK4 immunostainings are useful adjuncts in diagnosing well-differentiated and dedifferentiated liposarcoma subtypes:a comparative analysis of 559 soft tissue neoplasms with genetic data. Am J Surg Pathol,2005,29:1340-1347.

41. Kalyana C. Nandipati,Hrishikesh Nerkar,James Satterfield;Manasa Velagapudi;Usha Ruder;Kae-Jae Sung Pleomorphic Liposarcoma of the Breast Mimicking Breast Abscess in a 19-Year-Old Postpartum Female:a Case Report and Review of the Literature BREAST JOURNAL,2010,537-540.

42. Ishita Pant;Gurjeet Kaur;Sanjeev Chandra Joshi;Imran Abdul Khalid;Claire W. Michael Myxoid liposarcoma of the breast in a 25-year-old female as a diagnostic pitfall in fine needle aspiration cytology:Report of a rare case Diagnostic Cytopathology,2008,8755-1039.

43. Cytopathology,Diagnostic Cytopathology,2000,8755-1039:364-369.

44. Murakami S,Isozaki H,Shou T,et al. Primary osteosarcoma of the breast. Pathol Int,2009,59(2):111-115.

45. Tavassoli FA,Devilee P. WHO classification of tumors. Pathology and genetics of tumors of the breast and female genital organs. Lyon:IARC Press,2003.

46. Nugent E,Wang LM,McCormack O,et al. Pure primary osteosarcoma of the breast. Breast J,2011,17(4):425-426.

47. Singhal V,Chintamani,Cosgrove JM. Osteogenic sarcoma of the breast arising in a cystosarcoma phyllodes:a case report and review of the literature. J Med Case Reports,2011,5(1):293.

48. Fiori E,Burza A,Izzo L,et al. Primary osteosarcoma of the breast. Breast J,2010,16(6):656-658.

49. Vieira SC,Tavares MB,da Cruz Filho AJ,et al. Metastatic osteosarcoma to the breast:a rare case. J Obstet Gynaecol Res,2010,36(4):891-893.

50. Marian V,Claire B,Jan L. Primary Osteogenic Sarcoma of the Breast:A Rare and Fatal case. The Breast Journal,2011,17(1):97-99.

51. Crocker DJ,Murad TM. Ultrastructure of fibrosarcoma in a male breast. Cancer,1969,23(4):891-899.

52. Omeroglu G,Cagatay E,Ronald K,et al. FNA diagnosis of retroperitoneal leiomyosarcoma metastasizing to the breast. Cytopathology,2007,35:508-511.

53. Elvio A,Francesco S. Leiomyosarcoma in Ectopic Areola. The American Journal of Dermatopathology,1992,14(2):165-169.

54. Yazan M;Haytham S;Yousef S. Primary Leiomyosarcoma of the Male Breast:A Case Report. Case Reports in Med,2010 Article ID 534102,3 pages.

55. Jayaram G,Jayalakshmi P,Yip C. Leiomyosarcoma of the Breast. AcTa Cytologica,2005,49(6):656-660.

56. Jiyun Lee,Shibo Li,Michael Torbenson,et al. Leiomyosarcoma of the breast:a pathologic and comparative genomic hybridization study of two cases. Cancer Genet Cytogenet,2004,149(1)53-57.

57. Omeroglu G,Ersşahin C,Potkul RK,et al. FNA diagnosis of retroperitoneal leiomyosarcoma metastasizing to the breast. Diagn Cytopathol,2007,35(8):508-511.

58. 魏中华,绍睿,陈森.乳腺原发性腺泡状软组织肉瘤临床病例分析和文献回顾,中国医师进修杂志,2007,30:68-69.

59. Wu J,Brinker DA,Haas M,et al. Primary alveolar soft part sarcoma(ASPS)of the breast:report of a deceptive case with xanthomatous features confirmed by TFE3 immunohistochemistry and electron microscopy. Int J Surg Pathol,2005,13:81-85.

60. Tavassoli F A,Devilee P. World health organization classification of tumours. Pathology and genetics of tumours of the breast and female gential organs. Lyon:IARC Press,2003.

61. Woo OH,Yong HS,Lee JB,et al. A giant malignant peripheral nerve sheath tumour of the breast:CT and pathological findings The British Journal of Radiology,2007,80:44-47.

62. Tavassoli FA,Devilee P. World Health Organization classification of tumors. Pathology and genetics of tumors of the breast and female genital organs. Lyon:IARC Press,2003.

63. Yang WT,Hennessy BT,Dryden MJ,et al. Mammary angiosarcomas:Imaging findings in 24 patients. Radiology,2007,242:725-34.

64. Donnell RM,Rosen PP,Lieberman PH,et al. Angiosarcoma and other vascular tumors of the breast. Am J Surg Pathol,1981,5(7):629-642.

65. Stewart FW, Treves N. Lymphangiosarcoma in postmastectomy lymphedema: a report of six cases in elephantiasis chirurgica. Cancer, 1948,1(1):64-81.

66. 刘红,赵晶,范宇,等. 乳腺原发性血管肉瘤的临床及病理特征. 中华病理学杂志,2006,35(10):598-601.

67. Gennaro M, Valeri B, Casalini P, et al. Angiosarcoma of the breast and vascular endothelial growth factor receptor. Tumori,2010,96(6):930-935.

68. Blanchard DK, Reynolds CA, Grant CS, et al. Primary nonphylloides breast sarcomas. Am J Surg,2003,186:359-361.

69. Pandey M, Mathew A, Abraham EK, et al. Primary sarcoma of the breast. J Surg Oncol,2004,87:121-125.

70. Leibl S, Moinfar F. Mammary NOS-Type Sarcoma With CD10 Expression A Rare Entity With Features of Myoepithelial Differentiation. Am J Surg Pathol,2006,30:450-456.

71. 杨光之,蔺会云,李静,等. 表达 CD10 的非特殊类型乳腺肉瘤 3 例报道并文献复习. 临床与实验病理学杂志,2009,25(3):249-252

72. Adem C, Reynolds C, Ingle JN, et al. Primary breast sarcoma: clinicopathologic series from the Mayo Clinic and review of the literature. Br J Cancer,2004,91:237-241.

73. Magro G, Caltabiano R, Di Cataldo A, et al. CD10 is expressed by mammary myofibroblastoma and spindle cell lipoma of soft tissue: an additional evidence of their histogenetic linking. Virchows Arch,2007,450:727-728.

74. eis-Filho JS, Faoro LN, Gasparetto EL, et al. Mammary epithelioid myofibroblastoma arising in bilateral gynecomastia: case report with immunohistochemical profile. Int J Surg Pathol,2001,9:331-334.

75. Magro G, Gurrera A, Bisceglia M. H-caldesmon expression in myofibroblastoma of the breast: evidence supporting the distinction from leiomyoma. Histopathology,2003,42:233-238.

76. Magro G. Mammary Myofibroblastma. A tumor with a wide morphologic spectrum. Arch Pathol Lab Med,2008,132:1813-1820.

77. Rosen PP. Benign mesenchymal neoplasms. In: Rosen PP, ed. Rosen's Breast Pathology. Philadelphia, Pa: Lippincott Williams &Wilkins,2001:749-811.

78. Mandrell J, Mehta S, McClure S, et al. Atypical vascular lesion of the breast J Am Acad Dermato Diagnostic Cytopathology,2010,63:337-340.

79. Jayalakshmy PS, Aswathy P, Augustine SJ, et al. Postmastectomy-Postirradiation Atypical Vascular Lesion of the Skin: Report of 2 Cases. Case Reports in Pathology,2012.

第十四章 乳头肿瘤

第一节 概 述

（一）概念

乳头肿瘤少见,常见的类型包括乳头腺瘤(nipple adenoma)、汗管瘤样肿瘤(syringomatous tumour)和乳头派杰病(paget disease of the nipple)。乳头腺瘤是一种局限于集合管内或其周围的良性上皮增生性病变。汗管瘤样肿瘤是发生于乳头或乳晕区的一种非转移性、局部侵袭性、具有汗腺导管分化的低度恶性肿瘤,其组织学改变与乳腺实质内的低度恶性腺鳞癌相似。乳头派杰病(PD)的特点是乳头的鳞状上皮内出现恶性腺上皮细胞(派杰细胞),主要继发于非特殊型高级别浸润性癌(53%~60%)和导管原位癌(24%~43%),原发性乳头派杰病少见,占所有病例的1.4%~13%。

（二）临床表现

乳头腺瘤又称乳头导管腺瘤、乳头状腺瘤、侵蚀性腺瘤病;旺炽型乳头瘤病;乳头的乳头瘤病等。患者年龄20~87岁,平均43岁。亦可发生于婴儿(文献报道一例发生于5个月女婴)。男性也可发生。约2/3的患者表现为乳头溢液,1/3的患者表现为乳头糜烂或结节。症状的持续时间差异较大。汗管瘤样肿瘤又名乳头汗管瘤样腺瘤;乳头浸润性汗管瘤样腺瘤。患者年龄在11~67岁,平均40岁。主要症状为乳头或乳晕下方真皮内孤立的质硬肿块,直径1~3cm。乳头派杰病约占所有乳腺恶性肿瘤的1%~4%。可双侧发生,男女均可发病。年龄范围27~88岁,平均54~63岁。20%~30%的患者为绝经前妇女。

（三）病理组织学类型及形态学特征

乳头腺瘤可以具有旺炽性上皮增生及假浸润,容易误诊为恶性。根据乳头腺瘤不同的形态特点分为不同的亚型,如乳头状瘤型、硬化性乳头状瘤型、腺型、混合型等,不同亚型可有形态结构的重叠,对预后判断没有实际意义。

汗管瘤样肿瘤具有巢状和分支条索状排列的肿瘤细胞、腺管结构和含有成熟层状角质的小角质囊肿。肿瘤边界难以评估。瘤细胞形态温和,胞质少,嗜酸性,核呈圆形、规则。沿腺腔排列的细胞呈方形或扁平状。腺管结构通常表现为内层腺上皮和外层的基底细胞,偶见平滑肌纤维。核分裂象罕见,无坏死区。间质常伴有硬化,但也常见含有梭形细胞的黏液变性区。

乳头派杰病的组织学特点为表皮内存在体积大,胞质丰富、淡染,核大,核仁明显的派杰细胞。40%的病例派杰细胞内含黏液,并可有吞噬的黑色素。派杰病有三种组织学亚型:经典型、鲍温样型和天疱疮样型。伴有浸润性或微浸润性癌的乳头派杰病约半数有腋窝淋巴结转移。原位癌未见报道,偶累及真皮。

（四）病理诊断思路

乳头腺瘤的鉴别:乳头腺瘤是发生于乳头的独具特征的肿瘤,是诊断乳头部位病变时需要首先考虑的肿瘤。但位于乳头的不一定都是乳头腺瘤,更不一定都是良性肿瘤。当乳头部肿瘤伴有明显非典型,特别是出现小灶坏死时,诊断需要慎重。当坏死位于较深的乳头状或导管增生性病变时要高度警惕恶性可能。灶性坏死、上皮的非典型增生、假浸润结构是乳头腺瘤病理诊断的陷阱。

汗管瘤样肿瘤诊断时一定要注意部位。

乳头派杰病需鉴别的疾病包括皮肤恶性黑色素瘤和鲍温病。此两者CK7染色均为阴性。恶性黑色素瘤S-100阳性,而在派杰病和鲍温病中S-100不表达。派杰细胞还需与前面提到的Toker细胞以及乳腺癌侵及皮肤和乳头相鉴别。

（五）临床与病理联系

乳头腺瘤是良性肿瘤,完整切除是理想的治疗方法,见诸文献,在一篇文献所报道的 173 例乳头腺瘤中,24 例约 14% 的病例伴发癌,癌在乳头腺瘤切除时就已存在或切除之后于同一部位发生癌。汗管瘤样肿瘤的最佳的治疗方法是肿物扩大切除术。Jones 等报道的 11 例病例中,5 例(45%)在诊断后 1.5 个月到 4 年期间复发,但未见转移。乳头派杰病的预后取决于是否伴发癌以及肿瘤的分期。文献报道的 5 年无复发生存率在伴有 DCIS 的患者中为 75% ~90%,在伴有浸润性癌的患者中为 63% ~75%;5 年总生存率在伴有 DCIS 的患者中为 94% ~98%,在伴有浸润性癌的患者中为 73% ~93%。

（张祥盛）

第二节　病例精选

病例一　乳头腺瘤

【病例介绍】

女性,47 岁,"因左侧乳头皮肤反复糜烂结痂 3 个月",外敷抗生素软膏治疗无效在基层医院就诊。患者于 3 个月前感左侧乳头皮肤瘙痒,有时刺痛,继而皮肤糜烂,自行涂抹红霉素软膏,创面结痂。其后患处反复糜烂,结痂。就诊时查体见左乳头暗红色,皮肤糜烂状,表面粗糙,覆有灰黄色痂皮,乳头较硬,乳晕下及乳腺未触及肿块。右侧乳腺未见病变。临床考虑左乳头 Paget 病,行乳头切除,术后病理考虑为浸润性乳腺癌。携病理切片到市医院会诊,确诊为乳头腺瘤。

【病理变化】

1. **巨检**　乳头组织,1.6cm×1.3cm×0.9cm 大小,表面覆皮肤,灰红色,粗糙,糜烂样,部分区域覆有灰黄色半透明痂皮(图 14-1-1)。切面灰白色及淡黄色,近表皮糜烂面见 0.8cm×0.8cm×0.75cm 质硬区,界限较清楚,无包膜,似与表皮连续,灰白色夹灰黄色,其中见少数细小腔隙。

2. **镜检**　病变位于乳头表皮下,周围界限大致清楚(图 14-1-2),可见巢状、腺管样结构(图 14-1-3),肿瘤细胞无异型性,核染色质较细,可见 1~2 个嗜酸性小核仁,未见核分裂象(图 14-1-4)。瘤细胞巢实性或可见不规则筛孔,部分巢状结构中央瘤细胞排列似有方向性,呈流水样,类似在普通型导管增生中所常见的形态。腺管结构衬覆单层柱状细胞,可形成不规则乳头,似导管内乳头状瘤,部分腺管内衬上皮显示顶泌现象,腺管内可见红染分泌物。巢状和腺管结构外围可见沿基底膜排列的立方形或梭形肌上皮细胞。瘤巢周围见淋巴细胞浸润。瘤巢多处在表皮形成导管样开口,衬覆上皮与表皮延续(图 14-1-5)。在表皮缺失部位可见柱状上皮呈乳头样覆盖,类似子宫颈乳头性糜烂时子宫颈内膜外翻的结构,表面可见出血、血痂、角化物及少量炎细胞。肿瘤深部,可见部分瘤巢或腺管伸入纤维间质,呈假浸润样。

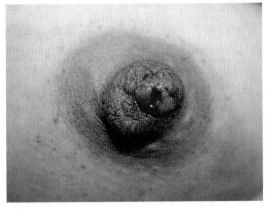

图 14-1-1　乳头膨出,表面覆皮肤,灰红色,粗糙,糜烂样,部分痂皮

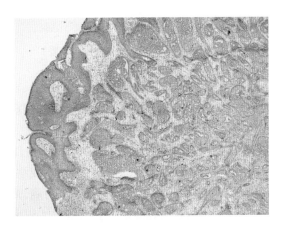

图 14-1-2　肿瘤位于乳头

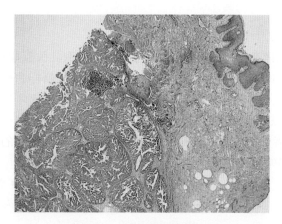

图 14-1-3 肿瘤的腺管结构成分

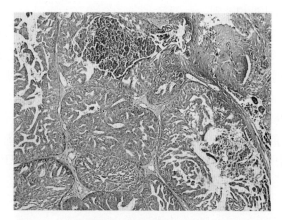

图 14-1-4 肿瘤的实性细胞巢成分,中心可见坏死

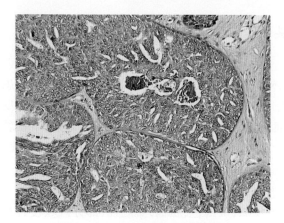

图 14-1-5 肿瘤与乳头表皮延续

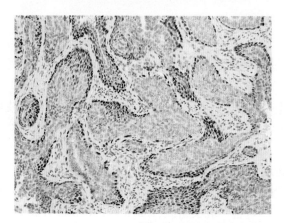

图 14-1-6 p63 显示肌上皮细胞存在

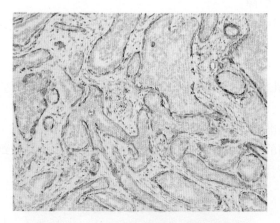

图 14-1-7 SMA 显示肌上皮细胞围绕腺管

3. **免疫组化** p63、SMA、CD10 均显示瘤细胞巢或腺管结构外围细胞阳性(图 14-1-6,图 14-1-7),证实有完整的肌上皮细胞存在。

【讨论】

乳头腺瘤(nipple adenoma)是一种比较少见的乳腺良性病变,1955 年由 Jones 首先报道,被认为是导管内乳头状瘤的一个亚型,累及输乳管终末段,发生率不足乳腺良性肿瘤的 1%。WHO 分类(2003 版)将其定义为一种位于乳头集合管周围,由被覆上皮细胞肌上皮细胞的小管致密增生所形成的肿瘤,可以伴有或不伴有上皮的增生。根据其发生部位及不同的组织结构特点,又被称为乳头管腺瘤(nipple duct adenoma)、乳头状腺瘤(papillary adenoma)、乳头部乳头状腺瘤病(papillomatosis of the nipple)、乳晕下导管乳头状瘤病(subareolar duct papillomatosis)、旺炽性乳头状瘤病(florid papillomatosis)、侵蚀性腺瘤病(erosive adenomatosis)等。乳头腺瘤可以具有旺炽性上皮增生及假浸润,容易误诊为恶性。乳头腺瘤多发生于女性,发生年龄 10~87 岁,以中年女性多见,偶尔也可见于男性。临床病程较长,最常见的症状是乳头血性或浆液性溢液,可为血性或浆液性,可有乳头疼痛、瘙痒,乳头肿大变硬,少数表现为乳头反复糜烂、溃疡或结痂,可触及乳头或乳晕下结节。临床常误诊为 Paget 病或导管内乳头状瘤。影像学和超声检查多提示为癌,最后确诊有赖于病理检查。乳头腺瘤几乎全为单侧乳头发生,极少数病例报道伴发乳腺癌。乳头腺瘤体积小,位置表浅,病灶很少超过 1.5cm,无包膜,与周围组织分界清楚,切面灰白色、棕色或灰黄色,常多处与导管壁紧密黏附。

乳头腺瘤由于生长方式的多样而显示组织形态多样,根据不同的形态特点分为不同的亚型,例如乳头状瘤型、硬化性乳头状瘤型、腺型、混合型等,不同亚型可有形态结构的重叠,对预后判断并没有实际意义,但了解各种分型,有助于掌握乳头腺瘤的不同形态特点,有助于做出正确诊断。

乳头腺瘤最多见的典型结构呈现乳腺腺病的形态,伴有硬化和假浸润特征。部分病例可以显示上皮性增生,呈乳头状瘤病样结构;部分病例纤维硬化明显,呈硬化性乳头状瘤病结构;部分病例可以由上皮增生和硬化性腺病结构混合构成。在导管上皮旺炽性增生的病例中,有时可见局灶坏死或粉刺样坏死,并非肿瘤的特征性改变,周围导管上皮也常见核分裂象。与表皮鳞状上皮相连接是本病的一个典型特征,乳头腺瘤导管上皮与皮肤的鳞状上皮常连接移行,因此可出现腺鳞上皮巢,相连处还可见顶泌腺化生。当输乳管口扩张,增生的肿瘤组织可突出,类似于子宫颈内膜外翻。肿瘤间质可以黏液样,更多为纤维成分夹杂残留的平滑肌成分。当肿瘤间质显著硬化时,腺体结构和肿瘤细胞巢深陷其中,类似浸润性癌。

乳头腺瘤的瘤巢结构和腺管结构周围有完整的肌上皮,免疫组化标记 p63、SMA、CD10、Calponin 等对诊断有帮助。增生的上皮细胞 34βE12 阳性,上皮与肌上皮 CK5/6 片状阳性。近年有研究显示,乳头腺瘤底部成分 Ki-67 增殖指数为 0.7%,中部为 6.5%,表面成分为 20.3%,被认为肿瘤从底部到表面逐渐活跃,可能与侵蚀破坏表皮引起乳头糜烂存在一定关联。

【鉴别诊断】

1. Paget 病 由于乳头腺瘤常具有乳头糜烂,临床易误为乳头 Paget 病,但乳头 Paget 病发病年龄稍高,糜烂破溃常累及整个乳头甚至乳晕皮肤,有时可触及深部乳块。而乳头腺瘤仅累及乳头管开口处周围的局部皮肤。两者病理组织学检查易于鉴别。

2. **乳腺导管内乳头状瘤** 乳头腺瘤和乳腺导管内乳头状瘤均可出现乳头溢液,临床可能误诊。但中央型导管内乳头状瘤位于大导管内,位置较深,有纤维性轴芯,形成复杂树枝状结构;乳头腺瘤位于乳头输乳管末端,靠近表皮,多显示腺病结构,缺乏复杂的树枝状乳头结构。

3. **非典型导管增生/导管内癌** 乳头腺瘤上皮旺炽增生时,显示明显的增生活性,可出现坏死,有可能误为非典型导管增生甚至导管内癌,但增生的细胞形态多样,虽然出现坏死,其周围细胞仍为良性形态,34βE12 表达阳性;而非典型导管增生/导管内癌增生细胞形态单一,分布均匀,一般不表达 34βE12。

4. **浸润性导管癌** 乳头腺瘤间质纤维化明显时增生导管被分隔、挤压变形,形成假浸润,可能误诊为浸润性癌。但发生于乳晕、乳头的导管癌罕见,免疫组化肌上皮标记有利鉴别,乳头腺瘤存在明显的规律排列的肌上皮成分。

5. **化生型癌** 乳头腺瘤有时在复杂的结构中出现腺鳞上皮巢,这多数为肿瘤与表皮延续处的结构或腺管鳞状化生。乳腺发生的低度恶性腺鳞癌位于乳腺实质,浸润间质。肌上皮标记有鉴别意义。

6. **汗管瘤样腺瘤** 同样为发生于乳头、乳晕区的肿瘤,汗管瘤样腺瘤是更为罕见的病变,为一种非转移性,但可局部复发的肿瘤,以显示汗腺导管分化为特征,表现为乳头或乳晕下质硬、边界模糊的肿块,可有疼痛或触痛,也可有乳头内陷或溢液。汗管瘤样腺瘤腺体形态不规则,细胞巢、分支状细胞条索、腺样结构及小的角化小囊肿在乳头部间质平滑肌束、神经间隙浸润性生长,可向远处蔓延,周围富有纤维、平滑肌,上皮细胞形态温和,胞质嗜酸性,核规则、圆形;乳头腺瘤发生在增生扩张的输乳管,以具有腺病或乳头状瘤形态为特点。

乳头腺瘤是发生于乳头的独具特征的肿瘤,是诊断乳头部位病变时需要首先考虑的肿瘤。但位于乳头的不一定都是乳头腺瘤,更不一定是都良性肿瘤。当乳头部肿瘤伴有明显非典型,特别是出现小灶坏死时,诊断需要慎重。当坏死位于较深的乳头状或导管增生性病变时要高度警惕恶性可能。灶性坏死、上皮的非典型增生、假浸润结构是乳头腺瘤病理诊断的陷阱。

乳头腺瘤预后好,局部切除即可,切除干净后几乎不复发。也有作者建议切除乳头、乳晕及其下方楔形乳腺组织,认为这样利于伤口预合和肿瘤完全切除,对体积较大的肿瘤更合适。

(李新功)

★ **专家点评-1**

赵澄泉(Chengquan Zhao)教授,李昕(Xin Li)副教授:乳头腺瘤是发生在乳腺集合管内的一种良性肿瘤。其内衬上皮常与表皮的鳞状上皮移行连接。其组织学形态呈多样性,可表现为间质硬化,旺炽性导管上皮增生,局灶性坏死或粉刺样坏死及瘤巢周围的假浸润等。但其温和及多样性的细胞形态和腺管周围完整的肌上皮有助于和浸润性导管癌相区别。与乳腺导管内乳头状瘤不同,乳头腺瘤缺乏复杂的树枝状结构。

★ 专家点评-2

丁华野教授:乳头腺瘤少见,作者曾诊断过30多例此类肿瘤(多数为会诊病例),即便是典型病例,对于缺乏诊断经验的病理医生,通常也不能明确诊断;如果是不典型病例(尤其是在术中冷冻切片诊断时),就很容易出现诊断错误。乳头腺瘤形态学改变复杂和呈多样性,旺炽性增生的上皮细胞核可增大,泡状或过染,有明显核仁,核质比率增加,核分裂可增多,似有异型性和多形性(可能是一种反应性改变),亦可以出现坏死及假浸润现象,免疫组化染色的帮助常有限,旺炽性增生的上皮细胞CK5/6表达可不明显,假浸润的上皮巢/小管周围可缺少肌上皮(p63、calponin等阴性),容易过诊断。有以下几点值得注意:①部位很重要,乳头、乳晕部位的类似肿瘤一定要首先考虑到乳头腺瘤,乳头腺瘤发生高级别导管原位癌及伴发浸润性癌的概率很低,在考虑恶性诊断时,没有确切把握,一定要采用保守的诊断方式。②乳头腺瘤旺炽性增生的上皮细胞可看似有异型性和多形性,但细胞学总体上是呈良性增生的改变,细胞界限不清,核排列拥挤,大小形状不一致,可有"成熟"现象等。③乳头腺瘤中可出现坏死,这也是导致误诊的一个主要原因,乳头腺瘤的坏死一般位于皮肤侧比较表浅的位置,而且比较局限,坏死旁边是良性增生的细胞,与周围导管增生的细胞类同。④乳头腺瘤是一种局限性良性肿瘤,虽然其基底部常不整齐,但绝不会有深部组织浸润,其病变内的小腺体肌上皮不明显,即便免疫组化肌上皮标记物染色阴性,也不是考虑浸润癌的诊断依据。乳头腺瘤临床上可出现湿疹样改变,这是因为增生的腺上皮细胞代替乳头表面的鳞状上皮的原因。

病例二 乳头汗管瘤样肿瘤

【病例介绍】

女性,52岁,"左侧乳头区肿物半年",大小2.4cm,质硬,与周边组织无黏连,表面肤色正常,腋窝淋巴结不大。

【病理变化】

1. **巨检** 送检标本为灰黄灰白色肿物一个,大小3.4cm×2.8cm×2.5cm,表面粗糙,切面实性,质中,无包膜,界限尚清,无出血坏死。

2. **镜检** 肿瘤细胞均呈浸润性生长,形成腺管状,腺管分化良好,排列杂乱无章。腺管形状不规则,呈逗号样或蝌蚪样外观;部分区域有实性小管状、条索状或巢状细胞团形成(图14-2-1~图14-2-3),其中可见鳞状上皮化生。化生的鳞状上皮形态良好,亦可见鳞状上皮角囊肿形成(图14-2-4),其中充满角化物,偶见钙化。肿瘤细胞核分裂罕见。肿瘤间质为丰富的温和梭形细胞或发生玻璃样变的纤维化硬化性间质,有多少不等炎细胞浸润。

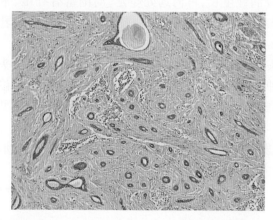

图14-2-1 胶原化背景中可见小管状结构及条索状上皮成分,周边小叶内较多炎细胞浸润

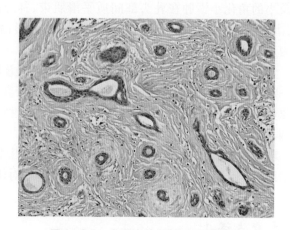

图14-2-2 上图中倍,形状不规则腺管

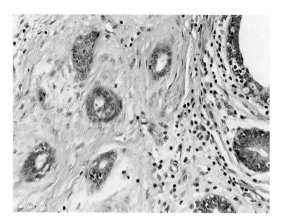

图 14-2-3 腺管形状不规则,衬覆复层上皮

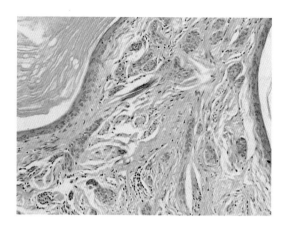

图 14-2-4 鳞状上皮化生及角囊肿

3. 免疫组化 p63 外层细胞与鳞化上皮阳性(图 14-2-5),CK5/6 阳性(图 14-2-6),CK8/18 阳性(图 14-2-7),CK14 阳性(图 14-2-8),CD10 外层细胞阳性,Calponin、SMA、ER、RP、Her-2 均阴性。AE1/AE3 阳性。

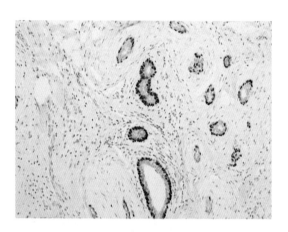

图 14-2-5 腺管外层细胞 p63 阳性

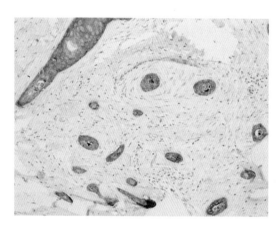

图 14-2-6 部分腺管内侧上皮 CK5/6 阳性

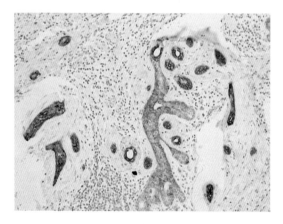

图 14-2-7 腺管 CK8/18 阳性

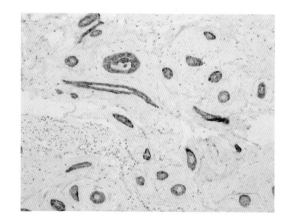

图 14-2-8 腺管上皮 CK14 阳性

【讨论】

发生于乳头部的汗管瘤样肿瘤(syringomatous tumour,Syt)是一种非转移性、局部侵袭性、具有汗腺导管分化的肿瘤,与发生于乳腺实质内的汗管瘤样癌(syringomatous carcinoma,SyC)或低级别腺鳞癌(low grade adenosquamous carcinoma,LGASC)不同,病理组织学非常相似,但病变性质却不相同。两者都是发生于乳腺的少见肿瘤,病理医师如不熟悉此瘤的特点,很易造成误诊。汗管瘤样肿瘤与 LGASC 是形态相似、发生部位不同、病变性质截然不同的典型案例。汗管瘤样肿瘤与低级别腺鳞癌在形态上都具有向小汗腺分化的特点,但发生于乳头的汗管瘤样肿瘤是一种低度恶性偏良性肿瘤,而位于乳腺实质内的 LGASC 则是一种化生性癌。

汗管瘤样肿瘤发生于乳头/乳晕区,由 Rosen 于 1983 年首次报道,迄今国内外报道约 30 例,由于肿瘤呈浸润性生长方式,常误诊为恶性而进行了过度治疗,冰冻时尤易发生误诊。Syt 多见于女性,男性仅 1 例报道,年龄 11~76 岁,平均 40 岁,临床表现为乳头或乳晕区包块,肿瘤直径 1~3cm 之内,形状不规则,界限欠清。患者常有乳头疼痛、内陷、溢液等症状,一般无糜烂。发生于乳腺实质内的 LGASC 是一种化生性癌,由于形态学类似皮肤腺鳞癌故称低级别腺鳞癌。由 Rosen 等于 1987 年首先报道,其后 Van 等复习文献及自己的病例共 32 例进行了报道和分析,Drudis 与 Geyer 等则分别对 23 例和 4 例 LGASC 进行了免疫组化与分子生物学的相关研究,其余报道例数均较少。LGASC 多发生于中年以上妇女,但也有年轻病例(19 岁)的报道。LGASC 临床上表现为乳腺实质深部的肿块,直径 0.6~8.6cm。病理医生遇到此类病变,一定要详细询问病史,弄清病变的发生部位,以免误诊。

Syt 由上皮成分和梭形细胞间质构成。上皮成分呈浸润性分布,形成小腺体及小管状结构,腺管常常成角,呈泪滴状或延伸的逗点状,肌上皮不明显,常有实性细胞岛或细胞条索形成,亦有鳞状细胞巢和角化囊肿等,形态类似皮肤和涎腺的汗管瘤。细胞核小而一致,核分裂象通常不明显。间质富有温和的梭形细胞,其中有多少不等炎细胞浸润,有时会发生玻璃样变或黏液样变。

汗管瘤样肿瘤的免疫表型 CK5/6、CK14、34βE12 等一般阳性,小管、细胞巢外层细胞及鳞化细胞 p63 往往阳性,外层细胞 SMA 等肌上皮标志物可有不同程度阳性。

目前对汗管瘤样肿瘤中的梭形细胞性质还不能肯定。Rosen 认为,很难区分梭形细胞是一般的间质反应还是肿瘤化生,至少部分可能是肿瘤的化生性成分。Geyer 等研究也提示,少数梭形细胞表达基底细胞型细胞角蛋白,对 1 例进行的 CISH 研究发现,梭形细胞与上皮成分存在相似的 EGFR 扩增;这些也提示梭形细胞可能是肿瘤的一部分。

【鉴别诊断】

1. **低级别腺鳞癌**　LGASC 与 SA 病理组织学非常相似,但病变性质却不相同。由于 LGASC 与 SA 发生部位不同,形态上仍有不同之处。SA 发生在乳头、乳晕区,因此在乳头导管和平滑肌束之间浸润性生长为其特征;SA 还可浸润深部乳腺小叶间或小叶内,也可见神经周围侵犯。LGASC 常与放射状瘢痕、硬化性腺病、乳头状瘤、腺肌上皮瘤等共存,部分病例伴有导管原位癌;炎细胞在病变周边浸润亦是其特点之一。乳头 SA,CD10、Calponin 等一般阴性,而 LGASC 可阳性。此外,SA 中由于存在平滑肌束,因此,SMA 在间质中往往有强阳性表达,LGASC 则阴性。病理医师需牢记此部位发生恶性病变的可能性远小于良性,诊断癌需格外慎重。

2. **高分化浸润性导管癌或小管癌**　癌常常发生于乳腺深部实质内,出现在乳头或乳晕区多数为深部浸润癌累及,原发者十分罕见。癌组织往往为小管或腺管状,也呈浸润性分布,但腺管一般不呈现逗点样或蝌蚪状外观;小管癌也呈泪滴状或圆形,但小管为开发性,缺乏肌上皮或基膜,一般不出现鳞化、且缺乏实性小管或细胞巢。癌组织中常常可以找到低级别导管内癌区域。

3. **腺病**　乳腺腺病一般表现为腺体、小管数目增多,小管管腔狭窄或扩张,多数具有小叶中心排列趋势,免疫组化染色腺管周围肌上皮标志物阳性。但腺病一般不出现逗号样或蝌蚪样外观,鳞化也不是其特点;更为重要的是,腺病的小管并不呈浸润性生长方式。

4. **鳞癌或腺鳞癌**　与其他部位的鳞癌类似,乳腺原发性鳞癌从形态学上可分为角化型、非角化型、棘层松解型等多种类型,其中以角化型较为常见,可见细胞间桥或细胞角化;而腺鳞癌则是由浸润性导管癌与鳞癌混合构成。鳞癌与腺鳞癌的重要特点是细胞异型性明显,核分裂多见,而 SA 与 LGASC 的肿瘤细胞形态温和不同,可资鉴别。

5. **放射状硬化性病变**　放射状硬化性病变低倍镜呈放射状或星芒状,中央为纤维瘢痕区,周围为不同增生程度的腺管呈花冠状排列,有时出现鳞化。低倍镜对鉴别非常有帮助,放射状硬化性病变的腺体不呈浸润性生长。

(张祥盛　丁华野)

★ **专家点评-1**

张祥盛教授:乳头汗管瘤样肿瘤和低级别腺鳞癌的发生部位不同,汗管瘤样腺瘤位于乳头,而低级别腺鳞癌位于深部乳腺组织。两者均呈浸润性生长,形成的腺管分化良好,排列杂乱无章,腺管形状不规则,呈逗号状或蝌蚪状外观;部分区域呈实性小管、条索或巢状细胞团结构,其中可见鳞状上皮化生,形态温和,核分裂象罕见。间质为丰富的温和梭形细胞或发生玻璃样变的纤维化硬化性间质,其中有多少不等的炎性细胞浸润。乳腺低级别腺鳞癌与乳头汗管瘤样腺瘤的病理形态学相似,免疫表型也接近,但发生部位不同,肿瘤性质亦不同,诊断时须与小管癌、腺鳞癌、放射状硬化性病变等鉴别。

★ 专家点评-2

　　丁华野教授:乳头汗管瘤样腺瘤十分罕见,作者诊断过 4 例,其形态学很有特征,具有局限侵袭性,通常不会浸润深部乳腺组织(终末导管小叶单位),形态学最具特征性的改变是浸润性生长的小管呈逗点状、泪滴状。另外,小管 p63 及 CK5/6 阳性,这种阳性可能更多的是显示小管具有汗管的特点,而不是具有肌上皮的特征。笔者认为,主要的问题是本病十分罕见,大家没有感性认识,遇到后不知如何考虑。其有效的做法是记住它的同义词:乳头浸润性汗管瘤样腺瘤,分解这个诊断术语,①乳头部位,②浸润性生长,③汗管瘤样特征。只要在乳头部位病变的诊断及鉴别诊断中能考虑到汗管瘤样腺瘤,在遇到此病时一般不会出诊断错误。

病例三　乳头派杰病

【病例介绍】

　　女性,37 岁,"右侧乳头皲裂 2 年余",发现乳腺肿块 20 天就诊。患者右乳头皲裂 2 年,曾外涂草药膏治疗,久治不愈。近来发现乳头下方肿块。查体:双侧乳腺对称,右乳头平坦,表面皲裂、溃破、糜烂,有灰白色渗出物,部分区域附有灰红色痂皮,病变累及周围乳晕(图 14-3-1)。乳晕下方可触及不规则质硬包块,约 3cm×2.5cm×2cm 大小,轻触痛,活动,似与皮肤粘连,局部皮肤无橘皮样改变。右腋窝淋巴结肿大,长径约 2cm。乳头皮肤活检病理诊断乳头派杰病,行乳腺改良根治切除手术。

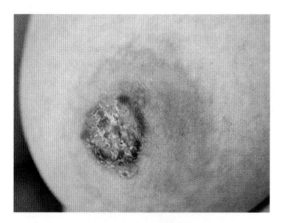

图 14-3-1　乳头表面糜烂结痂

【病理变化】

　　1. **巨检**　改良根治性切除乳腺,乳头平坦糜烂,附有污浊渗出物,切面见乳头皮肤增厚,局部灰红色,较硬。乳晕下方有 2.2cm×2cm×1.5cm 灰白色质硬结节,灰白色,与周围组织界限不清,可见淡黄色颗粒。

　　2. **镜检**　乳头表皮过度角化,颗粒层增厚,棘层略增厚,表皮内见多数异型细胞,单个或成簇分布,体积较大,胞质丰富,透明或颗粒状,核大,染色质较细,有泡状核,异型细胞与鳞状细胞有明显间隙(图 14-3-2)。表皮下部可见异型细胞构成腺管结构(图 14-3-3)。部分区域表皮下见小巢嗜色素细胞聚集(图 14-3-4)。乳头深部见输乳管上皮细胞显著异型性(图 14-3-5)。乳腺深部组织见导管内癌和浸润性导管癌成分(图 14-3-6,图 14-3-7)。

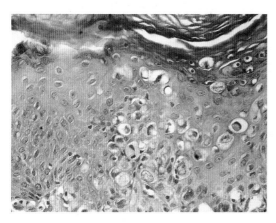

图 14-3-2　乳头表皮内见异型细胞

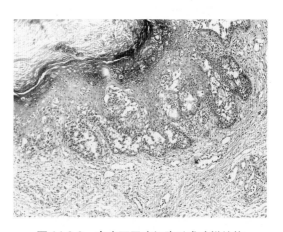

图 14-3-3　表皮下层瘤细胞形成腺样结构

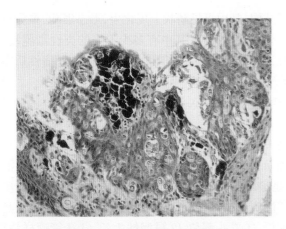

图 14-3-4 表皮下嗜色素细胞巢

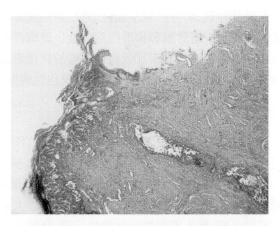

图 14-3-5 乳头下方输乳管上皮异型明显

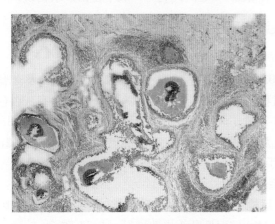

图 14-3-6 乳腺深部的导管内癌

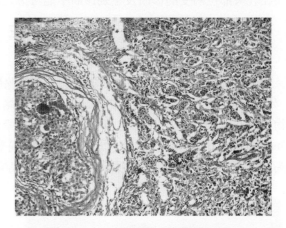

图 14-3-7 乳腺深部的浸润性导管癌

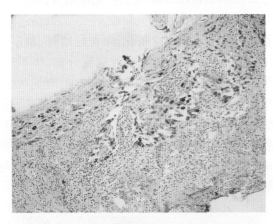

图 14-3-8 表皮内肿瘤细胞低分子量 CK 阳性

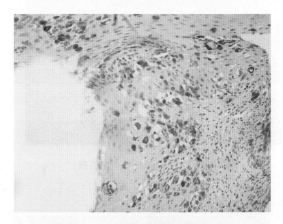

图 14-3-9 表皮内肿瘤细胞 CEA 阳性

3. 免疫组化 表皮内肿瘤细胞低分子量 CK、CEA 阳性(图 14-3-8,图 14-3-9),S-100 蛋白、HMB45 阴性。

【讨论】

乳头派杰病(Paget diseae of the nipple)于 1874 年由 Paget 首先报道,又称为派杰癌、湿疹样癌、乳头上皮内癌等。WHO(2003)乳腺肿瘤病理学和遗传学分类中将其定义为乳头的鳞状上皮内存有恶性腺上皮细胞的病变,几乎所有病例均伴有病变下方的导管内癌,通常累及 1 个以上输乳管和乳腺深部更远处的导管,病变可浸润,也可不浸润。不合并乳头下方癌的乳头 Paget 病少见。乳头派杰病可发生于任何年龄的成人,40~60岁多见,男女均可发生,多数研究认为女性发病率相对较高,占全部乳癌的 1%~4.3%。超微结构观察可见瘤细胞胞质内有带微绒毛的空腔,属于腺上皮细胞。

乳头派杰病主要发生于乳头和乳晕区皮肤,临床初期可表现为乳头痒痛、灼热感等症状,继而出现湿疹样病变,乳头红肿,皮肤变厚、粗糙、轻度糜烂,渗出、痂皮形成,揭去痂皮为颗粒状肉芽样组织,病变常有淡黄色或血性渗出物,严重者乳头皲裂甚至溃烂,病变可持续多年,逐渐向乳晕及周围皮肤扩延,但范围很少超过几厘米。临床所见的派杰病患者大致有3种类型,即仅有乳头病变;具有乳头病变,同时存在乳腺肿块;发现乳腺肿块,但乳头病变不明显,在病理检查中发现存在派杰病。

派杰病的病理组织学特点为表皮内存在增生的非典型细胞,称派杰细胞,细胞体积较大,胞质丰富,呈透明状或局灶深染,核大、深染,圆形或卵圆形,可见核分裂象。由于固定造成的收缩,派杰细胞与正常表皮细胞间可存在明显的细胞间隙。派杰细胞常聚集在病灶中央和表皮下部,呈小簇分布,偶尔可排列成腺样,病灶外周和表皮上部常为单个细胞散在分布。派杰细胞向下可累及皮肤附属器,一般不侵犯真皮结缔组织,但可引起纤维组织增生和淋巴细胞、浆细胞浸润。表皮可有角化过度、角化不全,棘层常肥厚。乳头下方输乳管可见普通型高级别导管内癌,与表皮病变延续,偶见小叶上皮内肿瘤。即使导管内癌位于深部乳腺中,连续切片也几乎总能证实有输乳管受累,病变可为跳跃式,也可为连续。乳腺深部癌肿甚至可能距乳头病变2cm以上。临床检查在乳头下方未触及肿块者,66%的病例为导管内癌,还有约1/3可能存在浸润性导管癌;乳头下方可触及明显肿块者,存在浸润性癌的可能性超过90%。形成可触及包块的患者90%以上可存在相关性浸润癌。特染证实多数病例派杰细胞存在黏蛋白。派杰细胞偶尔也可含有色素颗粒,可能由附近的黑色素细胞胞突传递而来。派杰细胞免疫组化标记特点和乳头下方导管内癌细胞相似,可表达CEA,低分子量CK,ERBB2。依据乳头下方癌成分的表型,TP53、ER、PR可阳性或阴性。不表达S-100,HMB45。

【鉴别诊断】

1. **恶性黑色素瘤** 表皮内有空晕的派杰细胞浸润表皮的方式类似恶性黑色素瘤或恶性雀斑,有些病例还可能存在细胞内黑色素颗粒,附近表皮下也可见噬黑色素细胞,所以派杰病最需要鉴别的病变是恶性黑色素瘤。恶性黑色素瘤发生于乳头更罕见,细胞形态多样,可有小上皮样细胞、梭形细胞,核仁常突出,可侵犯下方结缔组织,黏液染色阴性,表达S-100蛋白、HMB45、Melan-A,不表达低分子量CK,病变下方没有导管内癌或浸润性导管癌并存。

2. **鲍温病(Bowen disease)** 是一种鳞状细胞原位癌,是皮肤和黏膜结合处的独特临床病理群体,某些病例存在空泡状非典型细胞,类似HPV感染的空化细胞,显示派杰细胞形态,部分病例可有散在的奇异肿瘤细胞,免疫组化也存在CK7阳性细胞,类似派杰病。但一般鲍温病同时显示表皮全层的鳞状细胞非典型性,黏液染色阴性,不表达CEA、CAM5.2,也没有乳腺癌存在。Rosai指出,鲍温病在乳头、乳晕部位是极罕见的,尽管作为鉴别诊断要进行考虑,但最终都是派杰病。

3. **乳头腺瘤** 乳头腺瘤表皮内常有胞质透明的Toker细胞增生。Toker细胞可在10%的人群乳头表皮发现,单个或小簇分布于基底层或基底层上,细胞较大,多角形或卵圆形,胞质丰富,淡染或透明,核空泡状,核仁小而显著,CK7、CAM5.2也常阳性,类似派杰细胞。但Toker细胞较派杰细胞小,与周围鳞状细胞无间隙,无异型性,不表达EMA、c-erbB-2。

4. **派杰样日光角化病** 是日光角化病的一种,为鳞屑样损害,组织病理学表现为表皮全层发育不良,胞质糖原过多,出现透明细胞改变,并可出现CK7阳性细胞,可能需要与派杰病鉴别,但其缺乏派杰细胞腺上皮分化的特点,也不并存乳腺癌。

5. **派杰样角化不良** 是角质形成细胞对摩擦形成的异常增生性反应,常在表皮上部出现异型细胞,CEA阴性。可在宫颈、唇部、痔疮见到,乳头罕见。

乳头派杰病是一种继发性病变,治疗和预后取决于基本病变是导管内癌还是浸润性癌,以及有无腋淋巴结转移,而不取决于乳头部表皮内病变的存在与否或形态。男性发生的派杰病临床与组织学与女性没差别,可能因为乳腺较小,早期即可有肌肉和深部淋巴管侵犯,预后较差,5年生存率仅20%~30%。一般主张根治性切除乳腺。

关于派杰病的发生机制尚无一致意见。免疫组化证实瘤细胞具有和下方导管内癌细胞相同的免疫表型,提示可能为导管内癌的恶性细胞通过上皮内趋化性迁移至表皮,或者为乳头下方导管内癌直接蔓延至乳头和被覆皮肤。输乳管和表皮基底层的多潜能细胞原位肿瘤转化的可能性也存在。2000年Schelfhout等从过表达Her-2的派杰病及SK-BR-3乳腺癌细胞中纯化出角质形成细胞分泌的运动因子heregulin-1的靶受体,并发现单克隆抗体抑制剂AB2可抑制heregulin-1,从而阻止其与Her-2/neu的胞外域结合。证明正常表皮细胞的heregulin-1 mRNA及其表达产物heregulin是派杰细胞表达的Her-2/neu及其辅助受体Her-3和Her-4的配体,这样的配体受体结合机制可能驱使癌细胞迁移至表皮。新近的研究也表明,乳腺派杰病的 her-2 基因扩增率显著高于乳腺癌患者肿瘤组织中的 Her-2 基因平均扩增率。

派杰病可发生于乳腺外顶泌汗腺丰富的区域,如外阴、肛周、腋窝、脐部、眼睑、外耳道等,极为罕见的病例与异位乳腺或副乳有关,表现为局部皮肤瘙痒疼痛、多中心性红斑、糜烂、湿疹样改变,后期可出现结节。食管也是较常见的部位。有自发消退的报道,但罕见。

(李新功　温黎)

★ 专家点评-1

赵澄泉(Chengquan Zhao)教授,李昕(Xin Li)副教授:几乎所有派杰病的患者均可发现相应的乳腺高级别导管原位癌或浸润性乳腺癌。免疫组化染色在本病的鉴别诊断中起着重要的作用。乳头派杰病的恶性细胞成分是腺上皮细胞,即派杰细胞。几乎所有的派杰细胞都表达 CK7,CAM5.2,低分子量的 Cytokeratin,并且 Her-2/neu 和 GCDFP-15 染色常阳性。鲍瘟病及累及乳头区的恶性黑色素瘤不表达这些标记物。但恶性黑色素瘤表达 S-100,HMB-45 及 Melan-A。而在乳头派杰病,这些黑色素细胞标记物是阴性的。另外一种较困难的鉴别诊断是表皮内良性 Toker 细胞增生。Toker 细胞的形态与派杰细胞相似,而且也表达 CK7 和低分子量 Cytokeratin,但 Toker 细胞不表达 Her-2/neu 和 p53。大约有 40% 的派杰细胞 p53 呈阳性。

★ 专家点评-2

张祥盛教授,李新功主任医师:乳头除了常见的派杰病外,1956 年由 Culberson 等报道了另一种派杰病,即乳腺色素性派杰病,此病是一种少见的亚型,仅有 40 余例报道。

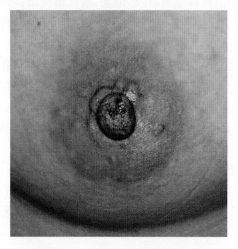

图 14-3-10　右乳头不规则性黑色斑块

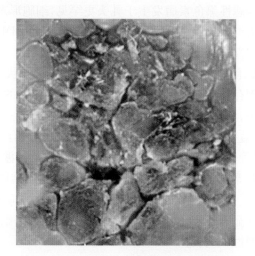

图 14-3-11　皮肤镜检查见网状色素沉着

乳腺色素性派杰病(pigmented mammary Paget's disease)的特征为乳头、乳晕各种形态的黑色斑片,可有乳头破坏(图 14-3-10,图 14-3-11),病理组织学显示一般派杰病特点,并具有局部色素细胞和嗜色素细胞增生(图 14-3-12)。主要发生于女性,也有发生于男性的个别报道。伴发的乳腺癌不见色素成分,组织学图像也不显示其他特别之处。

乳腺色素性派杰病诊断中最大的问题是与恶性黑色素瘤的鉴别,因为无论临床表现、皮肤镜检查,还是病理组织学检查,两者都非常相近。尽管乳腺色素性派杰病与恶性黑色素瘤均需要手术切除,但后续治疗不同,正确鉴别诊断是必要的。

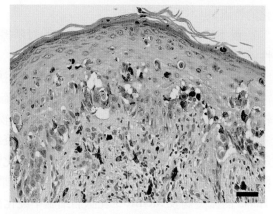

图 14-3-12　乳头表皮内见异型的透明细胞,具有粗色素颗粒。真皮乳头见嗜色素细胞

乳头黑色素瘤主要发生于女性,非常罕见,只有少数原发性乳头黑色素瘤被报道,临床和病理均具有黑色素瘤的一般特点。

乳腺色素性派杰病外观多样。文献报道中描述有黑色斑点、界限清楚的色斑、不规则色斑、伴有乳头破坏的棕黑色色斑等形态。皮肤镜检查见不规则散在色素沉着、不规则黑色斑点、色素消退结构以及条纹,完全类似黑色素瘤的典型皮肤变化,与黑色素瘤难以鉴别。Hida 等的报道,乳腺色素性派杰病皮肤镜检查的特点是沿着乳头皮肤纹理沟回分布的圆形或多角形印戒样的网状色素沉着,认为这种皮肤纹理沟回内的色素沉着特点是色素细胞和嗜色素细胞对主导管和延伸于附近的导管开口处派杰细胞的反应。派杰细胞破坏表皮基底层细胞,导致色素失禁,使大量嗜色素细胞聚集。因为只有少数病例描述,网状色素沉着对色素性派杰病的诊断价值尚需要更多病理观察验证。

表皮内异型肿瘤细胞 CEA(图 14-3-13)、Her-2 阳性,CK7、S-100 蛋白、HMB45 阴性。部分异型肿瘤细胞胞质内可见少量 HMB-45 阳性颗粒。S-100 蛋白和 HMB45 标记显示表皮中树突状黑色素细胞围绕异型肿瘤细胞(图 14-3-14)。

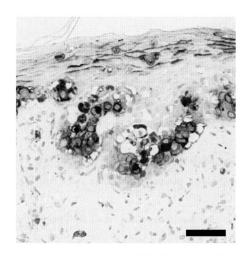

图 14-3-13 表皮内异型细胞 CEA 阳性

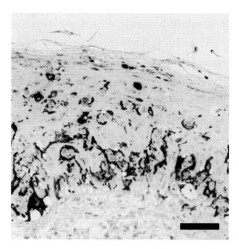

图 14-3-14 异型细胞周围的色素细胞 HMB45 阳性

【鉴别诊断】

1. 乳头原位黑色素瘤 色素性派杰病与原位黑色素瘤鉴别也是一个问题。色素性派杰病在表皮可见巢状或单个散在的具有透明胞质的异型细胞增生,胞质具有大量色素的反应性树突状黑色素细胞在表皮散在,包绕肿瘤细胞。当某些派杰细胞胞质内有吞噬的黑色素时,更难与黑色素瘤的肿瘤细胞鉴别。真皮乳头出现嗜色素细胞也可能引起困惑,需要与黑色素瘤细胞鉴别。常规 HE 切片能够提示两种肿瘤鉴别点的证据存在于肿瘤细胞增生的表皮层。原位黑色素瘤巢状或单个散在的黑色素细胞分布于真皮表皮交界处,散在于表皮各层;色素性派杰病的肿瘤细胞主要分布于基底层上。

2. 乳头派杰病 乳头派杰病是乳腺实质内浸润性癌侵及乳头皮肤的表现,免疫组化有助于鉴别诊断。派杰细胞几乎全部表达 CK7 和 CAM5.2 阳性,80% ~ 90% 表达 Her-2,30% ~ 50% 表达 CEA、EMA、ER、PR、GCDFP-15 和 p53,不表达黑色素细胞的标记物。而色素性派杰病的黑色素细胞表达 S-100 蛋白、HMB45 和 MART-1,不表达上皮性标记物。Her-2 也常用于诊断派杰细胞,但判读时需要谨慎,因为有报道称黑色素瘤细胞也可能表达 Her-2。偶尔 S-100 蛋白可在乳腺癌表达,异型角质细胞可过表达 MART-1。

3. 乳腺转移性皮肤癌 乳腺癌是发生皮肤转移性癌的最常见原因,多表现为胸壁、腹壁小结节,皮革样变,丹毒样变等。Azzopardi 等在 20 例乳腺皮肤转移癌灶中,14 例发现有色素沉着,认为色素沉着是乳腺癌皮肤转移灶中常见的改变,但其机制尚不明确。皮肤有原发灶,免疫组化上皮性标记物阳性,易于鉴别。

色素性派杰病的治疗首先选择手术。标准的治疗是全乳腺切除术,也有仅行区段切除手术的报道。近来有证据提示,保乳治疗与乳腺切除术后的修正生存率、无病生存期类似。保乳手术只在肿瘤细胞局限累及表皮和乳头乳晕下方的主输乳管时才选择使用。由于手术前影像学评估可能难以发现导管原位癌,所以应在手术时进行病理组织学评估，以决定手术范围。

★ **专家点评-3**

　　丁华野教授：同意上面几位教授的意见。典型乳头派杰病的诊断并不困难，但某些变异型（如天疱疮样派杰病、色素性派杰病等），其病变不典型，容易和上述提到的疾病混淆，其鉴别诊断主要是识别派杰细胞，派杰细胞是一种奇异型肿瘤性腺上皮细胞，具有腺上皮细胞的形态学及免疫组化表型特征，典型者体积较大，呈圆或卵圆形，胞界清楚，细胞周围常有空晕（制片过程细胞收缩所致）。派杰细胞胞质丰富，淡染、透明或双嗜性，核大，圆形，染色质呈颗粒状，核仁清楚，核分裂易见。免疫组化染色，派杰细胞 CK7、CEA、HER2、GCDFP-15 阳性。

参 考 文 献

1. Jones DB. Florid papillomatosis of the nipple ducts. Cancer,1955,8(2):315-319.

2. Tavassoli FA,Devilee P. World Health Organization classification of tumors. Pathology and genetics of tumors of the breast and female genital organs. Lyon:IARC Press,2003.

3. Tuveri M,Calò PG,Mocci C,et al. Florid papillomatosis of the male nipple. Am J Surg,2010,200(3):39-40.

4. Rosen PP. Rosen's breast pathology. 3rd ed. Philadelphia:Lippincott Williams & Wilkins,2009.

5. Kono S,Kurosumi M,Simooka H,et al. Nipple adenoma found in a mastectomy specimen:report of a case with special regard to the proliferation pattern. Breast Cancer,2007,14(2):234-238.

6. 杨光之,李静,丁华野. 乳头部腺瘤的临床病理观察. 中华病理学杂志,2009,38(9):614-616.

7. Rosen PP,Ernsberger D. Low-grade adenosquamous carcinoma. A variant of metaplastic mammary carcinoma. Am J Surg Pathol,1987,11(5):351-358.

8. Drudis T,Arroyo C,Van Hoeven K,et al. The pathology of low-grade adenosquamous carcinoma of the breast. An immunohistochemical study. Pathol Annu. 1994,29(Pt2):181-197.

9. Geyer FC,Lambros MB,Natrajan R,et al. Genomic and immunohistochemical analysis of adenosquamous carcinoma of the breast. Mod Pathol,2010,23(7):951-960.

10. Agrawal A,Saha S,Ellis IO,et al. Adenosquamous carcinoma of breast in a 19 years old woman:a case report. World Journal of Surgical Oncology,2010,8:44.

11. Ho BC,Tan HW,Lee VK,et al. Preoperative and intraoperative diagnosis of low-grade adenosquamous carcinoma of the breast:potential diagnostic pitfalls. Histopathology,2006,49(6):603-611.

12. 黄曙光,严晓昱,欧阳俊,等. 乳头浸润性汗管瘤样腺瘤临床病理观察. 诊断病理学杂志,2008,15(1):19-22.

13. Caliskan M,Gatti G,Sosnovskikh I,et al. Paget's disease of the breast:the experience of the European Institute of Oncology and review of the literature. Breast Cancer Res Treat,2008,112(3):513-521.

14. Lee EA,Kim HS,Kim HO,et al. Pigmented mammary paget disease with reticulated features:a rare variant of mammary paget disease. Ann Dermatol,2011,23(1):73-75.

15. El Harroudi T,Tijami F,El Otmany A,et al. Paget disease of the male nipple. J Cancer Res Ther,2010,6(1):95-96.

16. Schelfhout VR,Coene ED,Delaey B,et al. Pathogenesis of Paget's disease:epidermal heregulin-alpha,motility factor,and the HER receptor family. J Natl Cancer Inst,2000,92(8):622-628.

17. 孟辉,张岚,李文才. 乳腺 Paget 病 HER2 基因扩增及其临床意义. 临床与实验病理学杂志,2011,27(3):321-323.

18. Hilliard NJ,Huang C,Andea A. Pigmented extramammary Paget's disease of the axilla mimicking melanoma:case report and review of the literature. J Cutan Pathol,2009,36(9):995-1000.

19. Culberson JD,Horn RC Jr. Paget's disease of the nipple;review of twenty-five cases with special reference to melanin pigmentation of Paget cells. AMA Arch Surg,1956,72(2):224-231.

20. Kinoshita S,Yoshimoto K,Kyoda S,et al. Malignant melanoma originating on the female nipple:a case report. Breast Cancer,2007,14(1):105-108.

21. Oiso N,Kawara S,Inui H,et al. Pigmented spots as a sign of mammary Paget's disease. Clin Exp Dermatol,2009,34(1):36-38.

22. del Boz J,Sanz A,Martin T,et al. Pigmented mammary Paget's disease. J Eur Acad Dermatol Venereol,2007,21(6):844-846.

23. Faten Z,Aida K,Becima F,et al. Pigmented mammary Paget's disease mimicking melanoma a further case in a man. Breast J,2009,15(4):420-421.

24. Meyer-Gonzalez T,Alcaide-Martin A,Contreras-Steyls M,et al. Pigmented mammary Paget disease mimicking cutaneous melanoma. Int J Dermatol,2010,49(1):59-61.

25. Pizzichetta MA,Canzonieri V,Massarut S,et al. Pigmented mammary Paget's disease mimicking melanoma. Melanoma Res,2004,14(2):13-15.

26. Hida T,Yoneta A,Nishizaka T,et al. Pigmented mammary Paget's disease mimicking melanoma:report of three cases. Eur J Dermatol,2012,22(1):121-124.

27. Requena L,Sangueza M,Sangueza OP,et al. Pigmented mammary Paget disease and pigmented epidermotropic metastases from breast carcinoma. Am J Dermatopathol,2002,24(3):189-198.

28. Petersson F,Ivan D,Kazakov DV,et al. Pigmented Paget disease-a diagnostic pitfall mimicking melanoma. Am J Dermatopathol,2009,31(3):223-226.

29. Fujisawa Y,Yamamoto A,Machida H,et al. Cytokeratin 7 staining was useful in a case of pigmented mammary Paget's disease resembling malignant melanoma. Int J Dermatol,2006,45(10):1257-1258.

30. Lundquist K,Kohler S,Rouse RV. Intraepidermal cytokeratin 7 expression is not restricted to Paget cells but is also seen in Toker cells and Merkel cells[J]. Am J Surg Pathol,1999,23(2):212-219.

31. Feinmesser M,Veltman V,Morgenstern S,et al. Different patterns of expression of the erbB family of receptor tyrosine kinases in common nevi,dysplastic nevi,and primary malignant melanomas:an immunohistochemical study. Am J Dermatopathol,2010,32(7):665-675.

32. Dalberg K,Hellborg H,Wärnberg F. Paget's disease of the nipple in a population based cohort. Breast Cancer Res Treat,2008,111(2):313-319.

第十五章　淋巴造血系统肿瘤

第一节　概　述

（一）概念

1. 乳腺的淋巴造血组织　无论从胚胎来源或组织发育来看,正常的乳腺间质并不含有淋巴细胞或粒细胞的骨髓造血细胞。仅有少数乳腺内见到淋巴滤泡或淋巴结,而伴有淋巴细胞浸润的的炎症常见。乳腺淋巴引流有四个主要的渠道,分别是皮肤淋巴管、腋窝淋巴管、胸内淋巴管和后肋间淋巴管,其中腋窝淋巴管能引流75%~97%的乳腺淋巴液。每侧腋窝平均有35个淋巴结。乳腺淋巴瘤的发生可能来源于乳腺内淋巴组织或通过炎症渗出或淋巴引流进入的淋巴细胞突变。

乳腺原发性淋巴瘤是指发生于乳腺实质的淋巴瘤而不包括乳腺皮肤的淋巴瘤累及乳腺,有原发性和继发性两种。根据 Wiseman 和 Laio 在 1972 年提出的标准,乳腺原发性淋巴瘤是一种排除性诊断,需具有以下几个先决条件:①病理组织必须充分并具有诊断价值;②淋巴瘤瘤细胞必须浸润乳腺组织;③不存在同时在全身各处的淋巴瘤;④不存在乳腺外淋巴瘤的病史。在这里需要注意两点,一是发生在双侧乳腺的淋巴瘤符合乳腺原发性淋巴瘤的定义,二是同侧腋窝淋巴结可被累及。

2. 发病率　按照上述严格的乳腺原发性淋巴瘤的定义标准,乳腺原发性淋巴瘤极少见,其准确的发病率难以估计,但 Giardini 及同事和 Mambo 等学者在研究的 25 000 例和 11 277 例乳腺原发恶性肿瘤中,乳腺原发性淋巴瘤仅占乳腺原发恶性肿瘤的 0.1%~0.12%,占所有淋巴结外非霍奇金淋巴瘤的 1.7%~2.2%。

乳腺原发性霍奇金淋巴瘤迄今仅见 1 例报道。在乳腺原发性非霍奇金淋巴瘤中,B-细胞淋巴瘤最为常见,以非特异性弥漫性大 B 细胞淋巴瘤占首位,至少占乳腺原发性非霍奇金淋巴瘤的 50%以上。其次为边缘区(黏膜相关淋巴组织)B-细胞淋巴瘤,占乳腺原发性淋巴瘤的 28%。虽然 Martinelli 及同事认为滤泡性 B-细胞淋巴瘤占乳腺原发性淋巴瘤的第二位,但在 Talwalkar 及同事所报道的 50 例乳腺原发性淋巴瘤中发现,竟然没有 1 例是滤泡性 B-细胞淋巴瘤,B-淋巴母细胞淋巴瘤和 Burkitt 淋巴瘤各占 1 例。Burkitt 淋巴瘤往往发生在怀孕期乳腺。乳腺原发性 T-细胞淋巴瘤很少见,在 Gualco 和同事所报道的 11 例乳腺 T-细胞淋巴瘤中,4例为乳腺原发性 T-细胞淋巴瘤,非特异性外周 T-细胞淋巴瘤和皮下脂膜炎样 T-细胞淋巴瘤各占 1 例,其余 2例为间变性大细胞淋巴瘤,其中一例为发生在乳腺(聚)硅酮植入物周围的间变性大细胞淋巴瘤。与其他组织和器官的植入物不同,乳腺植入物(硅酮和生理盐水)相关的间变性大 T-细胞淋巴瘤,截止到 2013 年虽在英文文献中至少已有 103 例报道,但因其病例少,所以其发病率难以估计。除间变性大 T-细胞淋巴瘤可发生在含有植入物的乳腺外,淋巴结外鼻型 NK/T-细胞淋巴瘤也有一例报道。

（二）临床表现

乳腺原发性淋巴瘤大多侵及一侧乳腺,也可侵及双侧。Jeon HJ 及同事认为发生在双侧的患者往往较年轻,而发生在单侧的患者往往较年老。大部分乳腺原发性淋巴瘤呈无痛性肿块,少数也可呈乳腺炎或炎症性乳腺癌样变化。Papadopoulos N 认为 10%左右的患者可有全身性症状,如夜间出汗、发热和体重减轻。

（三）乳腺原发性淋巴瘤的分类、形态学和免疫表型改变

1. 原发性淋巴瘤的分类　乳腺原发性淋巴瘤和发生在淋巴结及淋巴结外其他组织的淋巴瘤一样,其分类应按最新的 2008 年世界卫生组织(WHO)关于造血和淋巴组织肿瘤的分类。按照这种分类,B-和 T-细胞淋巴瘤可分为成熟和不成熟(淋巴母)两种。成熟的 B-和 T/NK-细胞淋巴瘤再根据其形态学,免疫表型和染色体的特征并结合独特的临床特征进一步分类。需要指出的是,淋巴瘤的分类并不是固定不变的;相反,随着科学研究的不断深入和临床治疗经验的不断积累,淋巴瘤的分类也会不断更新。乳腺主要原发性淋巴瘤的分类如下:

(1) 惰性淋巴瘤

1) 小淋巴细胞性淋巴瘤

2) 滤泡性淋巴瘤(Ⅰ级和Ⅱ级)

3) 边缘区(黏膜相关淋巴组织)B-细胞淋巴瘤

4) 淋巴浆细胞淋巴瘤

5) 骨外浆细胞瘤

(2) 侵袭性淋巴瘤

1) 滤泡性淋巴瘤(Ⅲ级)

2) 套细胞淋巴瘤

3) 非特殊性弥漫性大 B 细胞淋巴瘤

(3) 高侵袭性淋巴瘤

1) 伯基特淋巴瘤

2) 浆母细胞性淋巴瘤

3) 非特殊性外周 T-细胞淋巴瘤

2. 细胞及组织形态学

(1) 细胞形态学:细胞形态在淋巴瘤,特别是成熟 B-细胞淋巴瘤的诊断、分类和临床表现及预后中起重要的作用。以正常淋巴细胞和组织细胞核为标准,B-淋巴瘤细胞可分为小、中和大细胞。正常淋巴细胞大约为 $9\mu m$。如果淋巴瘤细胞略大于正常淋巴细胞被定义为"小细胞",其典型的例子为小细胞性淋巴瘤。如果淋巴瘤细胞是正常淋巴细胞的两倍,也就是说其核和组织细胞核大小相当或略小于组织细胞核时称为"中等细胞",其典型的例子为 Burkitt 淋巴瘤。如果淋巴瘤细胞大于组织细胞核称为"大细胞",其典型的例子为非特异性弥漫性大 B 细胞淋巴瘤。B-淋巴瘤的大细胞形态学又分为三类:①中心母细胞型,此型最为常见。瘤细胞中到大,胞核圆形或椭圆形,核染色质较细腻,核仁为 2～4 个且靠近核膜。②免疫母细胞型,90% 以上的淋巴瘤细胞为免疫母细胞,则诊断才能成立。免疫母细胞的特点是只有一个位于中央的核仁和较多的呈嗜碱性的胞质。有时呈浆细胞样分化。③间变细胞型,这类细胞体积较大,细胞轮廓呈圆形,椭圆形或多边形,可见霍奇金淋巴瘤样细胞。其典型的间变性大细胞又称"标记细胞",这类细胞很大,胞核位于细胞的一侧呈不规则形并有核切迹,核仁较大居中央呈嗜酸性,胞质多且染色较浅处一般靠近核切迹。

(2) 组织形态学:淋巴瘤的组织形态可有以下三种主要的生长方式,结节型、弥漫型和两种的混合型。

1) 结节型:结节型和滤泡型生长方式不同,滤泡只是结节的一种。呈结节型生长方式的淋巴瘤主要有滤泡性淋巴瘤,套细胞淋巴瘤和边缘区细胞淋巴瘤。小淋巴细胞型淋巴瘤可呈弱结节型的方式。此外,非特异性外周 T-细胞淋巴瘤有时也可呈结节(滤泡)样生长。

2) 弥漫型:瘤细胞呈弥漫性生长方式,该类淋巴瘤包括小淋巴细胞性淋巴瘤,套细胞淋巴瘤,边缘区细胞淋巴瘤,伯基特淋巴瘤,骨外浆细胞瘤,非特异性弥漫性大 B 细胞淋巴瘤,非特异性外周 T-细胞淋巴瘤和间变性大细胞淋巴瘤。滤泡性淋巴瘤也可呈弥漫型方式生长。

3) 结节型和弥漫型的混合型:有些淋巴瘤在不同的阶段呈现不同的生长方式,所以在同一淋巴瘤中可见到结节型和弥漫型两种生长方式。这类淋巴瘤包括小淋巴细胞型淋巴瘤、滤泡性淋巴瘤、套细胞淋巴瘤和边缘区细胞淋巴瘤。

除上述三种主要的组织形态和生长方式外,间变大细胞淋巴瘤可呈窦状隙样浸润型生长方式,所以易与转移性癌细胞混淆。当然有的 B-细胞淋巴瘤可呈液体/渗出状组织形态学和生长方式(如原发性渗出型淋巴瘤),有的只存在于血管内(血管内淋巴瘤),但由于篇幅和本章性质,作者在此不详加描述,请对此有兴趣的读者阅读有关文献。

3. **免疫表型分析** 免疫表型分析在淋巴瘤的诊断起决定性的作用,为淋巴瘤诊断过程中不可缺少的一部分。免疫表型分析可通过以下三个方法来完成:即免疫组织化学(immunohistochemistry),流式细胞仪(flow cytometry)和原位杂交染色(chromogenic in situ hybridization,CISH),下面对上述三种方法略加介绍。

(1)免疫组织化学:免疫组织化学对 B-细胞淋巴瘤(除浆细胞外)的单克隆或多克隆无法提供答案,但免疫组织化学的优点是病理学家可在组织形态和细胞形态学的基础上来观察肿瘤细胞的免疫表型,这样就可以把细胞组织形态学和免疫表型联系在一起,从而得出正确的诊断。不言而喻,免疫组织化学对大多数市场上可以买到的抗体来说,可用福尔马林固定石蜡包埋的组织来完成,这样即使过很多年之后还可以研究过去的病例。

(2)流式细胞仪:流式细胞仪的优点是简捷、快速和准确,且需要的组织量或细胞数较少,此点在细针穿刺活检中显得更重要。流式细胞仪细胞表型检测的最大的优点是它能提供其 B-细胞是单克隆或多克隆;另外,流式细胞仪在检测是否同时有其他单克隆 B-类细胞时也具有非常重要的作用。例如,边缘区 B-细胞淋巴瘤常伴有单克隆浆细胞的分化,流式细胞仪就可以同时检测出两个或多个以上的单克隆细胞群,并同时证明这些单克隆细胞群是否应有相同或不同的免疫球蛋白轻链的表达(图 15-0-1A)。如果是 T-细胞,则可提供精确的 CD4:CD8 的比例以及是否有全 T-细胞抗原(CD2,CD3,CD5 和 CD7)的丢失。但流式细胞仪细胞表型检测也有美中不足,其主要的两大缺点是:其一除淋巴母细胞瘤或白血病外,流式细胞仪所提供的结果不具有某种淋巴瘤的特异性。例如滤泡性淋巴瘤,Burkitt 淋巴瘤和具有 CD10-阳性的原发非特异性弥漫性大 B 细胞淋巴瘤都呈 CD10 阳性,所以单凭流式细胞仪的检测结果,上述三类淋巴瘤并不易区分。其二是流式细胞仪对细胞大小的估计也欠准确,当然流式细胞仪需要新鲜组织。图 15-0-1 显示了边缘区(黏膜相关淋巴组织)B-细胞淋巴瘤(A)和套细胞淋巴瘤(B)的流式细胞仪的特征。

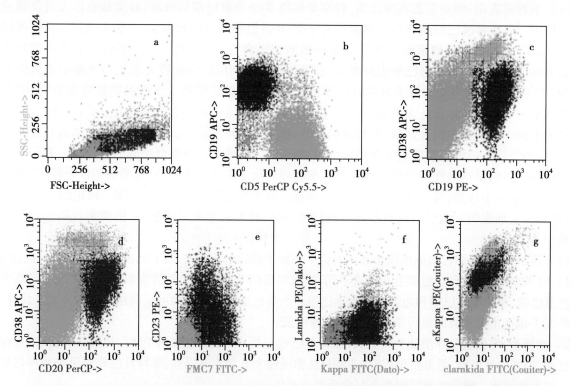

图 15-0-1 A:边缘区(黏膜相关淋巴组织)B-细胞淋巴瘤(A)和滤泡性细胞淋巴瘤(B)的流式细胞仪特征
A:此例为发生在胃的边缘区(黏膜相关淋巴组织)B-细胞淋巴瘤。此淋巴瘤有两个单克隆细胞群:红色代表只表达免疫球蛋白轻链 kappa 的 B-细胞(f 和 g),而黄色则代表只表达免疫球蛋白轻链 kappa 的浆细胞(g)。和正常的 T-细胞(绿色,a,b,c,d,和 e)相比,只表达免疫球蛋白轻链 kappa 的单克隆 B-细胞(红色,a,b,c,d,e,f 和 g)呈 CD5 阴性(b)。只表达细胞内免疫球蛋白轻链 kappa 的浆细胞呈 CD38 中度到强阳性(c 和 d)。在这里需要提醒读者的是这些单克隆的浆细胞呈 CD19(c)和 CD20(d)(部分)阳性,所以这些单克隆浆细胞具有 B-细胞淋巴瘤的免疫表型而不具有浆细胞骨髓瘤来源的浆细胞的免疫表型。此外,由于单克隆的 B-细胞和单克隆的浆细胞都只表达免疫球蛋白轻链 kappa(g),因此这两个单克隆细胞群很可能来源于同一个克隆

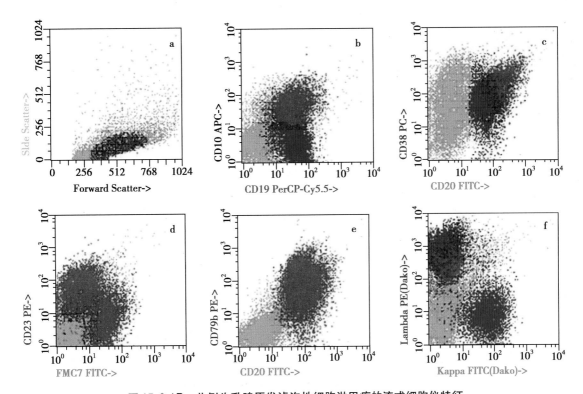

图 15-0-1B　此例为乳腺原发滤泡性细胞淋巴瘤的流式细胞仪特征

与正常多克隆的 B-细胞(蓝色,b,c 和 f)相比,淋巴瘤的 B-细胞群(红色)呈 CD10 阳性(b),且为单克隆,只表达 lambda 免疫球蛋白轻链 lambda(f)。此外,与正常多克隆的 B-细胞(蓝色)相比,淋巴瘤 B-细胞 CD20 和 CD38 都呈强阳性(c),这也是滤泡性细胞淋巴瘤瘤细胞的另一个特点

(3)原位杂交显色术:原位杂交显色术(chromogenic in situ hybridization,CISH)在近些年来得到了越来越广泛的应用。和流式细胞学分析和免疫组织化学不同,原位杂交显色术检测的不是蛋白质而是核糖核酸(RNA)。此外,原位杂交显色术通常很干净,背景染色低。

（四）常规染色体检测及染色体荧光原位杂交检测

1. 常规染色体检测　特异性重复性染色体的平衡易位是非霍奇金淋巴瘤的一个重要特点。非霍奇金淋巴瘤染色体的平衡易位往往介于免疫球蛋白重链或轻链和癌基因之间,这样在前者的增强子或启动子的支配下使其后者的表达增高,从而产生致淋巴瘤的效应。免疫球蛋白重链(IgH)只有一个染色体位点,也就是染色体 14q32。免疫球蛋白轻链有两个染色体位点,分别是位于染色体 2p12 的 kappa(IgK)和位于染色体 22q11 的 lambda(IgL)。此外,染色体数目(增加或减少)以及结构的变化也会发生。当然很少数非霍奇金淋巴瘤染色体的平衡易位也可在两个癌基因之间,如本作者等所报道的发生在非特异性弥漫性大 B 细胞淋巴瘤中的 BCL-6 和 C-MYC 之间的染色体平衡易位。表 15-0-1 简单介绍了一些主要癌基因所在的染色体部位和主要功能。

表 15-0-1　主要癌基因所在的染色体部位和主要功能

癌基因	其他名称	染色体部位	主要功能	在正常组织表达/分布
ALK1	无	2p23	氨酸激酶	胚胎时期神经组织
API1	*c-IAP2*	11q21	凋亡抑制因子	B-和 T-细胞
BCL-1	*Cyclin D1,CCND1*	11q13	氨酸激酶	胚胎时期神经组织
BCL-2	无	18q21	抗凋亡阻止细胞死亡	T-细胞;套细胞;原发滤泡中心 B-细胞;浆细胞
BCL-3	无	19q13	原癌基因,是 κB 抑制因子家族成员之一	
BCL-6	无	3q26	含有 Zn 的翻译抑制因子	继发滤泡中心 B-细胞

癌基因	其他名称	染色体部位	主要功能	在正常组织表达/分布
BCL-10	无	1p22	凋亡调节因子	继发滤泡中心 B-细胞(高表达);套细胞(弱表达)
C-MYC	无	8q24	翻译激活因子,多种功能如控制细胞的周期和生长等	B-和 T-细胞有低度的表达
FOXP1	无	3p14	既是致癌基因,又是抗癌基因(因肿瘤和细胞不同其功能不同)	套细胞;滤泡中心 B-细胞;呼吸上皮等
MALT1	无	18q21	致癌基因,激活核因子(NF)kappa B	人非特异性弥漫性大 B 细胞淋巴瘤细胞株(SSK41)和 B-细胞淋巴瘤细胞株(RIVA)

　　需要指出的是,虽然许多非霍奇金淋巴瘤应有特异的重复性染色体的平衡易位,但这些染色体的平衡易位并不是某种非霍奇金淋巴瘤所独特的。例如,虽然 BCL-1 和 IgH 之间的平衡易位[t(11;14)]是套细胞淋巴瘤的特征,但这种平衡易位也可见于浆细胞骨髓瘤。表 15-0-2 列举了常见的发生在非霍奇金淋巴瘤主要的染色体平衡易位。

表 15-0-2　非霍奇金淋巴瘤主要的染色体平衡易位

染色体平衡移位	涉及的基因	常见的非霍奇金淋巴瘤
t(1;14)(p22;q32)	*BCL-10;IgH*	发生在肺和小肠的边缘区(黏膜型)B-细胞淋巴瘤
t(2;X*)(p23;X*)	*ALK-1;X**	T-和 B-细胞间变大细胞淋巴瘤
t(3;X$)(q26;X$)	*BCL-6;X$*	是非霍奇金 B-细胞淋巴瘤最常见的染色体易位
t(3;14)(p14.1;q32)	*FOXP1;IgH*	发生在甲状腺,眼附件和皮肤的边缘区(黏膜型)B-细胞淋巴瘤
t(8;14)(q24;q32)	*BCL-1;IgH*	伯基特淋巴瘤;介于非特异性弥漫性大 B 细胞淋巴瘤和伯基特淋巴瘤之间的不能分类的 B-细胞淋巴瘤;非特异性弥漫性大 B 细胞淋巴瘤
t(11;14)(q13;q32)	*BCL-1;IgH*	套细胞淋巴瘤;浆细胞骨髓瘤;骨外孤立性浆细胞瘤;孤立性骨浆细胞瘤
t(11;18)(q21;q21)	*API1;MALT1*	原发性边缘区(黏膜型)B 细胞淋巴瘤(特别是在肺小肠和胃)
t(14;18#)(q32;q21#)	*BCL-2;IgH* 或 *MALT1;IgH*	如果是 BCL-2,则见于滤泡性 B-细胞淋巴瘤;非特异性弥漫性大 B 细胞淋巴瘤;介于非特异性弥漫性大 B 细胞淋巴瘤和伯基特淋巴瘤之间的不能分类的 B-细胞淋巴瘤。如果是 MALT1,则见于边缘区(黏膜型)B 细胞淋巴瘤
t(14;19)(q32;q13)	*BCL-3;IgH*	小细胞性 B-细胞淋巴瘤;偶见于其他 B-细胞非霍奇金淋巴瘤

注解:
　　X*:可代表很多其他基因,但最常见的是位于 5 号染色体上的 NPM1 基因;
　　X$:可为免疫球蛋白(Ig)或非免疫球蛋白。Ig 又可分为免疫球蛋白重链(IgH),或免疫球蛋白轻链(IgK 和 IgL),IgH 位于 8 号染色体的 q32,IgK 位于 2 号染色体的 p12,IgL 位于 22 号染色体的 q11;
　　#18q21 可代表两个基因,一个为 BCL-2,而另一个则为 MALT1

2. 染色体荧光原位杂交检测　常规染色体检测虽然能检测出整个基因组的异常,但该方法有它的局限性。其一,常规染色体检测需要新鲜组织,所以这并不是每一个患者的标本都能提供的;其二,本方法需要分裂中期的细胞,这样就不可能分析很多细胞,因此如果某种染色体的平衡易位发生率较低,分析数目有限的分裂中期细胞将会漏掉该平衡易位;其三,常规染色体检测的分辨率较低,因此亚显微染色体的异常也有可能没被察觉;其四,因为常规染色体检测的分辨率较低,所以即使常规染色体检测发现了某种染色体的平衡易位,且两个基因所在染色体的位点是正确的,但这并不能证明这两个基因之间就一定发生了移位,因为一个染色体位点包含了很多基因。为了克服以上的缺点,染色体荧光原位杂交术在淋巴瘤和白血病的诊断和疾病的检测方面得到了广泛的应用。

染色体荧光原位杂交是一种在分子水平上检测染色体异常的常用方法,它可以检测出染色体/基因的数目和结构的变化包括数目的增多或减少,结构上的删掉,增加甚至突变。因为荧光原位杂交术只能给予特定某个或某些探针所要的信息,所以染色体荧光原位杂交不能替代常规染色体分析,但荧光原位杂交能在分子水平上提供更精确和细致的信息。此外,和常规染色体分析比较,荧光原位杂交不但可以应用分裂期的细胞,更重要的是其方法也可应用分裂间期的细胞,所以常规染色体检测和染色体荧光原位杂交起到互补并相互促进的效应,两者可同时并用于淋巴瘤和白血病的诊断和随访。

染色体荧光原位杂交一般应用三种类型的探针:第一种为双色分裂(dual color break apart)型;第二种为双色双组合(dual color dual fusion)型,第三型为染色体计数探针(chromosome enumeration probe, CEP)。分裂型探针通常是用两种不同颜色来标记某一个特定基因,如以通常分裂的部位为准,红色/橙色标记端粒(telomere)段,绿色标记着丝粒(centromere)段。如图15-0-2所示的C-MYC双色分裂型探针,在正常的细胞中(左侧图解式),这种分裂型探针所代表的基因呈现两个分别由在一起的红绿两色组成,每个在一起的红绿两色代表一个染色单体;但在淋巴瘤细胞中,如果该基因发生重组/易位,则该基因的两个染色分开,呈现一个红色,一个绿色(图15-0-2右侧:上面为图解式,下边为摘自一例本作者报道的来源于卵巢的非特异性弥漫性大B细胞淋巴瘤)。分裂型探针的优点是观察某基因是否发生重组,而不关心与哪个基因发生重组。

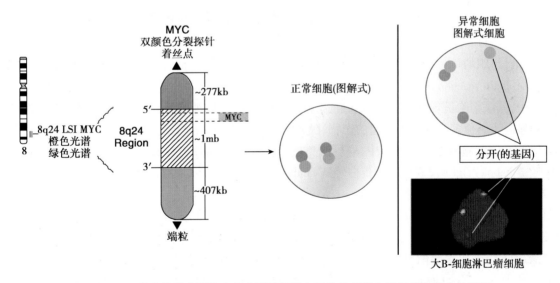

图15-0-2　染色体荧光原位杂交分裂型探针在正常 B-细胞和淋巴瘤细胞中的特征

双色双组合型探针是指用不同颜色标记不同的基因,例如一个基因(BCL-1)为红色/橙色,另一个基因(IgH)为绿色。如图15-0-3左侧图解所示,在正常的淋巴细胞中,则有两个红色/橙色(分别代表该基因的两个染色单体)和两个绿色(分别代表另外一个基因的两个染色单体)。但如果淋巴瘤细胞含有这两个基因的平衡移位(如图15-0-3右侧上方图解和下方淋巴瘤细胞),该淋巴瘤细胞则呈现一个红色/橙色(代表未发生易位的染色单体),一个绿色(代表未发生易位的另一个基因的染色单体),和两个黄色(红色和绿色的重组表现为黄色,分别代表发生过重组易位后所形成的两个染色单体)

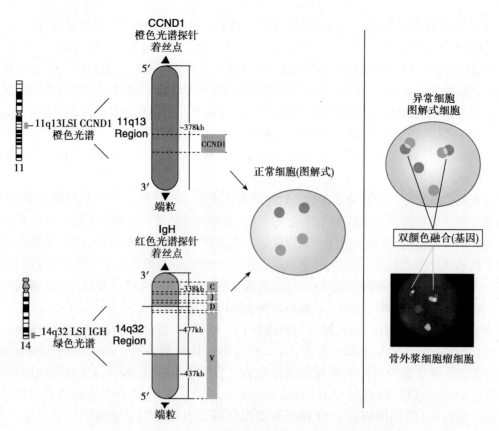

图15-0-3　染色体荧光原位杂交组合型探针在正常B细胞和淋巴瘤细胞中的特征

（五）免疫球蛋白重链和（或）轻链及T-细胞受体基因重组

分子病理学的检测在病理诊断特别是在淋巴瘤和白血病的诊断中起着越来越重要的作用。一般来讲,大多数B细胞和浆细胞淋巴瘤会呈免疫球蛋白重链(IgH)和（或）免疫球蛋白轻链[IgK（免疫球蛋白轻链kappa）;IgL（代表免疫球蛋白轻链lambda）]的单克隆基因重组,而在T细胞淋巴瘤中,会呈现T细胞受体(T-cell receptor,TCR)的单克隆基因重组。大多数B细胞和T细胞淋巴瘤的瘤细胞有单克隆基因重组的原理是:当淋巴结或淋巴组织的每一个淋巴细胞的受体(IgH,IgK,IgL或TCR)有自己不同的基因重组时,聚合酶链反应(polymerase chain reaction,PCR)将会显示无数大小不同的扩增子,因此定义为多克隆基因重组;相反在大多数淋巴瘤中,其瘤细胞呈现单一的受体重组,这样这些淋巴瘤的瘤细胞所产生的聚合酶链反应的产物就会出现一个明显高于其他多克隆基因重组的产物,因此定义为单克隆基因重组。

在B细胞和浆细胞淋巴瘤的诊断中,应检测免疫球蛋白重链(IgH)和（或）免疫球蛋白轻链[IgK（代表免疫球蛋白轻链kappa）;IgL（代表免疫球蛋白轻链lambda）]的基因重组,而在T细胞和NK细胞淋巴瘤的诊断中,应检测T细胞受体的基因重组。

早期基因重组的检测是用Southern Blotting的方法来完成的。但该方法有以下缺点。第一,该方法用的时间长,出结果较慢;第二,该方法需要放射性同位素,对健康和环境不利;第三,该方法需要较大量的脱氧核糖核酸(DNA)。自聚合酶链反应被广泛应用后,Southern Blotting检测基因重组的时代已被聚合酶链反应的方法所取代。聚合酶链反应具有以下特点:快速,简捷,灵敏度高,需要的底物(脱氧核糖核酸)少,且可定量。

免疫球蛋白重链(IgH)分为变异区(VH)和接合区(JH)。免疫球蛋白重链(IgH)的基因重组大多数发生在变异区(VH)和接合区(JH)之间。经过多次实验,van Dongen JJM及同事设计了检测免疫球蛋白重链(IgH)基因重组的引物。免疫球蛋白重链(IgH)的上游引物包括3组,覆盖了的变易区(VH)的三个主要部分,分别称为framework1(FR1)、framework2(FR2)和framework3(FR3)。下游的引物只有一个,覆盖了重链接合区(JH)。所以如果单克隆基因重组发生在任何一个framework,则称为发生了单克隆基因重组(图15-0-4)。当然,单克隆基因重组也可发生在两个framework或所有三个framework都发生了单克隆基因重组。

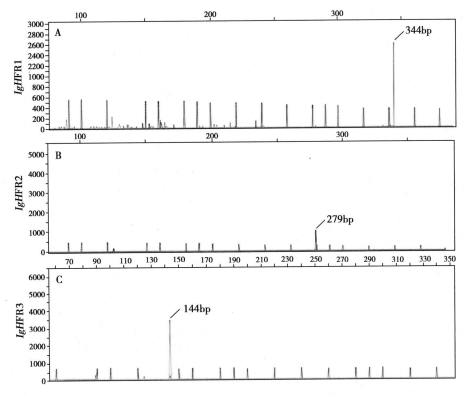

图 15-0-4　免疫球蛋白重链（IgH）呈单克隆基因重组

应用 framework1（FR1）（A）和 framework3（FR3）（C）的引物，和在背景下的 DNA 扩增子（橘黄色）相比，在 344（A）和 144（C）碱基配对处各有一个明显的突出带（FR1 为蓝色而 FR3 则为绿色）。每一个带的高度明显是周围扩增子的三倍以上，所以免疫球蛋白重链呈单克隆重组；同一淋巴瘤组织，但在用 framework2（FR2）（B）的引物时，其在 279 碱基配对处的扩增带（黑色）（B）并没有明显高于周围的多克隆扩增子（橘黄色），所以免疫球蛋白重链在 framework2（FR2）呈多克隆基因重组

（六）治疗与预后

乳腺原发性淋巴瘤的治疗因其淋巴瘤的种类及分期的不同而采取不同种类的治疗方法，如放疗、手术切除及化疗，或用上述方法的不同的组合。在广泛应用抗 CD20 单克隆抗体（Rituximab）的时代，Yhim 等发现乳腺原发非特异性弥漫性大 B 细胞淋巴瘤的总存活率和淋巴结的非特异性弥漫性大 B 细胞淋巴瘤的总存活率相当。

[王焕友（Huanyou Wang）]

第二节　病例精选

病例一　非特异性弥漫性大 B 细胞淋巴瘤

【病例介绍】

女性，84 岁，"发现右侧乳房肿块 2 个月"，伴轻微疼痛。查体：双侧乳房外形不对称，乳头无内陷，乳房皮肤颜色正常，无橘皮样改变。右乳房外下象限见 5cm×5cm 肿物，边界欠清，活动度欠佳，表面光滑，质地较韧，有压痛。B 超检查见右侧乳房实性结节。钼靶 X 线摄影检查见右侧乳房多发性高密度肿块影，界限清楚。双侧腋窝未触及肿大淋巴结。

【病理变化】

1. 巨检　右乳腺癌根治标本，体积 15.3cm×9.2cm×4cm，其上附有包括乳头的皮肤，面积 11.5cm×5.5cm。乳腺组织大部分切面呈灰白淡黄色，小部分淡黄色，于外上象限见一肿物，灰白色，质地细腻，面积

4cm×3.3cm,无坏死,与周围组织界限清楚。

2. **镜检** 乳腺组织结构破坏,由弥漫增生的大淋巴样细胞取代(图 15-1-1,图 15-1-2),瘤细胞为中至大淋巴样细胞,胞核圆形至卵圆形,染色质细,2～4 个核仁,靠近核膜。胞质较少,双嗜性或嗜碱性。核分裂和细胞凋亡常见,并见病理性核分裂。偶见宽大或纤细的硬化带。

3. **免疫组化** 肿瘤细胞 CD20(图 15-1-3)、LCA 和 CD79α 阳性,Ki-67 阳性细胞80%～90%(图 15-1-4),Bcl-6 部分细胞(>30%)阳性(图 15-1-5),MUM-1 弥漫阳性(图 15-1-6);CD5 部分细胞阳性;CD3、CD10、ALK、Cyclin D1、CKpan(AE1/AE3)和 SYN 阴性。残留导管上皮细胞 CKpan(AE1/AE3)阳性。

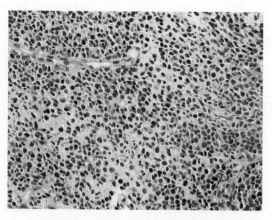

图 15-1-1 弥漫性大 B 细胞淋巴瘤
主要为中心母细胞和免疫母细胞,核仁明显

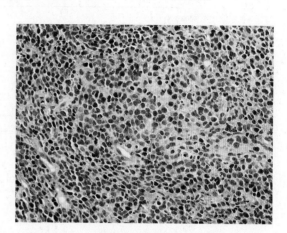

图 15-1-2 瘤细胞体积较大,呈弥漫性分布

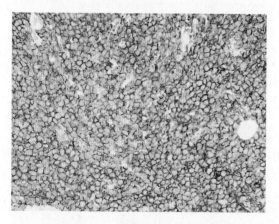

图 15-1-3 肿瘤细胞 CD20 阳性

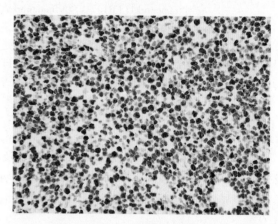

图 15-1-4 Ki-67 阳性 80%～90%

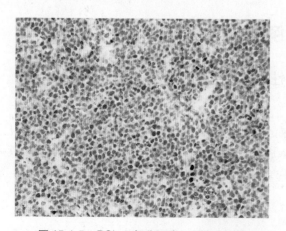

图 15-1-5 BCL-6 部分细胞(>30%)阳性

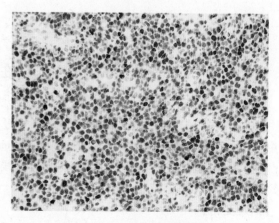

图 15-1-6 MUM-1 弥漫阳性

【讨论】

乳腺原发性淋巴瘤是少见肿瘤,只占乳腺恶性肿瘤的0.5%,占所有非霍奇金淋巴瘤的1%,但以非特异弥漫性大B细胞淋巴瘤(diffuse large B-cell lymphoma,not otherwise specified)最为常见。见诸文献,乳腺原发性淋巴瘤中46%~71%是弥漫大B细胞淋巴瘤,8.5%~35%是MALT,T细胞淋巴瘤很少。乳腺原发性淋巴瘤的临床分期、组织学类型和免疫表型与发生在其他部位的淋巴瘤相似。

非特异性弥漫性大B细胞淋巴瘤的特点为体积较大的淋巴瘤细胞弥漫性浸润乳腺间质组织,体积较大是指瘤细胞核等于或略大于正常巨噬细胞核,或为正常淋巴细胞核的两倍多,类似滤泡中心母细胞或免疫母细胞。弥漫性是指50%以上的肿瘤细胞呈弥漫性结构。依据2008年WHO的定义,依据细胞形态学非特异弥漫性大B细胞淋巴瘤分为中心母细胞性变异型、免疫母细胞性变异型、间变性变异型和罕见形态学变异型四类。这种分型缺乏明确的临床特点,也无明确与治疗和预后的相关性。因此HansCP等通过CD10、bcl-6、MUM-1等联合检测,大致可将弥漫性大B-细胞淋巴瘤分为生发中心(GCB)样型和非生发中心(non-GCB)样型两类。与mRNA基因表达分析的方法比较,这种简单而快速的免疫组织化学方法可以达到80%的准确率,这样就克服了单纯细胞形态学分类的局限,使病理诊断为临床预后和对化疗以及受体靶向治疗提供了科学的依据。图15-1-7展示了Hans等的GC和非GC诊断步骤。

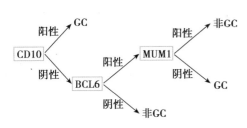

图15-1-7 Hans CP 等的 GC 和非 GC 免疫组织化学诊断步骤
(阳性与阴性以30%为标准)

根据图15-1-11和本病例的免疫组化结果,CD10阴性、Bcl-6阳性,MUM-1阳性,本例非特异性弥漫性大B-细胞淋巴瘤属非GCB样型。

在应用抗CD20单克隆抗体利妥昔单抗(Rituximab)之前,GC预后较好,5年生存率可达70%,而非GC5年生存率不足40%,但应用受体靶向治疗后GC和非GC预后相似。非GC样型较GC样型5年生存率低。除全身化疗外,手术切除和放疗也是应该考虑的。

乳腺原发非特异性弥漫性大B细胞淋巴瘤的发病机制目前尚不清楚。因为该病绝大多数发生在女性,因此性激素可能起一定作用。

[张祥盛 王焕友(Huanyou Wang)]

★ 专家点评-1

王焕友(Huanyou Wang)教授:乳腺非特异性弥漫性大B细胞淋巴瘤分为原发性和继发性两类。由于发病较低,其分辨率很难估计。在Talwalkar SS等2008年报道的106例乳腺淋巴瘤病例中,作者发现如果淋巴瘤局限于乳腺,则非特异性弥漫性大B细胞淋巴瘤占第一位,大约为64%。如果淋巴瘤不局限于乳腺,则非特异性弥漫性大B细胞淋巴瘤占第二位,大约为21%,仅次于滤泡性淋巴瘤。和其他部位发生的非特异性弥漫性大B细胞淋巴瘤相似,乳腺非特异性弥漫性大B细胞淋巴瘤多数呈中心母细胞形态并经常伴有硬化。值得注意的是只有90%以上的淋巴瘤细胞呈现免疫母细胞的形态时,其非特异性弥漫性大B细胞淋巴瘤具有免疫母细胞的诊断方能成立。乳腺非特异性弥漫性大B细胞淋巴瘤只浸润乳腺间质而不是乳腺的导管和小叶,而且淋巴上皮病变也不常见。

形态学诊断和鉴别诊断应包括含有中等及大细胞的其他淋巴瘤(T和NK)、低分化癌和无色素的黑色素瘤。免疫组织化学和其他相关的研究可帮助确诊。

GC和非GC在乳腺非特异性弥漫性大B细胞淋巴瘤的分布与其他部位非特异性弥漫性大B细胞淋巴瘤的分布相似。例如Talwalkar SS等和Aviles A等发现69%~77%的乳腺原发非特异性弥漫性大B细胞淋巴瘤是非GC型。

除上面介绍的Hans CP等GC和非GC的分类方法,Choi WW等在Han CP等基础上于2009年又提出了一个新的免疫组织化学GC和非GC的分类方法,使得此方法达到了与分子基因表达分类93%的吻合度。Choi WW的新的免疫组织化学分类方法在CD10、BCL-6和MUM-1的基础上添加了GCET1和FOXP1两个新抗体。如读者此分类方法有兴趣,请参照原文(Clin Cancer Res. 2009,15:5494-5502)。

★ 专家点评-2

杨华教授,续哲莉教授:无论是原发于淋巴结或淋巴结外的淋巴瘤,弥漫性大B细胞型都是相对常见的。非特殊性弥漫大B细胞淋巴瘤的罕见变异型有多种类型,我们遇到一例原发于乳腺的与淋巴结不同的弥漫大B细胞淋巴瘤,病变部分呈结节样或假滤泡状结构,病变周围为淋巴细胞性小叶性乳腺炎,在此与同道分享。患者女,45岁,已婚,教师。右乳10点位乳晕边缘质硬肿块,无肿瘤家族史。超声探及3.58cm×2.95cm低回声,腋窝和锁骨上、下淋巴结无肿大。麦默通活检组织中,质硬区约1.5cm×1cm×0.5cm(图15-1-8,图15-1-9)

镜检:石蜡切片显示以大、小结节状或假滤泡形生长为主,小片区域结节模糊不清。间质纤维化围绕在结节周或穿插在弥漫区,其中少量脂肪空泡及残留的乳腺腺管(图15-1-10,图15-1-11)。常规组织瘤细胞形态单一,略大有核仁。肿瘤周围见到相对游离的瘤结节及一些淋巴性小叶性乳腺炎的小叶(图15-1-12)。

免疫组化:染色LCA、CD20和Ki-67表达清晰(图15-1-13),Vim和Mum-1阳性,不表达CD21、CD3、CD10、Bcl-2、BCL-6和CK7等。淋巴性小叶性乳腺炎的小叶中是CD3染色阳性的T淋巴细胞浸润;CK7标记显示残留的乳腺导管上皮。

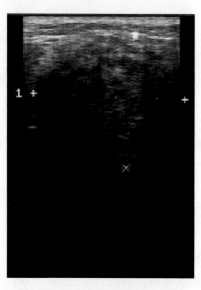

图15-1-8 超声显示皮肤下肿块

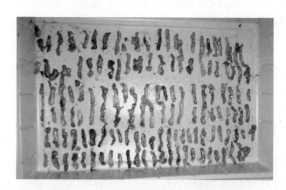

图15-1-9 标本为数十块灰黄色的组织条

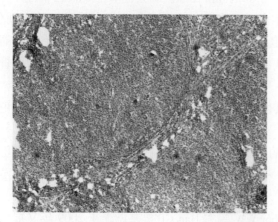

图15-1-10 冰冻切片上显示大结节状或假滤泡形生长,结节周围少量纤维间质

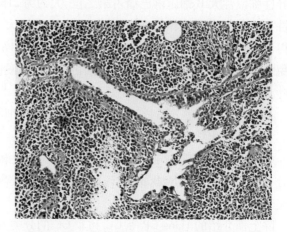

图15-1-11 石蜡切片肿瘤中残留不同形状的乳腺腺管

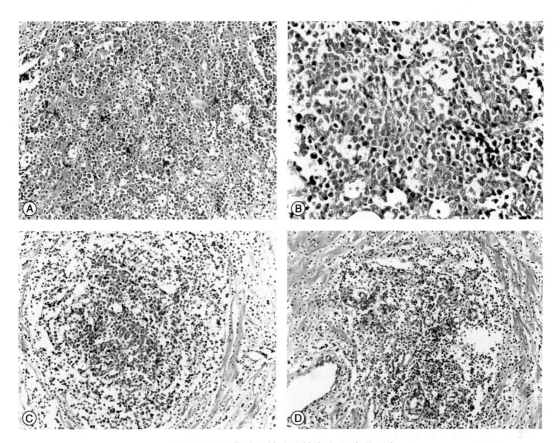

图 15-1-12 非特异性弥漫性大 B 细胞淋巴瘤
A. 肿瘤细胞大小均一,核大,有核仁;B. 上图放大;C. 孤立性瘤结节;D. 非特异性淋巴性小叶性乳腺炎的小叶

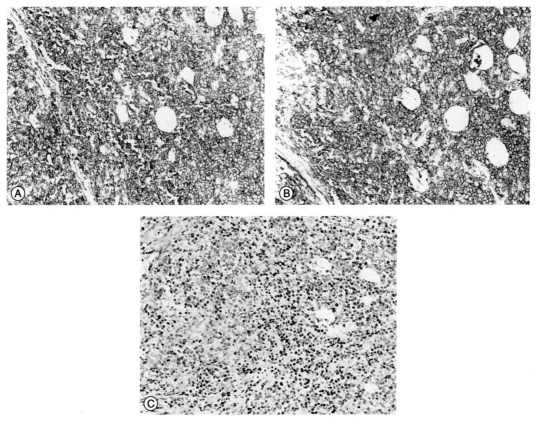

图 15-1-13 非特异性弥漫性大 B 细胞淋巴瘤
A. LCA 弥漫阳性;B. CD20 弥漫阳性;C. Ki-67 阳性(40%)

病例二　滤泡性淋巴瘤

【病例介绍】

女性,64岁,"发现右侧乳房肿块6个月",无疼痛。查体:乳房皮肤颜色正常,无橘皮样改变。乳头无内陷,右侧乳房外上象限触及一肿块,边界欠清,质地硬韧,活动度欠佳,压之有痛感。双侧腋窝未触及肿大淋巴结。B超检查右侧乳房外上象限实性小结节,无钙化。

【病理变化】

1. **巨检**　灰白色不规则乳腺组织,表面粗糙,体积4.9cm×3.4cm×1.5cm。经过16次连续组织切片后发现一个0.7cm×0.5cm×0.4cm大小与周围组织界限清楚的结节,切面灰白色,质地细腻,无坏死与出血。

2. **镜检**　乳腺仅有个别正常导管,呈纤维硬化性腺病改变。低倍镜下明显病变是多个弥漫分布的继发性淋巴滤泡(图15-2-1),淋巴滤泡大小相差不大,滤泡边缘没有明显和完整的外套带。高倍镜下滤泡内明暗区消失,无极性,滤泡中心无噬着色体细胞(图15-2-2)。所有滤泡基本上全部由滤泡中心细胞组成,仅有个别的中心母细胞(每个高倍镜下少于5个)。滤泡中心细胞(图15-2-B)体积小或中等大小,核不规则呈长圆形并可见核切迹或凹入,胞质少而淡,无核仁。滤泡中心母细胞体积大,核呈圆形或椭圆形(偶然也可带有切迹或多叶状),染色质呈泡状,可见1~3个外周核仁。这些继发性淋巴滤泡的外周无单核B细胞和浆细胞分化。

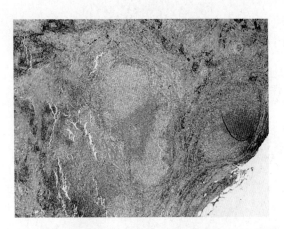

图15-2-1　浸润的淋巴细胞以滤泡生长方式为主,可见紧密排列

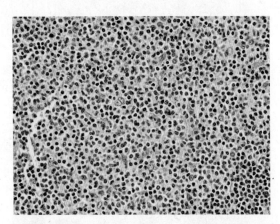

图15-2-2　肿瘤性继发滤泡内绝大部分细胞为中心细胞为主,中心母细胞每个高倍镜下少于5个

3. **免疫组织化学**　继发性滤泡内淋巴细胞呈现CD20阳性(图15-2-3A),CD10阳性(图15-2-B),BCL-2阳性(图15-2-3C),CD3阴性(图15-2-3D),Ki-67阳性5%~10%,CD21滤泡内树突状网络和树突状细胞阳性;CD10和CD20阳性的B-细胞不表达CD5、CD23、CD43和cyclin D1。病理诊断:低度(Ⅰ级)滤泡性淋巴瘤。

4. **流式细胞仪**　和蓝色(kappa)及绿色(lambda)的正常多克隆B-细胞比较(图15-2-4A),四色流式细胞仪分析呈现22%的小淋巴细胞(红色)(图15-2-4A)呈CD19阳性(图15-2-4B),CD20强阳性(图15-2-4C),CD38强阳性(图15-2-4C),CD10阳性(图15-2-4B),证明是滤泡性B细胞。和多克隆的非滤泡性-细胞[蓝色kappa(+)的B细胞和绿色lambda(+)的B细胞]相比,这些滤泡性B细胞只表达单一表面免疫球蛋白轻链lambda(图15-2-4D),所以是单克隆B细胞,从而支持滤泡性淋巴瘤的诊断。

5. **常规染色体检测**　应用Giemsa染色方法,常规带状染色体分析的20个处于细胞分裂期的细胞中,未能发现染色体14q32和18q21平衡易位。

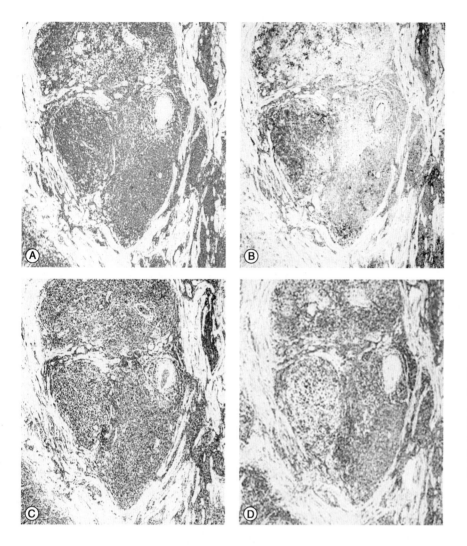

图 15-2-3　滤泡性淋巴瘤免疫组化

A. 瘤细胞 CD20 弥漫阳性；B. 滤泡中心细胞 CD10 阳性；C. 生发中心细胞 BCL-2 阳性；D. 滤泡内细胞 CD3 散在阳性（肿瘤内浸润的 T 细胞），滤泡旁区弥漫阳性

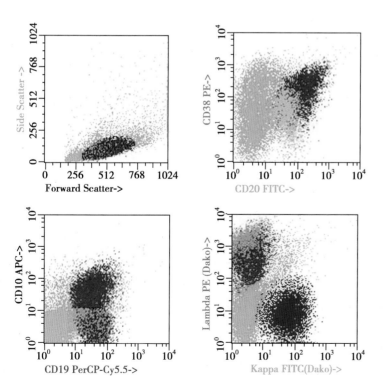

图 15-2-4　四色流式细胞仪发现 22% lambda 局限性单克隆 B-细胞

红色：单克隆（lambda）滤泡性淋巴瘤细胞（22%）；蓝色：正常多克隆（kappa）B-细胞；绿色：正常多克隆（lambda）B-细胞（kappa：lambda 的比值是 1.4∶1）。正常多克隆 B-细胞（蓝和绿的混合）以青色表示（34%）

【讨论】

乳腺原发性淋巴瘤非常罕见,国内外报道的原发乳腺淋巴瘤发病率占全部乳腺恶性肿瘤的0.04% ~ 0.53%,占淋巴结外非金氏淋巴瘤的1%。据Martinelli等报道原发性乳腺滤泡性淋巴瘤位于原发性乳腺淋巴瘤的第二位,占原发性乳腺淋巴瘤的13%,仅次于原发性乳腺非特异性弥漫性大B细胞淋巴瘤,虽然Talwalkar等也报道乳腺的滤泡性淋巴瘤占所有乳腺淋巴瘤的14%,但该作者认为乳腺滤泡性淋巴瘤多是继发性累及乳腺而非原发性病变。乳腺滤泡性淋巴瘤(follicular lymphoma)和发生在其他部位的滤泡性淋巴瘤一样,是一种由继发而非原发滤泡中心(生发中心)B细胞(包括小的中心细胞和大的中心母细胞)构成的一种具有惰性(Ⅰ级、Ⅱ级和Ⅲ级a)或中度恶性(Ⅲ级b)的淋巴瘤,可呈滤泡、部分滤泡状或弥漫生长方式。

肿瘤性滤泡和良性反应性滤泡增生有着明显的细胞和形态区别。肿瘤性滤泡特点为:①体积较小;②数目较多,相互紧凑;③滤泡边界不清,滤泡套层通常变薄或缺失;④滤泡极性消失,缺乏明暗带;⑤缺乏噬着色小体巨噬细胞;⑥一般缺乏核分裂。乳腺滤泡性淋巴瘤和发生在其他部位的滤泡性淋巴瘤一样,其诊断必须包括两个部分:生长方式和分级。生长方式按肿瘤性滤泡比例多少分为:滤泡型(滤泡>75%)、滤泡和弥漫混合型(滤泡25% ~75%)、弥漫型(滤泡<25%)三种生长方式。其肿瘤分级按肿瘤性滤泡内每个高倍镜下中心母细胞的多少确定。Ⅰ级:0~5个中心母细胞;Ⅱ级:6~15个中心母细胞;Ⅲ级:>15个中心母细胞。Ⅲ级分为a和b两个亚型。Ⅲa虽具有>15个中心母细胞/高倍镜视野,但仍存在滤泡中心细胞,而Ⅲb其肿瘤性滤泡则全部由中心母细胞或免疫母细胞组成。中心母细胞的细胞学已经在镜检部分详细描述过。在滤泡性淋巴瘤分级中,中心母细胞必须与滤泡树突状细胞(follicular dendritic cells)区分。滤泡树突状细胞体积和中心母细胞相似,但这些细胞具有淡色或灰色染色质,小且位于中心的嗜酸性核仁,胞质不明显。这些细胞往往呈现双核(图15-2-2)。

少数滤泡性淋巴瘤呈弥漫性生长方式,但预后和滤泡样生长方式的淋巴瘤相似。值得注意的是,约13%的滤泡性淋巴瘤可转变为非特异性弥漫性大B细胞淋巴瘤。所以如送检组织仅为小的活检标本,弥漫性生长区域和大细胞转化的诊断便会非常困难。因此当诊断乳腺滤泡性淋巴瘤时,请务必注意只有在无明确的乳腺外滤泡性淋巴瘤时,原发性乳腺滤泡性淋巴瘤的诊断方能成立;不能排除弥漫性生长和大细胞转化。正如Viseman于1972年提出与原发性乳腺淋巴瘤的诊断标准:①取得足够病理标本,且乳腺病变经病理证实为淋巴瘤;②既往无其他部位淋巴瘤病史;③乳腺为首发部位,可伴同时或继发的腋窝淋巴瘤累及;④无同时存在广泛播散的淋巴组织增生性疾病的证据。

除细胞形态学和免疫组织化学外,流式细胞仪和染色体检测对于确诊具有很重要的位置。滤泡性淋巴瘤细胞往往呈CD10阳性,CD5阴性,且具有染色体14q32和18q21平衡易位[t(14;18)(q32;q21)]。本病例未发现t(14;18)(q32;q21)可能是因为取材不当的原因。CD10阳性和t(14;18)(q32;q21)并不是滤泡性淋巴瘤特有的,所以滤泡性淋巴瘤的病理诊断,要结合细胞组织学、免疫表型(免疫组织化学和流式细胞仪)、染色体检测[t(14;18)易位]和免疫球蛋白重链和轻链基因重组做出诊断,还应根据滤泡的多少报道类型,根据中心母细胞的数目报道分级。鉴别诊断见总论淋巴造血系统肿瘤。

[王焕友(Huanyou Wang)　张祥盛]

★ **专家点评-1**

王焕友(Huanyou Wang)教授,刘勇教授:淋巴结外的滤泡性淋巴瘤内的肿瘤性滤泡一般不密集,往往与该病例相似,但套区生发中心分界明显,淋巴滤泡的生发中心细胞较一致,主要为中心细胞,少量散在中心母细胞,无星空现象,缺乏明暗分区。HE形态上有提示滤泡性淋巴瘤的线索。免疫组化显示Bcl-2在滤泡生发中心细胞中强阳性,阳性强度高于滤泡外,这是诊断滤泡性淋巴瘤强有力的证据。CD10和CD20阳性细胞出现在滤泡外和血管壁,也是支持肿瘤的证据。

在诊断滤泡性淋巴瘤的过程中,BCL-2和CD10的阳性和阴性的解释需要格外小心。原发滤泡中心的淋巴细胞BCL-2阳性,所以不要误诊为滤泡性淋巴瘤,因为这些原发滤泡中心呈BCL-6和CD10阴性;另一方面,有些 3 级滤泡性淋巴瘤呈 CD10 阴性,这样的滤泡性淋巴瘤不可漏诊。虽然很少发生,值得一提的是,有些滤泡性淋巴瘤由于 BCL-2 基因突变,如用常规 BCL-2 抗体(克隆 124)做免疫组织化学,其肿瘤性滤泡中的 B-细胞为阴性,但如果改用另一种 BCL-2 抗体(克隆 N-19 Sc-492)就可以克服这一缺点。

★ 专家点评-2

杨华教授:有几点需要明确的是一些类型的淋巴瘤也会有结节样地增生,如套细胞淋巴瘤,或结节样区域如弥漫大 B 细胞淋巴瘤等,要看细胞的单克隆性,是一致性的小细胞还是大细胞,是有核仁的还是有切迹的,从而分辨是哪一种表型,再由免疫组化染色印证。WHO 第四版(2008 年)的淋巴造血组织肿瘤分类中,有学者建议将滤泡性淋巴瘤分为低级别(1 和 2 级)及临床和生物学意义不同的 3A 和 3B,而 1 和 2 级没有明显的临床差异。最后一点是其生存率与临床分期和组织学分级相关。

病例三　原发性边缘区(黏膜型)B 细胞淋巴瘤

【病例介绍】

女性,36 岁,"发现双侧乳房肿块近 1 年",近 1 周出现疼痛。查体:双侧乳房外形正常,对称,乳头无内陷。乳房皮肤无橘皮样改变,颜色正常。左乳房乳头上方、外侧及下方分别扪及 4cm×3cm、3cm×2cm、2cm×1.5cm 大小的肿块,表面光滑,边界尚清,质地较韧,可活动;右乳房外下象限 1.5cm×1.5cm 结节,光滑,活动,质韧,有压痛。双侧腋窝可触及肿大淋巴结,孤立、活动。B 超检查双侧乳房多发性实性结节。钼靶 X 线摄影见双侧乳房多发性高密度肿块影,界限清楚。

【病理变化】

1. **巨检**　切除的乳房肿物 2 块。左侧 7cm×4cm×2cm,稍硬,无包膜。切面灰白色,实性,质地均匀细腻。右侧 6cm×5cm×2cm,表面光滑,无包膜,切面灰白,质实,细腻。腋窝淋巴结多枚,稍硬,大者长径 1.7cm,切面灰白色,无坏死。

2. **镜检**　双侧乳腺肿瘤无包膜,组织结构相似。乳腺组织被肿瘤破坏,小叶结构不清。肿瘤组织在乳腺导管、小叶及周围脂肪纤维组织之间弥漫浸润,可见边界不清的片状或巢状分布,以一个或多个乳腺小叶为中心(图 15-3-1),乳腺小叶内终末小叶导管单位破坏,乳腺腺泡消失,仅见残留的小叶内导管(图 15-3-2)。肿瘤细胞浸润破坏小导管上皮,形成淋巴上皮病变(图 15-3-3)。肿瘤细胞呈单核小淋巴细胞样,夹杂少数体积较大的淋巴样细胞(图 15-3-4)。核分裂少见,未见肿瘤性坏死。周边部分肿瘤组织浸润增生的纤维组织中,显示小巢状或单个细胞散布(图 15-3-5)。

3. **免疫组化**　肿瘤细胞 CD20(图 15-3-6)、CD79α、CD5 阳性,但 CD3、CD10、ALK、Bcl-6、Cyclin D1、CKpan(AE1/AE3)阴性(图 15-3-7)。Ki-67 阳性细胞 40%。残留导管上皮细胞 CKpan(AE1/AE3)阳性。

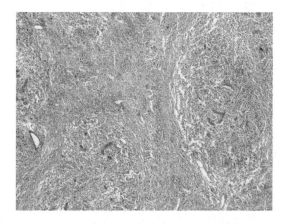

图 15-3-1　肿瘤以乳腺小叶为中心呈片巢分布

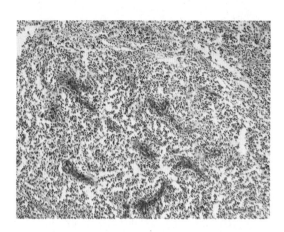

图 15-3-2　乳腺腺泡破坏,残留小叶内导管

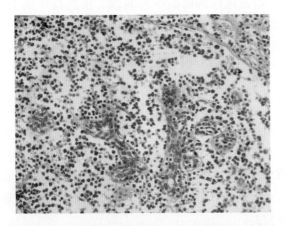

图 15-3-3　肿瘤细胞浸润导管上皮,形成淋巴上皮病变

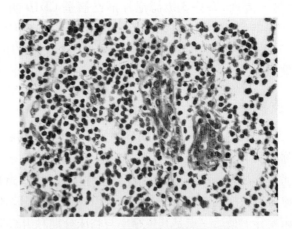

图 15-3-4　肿瘤细胞呈单核细胞样

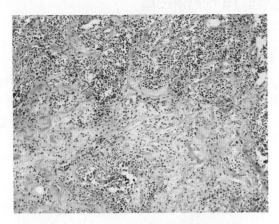

图 15-3-5　肿瘤组织浸润周围纤维组织

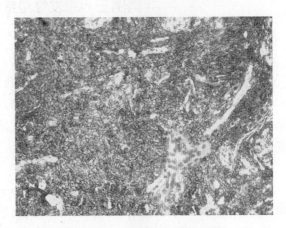

图 15-3-6　肿瘤细胞 CD20 阳性

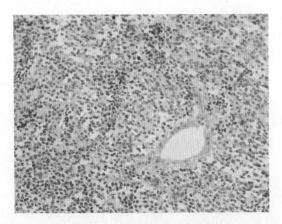

图 15-3-7　肿瘤细胞 CKpan 阴性

【讨论】

乳腺原发性边缘区 B 细胞淋巴瘤极少见,占乳腺原发淋巴瘤的 8.6%,乳腺淋巴瘤的 23%。乳腺是共同黏膜免疫系统的一个组成部分,所以乳腺的淋巴组织属于黏膜相关淋巴组织(mucosa associated lymphoid tissue,MALT),在自身免疫反应过程中,有发生淋巴瘤的可能。典型的边缘区淋巴瘤由小淋巴细胞、边缘区(中心细胞样)或单核样 B 细胞组成,其中有散在的中心母细胞。瘤细胞弥漫分布,可以有滤泡植入,可见呈簇肿瘤细胞浸润乳腺导管上皮形成特征性的"淋巴上皮病变"。免疫组化表达全 B 细胞标志物,如 CD19、CD20 和 CD79α 等,表达 Bcl-2,不表达 CD10 和 CD23。边缘区淋巴瘤一般不表达 CD5,但少数病例也可有阳性 CD5。此外,边缘区淋巴瘤的 B-细胞通常表达边缘区细胞相关的抗原 CD21 和 CD35。边缘区淋巴瘤染色体异常与淋巴瘤发病部位有关。在 Talwalkar 和 Mulliga 报道的乳腺原发性边缘区淋巴瘤中,没有一例染色体 11q21 和 18q21 平衡易位[t(11;18)(q21;q21)],而其他部位(胃、肠小、肺)的边缘区淋巴瘤多有染色体 11q21 和 18q21 平衡易位,眼、涎腺、皮肤、甲状腺则没有。

术中冷冻切片病理诊断乳腺淋巴瘤误诊率较高,有些炎症细胞可能被误为淋巴瘤细胞,而在纤维组织中单排分布的淋巴瘤细胞则可能被误诊为浸润性小叶癌、浸润性未分化癌。超声检查、乳腺造影、钼靶等影像学技术对确诊有帮助。细针穿刺联合流式细胞术在诊断乳腺淋巴瘤时应作为首选筛选方法,但由于材料有限,局部大细胞转变不能排除,因而活检是确诊原发性乳腺淋巴瘤的最可靠方法。需要鉴别的肿瘤或病变包括其他低度恶性淋巴瘤、淋巴性乳腺炎和糖尿病性乳腺病。像其他部位淋巴瘤的诊断一样,免疫表型的检测在确定组织学类型中是重要的依据,免疫球蛋白重链和轻链基因重组的检测在判定乳腺淋巴组织增生性病变性质方面也有重要作用。

乳腺原发性边缘区 B 细胞淋巴瘤(primary marginal zone B cell lymphoma of the breast)和其他部位的边缘区 B-细胞瘤一样呈惰性生长,临床预后好。治疗方法包括手术、放疗、放化疗、手术加放疗、手术加化疗、化疗加放疗、手术加放疗和化疗等。根据国际淋巴结外淋巴瘤研究小组报道,乳腺原发性边缘区 B 细胞淋巴瘤 15 年总存活率为 70%。

(李新功 温黎)

★ 专家点评-1

王焕友(Huanyou Wang)教授:乳腺原发性边缘区 B 细胞淋巴瘤和发生在其他具有黏膜和上皮组织的器官及组织(如胃肠道、甲状腺等)的边缘区 B 细胞淋巴瘤一样,是一种具有惰性生长、预后较好的低度 B 细胞肿瘤。边缘区 B 细胞淋巴瘤由多种 B 细胞组成,包括小到中等大小的不规则的 B 细胞,夹杂分散且少数中心母细胞或免疫母细胞样的中到大的淋巴细胞。如果这些中心母细胞或免疫母细胞样细胞呈实质性片状或巢状增生,那么诊断应为边缘区 B 细胞淋巴瘤伴有转化的大 B 细胞淋巴瘤。从细胞形态上,局部或部分区域呈现单核 B 细胞形态,表现为大量淡色的细胞质。"淋巴上皮病变"虽然有助于边缘区黏膜相关型 B 细胞淋巴瘤的诊断,但这一变化并不特异,因为良性的淋巴性乳腺炎和糖尿病性乳腺病也具有此变化。

边缘区 B 细胞淋巴瘤大多数呈 CD5 阴性,但大约 8.6% 的淋巴结边缘区 B 细胞淋巴瘤呈 CD5 阳性。Jaso 等报道 CD5 阳性的边缘区黏膜相关型 B 细胞淋巴瘤只占所有边缘区黏膜相关型 B 细胞淋巴瘤的 1% 或更少。CD10 阳性的边缘区 B 细胞淋巴瘤至今还未见报道。根据作者的个人经验,B 细胞 CD43 表达的免疫表型分析,以及浆细胞免疫球蛋白轻链 kappa 和 lambda 的表达在部分病例的诊断中起关键性作用。

★ 专家点评-2

刘勇教授:乳腺黏膜相关淋巴组织结外边缘区 B 细胞淋巴瘤好发于老年人,比较少见。该例患者较年轻,乳腺小叶轮廓存在,主要为小淋巴细胞和浆细胞浸润,转化中的大细胞(免疫母细胞和中心母细胞样细胞)较少,除了表达 B 细胞的标记外,还表达 CD5、Ki-67 阳性细胞达到 40%,这在乳腺黏膜相关淋巴组织结外边缘区 B 细胞淋巴瘤中不常见。此病例必须与乳腺的炎症性病变鉴别,建议做轻链限制性表达和免疫球蛋白基因重排的检测。

★ 专家点评-3

杨华教授,续哲莉教授:乳腺原发的 MALT 淋巴瘤多为老年女性,通常是单侧的孤立性肿块,约 25% 的病例可有引流区淋巴结的累及。由相对小的和中等大的淋巴样细胞组成,核不规则,染色质分散,核仁不明显,富有淡染的胞质,又谓生发中心样细胞。部分病例可有散在免疫母细胞的转化和浆细胞的分化,也可转化为弥漫大 B 细胞淋巴瘤。形态上需要与浸润性小叶癌、炎症鉴别。

MALT 淋巴瘤如发生母细胞化可累及引流区淋巴结。笔者近年见到两例这样的患者,现通过 1 个病例与同道分享。患者女性,81 岁,已婚,城市居民。无意中发现左乳肿块一周,质硬,可活动。超声显示 12 点乳晕旁 2.72cm×2.58cm 低回声区,左腋下 2.06cm×1.63cm 的低回声区。切除肿块和腋窝淋巴结界限不清,质细腻质脆,鱼肉状(图 15-3-8,图 15-3-9)。

镜检:冰冻切片为弥漫性增生的小细胞,其间有脂肪空泡(图 15-3-10,图 15-3-11)。常规切片增生的小细胞中局灶性中心母细胞分化。未见淋巴上皮病,无免疫母细胞和浆细胞分化。病变周围见到增生的淋巴滤泡(图 15-3-12);肿大淋巴结的结构消失(图 15-3-13)。

免疫组化:LCA、和 CD20 阳性,Ki-67 约 60%,CK 阳性见残留的乳腺导管上皮(图 15-3-14)。

腋下淋巴结:CD21 染色阳性显示淋巴结内残留的滤泡网,LCA 和 CD20 肿瘤细胞弥漫阳性,Ki-67 高指数(图 15-3-15),CD23、3、10、Bcl-2、6、Mum-1 和 CyclinD-1 均不表达。

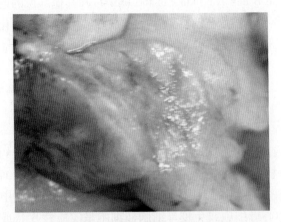

图 15-3-8 乳腺内肿块,界限不清

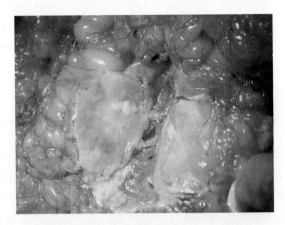

图 15-3-9 腋窝淋巴结明显肿大,多个受累

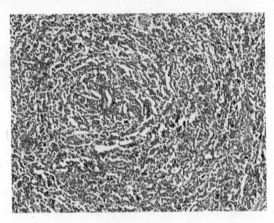

图 15-3-10 浸润导管周围呈假滤泡样结节

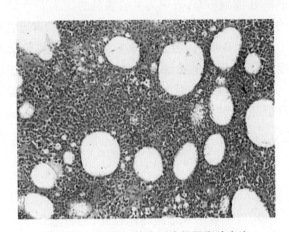

图 15-3-11 单一的小细胞侵及脂肪空泡

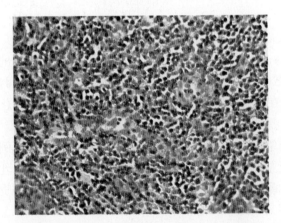

图 15-3-12 病变周围见到增生的淋巴滤泡

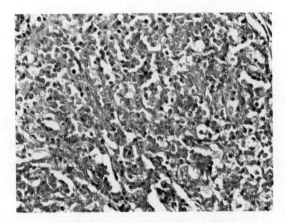

图 15-3-13 肿大淋巴结的结构消失

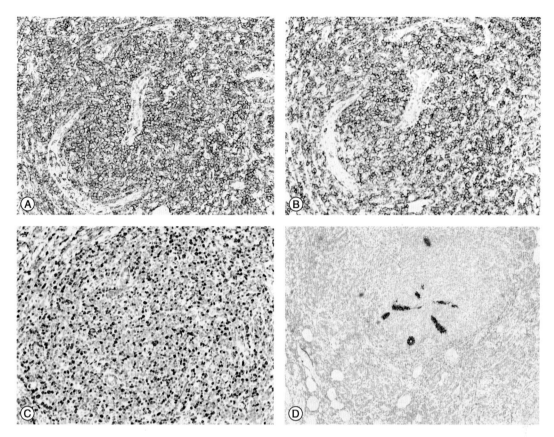

图 15-3-14 原发性边缘区（黏膜型）B 细胞淋巴瘤

A. LCA 小细胞弥漫阳性，残存小管上皮阴性；B. CD20 小细胞弥漫阳性，残存小管上皮阴性；C. Ki-67 阳性指数 40%~50%；D. CK 小细胞阴性，而残存小管上皮阳性

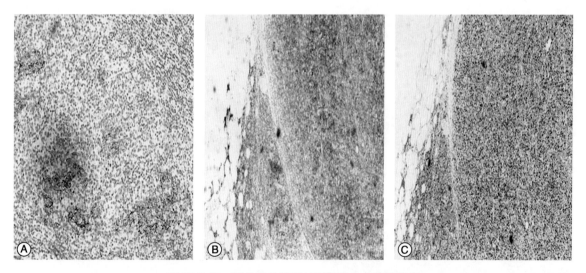

图 15-3-15 原发性边缘区（黏膜型）B 细胞淋巴瘤

A. CD21 可见残留的滤泡网；B. CD20 小细胞弥漫阳性，残存小管上皮阴性；C. Ki-67 阳性指数 50%~60%

病例四 乳腺非特殊性外周 T 细胞淋巴瘤

【病例介绍】

女性,46 岁,"发现右乳肿块 6 个月",无疼痛、发热,无皮肤红肿及乳头溢液。超声见右乳前后径超过 50mm 的实性低回声区,右腋下探及数枚肿大淋巴结。胸部 CT 显示右乳肿块影伴右腋下淋巴结影;右肺中叶 及右胸壁多发结节影,考虑右乳恶性病灶转移可能。血常规 2.0×10^9/L,LDH 值不高。

【病理变化】

1. **巨检**　距乳头 1.5cm 外上象限 6cm×5cm×5cm 肿块,切面淡黄色、暗红,质嫩,界尚清。

2. **镜检**　乳腺正常结构消失,肿瘤由小淋巴样细胞构成,胞质较少,淡染,嗜中或轻度嗜酸,胞核形态不规则,深染,核膜核仁不清,可见核分裂。呈弥漫性浸润,并浸润周边脂肪组织。病变内可见受侵蚀破坏的乳腺导管(图 15-4-1 ~ 图 15-4-4)。

3. **免疫组化**　绝大多数淋巴细胞呈 CD2(图 15-4-5),CD7,CD8,CD43(图 15-4-6),和 CD56 弥漫阳性,CD4 部分阳性(30%),但 ALK1、CD3/PS1(图 15-4-7)、CD5、CD20(图 15-4-8)、CD30、CK、Grazyme B、PAX-5 和 UCHL1 均为阴性。细胞增殖指数 Ki-67 为 80%。EBV 原位杂交(EBER)阴性。

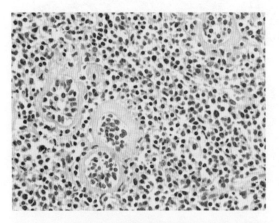

图 15-4-1　肿瘤由小淋巴样细胞构成,呈弥漫性浸润,肿瘤之间可见残存的乳腺导管

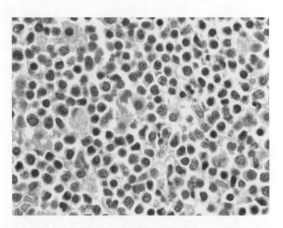

图 15-4-2　肿瘤由小淋巴样细胞构成,胞质淡染,细胞核形态不规则

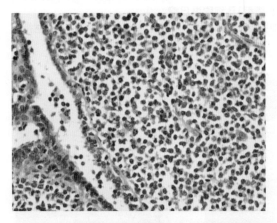

图 15-4-3　肿瘤由小淋巴样细胞构成,呈弥漫性浸润肿瘤之间可见残存的乳腺导管

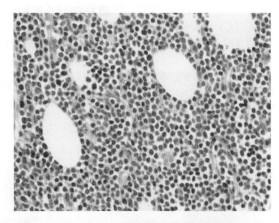

图 15-4-4　肿瘤细胞侵及脂肪组织

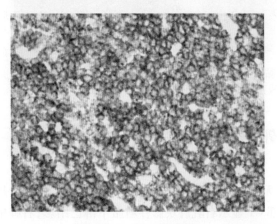

图 15-4-5　CD2 弥漫阳性

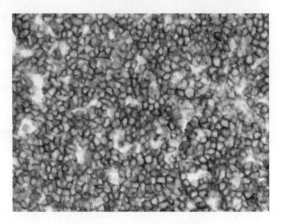

图 15-4-6　CD43 弥漫阳性

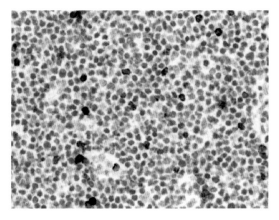

图 15-4-7 CD3 极少数 T-细胞阳性

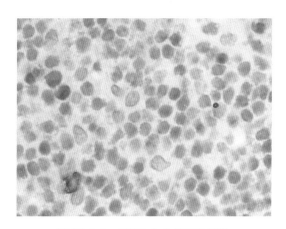

图 15-4-8 CD20 仅个别细胞阳性

【讨论】

乳腺的非特异性外周 T 细胞淋巴瘤(peripheral T-cell lymphoma, NOS)是一种发生于乳腺的异质性成熟 T 细胞淋巴瘤,没有其他任何一种具有特异的明确定义的成熟 T 细胞淋巴瘤成分,故此命名。此类肿瘤在西方国家大约占外周 T 细胞淋巴瘤的 30%。此瘤好发于成年人,可发生任何部位,以淋巴结最常见。结外常发生于皮肤和胃肠道,其他结外部位包括肺脏、涎腺和中枢神经系统等。

乳腺原发性非特异性外周 T 细胞淋巴瘤非常少见,迄今在英语文献中大约只有 5 例报道,其中至少有一例表现为 CD8 阳性,CD4 阴性,且该病例 20% 的瘤细胞表达 CD56。

本病例由小淋巴样细胞构成,胞质淡染,细胞核形态不规则,呈弥漫性浸润。但总体上,非特异性外周 T 细胞淋巴瘤的瘤细胞可大可小,具有很大的变化。一般来说,该淋巴瘤细胞由中等到大细胞组成,细胞呈多样性,核不规则,染色质深染或空泡状,核仁明显且可见大量的核分裂。透明细胞和 Reed-Sternberg 样细胞也可以见到。炎性背景,包括小淋巴细胞、嗜酸性粒细胞、浆细胞、大 B 细胞和散在的组织细胞浸润,组织细胞是上皮样组织细胞在非特异性外周 T 细胞淋巴瘤的一个亚型——淋巴上皮性淋巴瘤(Lennert 淋巴瘤)中明显增多,仅凭组织细胞学难以诊断。免疫组化和流式细胞术检测 T 细胞特异性及相关的抗原表达在诊断和鉴别诊断中非常重要。从总体上看非特殊性外周 T 细胞淋巴瘤往往呈 CD4 阳性(CD4 多于 CD8),并有异常 T 细胞表面抗原表达,通常表现为不同程度的 CD5 和 CD7 表达下调。大约 60% 的非特异性外周 T 细胞淋巴瘤没有 CD52 的表达。非特异性外周 T 细胞淋巴瘤有时可见细胞毒性颗粒表达,但多数病例呈现单克隆性 T 细胞受体基因重排。该淋巴瘤增殖指数通常比较高,Ki-67 阳性率超过 70%,与预后差有关。该淋巴瘤具有高侵袭性,对治疗反应差,常复发,5 年总生存率和无病生存率很低。

[王焕友(Huanyou Wang) 张祥盛]

★ 专家点评

王焕友(Huanyou Wang)教授:与成熟 B 细胞淋巴瘤的诊断相比,成熟 T 细胞淋巴瘤,包括非特异性外周 T 细胞淋巴瘤的诊断并不以细胞大小为依据,且预后与细胞大小无关;相反,临床表现、病变特征和肿瘤细胞的免疫表达特点是诊断和鉴别诊断 T 细胞淋巴瘤的重要线索和依据。与 B 细胞淋巴瘤的瘤细胞相比,T 细胞淋巴瘤的瘤细胞通常更具有不规则性和多变性。嗜酸性粒细胞的存在是 T 细胞淋巴瘤可能性的一个重要提示。非特异性外周 T 细胞淋巴瘤通常 CD4 阳性。在所有下列抗原 CD2、CD3、CD4、CD5、CD7、CD8、CD43、TCRαβ 和 TCRγδ 中,只有 CD3、TCRαβ 和 TCRγδ 是 T 细胞特异性抗原,其余均为 T 细胞相关抗原。所以如果成熟 T 细胞淋巴瘤包括非特异性外周 T 细胞淋巴瘤的瘤细胞丢失 CD3 的表达,其成熟 T 细胞淋巴瘤的诊断应倍加谨慎,在这种情形下,病理医生应行其他所有 T 细胞特异性和相关抗原的免疫表型和 T 细胞受体基因重排的研究,以确保正确的诊断。EBV 原位杂交应常规做,特别是像本病例这样,瘤细胞呈现 CD56 阳性。

病例五 乳腺粒细胞肉瘤(单细胞混合型)

【病例介绍】

女性,22 岁,"发现左乳无痛性肿块 1 周"。查体见左乳内上方扪及数枚大小约 3cm×3cm,2cm×2cm 的肿块,质中,表面不平,边界清楚,活动度可,相互融合成块,无触痛,与皮肤无明显粘连,基底部无固定,双腋下淋巴结未触及肿大。此外该患者没有粒细胞和(或)单核细胞白血病、骨髓发育不良和慢性粒细胞增生症的病史。

【病理变化】

1. **巨检** 左乳组织 7.5cm×4.5cm×2cm,切面灰白色,质中等。

2. **镜检** 瘤组织呈弥漫性浸润性生长(图 15-5-1A),列兵样排列,但位于肿瘤细胞之间的乳腺上皮成分包括小管和小叶均保存完好(图 15-5-11B)。瘤细胞为形态较单一、小至中等大小的圆细胞,核呈椭圆形或有凹陷,甚至呈杆状,核膜薄,染色质细致,粉尘状,部分核质呈泡状,可见清晰的小核仁,胞质少,淡嗜伊红染色,可含有细小颗粒,并常见核分裂(图 15-5-1C)。另外可见散在的嗜酸性髓样造血细胞(图 15-5-1D)。

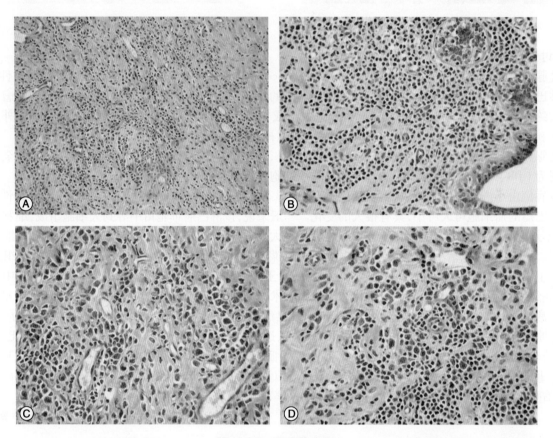

图 15-5-1 粒细胞肉瘤
A. 瘤组织呈弥漫性浸润性生长;B. 肿瘤细胞之间的乳腺上皮成分;C. 瘤细胞形态较单一、小至中等大小;D 嗜酸性髓样造血细胞

3. **免疫表型** 绝大部分的肿瘤细胞呈 MPO(图 15-5-2)、CD34(图 15-5-3)、CD117(图 15-5-4)、LCA(图 15-5-5)、CD43、CD68 和 Mac387 阳性,但 CD20、CD45RO、Syn、NSE、CgA、EMA 和 AE1/AE3 均为阴性。根据以上细胞形态和免疫组织化学特征,该病例诊断为乳腺粒细胞肉瘤。

【讨论】

髓样肉瘤(myeloid sarcoma,MS)是由原始或幼稚的髓系细胞在骨髓以外的器官和组织中浸润而形成肿块形式的肿瘤。根据细胞形态和特殊细胞化学染色,2001 年版 WHO 分类把髓样肉瘤分为两个类型:粒细胞肉瘤和原单核细胞肉瘤。根据分化程度,粒细胞肉瘤又分三类:原细胞型、不成熟型和成熟型。原细胞型主要由原粒细胞组成;不成熟型主要由原粒细胞和早幼粒细胞组成;成熟型则由早幼粒细胞和其后较成熟阶段的细胞组成。原单核细胞肉瘤则主要由单核母细胞构成。以上分类简单明了,但在 2008 年版的 WHO 分类中,以上分型的基本精神虽被采纳,但并没有继续强调这一分型细节。

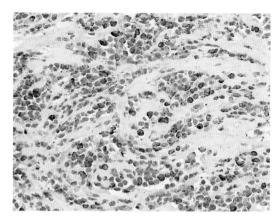

图 15-5-2 肿瘤细胞表达髓过氧化物酶(MPO)

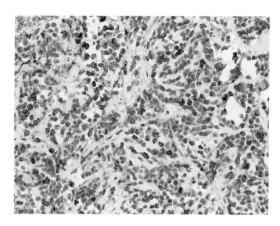

图 15-5-3 瘤细胞 CD34 阳性

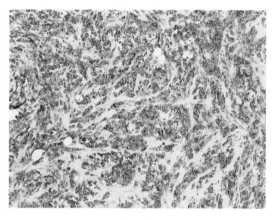

图 15-5-4 瘤细胞 CD117 阳性

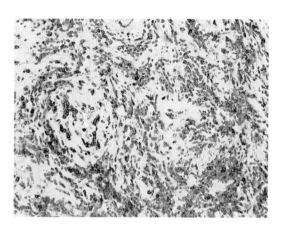

图 15-5-5 瘤细胞 LCA 阳性

　　髓样肉瘤是一种罕见的髓外部位造血系统肿瘤,最常发生的部位是皮肤、淋巴结、胃肠道、骨、软组织和睾丸,发生在乳腺的并不常见。乳腺 GS 主要发生在年轻女性,左右两侧乳腺发生率相似。髓样肉瘤由未成熟的髓系细胞组成,具有不同的浸润方式:弥散性、列兵样、靶样和星空样。

　　髓样肉瘤可同时、先于或后于骨髓急性、慢性白血病、骨髓发育不良和其他慢性粒细胞性增生症而发生。患者主要症状是乳腺肿胀,乳腺发现无痛性的肿块,而无其他局部症状。

【鉴别诊断】

　　包括非霍奇金淋巴瘤(弥漫性大 B 细胞淋巴瘤、急性淋巴母细胞瘤、Burkitt 淋巴瘤)、小叶癌和小圆细胞肿瘤。当细胞以成熟类型为主时,炎症反应以及髓外造血有助于鉴别诊断。本例嗜酸性颗粒的存在,缺乏淋巴上皮病变以及粒细胞标记阳性都不支持淋巴瘤的诊断。小叶浸润性癌是乳腺发生率第二位的癌,粒细胞肉瘤常常被误诊为小叶癌是因为它们有着相似的排列方式,免疫组化粒细胞肉瘤表达粒系祖细胞及幼稚粒细胞相关抗原,如 MPO、Mac387、CD68 和 CD43 均阳性表达,MPO 阴性、Mac387、CD68 表达则可以提示单核系的分化。由于发生在乳腺部位的 GS 细胞排列方式类似于浸润性小叶癌或者淋巴瘤,所以常常被误诊,为避免误诊,需要组织学及免疫表型的分析。组织学及免疫表型提示髓系肉瘤的线索有:①瘤细胞胞质嗜酸性或呈细颗粒状;②肿瘤内可见散在不成熟的嗜酸性粒细胞;③形态不寻常的、难以归类的"淋巴瘤"样细胞和结构;④CD45、CD43 阳性,而 B 细胞和 T 细胞标记阴性;⑤CD99 和 CD117 有助于粒细胞来源的确定。

【预后】

　　粒细胞肉瘤患者预后不佳,大多数患者还未发生骨髓浸润时就死于白血病,平均生存期为 16.5 个月。由于乳腺 GS 很罕见,所以其预后很难被估计。

　　关于髓系肉瘤诊断需要注意以下几个问题:①部分髓系肉瘤患者可无任何白血病征象;②原发性髓系肉瘤易误诊为淋巴瘤;③油镜下观察对诊断有一定帮助;④部分髓系肉瘤 MPO 可以灶性阳性、弱阳性或阴性;⑤可疑病例联合 CD45、CD43、CD68/KP1、MPO 及 B 细胞和 T 细胞标记,必要时加做 CD117、CD99、CD68/(PG-M1)、Lysozyme、CD34 等;⑥早期正确的诊断及合理化疗或骨髓移植对改善患者的预后具有重要意义。

[李岩　张仁亚　王焕友(Huanyou Wang)　张祥盛]

★ 专家点评

王焕友(Huanyou Wang)教授:髓样肉瘤(MS),因髓过氧化物酶(myeloperoxidase,MPO)的存在,其切面往往呈绿色,故又称为绿色肉瘤(chloroma,chloros 为希腊语,是"绿"的意思)。髓样肉瘤发病率很低,乳腺原发性髓样肉瘤就更少见。在从 1970 到 2001 年的 31 年里,共有 19 例在初诊时呈乳腺原发性髓样肉瘤。

由于髓样肉瘤可先于、同时或后于骨髓急性、慢性白血病、骨髓发育不良,和其他慢性粒细胞性增生症而发生,这就给病理诊断带来很大的困难,特别是在前者。例如,在 Shea B 等复习的 19 例乳腺原发性髓样肉瘤中,有接近三分之一(32%,6/19)的病例被误诊为其他肿瘤。一般来说,髓样肉瘤的瘤细胞如果呈母细胞分化,则核质细腻,并常有核仁;如瘤细胞呈较晚期的分化期,则胞质较多且呈嗜酸性。当然,特殊细胞化学,特别是免疫组织化学可以确诊。特殊细胞化学染色如 Leader 染色,即萘酚 AS-D 氯乙酸盐脂酶(naphthol-AS-D-chloroacetate esterase),可以显示粒细胞分化,该方法简单,一般的实验室都可做到。免疫组织化学可用多种抗体,其抗体阳性率从高到低依此排列见表 15-5-1。大约有 10% 左右的髓样肉瘤呈现染色体异常,如第 7 染色体单体和染色体 8 三体等。

表 15-5-1　髓样肉瘤抗体阳性率(从高到低)

抗体	阳性率(%)	抗体	阳性率(%)
CD33	100	CD68/PG-M1	51
CD43	100	CD34	10～43.4
CD68/KP1	79～100	TdT	31.5
MPO	83.6～93	CD56	13
CD117	80.4	CD61	2.2
Lysozyme	79	CD30	2.2
CD45	75	CD4	1.1
CD15	68	CD20	1
CD99	54.3		

髓样肉瘤,特别是分化型,应和良性髓外造血以及髓样脂肪瘤区分。良性髓外造血可发生于许多髓外组织和器官,一般由正常骨髓三系细胞,即粒细胞/单核细胞系、红细胞系和巨核细胞系组成,且分化程度不一。髓样脂肪瘤由成熟脂肪和骨髓细胞成分组成,最常见于肾上腺。髓样脂肪瘤一般只有极少数的原始粒细胞。

病例六　孤立骨外浆细胞瘤

【病例介绍】

女性,41 岁,"发现双侧乳腺包块 1 年余",渐增大。体检见乳腺肤色正常,无橘皮样外观和乳头内陷。右乳晕后上方触及 6cm×6cm 包块,质硬,表面光滑。左乳外上方触及 2.5cm×2cm 包块,质硬,无红肿,轻压痛。腋窝部未触及肿大淋巴结。胸部及脊椎 X 线片骨组织未见异常,血常规及生化检查均正常。临床诊断以乳腺肿瘤行肿块切除术。

【病理变化】

1. **巨检**　送检灰黄、淡黄色组织两块,切面见两个肿物,大小分别为 3.5cm×2.5cm×2cm 和 5cm×4.5cm×4cm,灰白色,质脆,细腻,界尚清,无包膜。

2. **镜检** 肿瘤位于乳腺组织内,由大片浆细胞构成,这些浆细胞排列松散、弥漫性片状分布,核呈卵圆形,大小、形态近似,胞质嗜碱性,核偏位,染色质呈"车辐状"或"钟面状",不见核仁。少数未成熟的浆细胞染色质疏松、具有明显核仁,核分裂象易见,核/质比较高,并可见双核浆细胞(图15-6-1)。

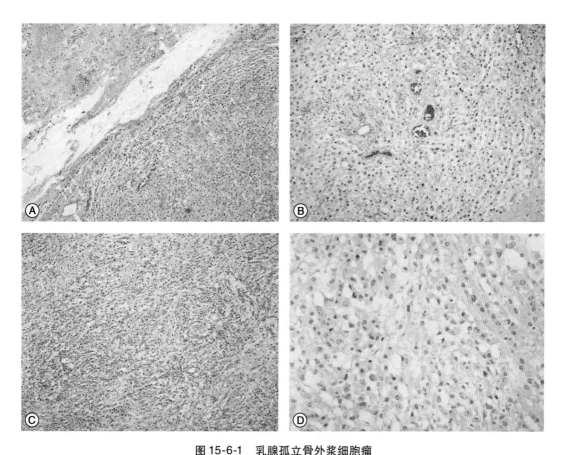

图 15-6-1 乳腺孤立骨外浆细胞瘤
A ~ C. 大多数浆细胞呈卵圆形,大小、形态近似,呈弥漫大片状分布;D. 少数细胞呈轻度异型性

3. **免疫组化** 肿瘤细胞 CD38、CD138、EMA,MUM1、IgG 和 lambda 阳性(图 15-6-2);LCA、CD79α、VS38c、kappa、AE1/AE3、CK7、34βE12 和 E-Cad 阴性。

【讨论】

浆细胞肿瘤分为骨髓浆细胞瘤(骨髓瘤,又称多发性骨髓瘤)、孤立性骨浆细胞瘤、骨外浆细胞瘤、原因不明的单克隆丙种球蛋白病和单克隆免疫球蛋白沉积病,后者又包括原发性淀粉样变性和单克隆轻链和重链(免疫球蛋白)沉积病。骨外浆细胞瘤罕见,其定义为发生于骨外软组织的恶性浆细胞瘤,但不累及骨和骨髓。尽管骨外浆细胞瘤可以发生于全身,但约90%发生于头颈部,且大部分发生于上呼吸道,包括鼻腔、副鼻窦、口咽部、喉和涎腺。其他部位很少累及,包括睾丸、膀胱、尿道、乳腺、卵巢、肺、胸膜、甲状腺、眼眶、脑、皮肤组织。发生于乳腺的原发性骨外浆细胞瘤,迄今文献报道63例,2/3为单侧性;很少孤立存在,20%以上的病例进展为骨髓浆细胞瘤。

孤立性浆细胞瘤(孤立性骨浆细胞瘤和骨外浆细胞瘤的总称)发病年龄略早于骨髓浆细胞瘤,其临床表现缺乏特征性,确诊主要依靠病理学检查。组织学特点,肿瘤位于乳腺组织内,由大片肿瘤性浆细胞构成,瘤细胞排列松散、弥漫,大小、形态近似,胞质嗜碱性,核偏位,分化不成熟,核分裂象易见,并可见双核瘤细胞。免疫组化显示 kappa 或 lambda 阳性,抗人胎盘 V538C 阳性,CD138 阳性。

【鉴别诊断】

本例强调孤立性浆细胞瘤与乳腺原发性癌和其他良性病变鉴别的重要性,以避免不必要的手术和其他辅助治疗。

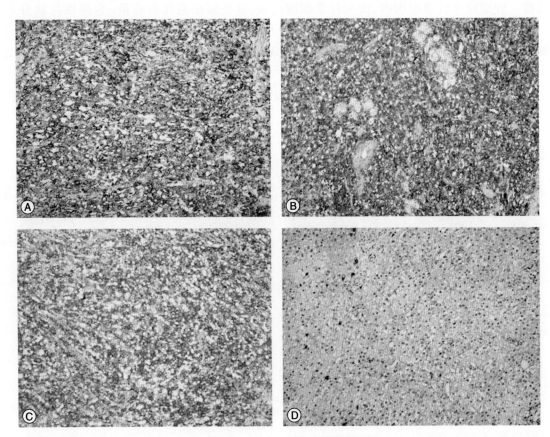

图 15-6-2 乳腺孤立骨外浆细胞瘤
A. 肿瘤细胞 CD138 阳性;B. IgG 阳性;C. lambda 阳性;D. AE1/AE 3 阴性

1. 浆细胞性乳腺炎和具有浆细胞分化的 B 细胞淋巴瘤:浆细胞性乳腺炎镜下有乳腺导管扩张及其他炎症细胞浸润,这些浆细胞同时表达 kappa 和 lambda(一部分为 kappa,另一部分为 lambda),所以是多克隆而非单克隆增生。具有浆细胞分化的 B 细胞淋巴瘤由肿瘤性 B 淋巴细胞和肿瘤性浆细胞混合构成,后者可多可少,其具体鉴别诊断将在下面的专家点评详细讨论。很多乳腺肿瘤经过针吸细胞学检查后会出现浆细胞,此外,浸润性导管癌、小叶癌、转移性类癌、转移性黑色素瘤和淋巴瘤都可能出现不同数量的浆细胞,因此不仅临床上,细胞学检查也容易将浆细胞瘤误诊为癌。临床病史和表现可以帮助细胞病理学医生避免误诊。组织病理学医生和细胞病理学医生大多数诊断错误是因为没有注意临床病史和罕见的临床表现。此时要做活检和免疫组化,如 CK、S-100 蛋白。本例患者没有做任何乳腺针吸细胞学检查。

2. 双侧乳腺肿块需要鉴别的有纤维腺瘤、复杂性囊肿、肿瘤转移灶、淋巴瘤、双侧乳腺癌、局部纤维化、脂肪坏死、脓肿、叶状肿瘤等,最常见的是淋巴瘤和其他原发性血液系统肿瘤。乳腺外肿瘤发生乳腺转移是罕见的,占所有乳腺恶性肿瘤的 0.4% ~2%。本例最显著的特点是双侧乳腺孤立性浆细胞瘤复发(治疗后 5 年)。经过密切随访,大约 20% 的骨髓外浆细胞瘤患者最终发展为多发性骨髓瘤。

【治疗与预后】

原发于骨外软组织的浆细胞瘤通常具有温和的临床行为,可以长时间的存活。Dimopoulos 等报道孤立性骨髓外浆细胞瘤比普通骨髓瘤罕见的多,并且通过局部放疗大部分可以治愈,有较好的预后。Liebross 等报道本病放疗后复发率小于 5%。Mayr 等指出远处复发的风险超过 30%,也明显少于骨髓瘤。髓外浆细胞瘤的预后远较骨髓瘤好,但必须将其视为恶性肿瘤进行治疗,部分最终会发展成多发性骨髓瘤。进展型浆细胞瘤可能发生多发性骨髓瘤,髓外浆细胞瘤可累及淋巴结、皮肤及皮下组织。如果复发,多在初次诊断后 2 ~3 年内。十年复发率为 66%。累及乳腺的髓外浆细胞瘤可以是原发性孤立性的肿瘤,也可以是多发性骨髓瘤,本例为单侧乳腺两个病灶。

[李磊 王全义 张仁亚 王焕友(Huanyou Wang) 张祥盛]

★ 专家点评

王焕友(Huanyou Wang)教授： 骨外浆细胞瘤的诊断并不困难，但这一诊断必须经过严格细致的临床体检，骨骼影像，实验室检测和骨髓穿刺及活检以确保没有骨髓浆细胞瘤的情况下方能成立，否则，建议使用"浆细胞肿瘤"的诊断，并建议做上述检查和化验。此外，在诊断浆细胞来源的肿瘤时，也建议做"刚果红"(Congo Red)染色，以排除原发性淀粉样变性。

浆细胞肿瘤必须和具有浆细胞分化的 B 细胞非霍奇金淋巴瘤区分开，因为不仅后者有时多克隆浆细胞的比例会明显增高导致误诊，更重要的是两者的治疗方式和预后截然不同。具有浆细胞分化的 B 细胞非霍奇金淋巴瘤至少包括边缘区(黏膜型)B 细胞淋巴瘤、淋巴浆细胞淋巴瘤、小淋巴细胞淋巴瘤和及少见的套细胞淋巴瘤。从浆细胞肿瘤来的浆细胞和从 B 细胞非霍奇金淋巴瘤来的浆细胞具有不同的免疫表型，而这可通过免疫组织化学和流式细胞的检测方法加以区分。例如，B 细胞表面抗原之一 CD19，通常从早期的 B 细胞到分化为浆细胞之前都可在 B 细胞中表达，但很少在浆细胞肿瘤中表达；实际上，只有少于 1% 的骨髓浆细胞瘤表达 CD19。根据 Seegmiller 等的报道，来自浆细胞肿瘤包括孤立性骨浆细胞瘤和来自具有浆细胞分化的 B-细胞非霍奇金淋巴瘤的浆细胞具有以下免疫表型的不同(表 15-6-1)，也就是说，来自浆细胞肿瘤包括孤立性骨浆细胞瘤的浆细胞具有骨髓浆细胞瘤的表型，而来自具有浆细胞分化的 B 细胞非霍奇金淋巴瘤的浆细胞则更相似于 B-细胞。

表 15-6-1　来自浆细胞肿瘤包括孤立性骨浆细胞瘤和来自具有浆细胞分化的
B 细胞非霍奇金淋巴瘤的浆细胞的免疫表型

浆细胞类型	CD19	CD45	CD56	表面免疫球蛋白轻链的表达
来自浆细胞瘤的浆细胞	1% ~10%	41%	71%	44%
来自非霍奇金淋巴瘤的浆细胞	95%	91%	33%	76%

病例七　套细胞淋巴瘤

【病例介绍】

女性,73 岁,"左侧乳房肿块 3 个月",伴轻微疼痛。查体：双侧乳房乳头无内陷，乳房皮肤无橘皮样改变，颜色正常。左乳房内下象限见 4cm×3cm 肿物，边界欠清，稍活动，表面光滑，质韧，轻微压痛。B 超检查见左侧乳房实性结节。钼靶 X 线摄影见右侧乳房多发性高密度肿块影，界限清楚。双侧腋窝未触及肿大淋巴结。

【病理变化】

1. **巨检**　粗针穿刺标本，体积 0.3cm×0.2cm×0.2cm，呈灰白淡黄色，质脆细腻。

2. **镜检**　乳腺组织结构破坏，由弥漫增生的形态较一致中等偏小的成熟样淋巴样细胞取代(图 15-7-1，图 15-7-2)，核形态不规则，染色质细致，多数有小核仁，胞浆少，有些细胞类似于边缘区细胞，胞质空亮(图 15-7-3)。此外，核分裂易见。间质较多玻璃样变血管(图 15-7-4)，未见滤泡结构。

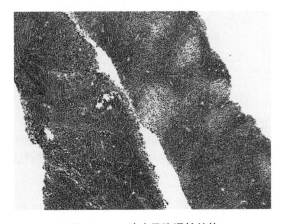

图 15-7-1　肿瘤呈弥漫性结构

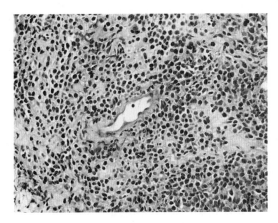

图 15-7-2　瘤细胞中等大小

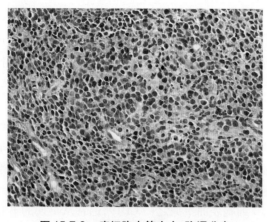

图 15-7-3　瘤细胞中等大小,弥漫分布

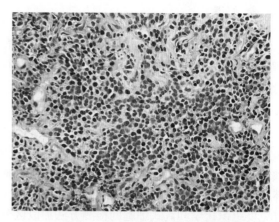

图 15-7-4　瘤细胞间有玻璃样变血管

3. 免疫组化　瘤细胞标记:CD5(弱)、CD20、CD79a、Cyclin D1、MUM1(80%)、Bcl-2 弥漫阳性、Bcl-6 弱阳性(图 15-7-5),但 CD3、CD21、CD23、CD10、CK(广)和 SYN 阴性。Ki-67 显示 85% 的瘤细胞阳性。

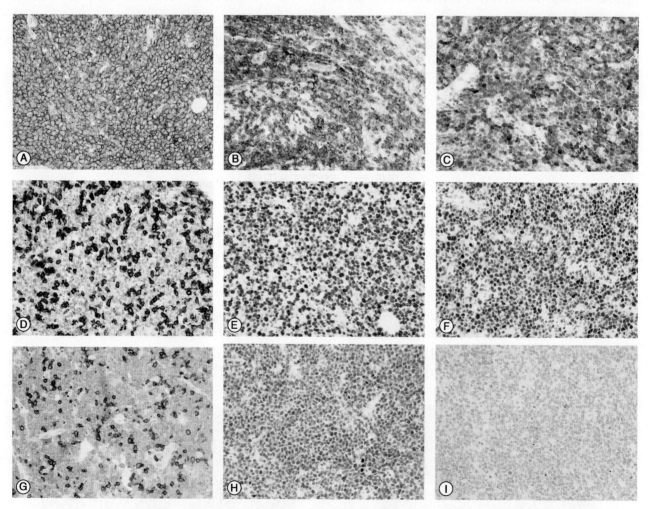

图 15-7-5　套细胞淋巴瘤

A. 瘤细胞 CD20 弥漫膜阳性;B. 瘤细胞 Bcl-2 弥漫膜阳性;C. 瘤细胞 cyclin D1 弥漫核阳性;D. 瘤细胞 CD5 弱阳性;
E. 瘤细胞 Ki-67 阳性(约 85%);F. 瘤细胞 MUM1 阳性(约 80%);G. 瘤细胞 CD3 阴性;H. 瘤细胞 BCL6 弱阳性;I. 瘤细胞 CK(广)阴性

4. FISH 检测　t(11;14)(q13;q32)双色双重叠探针显示绿色(代表在 14q32 的 IgH)和橘色(代表在 11q13 的 BCL-1,也就是 Cyclin D1)重叠,从而证明 11q13 和 14q32 两染色体之间的易位(图 15-7-6)。

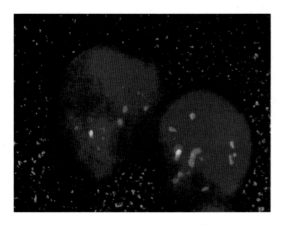

图 15-7-6　t(11;14)(q13;q32)染色体易位

【讨论】

套细胞淋巴瘤(mantle cell lymphoma,MCL)是一类比较少见的成熟 B 细胞性的非霍奇金淋巴瘤(NHL),占 NHL 的 6% 左右,侵袭性生长,70% 患者在诊断时已是Ⅲ期或Ⅳ期病变,恶性程度高,用常规化疗不能根治,预后较差。中位生存期为 3 至 6 年。

套细胞淋巴瘤主要发生于淋巴结内,结外少见,主要见于胃肠道(淋巴瘤样息肉病)、中枢神经系统和咽淋巴环等,原发于乳腺者十分罕见,其实际发生率难以估计,因为在以往的分类中,被列入弥漫性中心细胞淋巴瘤和中度恶性淋巴瘤,迄今英文文献报道 6 例,国内尚未见报道。

发生于淋巴结的 MCL 从早期到晚期的组织学和生长方式一般为以下顺序(图 15-7-7)原位型→套区增宽型→结节型(可有残留萎缩生发中心)→弥漫型。原位型套细胞淋巴瘤(MCL in situ)是指套细胞淋巴瘤的瘤细胞 Cyclin D1 阳性出现在套区,但套区内细胞层不得增多,否则就不能诊断为原位型。套区增宽型是指淋巴瘤细胞持续生长,套层细胞数目增多,套层增宽,仍可见明显的反应性生发中心。随着病变进展,套层更加增厚(图 15-7-8),生发中心萎缩且被淋巴瘤细胞取代,形成巨大结节。如病变进展,其肿瘤结节融合,便形成弥漫性结构。原位型和套区增宽型的套细胞淋巴瘤可单独发生,但往往为套细胞淋巴瘤的一部分病变(图 15-7-7)。瘤细胞中等偏小,核形稍不规则,小核仁,核分裂 5 个/10HPF。Cyclin D1 阳性是最重要的诊断依据。目前一致认为正常淋巴细胞 Cyclin D1 均阴性。虽有些骨髓浆细胞瘤,孤立性骨浆细胞瘤和骨外浆细胞瘤也呈 Cyclin D1 阳性,但上述三类浆细胞肿瘤及易和套细胞淋巴瘤区分。此外少数作者报道过有些小细胞性淋巴细胞淋巴瘤的假生发中心偶尔呈现 Cyclin D1 弱阳性。毛细胞白血病虽然有时也呈 Cyclin D1 阳性,但该肿瘤缺乏 t(11;14)。大约 1.5% 的非特异性弥漫性大 B 细胞淋巴瘤呈 Cyclin D1 阳性(1),但缺乏 t(11;14)(q13;q32)。发生于乳腺的 6 例,年龄 53~90 岁,累及双侧乳腺者 3 例,1 例乳腺为癌,而同侧腋窝淋巴结并存套细胞淋巴瘤,2 例表现为乳腺肿块。本例 73 岁,以乳腺肿块为主要表现。发生于乳腺的套细胞淋巴瘤就诊时多为Ⅲ~Ⅳ期(图 15-7-7),组织学呈弥漫性结构,间质可见玻璃样变性的血管。

套细胞淋巴瘤的细胞可发生多种变异。2008 年 WHO 淋巴瘤分类提出套细胞淋巴瘤细胞形态学的亚型包括:①母细胞样(blastoid)变异型:瘤细胞类似淋巴母细胞,染色质细,细胞浆少,分裂象>20~30 个/10HPF。②多形性(pleomorphic)变异型:细胞呈多样性,但大部分呈大细胞样核呈卵圆形或不规则型,核仁明显;这类套细胞淋巴瘤极易和大细胞淋巴瘤相混淆。③小细胞性(small cell)型:瘤细胞多数为染色质致密的小圆淋巴细胞,类似小淋巴细胞性淋巴瘤;④边缘区样(marginal zone-like)型:具有明显的灶性分布的胞质空亮的细胞,类似于边缘区的单核样 B 细胞。

Cyclin D1 阴性的套细胞淋巴瘤极其少见,但这类淋巴瘤确实存在。如 Cyclin D1 阴性但肿瘤继续被怀疑为套细胞淋巴瘤,则应该做 Cyclin D2 和(或)Cyclin D3 的检测(免疫组织化学,FISH 和 PCR)以帮助诊断。但需注意的是,Cyclin D2 和 Cyclin D3 是非特异的。

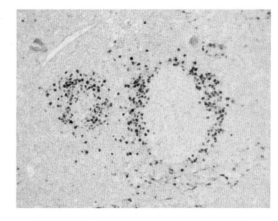

图 15-7-7　淋巴结套细胞淋巴瘤(原位型)
套区细胞层数并未增多,但有散在的 Cyclin D1 阳性的淋巴细胞(Cyclin-D1 染色)

大部分套细胞淋巴瘤属于侵袭性淋巴瘤,所以对一般化疗不敏感,缓解率低,预后差,所以鉴别诊断显得特别重要。经典性套细胞淋巴瘤应当与慢性淋巴细胞性白血病/小细胞性淋巴细胞淋巴瘤和其他的惰性小 B 细胞淋巴瘤如滤泡性淋巴瘤、结外边缘区 B 细胞性淋巴瘤区分开;母细胞样型应与前体淋巴母细胞性淋巴瘤区分开,而多形性亚型应与母细胞样变型弥漫性大 B 细胞性淋巴瘤区分开。鉴别诊断时注意临床特点,细胞

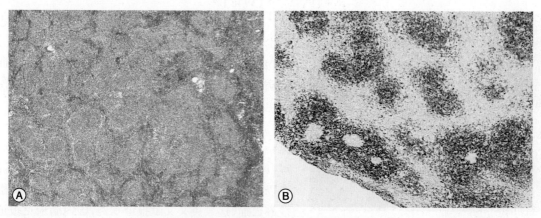

图 15-7-8　淋巴结套细胞淋巴瘤
A. 套区增宽型；B. 结节型（Cyclin D1 染色）

组织学上寻找胞质含有空泡边缘区 B2 细胞，免疫组化对于鉴别诊断特别重要。套细胞淋巴瘤的典型免疫表型为 CD5、CD20、CD43 和 Cyclin D1 均阳性，CD23 和 CD10 阴性。有的病例可为 CD5 阴性或 CD23 阳性。具有诊断意义的标记，CD20 细胞膜弱阳性，Cyclin D1 多数瘤细胞核阳性，CD5 为瘤细胞膜弱阳性，CD21 或 CD35 染色显示滤泡性树突状细胞形成的疏松网络。Cyclin D1 染色细胞核阳性具有诊断意义。如果有条件作 FISH，可检出 t(11;14) 异常。

［张祥盛　王焕友（Huanyou Wang）］

★ 专家点评

王焕友（Huanyou Wang）教授：Cyclin D1（又称 BCL-1 或 CCND1）的染色体重组是套细胞淋巴瘤（除浆细胞肿瘤外）所特有的诊断特征。Cyclin D1 位于染色体 11q13 位点。Cyclin D1 免疫组化是核染色。套细胞淋巴瘤一般不能被常规化疗治愈，临床预后差，所以需要明确的病理诊断，以便执行适当的治疗。

大多数套细胞淋巴瘤呈 CD5 阳性，所以病理诊断并不困难。但套细胞淋巴瘤，特别是当瘤细胞呈母细胞和单核细胞样细胞形态时，CD5 可呈阴性，这时套细胞淋巴瘤可能会被漏诊或误诊。例如，在本作者和 Hashimoto YH 报道以及后者复习的共 11 例具有单核 B 细胞分化的套细胞淋巴瘤中，有接近三分之二（63.6%）（7/11）的病例呈现 CD5 阴性，但这些 CD5 阴性的套细胞淋巴瘤都具有 Cyclin D1 阳性。

大约有 10% 的套细胞淋巴瘤细胞为 Cyclin D1 阴性，所以如何诊断 Cyclin D1 阴性的套细胞淋巴瘤呢？除细胞形态学和一般的免疫表型分析外，免疫组织化学检测 SOX11、Cyclin D2 和 D3 以及分子染色体检测 Cyclin D2 和 D3 的存在至关重要。SOX11 是一种最近几年刚发现并开始应用的新的抗体，在诊断 Cyclin D1 阴性的套细胞淋巴瘤有重要作用。例如，Mozos A 等报道在 Cyclin D1 阴性的套细胞淋巴瘤中，SOX11 核性为 100%。Cyclin D1 阴性的套细胞淋巴瘤往往呈现高表达的 Cyclin D2 或 Cyclin D3。但需注意的是 SOX11、Cyclin D2，甚至 Cyclin D3 都不是套细胞淋巴瘤所特异的。

并非所有的套细胞淋巴瘤从一开始便具有侵袭性生长方式。在过去的几年里，"惰性"套细胞淋巴瘤已经得到越来越多的认可。在临床上看，惰性"套细胞淋巴瘤具有较长的存活率（多于 7~10 年），且"观察和等待"的方法对存活率并没有负面影响。这类患者的套细胞淋巴瘤往往有脾大并累及外周血液，但通常没有淋巴结的病变。

病例八　乳腺假体植入物相关性间变性大细胞淋巴瘤

【病例介绍】

女性，76 岁，"发现右乳肿胀和疼痛"。患者 11 年前因浸润性导管癌做了毛面型生理盐水假体植入右乳腺重建。当时行乳腺切除术并接受激素治疗，但未做放化疗。查体，皮肤未见异常，乳头未见凹陷，但右侧乳房呈弥漫增大，未发现孤立肿块或淋巴结肿大。

【细针穿刺活检（FNA）】

细针穿刺活检获取 260ml 黄色混浊液体。Diff Quick 染色的细胞学涂片发现大量的异型大细胞，核大，呈圆形、椭圆形或分叶状,核仁明显。这些细胞的胞质丰富并含有许多细小空泡(图 15-8-1)。根据以上特点,高度怀疑为乳腺假体植入物相关的间变性大细胞淋巴瘤,并建议手术切除并确诊。患者于穿刺活检后一个月内行假体植入物清除术和假体被囊完整切除术。

【病理变化】

1. **巨检**　切除术中,在乳腺组织和假体包囊之间发现约 150ml 黄色混浊液体和少量纤维素样条索状物质。乳腺假体完整无破裂,整个取出。包囊表面有纹理,含有澄清透明液体,符合假体植入时充填的生理盐水。切开包囊后,未见独立肿块。假体被囊的整个内表面光滑,似乎被覆一层透明的纤维素样物质。多处随机取材。

2. **镜检**　组织学检查发现一层纤维囊,囊内面(上方)被覆一层较薄的纤维素样沉积物(图 15-8-2),其下面有一层呈带状浸润的达 2～3 层细胞厚的异形淋巴细胞(图 15-8-3)。

3. **免疫组化**　CD30 染色突出显示所有肿瘤细胞(图 15-8-4)。这些肿瘤细胞表达 CD2、CD4、CD5、CD7、CD43 和 EMA,但不表达 ALK1、CD3、CD8、细胞角蛋白、S100 和 TIA-1。

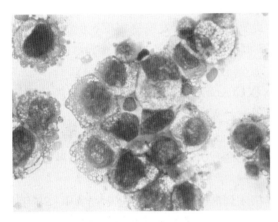

图 15-8-1　穿刺涂片见异常大细胞的核多形性,胞质含有无数细小的空泡(Diff Quick 染色。×1000)

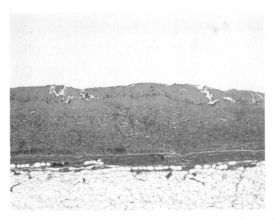

图 15-8-2　低倍镜下乳腺假体植入物周围的纤维囊
上方为内表面示一层纤维素样物质,下方有一层深染细胞

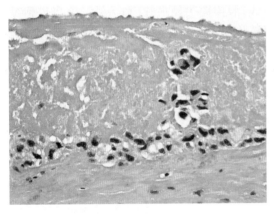

图 15-8-3　高倍镜示纤维素下方的异形细胞层,由多形性大淋巴细胞样细胞组成

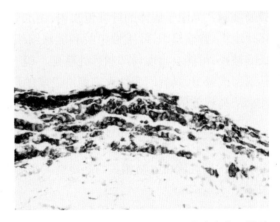

图 15-8-4　CD30 染色突出显示纤维囊内表面的肿瘤细胞层(免疫组化染色　×400)

【讨论】

乳腺原发性淋巴瘤罕见,多为 B 细胞表型。乳腺假体植入物相关的间变性大细胞淋巴瘤是一种 T 细胞淋巴瘤,通常表现为乳腺假体植入物周围的渗液。随着疾病的进展,少数患者可表现为肿块。此型淋巴瘤的细胞形态学和免疫表型特征类似于发生在其他部位 ALK 阴性间变性大细胞淋巴瘤,因此大多数病例表达 T 细胞抗原并具有 T 细胞受体 γ 或 β 链的单克隆性基因重排。

间变性大细胞淋巴瘤具有 4 种亚型:其中 2 种为系统性疾病,包括 ALK 阳性 ALCL 和 ALK 阴性间变性大细胞淋巴瘤;第3种为原发性皮肤间变性大细胞淋巴瘤,ALK均为阴性;第4种为乳腺假体植入物相关的间变性大细胞淋巴瘤(breast implant-associated anaplastic large cell lymphoma)。后者发病可能与乳腺假体植入物有关,但机制目前尚不明了。乳腺假体植入物相关的间变性大细胞淋巴瘤可能完全局限于纤维囊内,也可能进展并浸润纤维囊外进入周围软组织或乳腺实质,或转移至区域淋巴结。据报道极少数病例致死,此型淋巴瘤的最佳临床处理和治疗方案因而受到质疑。当病变局限于纤维囊的腔内或位于纤维囊内时,清除种植物并完整切除纤维囊可能足以获得完全缓解并且预后良好。病变扩散至胸壁或区域淋巴结时,尚无最佳处理方案,有人提议完整切除肿瘤对于控制淋巴瘤起重要作用。放疗、化疗或最佳化疗方案仍未确定,这些治疗方法都需要进一步评估。

(何旭华)

★ 专家点评

王焕友(Huanyou Wang)教授,张祥盛教授:乳腺植入物相关的间变性大细胞淋巴瘤,是指硅胶和(或)生理盐水填充的植入物植入乳腺后发生的淋巴瘤。由于此淋巴瘤的发生或许与乳腺重建术过程中假体植入相关,故暂命名为乳腺植入物相关的间变性大细胞淋巴瘤。此病极其少见,发病率很低。例如,在丹麦全国37年(1973~2010)19 885例乳腺植入的妇女中,虽然发现了3例霍奇金和28例非霍奇金氏淋巴瘤,却没有发现一例乳腺植入物相关的间变性大T细胞淋巴瘤。

乳腺植入物相关的间变性大T细胞淋巴瘤最先被Keech和Creech于1997年报道,并提出隆乳性植入物与淋巴瘤相关,有特殊性组织学形态和免疫组织化学特征。2012年WHO乳腺肿瘤分类提出了与隆乳相关的ALK阴性的间变性大T细胞淋巴瘤,报道约50例病例,明确指出了隆乳可诱发淋巴瘤。2013年Clive T等复习文献已报道103例,除乳腺植入物相关的间变性大T细胞淋巴瘤,2012年Aladily报道1例淋巴结外鼻型NK/T细胞淋巴瘤发生于乳腺生理盐水植入物的乳腺。

见诸文献,患者年龄28~87岁,中位数47.5岁。从假体植入到淋巴瘤发生的间隔时间为1~29年,中位时间为8年。大部分病例有TCR克隆性重排,ALK阴性。无论植入硅胶或生理盐水假体均可发生淋巴瘤,而发生淋巴瘤的患者中硅胶植入者多于盐水假体植入者。通常为单侧乳腺受累,临床和病理上表现为两型:假体周围液体积聚型或肿块型(植入物纤维包膜内的肿瘤),乳腺肿胀,持续性隐痛,触痛明显,呈惰性临床过程。

肿瘤细胞常局限于假体的纤维包膜内,中心为植入物假体,假体周明显水肿(血清肿),水肿外侧依次为变性坏死组织、肿瘤组织、纤维性包膜和乳腺组织,(图15-8-5,图15-8-6)。通常无侵犯邻近正常乳腺组织。如果浸润被膜,可能会出现局部和远处蔓延。镜下见肿瘤细胞体积大,缺乏黏附性,胞质丰富,嗜碱性,胞核轮廓呈马蹄型或肾型,具有间变性大细胞淋巴瘤的形态学特点,无炎症性背景。根据Aladily TN等报道,免疫组化阳性率从高到低依次为:CD30(100%)、CD4(82%)、CD43(77%)、EMA(40%)、TIA-1(38%)、Grazyme B(36%)、CD45(36%)、CD2(33%)、CD3(31%)、CD5(17%)、CD15(15%)、ALK阴性、EBV原位杂交(EBER)阴性。分子生物学检测100%的病例显示T细胞受体(TCR)基因重组。常规染色体检查仅见George等在2013年报道一例乳腺植入物相关的间变性大T细胞淋巴瘤,染色体表现为复杂的异常数目和结构变化,其中包括(2;3)(q12;p26)。

尽管肿瘤细胞异型性明显,但侵袭性较弱,临床病史较长,预后良好。Miranda等复习60例长期随访的乳腺植入物相关的间变性大T细胞淋巴瘤发现,患者的平均总存活为12年,文献报道的治疗方法多样,包括植入物取出、包膜切除、全身化疗、局部放疗和手术后观察。如果淋巴瘤局限于纤维膜内,完全缓解率为93%;如呈现肿块型,则只有72%的患者会达到完全缓解。值得一提的是化疗与不化疗不影响总存活和带瘤生存(无进展生存)。至今缺乏理想的首选治疗方案,取出植入物可能是较合适的治疗方法。

乳腺植入物相关的间变性大T细胞淋巴瘤的发病机制目前还不清楚,其发病是否与植入物存在着因果关系有待进一步探讨。慢性炎症刺激导致异位淋巴组织增生是目前比较公认的理论。

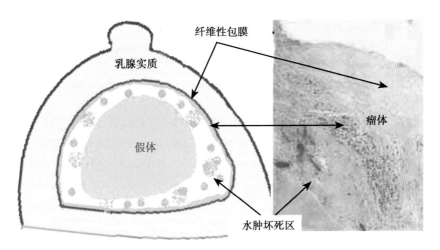

图 15-8-5 植入物相关的间变性大细胞淋巴瘤肿瘤细胞部位示意图

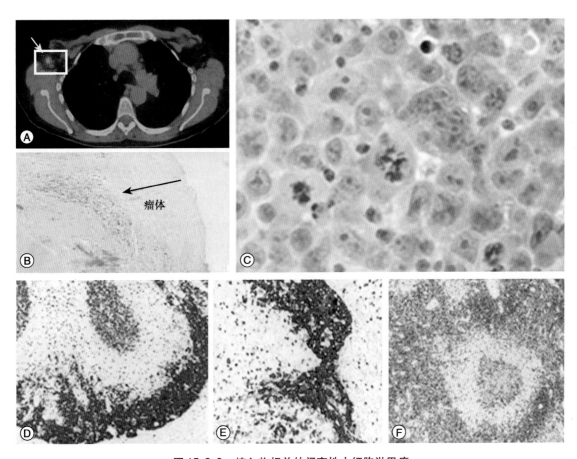

图 15-8-6 植入物相关的间变性大细胞淋巴瘤

A. CT 扫描示乳腺肿块;B. HE 低倍显示瘤组织位于纤维性包膜内侧;C. HE,瘤细胞体积大,异型性明显,胞质嗜碱性,缺乏黏附性;D. CD30/Ki-67 阳性;E. CD15 阴性/Ki-67 阳性;F. CD4 阴性/CD8 阳性

参 考 文 献

1. Edwards EA. Surgical anatomy of the breast. In:Goldwyn RM,ed. Plastic and reconstructive surgery of the breast. Boston;Little,Brown,1976.

2. Turner-Warwick RT. The lymphatuics of the breast. Br. J Surg,1959,46;574.

3. Hultborn KA,Larrsson LG,Ragnhult I. The lymph drainage from the breast to the axillary and parasternal lymph nodes,studied with

the aid of colloidal au. Acta Radiol,1955,43:52.

4. Wiseman C,Liao KT. Primary lymphoma of the breast. Cancer,1972,29:1705-1712.

5. Garg NK,Bagul NB,Rubin G,et al. Primary lymphoma of the breast involving both axillae and bilateral breast carcinoma. World J of Surg Onc,2008,6:52.

6. Pinheiro RG,Colleoni GW,Baiocchi OC,et al. Primary breast lymphoma:an uncommon but curable disease. Leuk Lymphoma,2003, 44:149-151.

7. Giardini R,Piccolo C,Rilke F. Primary non-Hodgkin's lymphomas of the breast. Cancer,1992,69:725-735.

8. Mambo NC,Burke JS,Butler JJ. Primary malignant lymphoma of the breast. Cancer,1977,39:2033-2040.

9. Talwalkar SS,Miranda RN,Valbuena JR,et al. Lymphomas involving the breast A study of 106 cases comparing localized and disseminated neoplasms. Am J Surg Pathol,2008,32:1299-1309.

10. Ryan G,Martinelli G,Kuper-Hommel M,et al. Primary diffuse large B-cell lymphoma of the breast:prognostic factors and outcomes of a study by the International Extranodal Lymphoma Study Group. Ann Oncol,2008,19:233-241.

11. Uesato M,Miyazawa Y,Gunji Y,et al. Primary non-Hodgkin's lymphoma of the breast:report of a case with special reference to 380 cases in the Japanese literature. Breast Cancer,2005,12:154-158.

12. Martinelli G,Ryan G,Seymour JF,et al. Primary follicular and marginal-zone lymphoma of the breast:clinical features,prognostic factors and outcome:a study by the International Extranodal Lymphoma Study Group. Ann Oncol,2009,20:1993-1999.

13. Gualco G,Chioato L,Harrington WJ,et al. Primary and secondary T-cell lymphomas of the breast:clinical-pathologic features of 11 cases. Appl Immunohistochem Mol Morphol,2009,17:301-306.

14. Taylor CR,Siddiqi I,Brody GS. Anaplastic large cell lymphoma occurring in association with breast implants:review of pathologic and immunohistochemical features in 103 cases. Appl Immunohistochem Mol Morphol,2013,21:13-20.

15. Aladily TN,Nathwani BN,Miranda RN,et al. Extranodal NK/T-cell lymphoma,nasal type,arising in association with saline breast implant:expanding the spectrum of breast implant-associated lymphomas. Am J Surg Pathol,2012,36:1729-1734.

16. Jeon HJ,Akagi T,Hoshida Y,et al. Primary non-Hodgkin malignant lymphoma of the breast. An immunohistochemical study of seven patients and literature review of 152 patients with breast lymphoma in Japan. Cancer,1992,70:2451-2459.

17. Grubstein A,Givon-Madhala O,Morgenstern S,et al. Extranodal primary B-cell non-Hodgkin lymphoma of the breast mimicking acute mastitis. J Clin Ultrasound,2005,33:140-142.

18. Papadopoulos N. Primary lymphoproliferative lesions of the mammary gland. Eur J Gynaecol Oncol,2003,24:5-6.

19. Swerdlow SH,Campo E,Harris NL,et al. WHO classification of tumors of haematopoietic and lymphoid tissues. International Agency for Research on Cancer. Lyon. 2008.

20. Stein H,Warnke RA,Chan WC,et al. Diffuse large B-cell lymphoma,not otherwise specified. In Swerdlow SH,Campo E,Harris NL, et al (Ed). WHO classification of tumors of haematopoietic and lymphoid tissues. International Agency for Research on Cancer. Lyon,2008.

21. Hu S,Young KH,Konoplev SN,et al. Follicular T-cell lymphoma:a member of an emerging family of follicular helper T-cell derived T-cell lymphoma. Mod Pathol. ,2012,43:1789-1798.

22. Stein H,Mason DY,Gerdes J,et al. The xpression of Hodhkin's disease associated antigen Ki-1 in reactive and neoplastic lymphoid tissue:evidence of Reed-Sternberg cells and histiocytic malignancies are derived from activated lymphoid cells. Blood,1985,66: 848-858.

23. Nador RG,Cesarman E,Chadburn A,et al. Primary effusion lymphoma:a distinct clinicopathologic entity associated with the Kaposi's sarcoma-associated herpes virus. Blood,1996,88:645-656.

24. Ferry JA,Harris NL,Picker LJ,et al. Intravascular lymphomatosis (malignant angioendotheliomatosis). A B-cell neoplasm expressing surface homing receptors. Mod Pathol,1988,1:444-452.

25. Dierllamm J,Baenns M,Wlodarska I,et al. The apoptosis inhibitor gene API1 and novel 18q gene,MLT,are recurrently rearranged in the t(11;18)(q21;q21)associated with mucosa-associated lymphoid tissue lymphomas. Blood,1999,93:3601-3609.

26. De Graaf AO,van Krieken JH,Tonnissen E,et al. Expression of C-IAP1,C-IAP2 and SURVIVIN discriminates different types of lymphoid malignancies. Br J Haematol,2005,130:852-859.

27. Wulczyn FG,Naumann M,Scheidereit C. Candidate proto-oncogene bcl-3 encodes a subunit-specific inhibitor of transcription factor NF-kappa B. Nature,1992,358:597-599.

28. Ye H,Dogan A,Karran L,et al. BCL10 expression in normal and neoplastic lymphoid tissue. Nuclear localization in MALT lymphoma. Am J Pathol,2000,157:1147-1154.

29. Katoh M,Igarashi M,Fukuda H,et al. Cancer genetics and genomics of human FOX family genes. Cancer Letters,2013,328: 198-206.

30. Banham A,Beasley N,Campo E,et al. The FOXP1 Winged helix transcription factor is a novel candidate tumor suppressor gene on chromosome 3p. Cancer Research,2001,61:8820-8829.

31. Lucas PC,Yonezumi M,Inohara N,et al. BCL10 and MALT1,independent targets of chromosomal translocation in malt lymphoma, cooperate in a novel NF-kappa B signaling pathway. J Biol. Chem,2001,276:19012-19019.

32. Sachez-Izquierdo D,Buchonnet G,Siebert R,et al. MALY1 is deregulated by both chromosomal translocation and amplification in B-cell non-Hodgkin lymphoma. Blood,2003,101:4539-4546.

33. Maestre L,Fontan L,Martinez-Climent JA,et al. Generation of a new monoclonal antibody against MALT1 by genetic immunization. Hybridoma (Larchmt),2007,2(6):86-91.

34. Wang HY,Bossler AD,Schaffer A,et al. A novel t(3;8)(q27;q24) simultaneously involving both the BCL6 and MYC genes in a diffuse large B-cell lymphoma. Cancer Genet and Cytogenet,2007,172:45-53.

35. Wang HY,Karandikar N,Payne D,et al. A 3-way collision tumor of the upper respiratory tract:a composite of 2 immunophenotypically distinct mantle cell lymphomas and a plasmacytoma. Human Pathol,2008,39:781-787.

36. Dao AH,Adkins RB,Glick AD. Malignant lymphoma of the breast:a review of 13 cases. Am Surg,1992,58:792-796.

37. Flug F,Pelicci PG,Bonetti F,et al. T-cell receptor gene rearrangements as makers of lineage and clonality in T-cell neoplasms. Proc Natl Acad Sci USA,1985,82:3460-3464.

38. van Dongen JJM,Langerak AW,Bruggemann M,et al. Design and stardardization of PCR primers and protocols for detection of clonal immunoglobulin and T-cell receptor recombinations in suspect lymphoproliferations:report of the BIOMED-2 Concerted Action BMH4-CT98-3936. Leukemia,2003,17:2257-2317.

39. Blom B,Verschuren MC,Heemskerk MH,et al. TCR gene rearrangements and expression of the pre-T cell receptor complex during human T-cell differenation. Blood,1999,93:3033-3043.

40. Szczepanski T,Beishuizen A,Pongers-Willemse MJ,et al. Cross-lineage T-cell receptor gene rearrangements occur in more than ninety percent of childhood precursor-B-acute lymphoblastic leukemias:alternative PCR targets for detection of minimal residual disease. Leukemia,1999,13:196-205.

41. Tan BT,Warnke RA,Arber DA. The frequency of B-and T-cell gene rearrangements and Epstein-barr virus in T-cell lymphomas:a comparison between angioimmunoblastic T-cell lymphoma and peripheral T-cell lymphoma,unspecified with and without associated B-cell proliferations. J Mol Diagn. ,2006,8:466-475.

42. McCarthy KP,Sloane JP,Wiedemann LM. Rapid method for distinguishing clonal from polyclonal B cell populations in surgical biopsy specimens. J Clin Pathol,1990,43:429-432.

43. Yhim HY,Kim JS,Kang HJ,et al. Matched-pair analysis comparing the outcomes of primary breast and nodal diffuse large B-cell lymphoma in patients treated with rituximab plus chemotherapy. Int J Cancer,2012,131:235-243.

44. Talwalkar SS,Miranda RN,Valbuena JR,et al. Lymphoma involving the breast A study of 106 cases comparing localized and disseminated neoplasms. Am J Surg Pathol,2008,32:1299-1309.

45. Aviles A,Neri N,Nambo MJ. The role of genotype in 104 cases of diffuse large B-cell lymphoma primary of breast. Am J Oncol, 2012,35:126-129.

46. Hans CP,Weisenburger DD,Greiner TC,et al. Confirmation of the molecular classification of diffuse large B-cell lymphoma by immunohistochemistry using tissue microarray. Blood,2004,103:275-282.

47. Choi WW,Weisenburg DD,Greiner TC,et al. A new immunostain algorithm classifies diffuse large B-cell lymphoma into molecular subtype with high accuracy. Clin Cancer Res,2009,15:5494-5502.

48. Giardini R,Piccolo C,Rilke F. Primary non-Hodgkin's lymphoma of the female breast. Cancer,1992,69:725-735.

49. Ha CS,Dubey P,Goyal LK,et al. Localized primary non-Hodgkin's lymphoma of the breast. Am J Clin Oncol,1998,21:376-380.

50. Martinelli G,Ryan G,Seymour JF,et al. Primary follicular and marginal-zone lymphoma of the breast:clinical features,prognostic factors and outcome:a study by the Internatuional Extranodal Lymphoma Study Group. Ann Oncol,2009,20:1993-1999.

51. Talwalkar SS,Miranda RN,Valbuena JR,et al. Lymphoma involving the breast A study of 106 cases comparing localized and disseminated neoplasms. Am J Surg Pathol,2008,32:1299-1309.

52. Good DJ,Gascoyne RD. Atypical lymphoid hyperplasia mimicking lymphoma. Hematol Oncol Clin North Am,2009,23:729-745.

53. Harris NL,Swerdlow SH,Jaffe ES,et al. Follicular lymphoma. In WHO Classification of Tumors of Haematopietic and Lymphoid Tussues. Swerdlow SH,Campo E,Harris NL,et al. (Eds). International Agency for Research on Cancer. Lyon. 2008.

54. Conconi A,Ponzio C,Lobetti-Bodoni C,et al. Incidence,risk factors and outcome of histological transformation in follicular lymphoma. Br J Haematol,2012,157:188-196.

55. Wiseman C,Liao KT. Primary lymphoma of the breast. Cancer,1972,29:1705-1712.

56. Noriega MF,Brasi CD,Narbaitz M,et al. Biclonal follicular lymphoma:histological,clinical and molecular characteristics. Pathololgy,2010,42:598-601.

57. Martinelli G,Ryan G,Seymour JF,et al. Primary follicular and marginal zone lymphoma of the breast:clinical features,prognostic factors and outcome:a study by the International Extranodal Lymphoma Study Group. Ann Oncol,2009,20:1993-1999.

58. Talwalkar SS,Miranda RN,Valbuena JR,et al. Lymphoma involving the breast A study of 106 cases comparing localized and disseminated neoplasms. Am J Surg Pathol,2008,32:1299-1309.

59. Talwalkar SS,Valbuena JR,Abruzzo LV,et al. MALT1 gene rearrangements and NK-kappaB activation involving p65 and p50 are absent or rare in primary MALT lymphoma of the breast. Mod Pathol,2006,19:1402-1408.

60. Mulligan S,Hu P,Murphy A,et al. Variations in MALT1 gene disruptions detected by FISH in 109 MALT lymphiomas occurring in different primary sites. J Assoc genet Technol. ,2011,37:76-79.

61. Valdez R,Thorson J,Finn WG,et al. Lymphocytic mastitis and diabetic mastopathy:A molecular,Immunophenotypic,and clinico-pathologic evaluation of 11 cases. Mod Pathol,2003,16:223-228.

62. Jaso JM,Yin CC,Wang SA,et al. Clinicopathologic features of CD5-positive nodal margonalm zone lymphoma. Am J Clin Pathol,2013,140:693-700.

63. Jaso J,Chen L,Li S,et al. CD5-positive mucosa-associated lymphoid tissue (MALT) lymphoma:a clinicopathologic study of 14 cases. Hum Pathol,2012,43:1436-1443.

64. Rizvi MA,Evens AM,tallman MS,et al. T-cell non-Hodgkin lymphoma,2006,107:1255-1264.

65. Muroya D,Toh U,Iwakuma N,et al. Primary breast peripheral T-cell. lymphoma not otherwise specified:report of a case. Surg Today,2015,45(1):115-120.

66. lymphoma not otherwise specified:report of a case. Surg Today. 2014(Epub ahead of print DOI 10. 1007/s00595-013-0808-x).

67. Gualco G,Chioato L,Harrington WJ,et al. Primary and secondary T-cell lymphomas of the breast:clinicopathologic features of 11 cases. Appl Immunohistochem Mol Morphol,2009,17:301-306.

68. Bhele S,Gujral S. Bilateral peripheral T-cell lymphoma of breast:a case report. Indian J Pathol Micobiol,2007,50:816-818.

69. Aguilera NS,Tavassoli FA,Chu WS,et al. T-cell lymphoma presenting in the breast:a histologic,Immunophenotypic and molecular genetic study of four cases. Mod Pathol,2000,13:599-605.

70. Jaffe ES. Pathology of peripheral T-cell lymphomas. Hematology Am Soc Hematol Educ Program,2006,126:317-322.

71. Patsouris E,Noel H,Lennert K. Histological and immunohistological findings in lymphoepithelial cell lymphoma (Lennert's lymphoma). Am J Surg Pathol,1988,12:341-350.

72. Piccaluga PP,Agostinelli C,Righi S,et al. Expression of CD52 in peripheral T-cell lymphoma. Haematologica,2007,92:566-567.

73. Rodig SJ,Abramson JS,Pinkus GS,et al. Heterogenous CD52 expression among hematologic neoplasms:implications for the use of alemtuzumab (CAMPATH-1H). Clin Cancer Res,2006,12:7174-7179.

74. Went P,Agostinelli C,Gallamini A,et al. Marker expression In peripheral T-cell lymphoma:a proposed clinical-pathologic prognostic score. J Clin Oncol,2006,24:2472-2479.

75. Brunning RD,Matutes E,Flandrin G,et al. Acute myeloid leukemia not otherwise categorized. In World Health Organization of Tumors Pathology & Genetics Tumors of Haematopoietic and Lymphoid Tissues. Jaffe ES,Harris NL,Stein H. et al (Eds). IARC-Press,Lyon. 2001.

76. Pileri SA,Orazio A,Falini B. Myeloid sarcoma. In World Health Organization of Tumors Pathology & Genetics Tumors of Haematopoietic and Lymphoid Tissues. Swerdlow SH,Campo E,Harris NL,et al. (Eds). International Agency for Research on Cancer. Lyon. 2008.

77. King A. A case of chlroma. Month J Med,1853,17:97.

78. Shea B,Reddy V,Abbitt P,et al. Granulocytic sarcoma (chloroma) of the breast:a diagnostic dilemma and review of the literature. Breast J,2004,10:48-53.

79. Pileri SA,Ascani S,Cox MC,et al. Myeloid sarcoma:clinic-pathologic,phenotypic and cytogenetic analysis of 92 adult patients. Leukemia,2007,21:340-350.

80. Hoyer JD,Groggy KL,Hanson CA,et al. CD33 detection by immunohistochemistry in paraffin-embedded tissues. Am J Clin Pathol,2008,129:316-323.

81. Traweek ST, Arber DA, Rappaport H, et al. Extramedullary myeloid cell tumors. Am immunohistochemical and morphologic study of 28 cases. Am J Surg Pathol, 1993, 17:1011-1019.

82. O' Malley DP. Benign extramedullary myeloid proliferations. Mod Pathol, 2007, 20:405-415.

83. Visco C, Hoeller S, Malik JT, et al. Molecular charcateristics of mantle cell lymphoma presenting with clonal cell component. Am J Surg Pathol, 2011, 35:177-189.

84. Lin P, Owens R, Tricot G, et al. Flow cytometric Immunophenotypic analysis of 306 cases of multiple myeloma. Am J Clin Pathol, 2004, 121:482-488.

85. Seegmiller AC, Xu Y, McKanna RW, et al. Immunophenotypic differentiation between neoplastic plasma cells in mature B-cell lymphoma vs plasma cell myeloma. Am J Clin Pathol, 2007, 127:176-181.

86. Hsiao SC, Cortada IR, Colomo L, et al. SOX11 is useful in differentiating cyclin D1-positive diffuse large B-cell lymphoma from mantle cell lymphoma. Histopathol, 2012, 61:685-693.

87. Windrum P, Morris TCM, Catherwood MA, et al. Mantle cell lymphoma presenting as a breast mass. J Clin Pathol, 2001, 54:883-886.

88. Boullanger N, Renou P, Dugay J, et al. Palpable mantle cell lymphoma in the breast. Presse Med, 2001, 30:163-165.

89. Fadare O, Shukla P. Another case of mantle cell lymphoma presenting as breas Masses. jcp. bmj. com, 2013.

90. Roy S D, Stafford J A, Scally J, et al. A rare case of breast carcinoma co-existing with axillary mantle cell lymphoma. World Journal of Surgical Oncology, 2003, 1:276.

91. Windrum P, Morris T C M, Catherwood M A, et al. Mantle cell lymphoma presenting as a breast mass. jcp. bmj. com, 2013, 21:883-886.

92. Prue Hill, FRCPA, MelanieSeale, FRANZCR. Mantle Cell Lymphoma with Bilateral Palpable Breast Masses. The Breast Journal, 2008, 14:303-305.

93. Liu Z, Dong HY, Gorezyca W, et al. CD5-mantle cell lymphoma. Am J Clin Pathol. , 2002, 118:216-224.

94. Hashimoto YH, Omura H, Ranaka T, et al. CD5-negative mantle cell lymphoma resembling extranodal marginal zone lymphoma of mucosa-associated lymphoid tissue: a case report. J Clin Exp Hematopathol, 2012, 52:185-191.

95. Xu X, Wang HY, Rashidi H, et al. Two cases of mantle cell lymphoma mimicking, arginal zone lymphoma. J Hematopathol, doi: 10. 1007/s12308-012-0147-7.

96. Fu K, Weisenburger FF, Greiner TC, et al. Cyclin D1-negative mantle cell lymphoma: a clinicopathologic study based in gene expression profiling. Blood, 2005, 106:4315-4321.

97. Mozos A, Royo C, Hartmann E, et al. SOX11 expression is highly specific form mantle cell lymphoma and identifies the cyclin D1-negative subtype. Haematologica, 2009, 94:1555-1562.

98. Salaverria I, Royo C, Carvajal-Cuenca A, et al. CCND2 rearragements are the most frequent genetic events in cyclin D1-mantle cell lymphoma. Blood, 2013, 121:1394-1402.

99. Yamada T, Goto N, Tsurumi H, et al. De novo CD5-positive diffuse large B-cell lymphomas show high specificity for cyclin D2 expression. Diagn Pathol, 2013, 8:81.

100. Furtado M, Rule S. Indolent mantle cell lymphoma. Haematologica, 2011, 96:1086-1088.

101. Vase MO, Friis S, Bautz A, et al. Breast implants and anaplastic large-cell lymphoma: A Danish population-based cohort study. Cancer Epidemiol Biomarkers prev, 2013, 22:2126-2129.

102. Keech JA, Creech BJ. Anaplastic T-cell lymphoma in proximity to a saline-filled breast implant. Plast Reconstr Surg, 1997, 100:554-555.

103. Clive R, Taylor MA, Imran N, et al. Anaplastic Large Cell Lymphoma Occurring in Association With Breast Implants: Review of Pathologic and Immunohistochemical Features in 103 Cases. Appl Immunohistochem Mol Morphol, 2013, 21:13-20.

104. Aladily TN, Nathwani BN, Miranda RN, et al. Extradonal NK/T-cell lymphoma, nasal type, arising in association with saline implant: expanding the spectrum of breast implant-associated lymphoma. Am J Surg Pathology. 2012, 36:1729-1734.

105. Popplewell L, Thomas S H, Huang Q, et al. Primary anaplastic large-cell lymphoma associated with breast implants. Leukemia & Lymphoma, 2011, 52:1481-1487.

106. Smith TJ, Ramsaroop R. Breast implant related anaplastic large cell lymphoma presenting as late onset peri-implant effusion. Breast, 2012, 21(1):102-104.

107. Murphy S and Carroll S. Importance ofhistiologica analysis of seroma fluid. Aesthetic Plast Surg. , 2013, 37:187-188.

108. Aladily TN, Medeiros LJ, Amin MB, et al. Anaplastic large cell lymphoma associated with breast implants: A report of 13 cases. Am

J Surg Pathol,2012,36:1000-1008.

109. Talwalkar SS,Miranda RN,Valbuena JR,et al. Lymphomas involving the breast:a study of 106 cases comparing localized and disseminated neoplasms. Am J Surg Pathol,2008,32(9):1299-309.

110. Aladily TN,Medeiros LJ,Alayed K,et al. Breast implant-associated anaplastic large cell lymphoma:a newly recognized entity that needs further refinement of its definition. Leuk Lymphoma,2012,53(4):749-750.

111. Miranda RN,Aladily TN,Prince HM,et al. Breast implant-associated anaplastic large-cell lymphoma:long-term follow-up of 60 patients. J Clin Oncol,2014,32(2):114-120.

112. George EV,Pharm J,Houston C,et al. Breast implant-associated ALK-negative anaplastic large cell lymphoma:a case report and discussion of possible pathologenesis. Int J Clin Exp Pathol,2013,6:1631-1642.

113. Miranda RN,Aladily TN,Prince HM,et al. Breast implant-associated anaplastic large-cell lymphoma:long-term follow-up of 60 patients. J Clin Oncol,2013,52:7911.

114. Weathers WM,Wolfswinkel EM,Hatef DA,et al. Impalnt-associated anaplastic large cell lymphoma of the breast:insight into a poorly understood disease. Can J Olast Surg,2013,21:95-98.

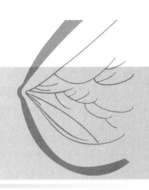

第十六章　转移性肿瘤

第一节　概　　述

（一）概念

乳腺外器官的恶性肿瘤转移至乳腺的肿瘤称为乳腺转移性肿瘤。主要由远隔器官的恶性肿瘤经血道转移而来,极少数经颈部淋巴道逆向反流累及左侧乳腺。年龄不同转移性肿瘤的类型不同,中老年人,常见的类型为黑色素瘤和肺、卵巢、前列腺、肾和胃来源的癌及神经内分泌癌。在儿童最常见的是横纹肌肉瘤和淋巴瘤。造血系统恶性肿瘤在任何年龄均可发生。

（二）临床表现

乳腺外器官恶性肿瘤转移至乳腺是少见肿瘤,发生率 0.3% ~ 2.7%,Hadju 和 Urban 报道 4051 例乳腺手术标本,转移性肿瘤占 1.2%。尸检病例发生率较高,占 6%。约 70% 的病例以乳腺肿块为首发症状,通常为单发,少数病例多发或累及双侧,男女乳腺均可累及,左侧乳腺更常见,多数患者伴有腋窝淋巴结肿大。很少累及皮肤及乳头。有恶性肿瘤病史的患者,从首发肿瘤诊断到出现乳腺转移之间的时间间隔为 1 个月到 15年不等,最常发生于 6 ~ 24 个月。惰性肿瘤的间隔时间较长,相反,恶性度高生长较快的肿瘤间隔时间较短。患者常表现为可触及、快速生长的无痛性质硬肿块。

乳腺影像学最常见的表现是界限清楚的圆形肿块。少数患者表现为多发性肿块。除卵巢浆液性乳头状癌的转移外,钙化罕见。毛刺征远不如原发性乳腺癌常见。超声的典型改变为低回声肿块,有时回声不均匀或界限不清。

（三）病理组织学类型及形态学特征

乳腺外器官的恶性肿瘤转移至乳腺并不常见。迄今英文文献报道约 500 例。我们复习 17 篇文献报道的107 例,最常见的来源是肺癌、黑色素瘤、胃癌、淋巴瘤和白血病,几乎全身任何器官的恶性肿瘤均可转移到乳腺,如大肠癌、卵巢癌、子宫内膜癌、子宫颈鳞状细胞癌、皮肤鳞状细胞癌、胆管腺癌、前列腺癌、甲状腺癌、恶性胸腺瘤、子宫平滑肌肉瘤、横纹肌肉瘤。罕见的肿瘤有神经内分泌癌、扁桃体癌、胸膜恶性间皮瘤、胰腺癌、膀胱癌和恶性胰岛细胞瘤等。

当肿瘤形态不典型或不像常见的原发性乳腺肿瘤,见到淋巴管内瘤栓,癌细胞分布于导管或小叶周围,或多灶性分布,无导管和小叶增生及不典型性,缺乏促纤维组织增生和弹力纤维变性,周边乳腺组织无原位癌,免疫组化 CK7 和 ER 阴性,应考虑转移性肿瘤。约 2/3 的病例具有提示转移癌的组织学特点,小细胞癌提示肺来源,透明细胞癌提示肾脏来源,乳头状癌提示可能为卵巢浆液性乳头状癌,见到黑色素和核内包涵体提示黑色素瘤。小圆形瘤细胞弥漫排列,浸润血管壁和乳腺终末导管小叶单位,形成淋巴上皮样病变或呈单线样和靶样排列,也可残存或形成滤泡结构,瘤细胞核立体感强,一般不见短梭形细胞,常有浆样分化,应考虑为小细胞性淋巴瘤。大圆形细胞弥漫分布,核染色质块状,核仁明显是诊断大细胞性淋巴瘤和髓样肿瘤的重要线索,考虑为淋巴瘤应行免疫组化染色进一步确诊。若存在其他部位已知的恶性肿瘤,通过对比先前的肿瘤通常可作出诊断。对另 1/3 病例而言,病史对于诊断有所帮助。若先前无病史,免疫组化染色对鉴别诊断非常重要。选择抗体时既要想到原发器官肿瘤的标记物,又要注意原发性肿瘤的排除,CK7、ER、PR 和 GCDFP-15阳性及 CK20 阴性支持为乳腺来源。S100 是黑色素瘤的敏感标记物,但在某些乳腺癌中也有表达,因此,还需加做 CK 和其他黑色素瘤标记物,如 HMB45 和 Melan-A。CK20 和 CDX2 阳性支持胃肠道癌,CK7 和 TTF1 是诊断肺腺癌的有用标记,而 WT1、CA125 和 PAX8 是诊断卵巢浆液性乳头状癌的有用标记。αFP 和 Hep Par1 是肝细胞癌的标记物。但是,没有一种抗体是完全敏感和特异的,因此,有必要检测一组抗体。

（四）病理诊断思路

1. 确立转移性肿瘤　乳腺转移性肿瘤的组织病理学特征如下:①不典型的组织形态,不像常见的原发性乳腺肿瘤;②主癌界限清楚,瘤细胞分布于导管或小叶周围,或多灶性分布,或形成卫星结节;③见到淋巴管内瘤栓;④无导管和小叶增生及不典型性,周边乳腺组织无原位癌;⑤缺乏促纤维组织增生和弹力纤维变性;⑥免疫组化 CK7 和 ER 阴性。

2. 排除原发性肿瘤　区别原发性和转移性肿瘤要注意询问临床病史,如有其他器官的原发性肿瘤对诊断很有帮助。物理检查和影像学时,转移性肿块通常界限较清楚,多发性或累及双侧乳腺,与周边组织粘连较轻,触之可活动,除了卵巢浆液性乳头状癌外,微钙化少见。Lee 报道的病例中 1 例肝细胞癌和 1 例胃癌转移至乳腺,见到微钙化。选择一组具有诊断和排除原发性肿瘤的抗体是非常有帮助的鉴别方法。

3. 确立肿瘤的原发部位　准确诊断乳腺转移性肿瘤往往需结合病史、组织形态学表现以及免疫组化表型等。免疫表型上,ER、PR、Her-2、GCDFP15 以及 mammaglobin 为乳腺癌相关特异性的标记物。

（1）与胃肠道癌转移至乳腺的鉴别:胃肠道癌转移至乳腺罕见,如胃和肠的伴有印戒细胞分化的低分化腺癌转移至乳腺,形态学与伴有印戒细胞分化浸润性小叶癌相似,鉴别困难。此时要注意询问病史,绝大部分患者为胃癌Ⅲ~Ⅳ期,免疫组化染色有助鉴别,如 ER、PR 和 Her-2、GCDFP-15 阳性支持原发性乳腺癌。值得注意,20% 以上的胃癌 ER 也可阳性,要注意综合分析。CK7/CK20 的检测有助诊断,乳腺癌 CK7 阳性,CK20 阴性,而肠道癌则相反。

（2）与卵巢浆液性乳头状癌转移至乳腺鉴别:乳腺转移性浆液性乳头状癌最常见的来源是卵巢浆液性乳头状癌,腹膜浆液性乳头状癌偶可转移到乳腺。通常乳头结构明显,有时并存实性结构,致使诊断困难。确诊卵巢癌至发现乳腺转移性癌多间隔数年。形态不典型,不像常见的乳腺浸润性癌的结构提示转移性浆液性乳头状癌。少数病例类似于乳腺的浸润性微乳头状癌,也可见到微钙化。正确选择抗体和判读结果对确立诊断非常重要。乳腺和卵巢非黏液性癌均可 CK 阳性,CK20 阴性和 ER 阳性。浸润性微乳头状癌 EMA 的表达在乳头的外表面,中心间隙阴性,而浆液性乳头状癌是乳头的表面和中心均表达。约 70% 卵巢癌表达 WT1,在浆液性乳头状癌为 95%,约 10% 的乳腺浸润性癌和间皮瘤也可表达。约 95% 的乳腺癌表达 GCDFP-15,包括浸润性微乳头状癌,在卵巢癌罕见表达。GCDFP-15 是区分原发性和继发性乳腺肿瘤很有帮助的标记物。90% 以上的浆液性乳头状癌表达 PAX8,而乳腺癌阴性;约 60% 的卵巢癌表达 Ca125,浆液性乳头状癌为 90%,在子宫内膜癌、子宫颈管腺癌、胆道癌和胰腺癌常有表达,在乳腺癌很少表达。Mesothelin 在卵巢癌常有表达,90% 以上浆液性卵巢癌表达,而在前列腺癌和间皮瘤常呈弱阳性表达,仅 3%~14% 的乳腺癌表达。在胃癌、肺癌和肠癌约半数表达。

（3）与转移性恶性黑色素瘤的鉴别:恶性黑色素瘤的上皮样型、梭形细胞型和浆细胞样型的组织学结构与某些乳腺浸润性癌相似。如见到胞质内色素、核内包涵体和含有梭形细胞是提示黑色素瘤的线索。只要想到黑色素瘤行免疫组化易于作出诊断。S-100 是一种敏感性较强的抗体,约 95% 的黑色素瘤表达,但是缺乏特异性,多种肿瘤均可表达,约 50% 的乳腺癌表达,因此必须加做多种角蛋白、HMB45 和 Melan A 以除外癌,小眼转化因子(microphthalmia transcription factor)和酪氨酸酶(tyrosinase)敏感性较低,有些黑色素瘤可表达 CAM5.2,EMA、CD38 和 CD68。

（4）与转移性小细胞癌鉴别:转移性小细胞癌多源于肺,也可来自消化、泌尿、生殖等系统,共同的组织学特征是密集的小圆形或短梭形瘤细胞呈巢片状、"鱼群状"排列,核有平面感,染色质细,无明显核仁。乳腺小叶结构正常,上皮、肌上皮无异型增生,肿瘤界清,无过渡形态,不存在乳腺原位癌。脉管内常见瘤栓。典型临床表现是乳腺有表浅、境界清、多结节性肿块,原发部位影像学表现为单一病灶,多伴有轻微或显著的临床症状。原发性乳腺小细胞癌和肺小细胞癌转移至乳腺的鉴别见表 16-0-1。

表 16-0-1　原发性乳腺小细胞癌和肺小细胞癌转移至乳腺的鉴别

	原发性乳腺小细胞癌	肺小细胞癌转移至乳腺
免疫组化		
ER	+	−
PR	+	−
Her-2	−	−
TTF-1	−	+
CK7/CK20	+/−	−/−
肺内肿块	无	存在
导管原位癌	可见	无
腋窝淋巴结肿大	存在	无

乳腺转移性小细胞癌除了来源于肺外,还需与淋巴瘤、小细胞型恶性黑色素瘤、Askin 瘤、乳腺小细胞癌和乳腺小叶癌鉴别。

由于全身几乎任何部位的恶性肿瘤都有可能转移至乳腺,因此遇到不典型和不常见的组织学形态的乳腺肿瘤时,要想到转移性肿瘤可能,首先要询问病史,注意肿块触诊情况,观察乳腺肿块的影像学和全身 PET-CT 的改变,选择一组抗体行免疫组化染色,综合判断分析。

（五）临床与病理联系

意欲摒除不必要的乳房切除及选择适当的治疗方案,转移性乳腺癌必须通过适宜的组织病理学和免疫组化检查来保证。由于大多数患者的肿瘤都已广泛播散,因此总体来说预后很差。虽然多数患者在一年内死亡,但较长的生存期也见于某些类型的肿瘤,如淋巴瘤和类癌。

（张祥盛）

第二节　病例精选

病例一　转移性恶性黑色素瘤

【病例介绍】

女性,39 岁,"鼻腔恶性黑色素瘤手术及化疗后 10 个月,发现右乳肿物 20 天"。右乳外上象限触及一 1.5cm×1.5cm 肿物,质硬,边界不清,活动度差。表面皮肤无变化,乳头无凹陷。腋窝淋巴结无肿大。

【病理变化】

1. 巨检　送检不规则肿物一块,切面见一肿物,体积 1.5cm×1cm×1cm,切面灰红灰白色,质较软,细腻,无包膜,与周围分界不清。

2. 镜检　瘤细胞多为圆形或多边形,部分呈短梭形,呈片状或束状、部分略呈巢状排列,肿瘤内可见残存的乳腺导管。瘤细胞胞质较丰富,嗜酸性或透明状,少量瘤细胞内可见黑色素颗粒。胞核呈圆形或短梭形,染色质粗,部分呈空泡状可见明显的核仁,核分裂象多见(图 16-1-1)。

3. 免疫组化　HMB-45、Melan-A 和 S-100(图 16-1-2)均阳性,CKp、CK8/18、HHF-35、LCA、CD20、CD3 和 CD30 均阴性。

【讨论】

乳腺外器官恶性肿瘤转移至乳腺是少见肿瘤,发生率 0.3%～2.7%,Hadju 和 Urban 报道 4051 例乳腺手术标本,转移性肿瘤占 1.2%。尸检病例发生率较高,占 6%。淋巴瘤和白血病较常累及乳腺。除淋巴瘤和白血病外,恶性黑色素瘤最常转移至乳腺。其他如肺、卵巢、肾、甲状腺、胃和前列腺等也可转移至乳腺。尽管乳腺的转移性癌发病率远较诸如肺、骨、脑等部位低得多,但约 30% 患者可以是以乳腺肿物作为首发症状就诊,临床较难以判断是否为原发或转移。

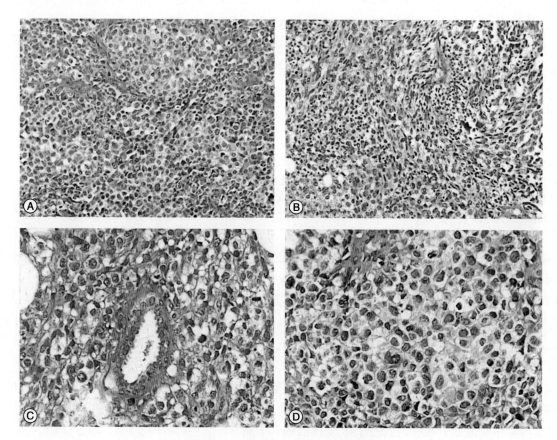

图 16-1-1 乳腺转移性恶性黑色素瘤
A. 瘤细胞呈圆形或多边形,呈片状或巢状排列;B. 短梭形瘤细胞呈束状排列;C. 肿瘤内可见残存的乳腺导管;D. 瘤细胞胞质较丰富,嗜酸性或透明状,少量瘤细胞内可见黑色素颗粒

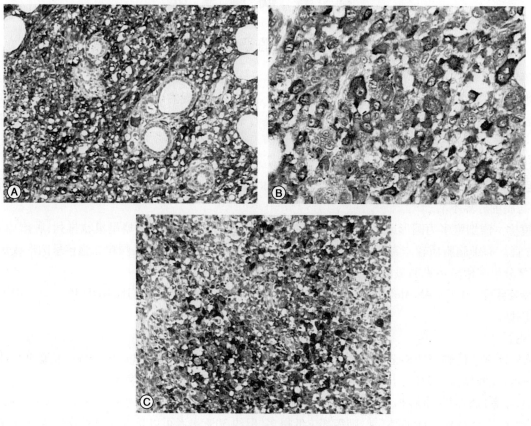

图 16-1-2 乳腺转移性恶性黑色素瘤
A. HMB-45 阳性;B. Melan-A 阳性;C. S-100 阳性

乳腺转移性恶性黑色素瘤(metastatic malignant melanoma)其组织学形态变异很大,瘤细胞可以呈上皮样,与乳腺癌的癌细胞极为相似;也可以呈梭形,类似于乳腺的梭形细胞化生性癌或软组织肉瘤。如果肿瘤细胞胞质内有黑色素颗粒可以帮助鉴别,但有时恶性黑色素瘤也可以完全缺乏黑色素颗粒,此时需要免疫组化标记进行鉴别。恶性黑色素瘤HMB-45、Melan-A、小眼畸形转录因子(MTF)、S-100蛋白等标记阳性。S-100蛋白虽然是敏感的黑色素瘤标记物,然而高达50%的乳腺癌也可以出现阳性反应,故其特异性较差。乳腺癌CKp、CK7、CK8/18、CAM5.2、EMA等上皮标记物阳性,但部分恶性黑色素瘤也可表达CK、EMA等。所以两者鉴别时常常需要两组抗体联合应用。有时恶性黑色素瘤细胞形态与淋巴细胞非常相似,呈现小淋巴细胞样或大淋巴细胞样,需特别注意与淋巴瘤尤其是弥漫性大B细胞淋巴瘤或间变性大细胞淋巴瘤鉴别。鉴别诊断困难的病例免疫组化标记是必要的。

需要注意的是,有文献报道了乳腺原发性恶性黑色素瘤以及兼具浸润性导管癌和恶性黑色素瘤特征的肿瘤(伴色素细胞分化的浸润性导管癌),后者表现为导管癌和恶性黑色素瘤复合存在,且两种细胞间可能存在移行,遗传学分析证实两种细胞起源于相同的细胞克隆。然而,大多数乳腺黑色素细胞肿瘤都来自乳腺外恶性黑色素肿瘤的转移。另外,当普通的乳腺浸润性癌侵及皮肤或破坏真皮表皮连接时,肿瘤细胞内也可有黑色素颗粒。

(穆殿斌)

★ **专家点评**

赵澄泉(Chengquan Zhao)教授,李昕(Xin Li)副教授:乳腺转移性恶性黑色素瘤多原发于上身部位的皮肤。其细胞形态可呈多样性,上皮细胞样,透明细胞样,浆细胞样及梭形。在鉴别诊断方面要注意与原发乳腺癌的区别。胞浆中的黑色素颗粒,核内假包涵体及局部存在的梭形细胞等有助于恶性黑色素瘤的诊断。大多数恶性黑色素瘤细胞不表达cytokeratin、ER/PR、GCDFP15和EMA。但少数可异常表达低分子量cytokeratin和EMA。所以在应用免疫组化染色时要加做至少两种以上的恶性黑色素瘤标记物如HMB-45、Melan-A、S100和上皮细胞标记物如AE1/AE3、CAM5.2、EMA、E-cadherin等。黑色素瘤可出现在身体的任何部位和器官,且细胞形态变化多异,任何肿瘤的诊断都需将其列为鉴别诊断。

病例二　胃低分化腺癌转移至乳腺

【病例介绍】
女性,30岁,"双乳肿物1个月"。3个月前分娩子宫大出血切除子宫,哺乳时发现双乳肿物。穿刺活检。询问病史有胃痛史2年余。后查胃镜诊断为低分化腺癌。

【病理变化】
1. 巨检　双侧肿块乳腺穿刺标本3条(左侧2条,右侧1条)灰白色不整长条状组织,淡黄色,大者0.8cm×0.2cm×0.2cm大小。诊断为乳腺转移性癌,考虑为来源于胃癌胃镜检查,取材3块。呈米粒大组织。

2. 镜检　双侧乳腺穿刺标本图像相似,癌细胞呈条索状或弥漫浸润于增生的纤维组织内。癌细胞中等大小,圆形,胞界清,胞质内可见单个较大的圆形空泡,将细胞核挤压之细胞一端,呈新月状,使整个细胞呈印戒状(图16-2-1~图16-2-4)。核轻度异型,核分裂象罕见。胃镜标本在固有膜内可见典型的印戒状细胞,类似于乳腺的癌细胞形态(图16-2-5,图16-2-6)。

3. 免疫组化　CK7、Villin阳性,GCDFP15、CK20(图16-2-7)、Mammaglobin、ER、PR、Her-2、P120、CEA、CDX2均阴性。

【讨论】
本例镜下可见纤维脂肪组织中有大量的低分化腺癌浸润,间有典型的印戒细胞,部分腺腔内可见坏死,呈节段性坏死状,并破坏腺体完整性,纤维组织增生,未见导管原位癌成分。鉴于比较特殊的坏死形态,并且腺癌周围未见到乳腺组织,免疫组化染色不表达乳腺标记,ER、PR和GCDFP-15阴性,而表达胃肠道癌标记物,CEA和CDX2阳性,与临床联系,追问病史得知,该患者有胃病史2年余,后查胃镜诊断为低分化腺癌,与乳腺内病变对比观察,组织学改变基本一样(图16-2-4)。

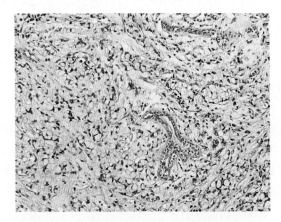

图 16-2-1　左侧乳腺标本,癌细胞弥漫性浸润可见
残存的导管

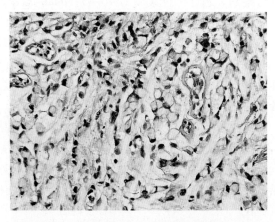

图 16-2-2　左乳腺内病变,瘤细胞胞质含黏液空
泡,将细胞核挤压之细胞一端,呈印戒状

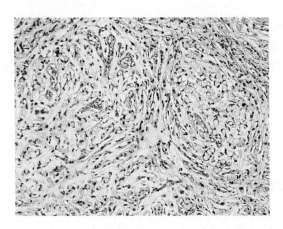

图 16-2-3　右乳腺标本,组织学改变与左乳腺

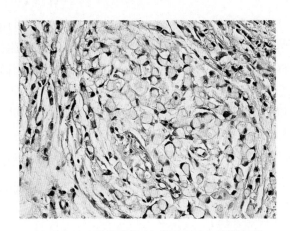

图 16-2-4　右乳腺标本,典型印戒细胞癌相似

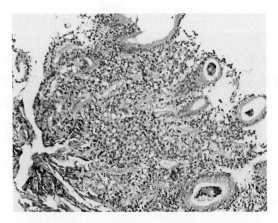

图 16-2-5　胃镜标本病变,瘤细胞胞质含黏液空
泡,将细胞核挤压之细胞一端,呈印戒状

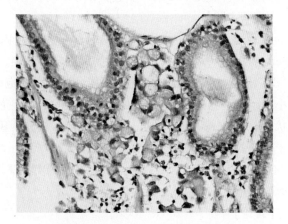

图 16-2-6　胃内典型的印戒细胞癌

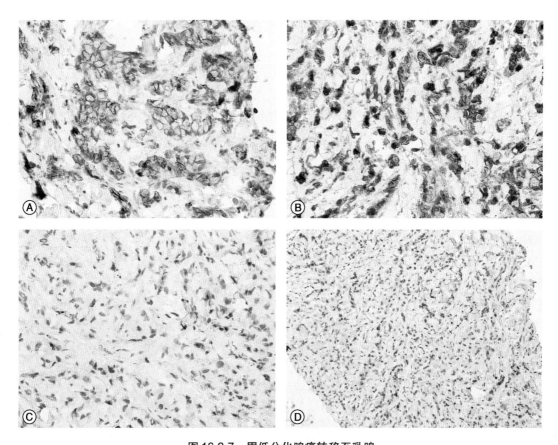

图 16-2-7　胃低分化腺癌转移至乳腺
A. 癌细胞 CK7 阳性；B. 癌细胞 VIllin 阳性；C. 癌细胞 GCDFP15 阴性；D. 癌细胞 CK20 阴性

胃低分化腺癌转移至乳腺(metastatic poorly differentiated adenocarcinoma of stomach to breast)非常罕见,其中报道的大部分病例是低分化腺癌、印戒细胞癌等分化差的癌,癌组织可以浸润在正常的乳腺组织中也可以主要在脂肪纤维组织内。胃癌的间质型可类似于浸润性导管癌,弥漫型可类似于浸润性小叶癌,印戒细胞癌可类似印戒细胞性浸润性小叶癌。胃癌 ER 阳性极其罕见。不表达 GCDFP-15,故 ER 和 GCDFP-15 的联合阳性表达是乳腺癌与胃癌区别重要标志。另有报道,20%~70% 的胃癌可有 CDX2 和 CK20 阳性,而乳腺癌通常阴性。一般情况下,转移癌观察不到导管原位癌成分,而原发性小叶癌常伴有导管原位癌,这应该引起我们的重视。印戒细胞性小叶癌的黏液常位于细胞质内,细胞间黏附性差,而转移印戒细胞癌的黏液挤压核更明显,间质中可见黏液。当然,再结合如 ER 或 C-erbB-2 和 GCDFP-15 等的表达情况可区别两者。此外,病史对于鉴别诊断很有帮助。

（张祥盛）

★ **专家点评**

杨文涛教授:胃腺癌乳腺转移极为罕见,尤其是印戒细胞癌转移至乳腺报道极少,后者需要与呈印戒细胞癌形态的乳腺原发性癌,尤其是浸润性小叶癌进行鉴别。形态上乳腺原发性癌常伴有原位癌成分,而转移癌缺乏。两者的免疫表型也有所不同。乳腺浸润性小叶癌往往表达 GCDFP15、mammaglobin、ER 及 PR,而胃癌不表达上述标记物。另外,详细了解病史及系统的全身检查均有助于两者的鉴别诊断。胃印戒细胞癌转移至乳腺者预后较差,两者的鉴别诊断对于临床治疗方案的选择及预后判断具有重要意义。在日常工作中,对于发生在乳腺的印戒细胞癌,在诊断乳腺原发性浸润性癌之前,需详细了解病史排除转移性癌。

病例三 肺腺癌中低分化癌成分转移至乳腺

【病例介绍】

女性,64岁,"发现左乳肿物半年余",增大较快,无疼痛,无乳头溢液,。查体:肿物位于外上象限,体积5.5cm×4cm×3cm,边界较清,触之活动度差。与皮肤无粘连,质硬。乳头直径1.2cm,无内陷。乳腺皮肤颜色正常,无红肿及橘皮样改变。腋窝未及肿大淋巴结。B超检查左乳外上象限肿块为低-中实性回声。

【病理变化】

1. **巨检** 乳腺组织一块,体积9cm×6cm×4cm,切面见一肿物,面积5cm×3cm,中央大部分坏死,肿物与周围组织分界不清。

2. **镜检** 低倍镜下肿瘤边界清楚,边缘无纤维性组织包裹(图16-3-1A),癌细胞体积较大,胞质稀少,略嗜酸性,核空泡状,核膜清楚,可见核仁,呈弥漫性片块状生长,未见导管或腺样结构,癌细胞间有较多淋巴细胞浸润。高倍镜下见肿瘤异型明显,核分裂易见(图16-3-1B~D)。

3. **免疫组化** CK18和CK19阳性,CK(广)、CK7(图16-3-2)、GCDFP-15、Mammaglobin、CK20、HMB45(图16-3-3)、S-100、LCA、CD68、E-cad和TTF-1均阴性。

4. **复习肺肿瘤原切片** 追问病史,患者3个月前因左肺肿物行肺叶切除术。病理诊断为肺中分化腺癌,镜下肿瘤组织大部分为中分化腺癌,呈不规则的腺管样结构(图16-3-4A),在腺管样结构之间有成片的低分化癌区域(图16-3-4B),可见中分化腺管区与低分化区的过渡。低分化区与乳腺肿瘤的组织学改变相似。免疫组化中分化腺癌区CK7、CK(广)和TTF-1均阳性。CK18和CK19阴性,而低分化区CK18和CK19阳性,CK7、CK(广)和TTF-1均阴性与乳腺肿瘤的免疫表型一样(图16-3-4C、D)。

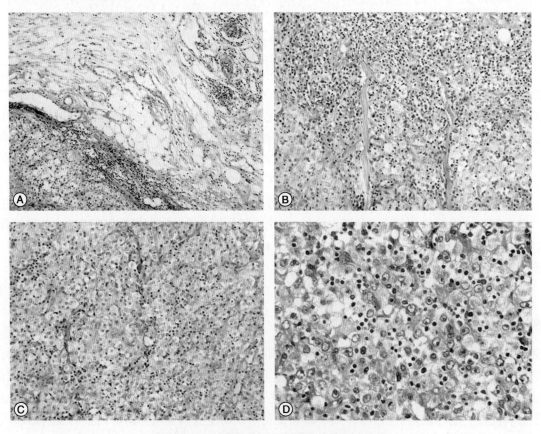

图16-3-1 肺腺癌中低分化癌成分转移至乳腺

癌细胞体积较大,胞质稀少,略嗜酸性,核空泡状,核膜清楚,可见核仁,呈弥漫性生长,未见导管或腺样结构

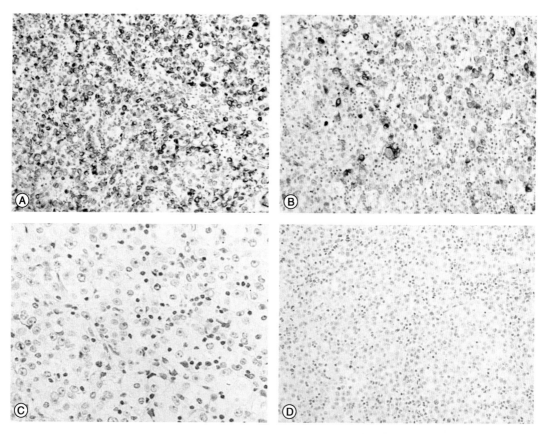

图 16-3-2　肺腺癌中低分化癌成分转移至乳腺
A. CK18 癌细胞阳性；B. CK19 部分癌细胞阳性；C. CK 癌细胞阴性；D. CK7 癌细胞阴性

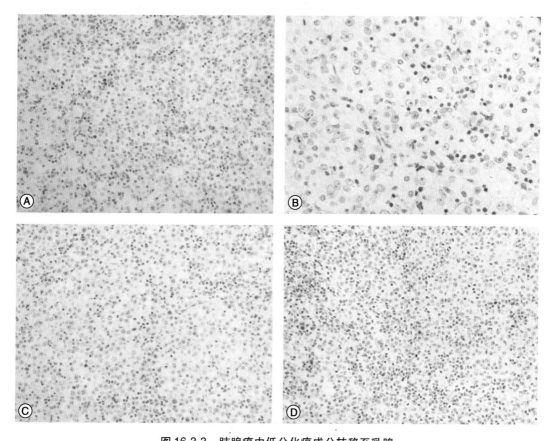

图 16-3-3　肺腺癌中低分化癌成分转移至乳腺
A. GCDFP-15 癌细胞阴性；B. Mammaglobin 癌细胞阴性；C. CK20 癌细胞阴性；D. HMB45 癌细胞阴性

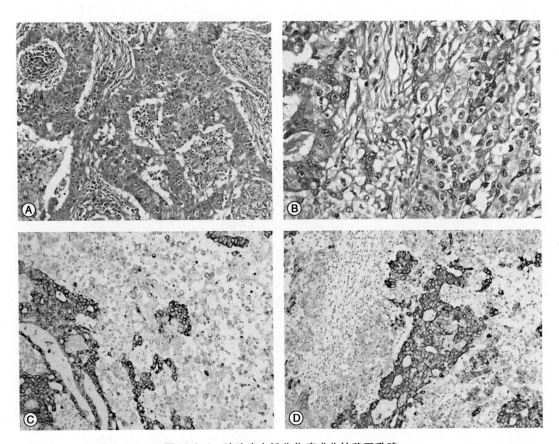

图 16-3-4　肺腺癌中低分化癌成分转移至乳腺
A. 中分化腺癌；B. 低分化腺癌；C. 中分化腺癌 CK7 阳性，低分化区阴性；D. CK（广）中分化腺癌区阳性，低分化区阴性

【讨论】

乳腺的转移性肿瘤约占乳腺所有恶性肿瘤的 0.3% ~ 1.2%。乳腺内常见的转移性病变为恶性黑色素瘤、肺癌、卵巢癌、前列腺癌、消化道癌、肾细胞癌及甲状腺癌等。在儿童或年轻患者中多为横纹肌肉瘤、神经母细胞瘤等。

临床多数为单侧病灶，肿瘤边界清楚。多数转移癌组织形态学与原发瘤相似。乳腺组织内无弹力纤维增生及导管原位癌成分。明确诊断需选择一组特异性抗体标记：如 CK7 和 TTF1、CK5/6 和 p63、PAX8、WT1、GCDFP-15、Mammaglobin、ER 等。没有一种抗体是 100% 特异性的。

本例组织学改变易与低分化癌（髓样癌，基底样乳腺癌等）、乳腺大汗腺样癌、组织细胞样癌、恶性黑色素瘤、弥漫性大 B 细胞淋巴瘤混淆。免疫组化检测非常重要，CK（广）、CK7、Mammaglobin、GCDFP-15、E-cad、LCA、S-100、HMB45 和 CD68 均阴性，不支持乳腺原发性癌，可排除淋巴瘤、恶性黑色素瘤和组织细胞样乳腺癌。CK18 和 CK19 均阳性，支持低分化大细胞性癌，最常原发病灶在肺，而 TTF-1 阴性。临床病史非常重要，复习本例原肺癌切片，肿瘤由中分化腺癌和低分化腺癌构成，中分化腺癌 CK（广）、CK7 和 TTF-1 阳性，CK18 和 CK19 阴性，而低分化腺癌则相反，因此，只做 CK（广）、CK7 和 TTF-1 就难以做出肺癌转移至乳腺的诊断。CK18 和 CK19 阳性，复习原切片，肿瘤内低分化癌区与乳腺肿瘤细胞学和组织结构相似，肺内肿瘤复染 CK18 和 CK19 阳性，与乳腺肿瘤一致而作出诊断的，因此，本例为肺腺癌中低分化癌成分转移至乳腺（metastatic poorly differentiated structure of adenocarcinoma of lung to breast）。

多数乳腺转移性肿瘤的组织形态学与原发肿瘤相似，约 2/3 的病例具有转移性肿瘤的组织学特征。其余 1/3 病例的组织学形态不具特征性，因此需详细了解临床病史，看是否存在其他部位恶性肿瘤。本例是一例罕见而诊断困难的病例，同一恶性肿瘤，瘤细胞可有不同分化，量可差别很大，肿瘤内少量成分的转移（成分转移)给病理医生带来一种诊断性的挑战,也是一个陷阱。通过本例的诊断过程有很多启示:①在组织形态与原发性乳腺癌不同时要想到转移癌的可能性;②采用一组有针对性的抗体同时标记;③肿瘤具有一定的异质性,某些转移性肿瘤可以完全丢失其起源组织的特异性标志物;④全面了解患者的临床病史对诊断乳腺内转移性肿瘤是非常重要的。

(张祥盛　张庆慧)

★ 专家点评

杨文涛教授:肺癌转移至乳腺的病例中非小细胞肺癌(NSCLC)较小细胞肺癌(SCLC)多见。肺腺癌乳腺转移与原发性乳腺癌的鉴别诊断比较困难,准确诊断往往需结合临床病史、组织形态以及免疫组化表型等。对任何组织形态与原发性乳腺癌不符的病例都要排除转移性癌的可能性。大部分肺腺癌特征性表达 TTF1及 Napsin A,多数不表达乳腺癌相关标记物 ER、PR、HER2、GCDFP15 以及 mammaglobin。但也有文献报道少数肺腺癌不表达 TTF1,且极少数原发性乳腺癌呈 TTF1 阳性,因此采用免疫组化进行鉴别诊断时必须使用一组抗体综合评价。

病例四　男性肺小细胞癌转移至乳腺

【病例介绍】

男性,90 岁,"发现右侧乳房肿物 3 天入院"。查体:右侧乳房增大,于外上象限触及一质硬肿物,触痛。无乳头溢液,无皮肤橘皮样改变等表现。CT 检查示:右侧乳腺区可见大小约 2.2cm×3cm 结节,边界不清(图16-4-1);右肺上叶近肺门区可见大小约 6.3cm×5.7cm 肿块,密度不均,右肺上叶支气管闭塞,肿块周围可见斑片状及点片状实性病变,与胸膜粘连(图 16-4-2),双肺内见多发小结节,以近胸膜下分布为著。纵隔及右侧肺门区可见多发明显淋巴结影,部分融合。CT 诊断为右肺上叶中心型癌;双肺多发结节;右侧乳腺转移瘤?行乳腺肿块切除术。

【病理变化】

1. **巨检**　灰红灰黄色不整形肿物一枚,3cm×2.5cm×1.5cm,表面未见包膜,切面灰白灰红色,似鱼肉样,质地脆。

2. **镜检**　瘤细胞呈巢团状、小梁状分布,核呈梭形、卵圆形,部分细胞拉长呈纺锤形,核染色质呈细颗粒状,缺乏核仁,胞浆稀少。易见病理核分裂象。间质致密,在细胞巢周边呈放射状排列(图 16-4-3A、B)。

3. **免疫组化**　TTF-1(图 16-4-4)、CD56(图 16-4-5)、SYN 和 CgA 阳性,CK20、CK7、CK5/6、GCDFP-15(图16-4-6)、HMB-45 和 Melan-A 均阴性。

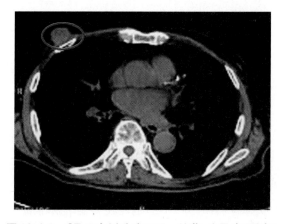

图 16-4-1　CT 示右侧乳腺区见一结节,边界清(圈内)

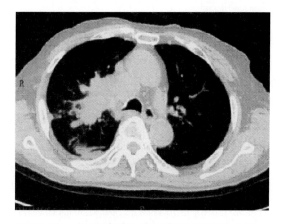

图 16-4-2　CT 示右肺上叶近肺门区可见大小不一肿块,双肺内见多发小结节

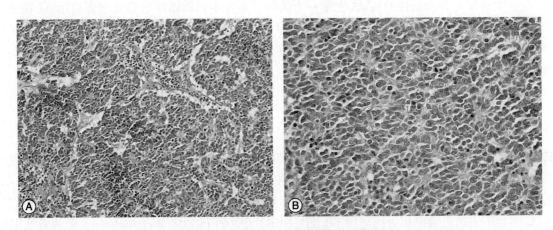

图 16-4-3　男性肺小细胞癌转移至乳腺

A. 瘤细胞呈巢团状、小梁状分布,核呈梭形、卵圆形,部分细胞拉长呈纺锤形,核染色质呈细颗粒状,缺乏核仁,胞浆稀少,易见病理核分裂象,间质致密,在细胞巢周边呈放射状排列;B. A图中倍

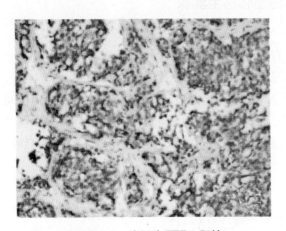

图 16-4-4　瘤细胞 TTF-1 阳性

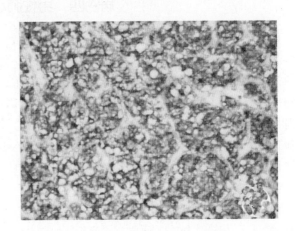

图 16-4-5　瘤细胞 CD56 阳性

【讨论】

　　乳腺转移性小细胞癌多源于肺,也可来自消化、泌尿、生殖等系统,共同的组织学特征是密集的小圆形或短梭形瘤细胞呈巢片状、"鱼群状"排列,核深染,有平面感,染色质细,无明显核仁。肿瘤分界清楚,周边或瘤内可见正常乳腺组织,无过渡形态,不存在乳腺原位癌。脉管内常见瘤栓。典型临床表现是乳腺有表浅、境界清、多结节性肿块,原发部位影像学表现为单一病灶,多伴有轻微或显著的临床症状。

　　肺小细胞癌是一种高度恶性的肺癌,中老年男性多发,与吸烟密切相关。生长迅速,转移早,术后 5 年生存率很低。肺的小细胞癌既可沿淋巴道转移,又可沿血道播

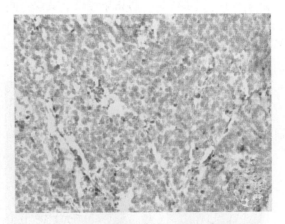

图 16-4-6　瘤细胞 GCDFP-15 阴性

散。播散部位广泛,全身任何器官均可累及,肝、肺其他区域、肾上腺、骨和骨髓、肾脏和中枢神经系统最常受累。不常见的部位包括胃肠道、胰腺、甲状腺、脾脏、垂体、皮肤和骨骼肌。肺小细胞癌转移至乳腺非常罕见,转移至男性乳腺更为罕见。本例患者因发现乳腺肿物入院,临床考虑男性乳腺发育,行 CT 及病理检查证实为肺小细胞癌乳腺转移。

　　肺的小细胞癌通常是由成片的细胞密集排列构成,其细胞核深染,核仁不显著,胞质淡染,可有坏死,核分裂易见,常有人工挤压现象,95% 的小细胞癌表达 CD56 和其他神经内分泌标记物,如突触素、嗜铬素 A 等。

近 80% 的肺小细胞癌 TTF-1 阳性。如肿瘤具有小细胞的特点,表达 CD56、SYN、CgA 和 TTF-1,乳腺癌标志物,如 ER、PR 和 HER-2、GCDFP-15 阴性,即可确立诊断。

乳腺转移性小细胞癌(metastatic small cell carcinoma of lung to breast)需与以下肿瘤鉴别:①淋巴瘤:小圆形瘤细胞弥漫排列,浸润血管壁和乳腺终末导管小叶单位,形成淋巴上皮样病变或呈单线样和靶样排列,也可残存或形成滤泡结构,瘤细胞核立体感强,一般不见短梭形细胞,常有浆样分化。大细胞淋巴瘤则细胞体积大,核染色质块状,核仁明显。淋巴标记呈阳性表达。②小细胞型恶性黑色素瘤:多存在皮肤黏膜的原发病变,极少数原发于乳腺。尽管小圆形、短梭形瘤细胞呈巢或弥漫排列,但常伴上皮样和梭形瘤细胞混合的多种形态,细胞境界清,核仁明显,有多少不一的黑色素,且表达 HMB45 及 S-100 蛋白。③Askin 瘤:多见于儿童和青少年,肿瘤位置深,常包裹肋骨。瘤组织被纤维组织或肌肉分隔,形成叶岛状、梁状结构,可出现线状构型。CD99 阳性表达。④乳腺神经内分泌癌:瘤细胞小至中等大,实性巢团状排列,可见菊形团、器官样结构和栅栏状边缘,瘤组织可保持小叶或小导管构型。⑤乳腺小叶癌:组织构型复杂,分型种类多。经典型最常见,镜下为缺乏黏附性的小瘤细胞,散布于富含胶原的结缔组织中,呈单线状、条索状和靶环状排列。实性型最易与转移性小细胞癌混淆,但该型多少会有些经典型的区域和特点,且可见原位癌和异型增生图像,弹力纤维较多,与转移癌缺乏弹力纤维不同。

(张祥盛)

★ **专家点评**

杨文涛教授: 乳腺原发的小细胞癌极其罕见,部分病例中可见小细胞癌与浸润性导管癌或浸润性小叶癌之间的移行。乳腺原发小细胞癌的组织学形态和免疫组化特征均与发生在肺及全身其他部位的小细胞癌难以区分。文献报道,乳腺原发的小细胞癌中约 20% 可呈 TTF1 阳性,因此该标志物在鉴别诊断中的作用有限。在缺乏原位癌的情况下,在诊断乳腺原发的小细胞癌之前,必须结合临床病史,排除转移癌的可能。

病例五 卵巢浆液性腺癌乳腺转移

【病例介绍】

女性,50 岁,"发现左乳肿物 10 天"。查体,右乳内上方肿块直径 3cm,质硬,界不清,活动差。乳头无内陷,表面皮肤无橘皮样外观,颜色正常。腋窝淋巴结不肿大。询问病史 2 年前性卵巢肿瘤切除术。穿刺活检。

【病理变化】

1. **巨检** 乳腺穿刺标本为灰白色不整长条状组织 3 条,淡黄色,大小 0.6cm×0.2cm×0.2cm。

2. **镜检** 肿瘤呈乳头状生长,乳头分支细,呈条索状、丛状或片状生长,间有裂隙,癌细胞呈立方或低柱状,胞质稀少,胞核大小及形态差别较大,异型性明显,有些区域堆积,形成无纤维脉管轴心的乳头簇或在增生细胞团中形成新的腺腔。乳头中心的纤维组织稀少,无砂粒体。癌周未见导管原位癌,可见残存萎缩的乳腺组织(图 16-5-1,图 16-5-2)。

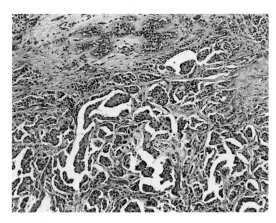

图 16-5-1 癌细胞呈立方及低柱状,乳头状生长,间有裂隙

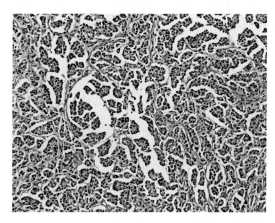

图 16-5-2 肿瘤呈乳头状结构,间有裂隙,癌细胞异型性明显

3. **免疫组化** CK7 癌细胞弥漫阳性(图 16-5-3),WT1 阳性(图 16-5-4),CA-125 阳性,GCDFP15(图 16-5-5)、CK20、CK5/6、ER 和 PR 阴性。Ki-67 阳性指数 70% ~ 80%。

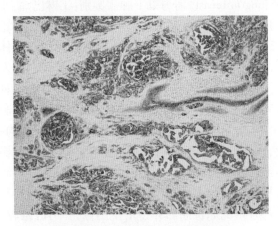

图 16-5-3 癌细胞 CK7 弥漫阳性

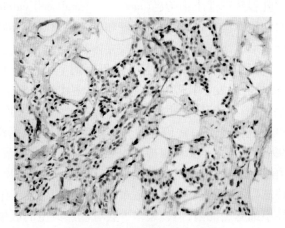

图 16-5-4 癌细胞 WT-1 阳性

【讨论】

乳腺转移性卵巢癌(metastatic ovarian carcinoma to breast)是通过血行播散而发生,非常罕见,迄今仅为个案报道。Recine 复习安德森癌症中心(Anderson Cancer Center)14 年本中心住院及会诊病例发现 18 例卵巢和腹膜的浆液性乳头状癌转移至乳腺或腋下淋巴结,其中 12 例转移至乳腺,6 例仅有腋下淋巴结转移,没有乳腺病灶。85% 的患者尽管是晚期,但肿瘤仍局限于盆腹腔。巨检 6 例为单侧乳腺单发性病变,长径 1 ~ 8cm,2 例单侧乳腺多发病灶,直径 0.5 ~ 6cm;1 例乳腺弥漫水肿、表面皮肤增厚,缺乏明确肿块。

乳腺转移性癌有四种生长方式:①肿瘤境界清楚,周边有正常乳腺组织围绕;②癌细胞位于小叶周或导管周,

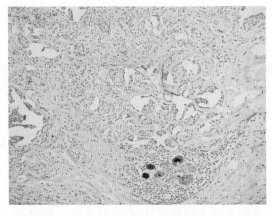

图 16-5-5 癌细胞 GCDFP-15 阴性(其内几个阳性细胞是残留的正常导管)

呈多结节状生长,不累及正常乳腺导管;③癌细胞脉管内扩散,漂浮于淋巴管内;④弥漫性乳腺实质的受累。17 例均有乳头状结构,1 例以实性结构为主,4 例出现砂砾体。12 例发生于乳腺者,均缺乏乳腺导管上皮的不典型增生或原位癌。

仅以组织学改变确诊乳腺转移性卵巢浆液性乳头状癌有时非常困难。询问病史,复查卵巢或腹膜肿瘤的组织切片对确立诊断非常重要。由于该肿瘤与乳腺原发肿瘤在形态学和免疫表型上均有交叉和重叠,因此两者的鉴别有时比较困难。WT1 和 PAX8 是卵巢癌诊断中常用的敏感标记物,PAX8 在甲状腺、肾、苗勒管以及胸膜等部位多种上皮性肿瘤中高表达,尤其在卵巢浆液性腺癌中其阳性率高达 99%,而乳腺癌不表达 PAX8;WT1 在卵巢浆液性癌的阳性率可达 85%,而在乳腺癌阳性率很低。GCDFP-15 在转移性癌一般不表达。因此,PAX8、GCDFP-15 和 WT1 在原发性乳腺癌和卵巢癌乳腺转移的鉴别中具有重要价值。ER、PR 和 Mammaglobin 由于在乳腺癌和女生殖道的内膜样腺癌、子宫颈腺癌、卵巢癌等均可表达,故帮助不大。

Recine 报道的 18 例卵巢和腹膜的浆液性乳头状癌转移至乳腺 17 例获得随访,7 例于 2 ~ 31 个月(平均 12 个月)内死亡,10 例平均随访 14 个月尚存活。

(张祥盛)

★ **专家点评**

杨文涛教授:卵巢癌发生乳腺转移者中以高级别浆液性癌最常见。由于该肿瘤与原发性乳腺癌在形态学和免疫表型上均有交叉,因此两者的鉴别诊断比较困难。需同时结合病史、影像学检查、肿瘤标志物

（如 CA125）检测等进行综合分析。WT1 和 PAX8 是卵巢浆液性癌诊断中常用的标记物。在卵巢浆液性腺癌中 PAX8 的阳性率高达 99%，而乳腺癌不表达 PAX8；WT1 在卵巢浆液性癌的阳性率可达 85%，而在乳腺癌中阳性率很低。因此，PAX8 和 WT1 在原发性乳腺癌和卵巢癌乳腺转移的鉴别中具有重要价值。

病例六 横纹肌肉瘤转移至乳腺

【病例介绍】

女性，16 岁，"外阴胚胎性横纹肌肉瘤手术及化疗后 12 个月，自述发现右乳肿物"。体格检查：右乳头内陷，其下方触及 5.0cm 肿块，界欠清；右腋窝触及 2.0cm 淋巴结。B 超检查：右乳头深面至右乳外侧探及低回声 4.7cm×3.2cm×2.0cm，边界尚清，形态不规则；右腋下探及低回声 2.3cm×2.1cm 和 2.1cm×1.8cm。

【病理变化】

1. 巨检 送检右侧乳腺粗针穿刺标本，灰黄灰白色条索状组织 2 条，每条长约 1.0cm。

2. 镜检 肿瘤细胞呈实性或条索状分布，间质胶原化。部分细胞核呈圆形或卵圆形，部分细胞核稍不规则，核深染，核分裂象易见；可见少量嗜伊红的细胞质。部分细胞核偏位，细胞质丰富、嗜伊红。灶区肿瘤细胞分布于小叶内间质及小叶周围（16-6-1）。

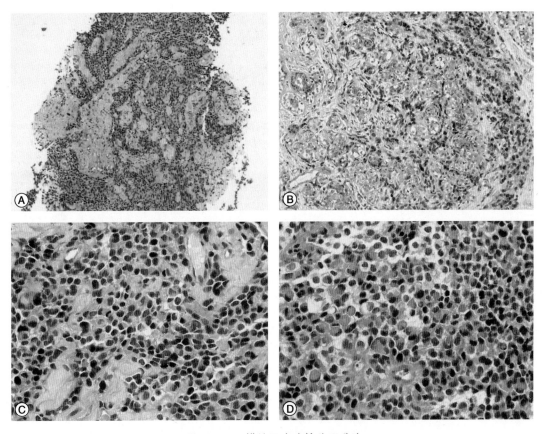

图 16-6-1 横纹肌肉瘤转移至乳腺

A. 肿瘤细胞呈实性分布，部分间质胶原化；B. 肿瘤细胞分布于小叶内及小叶周围；C. 部分细胞核呈圆形或卵圆形，部分细胞核稍不规则，核深染，核分裂象易见；D. 部分细胞核偏位，细胞质丰富，嗜伊红

3. 免疫组化 Vimentin、MSA、desmin、MyoD1 和 myogenin（图 16-6-2）均阳性，AE1/AE3、CK7、E-cadherin、synaptophysin、chromogranin、CD99 及 LCA 均阴性。

4. 复习原外阴肿瘤切片 患者 12 个月前因外阴横纹肌肉瘤行多次化疗，随后行外阴肿块切除术。镜下肿瘤细胞呈不规则巢状或梁索状分布于纤维间质中。部分细胞显示横纹肌母细胞样特征，可见与乳腺肿瘤组织学形态相似的区域（图 16-6-3A、B）。免疫组化显示 Vimentin、MSA、desmin、MyoD1 及 myogenin 均阳性，与乳腺肿瘤的免疫表型一致（图 16-6-3C、D）。

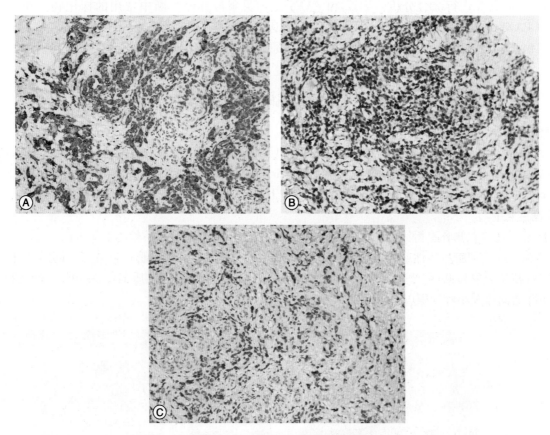

图 16-6-2　横纹肌肉瘤转移至乳腺
A. 肿瘤细胞 desmin 阳性；B. 肿瘤细胞 MyoD1 阳性；C. 肿瘤细胞 myogenin 阳性

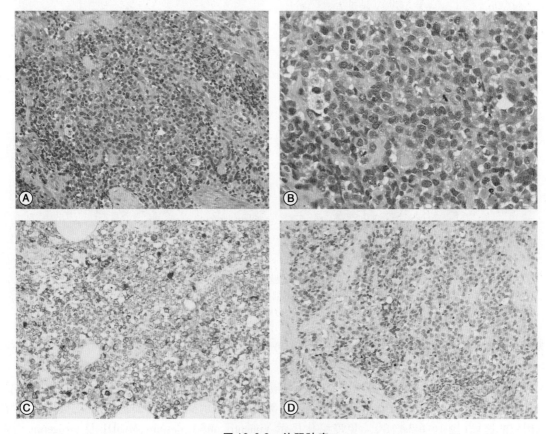

图 16-6-3　外阴肿瘤
A. 肿瘤细胞弥漫分布；B. 肿瘤细胞核异型，可见核分裂象；C. 肿瘤细胞 desmin 阳性；D. 肿瘤细胞 MyoD1 阳性

【讨论】

发生在乳腺的横纹肌肉瘤(rhabdomyosarcoma,RMS)非常罕见,占所有乳腺恶性肿瘤不足1%,其中大部分为转移性。转移性横纹肌肉瘤(metastatic rhabdomyosarcoma)占乳腺转移性肿瘤的6%,原发部位可能是头颈、眼眶、肢端、躯干、泌尿生殖道以及后腹膜等,也有原发于鼻咽及鼻道的报道。多数发生在青春期女性,也有少数发生于中年女性的报道。双侧性及多灶性较多见。大体上多表现为境界清楚、无包膜的圆形或卵圆形肿块。切面均质、灰黄色或白色,可见灶性坏死。显微镜下形态往往与原发病灶相似。大多数肿瘤细胞分化较差,细胞小,呈圆形、卵圆形或多角形,细胞核深染,核分裂象易见;部分细胞核偏位,可见少量或丰富的嗜酸性胞质,胞质内横纹不易见。网球拍样、蜘蛛网样及带状横纹肌母细胞对诊断有提示意义。乳腺转移性RMS主要为腺泡型,但也有少数为胚胎型。免疫组化主要表达 Vimentin、desmin、MyoD1 和 myogenin。

乳腺转移性RMS需要与多种乳腺原发或转移性小圆细胞恶性肿瘤进行鉴别。诊断乳腺RMS需首先排除伴有RMS特征的化生性癌及恶性分叶状肿瘤。化生性癌有时可出现横纹肌肉瘤成分,后者与乳腺原发或转移性横纹肌肉瘤非常相似,单从形态上区别两者非常困难,对病变组织充分取材寻找上皮性肿瘤成分,是对两者进行鉴别诊断的重要手段。恶性分叶状肿瘤为纤维上皮性肿瘤,故应含有上皮成分。有时RMS呈靶环样生长方式类似浸润性小叶癌,但后者不表达肌源性标记物。另外,淋巴造血系统恶性肿瘤(包括淋巴瘤、浆细胞瘤及髓系肉瘤等)、促结缔组织增生性小圆细胞肿瘤(DSRCT)及外周原始神经外胚层肿瘤(pPNET)等也好发于儿童及青少年,有时形态非常相似,需要加以鉴别。免疫组化在鉴别诊断中具有重要价值。RMS特征性表达肌源性标记物 desmin、MyoD1 和 myogenin;DSRCT虽表达 desmin,但表现为细胞质内点状阳性,且不表达 MyoD1 及 myogenin。pPNET可见菊形团结构,免疫组化表达 CD99、synaptophysin 及 chromogranin 等,而不表达肌源性标记物。

乳腺转移性RMS的预后非常差,其治疗目前尚未达成共识,以往的文献报道建议化疗和(或)局部治疗,但是积极的局部治疗是否可改善预后尚不确定。

(于宝华　杨文涛)

★ 专家点评

丁华野教授:乳腺转移性肿瘤少见,容易被忽视;许多转移性肿瘤的组织学改变与乳腺原发肿瘤有类似之处,容易混淆。再着重强调两点:①肿瘤发生乳腺转移往往是该肿瘤的晚期事件(一般可查到原发病灶),尽管有约25%的患者首先在乳腺出现症状或体征。有的时候临床医生并没有向病理医生提供相关病史(不掌握或掌握但疏忽提供)或只有很简单的病史,病理医生一定不要只满足于临床医生提供的资料(有时是不完整的或不确切的),应主动把获得确切的临床病史作为病理诊断过程中的一个重要环节,如果你掌握了患者曾经有过乳腺外肿瘤的历史,就等于你已经有90%以上的把握做出正确的诊断。术中快速冷冻切片诊断更是如此。②特别是在我们诊断一个特殊类型乳腺癌(印戒细胞癌、乳头状癌、微乳头状癌、小细胞癌及透明细胞癌等)或形态学不典型的肿瘤时,一定要考虑到是否有转移癌的可能。如有乳腺外肿瘤的手术或活检史,尽量能复查原病理切片,这是聪明和有责任心的选择。

参 考 文 献

1. 龚西騟,丁华野.乳腺病理学.北京:人民卫生出版社,2009.

2. Banerjee S S,Harris M. Morphological and immunophenotypic variations in malignant melanoma. Histopathology,2000,36:387-402.

3. Ozguroglu M,Ozaras R,Tahan V,et al. Anorectal melanoma metastatic to the breast. J Clin Gastroenterol,1999,29:197-199.

4. Tavassoli F A,Devilee P. World health organization classification of tumours. Pathology and genetics of tumours of the breast and female gential organs. Lyon:IARC Press,2003.

5. Nobukawa B,Fujii H,Hirai S,et al. Breast carcinoma diverging to aberrant melanocytic differentiation:a case report with histopathologic and loss of heterozygosity analyses. Am J Surg Pathol,1999,23:1280-1287.

6. Ruffolo EF,Koerner FC,Maluf HM,et al. Metaplastic carcinoma of the breast with melanocytic differentiation. Mod Pathol,1997,10:592-596.

7. Mihai R,Christie-Brown J,Bristol J. Breast metastases from colorectal carcinoma. Breast,2004,13:155-158.

8. Sanchez LD,Chelliah T,Meisher I,et al. Rare case of breast tumor secondary to rectal adenocarcinoma. South Med J,2008,101:1062-1064.

9. Singh T,Premalatha CS,Satheesh CT,et al. Rectal carcinoma metastasizing to the breast:a case report and review of literature,J Cancer Res Ther,2009,5:321-323.

10. DovalDC,PandeSB,SharmaJB,et al. Metastatic Signet-Ring Cell Gastric Carcinoma Masquerading as Breast Primary. Case Rep Gastroenterol,2009,28(3):21-25.

11. Maounis N,Chorti M,Legaki S,et al. Metastasis to the breast from an adenocarcinoma of the lung with extensive micropapillary component:a case report and review of the literature. Diagnostic Pathology,2010,5:82.

12. Wang LJ,Greaves WO,Sabo E,et al. GCDFP-15 positive and TTF-1 negative primary lung neoplasms:a tissue microarray study of 381 primary lung tumors. Appl Immunohistochem. Mol Morphol,2009,17:505-511.

13. Mirrielees JA,Kapur JH,Szalkucki LM,et al. Metastasis of primary lung carcinoma to the breast:a systematic review of theliterature. J Surg Res,2014,24.

14. Georgiannos SN,Aleong JC,Goode AW,et al. Secondary neoplasms of the breast:a survey of the 20th century. Cancer,2001,92:2259-2266.

15. Lee AH. The histological diagnosis of metastases to the breast from extramammary malignancies. J Clin Pathol,2007,60:1333-1341.

16. Bhargava R,Beriwal S,Dabbs DJ. Mammaglobin vs GCDFP-15:an immunohistologic validation survey for sensitivity and specificity. Am J Clin Pathol,2007,127:103-113.

17. Recine M A,Deavers M T,Middleton L P,et al. Serous carcinoma of the ovary and peritoneum with metastases to the breast and axillary lymph nodes:a potential pitfall[J]. Am J Surg Pathol,2004,28(12):1646-1651.

18. Yamasaki H,Saw D,Zdanowitz J,et al. Ovarian carcinoma metastasis to the breast case report and review of the literature. Am J Surg Pathol,1993,17(2):193-197.

19. Laury A R,Perets R,Piao H,et al. A comprehensive analysis of PAX8 expression in human epithelial tumors. Am J Surg Pathol,2011,35(6):816-826.

20. Rosai J. 阿克曼.外科病理学(上卷).回允中主译.沈阳:辽宁教育出版社,1999.

21. 屈传贵,李大印,等.乳腺转移性肺小细胞癌1例.诊断病理学杂志,2003,12(10):335-336.

22. Farraneh A. Tavassoli. 乳腺及女性生殖官肿瘤病理学和遗传学.程虹等译.北京:人民卫生出版社,2006.

23. Li DL,Zhou RJ,Yang WT,et al. Rhabdomyosarcoma of the breast:a clinicopathologic study and review of the literature. Chin Med J,2012,125:2618-2622.

24. Binokay F,Soyupak SK,Inal M,et al. Primary and metastatic rhabdomyosarcoma in the breast:report of two pediatric cases. Eur J Radiol,2003,48:282-284.

25. Hays DM,Donaldson SS,Shimada H,et al. Primary and metastatic rhabdomyosarcoma in the breast:neoplasms of adolescent females,a report from the intergroup rhabdomyosarcoma study. Med Pediatr Oncol,1997,29:181-189.

第十七章 其他病变

病例一 乳腺癌放疗后组织学改变

【病例介绍】

女性,50 岁,"因乳腺导管癌接受保乳手术,术后辅助放疗及化疗"。两年后复查,X 线发现乳腺病变,行局部活检。

【病理变化】

镜检 乳腺组织不同程度的小叶硬化、萎缩(图 17-1-1),周围间质纤维化及轻度玻璃样变性;终末导管上皮细胞非典型增生,表现为细胞体积增大,特别是细胞核体积明显增大、异型、深染并见瘤巨细胞;细胞浆嗜酸性。部分明显异型细胞突向导管腔内(图 17-1-2,图 17-1-3),但无明显复层或异型排列,核分裂少见。

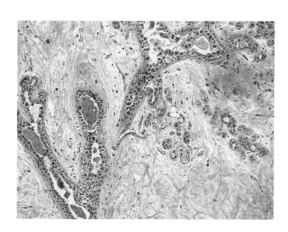

图 17-1-1 乳腺小叶萎缩、硬化

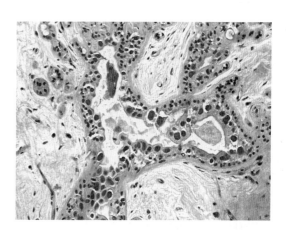

图 17-1-2 导管上皮非典型增生,异型细胞核大、深染、突向管腔

【讨论】

目前,越来越多的乳腺癌患者选择保乳手术结合放射治疗,采用这种治疗方式的部分患者,在治疗后不同时间内可能出现因放疗影响而发生的组织病理学改变,包括:放疗后活检非肿瘤性乳腺组织不典型性改变(biopsy-radiation related atypia)、原发部位肿瘤组织复发及放疗后继发性恶性肿瘤。

1. 非肿瘤性乳腺组织放疗后的形态学改变 非肿瘤性乳腺组织可以观察到一系列特征性组织学改变。最常见的改变是终末导管-小叶单位(TDLU)内散在非典型上皮细胞,通常伴随不同程度的小叶硬化和萎缩,基底膜增厚。这些非典型细胞体积大,细胞核增大、弥漫深染,核仁

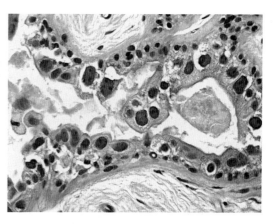

图 17-1-3 图 17-1-2 高倍

小或不明显,胞质嗜酸性,有细小空泡。异型细胞常突向受累的导管腔或腺泡腔内,但不显示细胞复层化、丧失极性等增生性改变,核分裂少见。放疗后乳腺间质的变化表现为间质纤维化、小动脉肌内膜细胞增生、毛细血管内皮细胞肿胀。上述改变常常在终末导管-小叶单位有显著变化的病例中较明显。但值得注意的是在部分未经历放射治疗的乳腺病变中也可出现间质纤维化改变,因此,间质纤维化不能作为乳腺组织接受放疗的可靠组织学依据。

放疗治疗后的乳腺组织学改变程度取决于放疗方式、放疗剂量、放疗后间隔时间及个体差异。放疗 6 个月,即可引起上皮萎缩、基底膜增厚、小叶硬化。轻微硬化者,腺泡内少量纤维组织增生,散在出现上皮细胞增大,核大而深染。一般来讲,放疗剂量越大,硬化越明显。硬化严重时,残留腺泡挤压和变形,其中有非典型上皮细胞。

2. **放疗后改变与乳腺癌鉴别**　放射治疗所致的乳腺终末导管上皮细胞不典型增生非常类似恶性细胞的间变形态,需与乳腺癌相鉴别,防止误诊为肿瘤复发。因此,对有放疗史的患者,诊断恶性时一定要非常慎重。可通过以下几点鉴别:①放疗后改变与小叶原位癌的鉴别:放射治疗会导致小叶和小导管的萎缩;而小叶原位癌的增生细胞比较丰富,小而一致的细胞充满小导管和腺泡,并使小导管和腺泡膨大。②与乳腺导管原位癌累及终末导管-小叶单位(小叶癌化)鉴别:放射后改变腺体较小,异型细胞突向导管腔,但不常充满管腔,细胞有极性和黏附性,无复层化,染色质弥漫均匀,核仁通常小或不清楚,没有坏死或核分裂;而导管原位癌瘤细胞增生明显,部分或全部充满导管腔,导管上皮复层化、失去极性,受累导管和腺泡膨大扩张;瘤细胞核染色质不规则,核仁较明显;可见坏死,易见核分裂。另外,放疗后改变的导管内,通常可以辨认腺上皮和肌上皮细胞,两者数量和分布均相对正常;而癌通常不保留这种有规则的结构特征。③与浸润性导管癌鉴别:放疗后改变出现小叶纤维化和萎缩、小叶结构扭曲,其中埋陷的非典型上皮细胞可能产生假浸润图像,可能被误认为浸润性癌;但是低倍镜下这些区域通常仍保留小叶结构轮廓,易于鉴别。

3. **放疗改变可能与原先存在的病变相叠加**　外部放射增加放射剂量,或埋植放射性物质,放疗改变可能与原先存在的病变相叠加。如大汗腺化生对放疗敏感,容易出现严重的细胞学非典型性,特别是在增生灶内。查阅放疗前切片,了解放疗前存在大汗腺病变,有助于正确诊断。

4. **脂肪坏死**　乳腺癌患者保乳手术和放疗后,偶尔在原发肿瘤相邻部位形成脂肪坏死,可能在临床、影像学或大体上与癌相似。可通过粗针穿刺活检或切除活检病理证实。

5. **乳腺放疗后继发恶性肿瘤**　乳腺癌放疗后可继发乳腺或乳腺外器官恶性肿瘤,如食管癌、肺癌、髓细胞性白血病和乳腺血管肉瘤等。Curtis 等报道在接受了针对乳腺癌的放疗后,患肺癌、食管癌以及肉瘤的危险明显增加。Abbott 等报道有 0.5% 的乳腺癌患者在接受保乳手术及放射性治疗后发生了乳腺血管肉瘤,表现为紫红色、可触及的肿块,或紫色斑片状或红斑狼疮样的结节。乳腺癌放疗后发生血管肉瘤的中位潜伏期为 10 年,短于从淋巴水肿发展至淋巴管肉瘤(乳腺癌切除术后淋巴管肉瘤)的时间。对于乳腺癌接受放射治疗后的患者应该密切随访 20 年。

最近的一项研究表明在经过年龄、肿瘤大小、肿瘤深度和边缘情况的多因素分析中,放射诱发性软组织肉瘤与传统软组织肉瘤相比,其预后较差,估算的五年生存率介于 17%～58% 之间,明显低于一般的软组织肉瘤。虽然放疗与相关的恶性肿瘤生成间的很明确的量效关系还没有被证实,但是被广泛接受的观点是癌常暴露于低剂量的辐射中,而肉瘤常常暴露于高剂量辐射中或者距放疗区域较近。

(温黎　李新功　张祥盛)

★ **专家点评**

张祥盛教授:新辅助化疗的病理学变化包括完全缓解、部分缓解和无反应,无反应又有稳定和进展两种情况。目前对此类病变的诊断难点一是取材问题,二是应用哪种评估方法,三是报道的规范(详见《乳腺病理诊断和鉴别诊断》新辅助化疗的病理变化和评估)。

病例二　乳腺 Rosai-Dorfman 病

【病例介绍】

女性,50 岁,"偶尔发现左侧乳腺肿块",边界清,活动度差,表面皮肤无明显异常,腋窝未触及肿大淋巴结。

【病理变化】

1. **巨检** 肿物灰白及灰黄色,2.5cm×2.0cm×1.8cm 大小,质地较韧,切面灰黄色及灰白色,无包膜。

2. **镜检** 低倍镜下可见交错分布的深浅不一区域,深染区呈宽窄不等的条带状穿插于成片状的淡染区之间(图 17-2-1),以淋巴细胞、浆细胞为主,散在少量嗜酸性粒细胞;淡染区为成片大多边形组织细胞(图 17-2-2),组织细胞体积大,胞质丰富,核大、圆形、空泡状,胞质内可见数量不等、形态完整的淋巴细胞和少量浆细胞(图 17-2-3)。

3. **免疫组化** 增生的组织细胞 S-100 蛋白强阳性,CD68 阳性,CD1α 阴性(图 17-2-4,图 17-2-5)。

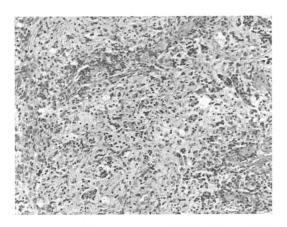

图 17-2-1 条带状深染区穿插在片状淡染区之间

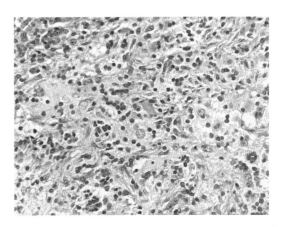

图 17-2-2 片状淡染区见体积较大的组织细胞

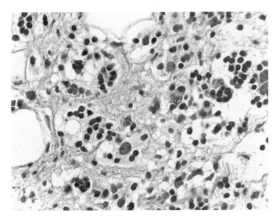

图 17-2-3 多边形大组织细胞胞质内可见多少不一的完整淋巴细胞和少量浆细胞

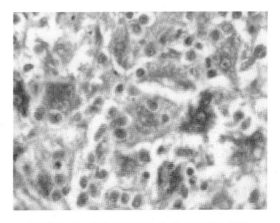

图 17-2-4 增生的组织细胞 S-100 蛋白阳性

【讨论】

Rosai-Dorfman 病(Rosai Dorfman disease,RDD)又称伴巨大淋巴结病窦组织细胞增生症(sinus histiocyosis with massive lymphadenopathy),因 1969 年由 Rosai 和 Dorfman 最先报道并描述而得名,是一种少见的良性组织细胞增生性疾病。初期的报道均发生于淋巴结,多见于颈部淋巴结,典型的临床表现为双侧颈部无痛性、大块状淋巴结肿大,伴有低热、白细胞增多、血沉加快和多克隆性丙种球蛋白血症,主要组织学特征是肿大淋巴结内窦组织细胞增生,组织细胞胞质内含有完整的淋巴细胞。其后逐渐认识到 Rosai-Dorfman 病只有大约 75% 发生在淋巴结,而 25%～43% 可发生于结外组织,其中最常见于皮肤、鼻腔等部

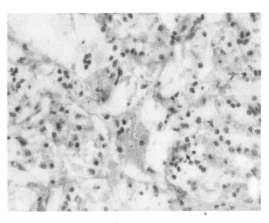

图 17-2-5 增生的组织细胞 CD1α 阴性

位。发生于乳腺的 Rosai-Dorfman 病病例非常罕见，文献中仅见少数个例报道。乳腺 Rosai-Dorfman 病可为原发于结外的独立病变，也可有淋巴结受累。由于临床对 Rosai-Dorfman 病认识不足，常常误诊或漏诊。Rosai-Dorfman 病的病因尚不明确，一般认为属反应性而非肿瘤性病变，可能为对感染因素的免疫反应。本病一直被疑为与病毒感染有关，组织培养也曾发现 HHV-6，但病变组织 PCR 检测 HHV-6 的主要衣壳蛋白基因均为阴性，免疫组化检测也为阴性。有个别病例与眼色素膜炎及甲状腺功能低下、自身免疫性溶血并发，提示可能与免疫介导异常有关系。病毒感染和免疫功能异常的共同作用，可能是致病的原因。有文献称，Rosai-Dorfman 病发病有种族特异性，单纯皮肤 Rosai-Dorfman 病以亚裔为多，女性较多，系统性 Rosai-Dorfman 病则常见于黑种人，而较少见于东方人。

乳腺 Rosai-Dorfman 病好发于中老年女性，多见于 40～60 岁，高于淋巴结 Rosai-Dorfman 病发生的年龄。也有个别男性乳腺 Rosai-Dorfman 病的报道，发病年龄 23～35 岁，比女性患者年轻。临床多表现为局部缓慢生长的无痛性肿块，质硬、边界清，表面皮肤多无异常，但也有与表面皮肤固定、局部皮肤红肿等症状。病程长短不一，可持续多年迁延不愈。部分患者乳腺肿块切除数月或更长时间后原部位复发，也有乳腺与腋窝淋巴结同时受累的报道。临床及影像学与乳腺癌等其他良恶性肿瘤不易鉴别，常常误诊为浸润性乳腺癌、淋巴瘤等，最终诊断需要取活检送病理确诊。

发生在乳腺的 Rosai-Dorfman 病与其他皮肤部位的结外 RDD 相同，边界不清，质硬，病变范围大小不同，约 1～10cm，大多小于 3cm。切面灰白至灰黄色。病变主要位于真皮层和浅层皮下组织，与乳腺组织可有或没有直接联系。因此，多数乳腺 RDD 可能只是发生于此部位的结外皮肤 RDD 或软组织 RDD。组织学结构具有显著特点，低倍镜下见病变由交错的淡染区和深染带组成。深染带呈宽窄不一的条带状穿插、包绕在片状淡染区之间，主要由增生淋巴细胞、散在或弥漫浸润的浆细胞组成，散在少量嗜酸性粒细胞，可有淋巴滤泡形成。淡染带为成片或呈合体样增生的梭形细胞及多边形组织细胞，形成模糊的席纹状排列。增生的组织细胞体积大，直径为细胞核的 6 倍以上，胞质丰富，透明或呈淡嗜伊红着色，核大，圆形或卵圆形，染色质呈空泡状，可见清晰核仁，核分裂罕见。偶见 Touton 巨细胞样泡沫细胞，也可有吞噬现象。最突出的特征是许多增生的组织细胞胞质中可见完整的淋巴细胞，并可有浆细胞、嗜中性粒细胞和红细胞，淋巴细胞较多时常沿胞质周边分布，显示所谓淋巴细胞的伸入运动（emperipolesis）或被吞噬现象。尽管这是一种非特异性变化，却是本病常见和恒定的征象，具有很大诊断价值。超微结构检查见组织细胞具有很多伪足，细胞质中无网球拍样颗粒（Birbeck 颗粒），胞质空泡内有保存完好的淋巴细胞。

大多边形组织细胞 S-100 蛋白核和胞质表达强阳性，α1-抗糜蛋白酶、α1-抗胰蛋白酶、溶菌酶、Mac387、CD68 也呈阳性，部分病例表达 p163，不表达 CD1α、CD34。有作者报道其 CD11b、CD11c、CD18、CD62L、CD103 阳性，类似血液循环中的单核细胞。还有报道称组织细胞胞质表达Ⅷa 因子和树突状细胞标志物。

【诊断和鉴别诊断】

Rosai-Dorfman 病的诊断必须依靠病理组织学检查。细针穿刺吸取活检有助于确诊，有报道称对后来经组织活检病理学检查和免疫组化检查证实诊断的 Rosai-Dorfman 病病变进行细针穿刺，吸取物中可见多数吞噬有淋巴细胞、浆细胞和嗜中性白细胞的组织细胞，能够提示 Rosai-Dorfman 病的诊断。手术中冷冻切片快速病理诊断也有一定帮助，即使不能确诊，也可以在手术中及时判明病变的良性性质。发生在乳腺的 Rosai-Dorfman 病应与具有组织细胞增生特点的皮肤及软组织病变鉴别。

1. **纤维组织细胞肿瘤**　纤维组织细胞肿瘤内含有黄色瘤细胞、Touton 巨细胞，梭形细胞呈编织状、车辐状排列，与 Rosai-Dorfman 病较晚期间质纤维组织增生类似，需注意鉴别。特别是炎症型恶性纤维组织细胞瘤，瘤巨细胞也可出现吞噬红细胞、淋巴细胞现象，但其肿瘤细胞有明显异型性，有多量黄瘤细胞，且免疫组化标记 S-100 蛋白阴性。

2. **朗格汉斯细胞组织细胞增生症**　由单核的朗格汉斯细胞组成，细胞核不规则，有明显核沟，细胞质丰富，嗜酸性，体积明显小于 Rosai-Dorfman 病中的多边性组织细胞。多核朗格汉斯细胞也仍保留有上述细胞核和细胞质的特点。病变中常见较多嗜酸性粒细胞浸润，部分病例内可见多核破骨样巨细胞。朗格汉斯细胞免疫组化 CD1α 阳性，电镜检查见特征性 Birbeck 小体，即一种长型、拉链样细胞质结构，这些都是不同于 Rosai-Dorfman 病的特点。

3. **黄色肉芽肿**　主要组织学改变为单核组织细胞混杂 Touton 巨细胞、淋巴细胞、嗜酸性粒细胞，呈结节状或致密片状分布。其中多数增生的组织细胞S-100蛋白表达阴性。Rosai-Dorfman病仅偶见Touton巨细胞,增生的组织细胞S-100蛋白表达阳性。

4. 组织细胞吞噬性脂膜炎　是结节性脂膜炎的一种特殊类型,表面皮肤损害为慢性、复发性、痛性皮下结节。可有发热、肝脾大、淋巴结肿大、浆膜腔积液等系统症状,病情较危重。主要组织学特征为小叶性脂膜炎和灶性脂肪坏死,病灶内除淋巴细胞、中性粒细胞浸润外,可见分化良好的组织细胞浸润脂肪组织。这些组织细胞吞噬粒细胞、红细胞、血小板和核碎片等成分,形成特征性的"豆袋样",与Rosai-Dorfman病的有淋巴细胞伸入运动的组织细胞有所不同。

5. 浆细胞性乳腺炎、肉芽肿性乳腺炎　病变中有较多淋巴细胞、浆细胞浸润,并可有各类组织细胞增生,应注意与发生于乳房的Rosai-Dorfman病鉴别,其不同在于病变中不见具有淋巴细胞伸入胞质的大型组织细胞。

【治疗】

Rosai-Dorfman病是一种自限性疾病,可以自行消退。对于孤立型的Rosai-Dorfman病,局部手术切除多可治愈,但部分病例有局部复发。其他治疗包括激素、抗生素、冷冻、免疫调节治疗,也可采用局部放疗,而化疗效果不像对淋巴结Rosai-Dorfman病那样明显。文献中有使用干扰素治疗的报道,但其价值仍需进一步观察。由于Rosai-Dorfman病的病因不明,目前的各种治疗方法均不能有效地阻止其复发。当临床和实验室检查结果表明患者免疫功能低下时,提示预后可能较差。

（温黎　李新功　张祥盛）

★ **专家点评-1**

毛永荣教授: Rosai Dorfman病发病年龄范围广,为1.67～67岁,男性较多。主要发生在淋巴结内,约占62.5%。结外病变约占37.5%,后者最常见头颈部(面部皮肤和鼻腔),其次为骨。发生在乳腺部位非常少见。至今为止国内只见2例报道。结外病变的临床表现与累及部位密切相关,且局部复发率较高。

淋巴结内Rosai-Dorfman病的组织学表现为淋巴窦明显扩张,窦腔内见大量窦组织细胞。其胞体大,可为小淋巴细胞的十几倍至数十倍,呈多角形,胞质丰富,略嗜酸性或透明,细胞核圆形或卵圆形,浅染或呈泡状,可有数个小的嗜酸性核仁。在细胞质内可见不等数量的小淋巴细胞和浆细胞。淋巴滤泡多较少,生发中心不扩大。髓素内可见一些浆细胞呈簇状或散在分布。个别病例,淋巴结被膜增厚。

淋巴结外的Rosai-Dorfman病表现各不一样。①鼻腔:呈息肉样,黏膜下淋巴组织明显增生伴较多浆细胞浸润,可见Russel小体以及散在分布的小淋巴细胞聚集。大多角形组织细胞呈小片状,簇状或散在分布,可见emperipolesis现象,但远不如淋巴结病变典型。②皮肤:病变主要位于真皮和浅层皮下组织内。淋巴组织明显增生,有滤泡形成。浆细胞呈弥漫或散在浸润,散在少数嗜酸性粒细胞。其中组织细胞呈簇状或散在分布,仔细观察可见empenipolesis现象。③椎骨:纤维组织中除见散在死骨外,见多灶性淋巴组织增生,其间有较多的大多角形组织细胞呈小片状或簇状分布,可伴有浆细胞及嗜酸性粒细胞、中性粒细胞浸润。

免疫组化及原位杂交检测结果:组织细胞S-100强阳性,同时表达CD68、PDG-M1和CD163以及M-CSF,均不表达CD12和CD21。组织细胞的胞质内的细胞有T细胞、B细胞和浆细胞等。ER、ER和HHV8均阴性。

Rosai-Dorfman病的病因仍不清楚,目前有两种观点,一是特殊感染,二是自身免疫功能失调。治疗以手术切除为主。既能明确诊断又能切除病变。其他治疗方法有激素、抗生素、免疫调节以及局部小剂量放疗和化疗等。

★ **专家点评-2**

张祥盛教授: Rosai-Dorfman病又称伴巨大淋巴结病窦组织细胞增生症,是一种少见的良性组织细胞增生性疾病。主要发生于淋巴结,亦可见于全身任何部位。乳腺是少见的受累部位。低倍镜下观察病变具有明显的特点,由交错的深染和淡染带组成。深染带由增生的淋巴细胞、少量浆细胞组成,可见少量嗜酸性粒细胞,淡染带为成片或呈合体样增生的梭形细胞及多边形组织细胞。最具诊断价值的是见到淋巴细胞的伸入运动现象(emperipolesis)。鉴别诊断本文讨论中列举了很多,再强调两种病变,一是组织细胞样浸润性小叶癌,细胞形态很似组织细胞,但细胞有明显异型性,免疫组化CK阳性,易与鉴别。二是化疗后明显的上皮样组织细胞反应,易误诊为乳腺癌,尤其是冷冻切片。诊断时要了解临床病史,病变不分淡染和深染带,伴有较多淋巴细胞、浆细胞、嗜中性粒细胞浸润,纤维组织增生,完全缓解者可见瘤细胞坏死,不完全缓解者可见残存的癌细胞,找不见淋巴细胞的伸入运动现象,CK 阳性,S-100 阴性。淋巴结外的病变缺乏淋巴窦。

少数淋巴结外的 Rosai-Dorfman 病富有梭形细胞,并见胶原纤维纤维化,Storform 结构,淋巴细胞的伸入运动现象难以找见,此时容易误诊。极罕见病例与 IgG4 相关硬化性乳腺炎重叠。

病例三　乳腺局限性淀粉样瘤

【病例介绍】

女性,58 岁,"左乳腺外上象限发现肿块"入院,个人史和家族史未见异常。查体:双侧乳房对称,皮肤颜色正常,无乳头内陷及橘皮样改变。左乳房外上象限可扪及一直径约 3.5cm 肿块,活动度尚可,质地稍硬,界限不清,无压痛,挤压乳头无溢液,腋窝部未触及肿大淋巴结。B 超检查见乳腺实质不规则致密肿块影,长径 4cm,无包膜,界限不清,回声不均匀,肿块一侧有薄层不规则强回声带。

【病理变化】

1. 巨检　灰黄色灰白色不规则组织 1 块,4.5cm×3cm×2.8cm 大小,切面见一不规则结节,3.5cm×2.2cm,无包膜,边界尚清,切面暗红色及灰白色,质稍硬,周围为灰白色乳腺组织及淡黄色脂肪组织。

2. 镜检　乳腺实质内可见嗜酸性的成簇的无定形物均质,淡红染,位于小叶内、乳腺导管和血管周围,乳腺腺体萎缩,间有较多淋巴细胞和浆细胞浸润,并见多个异物巨细胞(图 17-3-1,图 17-3-2),未见钙化和骨化。

3. 组织化学和免疫组化　刚果红(高锰酸钾预处理前后)染色阳性(图 17-3-3,图 17-3-4)。LCA 病变内淋巴样细胞和浆细胞阳性,CD20 和 CD3 均阳性,κλ 阴性。

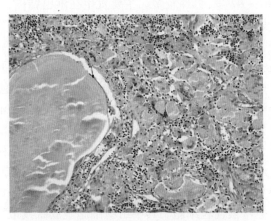

图 17-3-1　乳腺实质内见嗜酸性无定形物均质,间有较多淋巴细胞和少数异物性多核巨细胞

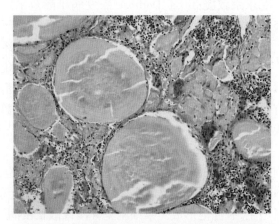

图 17-3-2　乳腺实质内见嗜酸性无定形物均质,间有较多淋巴细胞浸润

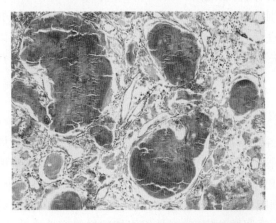

图 17-3-3　刚果红高锰酸钾预处理前阳性

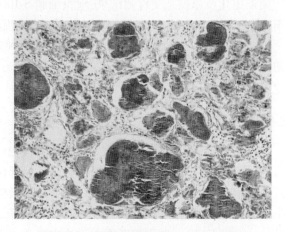

图 17-3-4　刚果红高锰酸钾预处理后阳性

【讨论】

乳腺淀粉样变病(primary amyloid tumor of the breas)是一种病理性纤维型 β 折叠状结构的蛋白物质在全身多种组织和器官的细胞间沉积的少见异质性疾病。可为原发性或为继发性,原发性是指由于感染、炎症和系统性疾病导致全身多个器官受累,罕见情况下也可局限于单个器官。继发性主要是肿瘤性淀粉样变病,如单克隆性 B 细胞增生,尤其系统性或多发性骨髓瘤相关的淀粉样变病,表现为多个器官肿块性病灶,临床和影像学多误诊为肿瘤,发生部位广泛,如脑、胃、食管、空肠、心脏、颈胸部脊髓、尿道、膀胱、膝部腘窝皮下、腮腺、颌下腺等,以心脏、肾脏、胃肠道和舌最常见。淀粉样变性可表现为多方面的症状,如肾病综合征、肾衰竭、腕管综合征、感觉运动和自主神经性神经病、心力衰竭、心律失常、肝脾肿大、腹泻、肠梗死、巨舌、吸收不良、溃疡形成、淋巴结肿大以及皮肤病变。

发生在乳腺的淀粉样变病非常罕见,可为系统性淀粉样变病受累的一个器官,也可为仅局限于乳腺的单发性病变。Fernandez(1973)首报,直到 2011 年英文文献报道不足 40 例,而在 2012 年 Said 总结报道 40 例。目前国内尚未见报道。迄今英文文献报道 80 余例,发生年龄 38 ~ 86 岁,大多数患者 >55 岁(中位年龄 60 岁)。仅见 1 例为男性,余均为女性,临床上缺乏特殊性表现。通常表现为可触及的孤立性肿物,病灶大小不一,长径 1.4 ~ 7cm 不等(平均 3.5cm),质硬,形态不规则,其中 1 例与手术瘢痕有关。也可引起乳腺弥漫的增大。病变单发或多发性,单侧单病变多见,左侧乳腺稍多于右侧乳腺,亦可双侧乳腺多发性病灶。乳腺淀粉样瘤物理和影像学检查多被误诊为乳腺癌,少数患者误诊为乳腺纤维化和弹力纤维变性,细针穿刺细胞学检查也可误诊。有些患者伴有系统性疾病,如低级别 B 细胞淋巴瘤、乳腺原发性 MALT 淋巴瘤和乳腺恶性肿瘤等。

乳腺淀粉样物质沉积巨检有两种情况:一是弥漫性病变,无肿块,可为局部弥散或单乳腺或双乳腺弥漫散在;此种情况称为淀粉样变或淀粉样变性;二是病变局限,形成肿瘤样肿块,这种情况称为淀粉样瘤。镜检病变的特征为在乳腺实质内可见嗜酸性的成簇的无定形物,均质,淡红染,围绕乳腺导管及血管或在小叶内沉积,亦可累及脂肪及纤维组织。乳腺腺体可发生萎缩或消失,周有淋巴细胞和浆细胞浸润,约半数病例见异物多核巨细胞,少数患者见钙化,少数患者可见骨化。刚果红(有或无高锰酸钾预处理)、结晶紫或甲基紫以及硫磺素 T 染色阳性。

钼靶照相时肿块不规则、毛刺状肿物,约 1/3 的患者伴有不规则的或无定形的微小钙化。Said 报道的 40 例,右乳腺 21 例,左乳腺 16 例,双侧 2 例,未明 1 例。确立诊断的方式为乳腺活检,40 例中因乳腺肿块活检 13 例(33%),微钙化 6 例(15%),未明原因 21 例(53%)。临床上多数情况是为了排除恶性肿瘤而行活检。

淀粉样变病的原因和发病机制仍不清楚,见诸文献,乳腺淀粉样变的发生有两种形式:一为系统性淀粉样变性累及乳腺,包括恶性或非恶性疾病,如多发性骨髓瘤、恶性非霍奇金淋巴瘤、类风湿性关节炎、Sjögren 综合征、浸润性导管癌和浸润性小叶癌等;二为局限性原发性淀粉样变性,通常表现为单侧或双侧肿块,可激发乳腺癌。

根据淀粉样物质的分子结构将淀粉样变分为轻链型(AL 型)、重链型(AA 型)和重链/轻链混合型(AH/AL 型)。AL 型最常见,多继发于浆细胞恶性肿瘤 Ig 轻链,包括 AL-kappa 链和 AL-lambd 链。AA 型和 AH/AL 型均较少见,多继发于慢性炎症性疾病的淀粉样变性。目前在沉积的淀粉样物质中已分离出 20 余种不同类型的淀粉样蛋白质结构,其他的前体成分有甲状腺素运载蛋白(TTR)、纤维蛋白原 Aα 链、载脂蛋白 A I、载脂蛋白 A II、溶酶体、凝溶胶蛋白、半胱氨酸蛋白酶抑制素 C 和微球蛋白和白细胞趋化因子 2(LECT2)。AL 型可为局限性病变或系统性发病。乳腺淀粉样变性多数患者是 AL 型,AA 型较少见。Said 报道的 40 例中应用质谱分析法对 26 例做了 Ig 轻、重链分析。其中 AL 型 25 例,占 96%,其中 AL-kappa 15 例(60%),AL-lambd 10 例(40%),AH 1 例,未见 AA 型。而 Rocken 报道 3 例,复习文献中报道的 42 例,其中 18 例进行了蛋白电泳分析,AL 型 15 例(63%),AA 型 2 例,AL/AH 型 1 例。

检测轻链和重链的方法有免疫组化法和激光解剖显微镜质谱分析法(laser microdissection mass spectrometry),Said 所在的实验中心自 2007 以来,对骨髓、脂肪垫、心脏、肾脏和其他器官,包括乳腺的淀粉样变性行质谱分析法检测,阳性率为 95%,而传统的免疫组化法仅为 69%。

乳腺的淀粉样变性主要与纤维化(胶原沉积)鉴别,Masson 三色胶原呈亮蓝色,淀粉呈暗灰色;超微结构显示淀粉样物质呈特征性有诊断价值的无分支的纤维。

伴发乳腺癌的病例报道差别很大,Rocken 3 例中有 2 例,Chanlder 7 例中 1 例合并导管癌或小叶癌,而 Said 的 40 例中仅 1 例合并癌。而 Said 的 40 例中,22 例(55%)伴有淋巴造血系统疾病,其中结外边缘区 B 细胞淋巴瘤14例(35%),浆细胞增生疾病6例(15%),浆细胞瘤1例(3%),慢性淋巴样白血病1例(3%)。其中有2例分别在2年和5年前行单侧乳腺活检显示淀粉样变伴淋巴瘤,(1例低级别淋巴瘤,1例弥漫大B淋巴瘤)。1例患者乳腺淀粉样变、MALT淋巴瘤和导管原位癌并存。40例患者均未见浸润性癌。

由于乳腺原发的淀粉样变极罕见,因此其生物学行为尚不清楚。复习文献所报道的病例,局限性乳腺淀粉样变性和系统性疾病累及乳腺预后不同,局限性乳腺淀粉样变性是一种良性病变,Said对32例病例随访平均141个月,Chanlder对7个病例随访平均6年,没有1例患者发生系统性淀粉样变性和浆细胞肿瘤致恶病质。而伴有血液系统疾病者预后不良,Sai报道40例中10例血液病继发乳腺淀粉样变性,3例死于淋巴瘤和白血病的并发症。

(张祥盛 丁华野)

★ 专家点评

张祥盛教授:淀粉样变病是一种病理性纤维型β折叠状结构的蛋白物质在全身多种组织和器官的细胞间沉积的少见异质性疾病。病因及发生机制仍不清楚。发生在乳腺的淀粉样变病非常罕见,可为系统性淀粉样变病累及单侧或双侧乳腺;病变常弥漫,无肿块,此种情况称为淀粉样变或淀粉样变性。二是累及单侧乳腺,病变局限,形成肿瘤样肿块,这种情况称为淀粉样瘤。镜检病变的特征为在乳腺实质内可见嗜酸性的成簇的无定形物,均质,淡红染,围绕乳腺导管及血管或在小叶内沉积,刚果红(有或无高锰酸钾预处理)、结晶紫或甲基紫以及硫磺素T染色阳性。

病例四 乳腺穿刺引起的上皮移位和埋陷

【病例介绍】

女性,64岁,"体检发现右侧乳腺肿块1周",自诉不伴疼痛。查体:右侧乳腺外上象限可触及一质硬肿物,约2.5cm×1.5cm大小,活动度尚可,界限不清,右侧腋窝未触及肿大淋巴结。未见乳头溢液。彩超示右侧乳腺实质内可见多个偏低回声结节,较大者位于外上象限,大小为2.29cm×1.21cm,左侧乳腺增厚。乳腺钼靶片示:①右侧乳腺钙化,恶性不除外。②左侧乳腺未见异常。临床医生怀疑为乳腺癌行粗针穿刺,查见可疑癌细胞,相隔14天行肿块切除活检。

【病理变化】

1. **巨检** 灰黄灰红色不整形软组织一块,6cm×2.5cm×2.5cm,切面内见一个灰白灰红色肿物,约2cm×2cm×1.5cm,质硬,无包膜,界限不清,表面可见少量灰白色分泌物。周围乳腺组织灰白色,质地韧。

2. **镜检** 乳腺小叶间导管管腔扩张,导管上皮增生,形成乳头状结构。有些乳头中心有纤细的纤维血管轴心,大部分区域乳头明显硬化(图17-4-1)。乳头表面被覆单层、立方或柱状上皮,增生上皮由近腔缘的腺上皮和靠近基底膜的肌上皮两种成分组成(图17-4-2)。衬覆上皮轻度的增生。在扩张导管的一端见窄性长条状病变,内有大量组织细胞、慢性炎细胞浸润,十分醒目的是在这个条索状组织见到多团上皮巢,几个细胞到十几个细胞不等,轻度异型,有些细胞团周有裂隙,邻近无乳腺导管和癌组织(图17-4-3,图17-4-4)。

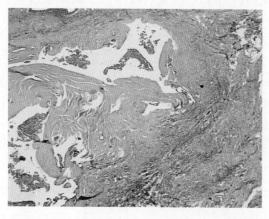

图17-4-1 导管管腔扩张,上皮细胞增生,乳头中轴明显硬化

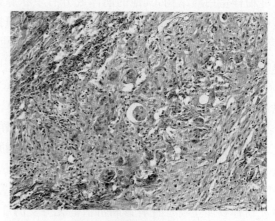

图17-4-2 针道纤维母细胞增生,较多组织细胞、慢性炎细胞浸润,多团移位上皮巢

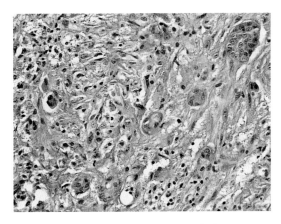

图 17-4-3 针道内纤维母细胞增生

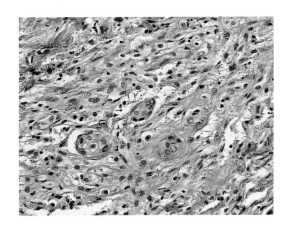

图 17-4-4 针道内移位的上皮细胞

【讨论】

乳腺病变粗针穿刺活检已成为常规的检查手段之一,多实行反复多次上下提插抽取多条组织,穿刺可引起乳腺组织损伤,导致出血和坏死、反应性炎细胞浸润、纤维母-肌纤维母细胞增生和上皮移位和埋陷等。如不了解病史,或不熟悉穿刺后的病理变化,尤其是上皮移位和埋陷,很容易误诊,将良性病变,如硬化性乳头状瘤、放射性瘢痕等误诊为乳腺癌,或将导管原位癌误诊为浸润性癌。另外,对肿瘤大小的测量、是否为浸润癌、淋巴-血管的浸润以及手术切缘的确定都会造成困难。

穿刺上皮移位和埋陷包括表皮碎片和乳腺上皮组织移位和埋陷(Epithelium displaced and sunk during breast needle core)。如果穿刺前没有实施皮肤切开,穿刺会使表皮碎片埋陷到乳腺组织中,并可形成表皮样包涵囊肿。乳腺上皮组织移位是指在粗针活检时将乳腺上皮或病变组织推至病变深侧,埋陷在针道或间质中,镜检在乳腺间质的人工裂隙中出现散在孤立的上皮碎片,产生类似浸润癌的形态。脉管腔和引流淋巴结内也可出现移位的上皮细胞团,酷似脉管内癌栓。

在常规 HE 切片,早期的针道损伤反应以出血坏死为主,而后发生修复性反应,表现为纤维母-肌纤维母细胞增生,毛细血管增多,见到吞噬含铁血黄素的巨噬细胞或肉芽组织。最终肉芽组织老化发生纤维化。以穿刺后活检时间的不同,针道的间质改变不一。其内移位埋陷的上皮,如病变局限在针道内或周边,上皮巢较小,表面光滑,细胞无明显异型性,间质富于纤维母-肌纤维母细胞,较多急性和慢性炎细胞浸润,见到肌上皮,CK5/6 阳性,提示良性病变。如在旺炽性导管增生、导管内乳头状病变、复杂硬化性增生等,穿刺引起的坏死,其内埋陷的上皮有异型性,大小、形状不规则,可见核分裂,周围间质富于类似癌的反应性间质细胞,可增加诊断的难度,如果不了解穿刺的病史,很容易误认为恶性病变。如是导管原位癌,由于看不到导管结构,易误诊为浸润性癌。脉管腔中上皮移位与真正的淋巴管或血管浸润的鉴别非常重要,也非常困难。如果脉管内上皮团附着在血管壁呈团块状或息肉状突入腔内,周边有血管内皮覆盖(Ⅷ-因子免疫组化阳性),或管腔内有血栓形成,提示为脉管内癌栓。如上皮团游离于脉管腔内,周边出现 p63 阳性的肌上皮细胞,提示上皮移位。p63 免疫染色肌上皮细胞阳性有助于上皮移位的诊断,但是 p63 阴性并不能排除上皮移位。

穿刺引起的上皮移位和埋陷带给病理医师一个挑战性的诊断问题。在诊断过程中首先要弄清病史,明确提供穿刺史有助于避免不必要的误诊。在针道内见到上皮巢团也不要单靠间质中上皮的存在就诊断恶性,因为上皮移位也见于良性乳腺病变的穿刺活检,尤其是导管内乳头状病变(包括导管内乳头状癌),穿刺可使导管内增生细胞移位埋陷到周围的间质中,造成间质内浸润的假象。见到明显恶性的癌细胞位于间质中,也不一定都是浸润性癌,原位癌的细胞也可以被穿刺针推入到原位癌深部的间质中。

随着穿刺诊断的增加,穿刺后乳腺切除标本中的上皮移位埋陷的现象日趋增加。这种现象的临床意义有待深入研究。移位埋陷上皮的可存活性尚不确定。上皮移位的检出率与粗针活检后的时间间隔成反比,有研究者认为上皮移位在某些情况下发生退行性改变,但是也会有针道种植造成复发的病例报道。如果随后的手术切除将活检部位皮肤一并切除,可明显减少皮肤复发风险。由穿刺引起的淋巴管、血管内癌栓的意义仍然不明确,目前认为发现淋巴管、血管癌栓要作为原位癌患者出现浸润的证据,即使看不到普通的间质浸润。

(张祥盛 丁华野)

★ 专家点评

　　吴蕴(Yun Wu)教授:穿刺活检引起的上皮移位和埋陷带给病理医师一个挑战性的诊断问题。挑战之一是未认识针道和活检部位,把移位的上皮细胞过诊为浸润性癌;挑战之二是当穿刺或切除活检后移位的上皮细胞引流到前哨或腋窝淋巴结时,诊断为淋巴结转移性癌,移位的上皮细胞是良性时,可见肌上皮,恶性肿瘤细胞常单个细胞散在或小巢状分布,周边伴有巨噬细胞反应;挑战之三是移位的上皮细胞巢周边有腔隙,误诊为浸润性微乳头状癌或脉管内癌栓;挑战之四是当移位的上皮细胞位于手术切缘时,造成手术切缘假阳性。

参 考 文 献

1. 丁华野,张祥盛,等.乳腺病理诊断及鉴别诊断.北京:人民卫生出版社,2014.

2. 丁华野,皋岚湘.乳腺//刘彤华.诊断病理学.第3版.北京:人民卫生出版社,2013.

3. 阚秀,丁华野,沈丹华.乳腺肿瘤临床病理学.北京:北京大学医学出版社,2014.

4. Curtis RE,Ron F D,Ries E,et al. New Malignancies Among Cancer Survivors:SEER Cancer Registries,1973-2000,p. 502. Bethesda, MD:National Cancer Institute,2006.

5. Abbott R,Palmieri C. Angiosarcoma of the breast following surgery and radiotherapy for breast cancer. Nat Clin Pract Oncol,2008,5: 727-736.

6. Fayette J,Martin E. Piperno-Neumann S,et al. Angiosarcomas,a heterogeneous group of sarcomas with specific behavior depending on primary site:a retrospective study of 161 cases. Ann Oncol,2007,18:2030-2036.

7. Carlos M,Mery MD,Suzanne MPH,et al Secondary Sarcomas After Radiotherapy for Breast Cancer. Cancer,2009,115:4055-4063.

8. Gladdy R A,Qin L X,Moraco N,et al. Do radiation-associated soft tissue sarcomas have the same prognosis as sporadic soft tissue sarcomas? J Clin Oncol,2010,28:2064-2069.

9. Kuttesch JF Jr,Wexler LH,Marcus RB,et al. Second malignancies after Ewing's sarcoma:radiation dose-dependency of secondary sarcomas. J Clin Oncol,1996,14:2818-2825.

10. Rosai J,Dorfman RF. Sinus histiocytosis with massive lymphadenopathy. A newly recognized benign clinicopathological entity. Arch Pathol,1969,87(1):63-70.

11. Foucar E,Rosai J,Dorfman R. Sinus histiocytosis with massive lymphadenopathy. Analysis of 113 casrs with special emphasis on its extranodal manifestations. Lab Invest,1997,36(4):349-350.

12. 侯芸,王庆华.淋巴结外 Rosai-Dorfman 病二例报道并文献复习.中华肿瘤防治杂志,2008,15(20):1592-1594.

13. Brenn T,Calonje E,Granter SR,et al. Cutaneous Rosai-Dorfman disease is a distinctive clinical entity. Am J Dermatopathy,2002,24(5):385-391.

14. Wenig BM, Abbondanzo SL, Childers EL, et al. Extranodal sinus histiocytosis with massive lymphadenopathy (Rosai-Dorfman disease) of the head and neck. Hum Pathol,1993,24(5):483-492.

15. Perera AS,Keleher AJ,Nath M. Rosai-Dorfman disease presenting as a male breast mass. Am Surg,2007,73(3):294-295.

16. Dahlgren M,Smetherman DH,Wang J. Rosai-Dorfman disease of the breast and parotidgland. J La State Med Soc,2008,160(1):35-38.

17. Morkowski JJ,Nguyen CV,Lin P,et al. Rosai-Dorfman disease confined to the breast. Ann Diagn Pathol,2010,14(2):81-87.

18. 杨利霞,刘霞,任永芳,等.乳腺 Rosai-Dorfman 病一例.中华放射学杂志,2010,44(11):1219-1220.

19. 邓志勇,李海,陈金珍,等.乳腺 Rosai-Dorfman 病一例.中华普通外科杂志,2010,25(4):321.

20. Bansal P,Chakraborti S,Krishnanand G,et al. Rosai-Dorfman disease of the breast in a male:a case report. Acta Cytol,2010,54(3):349-352.

21. Wu YC,Hsieh TC,Kao CH,et al. A Mimic of Breast Lymphoma:Extranodal Rosai-Dorfman Disease. Am J Med Sciences,2010,339(3):282-284.

22. Steven O,Tenny BS,McGinness M,et al. Rosai-Dorfman Disease Presenting as a Breast Mass and Enlarged Axillary Lymph Node Mimicking Malignancy:A Case Report and Review of the Literature. Breast J,2011,17(5):516-520.

23. Fernandez BB,Hernandez FJ. Amyloid tumor of the breast. Arch Pathol,1973,95:102-105.

24. Sadeghee SA,Moore SW. Rheumatoid arthritis,bilateral amyloid tumors of the breast,and multiple cutaneous amyloid nodules. Am J

Clin Pathol,1974,62:472-476.

25. McMahon RF,Waldron D,Given HF,et al. Localised amyloid tumour of breast—a case report. Ir J Med Sci,1984,153:323-324.

26. Lew W,Seymour AE. Primary amyloid tumor of the breast. Case report and literature review. Acta Cytol,1985,29:7-11.

27. Silverman JF,Dabbs DJ,Norris HT,et al. Localized primary（AL）amyloid tumor of the breast. Cytologic,histologic,immunocyto-chemical and ultrastructural observations. Am J Surg Pathol,1986,10:539-545.

28. McMahon RF,Connolly CE. Amyloid breast tumor. Am J Surg Pathol,1987,11:488.

29. Santini D,Pasquinelli G,Alberghini M,et al. Invasive breast carcinoma with granulomatous response and deposition of unusual amyloid. J Clin Pathol,1992,45:885-888.

30. Rocken C,Kronsbein H,Sletten K,et al. Amyloidosis of the breast. Virchows Arch,2002,440:527-535.

31. oohey JM,Ismail K,Lonergan D,et al. Amyloidosis of the breast mimicking recurrence in a previously treated early breast cancer. Australas Radiol,2007,51:594-596.

32. Charlot M,Seldin DC,O'hara C,et al. Localized amyloidosis of the breast:a case series. Amyloid,2011,18:72-75.

33. Said SM,Reynolds C,Jimenez RE,et al. Amyloidosis of the breast:predominantly AL type and over half have concurrent breast hematologic disorders. Modern Pathology,2012.

34. Gal-Gambos EC,Poppiti RJ. Primary amyloidosis of the breast presenting solely as microcalcifications. AJR Am J Roentgenol,2002,179:179-274.

35. Patel B,Torbiak C,Danyluk JM,et al. Primary breast amyloidosis of breast presenting as non-palpable microcalcifications:a case report. Can Assoc Radiol J,2003,54:277-278.

36. Phelan E,O'Doherty A,Hill A,et al. epithelium displaced during breast needle core Becauses diagnostic difficulties in subsequent surgical specimens. J Clin Pathol,2007,60(4):373-376.

37. Youngson BJ,Cranor M,Rosen PP. Epithelial displacement in surgical breast specimens following needling procedures. Am J Surg Pathol,1994,18:896-903.

38. Douglas-Jones AG,Verghese A. Diagnostic difficulty arising from displaced epithelium after core biopsy in intracystic papillary lesions of the breast. J Clin Pathol,2002,55:780-783.

39. Youngson BJ,Liberman L,Rosen PP. Displacement of carcinomatous epithelium in surgical breast specimens following stereotaxic core biopsy. Am J Clin Pathol,1995,103:598-602.

40. Tardivon AA,Guinebretiere JM,Dromain C,et al. Histological findings in surgical specimens after core biopsy of the breast. Eur J Radiol,2002,42:40-45.

41. Diaz N,Rigberg Mayes J,Vrcel V. Breast epithelial cells in dermal angiolymphatic spaces:a manifestation of benign mechanical transport. Hum Pathol,2005,36:310-313.

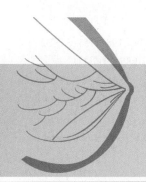

中英文索引

Z